# Die Praxis der Chirurgie

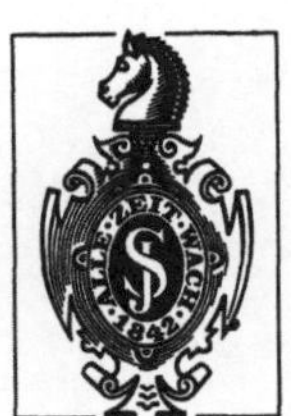

# Speiseröhre Magen Darm

Von W.H. ReMine W.S. Payne J.A. van heerden
C.E. Welch L.W. Ottinger J.P. Welch

Aus dem Amerikanischen übersetzt von Götz Müller

Mit 285 zum größten Teil farbigen Abbildungen
gezeichnet von F.E. Hosmer, E. Tagrin und R.J. Galla

Springer-Verlag Berlin Heidelberg GmbH

Titel der englischen Originalausgaben: Comprehensive Manuals of Surgical Specialities. Richard H. Egdahl, editor. Manual of Upper Gastrointestinal Surgery. By W.H. ReMine, W.S. Payne, J.A. van Heerden © 1985 by Springer-Verlag New York Inc. Manual of Lower Gastrointestinal Surgery. By C.E. Welch, L.W. Ottinger, J.P. Welch © 1980 by Springer-Verlag New York Inc.

ISBN 978-3-642-69610-7 ISBN 978-3-642-69609-1 (eBook)
DOI 10.1007/978-3-642-69609-1

CIP-Kurztitelaufnahme der Deutschen Bibliothek
*Speiseröhre, Magen, Darm:* Teil I u. II/W.H. ReMine ... Aus d. Amerikan. übers. von Götz Müller. Gezeichn. von F.E. Hosmer, E. Tagrin, R.J. Galla. – Berlin; Heidelberg; New York: Springer, 1987 (Die Praxis der Chirurgie). Orig.-Ausg. gesondert u.d.T.: ReMine, William H.: Manual of upper gastrointestinal surgery u.: Welch, Claude E.: Manual of lower gastrointestinal surgery.
ISBN-13: 978-3-642-69610-7

NE: ReMine, William H. [Mitverf.]


Ursprünglich erschienen bei Springer-Verlag Berlin Heidelberg New York 1987
Softcover reprint of the hardcover 1st edition 1987



Satz, Druck und Bindearbeiten: Universitätsdruckerei H. Stürtz AG, Würzburg
2124/3130-543210

# Adressenverzeichnis

WILLIAM H. REMINE M.D., M.S. (Surg.), D.Sc. (Hon.), F.A.C.S.
Emeritus Professor of Surgery, Mayo Medical School; Emeritus Consultant, Section of Gastroenterologic and General Surgery, Mayo Clinic and Mayo Foundation, Rochester, MN 55905, USA

W. SPENCER PAYNE, M.D., M.S., F.A.C.S.
Professor of Surgery, Mayo Medical School; Consultant, Section of Thoracic and Cardiovascular Surgery, Mayo Clinic and Mayo Foundation, Rochester, MN 55905, USA

JON A. VAN HEERDEN, M.B., Ch.B. (Cape Town), F.R.C.S. (C), F.A.C.S.
Professor of Surgery, Mayo Medical School; Consultant, Section of Gastroenterologic and General Surgery, Mayo Clinic and Mayo Foundation, Rochester, MN 55905, USA

CLAUDE E. WELCH, M.D., D.Sc., F.A.C.S.
Clinical Professor of Surgery Emeritus at Harvard Medical School, Senior Surgeon, Massachusetts General Hospital, Warren Building, 275 Charles Street, Boston, MA 02114, USA

LESLIE W. OTTINGER, M.D., F.A.C.S.
Harvard University Associate Professor of Surgery at the Massachusetts General Hospital; Visiting Surgeon, Massachusetts General Hospital, Ambulatory Care Building, 15 Parkman Street, Boston, MA 02114, USA

JOHN P. WELCH, M.D., F.A.C.S.
Adjunct Assistant Professor of Surgery at Dartmouth Medical School; Associate Professor of Surgery, University of Connecticut, 85 Jefferson Street, Hartford, CT 06106, USA

Übersetzer:

Privatdozent Dr. GÖTZ MÜLLER
Eberhard-Karls-Universität, Chirurgische Klinik, Calwer Str. 7
D-7400 Tübingen

Illustration:

Teil I: FLOYD E. HOSMER, M.S., A.M.I.
Medical Illustrator: Section of Medical Graphics, Mayo Clinic and Mayo Foundation, Rochester, MN 55905, USA
Teil II: EDITH TAGRIN, A.M.I. Chief; ROBERT J. GALLA, A.M.I.
Medical Art Department, Massachusetts General Hospital, Boston, MA 02114, USA

# Vorwort zu Teil I

Das „Manual of Upper Gastrointestinal Surgery" wurde für Chirurgen, Assistenten und Studenten geschrieben, die ihren Wissensstand über die chirurgischen Techniken des oberen Magen-Darm-Traktes erweitern möchten. Dieses ist das Hauptarbeitsgebiet des Allgemeinchirurgen.

Die hier beschriebenen Operationstechniken werden von den Autoren und der Mehrzahl ihrer Kollegen – aber nicht allen – der Mayo Klinik bevorzugt angewandt. Es wurde weder versucht, alle beschriebenen Verfahren und deren technische Variationen zu erfassen, noch die Vielzahl der Klammernahttechniken zu beschreiben. Obgleich sich diese bewährten und sehr hilfreich sind, würde ihre Einbeziehung die Erweiterung des Buches um einen selbständigen Band erfordern. Es bedeutet daher keine Kritik, daß diese anerkannten Verfahren weggelassen wurden; unser Ziel war es jedoch, Techniken zu beschreiben, die in der täglichen Praxis am häufigsten zur Anwendung kommen.

Der Wissenszuwachs in Anatomie und Physiologie von Speiseröhre, Magen und Duodenum förderte die Entwicklung chirurgischer Operationsverfahren auf diesem Gebiet, insbesondere von Verfahren zur Behandlung gutartiger Erkrankungen, z.B. des Ulcus, der Gastritis und der Ösophagitis.

In den Vereinigten Staaten sind die Operationen wegen bösartiger Erkrankungen des Magens rückläufig, da das Magenkarzinom deutlich abnimmt. Im Jahre 1935 betrug die Inzidenz 36 von 100000 Einwohnern, gegenwärtig tritt es bei 4 von 100000 Einwohnern auf. Die Gründe für diese drastische Abnahme bleiben unklar, sie hängen jedoch sicher mit der veränderten Konservierung von Speisen und mit der starken Abnahme in der Verwendung von Kautabak zusammen. Die Häufigkeit des Speiseröhrenkarzinoms hat im Gegensatz dazu nicht vergleichbar abgenommen.

Wir möchten den vielen Mitarbeitern danken, die das Erscheinen dieses Buches ermöglichten. Wir danken den ärztlichen Kollegen, der Verwaltung der Mayo-Klinik für ihr Verständnis und ihre Mitarbeit, unseren Familien, die den zeitlichen Rahmen ermöglichten und den Mitgliedern der Publikationsabteilung der Mayo-Klinik, insbesondere Frau LeAnn Stee für ihre redaktionelle Mitarbeit. Allen Mitarbeitern unserer graphischen Abteilung danken wir für ihre Geduld, ihre Ratschläge und ihre Ermutigungen, insbesondere Herrn Robert C. Benassi und Herrn Vincent P. Destro, die uns viel Zeit und ihr Können zur Verfügung stellten, um dieses Projekt zu unterstützen,

Die Autoren danken insbesondere Herrn Floyd E. Hosmer für seine Bemühungen, ein kunstvolles Werk höchster Qualität und Genauigkeit herzustellen.

WILLIAM. H. REMINE
W. SPENCER PAYNE
JON A. VAN HEERDEN

# Vorwort zu Teil II

Der Chirurg, der einen Atlas über Operationsverfahren an Dickdarm und Rektum wünscht, bevorzugt eher ein kurzgefaßtes Buch als eine enzyklopädieähnliche Sammlung unzähliger in der Literatur beschriebener Verfahren. Dieses Buch erläutert wichtige Operationen, die sich im Laufe der Jahre bewährt haben. Die beschriebenen Verfahren finden derzeit am Massachusetts General Hospital allgemeine Anwendung.

Aus Raumgründen wurde der Verzicht auf die genaue Illustration einiger seltener Operationsverfahren, wie die Eviszeration des Beckens beim Rektumkarzinom, notwendig. In solchen Fällen werden zur schnellen Information Literaturhinweise gegeben. Dabei fanden neuere Beiträge besondere Berücksichtigung, da sie dem Leser leichter zugänglich sind.

Die kritische Beurteilung bestimmter technischer Verfahren mag persönlichen Neigungen entsprechen und bedeutet nicht, daß alternative Methoden nicht wünschenswert sind. Weiterhin muß die Kürze der Darstellung von Anatomie, Physiologie und Pathologie sowie die Vernachlässigung detaillierter medizinischer Behandlungen zahlreicher kolorektaler Erkrankungen der Tatsache zugeschrieben werden, daß dieses Buch in erster Linie den praktizierenden Chirurgen ansprechen soll.

Dank gebührt den Zeichnern Edith Tagrin und Robert Galla sowie Evelyn Hall für die Hilfe bei der Fertigstellung des Manuskripts.

CLAUDE E. WELCH
LESLIE W. OTTINGER
JOHN P. WELCH

# Inhaltsverzeichnis

*5 Bösartige Erkrankungen des Magens*
William H. ReMine



## Teil II

## *Operationen an Dickdarm und Rektum*

C.E. Welch L.W. Ottinger J.P. Welch

Teil I

# Chirurgie des oberen Gastrointestinaltraktes

W.H. ReMine W.S. Payne J.A. van Heerden

# 1 Speiseröhre und ösophagogastraler Übergang

W. Spencer Payne

## Anatomie

Die Speiseröhre stellt im Grunde ein hohles, von Plattenepithel ausgekleidetes Verbindungsstück zwischen Hpyopharynx und Magen dar. Sie erstreckt sich von der Pars cricopharyngea des oberen Ösophagussphinkters in Höhe des 6. Halswirbels bis etwa 2 cm oberhalb des Zwerchfells, wo sie in den Magen einmündet. Im Bereich des Brustkorbs handelt es sich bei der Speiseröhre demnach um ein vertikales, röhrenförmiges, im hinteren Mediastinum gelegenes Organ, welches aus einer inneren zirkulären und einer äußeren longitudinalen Muskelschicht gebildet wird. Diese äußere Schicht verbindet sich mit dem lockeren, umgebenden Bindegewebe des Mediastinums. Ein viszeraler seröser Überzug fehlt vollständig, obwohl die Pleura mediastinalis nahezu in ganzer Länge die rechte Seitenwand der thorakalen Speiseröhre bedeckt. Im oberen Drittel handelt es sich um quergestreifte, in den unteren 2/3 um glatte Muskulatur. Im Bereich der distalen 4–6 cm der Speiseröhre bildet die glatte Muskulatur den hochdifferenzierten unteren Ösophagussphinkter. Makroskopisch ist der untere Ösophagussphinkter nur schwer von der übrigen Speiseröhre zu unterscheiden. An besagter Stelle tritt lediglich eine Verdikkung der inneren glatten Ringmuskulatur auf, die zusammen mit der Längsmuskulatur unmerklich in die Magenwand übergeht.

Die aus Plattenepithel bestehende Schleimhaut der Speiseröhre geht proximal kontinuierlich in die Schleimhaut von Mund und Pharynx über. Im Bereich des unteren Ösophagusabschnittes wird sie in Höhe des ösophagogastralen Übergangs scharfrandig von Zylinderepithel abgelöst. Da es sich bei diesem Übergang um keine gerade horizontale, sondern um eine zickzackförmige Linie handelt, wird sie häufig Z-Linie genannt. Etwa 1/3 aller Personen weist an bestimmten Stellen des sonst gänzlich von Plattenepithel ausgekleideten Ösophagus eine oder mehrere Zylinderzellschleimhautinseln von 1–30 mm Durchmesser auf. Die Mehrzahl dieser entwicklungsgeschichtlich epithelialen Versprengungen liegt hoch in der thorakalen Speiseröhre und besteht histologisch aus Flimmerzellepithel des Respirationstraktes, obgleich auch Magenschleimhaut beschrieben wurde. In der Submukosa sind über die gesamte Länge der Speiseröhre mikroskopisch kleine Schleimzellen eingestreut, die ihr Sekret ins Lumen der Speiseröhre abgeben.

Die Speiseröhre nimmt während ihres Verlaufs durch den Brustkorb mit verschiedenen Organen und Strukturen direkten Kontakt auf (Abb. 1.1). Sie lagert in nahezu ganzer Länge den Brustwirbelkörpern an. Bei ihrem Eintritt in die obere Thoraxapertur liegt sie mittelständig direkt hinter dem membranösen Teil der Luftröhre. Weiter unten biegt sie geringfügig nach links aus, um den linken Hauptbronchus und den linken Vorhof zu unterkreuzen. Unmittelbar darüber wird sie von der linken Seite her durch den Aortenbogen eingeengt; auf der rechten Seite wird sie von der V. azygos in Höhe ihrer Einmündung in die V. cava superior überquert. In Höhe des unteren Aortenbogens verläuft die Speiseröhre bis zu dem Punkt, wo beide durch die entsprechende Zwerchfellücke ins Abdomen eintreten, parallel zu der links von ihr liegenden Bauchaorta. Einige Zentimeter oberhalb des Zwerchfells biegt die Speiseröhre hinter dem Herzbeutel nach links ab und verläuft vor der Aorta und ihrer Zwerchfellücke durch den Hiatus oesophagei. Im Verlauf dieser wenigen Zentimeter löst sich die Speiseröhre aus der Nachbarschaft der rechten Pleura, nimmt jedoch nach kurzer Strecke Kontakt mit der Pleura mediastinalis, der linken Pleura und dem linken Lungenunterlappen auf.

*Abb. 1.1.* Intrathorakaler Verlauf der Speiseröhre

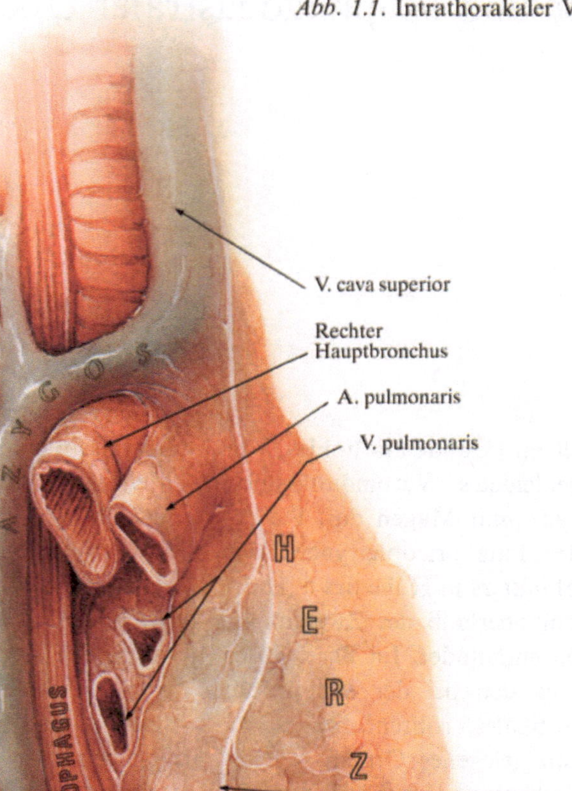


Der Ductus thoracicus tritt von unten durch den Hiatus aorticus des Zwerchfells in den Brustkorb ein und kommt während des gesamten Verlaufs bis in Höhe des Aortenbogens – wo er sich von der Speiseröhre entfernt, um den rechten subklavialen Gefäßen in den Halsbereich zu folgen – zwischen Speiseröhre und Aorta zu liegen.

Die Einmündung der Speiseröhre in den Magen und der Halteapparat am Zwerchfell sind für die nachfolgende Diskussion über die Funktion am ösophagogastralen Übergang von Bedeutung.

Sowohl beim Hiatus oesophagei als auch beim Hiatus aortae handelt es sich um mehr als eine einfache Fensterung im Zwerchfell. Die beiden röhrenförmigen Gebilde verlaufen vielmehr durch abgrenzbare Schlingen der Zwerchfellmuskulatur, die sog. Zwerchfellschenkel. Obgleich diese Zwerchfellschenkel in ihrem anatomischen Verlauf gewissen Variationen unterworfen sind, entspringen sie in der Regel an den Seitenflächen des 2., 3. und 4. Lendenwirbelkörpers und bilden eine Schlinge um den Hiatus oesophagei.

*Abb. 1.2.* Aufhängeapparat der Speiseröhre im Hiatus

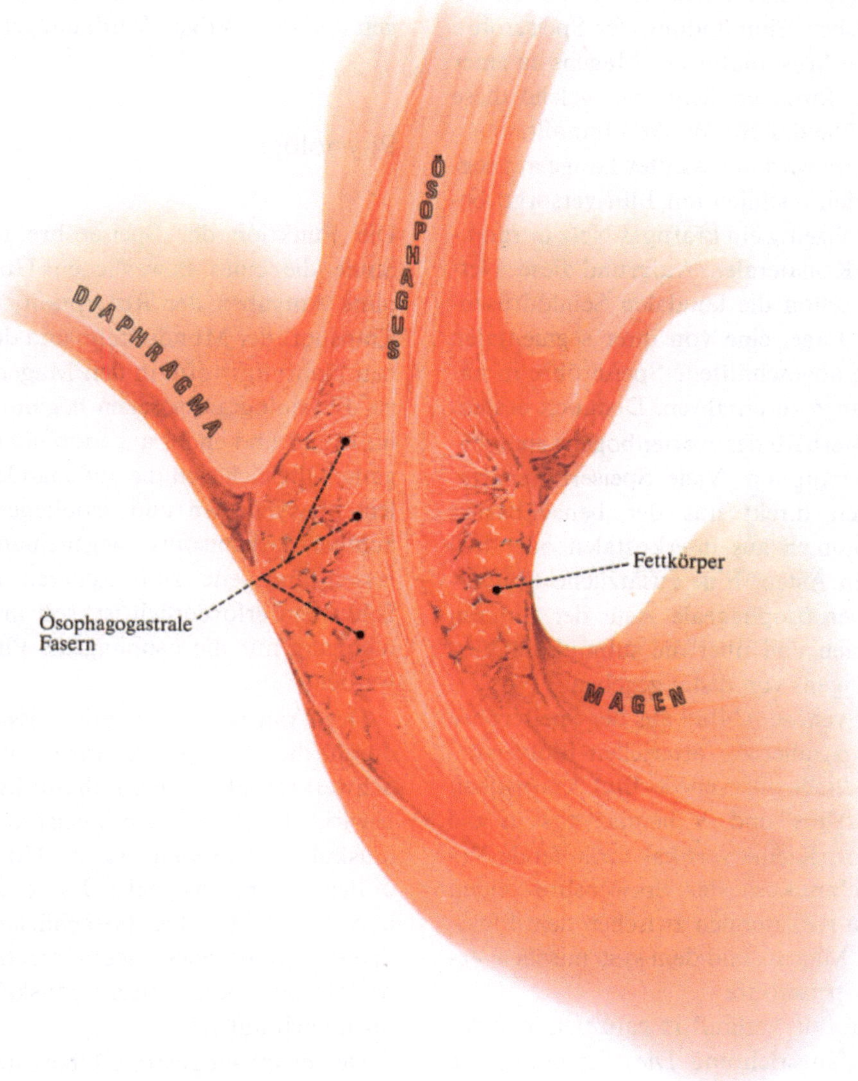


Im Hiatus selbst findet sich ein Aufhängeapparat, der die Speiseröhre an der Unterfläche des Zwerchfells verankert. Der wichtigste Teil dieser Aufhängung ist die phrenikoösophageale Membran. Diese stellt im Grunde eine Fortsetzung der Fascia transversalis an der Unterfläche des Zwerchfells dar; sie setzt zirkulär an der Speiseröhre an und verhindert eine kopfwärts gerichtete Verlagerung der unteren Speiseröhre. Da die Fasern der Membrana phrenicooesophagealis an der unteren Speiseröhre in weitem Abstand ansetzen, sind die Zwischenräume der Fasern mit lockerem Fettbindegewebe, dem sog. ösophagogastrischen Fettkörper gefüllt (Abb. 1.2). Im Normalfall mündet die Speiseröhre nach einem intraabdominellen Verlauf von 2 cm in den Magen. Aufgrund der asymmetrischen Form des Magens bildet die Einmündungsstelle der Speiseröhre mit dem Magenfundus einen spitzen Winkel, den sog. His-Winkel. Auf der Seite der kleinen Kurvatur ist die Einmündung eher flachbogig oder gestreckt. Die Einmündungsstelle der Speiseröhre wird von einer gefältelten Muffe der überreichlich vorhandenen, lockeren Magenschleimhaut verschlossen. Genau unterhalb dieser tatsächlichen Einmündung der Speiseröhre formiert sich die Muskulatur des Magens zu einer intramuralen U-förmigen Schlinge, welche diese Mündung in Höhe des His-Winkels umfaßt.

Die Speiseröhre wird in gesamter Länge aus segmentalen Arterien reichlich mit Blut versorgt, besitzt jedoch gleichzeitig ein kräftiges Netz intramuraler arterieller Kollateralen. Aufgrund dieses Netzes sind allein schon die kaudalen Schilddrüsenarterien in der Lage, eine von ihrer segmentalen Blutversorgung abgeschnittene Speiseröhre in nahezu ganzer Länge zu ernähren. Dennoch besteht in der Regel unterhalb des Aortenbogens eine segmentale Blutversorgung. Viele Speiseröhrenarterien entspringen direkt aus der benachbarten Aorta oder kommen aus interkostalen oder tracheobronchialen Ästen. Eine zusätzliche Blutversorgung ist über ösophageale Äste der unteren Zwerchfellarterien und über die submuköse Versorgung des Magens von distal gegeben.

Obgleich der venöse Abfluß aus der Speiseröhre normalerweise parallel zur arteriellen Blutversorgung verläuft, fließt das venöse Blut letztendlich über die V. azygos und V. hemiazygos in die V. cava superior. Kleine vertikal verlaufende Venen in der Submukosa der Speiseröhre bilden wichtige venöse Kollateralen zwischen dem Pfortadersystem des Magens und dem systemischen Venenabfluß der Speiseröhre.

Der Lymphabfluß verläuft in ganzer Länge der Speiseröhre in Längsrichtung. Diese Lymphgefäße münden in periösophageale Lymphknoten im Bereich von Hals und Mediastinum sowie in Lymphknoten im Bereich von Aorta, Zwerchfell, Magen und Truncus coeliacus.

Obgleich die Speiseröhre reichlich sympathisch und parasympathisch innerviert wird, ist lediglich die parasymphathische Innervation von chirurgischem Interesse. Sie erfolgt ausschließlich über die Vagusnerven. Der R. recurrens des N. laryngeus, der für die Funktion des Stimmbandes verantwortlich ist, versorgt zusätzlich den oberen Ösophagussphinkter und das obere Ösophagusdrittel. Die beiden Hauptstämme der Nn. vagi verlaufen im oberen Bereich zu beiden Seiten der Speiseröhre; im mittleren Abschnitt bilden sie einen variablen Plexus um die Speiseröhre, und formieren sich schließlich zum vorderen und hinteren Vagusast, die sich durch den Hiatus oesophagei auf den Magen und den übrigen Verdauungstrakt ausbreiten.

## Physiologie

Die Funktion der Speiseröhre ist im weitesten Sinne die eines beweglichen Überleitungsstücks ohne Aufgaben der Resorption, welches für den Transport der Mundsekrete und der aufgenommenen Nahrungsstoffe in den Magen verantwortlich ist. Physiologisch gesehen beginnt der Schluckakt im Mund und endet am ösophagogastralen Übergang. Obgleich sich die aufeinanderfolgenden oralen, pharyngealen und ösophagealen Phasen des Schluckmechanismus gegeneinander abgrenzen lassen und jede zum sicheren und wirksamen Schlucken erforderlich ist, soll in diesem Zusammenhang nur die ösophageale Phase beschrieben werden.

Der Transport fester und flüssiger Bestandteile durch die Speiseröhre wird sowohl durch die Schwerkraft als auch durch muskuläre Propulsion bewirkt. Letztere ist ein höchst komplexer, neuromuskulärer Vorgang, der im Hirnstamm mit der oralen und pharyngealen Phase des Schluckaktes koordiniert wird. Der tatsächliche Vorgang in der Speiseröhre ist jedoch sehr einfach: Eine aufeinanderfolgende, peristaltische Muskelkontraktur von oben nach unten.

Der ösophagogastrale Übergang spielt bei diesem fein abgestimmten Vorgang eine besondere Rolle; im Rahmen der grundsätzlichen Transportfunktion der Speiseröhre handelt es sich hierbei um einen wichtigen, jedoch unzureichend bekannten Mechanismus (Abb. 1.3). Einfacher ausgedrückt verhütet er physiologischerweise den Reflux aus dem Reservoir (Magen) in das Überleitungsstück (Speiseröhre).

Da hohe Kräfte gegen diesen Verschlußmechanismus gerichtet sind, ist ein wirksamer Verschluß notwendig, um den schädigenden Einfluß von Sekretreflux aus dem oberen Verdauungstrakt auf die Schleimhaut der Speiseröhre und – bei Aspiration – in der Lunge zu verhüten.

Die Hauptkräfte, die auf die Kardia einwirken, entstehen aus den unterschiedlichen Druckverhält-

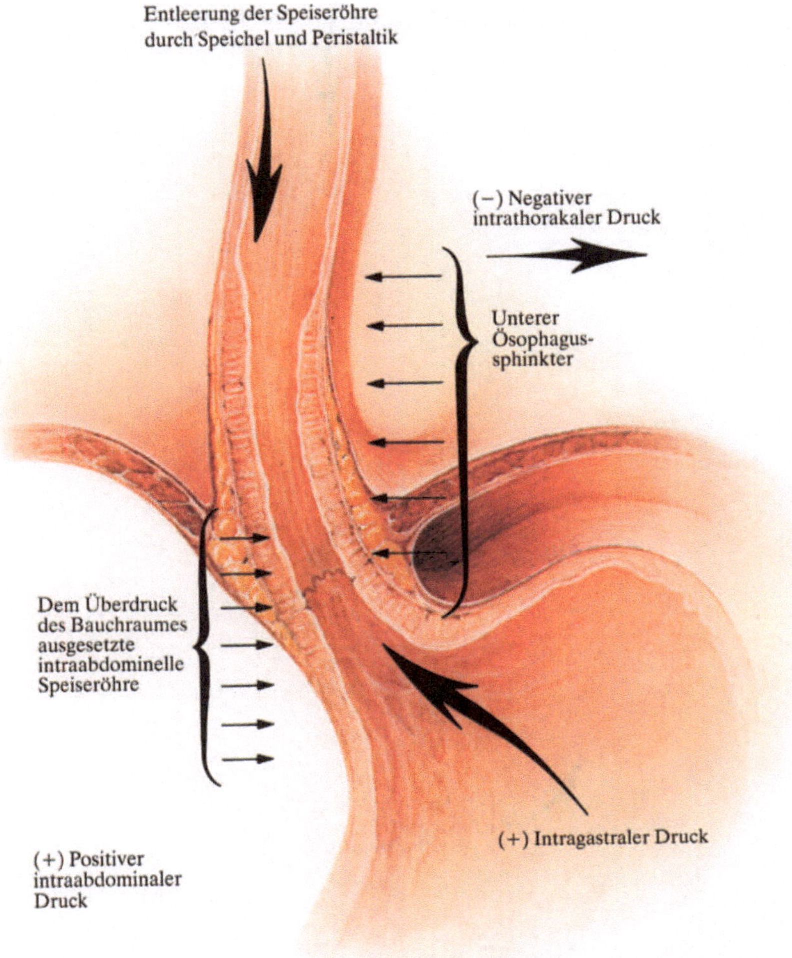


*Abb. 1.3 a.* Druckverhältnisse am ösophagogastralen Übergang

nissen der Körperhöhlen, die der Ösophagus durchquert. Er gelangt vom negativen intrathorakalen Druck im Brustkorb in den Bereich des intraabdominellen Überdrucks. Schon aus diesem Grunde bewirken die vorherrschenden Gradienten des Ruhe- und Passagedrucks einen Rückstrom oder Reflux.

Die wichtigsten Mechanismen gegen einen Reflux sind (1) der Ruhetonus des eigentlichen Sphinkters aus glatter Muskulatur am unteren Ösophagus und (2) die Erhöhung dieses Druckes in dem kurzen, dem Überdruck des Bauchraums ausgesetzten intraabdominellen Speiseröhrenabschnitts. Man glaubt, daß diese beiden Mechanismen beim gesunden Menschen für eine Zone erhöhten Druckes im distalen Ösophagus verantwortlich sind, die eine intraluminäre Druckschranke gegen den gastroösophagealen Reflux gewährt. Zwerchfellschenkel, die phrenikoösophageale Membran, die schräg verlaufenden Muskelspangen am Magen, die Schleimhautmuffe des Magens, die schräge Einmündung der Speiseröhre in den Magen und die durch den spitzen His-Winkel hervorgerufene Klappe tragen in hohem Maße aktiv oder passiv zur Funktionsfähigkeit bei. Zweifelsohne haben auch gewisse Hormone und Sekrete des Magen-Darm-Traktes, Nahrungsstoffe, Chemikalien und Medikamente einen großen Einfluß auf den Ruhetonus und die Funktion des unteren Ösophagussphinkters. Die hauptsächliche Koordination mit dem Schluckakt ist jedoch ausschließlich ein neuromuskulärer, über die Va-

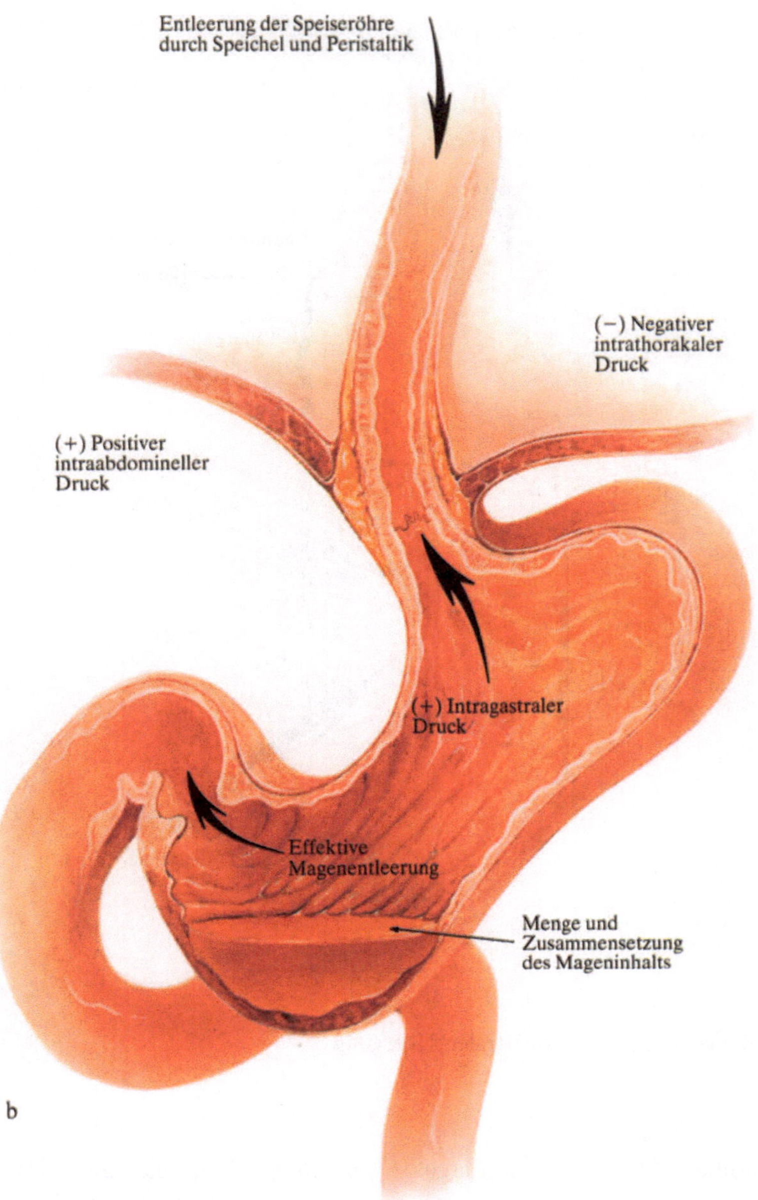


*Abb. 1.3 b.* Druckverhältnisse im Magen

gusnerven gebahnter Vorgang. Beim Schlucken erschlafft der untere Ösophagussphinkter sofort in Erwartung des ankommenden Bolus und der nachfolgenden peristaltischen Welle. Sobald die Peristaltik über den Sphinkter hinweggelaufen ist, tritt eine Kontraktion des Sphinkters ein. Nach dieser Kontraktion erschlafft der untere Ösophagussphinkter zu seinem Ruhedruck, der jedoch etwas erhöht ist. Eine der Besonderheiten dieses Sphinkters besteht darin, daß sein Ruhetonus beim Ansteigen des intragastralen Druckes im gleichen Maße selbst ansteigt. Dieser Reflexmechanismus verhütet gleichfalls den Reflux von Mageninhalt und ist damit ein wichtiger Teil des Verschlußmechanismus.

Zu den weiteren Schutzmechanismen gegen eine Aspiration in die Luftwege gehört der obere Ösophagussphinkter. Der Tonus dieses oberen

Sphinkters hängt, wahrscheinlich um ein atemabhängiges Ansaugen von Luft in die Speiseröhre zu verhindern, von den intrathorakalen Druckveränderungen ab. Auch er steigt mit zunehmender Druckerhöhung in der unteren Speiseröhre.

Offensichtlich haben Viskosität, Menge und Zusammensetzung des Speichels eine wichtige spülende, umhüllende, gleitfähig machende, puffernde und schützende Wirkung auf die Schleimhaut der Speiseröhre. So wird täglich über 1 l dieser Flüssigkeit weitgehend unbemerkt gebildet und geschluckt.

Sowohl beim willentlichen als auch beim unmerklichen Schlucken befördert eine erste peristaltische Welle durch Reflux in die Speiseröhre gelangtes Material in den Magen zurück. Zusätzlich reagiert die untere Speiseröhre auf die lokale Erweiterung mit einer zweiten peristaltischen Antwort. Dieser wichtige Klärmechanismus hält die Speiseröhre frei von zurückgeflossenen und liegengebliebenen Speiseresten. Zur Untersuchung dieser Speiseröhrenfunktion gibt es zahlreiche klinische Methoden, die beim chronischen gastroösophagealen Reflux häufig einen pathologischen Befund ergeben. Zu diesen Verfahren gehört der Säure-Barium-Schluck, die Säureperfusion, die Säureclearance, der Standardsäurereflux und seit kurzem ein 8- und 24-h-Säurerefluxtest. Untersuchungen der Speiseröhrenmotilität durch gleichzeitige Druckableitung in verschiedenen Höhen der Speiseröhre vermitteln hinsichtlich der Primärperistaltik sowie Kontraktion und Relaxation des Ösophagussphinkters hervorragende Auskünfte. Der Ruhedruck des unteren Ösophagussphinkters läßt sich am besten mit der Durchzugsmanometrie charakterisieren, die sowohl die absolute Höhe als auch die Länge des Segments bestimmt.

Von nahezu gleicher Bedeutung für den Reflux und seine schädigenden Folgen sind Veränderungen im Magen. Hierzu gehört der intragastrale Druck, der Grad der Überdehnung sowie Menge und Inhalt des Magens. Diese hängen wiederum vom Zustand des Magens und des weiter aboral gelegenen Intestinums ab. Der intragastrale Druck wird sowohl durch den intraabdominellen Druck als auch durch den Grad der Magenausdehnung durch Nahrungsmittel und Sekrete bedingt. Weiterhin spielt die Magenentleerung eine wichtige Rolle für den Reflux. Sie ist indirekt ein Maß für die Durchgängigkeit des nachfolgenden Darmtraktes sowie für Innervation, Tonus und Beweglichkeit des Magens.

Die hochgradige Empfindlichkeit der Speiseröhrenschleimhaut gegenüber Sekreten des oberen Verdauungstraktes ist für die Komplikationen des gastroösophagealen Refluxes verantwortlich. Obgleich man hierfür korrekterweise zunächst die peptische Säuresekretion verantwortlich machte, wird zunehmend deutlich, daß der Galle- und Pankreassaft gleichermaßen korrosiv wirkt. Selbst bei bestehender Achlorhydrie oder nach Gastrektomie kann daher eine Refluxösophagitis eintreten, wenn diese Sekrete in die Speiseröhre gelangen. Offensichtlich tritt nach einer Pyloroplastik oder Gastroenterostomie eine gemischte peptische und biliopankreatogene Refluxösophagitis auf. Bei Funktionsstörungen der Kardia bestimmen somit die Widerstandskraft der Schleimhaut sowie die Dauer der Exposition in der Speiseröhre Art und Schweregrad eines Schadens.

## Das Karzinom am ösophagogastralen Übergang

Etwa die Hälfte der Speiseröhrenkarzinome entsteht im Bereich des ösophagogastralen Übergangs. Im Gegensatz zum überall im zervikalen und thorakalen Ösophagus vorkommenden Plattenepithelkarzinom handelt es sich bei etwa 90% der Karzinome in der Kardia um Adenokarzinome, d.h. nicht um echte primäre Ösophaguskarzinome. Vielmehr stellen sie Karzinome der oberen Magenabschnitte dar, die von der Magenschleimhaut ausgehen und sekundär auf die distale Speiseröhre übergreifen.

Die genaue Ursache dieser Tumoren ist nicht bekannt. Einige wurden mit einer Hiatusgleithernie und einer länger bestehenden Refluxösophagitis in Verbindung gebracht, bei der sich im unteren Ösophagus Zylinderepithel ausbreitete (Barrett-Ösophagus). Bei manchen Patienten entstand das Karzinom mit Sicherheit im Bereich dieses erworbenen, geschädigten Epithels. Bei vielen anderen Patienten liegt gleichzeitig mit dem Nachweis eines Karzinoms eine Zwerchfellhernie vor, es fehlt jedoch der Nachweis eines Refluxes oder eines Barrett-Ösophagus. Man nimmt an, daß sich in den meisten Fällen die Hernie eher infolge des Tumors entwickelt, der den ösophagogastralen Übergang in den Brustkorb hochzieht, als daß die Hernie vor dem Tumor auftrat. Bei einigen Patienten mit einem Kardiakarzinom wurde zuvor wegen eines Ulcus duodeni nach Billroth I oder Billroth II der Magen teilreseziert; auch hier scheint es einen Zusammenhang zu geben. Die Achalasie der Speiseröhre geht mit einem erhöhten Vorkommen an Speiseröhrenkarzinomen in allen Abschnitten einher; bei einigen dieser Karzinome handelt es sich um Adenokarzinome der Kardia. Sehr beeindrukkend ist die hohe Koinzidenz von Alkohol- und Nikotinabusus bei Patienten mit einem Kardiakarzinom; im Grunde bleiben die Ursachen jedoch im Dunkeln.

Klinisch bleiben bösartige Tumoren am ösophagogastralen Übergang häufig so lange unentdeckt, bis eine Ösophagusstenose eintritt. Klassischerweise stellen sich zunehmende Schluckbeschwerden ein: Zunächst behindern nur feste Nahrungsmittel das Schlucken; im weiteren Verlauf verursachen weichere und feinere Nahrungsbestandteile Beschwerden und zuletzt können weder Flüssigkeiten noch Speichel geschluckt werden. In Höhe eines Tumors auftretende Schmerzen beim Schlukken sind beim Kardiakarzinom häufig. Diese Schmerzen im Epigastrium können nach hinten in die Brustwirbelsäule oder dem Rippenbogen entlang ausstrahlen. Schmerzen beim Schlucken (Odynophagie) haben keine prognostische Bedeutung, obgleich sie an das Vorliegen einer bösartigen Erkrankung denken lassen. Gelegentlich wird der Tumor vor Auftreten lokaler Symptome durch diagnostische Untersuchungen auf okkultes Blut, eine Anämie oder aktive obere gastrointestinale Blutung entdeckt. Es ist wichtig zu wissen, daß ein bösartiger Tumor der Kardia häufig andere Erkrankungen der Speiseröhre nachahmt. Er kann sowohl röntgenologisch als auch bei Untersuchungen der Motilität wie eine Achalasie erscheinen; aus diesem Grunde muß bei allen Patienten mit einer Dysphagie ohne Rücksicht auf radiologische Befunde frühzeitig eine endoskopische und gleichzeitig zytologische und histologische Untersuchung durchgeführt werden.

Bei manchen Patienten tritt das Kardiakarzinom als scheinbar gutartiges Ulkus am ösophagogastralen Übergang oder in proximalen Magenabschnitten auf. Bei anderen Patienten entwickelt sich die Erkrankung allmählich aus einer vorbestehenden chronischen Striktur. Schließlich ist das Karzinom bei wenigen Patienten, die an dysphagischen Beschwerden leiden, nur mittels chirurgischer Exploration und offener Biopsie oder tatsächlich nur durch die histologische Untersuchung der Obstruktion nachzuweisen. Aus diesem Grunde ist manchmal eine primäre Resektion gerechtfertigt, obgleich eine sichere präoperative Diagnose der malignen Erkrankung äußerst wünschenswert ist.

*Chirurgisches Vorgehen*

Bei der Mehrzahl der Patienten, die wegen eines Kardiakarzinoms operiert werden, liegen nicht nur der histologische Nachweis der bösartigen Erkrankung, sondern auch ausreichende röntgenologische, endoskopische und computertomographische Informationen vor, um das anatomische Ausmaß klar zu umreißen. Sind die Patienten operabel, läßt sich das operative Vorgehen auf dem Boden dieser Vorinformation weitgehend planen. In der Regel handelt es sich anatomisch gesehen um 3 Varianten des Tumorbefalls: (1) Der Tumor wächst im unteren Drittel der Speiseröhre und greift lediglich gering auf den Magen über (Supra-Z-Linienkarzinom); (2) der Tumor ist lediglich am ösophagogastralen Übergang angesiedelt und neigt zu geringer Ausdehnung in Speiseröhre oder Magen (Z-Linienkarzinom) und (3) der Tumor liegt hauptsächlich im Magen und greift nur minimal auf die Speiseröhre über (Infra-Z-Linienkarzinom) (Abb. 1.4). Theoretisch kann auch eine vierte Art der Tumorausbreitung, nämlich das ausgedehnte Wachstum sowohl im distalen Ösophagus, als auch im proximalen Magen, vorliegen. Erfahrungsgemäß sind diese Tumoren jedoch selten operabel. Wenn sie jedoch resezierbar sind, ist die Ösophagogastrektomie mit Koloninterposition erforderlich. Das anatomische Ausmaß des Tumors in bezug auf die Z-Linie kann dazu dienen, beim gewöhnlichen Kardiakarzinom die richtige Resektion und Rekonstruktion zu wählen (Abb. 1.4). Hier sollen 2 grundlegende chirurgische Verfahren, nämlich die Ösophagogastrektomie nach Ivor-Le-

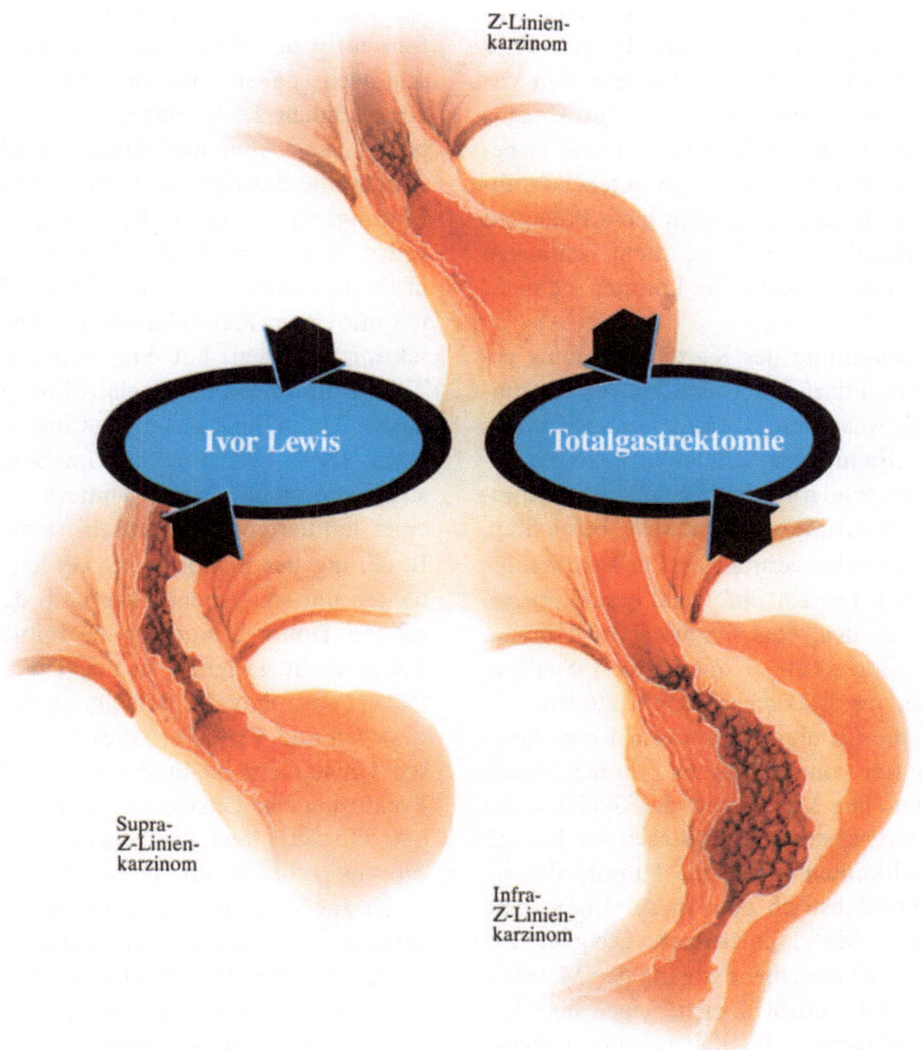


*Abb. 1.4.* Verschiedene Lokalisationen des Kardiakarzinoms

wis und die Gastrektomie unter Mitnahme der distalen Speiseröhre, sowie die rekonstruktiven Maßnahmen im Detail beschrieben werden.

### *Verfahrenswahl und Patienten*

*Vorbemerkungen.* Stimmt man der These zu, daß Kardiakarzinome nur selten früh erkannt werden und daß nur 20% aller Patienten, die operiert werden, die Fünfjahresüberlebensgrenze erreichen, sind alle chirurgischen Maßnahmen für die Mehrzahl der Patienten eindeutig palliativer Art. Allerdings darf die Resektion nicht ausschließlich der kleinen Gruppe von Patienten, die einen Langzeitnutzen haben, vorbehalten bleiben.

Das subjektiv und objektiv ganz im Vordergrund stehende Merkmal der Patienten mit einem Kardiakarzinom ist die Obstruktion der Speiseröhre. In der Vergangenheit zielten die chirurgischen Bemühungen auf eine linksthorakale partielle Ösophagogastrektomie mit Ösophagogastrostomie ab, um die Obstruktion zu beseitigen. Mit diesen Maßnahmen konnte das Schlucken wiederhergestellt und gleichzeitig der ulzerierte Primärtumor mit seiner Blutungsneigung beseitigt werden. Unglücklicherweise hatten die so behandelten Patienten häufig nachfolgende Verdauungsbeschwerden, die das subjektive Befinden stark beeinträchtigten. Am häufigsten waren dies Folgen einer gleichzeitig mit der Resektion einhergehenden Vagotomie durch Entleerungsstörungen des Magens und freien Reflux von Verdauungssekreten, insbesondere von Galle in den seines Sphinkters beraubten Ösophagus. In der Tat kamen diese Patienten in unsere Behandlung, weil sie nicht schlucken konnten. Nach der Behandlung konnten sie nicht mehr essen.

Die zur Behandlung des Kardiakarzinoms gewählte Operation darf daher nicht nur an der makroskopischen Ausräumung des gesamten Tumors und der Beseitigung des Schluckhindernisses gemessen werden, sondern sie sollte auch ein entsprechendes Rekonstruktionsverfahren beinhalten, daß anschließend eine vernünftige Speiseaufnahme gewährleistet ist. Die 2 nachfolgend beschriebenen Operationsmethoden – die Methode von Ivor-Lewis und die Gastrektomie mit Roux-Y-Schlinge – bieten diese grundsätzlichen Möglichkeiten.

Patienten, die für die Operation in Frage kommen, sollten frei von bekannten Fernmetastasen sein. Patienten mit Metastasen des Skeletts, des zentralen Nervensystems, Metastasen im Bereich der Halslymphknoten sowie mit Tumorzellen im Aszites, im Stuhlabstrich oder in der Lunge sind für chirurgische Maßnahmen nicht geeignet. Lebermetastasen, die mit einer der gängigen Methode nachweisbar sind, sprechen nicht gegen eine Exploration, es sei denn, es handelt sich um tastbare, histologisch gesicherte Bezirke. Die Gründe hierfür sind ganz klar: Wenn der Tumor nicht vollständig operativ entfernbar ist, kommen lediglich palliative chirurgische Maßnahmen zur Behebung der Dysphagie in Frage.

Alle weitreichenden, teuren und häufig endlosen Nachforschungen nach okkulten Metastasen bringen daher keine Vorteile, wenn endgültige Entscheidungen zum Zeitpunkt der Exploration getroffen und zugleich ausgeführt werden können. Gleichgültig, ob der Patient in Vorbereitung der Ösophagogastrektomie nach Ivor-Lewis auf dem Rücken oder zur linksseitigen thorakoabdominalen Exploration bei der totalen Gastrektomie gelagert ist, es wird zunächst immer eine kleine umschriebene Laparotomie durchgeführt, die eine Biopsie und ausreichende Exploration des Abdomens zuläßt.

Patienten mit ausgedehnten Lebermetastasen werden in der Regel von einer Resektion ausgeschlossen, da sie eine mittlere Überlebensdauer von lediglich 2,5 Monaten haben. Mit Sicherheit beeinflussen Alter und Allgemeinzustand des Patienten, die Beweglichkeit eines Tumors und seine Blutungstendenz die Entscheidung, eine nicht kurative Resektion durchzuführen, wenn sie technisch durchführbar ist. Die Mehrzahl der Patienten mit einem Kardiakarzinom, die nicht zur Resektion anstehen, hat eine ausreichend zirkuläre Tumorinfiltration der Speiseröhre, so daß als palliative Maßnahme ein Tubus implantiert werden kann. Diese Überbrückung im Bereich eines obstruierend wachsenden Tumors sorgt während eines limitierten Zeitraums für eine ausreichende Besserung der Schluckbeschwerden. Manche Patienten mit weitgehend unterhalb der Z-Linie liegenden Tumoren sind für die Implantation eines Tubus nicht geeignet. In der Tat verhindert die fehlende ösophageale Beteiligung ein sachgemäßes Einlegen und Verankern dieser Tuben. Unter diesen Umständen bleibt die Entscheidung, ob zur Ernährung eine Gastrostomie oder eine Jejunostomie erforderlich ist, weitgehend der Erfahrung des Einzelnen überlassen. Diese Maßnahmen führen weder zur Verlängerung des Lebens, noch zur Behebung der Schluckbeschwerden oder sogar zur Einschränkung der Speichelsekretion. Sie stellen jedoch eine Alternative zur intravenösen Ernährung dar, bieten dem Patienten eine relative Unabhängigkeit vom Krankenhaus und der dortigen Betreuung und ermöglichen es dem Patienten, die ihm noch verbleibende Zeit zu Hause zu verbringen.

### *Die Ösophagogastrektomie in der Modifikation nach Ivor-Lewis*

*Operationstechnik.* Die Resektion und nachfolgende Rekonstruktion nach Ivor-Lewis wird hauptsächlich beim Karzinom des unteren Ösophagus und der Kardia in Höhe der Z-Linie oder über der Z-Linie angewandt. Sie beginnt zunächst mit einer abdominalen Phase zur Beurteilung des Tumors und Mobilisierung des Magens, worauf die rechtsthorakale En-bloc-Resektion des distalen Ösophagus und proximalen Magens erfolgt. In

*Abb. 1.5 a, b.* Ösophagogastrektomie nach Ivor-Lewis. *a* Resektion, *b* Rekonstruktion

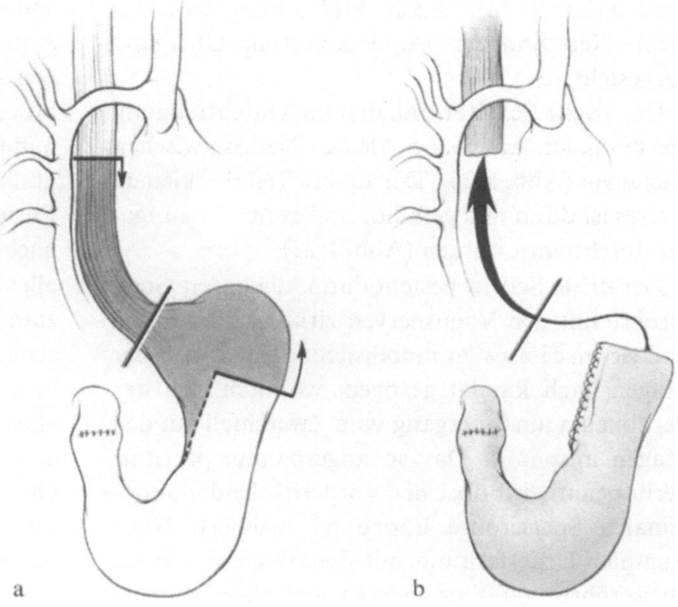


Abb. 1.5a sind die wichtigsten Merkmale der Resektion dargestellt (dunkel schraffiert), wobei die Speiseröhre etwa in Höhe der V. azygos über der Carina durchtrennt und mit dem proximalen Drittel des Magens sowie den Lymphknoten im oberen Bereich der kleinen Kurvatur entfernt wird. Um die Entleerung des Magens nach der mit dieser ösophagogastralen Resektion notwendigerweise einhergehenden Vagotomie zu sichern, erfolgt eine Pyloroplastik. Die Abb. 1.5b verdeutlicht die wichtigsten Punkte der Rekonstruktion, wobei der abgenähte obere Anteil des Restmagens durch den Hiatus oesophagei zur Anastomosierung bis in Höhe der V. azygos gezogen wird.

Die folgenden Schritte der abdominellen Phase des Operationsverfahrens sind in Abb. 1.6 dargestellt. Diese wird am sichersten in Rückenlage des Patienten und Allgemeinnarkose durchgeführt. Das Abdomen ist mittels medianer Oberbauchlaparotomie eröffnet. Dabei wird die Freilegung des linken Oberbauches durch eine nach kranial geführte parasternale Erweiterung erleichtert. Durch Zurückhalten des linken Rippenbogens kann der auf der rechten Patientenseite stehende Chirurg das Zwerchfell und die Strukturen des linken Oberbauches gut überblicken.

Der erste Schritt ist die Durchtrennung des Lig. triangulare am linken Leberlappen, so daß das seitliche Lebersegment nach medial weggehalten

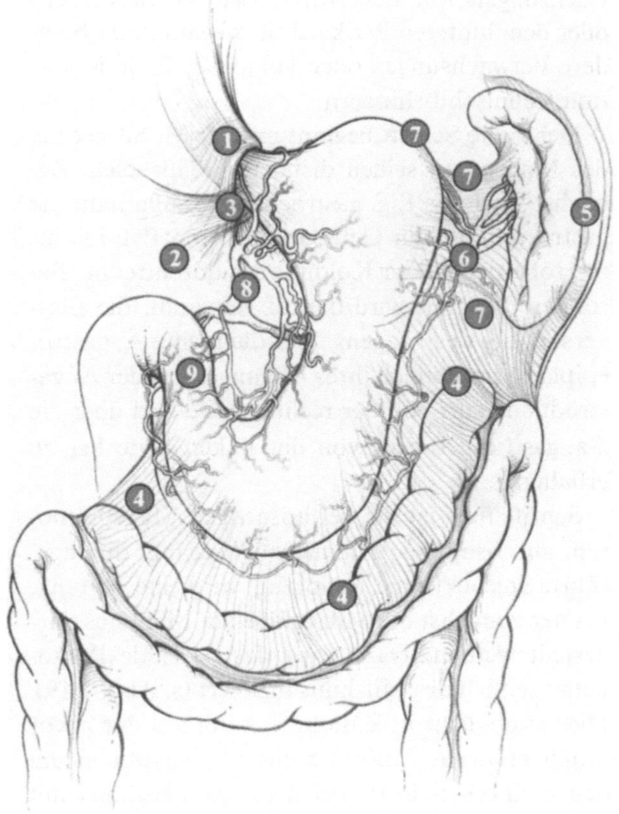


*Abb. 1.6.* Operationsschritte der Ösophagogastrektomie im Abdomen

werden kann. Mit dieser Maßnahme wird das kleine Netz und der ösophagogastrale Übergang dargestellt.

Der zweite Schritt beinhaltet die Durchtrennung des kranialen Anteils des kleinen Netzes zwischen Klemmen (Abb. 1.26). Der untere Teil des kleinen Netzes ist dünn und gefäßlos und kann ohne Ligatur durchtrennt werden (Abb. 1.25).

Der dritte Schritt besteht darin, die untere Speiseröhre mit den Vagusnerven zirkulär auszulösen und sie im Hiatus zu mobilisieren. Dazu wird der Magen nach kaudal gezogen, wodurch sich das Peritoneum am Übergang vom Zwerchfell auf den Magen anspannt. Das so angespannte parietale Peritoneum wird über der Vorderfläche der abdominalen Speiseröhre horizontal inzidiert. Nach stumpfer Unterfahrung mit den Fingern werden Speiseröhre und Vagusnerven mit einer Penrose-Drainage angeschlungen. Unter Zug nach kaudal wird der Hiatus oesophagei mit dem Finger erweitert, um so die Beweglichkeit des Tumors im Mediastinum zu prüfen. Dabei ist von besonderem Interesse, ob der Primärtumor aus seinen Verwachsungen mit der Aorta, den Wirbelkörpern oder dem hinteren Perikard freikommt und ob andere Verwachsungen oder Tumorbefall die Resektion technisch behindern.

Der vierte Schritt beginnt mit der Mobilisierung des Magens an seinen distalen Gefäßstielen. Zunächst wird das Lig. gastrocolicum außerhalb der gastroepiploischen Gefäßarkade vom Pylorus bis in Höhe der linken Kolonflexur durchtrennt. Besondere Sorgfalt wird darauf verwandt, die Blutversorgung des Magens über die rechte A. gastroepiploica im Bereich ihres Abganges aus der A. gastroduodenalis von der rechten Seite und über die Aa. gastricae breves von der linken Seite her zu erhalten.

Schritt fünf ist die bei bösartigen Magentumoren am ösophagokardialen Übergang durchgeführte Splenektomie. Bevorzugt wird eine Technik, bei der zunächst die Milzgefäße am Milzhilus dargestellt werden. Dazu wird das parietale Peritoneum seitlich des Milzhilus inzidiert (s. Abb. 1.19). Dies ermöglicht in Zusammenhang mit der zuvor durchgeführten Ablösung des Lig. gastrocolicum den sechsten Schritt, bei dem der Milzhilus mit der Hand umfahren wird (Abb. 1.20) und die Milzgefäße unmittelbar am Pankreasschwanz nacheinander durchtrennt und doppelt ligiert werden (s. Abb. 1.21 und 1.22). Die so von ihren Hilusgefäßen abgetrennte Milz bleibt über die Aa. gastricae breves mit der großen Kurvatur des Magens verbunden. Es folgt als Schritt sieben die Durchtrennung der Aa. gastricae breves zur vollständigen Entfernung der Milz entlang der Magenkurvatur nach kranial; danach wird der Magenfundus von allen Gefäßen und Verwachsungen des Magens zum Zwerchfell befreit. Da nun sowohl die große als auch die kleine Kurvatur des Magens vom Pylorus bis zum ösophagogastralen Übergang von allen parietalen Verwachsungen gelöst ist, müssen als achter Schritt nur noch die einzig verbleibenden Gefäße, die A. und V. gastrica sinistra durchtrennt und ligiert werden. Diese Gefäße lassen sich in der Regel am besten darstellen, indem die große Kurvatur des Magens nach rechts gehalten und die Gefäße hinter dem Magen aufgesucht werden (Abb. 1.27). Schließlich wird, um die vollständige Mobilisierung des Magens von der Kardia bis zum Pylorus zu bestätigen, die zuvor um den Ösophagus gelegte Penrose-Drainage von proximal nach distal geführt. Dieses Vorgehen gewährleistet, daß der Magen beim zweiten Teil der Operation spannungsfrei in den Brustkorb geführt werden kann. Zuletzt wird als Schritt neun vor dem Verschluß des Abdomens wegen der obligatorischen Vagotomie eine Pyloroplastik nach Heineke-Mikulicz in der Modifikation nach Weinberg (s. Abb. 3.24, 3.31 und 3.32) vorgenommen.

Nach Verschluß des Abdomens wird der Patient in Linksseitenlage verbracht, die rechte Seite abgedeckt und der Thorax durch das Bett der nicht resezierten 6. Rippe (5. ICR) eröffnet.

Durch Intubation mit einem doppellumigen Tubus wird das Weghalten der Lunge zur Darstellung der Speiseröhre erleichtert (Abb. 1.7). Wie hier dargestellt, inzidiert man die Pleura mediastinalis in Längsrichtung über dem unteren Ösophagus, wobei ein Teil der Pleura mediastinalis vom Zwerchfell bis zur V. azygos auf dem Ösophagus belassen wird. In der Regel ist es notwendig, die V. azygos zu unterbinden, um eine 4 cm breite tumorfreie Ösophagusmanschette oberhalb des Tumors zu erhalten. Die zuvor durchgeführte Mobilisierung der unteren Speiseröhre erfolgte schon während der abdominalen Operationsphase. Nach vollständiger Durchtrennung der Pleura läßt sich

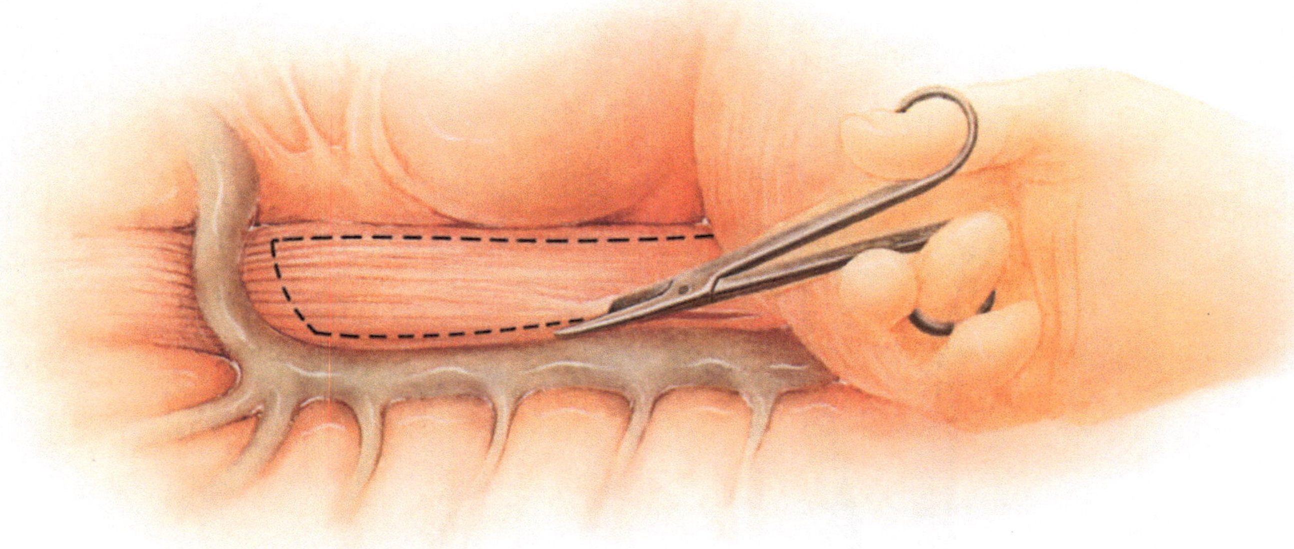

*Abb. 1.7.* Inzision der Pleura mediastinalis

die untere Speiseröhre unterfahren und mit einer Penrose-Drainage anschlingen. Dies dient als bequeme Handhabe, um die Speiseröhre aus ihrem Bett im Mediastinum hervorzuheben und die paraösophagealen sowie retrosternalen Lymphknoten zusammen mit dem Operationspräparat zu entfernen. Auf diese Weise werden Speiseröhre und das lymphknotentragende Bindegewebe von unten nach oben aus dem hinteren Mediastinum gelöst, wobei die linksseitigen Lungenvenen, der linke Vorhof, das Brustbein, beide Hauptbronchien, die Wirbelkörper und die rechte mediale Fläche der Aorta descendens skelettiert werden. Die Mehrzahl der blutenden Gefäße wird elektrokoaguliert, manche ösophageale Äste aus der Aorta jedoch mit feiner Seide ligiert.

Danach wird die Speiseröhre mit dem Skalpell genau unterhalb der V. azygos durchtrennt (Abb. 1.8). Auf der Darstellung liegt am oberen Ösophagus eine weiche Darmklemme, während die distale Speiseröhre mit einer rechtwinkligen Bronchusklemme gefaßt ist. Durch Zug an der Penrose-Drainage wird der Magen durch den Hiatus oesophagei hochgezogen.

Nach Durchtrennen der Speiseröhre in ausreichendem Abstand oberhalb des makroskopisch sichtbaren Tumors wird der Magen aus dem Abdomen nach rechts in den Brustkorb hochgehoben. Durch Zug an der Speiseröhre mit der Bronchusklemme und mit der Hand am Magenfundus (Abb. 1.9) wird dieser ausgespannt und die Gefäße an der kleinen Kurvatur unmittelbar unterhalb der ligierten A. gastrica sinistra freipräpariert und unterbunden. Hierbei ist zu beachten, daß die Magenwand völlig freipräpariert ist, um später das Anlegen des Nähapparates zu erleichtern. Nun werden 2 Klemmen mit gleicher Biegung in Höhe der Durchtrennungslinie, die mindestens 4 cm vom makroskopisch sichtbaren Tumor entfernt sein sollte, rechtwinklig auf die große Magenkurvatur aufgesetzt (Abb. 1.10). Durchtrennung des Magens mit dem Skalpell zwischen den gebogenen Klemmen, die danach vom Assistenten so aneinander gehalten werden, daß die Spitzen der Klemmen im rechten Winkel zueinander stehen (Abb. 1.11). Zum Absetzen des Magens wird der TA-90-Nähapparat von der Spitze der kaudalen Klemme quer über die kleine Magenkurvatur angelegt (Abb. 1.12). Diese Klammerreihe an der kleinen Kurvatur wird mittels seromuskulären Einzelknopfnähten überwallt (Abb. 1.13) und die Klemme nach Ansetzen einer nicht quetschenden

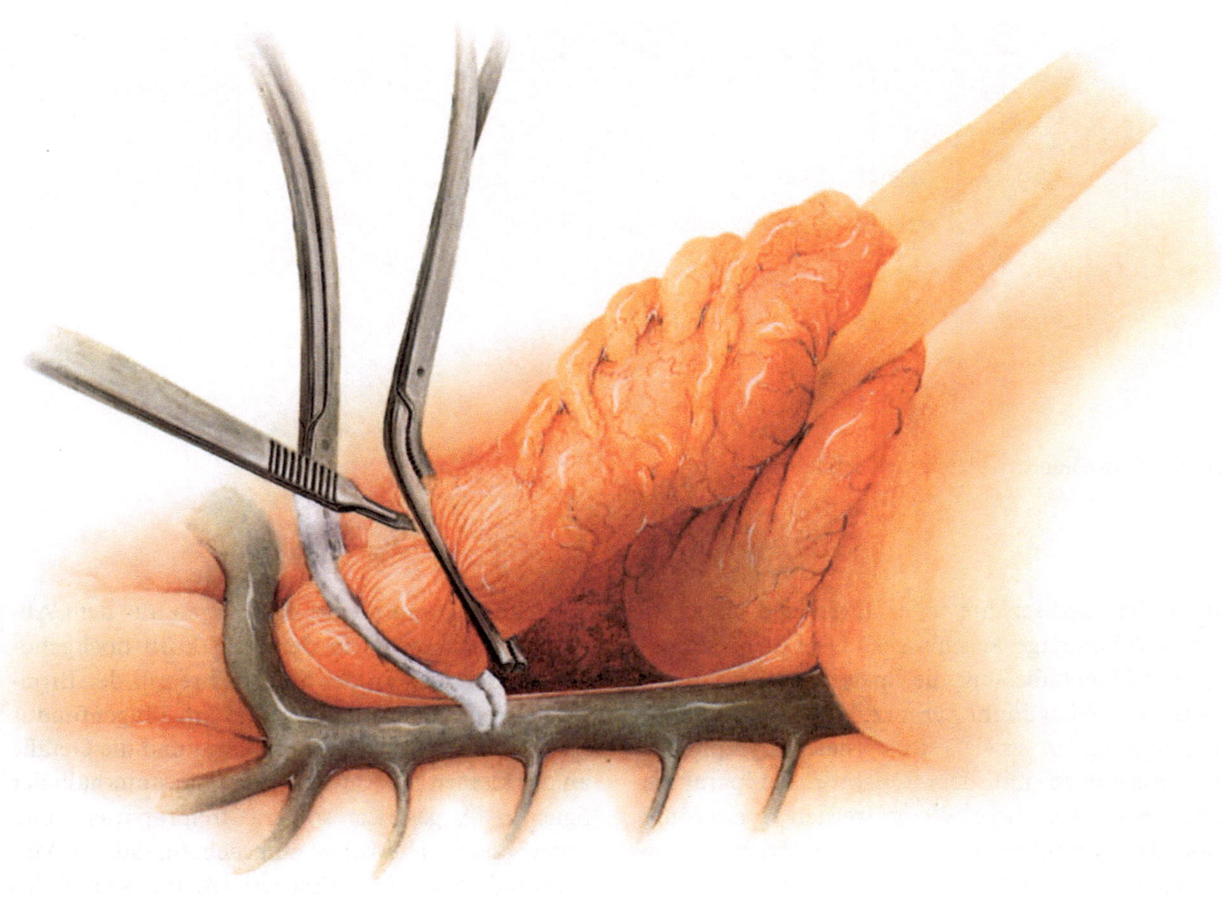

*Abb. 1.8.* Durchtrennung der Speiseröhre unterhalb der V. azygos

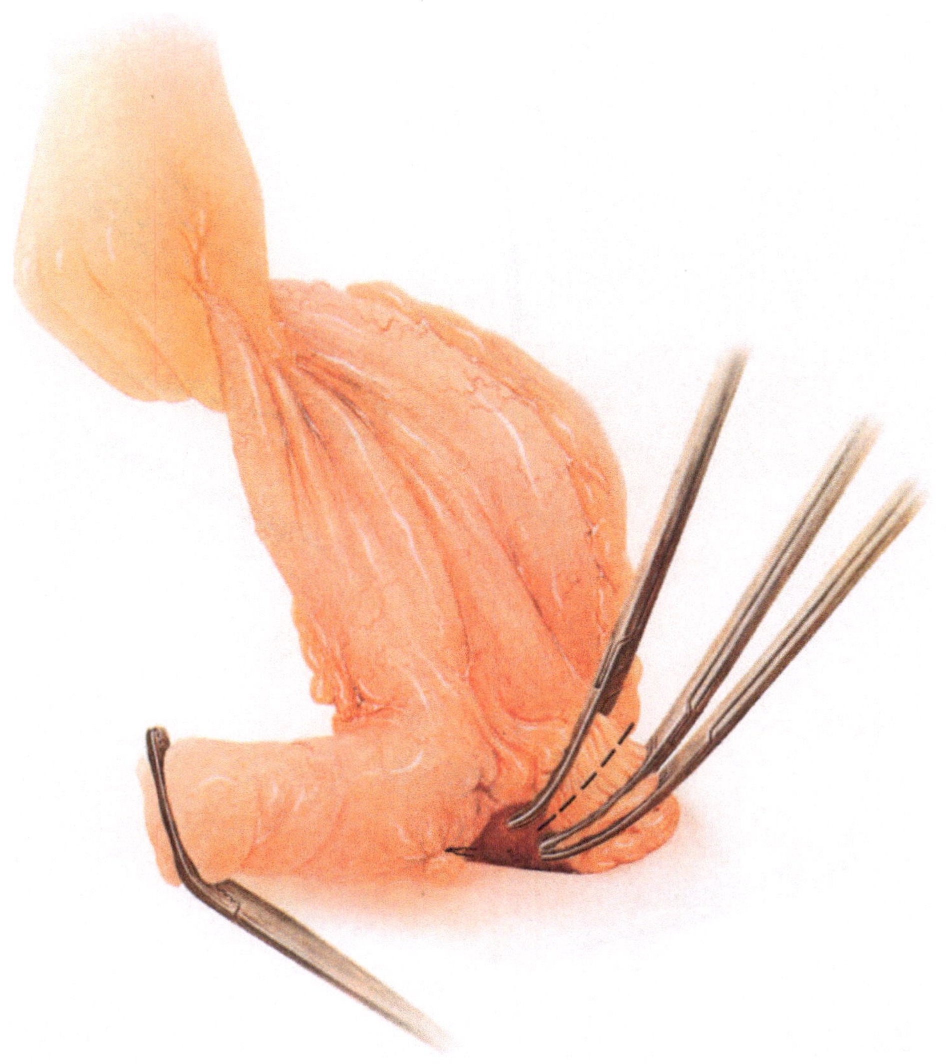

*Abb. 1.9.* Transposition des Magens in den Thorax

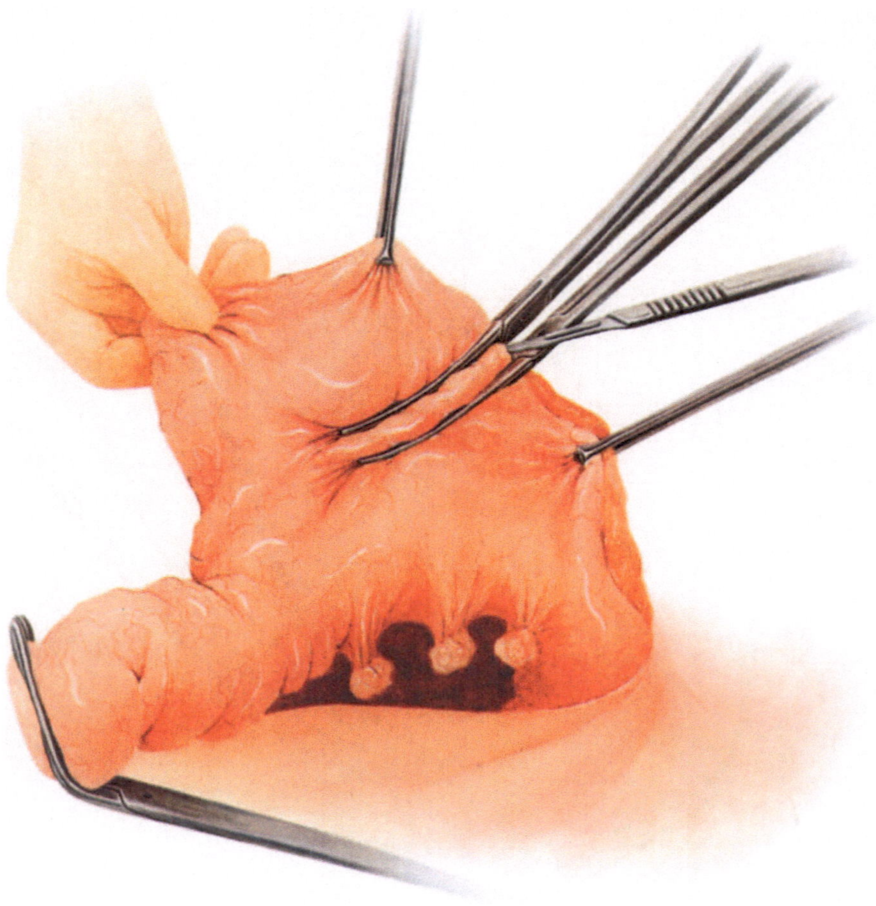

*Abb. 1.10.* Vorbereitung zur Durchtrennung des Magens

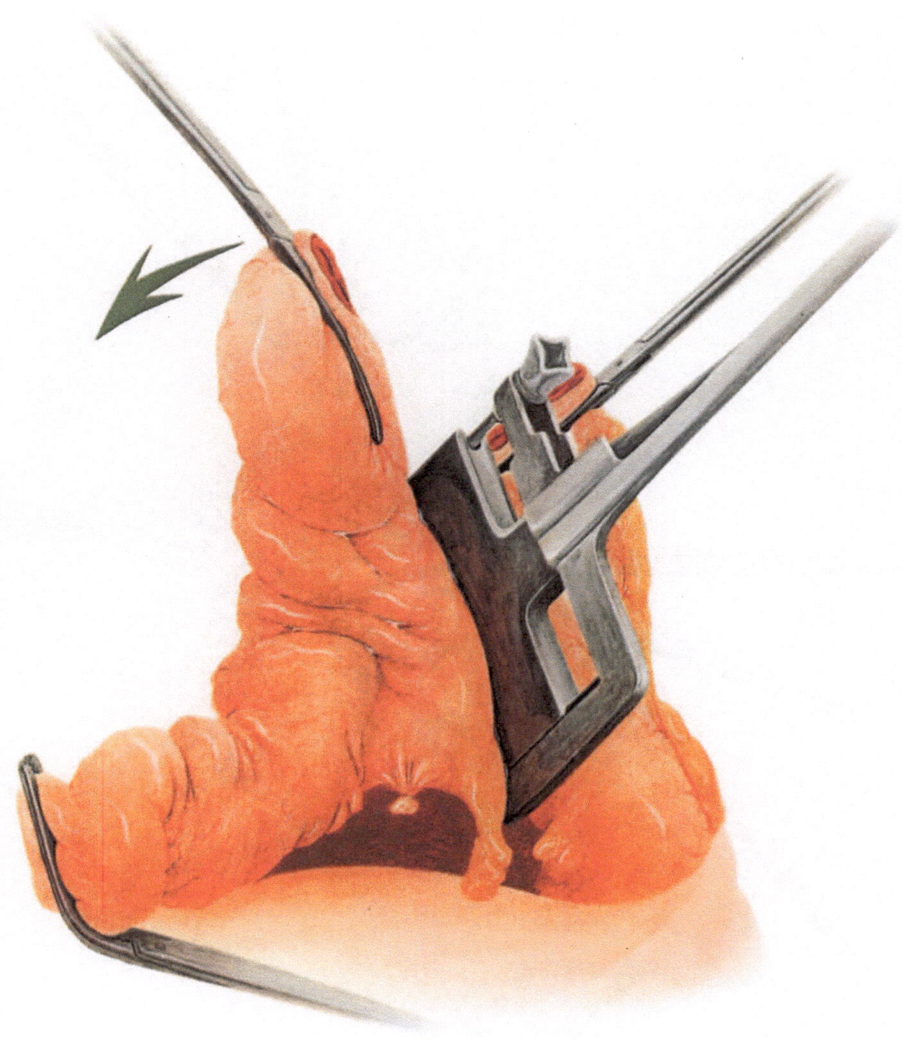

*Abb. 1.11.* Anlegen des Klammernähapparates an der kleinen Kurvatur

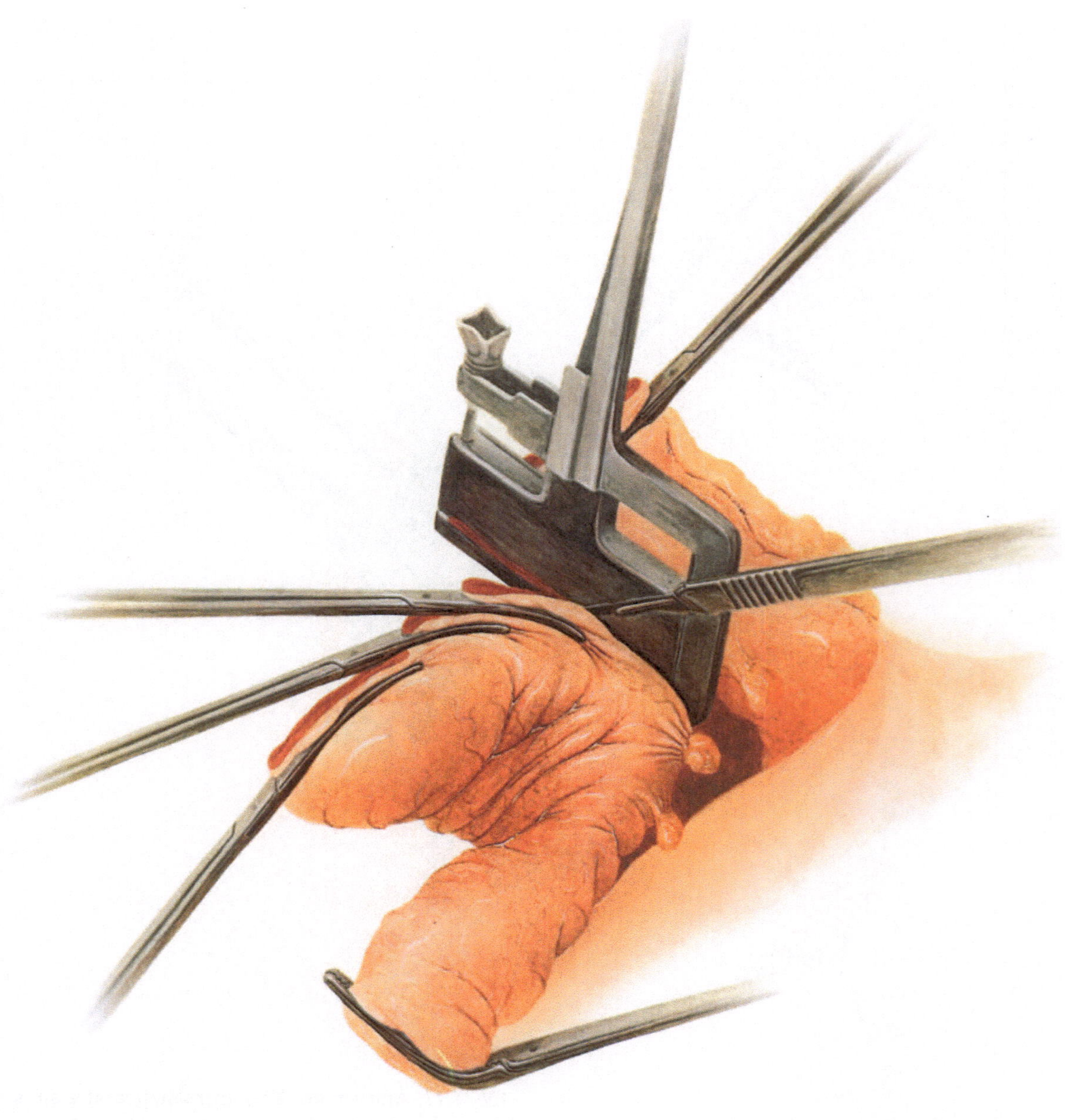

*Abb. 1.12.* Durchtrennung des Magens

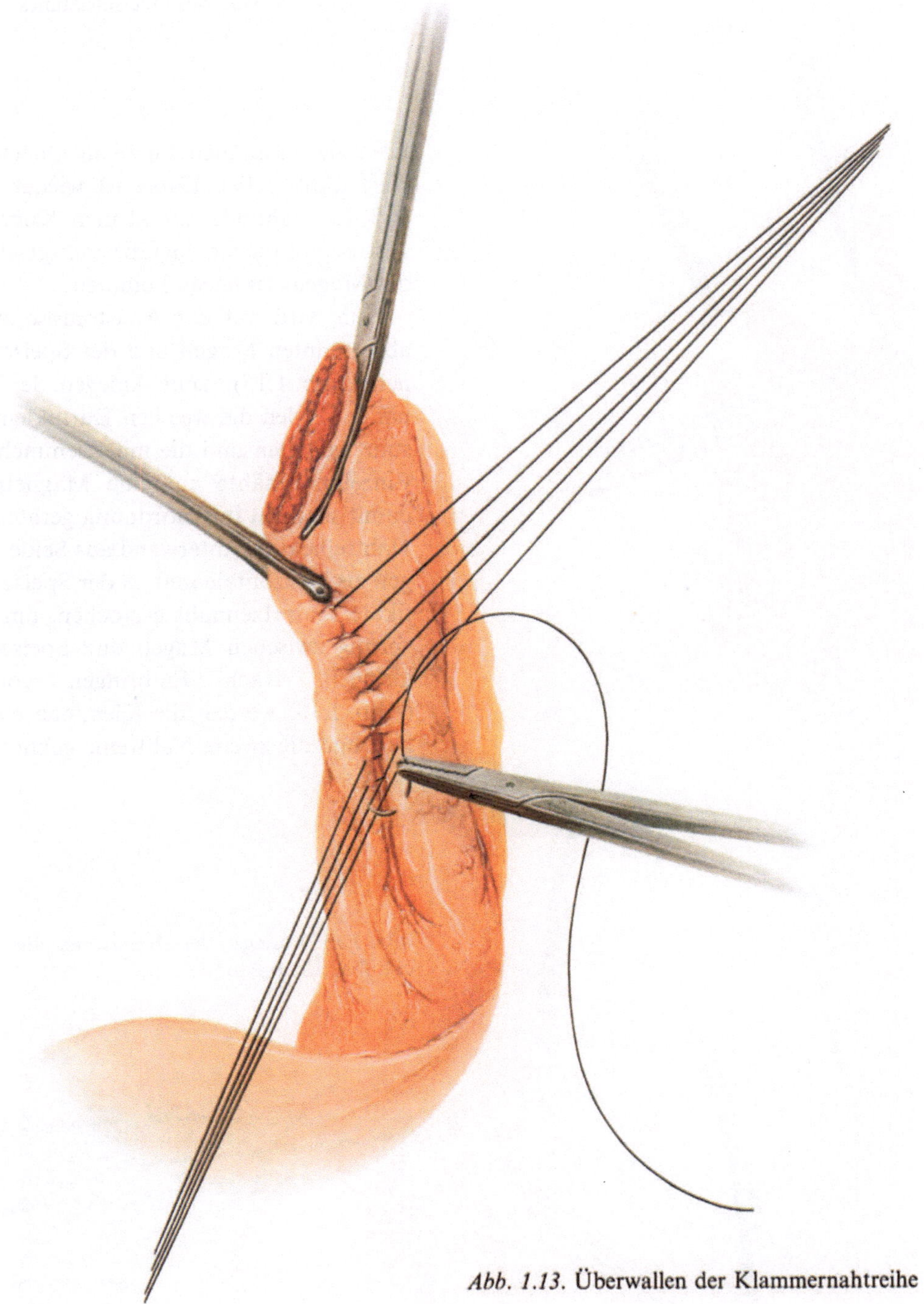

*Abb. 1.13.* Überwallen der Klammernahtreihe

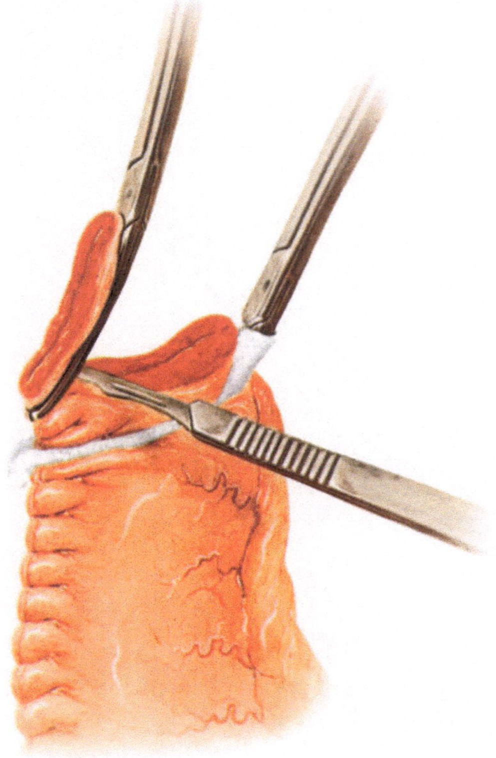

*Abb. 1.14.* Exzision des Quetschsaumes

Klemme zusammen mit dem Quetschsaum exzidiert (Abb. 1.14). Dabei ist wieder zu beachten, daß die Nahtlinie zur kleinen Kurvatur und die gastroepiploischen Gefäße zur großen Kurvatur des Magens zu liegen kommen.

Nun wird mit der Anastomose zwischen dem abgetrennten Magen und der Speiseröhre begonnen (Abb. 1.15); zum Anlegen der Hinterwandnähte werden die weichen Darmklemmen auf Distanz gehalten und die mit Klemmchen armierten Einzelknopfnähte auf eine Magnetplatte gelegt, damit sie nicht in Unordnung geraten. Die äußere Nahtreihe der Hinterwand aus Seide wird am Magen als horizontale und an der Speiseröhre als vertikale Matratzennaht gestochen, um den Lumensprung zwischen Magen und Speiseröhre auszugleichen. Nach Einbringen von 5 Nähten (Abb. 1.16) werden die Klemmen einander genähert und die zweite Nahtreihe geknotet. Eine fort-

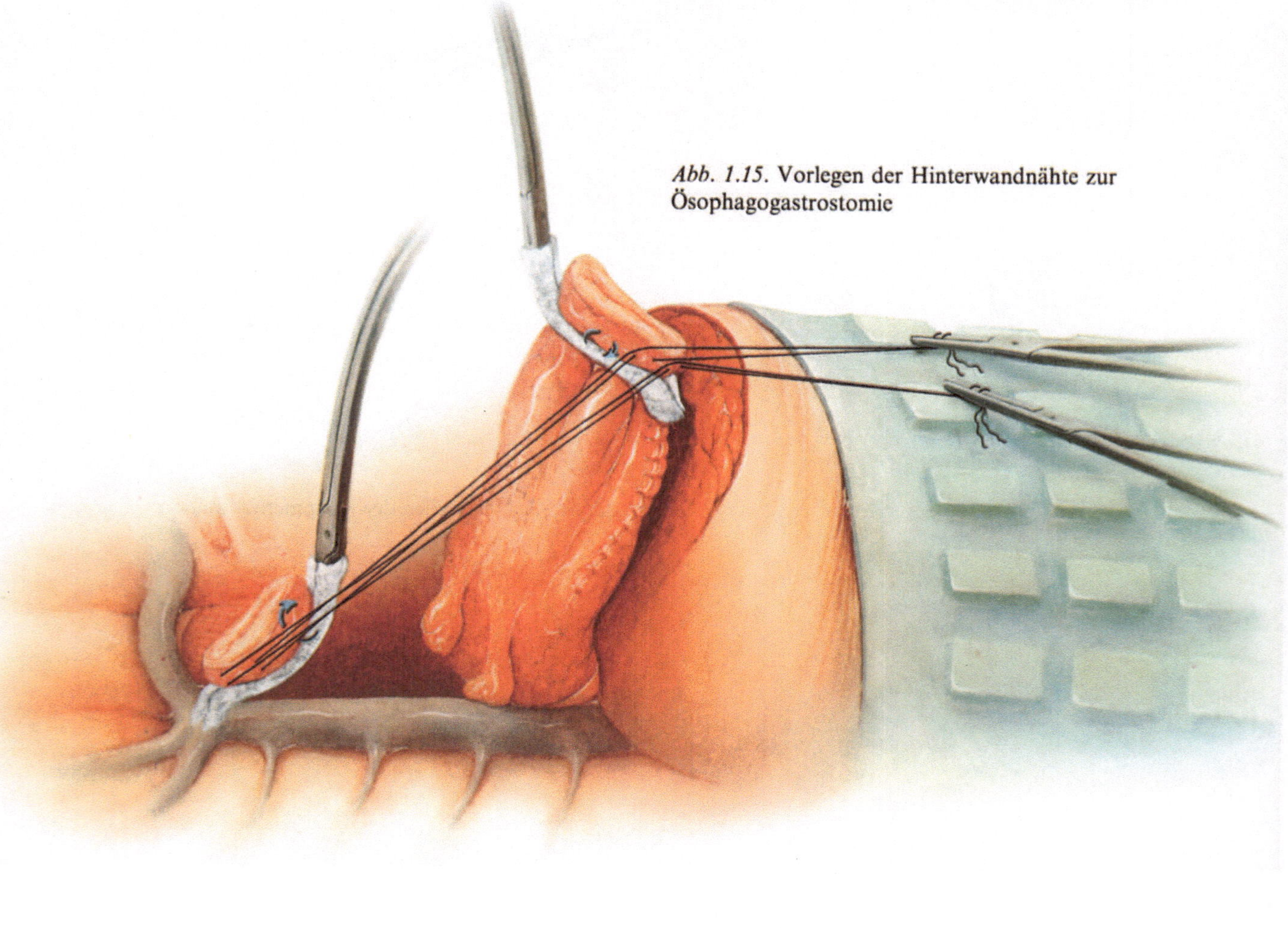

*Abb. 1.15.* Vorlegen der Hinterwandnähte zur Ösophagogastrostomie

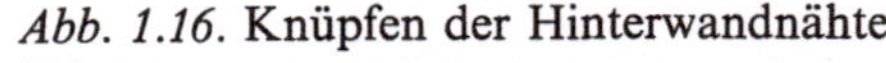

*Abb. 1.16.* Knüpfen der Hinterwandnähte

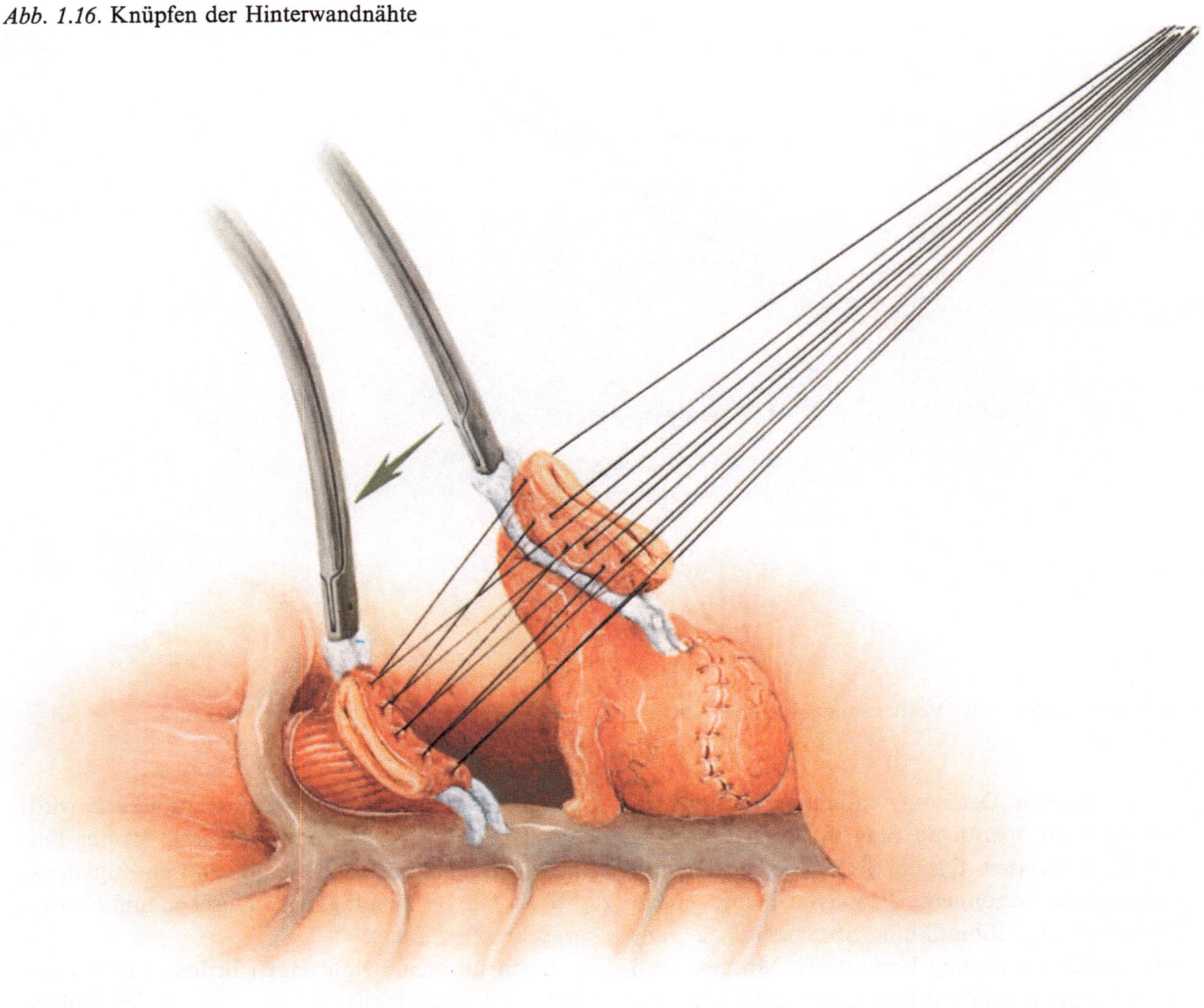

laufende, hier nicht dargestellte, überwendliche Chrom-Catgut-Naht sorgt für den zirkulären Verschluß der Schleimhaut. Nun werden die weichen Darmklemmen entfernt und ein Bougie der Stärke 50 French (F) von oral über die Anastomose vorgeschoben. Die vordere Nahtreihe wird bei liegendem Bougie als Einzelknopfnähte gestochen und geknotet (Abb. 1.17). Dabei dient der Dilatator als Mandrin, der während der Naht für ein ausreichendes Kaliber der Anastomose sorgt.

Zuletzt wird der Magen entlang der kleinen Kurvatur an die Pleura mediastinalis angenäht, um jeglichen Zug auf die Anastomose zu vermeiden.

Nach Einlegen einer 28er Thoraxdrainage in die rechte Pleurahöhle über eine separate Stichinzision erfolgt der schichtweise Verschluß der Thorakotomie mit resorbierbarem Nahtmaterial. Der Patient wird wieder auf den Rücken gelagert. Da die linke Pleurahöhle während der Operation nahezu immer eröffnet wird und sich dadurch eine gewisse Flüssigkeitsmenge auf der linken Seite ansammelt, legt man im 5. oder 6. Interkostalraum der linken Seite gleichfalls eine Thoraxdrainage ein. Zur parenteralen Ernährung wird dem Patienten in leichter Trendelenburg-Lage auf der rechten Seite ein Subklaviakatheter angelegt.

*Postoperative Versorgung.* Die postoperative Versorgung der Patienten erfolgt am besten in einer Intensivpflegestation, wo die vitalen Funktionen sowie die Flüssigkeitsbilanz sorgfältig überwacht

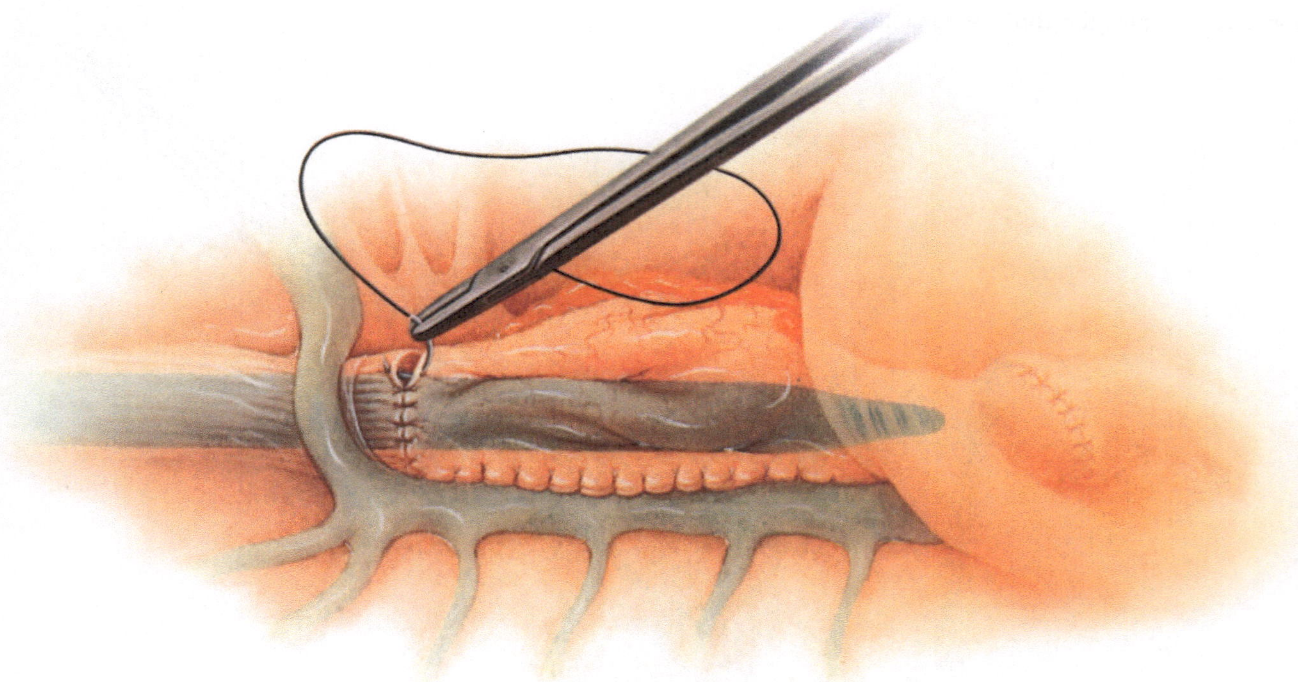

*Abb. 1.17.* Anlegen der Vorderwandnähte über einem Dilatator

werden können. Der Blasenkatheter wird unmittelbar vor dem operativen Eingriff gelegt und etwa 4–5 Tage belassen. Gleichfalls 4–5 Tage wird eine präoperativ begonnene Prophylaxe mit einem Breitspektrumantibiotikum durchgeführt. Die parenterale Ernährung beginnt am Morgen nach der Operation und wird so lange fortgesetzt, bis eine allgemeine Diät oral verabreicht werden kann. Bis zur Wiederaufnahme von Speisen wird intravenös Cimetidin verabreicht. Alle Verbände werden am Tage nach der Operation entfernt. Die beidseitigen Thoraxdrainagen entfernt man, sobald Sekret- und Luftaustritt nachlassen. Täglich wird das Thoraxröntgenbild kontrolliert.

Am 5. oder 6. postoperativen Tag setzt in der Regel die Darmtätigkeit mit dünnem Stuhlgang ein, was als Zeichen intakter Verhältnisse gilt. Zu diesem Zeitpunkt wird ein Gastrografinbreischluck verabreicht, um auf dem Bildschirm die Durchgängigkeit der Anastomose prüfen zu können und eine Leckage auszuschließen. Besteht kein Anhalt für eine Anastomoseninsuffizienz, wird mit der Aufnahme von klaren Flüssigkeiten begonnen und innerhalb der nächsten 72 h bis zur allgemeinen Nahrungsmittelaufnahme aufgebaut. Mit zunehmender oraler Nahrungsmittelaufnahme wird die parenterale Ernährung reduziert. Ist der Patient von allen Schläuchen und venösen Zugängen befreit, wird er zum täglichen Duschen und Haarewaschen ermuntert.

Nach unseren Erfahrungen bedeutet eine Leckage am Ösophagus, wenn diese in der frühen postoperativen Phase radiographisch erkannt wird, einen lokal begrenzten Prozeß. Die Nahrungsmittelaufnahme hätte zu diesem Zeitpunkt schlimme Folgen. Wird daher eine umschriebene Leckage entdeckt, erfolgt die Absaugung des Magens über eine Magensonde bei gleichzeitiger Fortsetzung der parenteralen Ernährung mit 2000 bis 3000 Kalorien täglich. Bis zur nächsten Untersuchung läßt man nun 2 Wochen vergehen. Besteht die Leckage weiterhin, erfolgt für weitere 3 Wochen eine parenterale Ernährung, bis die orale Nahrungsmittelzufuhr wieder aufgenommen wird. Bei abnehmendem Sekretrückstau aus der Magensonde kann diese entfernt werden.

Unter normalen Umständen dauert der postoperative Krankenhausaufenthalt 10–14 Tage. Nach der beschriebenen Operation werden die meisten Patienten beim Essen schnell satt und verlieren während der folgenden Monate unweigerlich an Gewicht, bis sie sich auf einem neuen, geringeren Gewichtsniveau stabilisieren. Dieser Gewichtsverlust kann dadurch verringert werden, daß der Patient kleine, häufige, über den Tag verteilte Mahlzeiten einnimmt und daß die Flüssigkeitszufuhr auf die Pausen zwischen den Mahlzeiten beschränkt wird. Auch wenn der gesamte Magen in den Brustkorb verlagert wird, die ösophageale Anastomose in Höhe der V. azygos oder darüber zu liegen kommt und wenn bei der Operation kein Antirefluxverfahren durchgeführt wird, stellt der gastroösophageale Reflux kein postoperatives Problem dar. Die meisten Patienten sind in der Lage, 6 Wochen nach der Operation ihre normalen Aktivitäten wieder aufzunehmen.

*Gastrektomie (Roux-Y-Schlinge)*

*Technisches Vorgehen.* Die Operation wird in Vollnarkose durchgeführt, wobei der Patient in halbschräger Rechtsseitenlage mit Kissen stabil gelagert wird. Die gesamte linke Brustkorbfläche sowie das Abdomen werden beim Desinfizieren in das Operationsfeld einbezogen. Linksseitige thorakoabdominale Eröffnung mit Thorakotomie durch das Bett der nichtresezierten 8. Rippe (7. ICR). Dieser Schnitt wird über den Rippenbogen bis in den Oberbauch verlängert und reicht bis in die Mitte zwischen Nabel und Xiphoid. Der Rippenbogen wird mit der Knochenzange durchtrennt und der knorpelige Rippenbogen mit der 7. und 8. Rippe weggehalten. Die radiäre Durchtrennung des Zwerchfells in einer Länge von 8–10 cm erlaubt es, die Rippen mit einem Thoraxspreizer aufzuhalten und so die untere Speiseröhre und die Organe des linken Oberbauches zur Darstellung zu bringen.

In der Regel geht man so vor, daß zunächst das Abdomen durch den unteren Schenkel der abdominothorakalen Inzision inspiziert wird, um die Resezierbarkeit festzustellen, bevor der Schnitt vollständig ausgeführt wird. Ist die Resektion nicht möglich, wird ein Celestin-Tubus eingepflanzt. Durch die Freilegung mit der beschriebenen thorakoabdominalen Inzision läßt sich die Gastrektomie mit der Exstirpation der distalen Speiseröhre sowie die nachfolgende Rekonstruktion ohne weitere Umlagerung durchführen. Die einzelnen Schritte des Resektionsverfahrens entsprechen denen anderer Verfahren und sind in Abb. 1.18 dargestellt.

Der erste Schritt nach der thorakoabdominalen Freilegung ist die Mobilisierung der Milz, die mit der Inzision des Peritoneums zwischen Milz und Zwerchfell beginnt. Dadurch läßt sich die Milz und der Pankreasschwanz nach ventral vom perirenalen Fettgewebe abheben (Abb. 1.19). Beim folgenden Schritt werden die Milzgefäße am Milzhilus mit der Hand stumpf umfahren (Abb. 1.20), danach Klemmen am Milzhilus angelegt, dieser durchtrennt (Abb. 1.21) und anschließend doppelt ligiert (Abb. 1.22). Die Milz selbst bleibt durch die Aa. gastricae breves am Magen. Schritt drei ist das Ablösen des großen Netzes vom Querkolon von der linken bis zur rechten Kolonflexur (Abb. 1.23). In Abb. 1.24 sind die anatomischen Verhältnisse dargestellt, die das Ablösen des großen Netzes

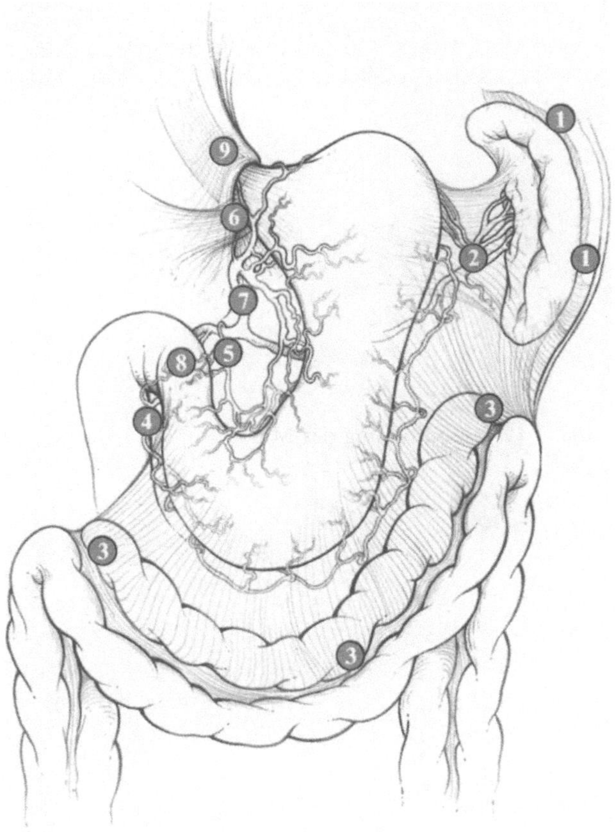

*Abb. 1.18.* Operationsschritte der Gastrektomie

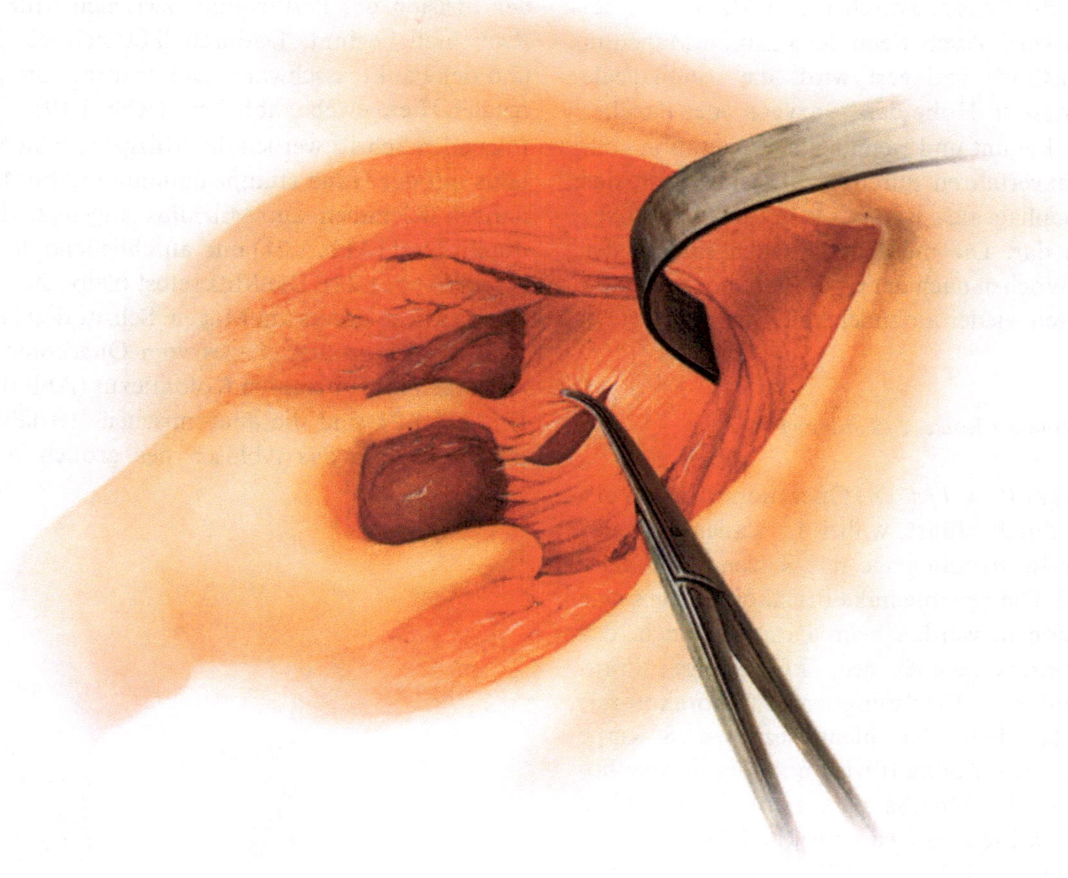

*Abb. 1.19.* Mobilisierung der Milz

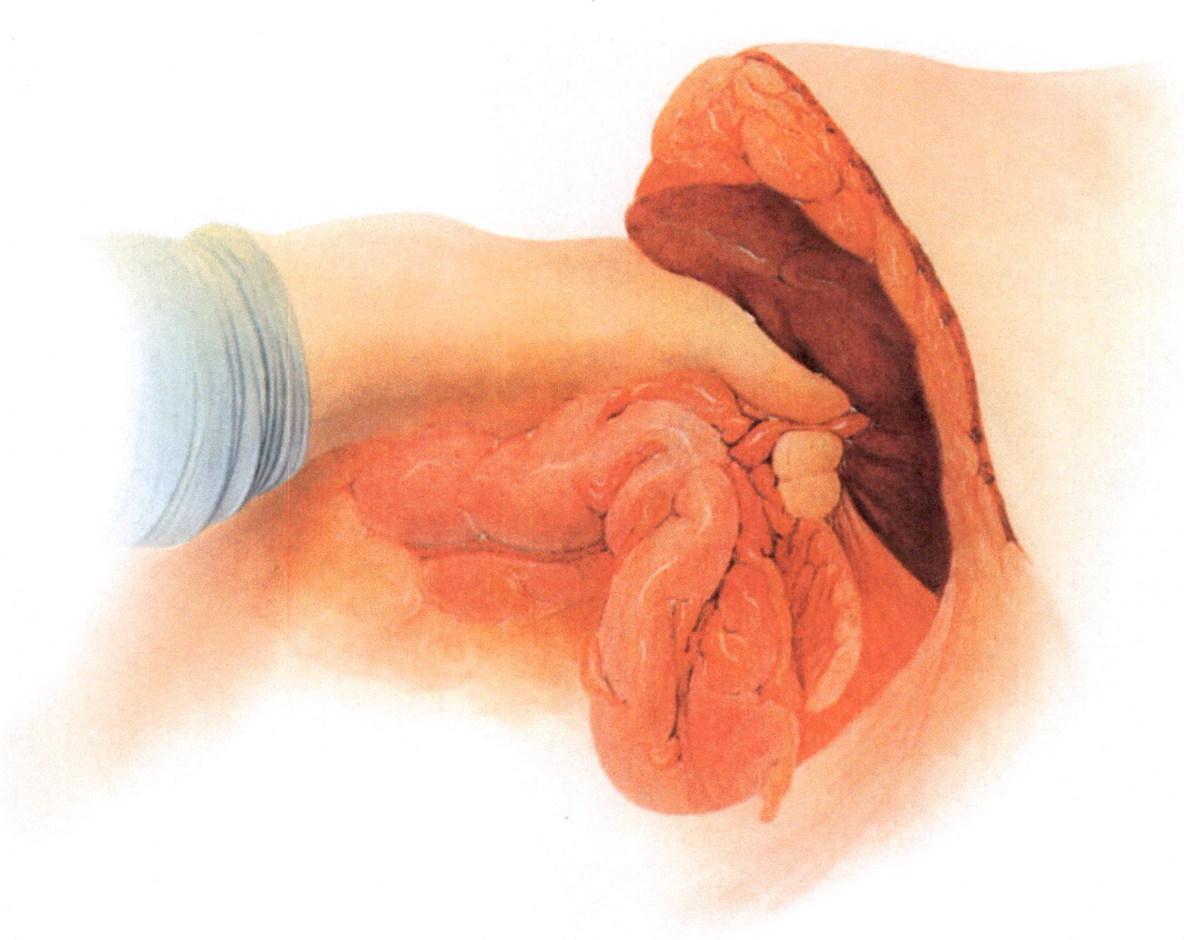

*Abb. 1.20.* Stumpfes Umfahren des Milzhilus

*Abb. 1.21.* Anklemmen des Milzhilus

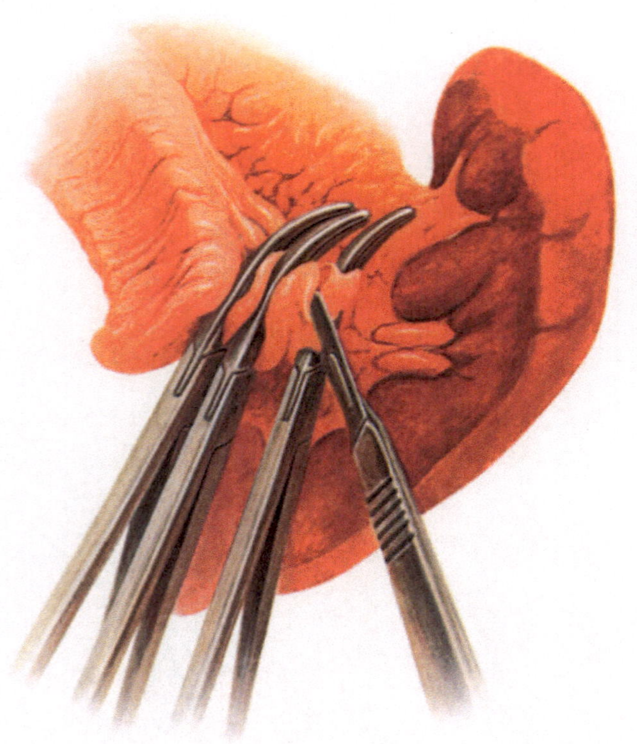

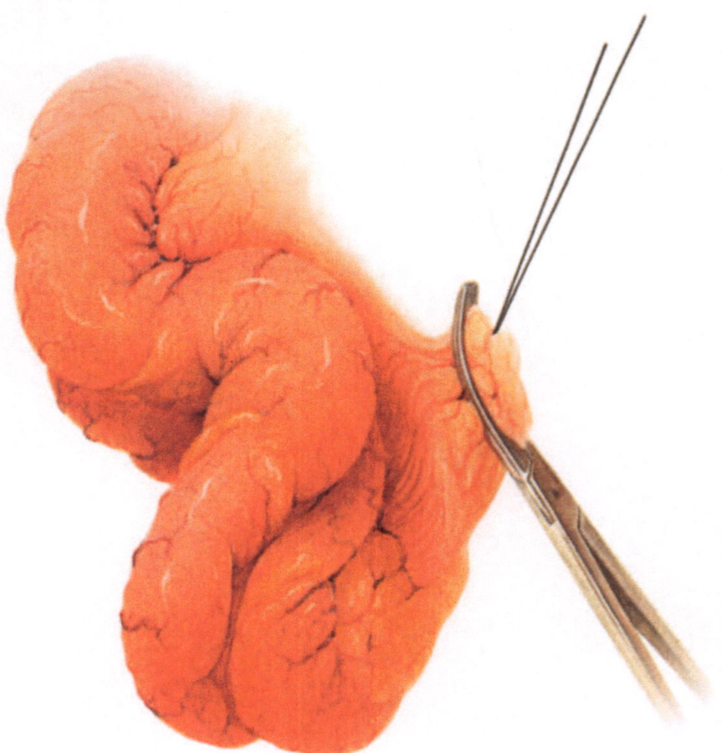

*Abb. 1.22.* Ligatur des Milzhilus

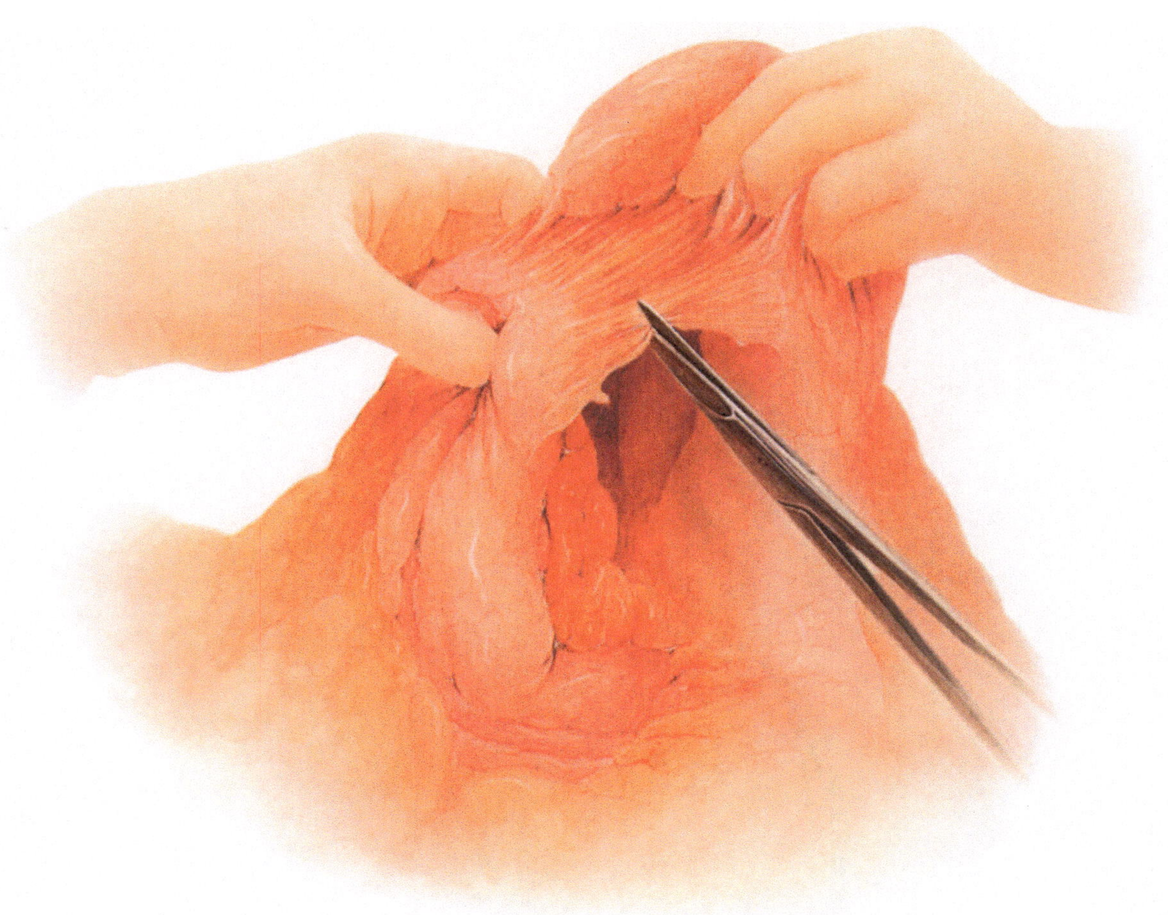

*Abb. 1.23.* Ablösen des großen Netzes vom Querkolon

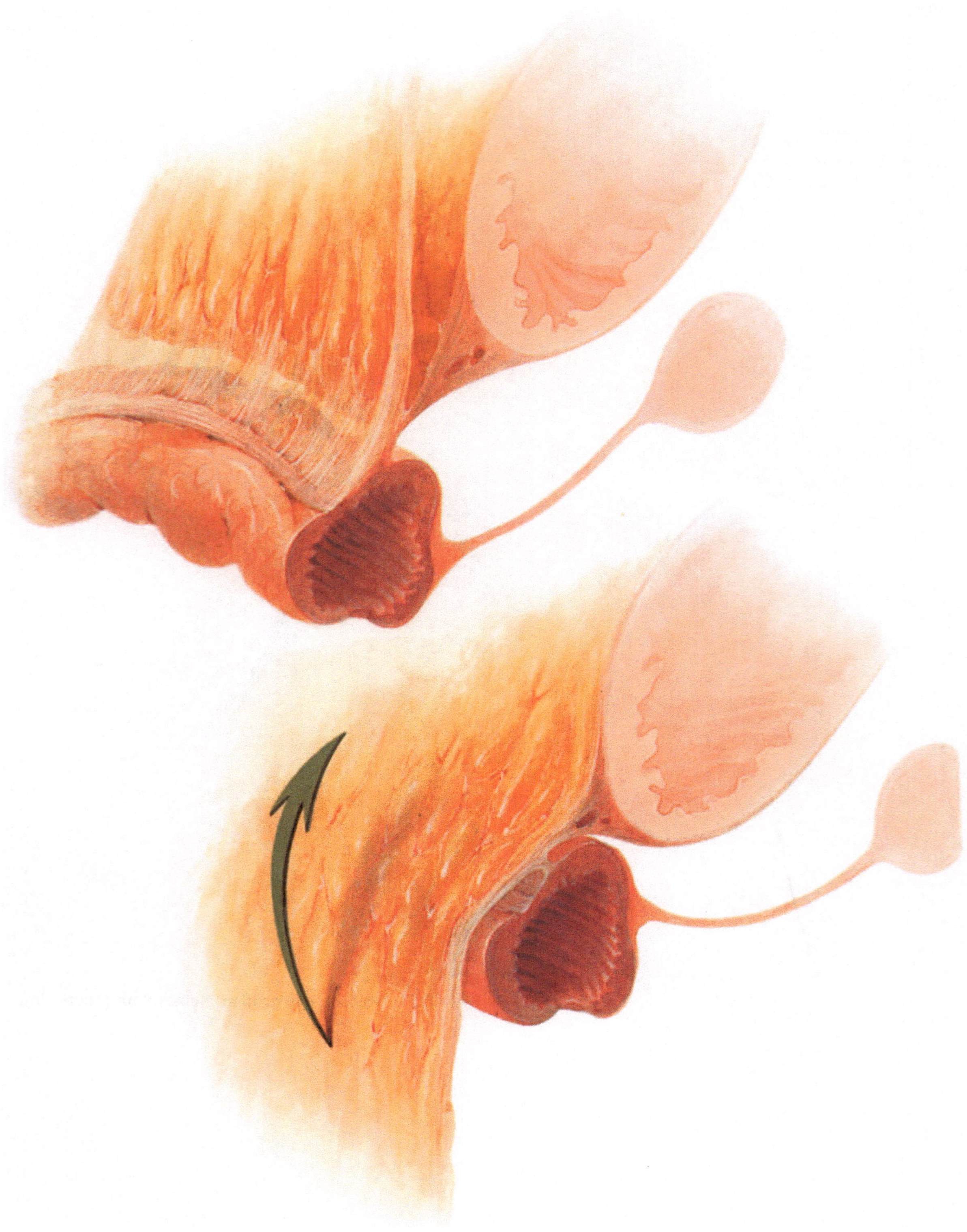

*Abb. 1.24.* Darstellen der avaskulären Zone durch Hochziehen des großen Netzes

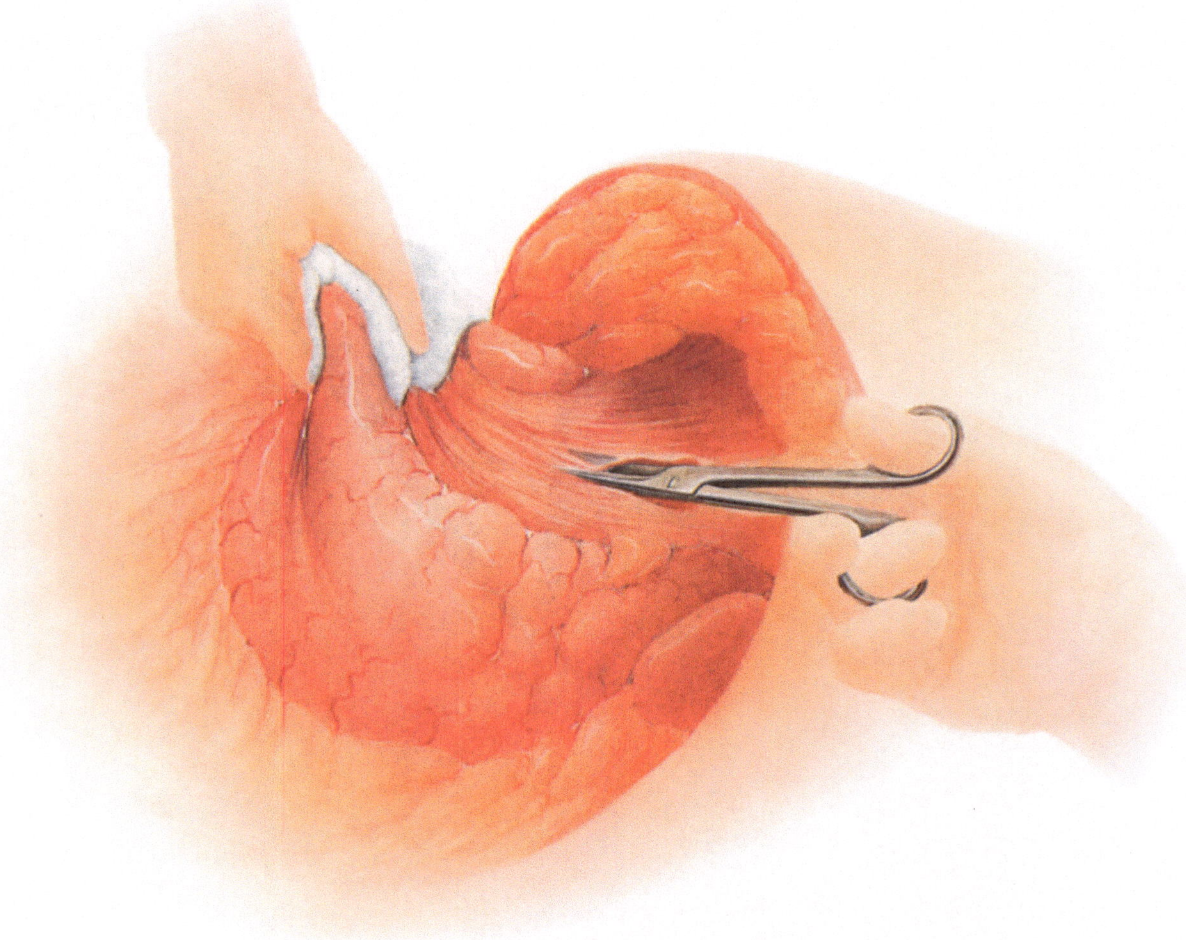

*Abb. 1.25.* Scharfe Durchtrennung an der kleinen Kurvatur

vom Kolon relativ einfach machen. Durch Hochhalten des frei überhängenden Netzes werden die feinen, avaskulären Verklebungen zwischen Netz und Dickdarm zur Darstellung gebracht und scharf durchtrennt. Die Schritte vier und fünf umfassen die Durchtrennung und Ligatur der Blutversorgung des Magens von distal, insbesondere der A. und V. gastrica dextra und der A. und V. gastroepiploica dextra.

Der sechste Schritt bedeutet die weitere Abtrennung des Magens von seinen parietalen Verwachsungen entlang der kleinen Kurvatur. Nach Durchtrennung der A. und V. gastrica dextra läßt sich das kaudal ziemlich ausgedünnte gefäßlose Omentum minus einfach durchtrennen (Abb. 1.25); da der kraniale Anteil kräftiger ist und Gefäße enthält, wird dieser mit Klemmen gefaßt, durchtrennt und ligiert (Abb. 1.26). Schritt sieben ist die Unterbindung der letzten Gefäßverbindung zum Magen, der A. und V. gastrica sinistra. Dazu wird die große Magenkurvatur am besten nach kranial gehalten und die Gefäße durch die Bursa omentalis freipräpariert (Abb. 1.27). Schritt acht besteht in der Durchtrennung und dem Verschluß des Duodenums mit dem TA-30-Nähapparat unmittelbar unterhalb einer über den Pylorus gesetzten Klemme (Abb. 1.28). Die Klammerreihe am Duodenalstumpf wird durch eine Reihe seromuskulärer Einzelknopfnähte versenkt. Der neunte Schritt stellt das letzte Manöver in der Resektionsphase dar. Es umfaßt die Mobilisierung der unteren Speiseröhre, um diese in ausreichendem Abstand oberhalb des Tumors absetzen zu können. Dazu gehört die Durchtrennung des links-

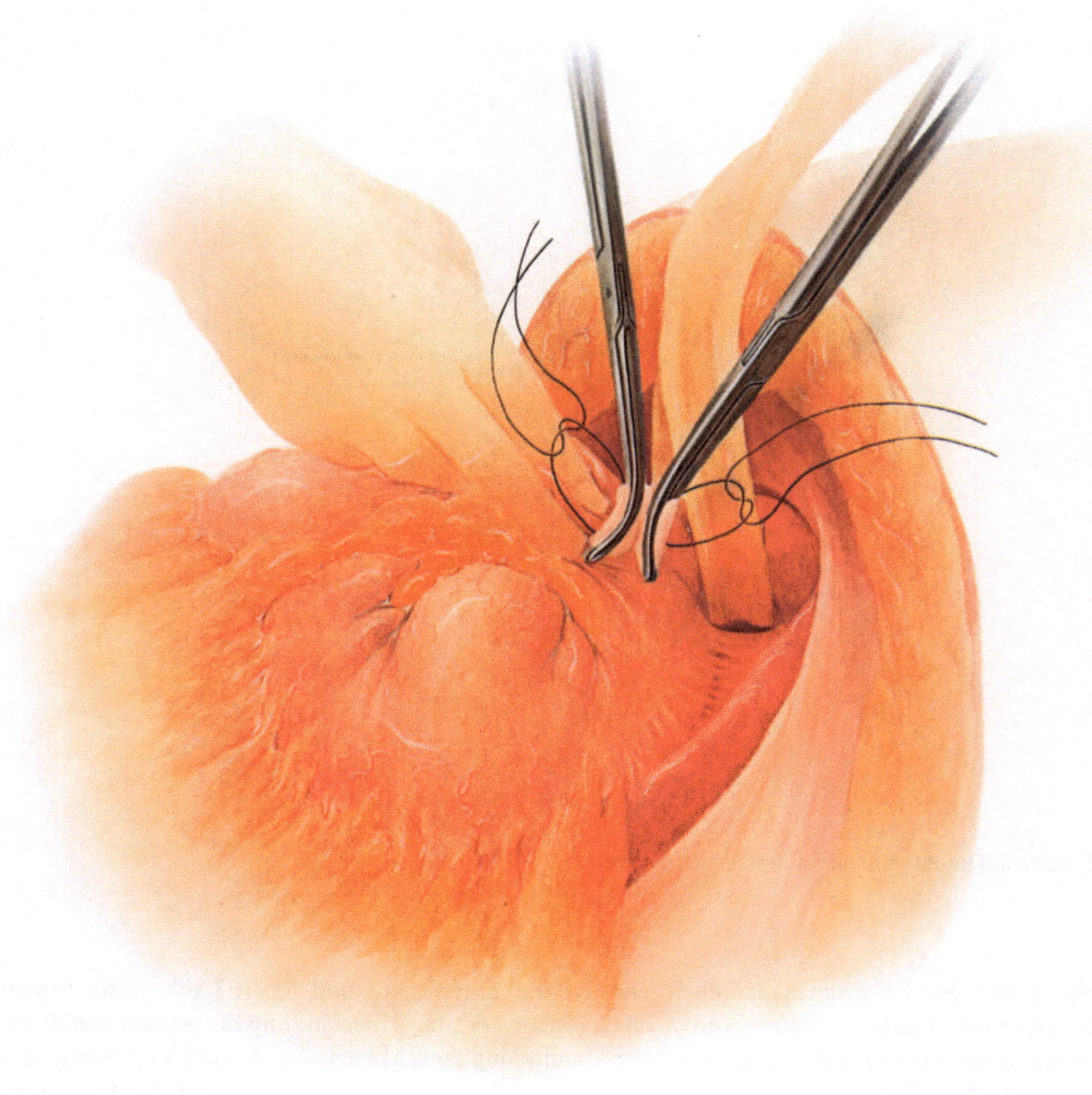

*Abb. 1.26.* Unterbindung von Gefäßen im kraniellen Anteil des kleinen Netzes

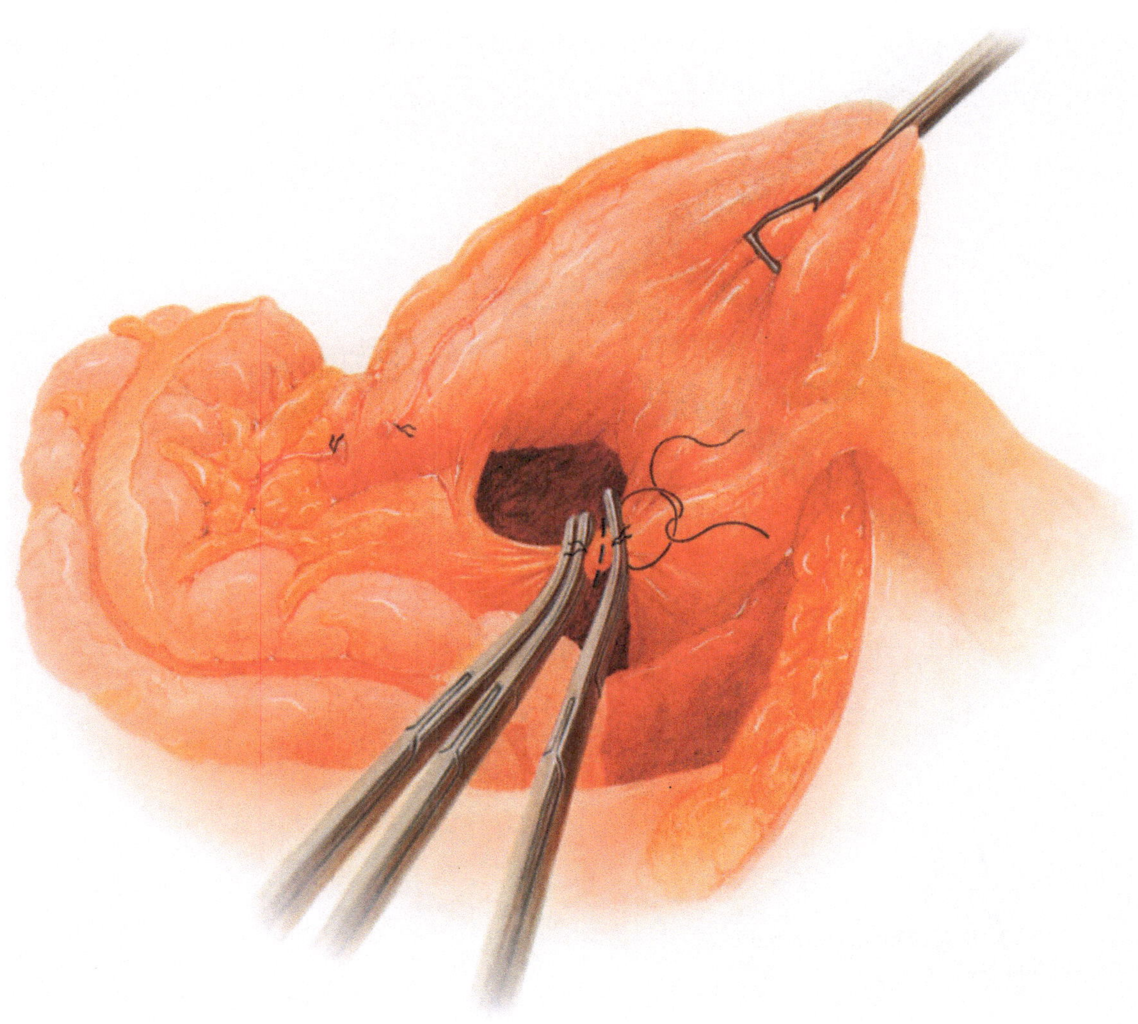

*Abb. 1.27.* Unterbindung der A. und V. gastrica sinistra

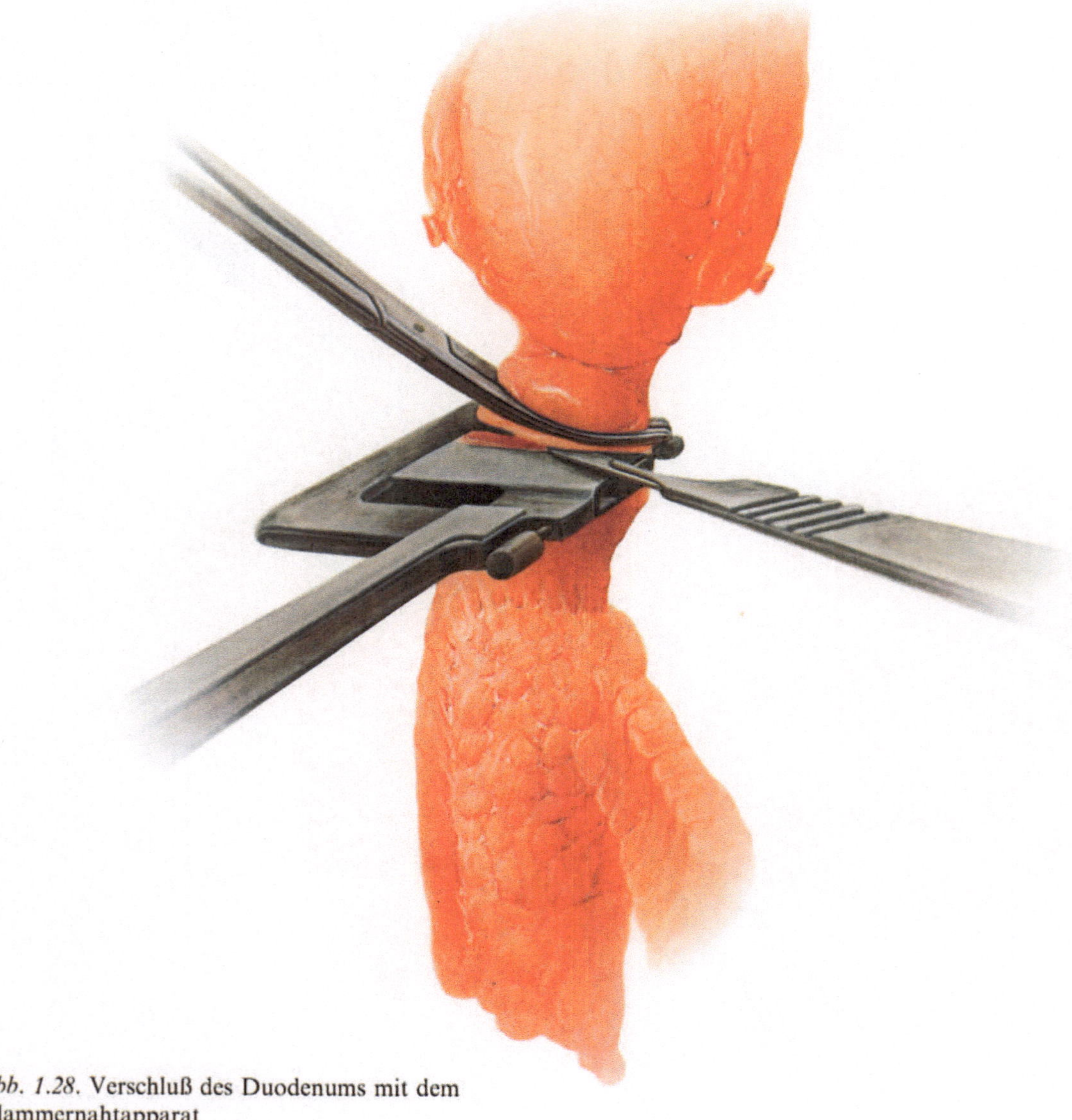

*Abb. 1.28.* Verschluß des Duodenums mit dem Klammernahtapparat

seitigen unteren Lig. pulmonale, wodurch die Lunge nach kranial weggehalten werden kann. Anschlingen der unteren Speiseröhre und Vagusnerven mit einer Penrose-Drainage, die sich damit aus dem hinteren Mediastinum hervorheben lassen (s. Abb. 1.44). Die untere Speiseröhre wird nun von abdominal durch den Hiatus oesophagei umfahren und stumpf von allen Verwachsungen zum Zwerchfell befreit (Abb. 1.29). In seltenen Fällen erfordern tumoröse Verwachsungen mit den Zwerchfellschenkeln die Exzision einer Zwerchfellmanschette, die am Ösophagus belassen wird. Danach wird eine weiche Darmklemme 10 cm oberhalb des ösophagogastralen Übergangs im Brustkorb angelegt (Abb. 1.30) und die Speiseröhre nach Verschluß mit dem TA-30-Nähapparat durchtrennt. Das Operationspräparat besteht aus der unteren Speiseröhre, dem Magen mit anhängender Milz, großem und kleinem Netz, der Duodenalmanschette und dem anhängenden lymphatischen Gewebe (Abb. 1.31).

Die Rekonstruktion beginnt mit der Präparation einer ca. 45 cm langen Roux-Y-Schlinge aus dem oberen Jejunum, die zur Wiederherstellung

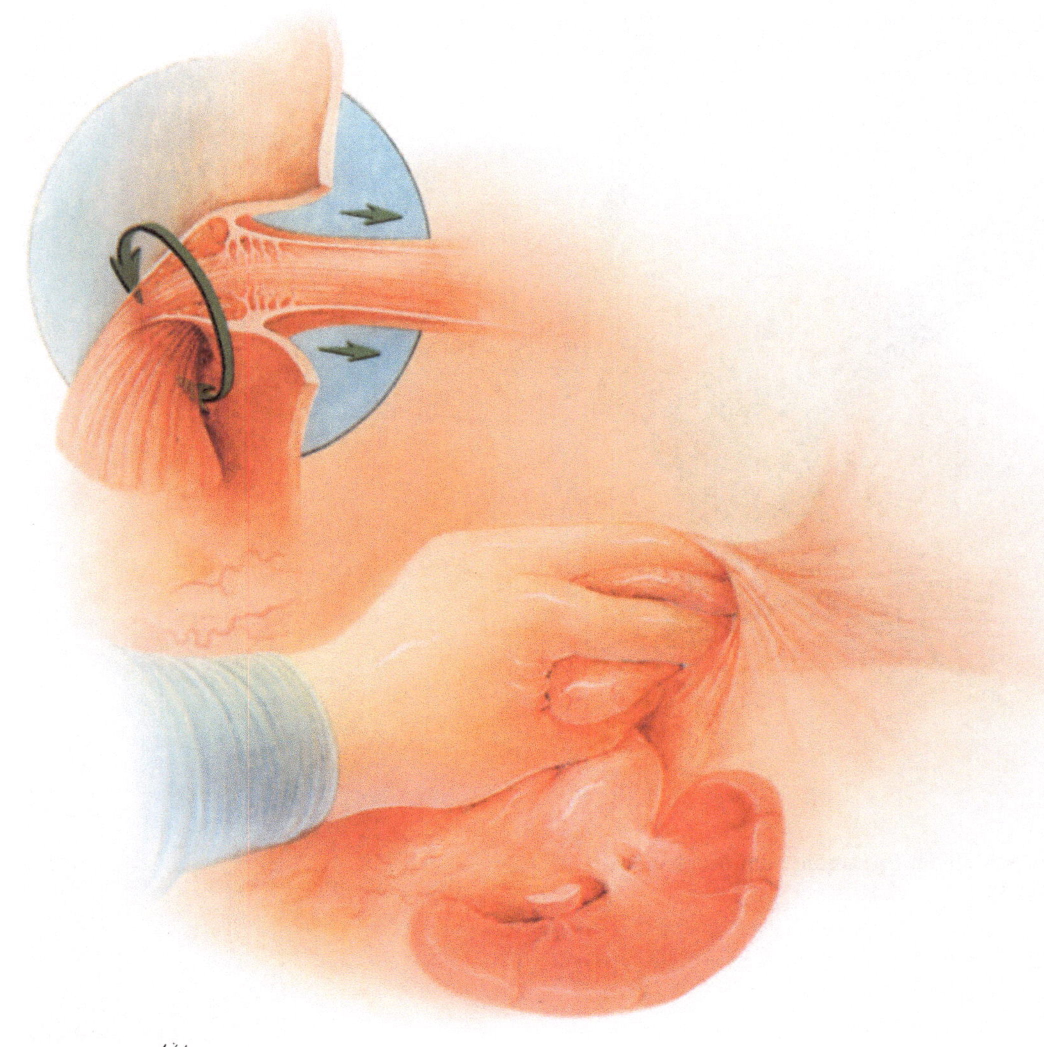

*Abb. 1.29.* Stumpfe Freipräparation der abdominalen Speiseröhre

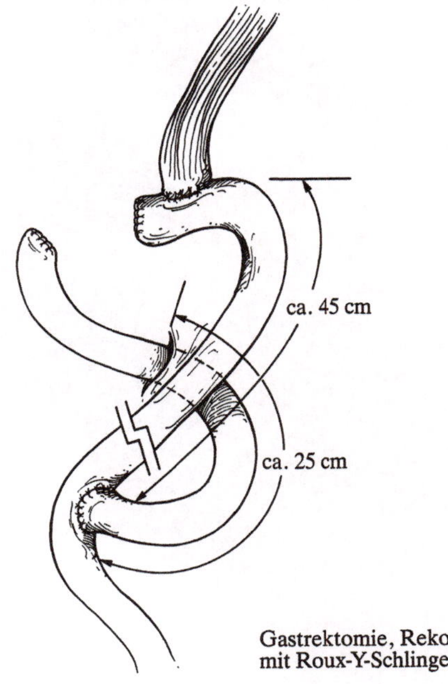


der Kontinuität des Verdauungstraktes an die Speiseröhre anastomosiert wird.

Dazu wird das Treitz-Band aufgesucht, mit einem ca. 25 cm langen Bändchen ein distal davon gelegener Punkt bestimmt und durch Anlegen einer Allis-Klemme auf der antimesenterialen Seite des Dünndarms markiert (Abb. 1.32). Danach wird das Mesenterium des Dünndarms durchleuchtet, um eine exakte Durchtrennung der Mesenterialgefäße bei der radialen Inzision des Mesenteriums zu ermöglichen (Abb. 1.33). Das distale Mesenterium wird rechtwinklig zu dieser radiären

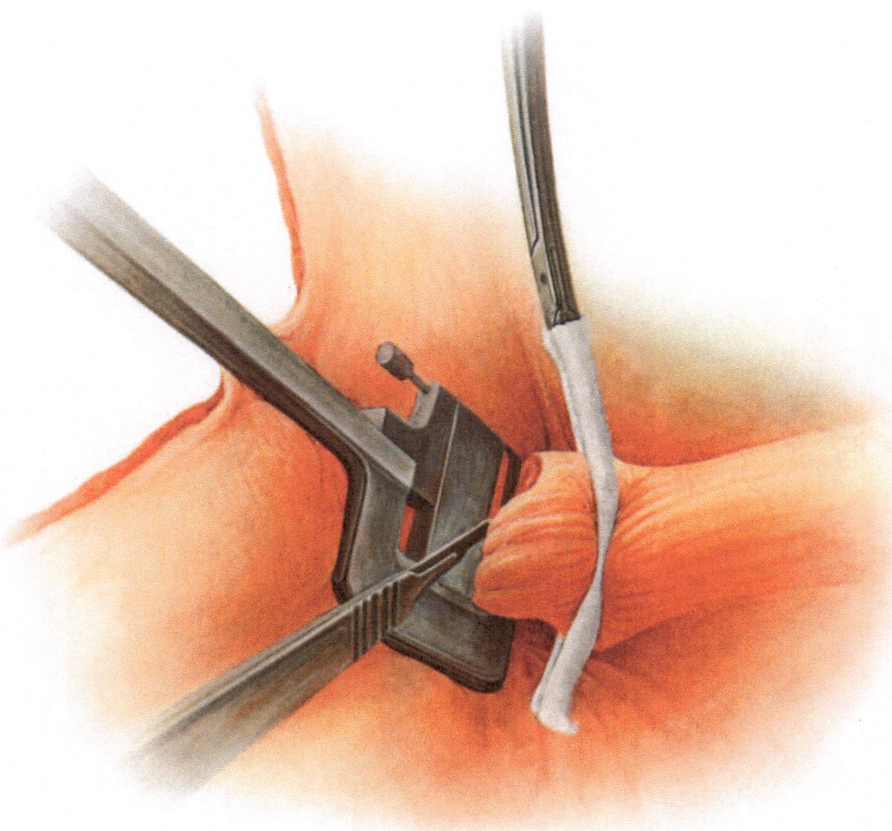

*Abb. 1.30.* Verschluß der Speiseröhre am ösophagogastralen Übergang

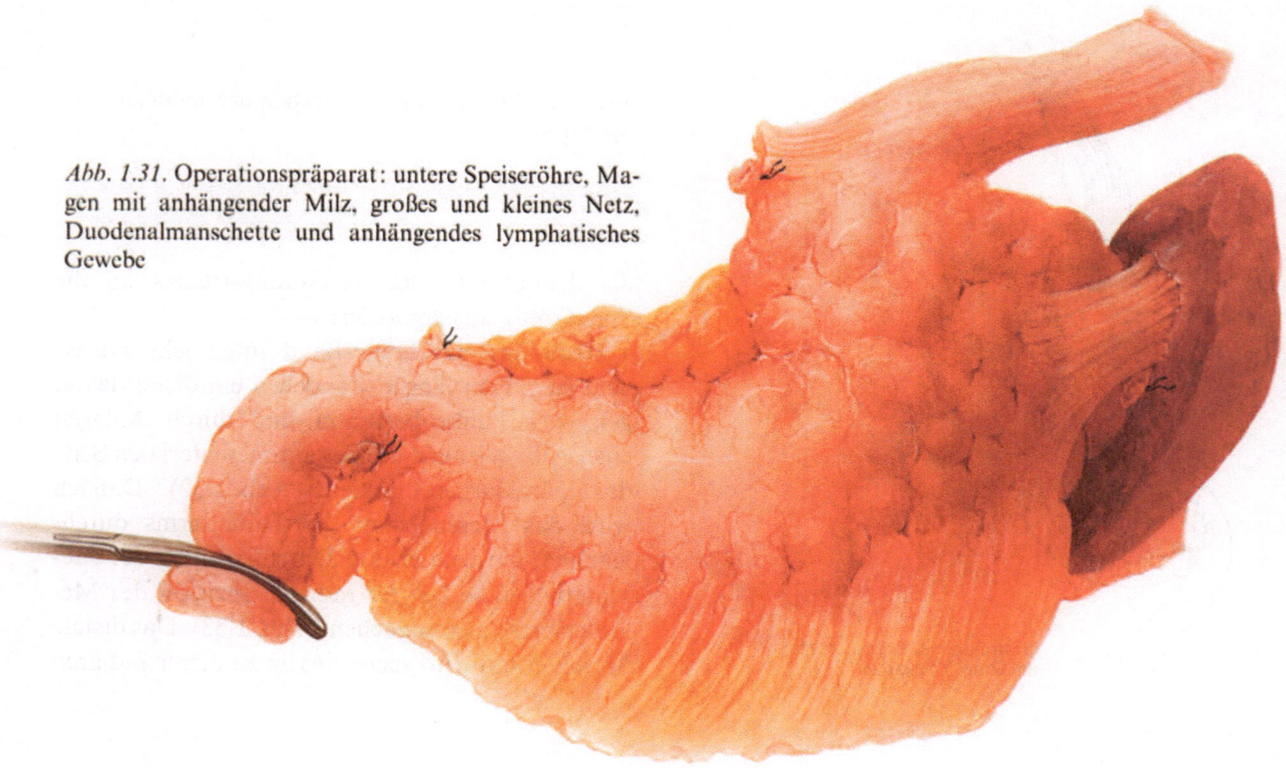

*Abb. 1.31.* Operationspräparat: untere Speiseröhre, Magen mit anhängender Milz, großes und kleines Netz, Duodenalmanschette und anhängendes lymphatisches Gewebe

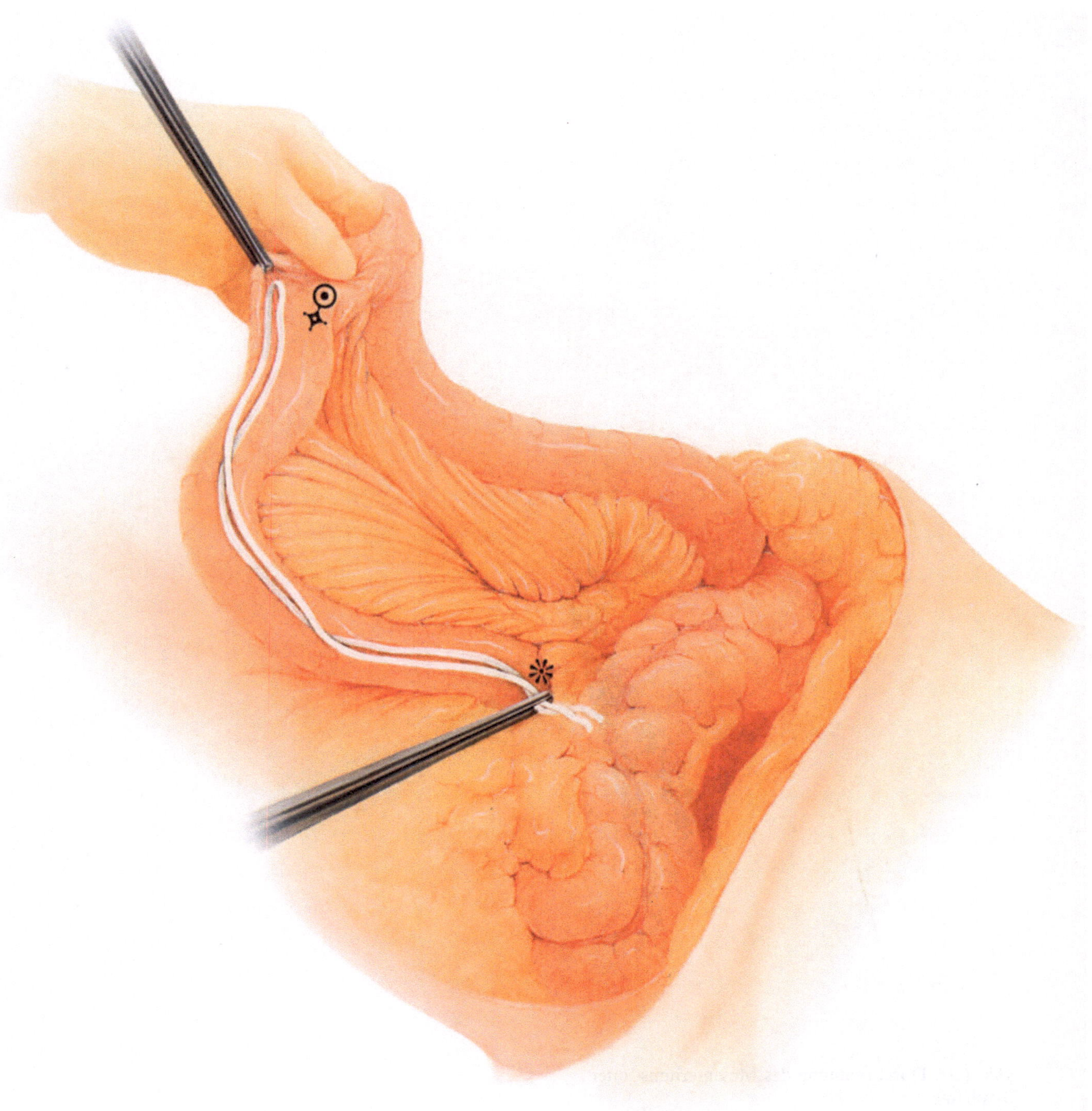

*Abb. 1.32.* Markierung der Roux-Y-Anastomose

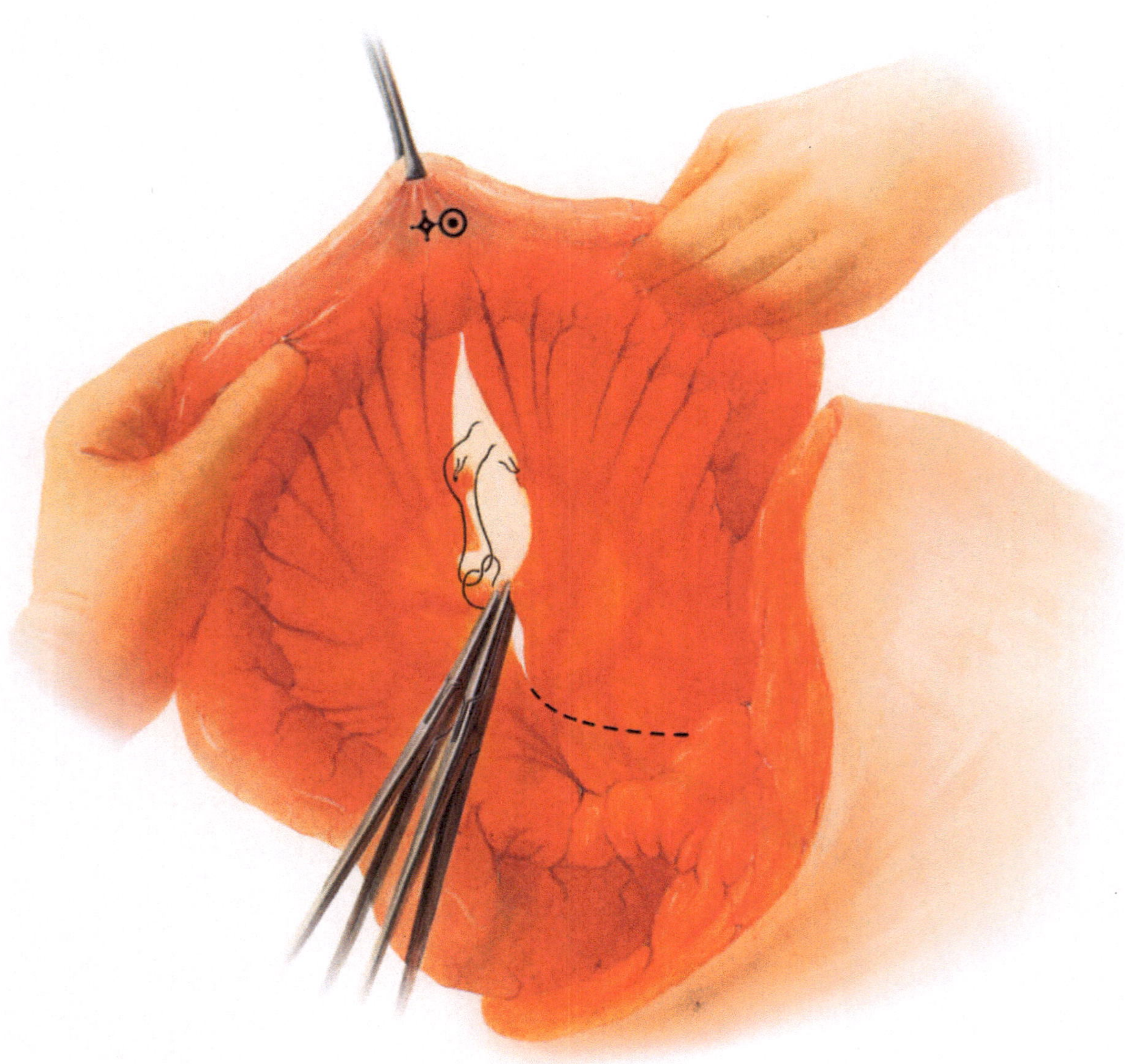

*Abb. 1.33.* Durchtrennung des Mesenteriums unter Diaphanie

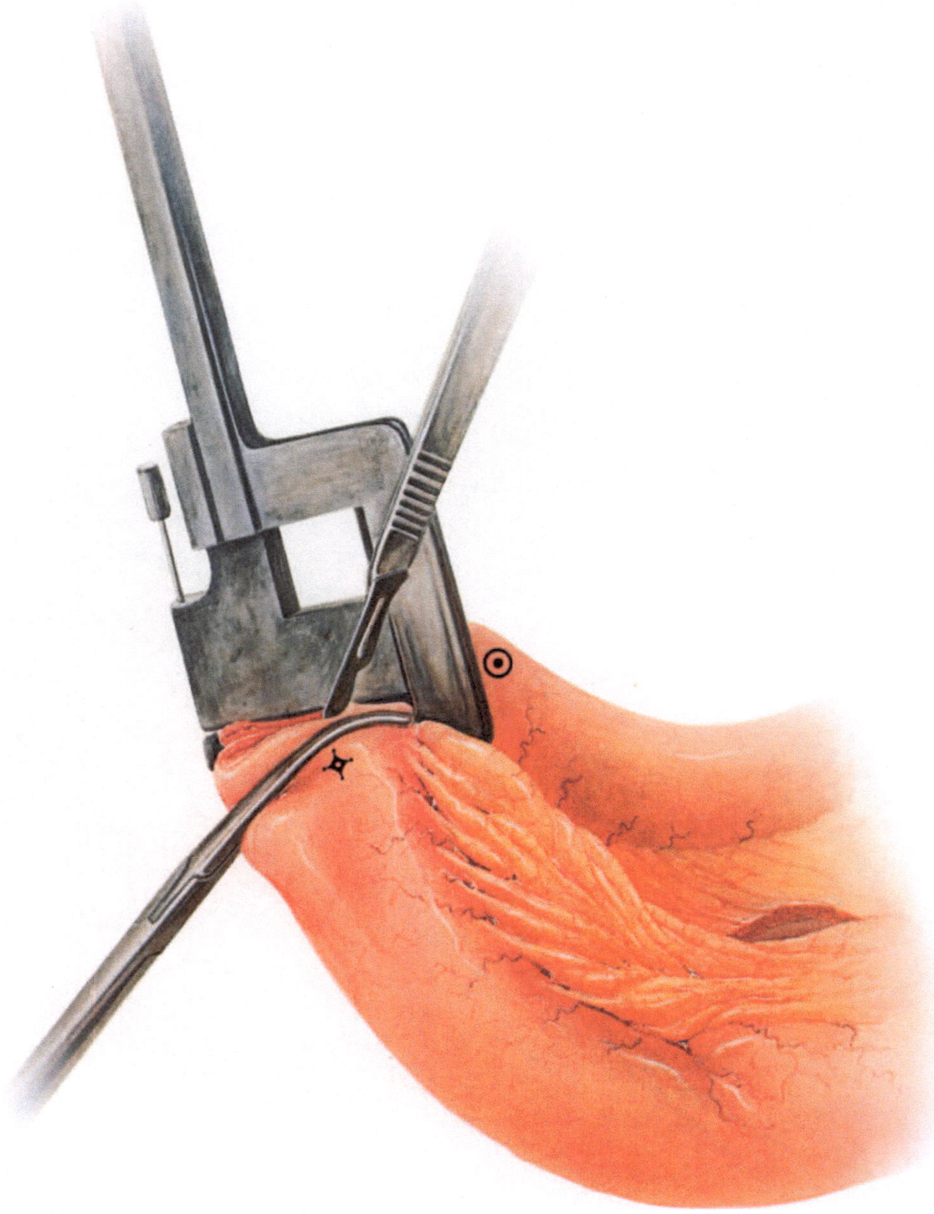

*Abb. 1.34.* Verschluß des distalen Darmschenkels mit dem Klammernahtapparat

Inzision durchtrennt, um einen Stiel mit ausreichender Länge zu schaffen, der bis zu der im Brustkorb gelegenen Speiseröhre reicht. Nach Durchtrennung des jejunalen Mesenteriums wird der Dünndarm selbst unter Zuhilfenahme des TA-30-Nähapparats durchtrennt und somit das distale Ende blind verschlossen. An der proximalen Durchtrennungslinie wird eine Darmklemme angelegt (Abb. 1.34) und die Klammernahtreihe mit Einzelknopfnähten überwallt (Abb. 1.35).

Nun wird das Mesocolon transversum in einem gefäßlosen Bereich nahe dem Treitz-Band eingeschnitten (Abb. 1.36). Dieser Schlitz erlaubt es, das blinde Ende des Jejunums durch das Mesocolon transversum und den Hiatus oesophagei bis zum durchtrennten Ende der thorakalen Speiseröhre hochzuführen.

In der Regel wird aufgrund der natürlichen Krümmung des Dünndarms eine End-zu-Seit-Ösophagojejunostomie angelegt. Dazu wird die

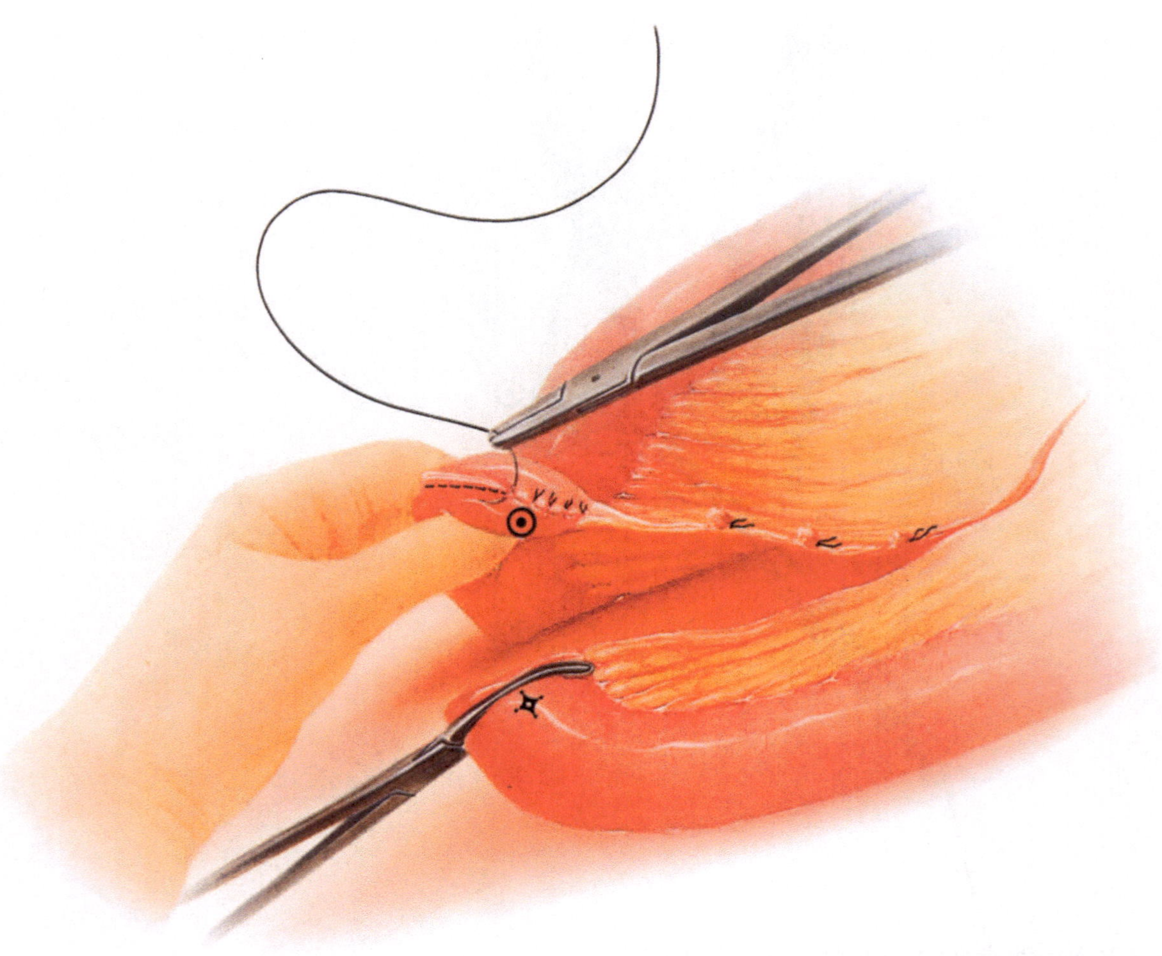

*Abb. 1.35.* Überwallen der Klammernahtreihe mit Einzelknopfnähten

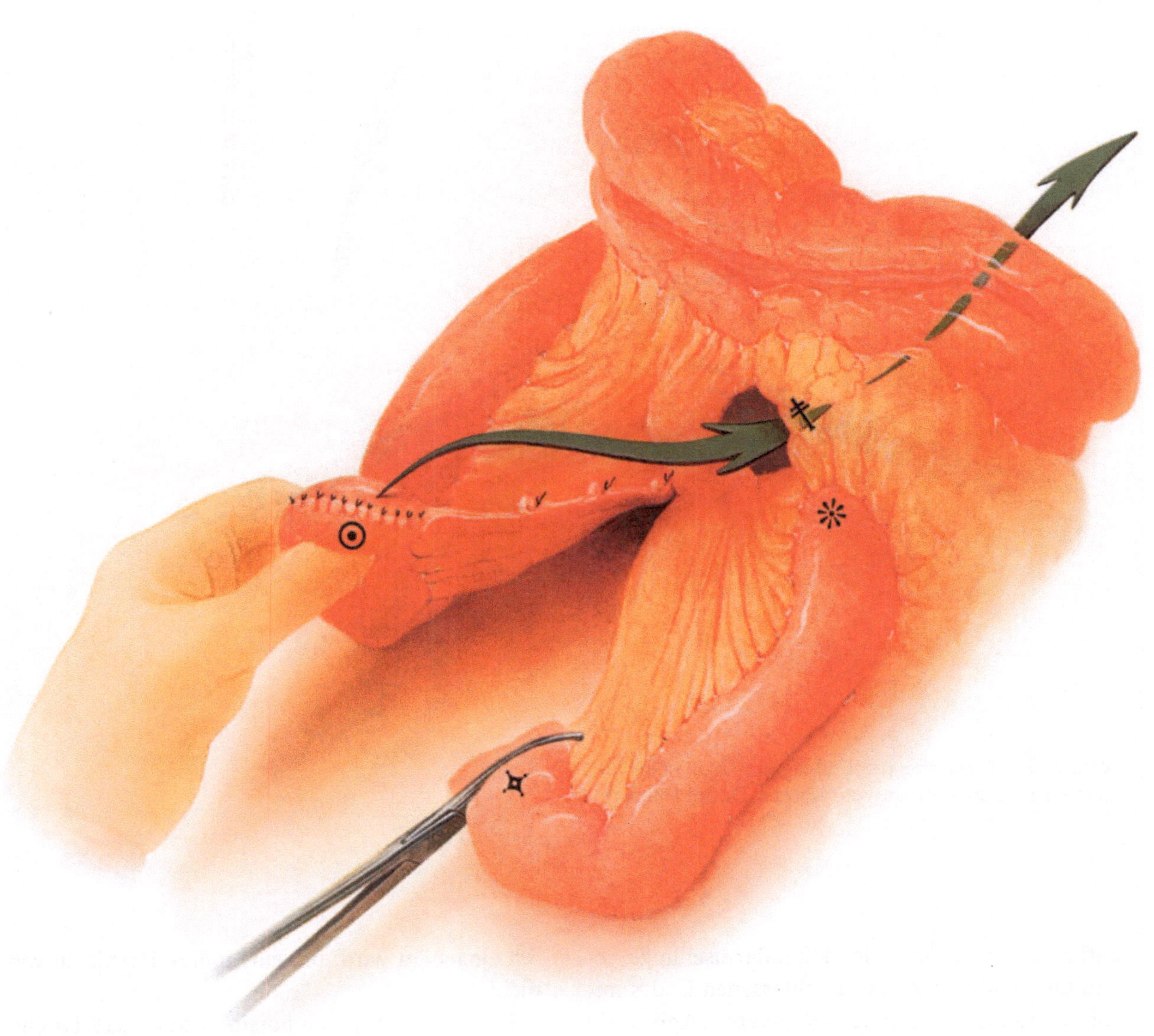

*Abb. 1.36.* Retrokolisches Hochziehen des distalen Darmschenkels

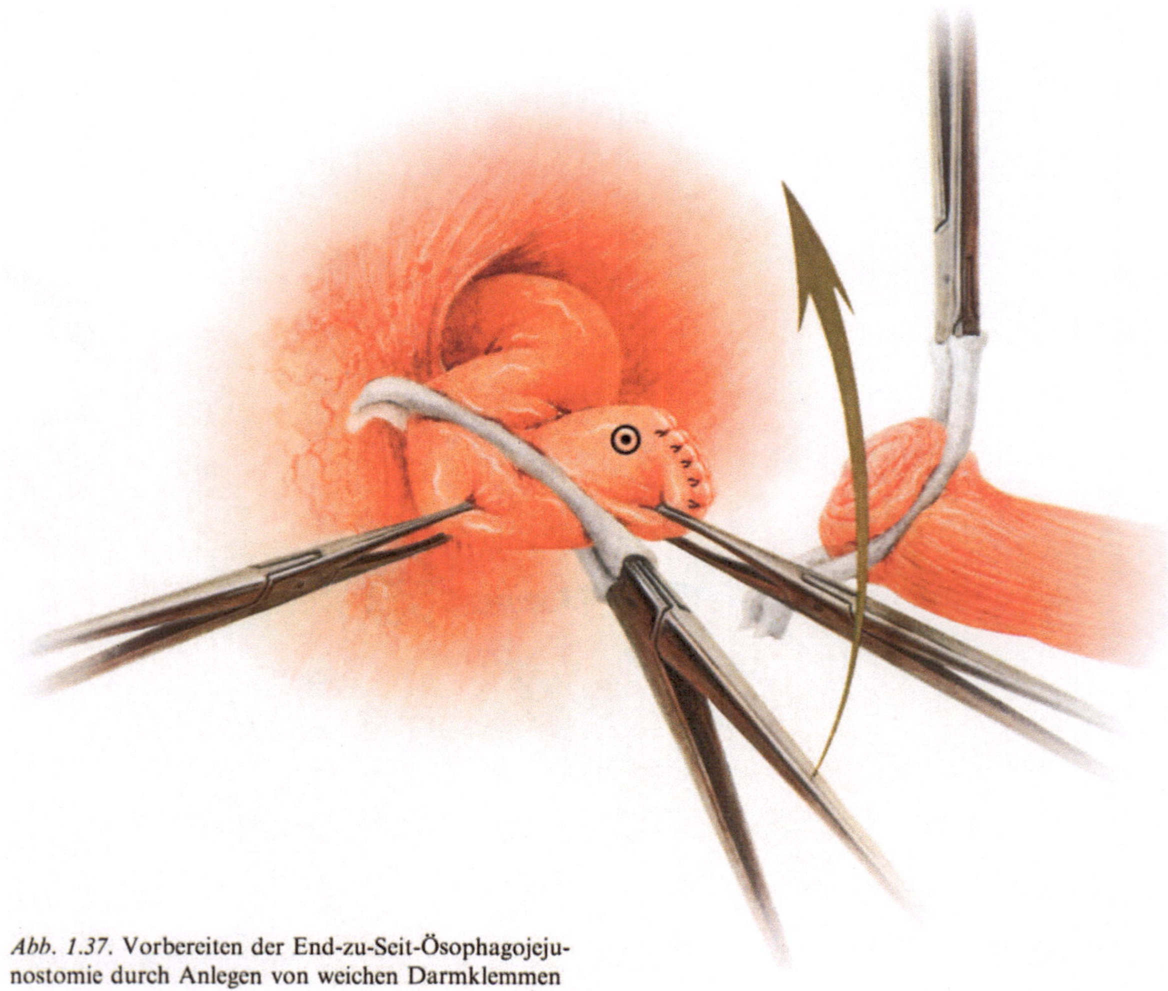

*Abb. 1.37.* Vorbereiten der End-zu-Seit-Ösophagojejunostomie durch Anlegen von weichen Darmklemmen

antimesenteriale Seite der Dünndarmschlinge genau unterhalb des blind verschlossenen Endes mit einer weichen Darmklemme gefaßt (Abb. 1.37) und parallel zur Klemme am Ösophagus in Position gebracht (Abb. 1.38). Nun erfolgt die übliche Anastomosierung mit einer äußeren Nahtreihe aus Seideeinzelknopfnähten (Abb. 1.39) und nachfolgender Inzision des Jejunums zur Schleimhautnaht (Abb. 1.40).

Der Reflux von Galle und Pankreassekret in die Speiseröhre wird dadurch verhindert, daß die End-zu-Seit-Jejunojejunostomie (Abb. 1.41) ca. 45 cm distal der Ösophagojejunostomie erfolgt. Dabei ist zu beachten, daß der hochgeführte Dünndarmschenkel im Mesocolon transversum und Zwerchfell eingenäht wird, um eine innere Hernie zu vermeiden.

Die End-zu-Seit-Jejunojejunostomie erfolgt entsprechend der Ösophagojejunostomie (Abb. 1.42, s. auch Abb. 1.39 und 1.40).

Nach Fertigstellen der jejunalen Anastomose werden die Mesenterialschlitze gleichfalls verschlossen (Abb. 1.43).

Einlegen einer nasalen Sonde durch die Ösophagojejunostomie in den oberen Dünndarm. Einlegen von 2 Penrose-Drainagen ins Abdomen über getrennte Stichinzisionen; eine der Drainagen führt zum Duodenalstrumpf, während die andere durch den Hiatus oesophagei an die Ösophagojejunostomie gelegt wird. Beide Drainagen werden

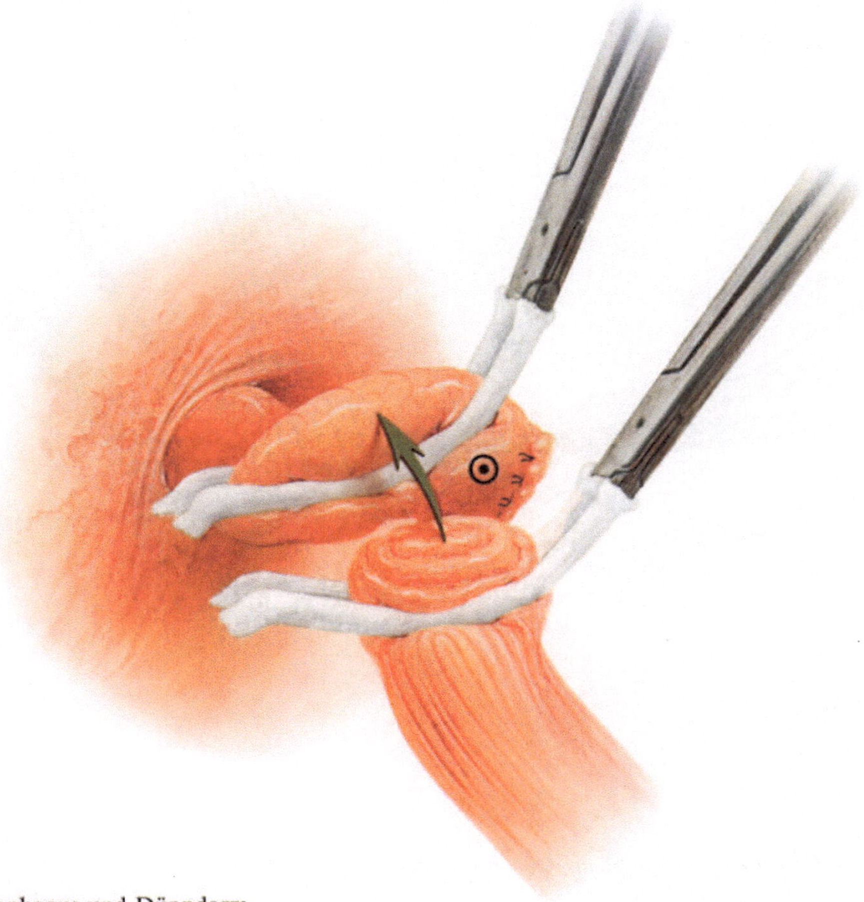

*Abb. 1.38.* Adaptieren von Ösophagus und Dünndarm

mit einem sterilen Klebebeutel versehen, die das Wundsekret auffangen und gleichzeitig luftdicht abschließen. Die Pleura mediastinalis wird über dem unteren Ösophagus und dem oberen Jejunum im Bereich des Thorax verschlossen, die kurze radiale Inzision im Zwerchfell mit kräftigen resorbierbaren Nähten zugenäht. Adaptation der Rippen mit kräftigen resorbierbaren Perikostalnähten. Einlegen einer Thoraxdrainage in die linke Pleura über eine getrennte Stichinzision. Laparotomie und Thorakotomie werden mit resorbierbarem Nahtmaterial verschlossen. Zur Verhütung einer subkutanen Wundinfektion wird eine Redon-Drainage gelegt.

*Postoperative Versorgung.* Postoperativ unterliegen die Patienten mit einer Gastrektomie der gleichen Überwachung, wie oben für die Patienten mit der Ösophagogastrektomie beschrieben wurde – mit der Ausnahme, daß nach der Gastrektomie kein Cimetidin verabreicht werden muß. Die Penrose-Drainagen bleiben liegen, bis die Nahrungsaufnahme sich normalisiert hat und die Sekretion zurückgeht. Der Hauptvorteil der ca. 45 cm langen Roux-Y-Schlinge besteht darin, daß der Inhalt des Zwölffingerdarms ins untere Jejunum geleitet und ein Reflux in die Speiseröhre vermieden, d.h. ein zufriedenstellendes funktionelles Ergebnis erreicht wird. Wie bei der Ösophagogastrektomie berichten die Patienten auch nach dieser Operation über ein

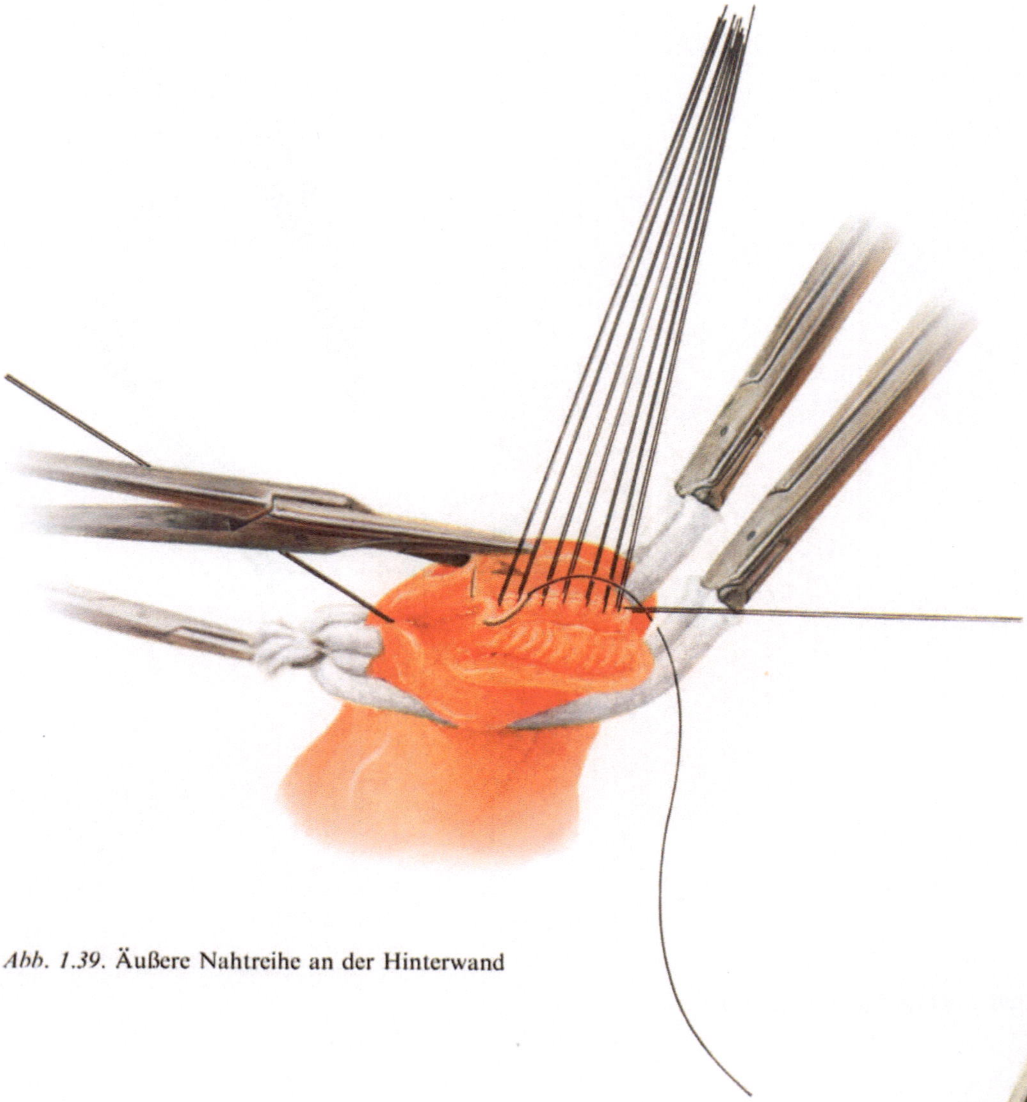

*Abb. 1.39.* Äußere Nahtreihe an der Hinterwand

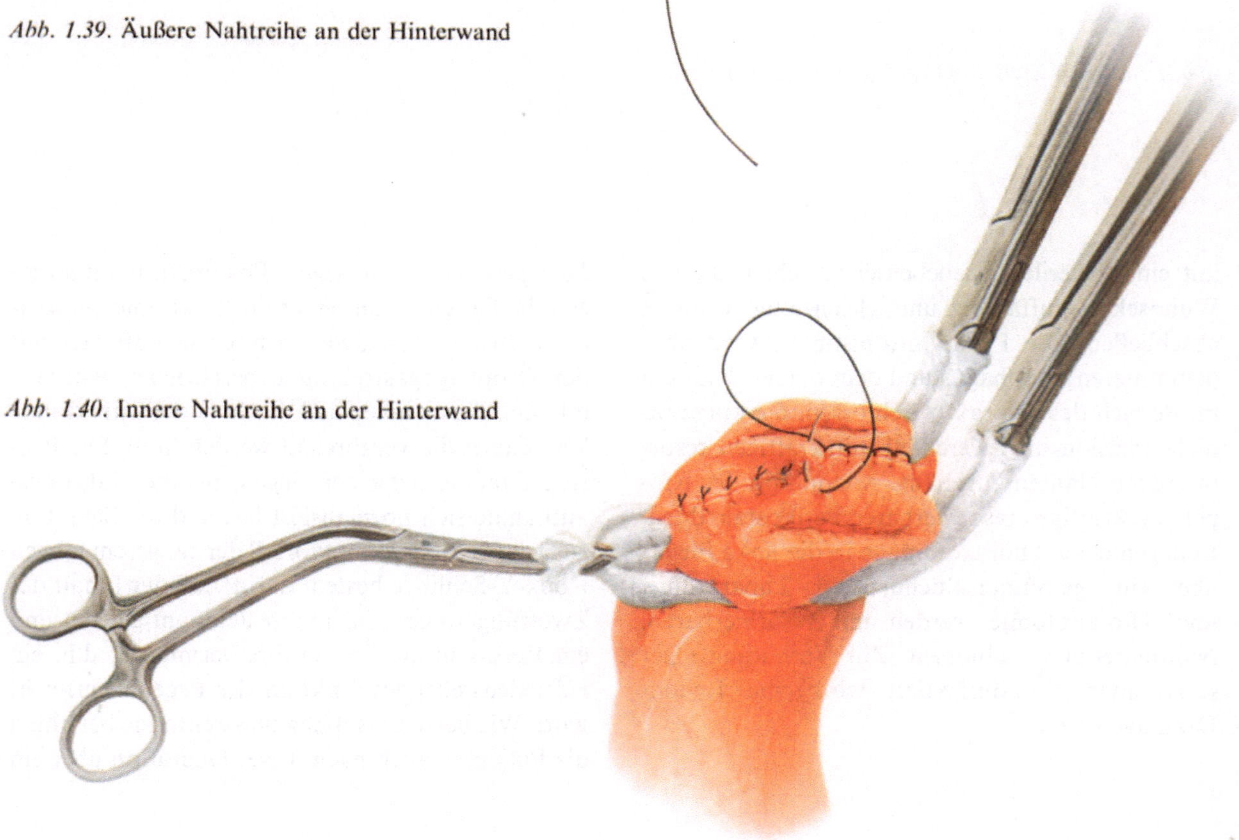

*Abb. 1.40.* Innere Nahtreihe an der Hinterwand

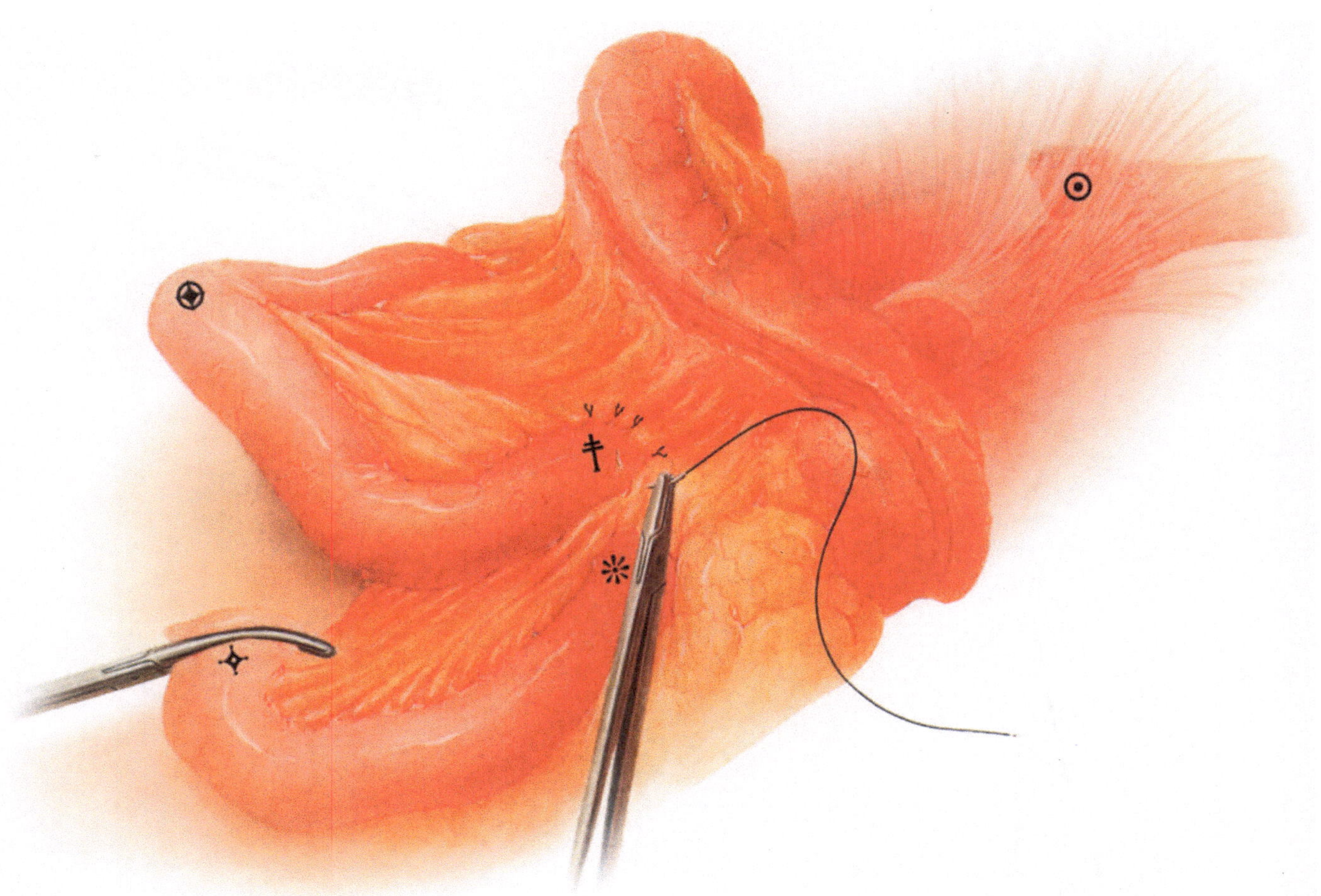

*Abb. 1.41.* Einnähen des Dünndarms im Mesokolonschlitz

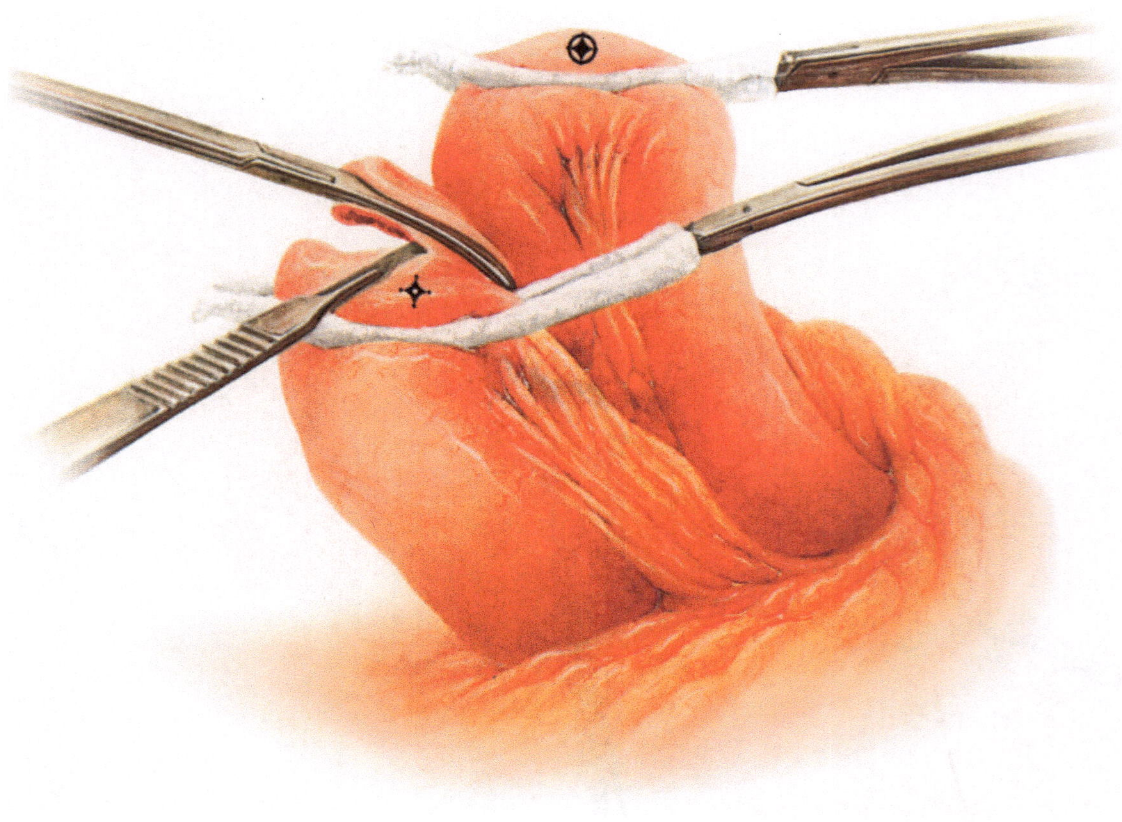

*Abb. 1.42.* End-zu-Seit-Jejunostomie ca. 45 cm distal der Ösophagojejunostomie

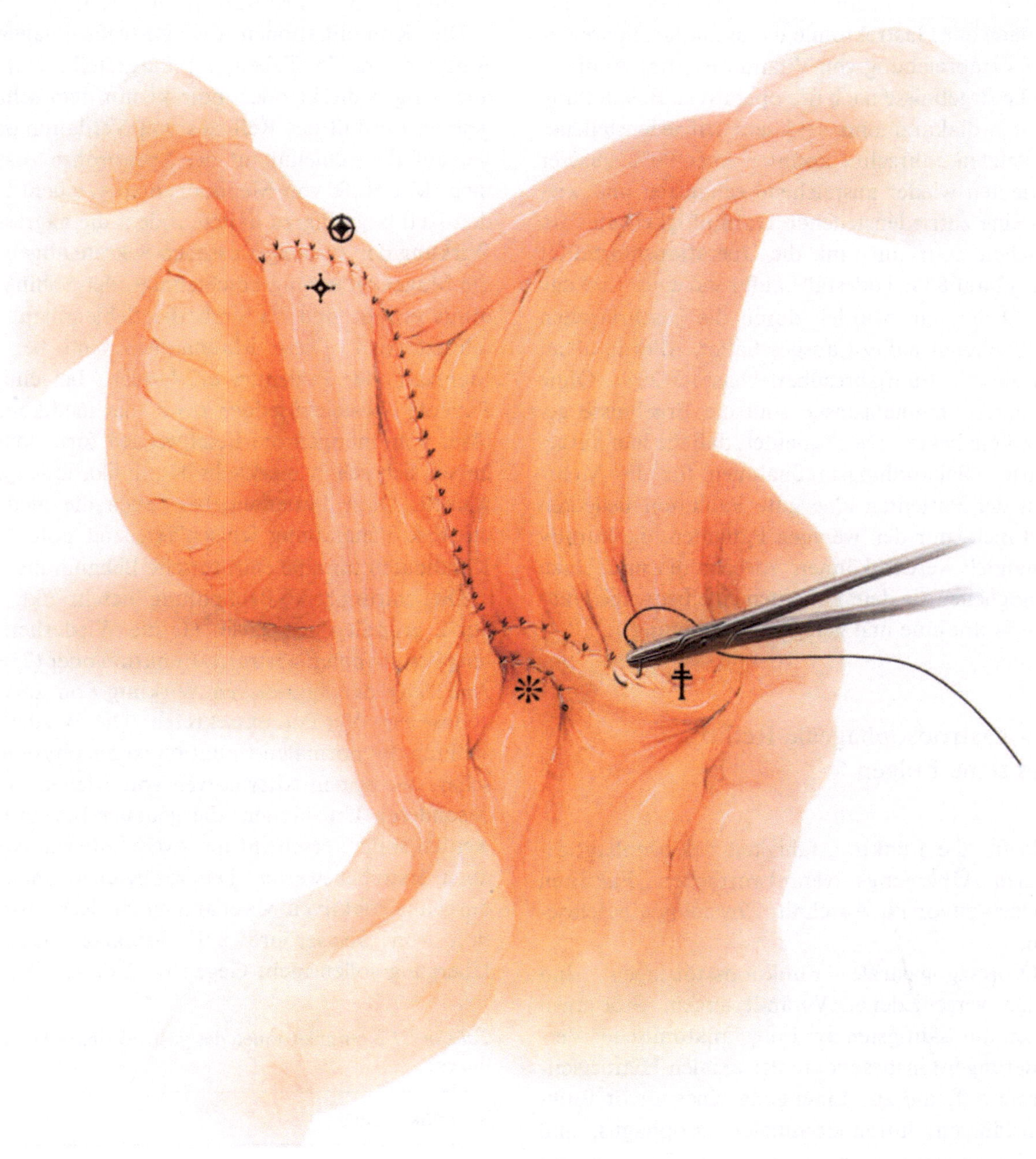

*Abb. 1.43.* Verschluß der Mesenterialschlitze

frühes Sättigungsgefühl, was sich jedoch mit der Zeit legt. Zur Verhütung einer perniziösen Anämie ist nach der Gastrektomie die monatliche parenterale Verabreichung von Vitamin $B_{12}$ notwendig.

Die Ergebnisse nach der operativen Behandlung des Kardiakarzinoms sind sehr zufriedenstellend. Im letzten Jahrzehnt konnten über 90% unserer Patienten wieder ausreichend schlucken und wiesen eine zufriedenstellende Darmtätigkeit auf. Im gleichen Zeitraum sank die Operationsmortalität von 12 auf 8%. Todesfälle aufgrund einer Leckage am Ösophagus wurden durch die beschriebenen Maßnahmen nahezu ausgeschaltet. Alles in allem beträgt die Fünfjahresüberlebensrate 20%. Ohne Lymphknotenmetastasen sind die Ergebnisse geringfügig besser. Dies bedeutet, daß die hier aufgeführten Behandlungsmaßnahmen für die Mehrzahl der Patienten eine gute Palliation bedeuten und nicht nur den wenigen Patienten, die kurativ behandelt werden können, vorbehalten sind. Dazu ermöglichen sie dem Patienten eine bequeme Nahrungsaufnahme und geregelte Verdauung.

## Der gastroösophageale Reflux und seine Folgen

Alle für die Funktionsfähigkeit des ösophagogastralen Übergangs verantwortlichen Faktoren wurden zuvor im Abschnitt Physiologie beschrieben.

Ösophagogastrale Funktionsstörungen sind Folge verschiedener Veränderungen. Störungen treten am häufigsten als Folge anatomischer Veränderungen, insbesondere der axialen Hiatusgleithernie auf, die zur Einengung eines zuvor funktionsfähigen, intraabdominalen Ösophagus, und im Zusammenwirken mit anderen Faktoren zur Verschlußunfähigkeit des Sphinkters führen kann. Eine gastroösophageale Funktionsstörung kann auch als Folge von Erkrankungen oder nach Operationen auftreten, die den unteren Ösophagussphinkter zerstören oder umgehen. Schließlich führen verschiedene andere Faktoren wie Überernährung und Fettsucht mit daraus resultierender Veränderung der intragastralen Druckverhältnisse, der Motilität und Magenentleerung sowie die physiologische Wirkung bestimmter Medikamente und Nahrungsmittel auf den unteren Ösophagussphinkter zum gastroösophagealen Reflux.

Die Komplikationen des gastroösophagealen Refluxes sind in Tabelle 1.1 dargestellt. Nahezu alle hängen direkt oder indirekt mit dem schädigenden Einfluß des Refluxes von Verdauungssäften auf die Schleimhaut der Speiseröhre zusammen. Mit Hilfe von Medikamenten versucht man den Reflux gering zu halten, indem die aggressive Wirkung der zurückgeflossenen Sekrete abgebaut, die Magenentleerung beschleunigt, der Sphinktertonus erhöht und dadurch die Schleimhaut geschützt wird. Diese Maßnahmen sind bei der Mehrzahl der Patienten erfolgreich; bei einigen Patienten bestehen jedoch trotz aller medikamentöser Bemühungen die Beschwerden fort, oder es haben sich schon merkliche Komplikationen entwickelt. Diese Patienten, bei denen die medikamentöse Behandlung fehlschlägt, sind potentielle Kandidaten für eine chirurgische Behandlung.

Die chirurgische Behandlung beschränkt sich auf 2 grundlegende Ziele: (1) die Wiederherstellung der ösophagogastralen Funktion oder (2) eine Änderung der aggressiven Wirkung von zurückgeflossenen Verdauungssekreten. Die Wiederherstellung der normalen Funktion ist als physiologischere der beiden Alternativen vorzuziehen; unter besonderen Umständen, die genauer beschrieben werden sollen, erscheint die zweite Alternative jedoch erstrebenswerter. Die zahlreichen anderen, durchaus effektiven Maßnahmen zur Rekonstruktion von Speiseröhre und ösophagogastralem Übergang sollen nicht Gegenstand dieser Diskus-

*Tabelle 1.1* Komplikationen des gastroösophagealen Refluxes

| Komplikationen |
|---|
| Unerträgliche Schmerzen |
| Ösophagitis |
| Blutung |
| Ösophagusstriktur |
| reversibel |
| irreversibel |
| Speiseröhrenverkürzung |
| Speiseröhrenperforation |
| Zylinderzellepithel im unteren Ösophagus (Barrett-Ösophagus) |
| Motilitätsstörung der Speiseröhre |
| Aspiration |

sion sein. Die 2 hier beschriebenen Operationsmethoden stellen nicht nur sehr unterschiedliche Operationen, sondern auch sichere und wirksame Behandlungsmöglichkeiten dar.

*Behandlungsprinzipien*

Die hauptsächlichen Ziele einer klinischen Untersuchung von Patienten mit gastroösophagealem Reflux bestehen darin, die bestehenden Komplikationen zu beschreiben und diejenigen, die auf einen Reflux zurückzuführen und daher reversibel sind, so genau wie möglich abzugrenzen. Bei der Mehrzahl der Patienten lassen sich diese Ziele durch eine detaillierte Anamnese, die durch objektive Befunde röntgenologischer, endoskopischer und manometrischer Untersuchungen der Speiseröhrenmotilität ergänzt wird, erreichen. Nur gelegentlich genügen diese Befunde nicht, um die Ursache der subjektiven Beschwerden des Patienten zu erklären. Beim Fehlen von objektiven Veränderungen an der Speiseröhre muß daher evtl. ein Säurerefluxtest durchgeführt oder der Ösophagus bougiert werden, um Art und Dehnbarkeit der vorliegenden Obstruktion der Speiseröhre zu beschreiben. Gelegentlich ist die Videoradiographie oder die Kineradiographie mit oder ohne Verabreichung von festen, mit Kontrastmittel vermischten Nahrungsmitteln von Wert.

Nachdem das Ausmaß der objektiven und subjektiven Veränderungen festgelegt wurde, muß insbesondere dann, wenn der Patient bislang nicht konsequent medikamentös behandelt wurde, die mögliche Reversibilität abgeschätzt werden. Zahlreiche subjektive und objektive Probleme des Refluxes sind einem guten Behandlungsschema mit Gewichtsreduktion, Höherstellen des Kopfendes am Bett, der Verabreichung von Antazida und $H_2$-Rezeptorenblockern, Nikotin- und Alkoholabstinenz bei gleichzeitiger Verabreichung von Metoclopramid und ähnlichen Substanzen, welche die Magenentleerung beschleunigen und den Tonus des unteren Ösophagussphinkters erhöhen, zugänglich. Bestehen die störenden subjektiven Beschwerden sowie die objektiven Veränderungen des Refluxes trotz medikamentöser Behandlung fort, muß eine chirurgische Behandlung in Betracht gezogen werden.

Dabei gilt es verschiedene unvorhergesehene Umstände zu bedenken. Liegt eine Stenosierung der Speiseröhre vor, geht es darum, ob diese sich bis auf 50 French (F) aufbougieren läßt, oder ob es sich um eine enge Striktur handelt, die zur Behebung der Beschwerden reseziert werden muß. In der Praxis lassen sich nahezu alle Strikturen erfolgreich bis zu einem Durchmesser von 50 F aufweiten; bei den wenigen, die sich nicht aufbougieren lassen, sind besondere chirurgische Maßnahmen erforderlich. Stenosen, die durch einen Reflux verursacht werden, sind immer reversibel, wenn der schädigende Einfluß des Refluxes unter Kontrolle gebracht wird.

Die Verkürzung der Speiseröhre birgt andere chirurgische Probleme. Stellt sich nämlich erst bei der Operation heraus, daß es sich um eine tatsächliche Verkürzung handelt, läßt sich die normale Reposition und operative Behandlung der Hiatushernie mit Antirefluxmaßnahmen nicht durchführen. Glücklicherweise sind echte Verkürzungen der Speiseröhre selten. Besteht präoperativ der Verdacht auf einen Brachyösophagus, ist ein transthorakaler Zugang erforderlich, da sich eine Verkürzung der Speiseröhre auch durch ausgiebige Mobilisierung von distal nicht beheben läßt. Die operative Verlängerung der Speiseröhre wird in der Regel durch eine Gastroplastik nach Collis in Verbindung mit einer Fundoplikation erreicht. Gelegentlich läßt sich selbst diese Operation nicht vorteilhaft durchführen, so daß die Vagotomie mit Antrektomie und Roux-Y-Schlinge anzustreben ist.

Das Vorhandensein oder Fehlen der Speiseröhrenperistaltik ist ein weiterer wichtiger Gesichtspunkt bei der Planung eines Antirefluxverfahrens, da die 360°-Fundoplikation nach Nissen, selbst wenn der Fundus nur locker um den amotilen Ösophagus herumgeschlagen wird, zu stark einengt. Unter diesen Umständen ist eine 270°-Fundoplikation vom Typ Belsey zu erwägen.

Vor jeder operativen Behandlung muß beachtet werden, ob zuvor eine Magenoperation erfolgte, die eine Antirefluxplastik verhindern könnte. So erlaubt ein kleiner Restmagen nach Magenteilresektion in der Regel keine Fundoplikation. Oder eine vorausgehende Fundoplikation hat den Magenfundus für immer so verdreht, daß er für eine nochmalige Fundoplikation ungeeignet ist. Entstand der Reflux infolge einer vorausgegangenen

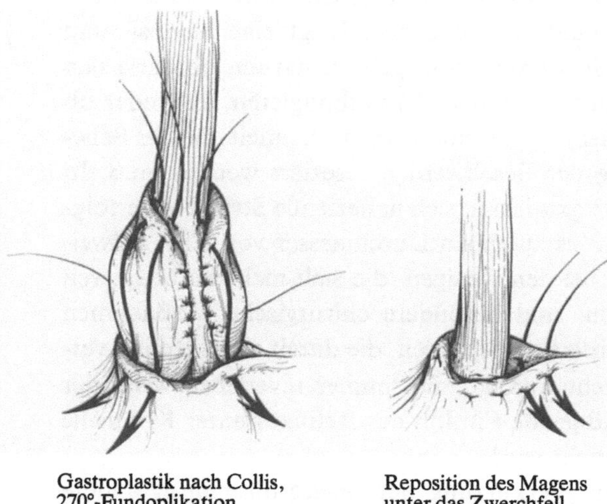

Gastroplastik nach Collis, 270°-Fundoplikation

Reposition des Magens unter das Zwerchfell, Adaptation der Zwerchfellschenkel

Operation, bei der der untere Ösophagussphinkter und der proximale Magenanteil entfernt wurden, läßt sich dieses Problem mit einer ausgeschalteten Roux-Y-Schlinge lösen, die den Magen drainiert.

Schließlich muß man sich immer die Frage stellen, ob eine vorangegangene Operation oder Operationen die Vagusnerven intakt ließen. Grundsätzlich gehört die Vagotomie nicht zu einer Refluxoperation; erfolgte sie jedoch, kann dies schwerwiegende Folgen für die Entleerung des Magens haben, wenn nicht gleichzeitig ein Drainageverfahren durchgeführt wurde. Ausnahme ist die hoch selektive Parietalzellvagotomie. Aufgrund eigener Erfahrungen kann ein gastroösophagealer Reflux nach akzidenteller Vagotomie allein durch das Anlegen einer Pyloroplastik zur Verbesserung der Magenentleerung beseitigt werden. Wird daher bei Patienten ein gastroösophagealer Reflux vermutet, muß nicht nur der Reflux als Ursache der Beschwerden nachgewiesen und Komplikationen in ihrem Schweregrad und ihrer Reversibilität beschrieben werden, sondern es müssen andere wichtige Faktoren wie vorausgegangene Operationen oder vorbestehende ösophageale und gastroduodenale Erkrankungen im Detail untersucht werden. Anhand aller Informationen wird eine richtige und vernünftige Entscheidung hinsichtlich Notwendigkeit und Art eines chirurgischen Eingriffes gefällt. Das chirurgische Vorgehen kann in Kürze folgendermaßen zusammengefaßt werden:

1. Wird der Reflux von einer Hiatushernie begleitet und handelt es sich um reversible Veränderungen, ist eine Antirefluxoperation indiziert. Der Autor bevorzugt eine Modifikation der Collis-Gastroplastik mit einer 360°-Fundoplikation von einem linksthorakalen Zugang. Bei fehlender Beweglichkeit der Speiseröhre (wie z.B. bei der Sklerodermie der Speiseröhre oder nach Ösophagomyotomie) wird eine Fundoplikation nach Belsey bevorzugt.

2. Bei einer Verkürzung der Speiseröhre (in der Regel infolge einer Refluxösophagitis), bei der der Magen trotz ausreichender Freipräparation nicht unter das Niveau des Zwerchfells gebracht werden kann, bevorzugt der Autor eine 55 mm weite Gastroplastik nach Collis mit Fundoplikation. Die Art der Fundoplikation wird wiederum vom Vorhandensein oder Fehlen der Speiseröhrenperistaltik bestimmt.

3. Tritt der gastroösophageale Reflux gleichzeitig mit einer Ösophagusstenose auf, die nicht auf einen Durchmesser von 50 F aufgeweitet werden kann, ist die Resektion der Ösophagusstriktur dringend erforderlich. Bei der kurzen, umschriebenen, nicht aufweitbaren Striktur ist die einfache Ösophagusresektion mit Ösophagogastrostomie indiziert. Dieses Verfahren beinhaltet immer eine komplette Vagotomie, den Verlust des unteren Ösophagussphinkters und eine Verkürzung der Speiseröhre. Der Autor bevorzugt daher die transabdominale Antrektomie mit nachfolgender Drainage des Magens über eine Roux-Y-Schlinge. Dieses Verfahren verändert die Aggressivität des Mageninhalts in wirksamer Weise. Diese Art der Magendrainage ist auch in den seltenen Fällen anwendbar, bei denen eine transmurale Ösophagitis die verkürzte Speiseröhre vollständig und unauslöslich im Mediastinum fixiert hat, so daß die Mobilisierung und alle Maßnahmen eines Antirefluxverfahrens technisch nicht durchführbar sind. Bei langstreckigen, nicht aufweitbaren Ösophagusstrikturen oder solchen, die im mittleren und oberen Drittel der Speiseröhre gelegen sind, empfehlen wir eine modifizierte Resektion und Rekonstruktion in der Art nach Ivor-Lewis. Dies kann auch als kombinierte stumpfe Dissektion und Ösophagektomie auf zervikalem und abdominalem Zugang ohne Thorakotomie erfolgen. Zur Rekonstruktion wird der Magen im Sinne einer Ösopha-

gogastrostomie in den Brustkorb oberhalb der V. azygos oder zum Hals gebracht. Trotz der weit angelegten Anastomose und der Verlagerung des gesamten Magens in den Thorax und trotz fehlendem unterem Ösophagussphinkter und fehlender ösophagogastraler Klappenbildung treten keine wesentlichen Refluxprobleme auf.

*Chirurgische Technik*

*Modifizierte Gastroplastik nach Collis mit Fundoplikation.* Die Technik der linkstransthorakalen Gastroplastik nach Collis mit Fundoplikation nach Nissen soll hier als gebräuchlichstes chirurgisches Verfahren besprochen werden. Der Patient wird in Allgemeinnarkose in Rechtsseitenlage gelagert. Eröffnen des Thorax mittels posterolateraler Thorakotomie durch das Bett der nicht resezierten 8. Rippe der linken Seite (7. ICR). Durchtrennung des Lig. pulmonale inferius und Abdrängen der Lunge. Darstellen der unteren Speiseröhre durch stumpfes und scharfes Abschieben und Umfahren der Speiseröhre sowie der Nn. vagi mit einer Penrose-Drainage, wodurch sich diese aus dem hinteren Mediastinum heben lassen (Abb. 1.44). Nun ist die axiale Hiatusgleithernie deutlich abgrenzbar, da der ösophagogastrale Übergang und einige Zentimeter des Magens durch den Hiatus oesophagei in den Brustkorb verlagert sind. Die anterolaterale Seite des hernierten Magens ist von einem Peritonealsack bedeckt. Inzidiert man diesen Bruchsack, gelangt man durch den Hiatus oesophagei in die freie Bauchhöhle. Durch Einsetzen eines Lidhäkchens wird der Hiatus nach ventral erweitert. Der Chirurg führt nun die linke Hand durch den erweiterten Hiatus, wobei der Zeigefinger auf der thorakalen Seite und die anderen 3 Langfinger auf der abdominalen Seite des phrenikoösophagealen Bandes medial der Speiseröhre zu liegen kommen. Dieses Band wird mit dem darunterliegenden Peritoneum angespannt und mit der Schere durchtrennt. Anschließend wird der kraniale Anteil des Lig. gastrohepaticum unter Schonung der Vagusäste durch den Hiatus durchtrennt. Unter Ablösen der Verwachsungen zwischen ösophagogastralem Übergang und Zwerchfell läßt sich der obere Magenanteil mehr und

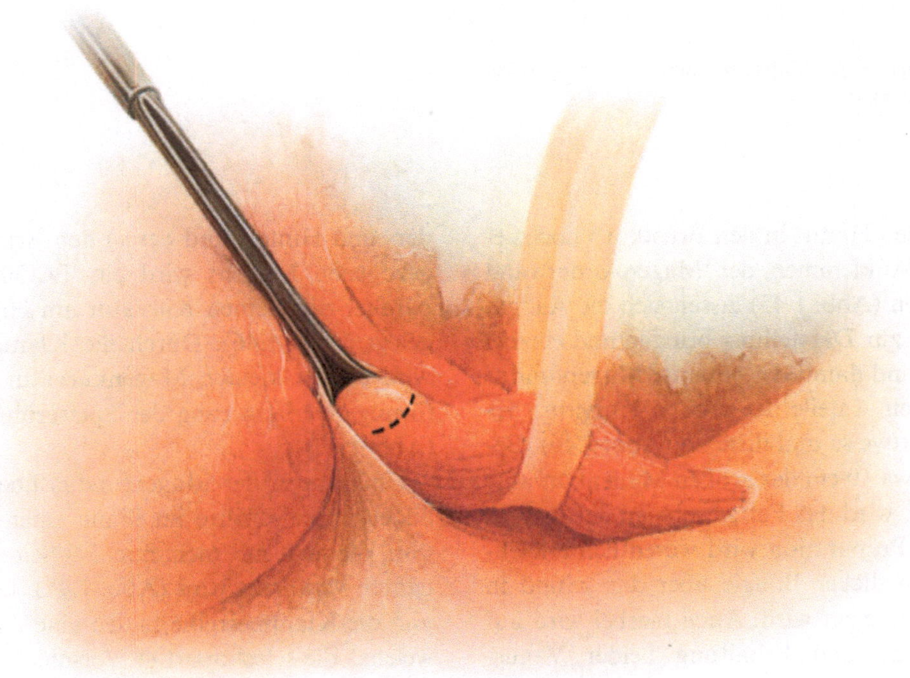

*Abb. 1.44.* Darstellung der unteren Speiseröhre

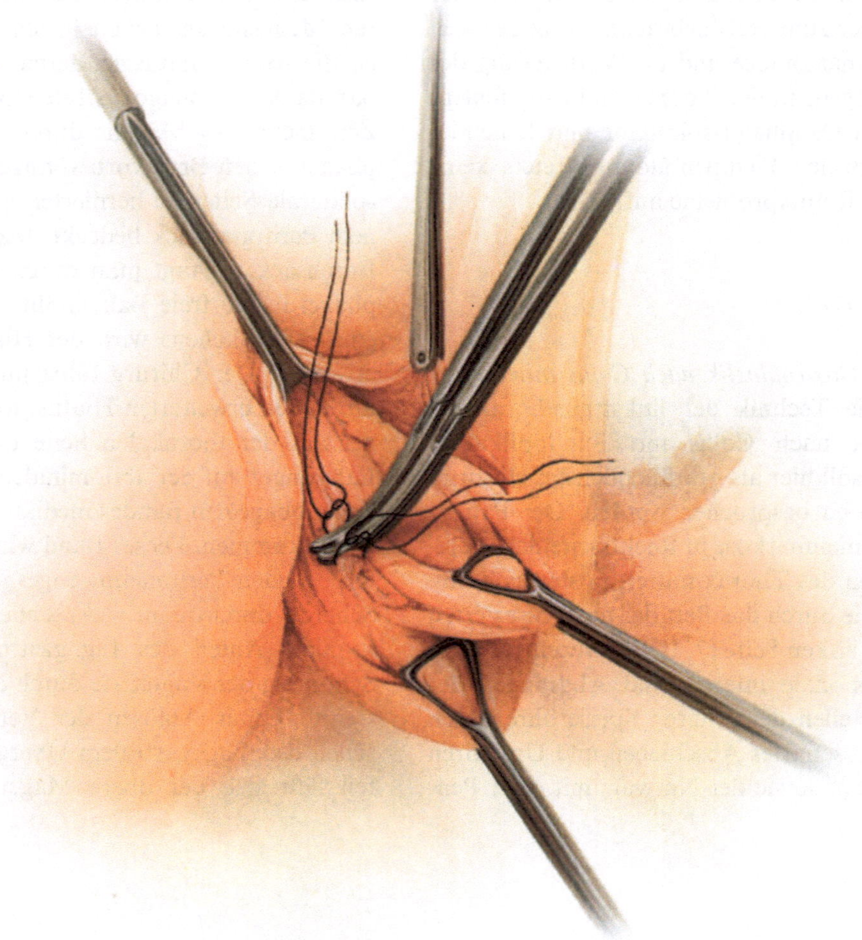

*Abb. 1.45.* Schrittweises Durchtrennen der Aa. gastricae breves von thorakal

mehr durch den Hiatus in den Brustkorb hochziehen. Durch Anklemmen der Magenvorderwand mit Faßzangen (Abb. 1.45) lassen sich die Aa. gastricae breves zur Darstellung bringen und einzeln unterbinden und damit der gesamte Magenfundus und die oberen Anteile der großen Kurvatur des Magens schrittweise mobilisieren (Abb. 1.46). Befinden sich etwa 10 cm der großen Magenkurvatur im Brustkorb, wird das Fettgewebe an der Kardia entfernt. Die Präparation wird wesentlich erleichtert, wenn ein dicker Bougie über den Mund in den Magen eingelegt wird. Auch hierbei wird auf die Darstellung und Erhaltung beider Vagusstämme geachtet.

Unter Hochheben der großen Magenkurvatur mit den Faßzangen und damit guter Sicht auf Vorder- und Hinterwand des in den Brustkorb hochgezogenen Magens wird ein TA-30-Nähapparat parallel zur kleinen Kurvatur am His-Winkel angelegt (Abb. 1.46). Durch die Klammernahtreihe wird an der kleinen Magenkurvatur eine röhrenförmige Verlängerung der Speiseröhre geschaffen (Abb. 1.47).

Umklappen des Magenfundus über der neugebildeten Speiseröhre im Sinne einer Fundoplikation, die dort mit mehreren 3-0 Seideeinzelknopfnähten verankert wird (Abb. 1.48). Die Nahtreihe und die Klammerreihe bilden eine Art Frenulum, welches die teleskopartige Verschiebung der Fundusmanschette über den Magen verhindert (Abb. 1.49). Die Abb. 1.49 (unten) zeigt, wie die Vagusnervenstämme vom Fundus umhüllt und da-

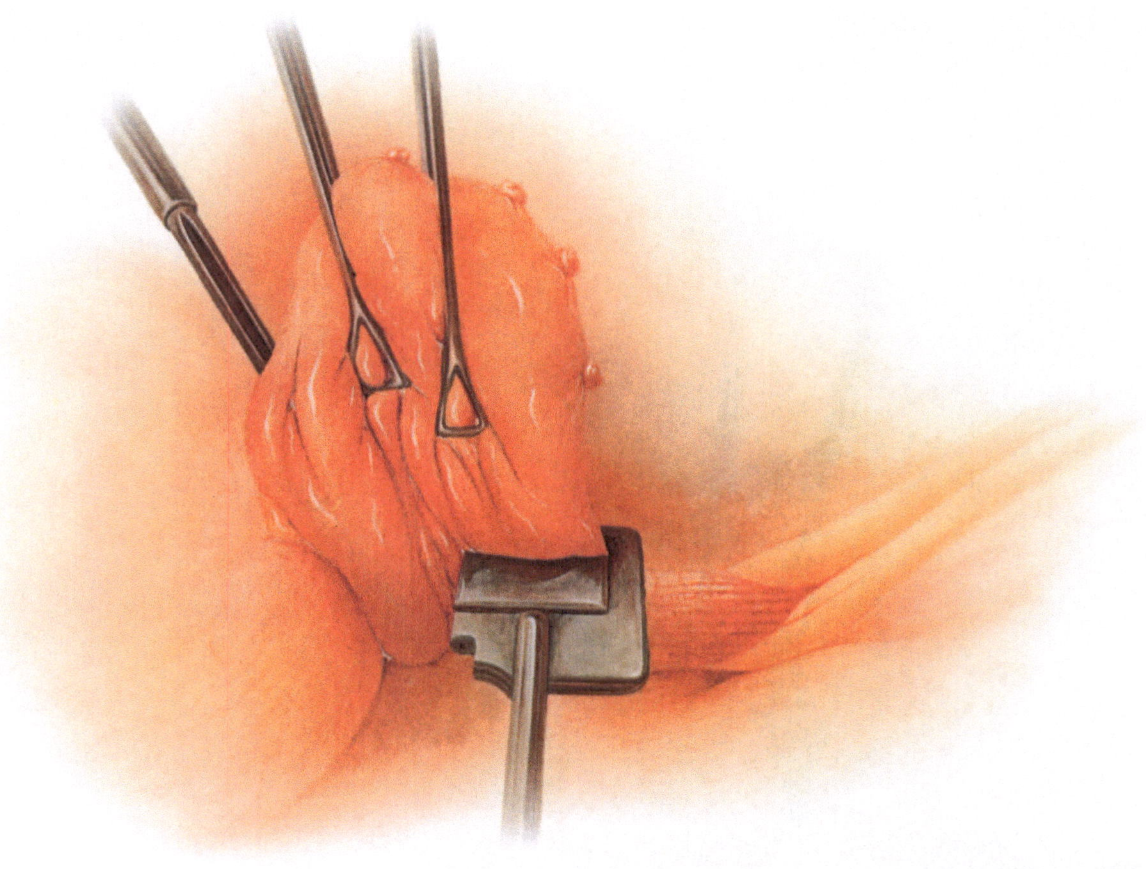

*Abb. 1.46.* Transposition des Magenfundus in den Thorax und Anlegen einer Klammernahtreihe

mit aus der Gefahrenzone einer Verletzung durch die Naht gebracht werden.

Rückverlagern der Fundoplikation unter das Zwerchfell, wo sie mit 3 horizontalen Matratzennähten verankert wird. Diese fassen die Reste des Lig. phrenicooesophageale sowie den Oberrand des Fundus und werden auf der Gegenseite durch den Zwerchfellrand im Hiatus ausgestochen (Abb. 1.50). Der Magen wird nun mit der Fundoplikation unter das Zwerchfell zurückgeschoben und durch Knoten der Fäden in der gewünschten Position fixiert. Die Nähte werden, wie auf Abb. 1.49 im Querschnitt gezeichnet, von oben gesehen bei 9, 12 und 2 Uhr angelegt. Zusätzlich werden einige Nähte im Bereich der Zwerchfellschenkel hinter die Speiseröhre gelegt, um den Hiatus eng, jedoch nicht zu straff zu gestalten (Abb. 1.51). Bei liegendem 50-F-Bougie lassen sich 1 oder 2 Finger leicht durch den Hiatus schieben. Verschluß der Pleura mediastinalis und Blähen der Lunge. Einlegen einer linksseitigen Thoraxdrainage und Verschluß des Brustkorbs. Vorschieben einer Magensonde zur postoperativen Sekretentleerung.

Die intraoperative Ösophagusmanometrie vor und nach der Operation zeigt, daß mit ihr im Bereich der Fundoplikation und Gastroplastik wieder eine Zone erhöhten Drucks hergestellt wird. Die Länge dieser Hochdruckzone entspricht der Länge von Gastroplastik und Fundoplikation.

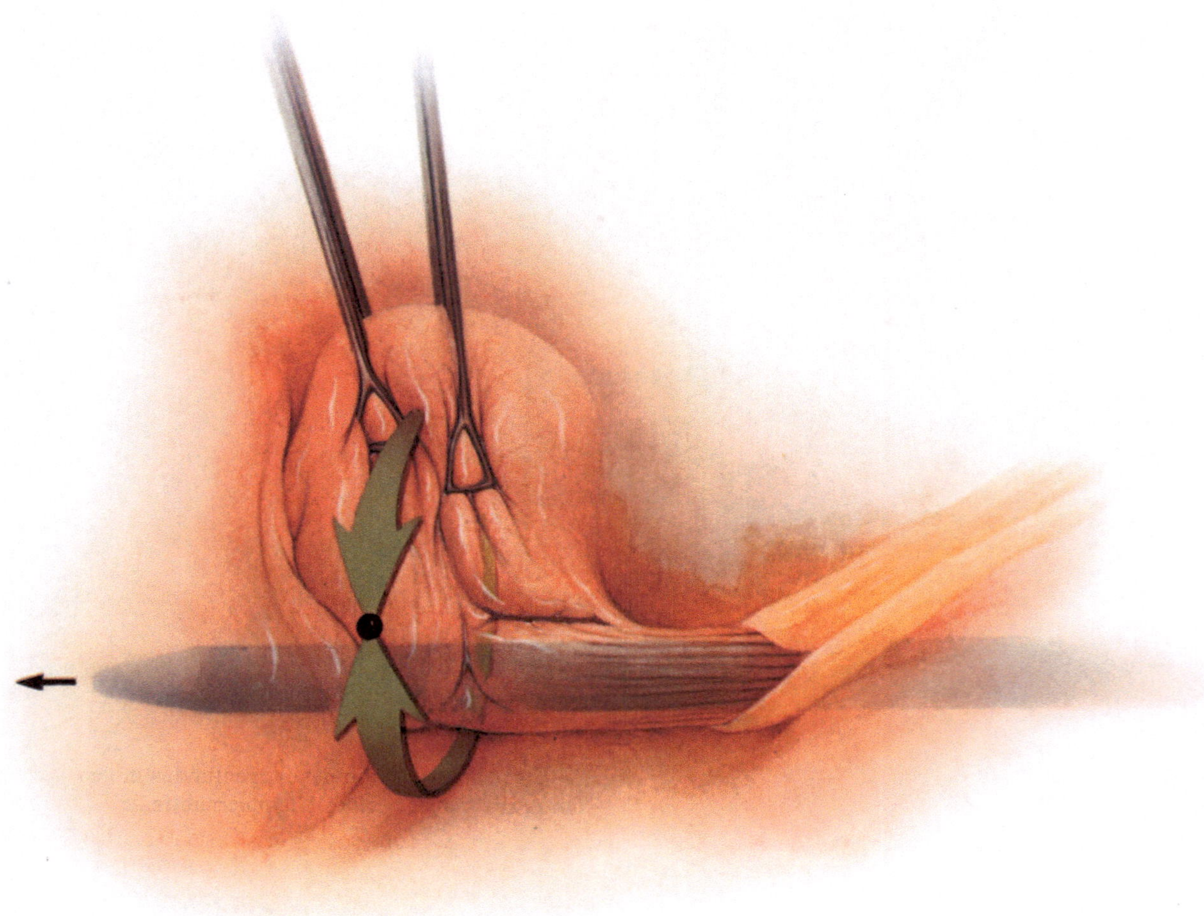

*Abb. 1.47.* Röhrenförmige Verlängerung der Speiseröhre durch die Klammernahtreihe an der kleinen Kurvatur

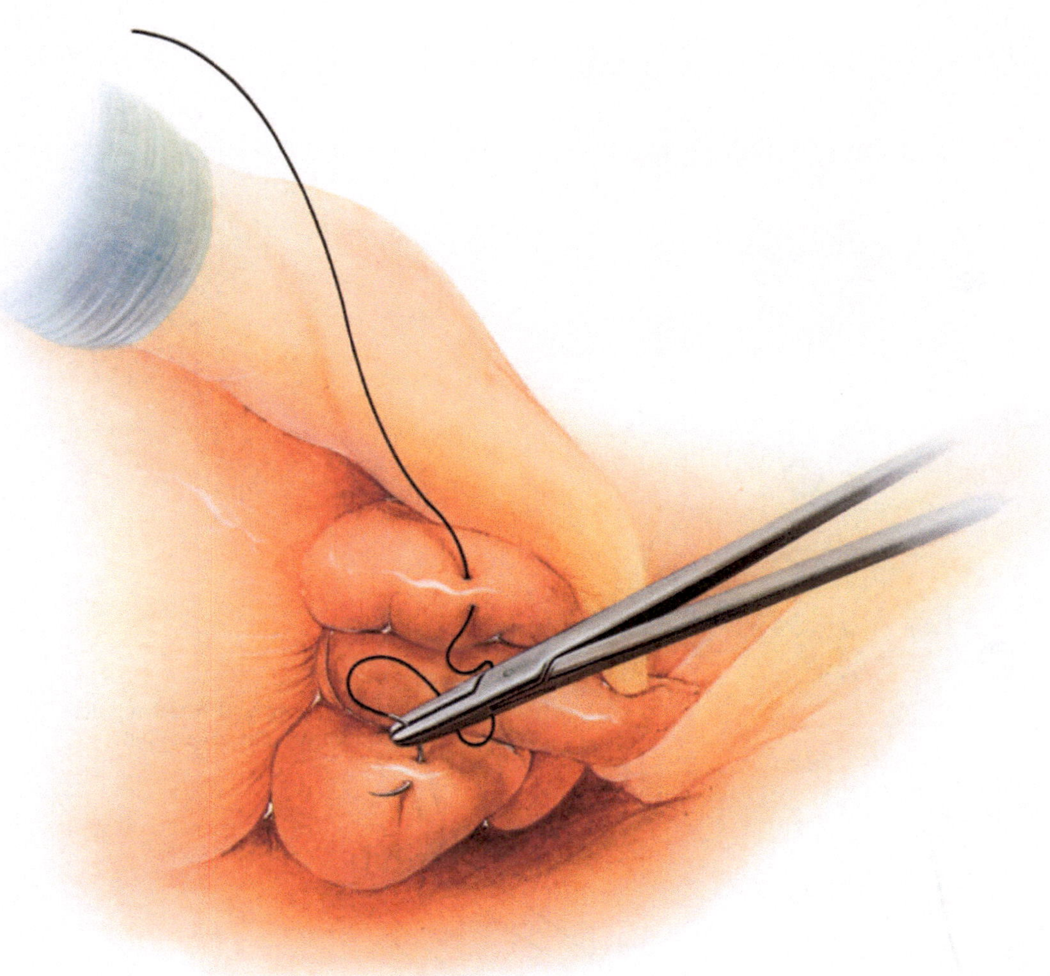

*Abb. 1.48.* Fundoplikation über der verlängerten Speiseröhre

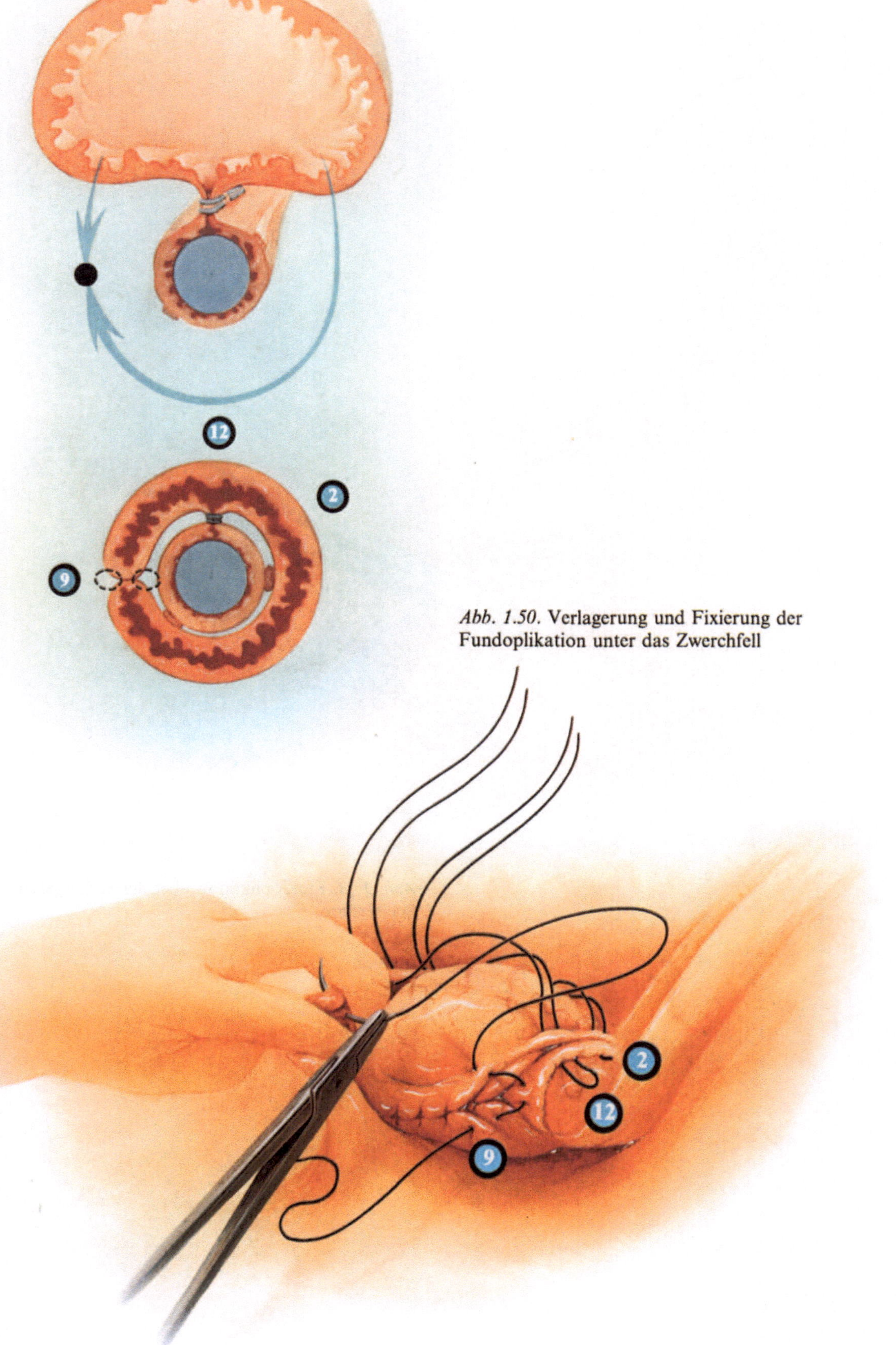


*Abb. 1.49.* Schematische Darstellung der Fundoplikation

*Abb. 1.50.* Verlagerung und Fixierung der Fundoplikation unter das Zwerchfell

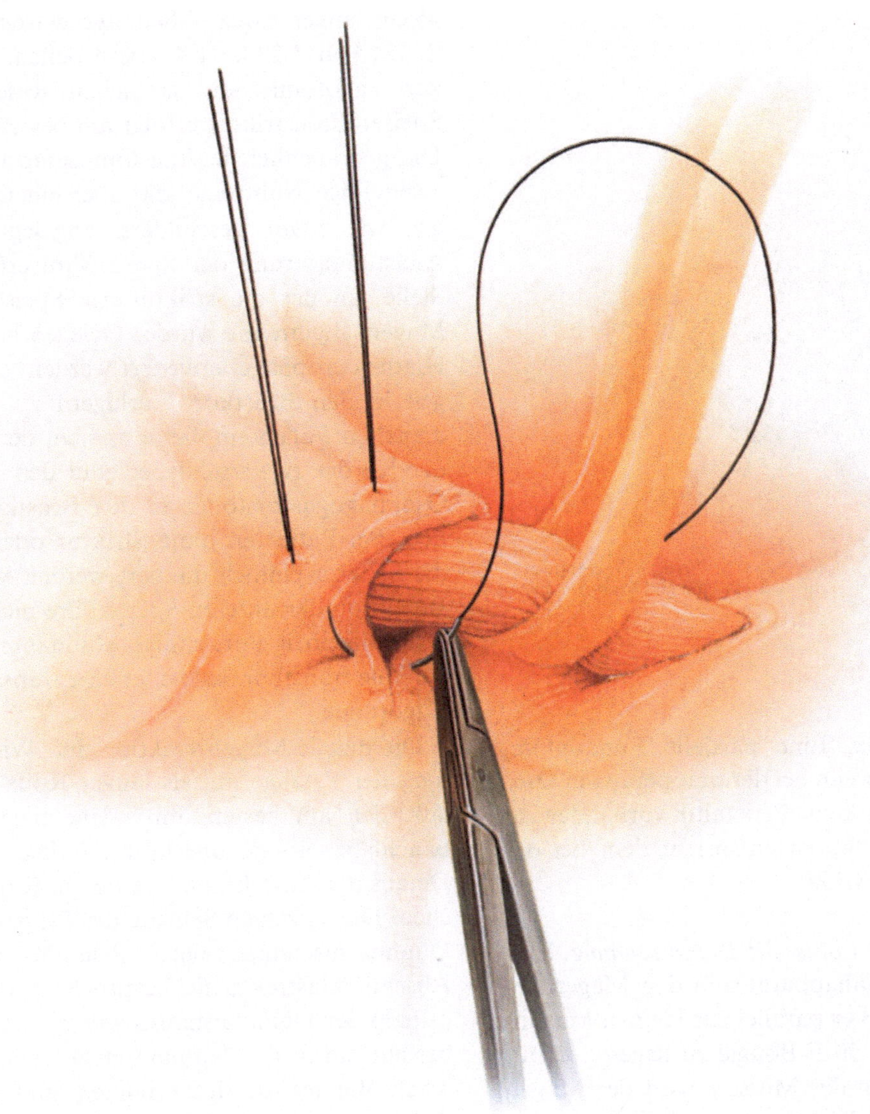

*Abb. 1.51.* Einengung der Zwerchfellschenkel

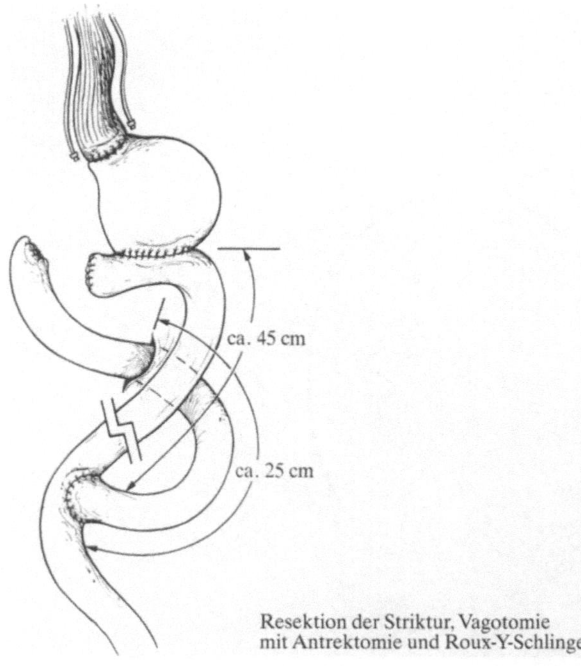


Resektion der Striktur, Vagotomie mit Antrektomie und Roux-Y-Schlinge

*270°-Fundoplikation.* Eine partielle Fundoplikation erfolgt dann, wenn bei der präoperativen Ösophagusmanometrie keine Peristaltik vorhanden ist. Das operative Verfahren entspricht dem bei der Fundoplikation um 360°.

*Gastroplastik nach Collis mit Durchtrennung.* Einführen des GIA-Nähapparates in den Magen am His-Winkel, so daß er parallel zur kleinen Magenkurvatur und dem 50-F-Bougie zu liegen kommt. Durch Vorschieben des Messers wird der Magen durchtrennt und gleichzeitig werden an beiden Schnitträndern 2 Klammerreihen gesetzt. Versenken der Klammern mit 3-0-Seideeinzelknopfnähten. Anlegen einer Matratzennaht am Ende der Inzision, um ein weiteres Einreißen und Bluten an dieser nicht geklammerten und daher gefährdeten Ecke zu vermeiden. Bei Patienten mit einem verkürzten Ösophagus ist der Magenfundus häufig ausgedünnt, so daß nach dieser Art der Gastroplastik nach Collis wenig mehr als eine fingerdicke Fundusmanschette den neugebildeten Ösophagus umfaßt.

*Vagotomie-Antrektomie mit Roux-Y-Schlinge.* Die einzelnen Schritte der trunkulären Vagotomie werden in Kap. 3 (s. Abb. 3.18 und 3.34), die der Rekonstruktion der Magen-Darm-Passage mittels ca. 45 cm langer Roux-Y-Schlinge wurden zuvor auf S. 35 (Abb. 1.33 bis 1.43) besprochen. Der Zugang zur Vagotomie und einfachen Resektion einer Speiseröhrenstriktur erfolgt am besten im 7. ICR. Die gebräuchlichste Anastomosentechnik ist eine zweireihige Nahtreihe, die über einem 50-F-Bougie, wie zuvor geschildert, angelegt wird. Die Anastomosierung der Speiseröhre erfolgt an der Stelle, an der die strikturierte Speiseröhre vom Magen abgetrennt wurde. Gelegentlich muß der Hiatus oesophagei erweitert werden, um den Magen in den Brustkorb verlagern zu können. In manchen Fällen empfiehlt es sich, den Magen an der Kardia zu verschließen und den Fundus zur Ösophagogastrostomie in den Brustkorb zu drehen. Bei Patienten ohne Striktur oder bei denen die Striktur einfach dilatiert werden kann, ist die Resektion der unteren Speiseröhre nicht erforderlich. Die einzig notwendige Maßnahme ist entweder eine transthorakale oder eine transabdominale Vagotomie.

Die distale Magenresektion und Wiederherstellung der Passage mittels langer Roux-Y-Schlinge läßt sich am besten durch eine mediane Oberbauchlaparotomie durchführen. Die technischen Details der Antrektomie werden in Kap. 3 besprochen. Die einzelnen Schritte der Präparation einer Dünndarmschlinge nach Roux-Y wurden im Abschn. Gastrektomie besprochen. Das Grundprinzip der Dünndarmausschaltung nach Roux-Y besteht darin, das Jejunum etwa 25 cm distal des Treitz-Bandes zu durchtrennen und gleichzeitig das Mesenterium an dieser Stelle tief einzuschneiden. Der distale Schenkel des durchtrennten Jejunums wird verschlossen, mit diesem verschlossenen Dünndarmschenkel eine retrokolische End-zu-Seit-Gastrojejunostomie in zweireihiger Nahttechnik durchgeführt und der Restmagen proximal der Gastrojejunostomie ins Mesocolon transversum eingenäht. 45 cm unterhalb der Gastrojejunostomie wird eine End-zu-Seit-Jejunostomie angelegt. Dabei wird darauf geachtet, alle Mesenterialschlitze zu vernähen, um eine innere Hernie zu vermeiden (Abb. 1.43). Dieses operative Verfahren zur Reduktion der Magenresektion und gleichzeitigen Ableitung der Galle- und Bauchspeicheldrüsensekrete ist weniger vorteilhaft als die Verfahren, welche die Funktion der Kardia wiederherstellen. Der gastroösophageale Reflux besteht weiterhin, er ist jedoch mild und unschädlich, da der Mageninhalt dahingehend verändert wurde, daß er weder Säure, Galle oder Pankreassaft enthält. Als relative Kontraindikation gilt die Neigung zur Aspiration in die Atemwege, da diese mit großer Wahrscheinlichkeit auch nach der Operation weiterbestehen wird. Ein weiteres, wenn auch geringes Risiko besteht darin, daß sich bei den Patienten ein Dumpingsyndrom und Durchfälle entwickeln und daß sie durch die verminderte Aufnahmefähigkeit des Magens entsprechend an Gewicht verlieren. Trotz der möglichen Nachteile ist es bei der Mehrzahl der für diese Operation ausgewählten Patienten häufig die einzige oder die verläßlichste Alternative aller durchführbaren Operationen. Weiterhin muß betont werden, daß für einen Erfolg die komplette Vagotomie notwendig ist. Eine unvollständige Vagotomie mit fortbestehender Säuresektion unterhält erosive Ösophagitiden und Anastomosenulzera an der Gastrojejunostomie. Für die Magenentleerung ist nicht unbedingt eine Roux-Y-Schlinge, sondern einfach ein Dünndarmabschnitt zwischen Gastrojejunostomie und Einleitung der Galle- und Pankreassekrete notwendig. Gelingt es nicht, ein ausreichend langes Segment von mindestens 45 cm zu präparieren, besteht nicht nur das Risiko einer Ösophagitis, sondern auch einer durch Galle verursachten Gastritis.

*Postoperative Überwachung*

Die Überwachung von Patienten nach einer Antirefluxoperation ist die gleiche wie nach jeglicher Art von Thorakotomien. Die Überwachung von Patienten, die vagotomiert, antrektomiert und mit einer Roux-Y-Schlinge versorgt wurden, unterscheidet sich wenig von der Überwachung bei den Patienten, die anderen transabdominalen Operationen unterzogen wurden. Die einzige Ausnahme ist die, daß bei allen Patienten, die am Ösophagus operiert wurden, vor Beginn der oralen Nahrungsaufnahme ein Gastrografinbreischluck durchgeführt werden muß. Besteht eine Leckage, wird zur parenteralen Ernährung ein Subklaviakatheter gelegt und die orale Ernährung bis zu Abheilung ausgesetzt. Die Einzelheiten dieses Vorgehens wurden auf S. 24 beschrieben. Bei den meisten Patienten zeigt der Gastrografinbreischluck eine gute Durchgängigkeit der Anastomose ohne Extravasat. In diesen Fällen kann die orale Flüssigkeitszufuhr am Tage nach der Operation wieder aufgenommen und während der folgenden 3–4 Tage bis zur normalen Nahrungsmittelaufnahme rasch gesteigert werden. Thoraxdrainage und Magensonde werden generell am Tage nach der Operation entfernt. Die Entlassung aus dem Krankenhaus ist in der Regel 1 Woche nach der Operation möglich.

*Ergebnisse*

Die hier beschriebenen Operationsverfahren zur Vermeidung eines gastroösophagealen Refluxes sind sehr effektiv – weniger als 5% der Patienten erleiden ein Rezidiv. In der Regel tritt weder eine Rezidivhernie, ein Teleskopphänomen im Bereich der Fundoplikation, ein Gas-bloat-Syndrom, die Notwendigkeit zur Splenektomie oder ein perioperativer Todesfall ein. Trotz dieser Vorteile besteht eine beträchtliche Morbidität. Etwa 5% der Patienten klagen über eine belästigende Dysphagie ohne nachweislichen Grund. Eine Leckage im Bereich der Anastomosen- oder Klammernähte ist selten; wird diese Komplikation beim Gastrografinschluck entdeckt und wie beschrieben behandelt, bedeutet sie selten eine ernste Gefahr. Trotz dieser Mängel weisen 90% der Patienten sehr zufriedenstellende Langzeitergebnisse auf. Patienten, die wegen eines gastroösophagealen Refluxes einem Resektions- und Drainageverfahren unterzogen wurden, wiesen eine höhere Komplikationsrate auf. Die Operationsmortalität betrug 1% und der Nachweis von Verdauungsstörungen, die direkt auf die Vagotomie oder die Magenresektion zurückzuführen waren, betrug 10%. Die Ösophagitis und ihre Komplikationen wurden bei nahezu allen Patienten zufriedenstellend beherrscht.

## Achalasie

Die Achalasie ist die häufigste der spezifischen Motilitätsstörungen der Speiseröhre. Es handelt sich um eine angeborene Erkrankung, die von

Kindheit an bis ins hohe Alter vorkommen kann. Obgleich die exakten Ursachen nicht bekannt sind, weiß man, daß die Erkrankung mit einer Degeneration der vagalen Innervation der thorakalen Speiseröhre und des unteren Ösophagussphinkters zusammenhängt. Die Folge der verminderten parasymphatischen Innvervation ist der Verlust einer koordinierten, aufeinanderfolgenden oder peristaltischen Kontraktion der Speiseröhre selbst, sowie eine fehlende Relaxation des unteren Ösophagussphinkters beim Schlucken.

Die sich infolge dieser Funktionsstörung entwickelnden klinischen Symptome sind der Verschluß der Speiseröhre, die Retention und die Regurgitation von Speisen. Die Patienten klagen über wechselnde und nicht voraussagbare Schluckbeschwerden oder Passagestörungen bei fester Nahrung und Flüssigkeiten. Zusätzlich geben sie wegen der unvollständigen Entleerung der Speiseröhre in den Magen ein retrosternales Druckgefühl an, das auf die Erweiterung der Speiseröhre durch Nahrungsmittelretention zurückzuführen ist. Besonders die Patienten, bei denen die Achalasie mit kräftigen, simultanen und nicht peristaltischen Kontraktionen der Speiseröhre einhergeht, verspüren episodische Schmerzattacken, die nur schwer vom akuten Myokardinfarkt oder einem dissezierenden thorakalen Aortenaneurysma zu unterscheiden sind. Verhaltung und Stase in der Speiseröhre vermögen subjektiv Herzschmerzen, außerdem im distalen Ösophagus Entzündungen und Ulzerationen hervorzurufen, die klinisch und morphologisch von denen eines gastroösophagealen Refluxes nicht zu unterscheiden sind.

Trotz eines intakten Schluckmechanismus und normal funktionierenden Ösophagussphinkters ist häufig eine spontane und lageabhängige Regurgitation von Speiseinhalt aus dem Ösophagus in Pharynx, Mund oder Nase anzutreffen. Es handelt sich charakteristischerweise um unveränderte, unverdaute „frische“ Nahrungsmittel, die im Ösophagus liegengeblieben sind. Bei manchen Patienten wird der zuvor unmerklich geschluckte Speichel in Form von reichlichem dickem Schleim regurgitiert. Als Folge der Regurgitation ist die Aspiration in die Atemwege zu erwarten, die zu ernsthaften, irreversiblen Schädigungen des unteren Respirationstraktes führen kann.

Schluckstörungen aufgrund einer Achalasie können zu ernsten Auswirkungen auf Ernährungszustand, Wachstum und Entwicklung führen. Bei der Mehrzahl der Patienten ist daher zum Zeitpunkt der Diagnosestellung ein Gewichtsverlust von 5–18 kg zu verzeichnen. Sowohl bei Kindern als auch bei Erwachsenen kann ein Stillstand von Wachstum und Entwicklung ein hervorstechendes Merkmal sein.

Die schlimmste Komplikation der Achalasie ist jedoch die Entwicklung eines bösartigen Tumors. Dieser tritt am häufigsten bei Patienten mit lange bestehender (15–20 Jahre), unbehandelter oder nicht gebesserter Achalasie auf. Bei den Tumoren handelt es sich um epitheliale Karzinome, die sich in jeder Höhe der Speiseröhre entwickeln können und die bei Diagnosestellung nur noch selten operabel sind, da die Symptome schwer von denen einer chronischen Achalasie zu unterscheiden sind.

### *Diagnose*

Eine Achalasie kann mit ziemlicher Sicherheit anamnestisch diagnostiziert werden. Die Durchleuchtung der Speiseröhre bestätigt in der Mehrzahl der Fälle die Achalasie. Die klassischen Zeichen sind ein erweiterter, proximal gewundener Ösophagus mit einer bandartigen Einschnürung am ösophagogastralen Übergang. Etwa 1/3 der Patienten weisen eine normale Weite der Speiseröhre auf. Der sicherste Nachweis gelingt allerdings mit der Ösophagusmanometrie. In jedem Falle muß gleichzeitig eine Ösophagoskopie erfolgen, um eine bösartige Erkrankung auszuschließen und komplizierende Faktoren wie ein epiphrenisches Divertikel oder eine Hiatushernie zu erkennen.

### *Behandlung*

Die Behandlung einer Achalasie der Speiseröhre ist lediglich als palliative Maßnahme zu betrachten. Eine „Heilung“ im Sinne der Wiederherstellung einer Peristaltik und koordinierten Relaxation des unteren Ösophagussphinkters beim Schlucken ist bislang nicht möglich. Das Grundprinzip der derzeitigen Behandlung besteht darin, die Obstruktion und Retention zu verhindern, indem der sich nicht relaxierende untere Ösophagussphinkter geschwächt wird, allerdings nur in dem Maße, daß kein gastroösophagealer Reflux entsteht. Ziel der Behandlung ist es, die subjektiven Beschwerden des Patienten langfristig zu bessern. Dabei sind keine qualitativen Verbesserungen bei Untersuchungen der Speiseröhrenmotilität zu erwarten, und ein vor der Behandlung bestehender Megaösophagus bleibt in der Regel unverändert. Allerdings ist zu erwarten, daß die Nahrungsretention in der Speiseröhre durch die Behandlung weitestgehend ausbleibt, und daß sowohl die Länge als auch die Höhe der Zone erhöhten Druckes am unteren Ösophagussphinkter verringert werden, jedoch nicht gänzlich fehlen. Die Achalasie der Speiseröhre entspricht nicht der Hirschsprung-Krankheit des Dickdarms, obwohl beide auf eine parasympathische Denervation zurückzuführen sind. Bei der Achalasie ist sowohl der eingeengte distale Sphinkterbereich sowie der darüberliegende dilatierte Abschnitt denerviert; bei der Hirschsprung-Krankheit ist lediglich der distale obstruierte Anteil ohne Innervation. Bei der Achalasie gehören daher die proximale Hypertrophie und Dilatation der Speiseröhre genauso zum Denervierungsvorgang wie das distale enge Segment. Beide sind daher nicht reversibel, wenn die Obstruktion behoben wird.

Zur Behebung des verengten, sich nicht relaxierenden unteren Ösophagussphinkters kommen 2 Methoden zur Anwendung: zum einen die pneumatische Dilatation der Speiseröhre, zum anderen die chirurgische Erweiterung mit der extramukösen Ösophagomyotomie. Heute hat das chirurgische Vorgehen die Dilatation weitgehend ersetzt, da sie signifikant bessere Ergebnisse erbringt. Fortdauernde oder wiederholte Versuche der pneumatischen Dilatation können zu Blutungen und Vernarbungen der Speiseröhrenwand führen, was eine spätere operative Behandlung durch Verkleben der Präparationsebene zwischen Tunica muscularis und Mukosa erschwert.

*Technisches Vorgehen.* Linksseitige Thorakotomie durch den 7. ICR. Durchtrennung des Lig. pulmonale inferius, Weghalten der Lunge nach kranial und der Zwerchfellkuppe nach kaudal. Durchtrennung der Pleura mediastinalis, um den unteren Ösophagus im hinteren Mediastinum darzustellen (Abb. 1.52). Unter stumpfer Präparation mit der Hand wird die distale Speiseröhre mit den Vagusstämmen umfahren, mit einer Penrose-Drainage angeschlungen und aus dem Mediastinum hervorgehoben (Abb. 1.53). Dabei wird unnötiger Zug auf die Speiseröhre vermieden, um den Magen nicht durch den Hiatus in den Brustkorb zu ziehen. Kurzstreckige, vertikale, extramuköse Myotomie mit dem Skalpell (Abb. 1.54). Stumpfe Präparation mit dem Dissektor zwischen Tunica mucosa und muscularis nach proximal und distal (Abb. 1.55). Danach läßt sich die Myotomie einfach mit Schere oder Skalpell nach kranial und kaudal erweitern (Abb. 1.56 und 1.57). Der Autor verwendet hierzu eine modifizierte Verbandsschere (Abb. 1.56). Die Myotomie wird auf diese Art nach proximal bis in Höhe der V. pulmonalis inferior ausgedehnt. Nach distal erfolgt die wenige Zentimeter lange Ösophagomyotomie mit dem Skalpell, da es sich hier um den kritischen Bereich der Operation handelt (Abb. 1.58). Sie wird so weit nach distal geführt, bis man einen Wechsel in der extramukösen Gefäßversorgung erkennt, wobei man von der spärlich vaskularisierten Mukosa der Speiseröhre zu der für die Magenschleimhaut charakteristischen starken Vaskularisation gelangt. Eine Myotomie von mehr als 5 mm am Magen ist zu vermeiden. Durch die Dissektion werden etwa 50% des Umfanges der Schleimhaut von der darüberliegenden Muskulatur freipräpariert, so daß die Mukosa durch die Myotomie prolabiert (Abb. 1.59). Dies ist erforderlich, um ein Wiederzusammenheilen der Myotomie zu verhindern. Eine Verletzung oder ein Einriß der Mukosa wird sofort mit feiner Durchstechung verschlossen.

Die Speiseröhre wird nun ins Mediastinum zurückgelegt, die Pleura mediastinalis locker adaptiert, die Lunge gebläht, eine Thoraxdrainage über eine Stichinzision in die Pleura eingelegt und der Thorax verschlossen. Vor dem Verschluß der Thorakotomie wird eine Magensonde plaziert.

In den letzten Jahren führen wir eine intraoperative Manometrie der distalen Speiseröhre vor und nach der Myotomie durch, um sicher zu gehen, daß die Zone erhöhten Drucks in Länge und Höhe vermindert wird, und daß Teile des infrahiatalen Sphinkters intakt bleiben. Allerdings garantiert die intraoperativ bestätigte Wirksamkeit der Myotomie nicht immer ein zufriedenstellendes Langzeitergebnis.

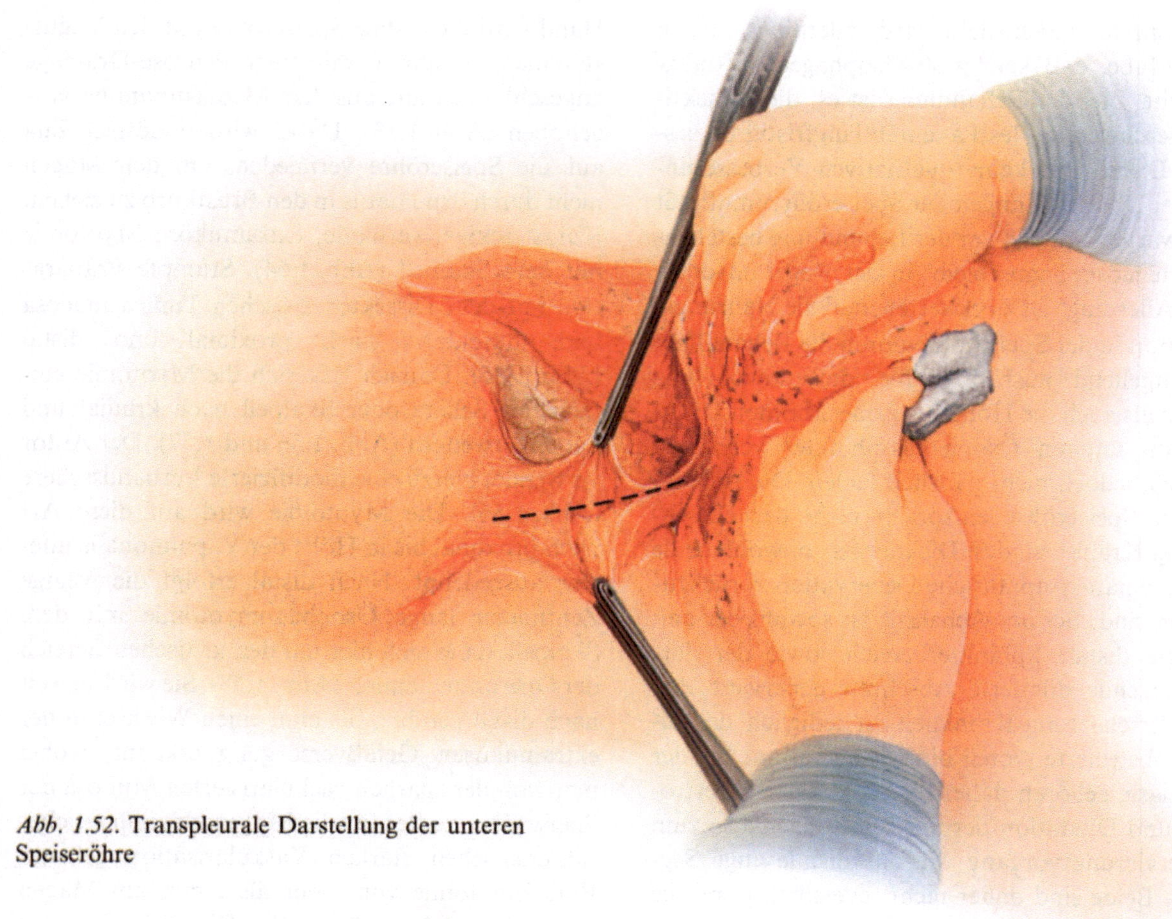

*Abb. 1.52.* Transpleurale Darstellung der unteren Speiseröhre

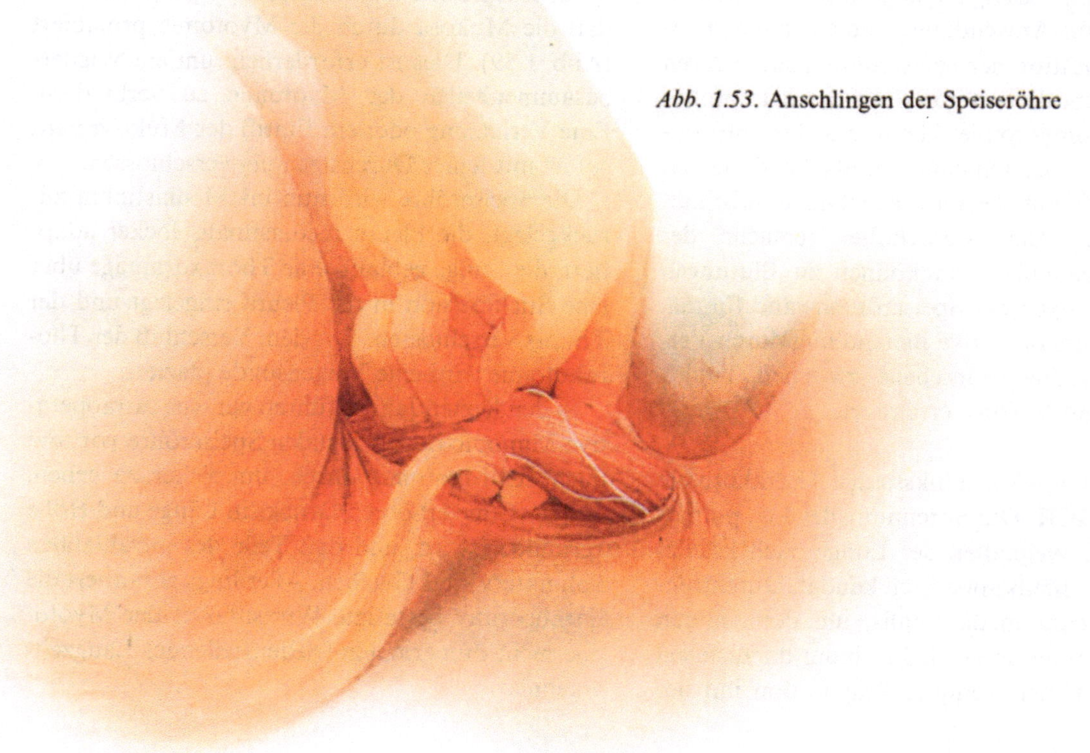

*Abb. 1.53.* Anschlingen der Speiseröhre

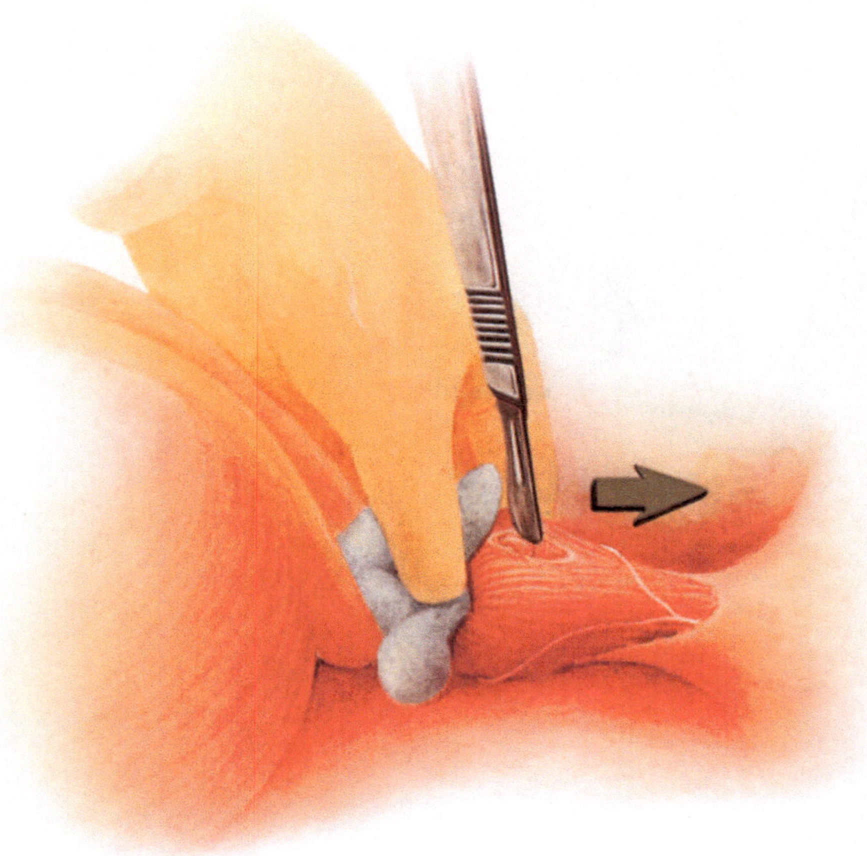

*Abb. 1.54.* Inzision der Ösophagusmuskulatur in Längsrichtung

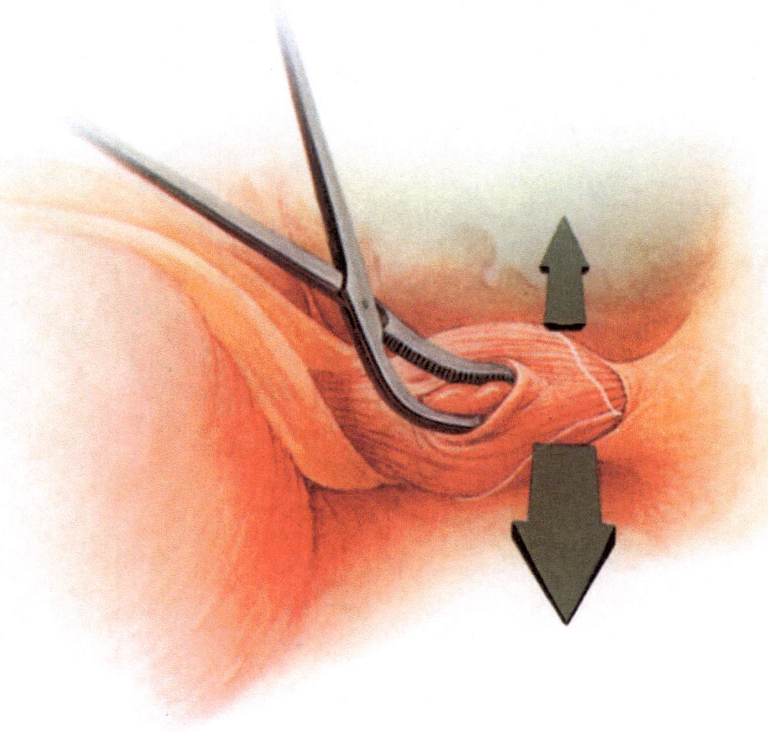

*Abb. 1.55.* Extramuköse Präparation nach proximal und distal

*Abb. 1.56.* Erweitern der Myotomie mit der Schere

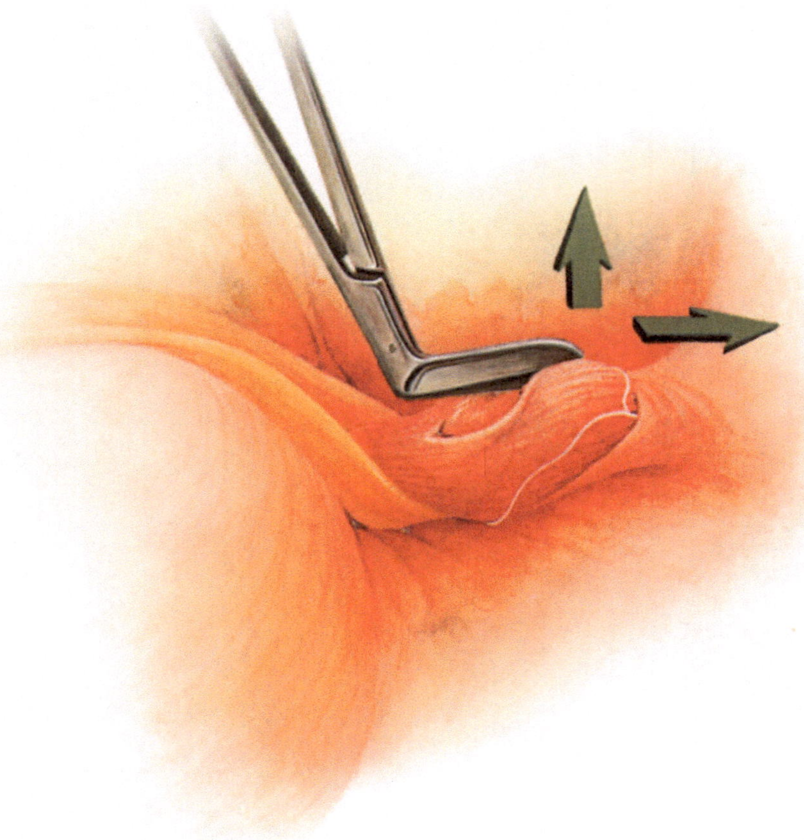

*Abb. 1.57.* Präparation nach proximal bis zur unteren Lungenvene

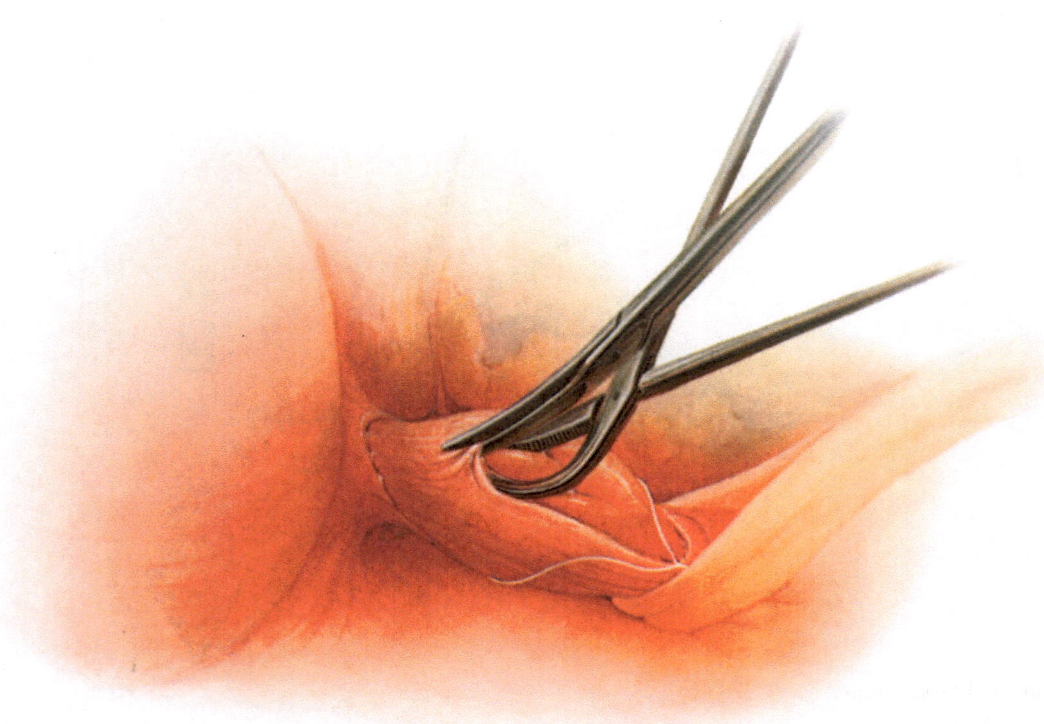

*Abb. 1.58.* Präparation nach distal bis zum Magen

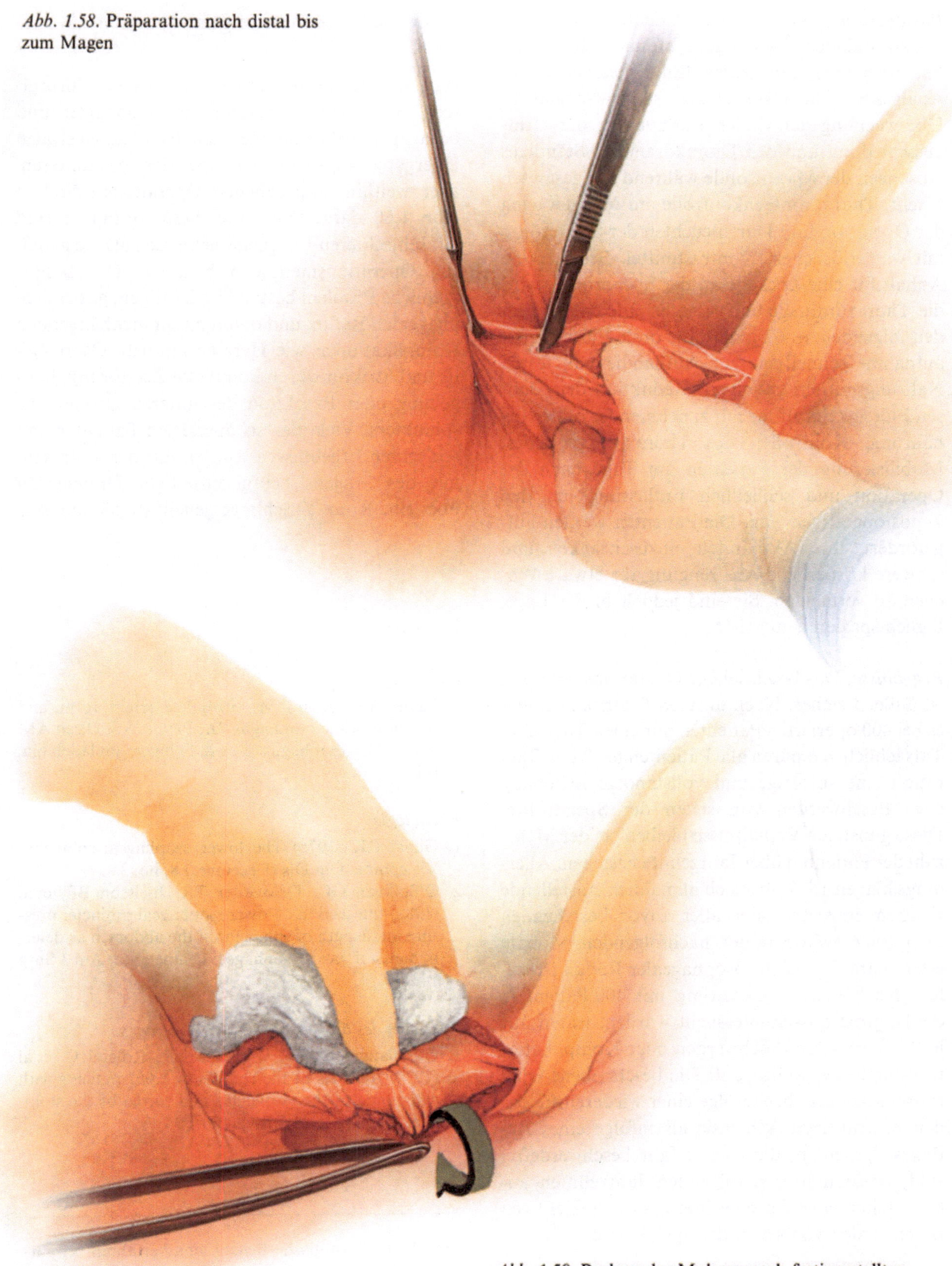

*Abb. 1.59.* Prolaps der Mukosa nach fertiggestellter Myotomie

*Postoperative Versorgung*. Patienten mit einer transthorakalen Ösophagomyotomie werden wie Patienten nach thorakalen Eingriffen behandelt. Analgesie, Flüssigkeitsersatz sowie sorgfältige Überwachung der vitalen Funktionen, der Urinausscheidung und der Thoraxdrainage. Ständiges Absaugen der Magensonde während der gesamten Nacht. Thoraxröntgenkontrolle am Morgen nach der Operation und Durchleuchten der Speiseröhre mit wasserlöslichem Kontrastmittel. Besteht kein Anhalt für eine Leckage an der Speiseröhre, wird die Thoraxdrainage und Magensonde entfernt, in den folgenden 48–72 h wird die orale Flüssigkeitsaufnahme schnell bis zur Aufnahme von festen Nahrungsmitteln gesteigert. Reduktion der venösen Flüssigkeitszufuhr mit zunehmender oraler Ernährung, Kontrollen des Thoraxröntgenbildes, Mobilisierung der Patienten am Tage nach der Operation und schließlich Entlassung um den 7. postoperativen Tag. Die Patienten werden aufgefordert, ihre Aktivitäten einzuschränken und schwere körperliche Anstrengung für etwa 6 Wochen zu vermeiden. Sie sind jedoch in der Lage, täglich spazieren zu gehen.

*Ergebnisse*. Das beschriebene Operationsverfahren ist äußerst sicher. Nach unseren Erfahrungen gab es bei 400 operierten Patienten nur einen Todesfall. Tatsächlich verspüren alle Patienten nach der Operation eine sofortige und vollständige Behebung aller Beschwerden von seiten der Speiseröhre. Diese günstigen Verhältnisse bleiben bei der Mehrzahl der Patienten über Jahrzehnte bestehen. Allerdings klagen 15% über sich allmählich einstellende Zeichen einzelner oder aller zuvor bestehenden Symptome während der nachfolgenden Monate oder Jahre. Ein gastroösophagealer Reflux ist selten. Nach unserer Erfahrung mit 400 Patienten, die langfristig nachuntersucht wurden, traten nur in 2,5% schwere Beschwerden oder Komplikationen durch den Reflux auf. Die beschriebene Operation scheitert eher infolge einer wiedereintretenden obstruktiven Achalasie als infolge eines Refluxes. Patienten, die nach 1 Jahr beschwerdefrei sind, erleiden in den folgenden Jahrzehnten äußerst selten eine Verschlechterung der subjektiven Beschwerden von seiten der Speiseröhre.

## Historische Bemerkungen

Im Laufe der Jahre wurden verschiedene chirurgische Behandlungsverfahren bei gutartigen und bösartigen Erkrankungen am ösophagogastralen Übergang angegeben. Einige der bekannteren, aber weithin aufgegebenen Operationen sind in Abb. 1.60 dargestellt. Alle diese Verfahren sind mit schlechteren Langzeitergebnissen als die gängigen Operationsmethoden behaftet. Das hauptsächliche Problem bestand im häufigen, gastroösophagealen Reflux und damit zusammenhängenden Komplikationen wie Herzsensationen, Ösophagitis und Striktur durch komplette Zerstörung, Umgehung oder Resektion des unteren Ösophagussphinkters. Viele der so operierten Patienten mit schlechten Ergebnissen wurden mit der Antrektomie des Magens bei gleichzeitiger Drainierung über eine Roux-Y-Schlinge geheilt (S. 58 und 59).

## Literatur


*Chirurgie*

1. Payne WS, Olsen AM (1974) The origin, form, and function of the esophagus. In: Payne WS, Olsen AM (eds): The esophagus. Lea & Febiger, Philadelphia, p 1

*Physiologie*

1. Goyal RK (1976) The lower esophageal sphincter. Viewpoints Dig Dis (December) 8, no. 3
2. O'Sullivan GC, DeMeester TR, Joelsson BE, et al (1982) Interaction of lower esophageal sphincter pressure and length of sphincter in the abdomen as determinants of gastroesophageal competence. Am J Surg 143:40

*Karzinom des ösophagogastralen Übergangs*

1. Gunnlaugsson GH, Wychulis AR, Roland C, et al (1970) Analysis of the records of 1,657 patients with carcinoma of the esophagus and cardia of the stomach. Surg Gynecol Obstet 130:997


*Abb. 1.60*. Chirurgische Behandlungsverfahren bei gutartigen und bösartigen Erkrankungen am ösophagogastralen Übergang

## *Achalasie*

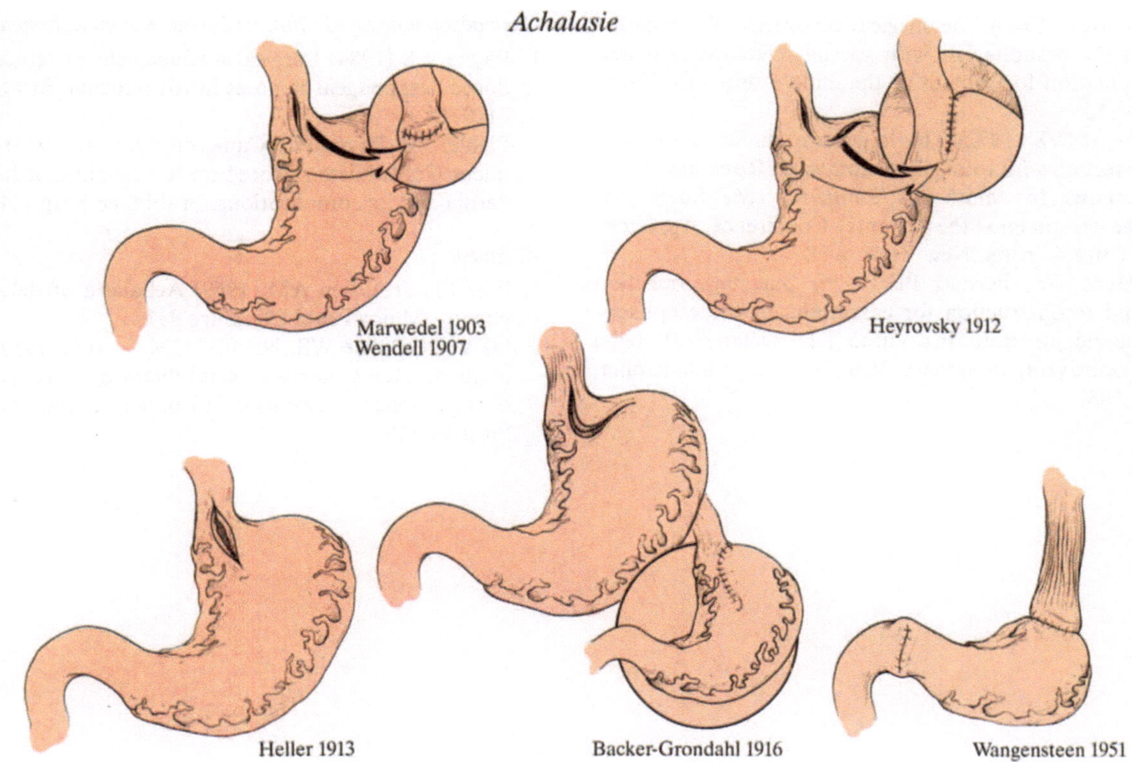

Marwedel 1903
Wendell 1907

Heyrovsky 1912

Heller 1913

Backer-Grondahl 1916

Wangensteen 1951

## *Ösophagogastrostomie*

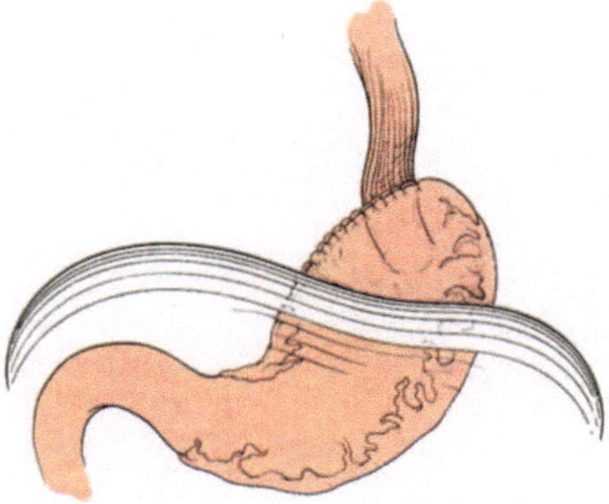

Wendel 1907

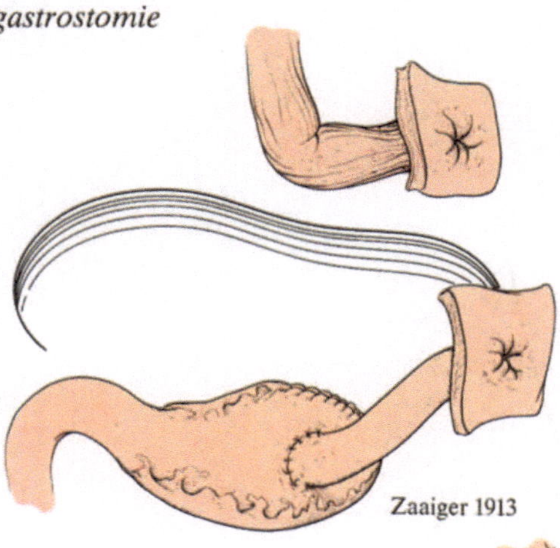

Zaaiger 1913

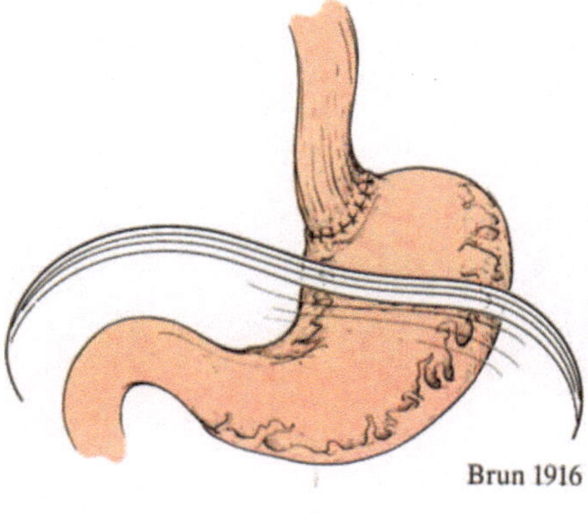

Brun 1916

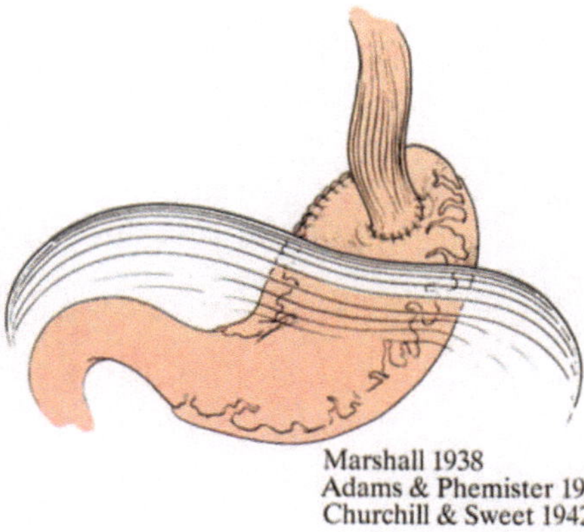

Marshall 1938
Adams & Phemister 1938
Churchill & Sweet 1942

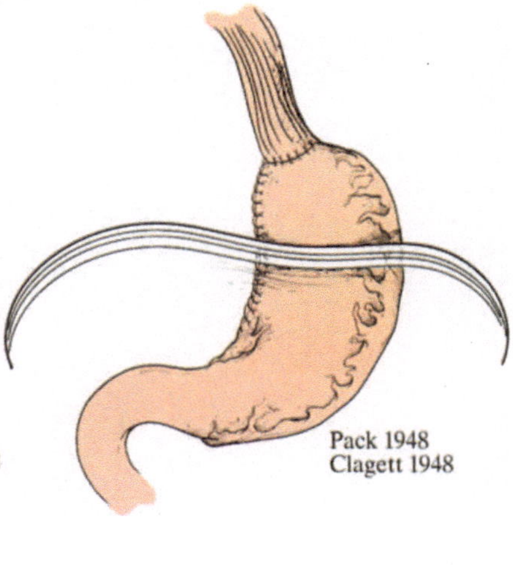

Pack 1948
Clagett 1948

2. Lewis I (1946) The surgical treatment of carcinoma of the oesophagus: with special reference to a new operation for growth of the middle third. Br J Surg 34:18
3. Payne WS (1972) The long-term clinical state after resection with total gastrectomy and Roux loop anastomosis. In: Smith RA, Smith RE (eds) Surgery of the oesophagus: the Coventry Conference. Appleton-Century-Crofts, New York, p 23
4. Payne WS, Bernatz PE (1976) One-stage resection and reconstruction for carcinoma of the esophagogastric junction. In: Varco RL, Delaney JP (eds) Controversy in surgery. WB Saunders, Philadelphia, p 593

*Gastroösophagealer Reflux und seine Komplikationen*

1. Payne WS (1984) Surgical management of reflux-induced oesophageal stenoses in 101 patients. Br J Surg 71:971
2. Piehler JM, Payne WS, Cameron AJ, et al (1984) The uncut Collis-Nissen procedure for esophageal hiatal hernia and its complications. Probl Gen Surg 1:1

*Achalasie*

1. Ellis FH Jr, Olsen AM (1969) Achalasia of the esophagus. Major Probl Clin Surg 9:1
2. Okike N, Payne WS, Neufeld DM, et al (1979) Esophagomyotomy versus forceful dilation for achalasia of the esophagus: results in 899 patients. Ann Thorac Surg 28:119

# 2 Chirurgische Anatomie und Physiologie des Magens

JON A. VAN HEERDEN

## Anatomie

Der Magen, dessen grobe Umrisse einem „J" entsprechen, reicht vom ösophagogastralen Übergang bis zum Pylorus, einem umschriebenen, muskulofibrösen Sphinkter. Er gliedert sich in folgende anatomische Abschnitte: (1) Fundus, der den Bereich oberhalb und links vom ösophagogastralen Übergang darstellt; (2) Korpus, der größte Teil des Magens zwischen Fundus und Magenantrum; (3) Antrum, unterster Abschnitt des Magens, der sich etwa vom Magenangulus bis zum Pylorus erstreckt, wobei ein zungenförmiger Ausläufer des Magenantrums an der kleinen Kurvatur des Magens nach proximal reicht; (4) Kardia, der etwa 3 cm breite Bereich unterhalb des ösophagogastralen Übergangs.

Von der kleinen und großen Kurvatur spannen sich fächerartig Peritonealblätter als Lig. gastrohepaticum bzw. Lig. gastrocolicum aus. Zusammen mit diesen beiden Omenta stellt der Magen die Vorderwand der Bursa omentalis dar.

Die Magenwand besteht aus 4 gesonderten Schichten: (1) dem serösen oder peritonealen Überzug; (2) der Muskelschicht, die sich aus zirkulären, longitudinalen und schrägen Fasern zusammensetzt; (3) der submukösen Schicht; (4) der Magenschleimhaut, deren innerste Schicht die Tunica muscularis mucosae ist.

### *Gefäßversorgung*

*Arterielle Gefäßversorgung*. Der Magen besitzt eine ausgesprochen reiche Blutversorgung (Abb. 2.1). Diese ist, wie sich bei der gezielten Gefäßdurchtrennung bei der Behandlung von Ösophagusvarizen zeigt, in ihrer Gesamtheit äußerst schwierig präparativ darzustellen. Die arterielle Gefäßversorgung erfolgt aus dem Truncus coeliacus und teilt sich in (1) die A. gastrica sinistra, die direkt aus dem Truncus coeliacus entspringt und proximal der kleinen Kurvatur verläuft; (2) die A. gastrica dextra, die entweder aus der A. hepatica communis oder der A. gastroduodenalis entspringt und an der kleinen Kurvatur nach proximal verläuft, um sich hier mit der A. gastrica sinistra zu verbinden; (3) die A. gastroepiploica dextra, die in der Regel aus der A. gastroduodenalis entspringt und entlang der großen Magenkurvatur nach proximal verläuft; (4) die A. gastroepiploica sinistra, die aus der distalen Milzarterie entspringt und an der großen Magenkurvatur verläuft.

Die A. gastroduodenalis, die aus der A. hepatica communis entspringt, liegt unmittelbar hinter der Pars I des Duodenums. Sie mündet in die A. pancreaticoduodenalis superior, die wiederum mit der A. pancreaticoduodenalis inferior anastomosiert, welche aus der A. mesenterica superior entspringt. Diese vielfältigen Anastomosen und die anatomische Lokalisation der A. gastroduodenalis sind manchmal die Ursache von schweren Blutungen, wenn ein an der Hinterwand gelegenes Ulcus duodeni penetriert. An der Stelle der großen Magenkurvatur, an der die in die Serosa einmündenden Äste der A. gastroepiploica dextra ihre Richtung ändern, findet sich etwa die proximale Begrenzung des Magenantrums. Dies ist in der Regel unmittelbar gegenüber des an der kleinen Magenkurvaturseite gelegenen Magenangulus.

*Venöse Gefäßversorgung*. Die Magenvenen begleiten die entsprechenden Arterien und setzen sich daher aus (1) der V. gastrica sinistra oder V. coronaria, (2) der V. gastrica dextra oder V. pylorica, (3) der V. gastroepiploica dextra und (4) der V. gastroepiploica sinistra zusammen. Die V. gastrica dextra und die V. gastrica sinistra münden direkt in die Pfortader. Bei der portalen Hypertension ist die venöse Drainage über diese beiden Gefäße

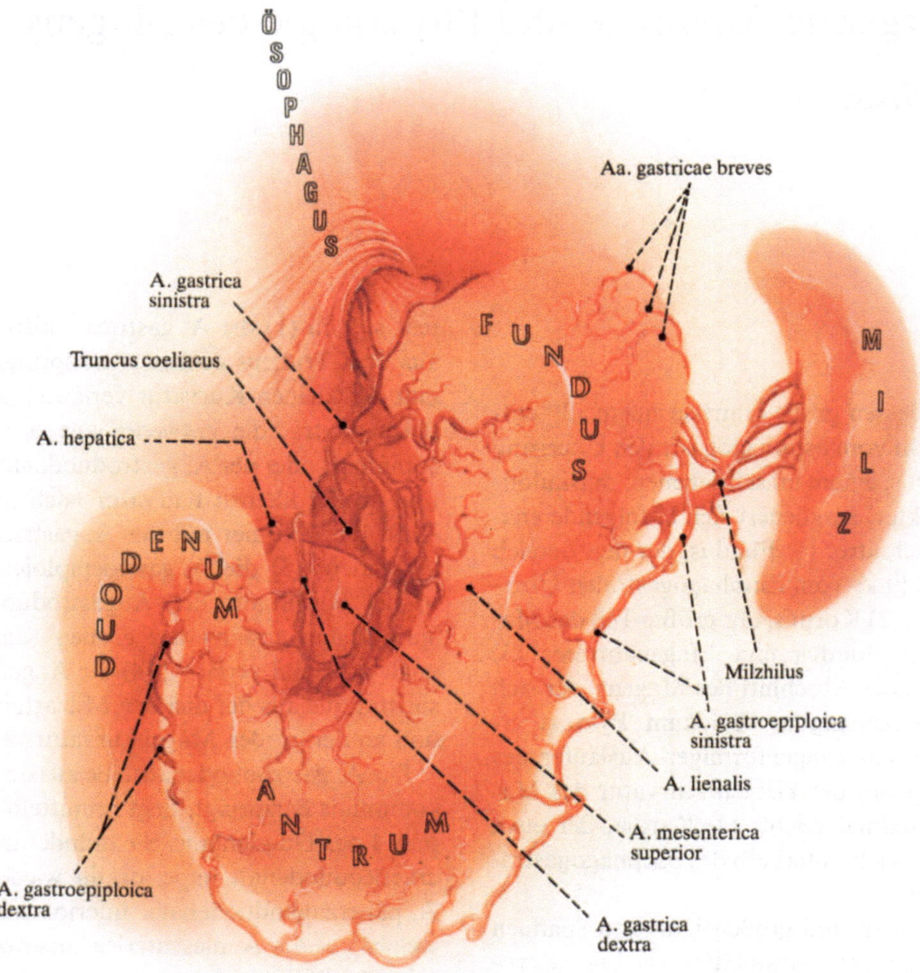


*Abb. 2.1.* Arterielle Gefäßversorgung des Magens

von größter Wichtigkeit. Die Venen in der unteren Speiseröhre (potentielle Ösophagusvarizen) kommunizieren frei mit der V. gastrica sinistra.

### *Lymphdrainage*

Die Lymphdrainage des Magens wird in 5 Gruppen unterteilt: (1) die linksseitigen Lymphknoten im Verlauf der A. gastrica sinistra, die in obere, untere und parakardiale Lymphknoten getrennt werden; (2) die Lymphknoten im Bereich der A. gastroepiploica dextra, welche die distale Hälfte der großen Kurvatur drainieren; (3) die Lymphknoten am Pylorus; (4) die hepatischen Lymphknoten, die in enger Beziehung zur A. hepatica und zum Ductus choledochus stehen; (5) die Lymphknoten am Milzhilus, die neben der Milz die proximale Hälfte der großen Magenkurvatur, den Magenfundus und den ösophagogastralen Übergang drainieren.

### *Nervale Versorgung*

Die nervale Versorgung des Magens (Abb. 2.2) besteht sowohl aus sympathischen als auch aus parasympathischen Fasern. Die sympathische Nervenversorgung des Magens stammt in der Hauptsache aus dem Plexus coeliacus und dem Plexus phreni-

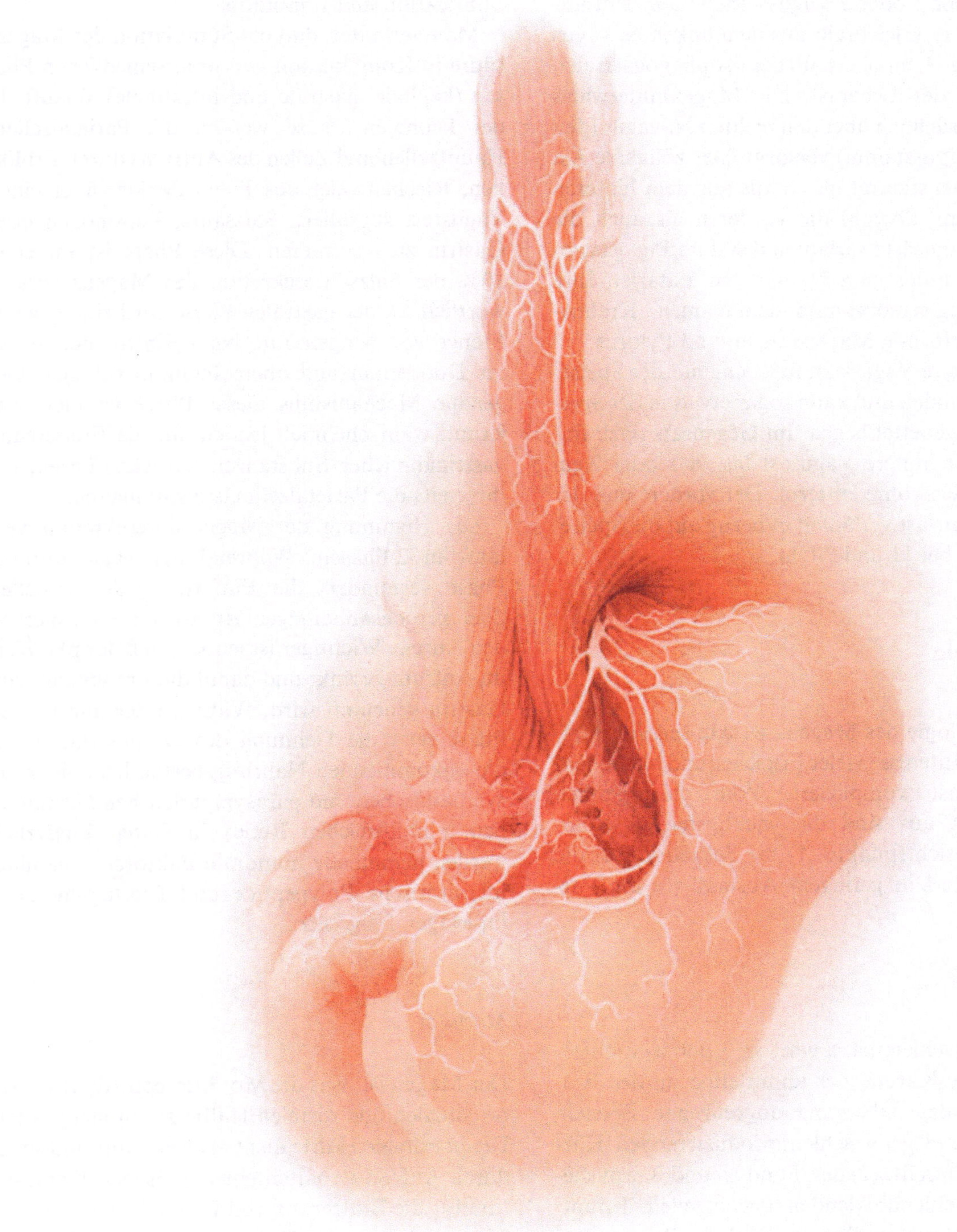

*Abb. 2.2.* Nervale Versorgung des Magens

cus sinister. Die parasympathischen Nervenäste stammen aus dem 10. Nerven (N. vagus). Die Magenvorderwand erhält ihre parasympathische Versorgung über 1 oder 2 Vagusstämme aus dem linken N. vagus. Gleichfalls aus dem linken N. vagus entspringt 1–3 cm oberhalb des ösophagogastralen Übergangs der Leberast. Die Magenhinterwand wird hauptsächlich über den rechten N. vagus (den hinteren Vagusstamm) versorgt. Der zöliakale Ast des N. vagus stammt gleichfalls aus dem hinteren Vagusstamm. Sowohl die vorderen als auch die hinteren Vagusäste verlaufen distal im Lig. gastrohepaticum unter dem Namen Nn. Latarjet. Ihre Verzweigung versorgt unter dem Namen „Krähenfuß" fächerförmig Magenantrum und Pylorus.

Der vordere Vagusstamm ist eng mit der Speiseröhre verbunden und kann sogar etwas in der Speiseröhre eingebettet liegen. Im Gegensatz dazu findet sich der hintere Vagusast bis zu 1 oder 2 cm von der Speiseröhre entfernt. Der vordere und der hintere Vagusast verlaufen in bezug auf die Speiseröhre etwa bei 11 und 7 Uhr.

## Physiologie

Die Physiologie des Magens weckte seit Jahrhunderten das Interesse vieler Forscher und bleibt dennoch höchst kompliziert. Vom chirurgischen Standpunkt aus sind die wichtigsten physiologischen Gesichtspunkte (1) die Sekretion, (2) die Motilität und in geringem Ausmaß (3) die Verdauung.

### *Sekretion*

Die Magenschleimhaut wird in 3 Bereiche unterteilt: (1) die Kardia, der unmittelbar an den ösophagogastralen Übergang angrenzende Bereich, der die vorwiegend schleimproduzierenden Kardiadrüsen enthält; (2) den Fundus- und Korpusbereich mit schleimbildenden Becherzellen, Hauptzellen und Parietalzellen, die Schleim, Pepsinogen, Salzsäure und den Intrinsic factor sezernieren; (3) das Antrum, dessen Drüsen den schleimproduzierenden Funduszellen ähneln, jedoch zusätzlich kleine G-Zellen, die Gastrin produzieren, und Hauptzellen, die Pepsinogen produzieren, enthält.

Die normale tägliche Sekretion von Magensaft liegt zwischen 500 und 2000 ml. Die Regulation der Säuresekretion unterliegt 2 Mechanismen: der Stimulation und Inhibition.

Man vermutet, daß die Stimulation der Magensäure in Kombination von unterschiedlichen Phasen (kephale, gastrale und intestinale) abläuft. In der kephalen Phase werden die Parietalzellen, Hauptzellen und Zellen des Antrums durch Erblikken, Riechen oder ans Essen denken über einen Vagusreiz stimuliert, Salzsäure, Pepsinogen oder Gastrin zu sezernieren. Diese Phase ist für etwa 10% der Salzsäuresekretion des Magens verantwortlich. In der gastralen Phase wird eine gewisse Menge von Magensäure beim Eintritt der Speise ins Duodenum und obere Jejunum gebildet. Der genaue Mechanismus dieser Phase ist nicht bekannt, wahrscheinlich jedoch auf die Freisetzung gastrinähnlicher Substanzen zurückzuführen, die ihrerseits die Parietalzellmasse stimulieren.

Die Hemmung der Magensäuresekretion verläuft in 2 Phasen. Während der vagal-antralen Phase vermindert die Entfernung des visuellen oder geruchsabhängigen Reizes der Vagusnerven den Anreiz. Wichtiger ist jedoch, daß der pH-Wert im Antrum gesenkt und damit die Freisetzung von Gastrin gehemmt wird. Während der intestinalen Phase setzt die Dehnung des Dünndarms durch die ankommenden Nahrungsbestandteile über die sympathischen und parasympathischen Nerven einen inhibitorischen Reflex in Gang. Zusätzlich werden hemmende humorale Faktoren – nämlich inhibitorische Polypeptide und Prostaglandine – im Magen freigesetzt.

### *Motilität*

Der Magen ist, was die Motilität betrifft, aus einer proximalen und distalen Hälfte zusammengesetzt. Die proximale Hälfte dient als Reservoir und sorgt durch Aufrechterhalten einer tonischen Kontraktion für die Entleerung von Flüssigkeiten aus dem Magen; die distale Hälfte sorgt dafür, daß die festen Nahrungsbestandteile sowohl zerkleinert als auch getrennt und letztendlich aus dem Magen entleert werden.

Durch Anbringen eines Schrittmachers in Magenmitte nahe der großen Kurvatur lassen sich

Schrittmacherpotentiale erzeugen. Diese Potentiale wandern sowohl um die Zirkumferenz als auch nach distal und nehmen, je näher sie dem Pylorus kommen, an Höhe und Geschwindigkeit zu. Diese elektromagnetischen Wellen lösen im unteren Korpus und im Magenantrum peristaltische Kontraktionen aus, welche die zu verdauenden festen Nahrungsbestandteile mischen und mahlen, bis sie nur noch einige Millimeter groß sind. Danach öffnet sich der Pylorus und läßt flüssige und kleine feste Bestandteile passieren. Sobald der Nahrungsmittelbolus passiert ist, schließt sich der Pylorus, um den Reflux von Dünndarminhalt zu vermeiden. Jede peristaltische Welle entleert 3–5 $cm^3$ Nahrungsmittelbrei ins Duodenum. Die Magenentleerung ist hauptsächlich eine vorwärts gerichtete Kraft; im Bereich des Pylorus sind nur geringe Pendelbewegungen festzustellen.

Der Magen hat eine bemerkenswerte Fähigkeit, sich auszudehnen. Bei seiner Ausdehnung erschlafft die Magenwand, um so das intragastrale Volumen mit nur geringer Änderung des intragastralen Drucks zu vergrößern. Wie schnell der Magen entleert wird, hängt direkt mit dem Flüssigkeitszustand des Mageninhalts ab. Im Duodenum gelegene Rezeptoren vermindern über neurohormonale Mechanismen die Magenentleerung durch Herabsetzen der Magenperistaltik. Zusätzlich wird die Magenentleerung von vielen anderen Faktoren, wie z.B. der Durchtrennung der Vagusstämme, Aufdehnung des Duodenums, Osmolalität und Säuregehalt des Duodenalinhalts, Eiweiß- und Fettgehalt im Chymus und schlechte Funktion des Pylorus beeinflußt.

# 3 Das Duodenalulkus

JON A. VAN HEERDEN

## Ätiologie

Gerät die feine Balance zwischen Säure- und Pepsinsekretion des Magens und die Widerstandskraft der Duodenalschleimhaut aus dem Gleichgewicht, ergibt sich eine säure- und peptisch bedingte Autodigestion der Duodenalschleimhaut im Sinne einer Ulzeration. Die Ursache dieses Geschehens ist höchst komplex und von verschiedenen Faktoren abhängig (Abb. 3.1 und 3.2). Zu den stimulierenden Faktoren gehören eine verstärkte Säuresekretion (obwohl die Mehrzahl der Patienten mit einem Duodenalulkus normale Säurewerte aufweisen), eine schnelle Magenentleerung, eine verstärkte Pepsinsekretion, eine unangemessene Gastrinfreisetzung, eine verminderte Hemmung der Säuresekretion und Gastrinfreisetzung und eine unzureichende Minderung der Magensäure über die Rückkoppelung durch mangelhafte, gefäßaktive, intestinale Polypeptide, Somatostatin und Glukagon. Die Widerstandskraft der Schleimhaut (Zytoprotektion) ist gleichermaßen komplex und noch weniger bekannt. Sie hängt scheinbar mit Prostaglandin – insbesondere Prostaglandin-$E_2$ – zusammen und führt möglicherweise über eine vermehrte Durchblutung der Mukosa zum Schutz der Schleimhautbarriere und zur Bildung von zyklischem Adenomonophosphat.

Mehr ist über die genauen pathologischen Veränderungen bekannt, die zum Duodenalulkus führen. Zu diesen Veränderungen gehören die Inselzelltumoren (Gastrinome) und die G-Zellhyperplasie des Antrums; beide Erkrankungen führen über eine exzessive Gastrinfreisetzung zur Ulkusbildung. Außerdem scheinen Duodenalulzera mit genetischen Prädispositionen zusammenzuhängen, was daraus ersichtlich ist, daß Duodenalgeschwüre vorwiegend bei Patienten der Blutgruppe 0 vorkommen und daß die autosomal dominant vererbte multiple endokrine Neoplasie Typ I häufig zusammen mit der Hyperpepsinogenämie I vorkommt.

## Behandlung

Bei Patienten mit Duodenalgeschwüren gelten als klassische Indikationen für die chirurgische Intervention (die in etwa 10–15% der Patienten notwendig wird) (1) die Magenausgangsstenose (Abb. 3.3), (2) die Duodenalperforation (Abb. 3.4), (3) die Blutung aus dem Duodenum (Abb. 3.5), (4) die Penetration nach hinten ins Pankreas (Abb. 3.6) und (5) die mangelnde Kooperation des Patienten.

In den letzten 10–15 Jahren gingen Duodenalgeschwüre langsam und nicht erklärbar zurück. Als verantwortlich gelten die $H_2$-Antagonisten; diese Annahme ist jedoch insoweit irreführend, da diese Medikamente keinen Einfluß auf die Häufigkeit dieser Erkrankung haben sollen. Passaro hat errechnet, daß, wenn die gegenwärtige Rate weiterhin absinkt, im Jahre 1992 keine Operation wegen eines Duodenalgeschwürs mehr durchgeführt werden muß.

Sir Hennig Ogilvie stellte treffend fest, daß jede Operationsmethode zur Behandlung eines Duodenalulkus so lange als Erfolg angesehen wird, bis sie besser bekannt wird. Diese prophetische Stellungnahme wird durch die fortwährenden Änderungen der Behandlungsrichtlinien dieser komplexen Erkrankung bestätigt. Die chirurgische Behandlung reichte von der einfachen Gastroenterostomie (von den Gebrüdern Mayo eingeführt und in den 20er und 30er Jahren verbreitet) über die subtotale Magenresektion der 40er und 50er Jahre bis zur proximal-gastrischen Vagotomie, die von Holle und Goligher verbreitet und in den 70er und 80er Jahren weiter entwickelt wurde. Die Vagoto-

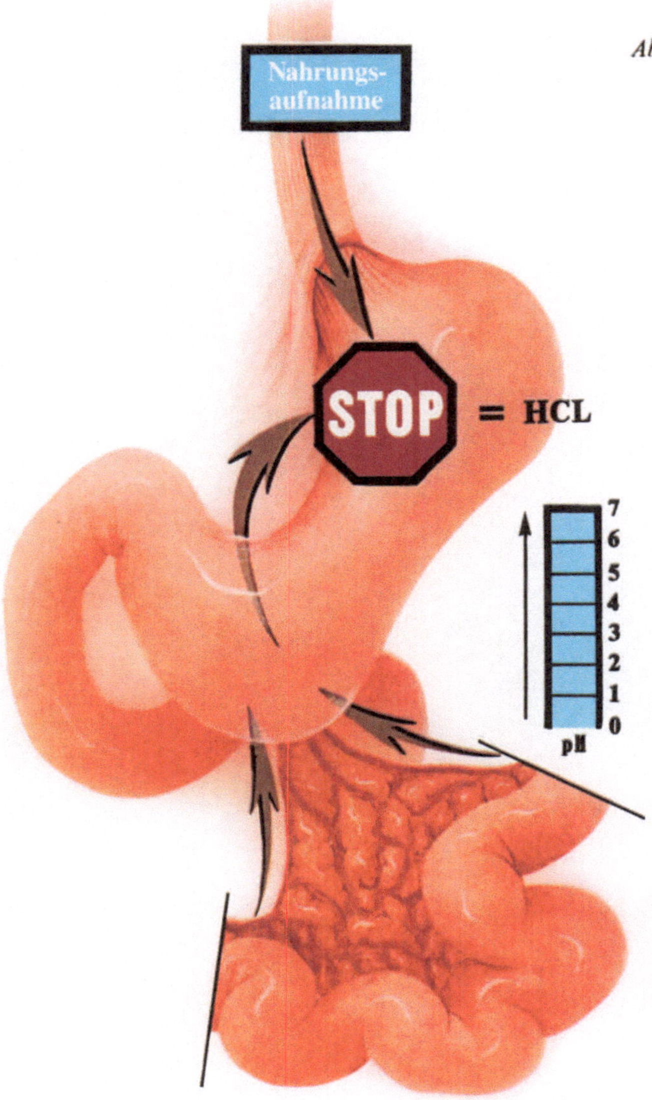

*Abb. 3.1.* Physiologische Hemmung der Magensäure

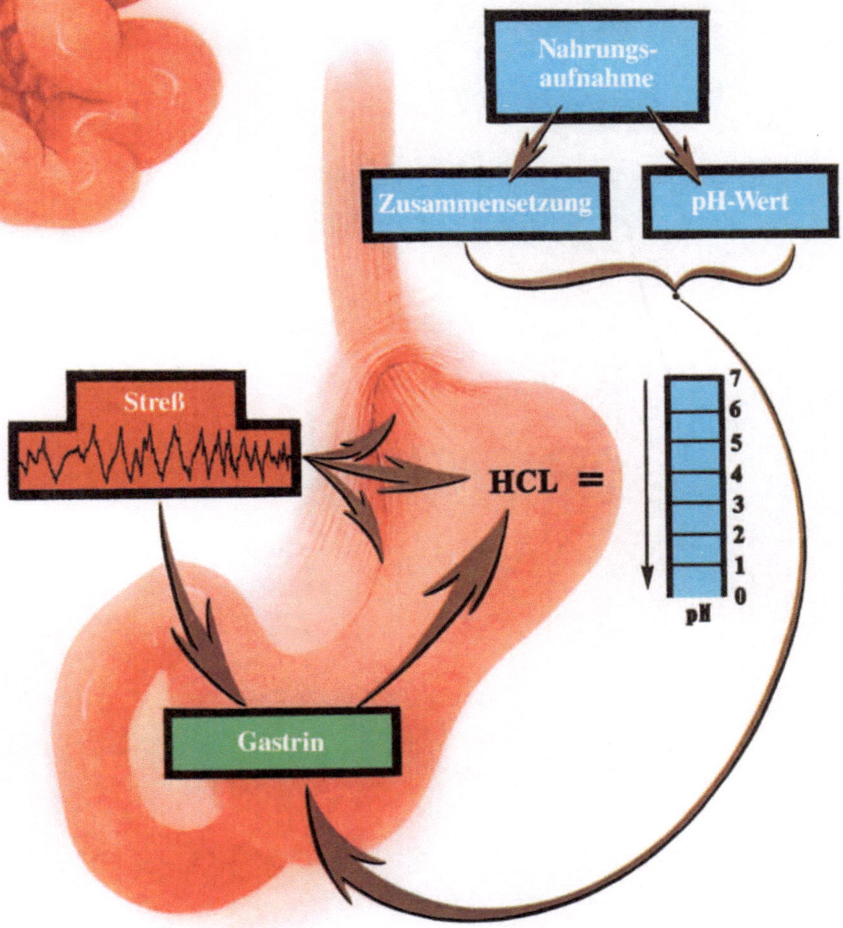

*Abb. 3.2.* Ursachen der Gastrinfreisetzung

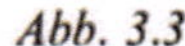

Abb. 3.3

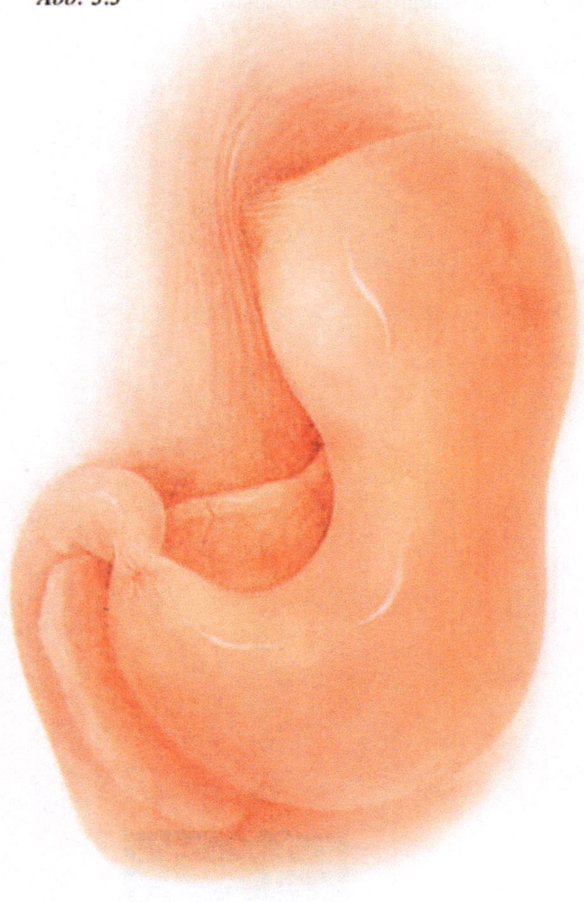

Abb. 3.4

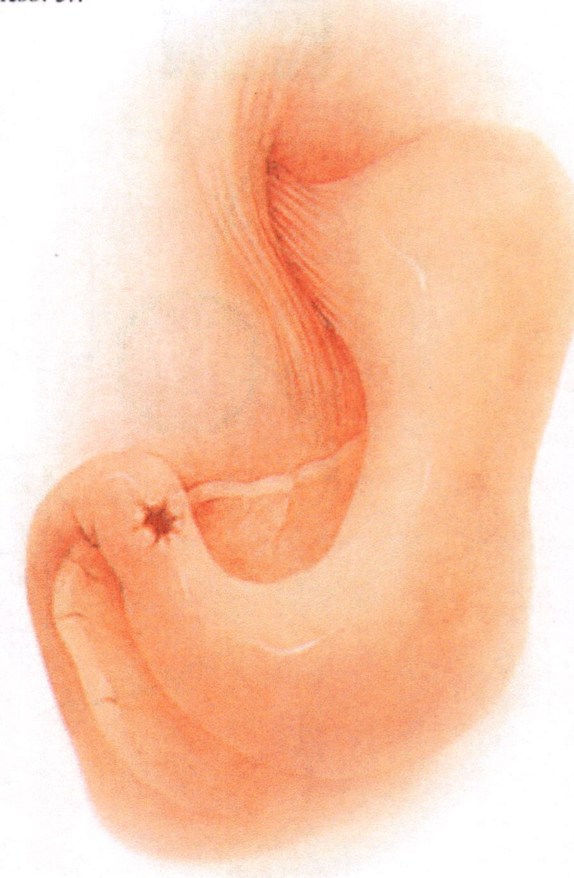

Abb. 3.5

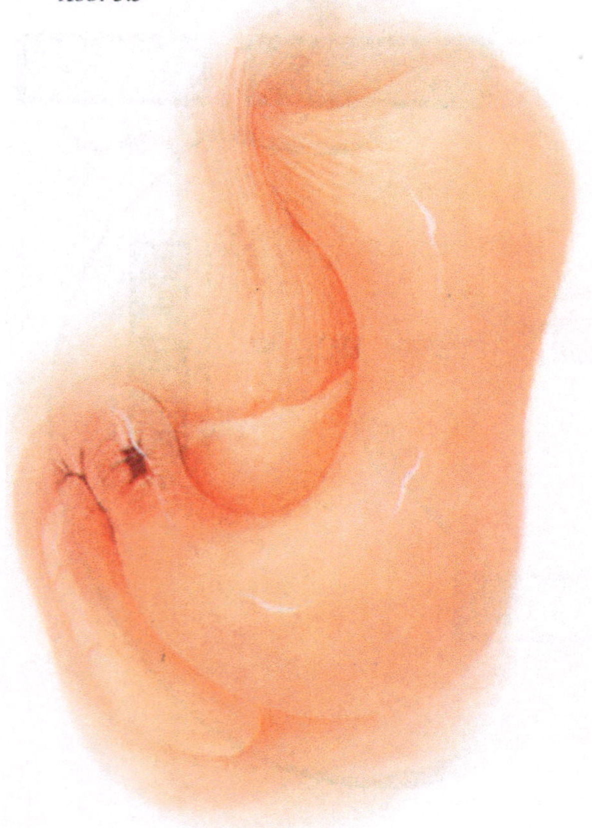

Abb. 3.6

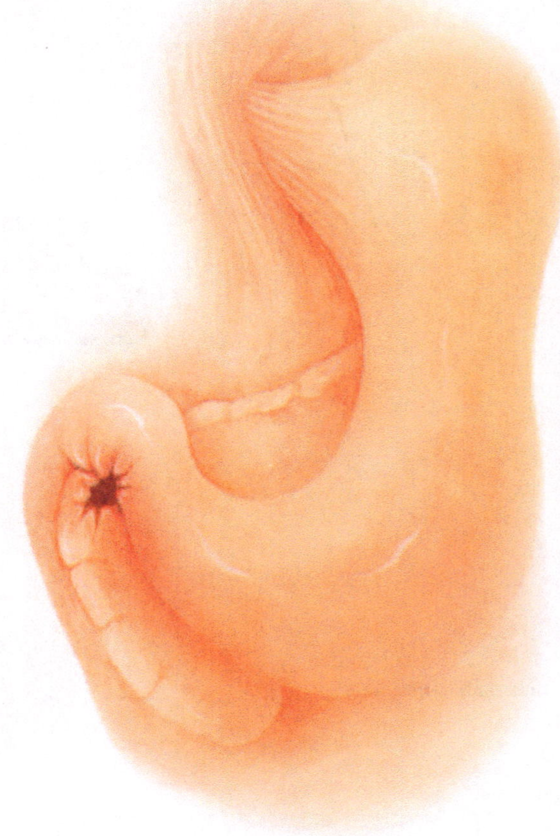

mie wurde jedoch hauptsächlich dank der Pionierarbeit von Lester Dragstedt fester Bestandteil in der Behandlung eines Duodenalulkus. Die Vagotomie kann (1) trunkulär oder komplett (Abb. 3.7) mit daraus resultierender Denervation von Magen, Duodenum, Dünndarm, rechter Kolonhälfte, Leber, Gallenblase und Pankreas oder (2) selektivgastrisch (Abb. 3.8) mit ausschließlicher Denervation des Magens oder (3) proximal-gastrisch (Abb. 3.9) mit ausschließlicher Denervation der Parietalzellmasse erfolgen.

Viele Chirurgen bemühten sich mit dem Ziel eines Gleichgewichts zwischen niederer Operationsmortalität, geringer postoperativer Morbidität, niederer Rezidivrate und annehmbarer Langzeitmorbidität vor Augen, die Vagotomietechnik zu verfeinern. Betrachtet man die Literatur bis 1984, lassen sich hinsichtlich der unterschiedlichen Operationsmethoden, die zur Behandlung des Duodenalulkus zur Verfügung stehen, folgende Schlüsse ziehen: (1) Die Operation mit der höchsten postoperativen Mortalität bei risikoarmen Patienten ist die Magenteilresektion. (2) Die Operation mit der höchsten Rezidivrate ist die trunkuläre Vagotomie mit Pyloroplastik. (3) Die Operation mit dem geringsten Auftreten postoperativer Diarrhöen und Dumpingsyndrome ist die proximal-gastrische Vagotomie. (4) Die Operation mit der geringsten postoperativen Mortalität ist die proximal-gastrische Vagotomie. (5) Die Operation mit der geringsten Rezidivrate ist die trunkuläre Vagotomie mit Antrektomie.

*Proximal-gastrische Vagotomie.* Der beste Zugang für diese Operation wird entweder mit einer medianen oder einer queren Oberbauchlaparotomie (Abb. 3.10 und 3.11) geschaffen, die etwas rechtsbetont ist. Bei beiden Zugängen ist ein Rochard-Retraktor von großem Nutzen, der den anterior-

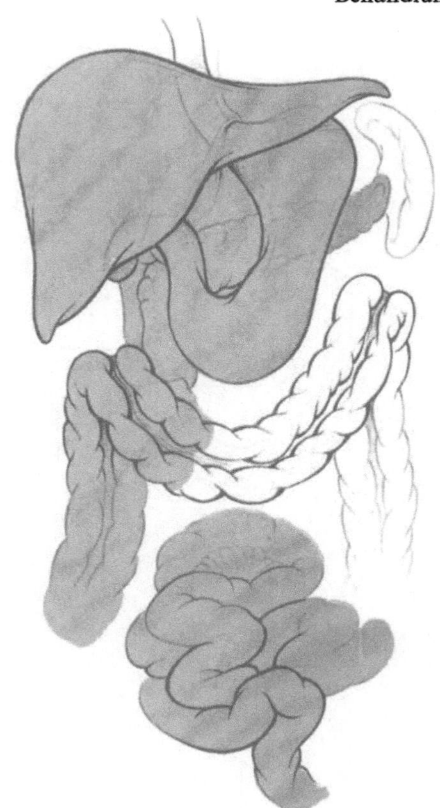

*Abb. 3.7.* Trunkuläre Vagotomie

*Abb. 3.8.* Selektiv-gastrische Vagotomie

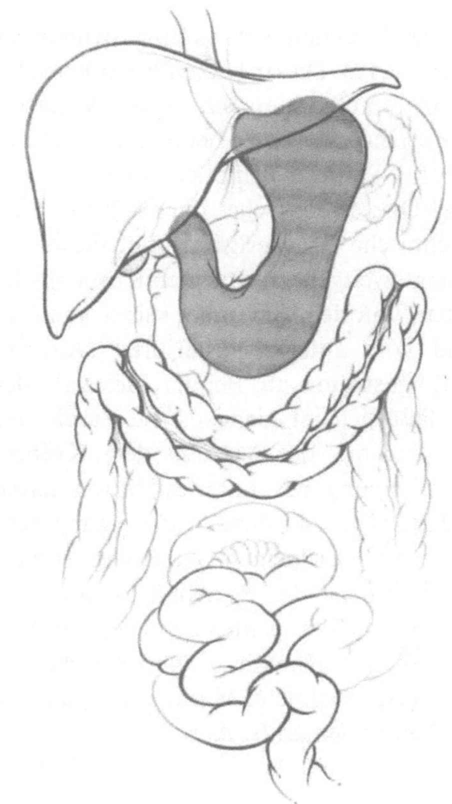

◁

*Abb. 3.3.* Magenausgangsstenose

*Abb. 3.4.* Perforiertes Duodenalulkus

*Abb. 3.5.* Blutendes Duodenalulkus

*Abb. 3.6.* Penetrierendes Duodenalulkus

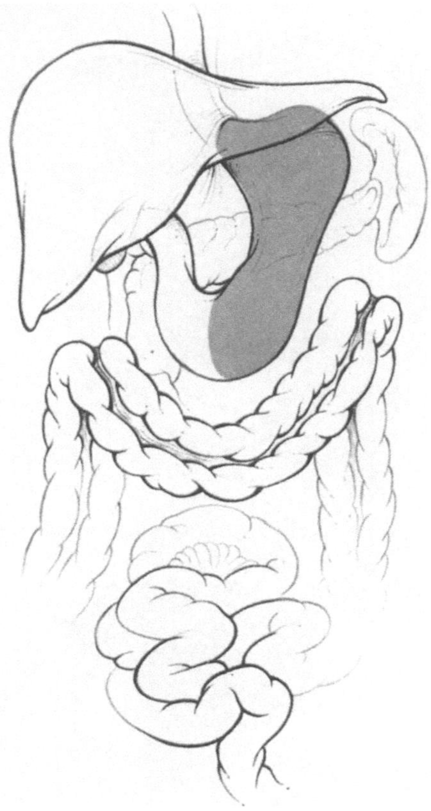

*Abb. 3.9.* Proximal-gastrische Vagotomie

posterioren Durchmesser des Epigastriums vergrößert (Abb. 3.12). Dieser Haken bietet beim Mittelschnitt in Kombination mit einem Wundspreizer oder einem Rahmen einen hervorragenden Zugang (Abb. 3.13). Weiterhin empfiehlt es sich, das Kopfende des Operationstisches um 15–20° anzuheben. Der technische Schwierigkeitsgrad dieser Operation hängt weitgehend von der Körpergröße des Patienten, von der Verfettung seines kleinen Netzes und vom anterior-posterioren Durchmesser seines Epigastriums ab. Bei der Mehrzahl der Patienten läßt sich im kleinen Netz durch genaues Suchen proximal des Antrums der „Krähenfuß" die Aufzweigung des Latarjet-Nerven darstellen (Abb. 2.2). Während diese Aufzweigung bei starker Verfettung des kleinen Netzes gelegentlich verborgen bleibt, ist der R. hepaticus des vorderen Vagusnerven an der rechten Seite des ösophagogastralen Übergangs nahezu immer sichtbar und dient als ausgezeichneter Markierungspunkt bei einem dicken Patienten (s. Abb. 2.2).

Zunächst wird bei der proximal-gastrischen Vagotomie der vordere und hintere Vagusstamm oberhalb des ösophagogastralen Übergangs aufgesucht und angeschlungen. Dieses von Golligher propagierte Vorgehen ist bei ausreichender Erfahrung überflüssig. Die linke Hand des Operateurs ist bei diesem Eingriff die wichtige Hand. Sie greift rechts vom Latarjet-Nerv durch den avaskulären Anteil des kleinen Netzes und liegt in der Bursa omentalis (Abb. 3.14). Diese Hand bleibt während der gesamten Operation in dieser Position und zieht gegen den mit einer Klemme vom Assistenten gehaltenen Magen, wodurch sich das Lig. hepatogastricum anspannt und die zu durchtrennenden Nerven und Gefäße ausgezeichnet zur Darstellung kommen.

Die Dissektion beginnt auf der Seite der kleinen Kurvatur am „Krähenfuß" etwa 6–7 cm proximal des Pylorus (Abb. 3.15), wobei sowohl das vordere als auch das hintere Blatt des kleinen Netzes schrittweise nahe der Magenwand durchtrennt wird. Dieser ziemlich lästige und sich wiederholende Vorgang kann durch die Anwendung von Hämoclips abgekürzt werden, die sich jedoch während der weiteren Präparation häufig lösen und so unnötige und hinderliche Blutungen hervorrufen. Bei der nach oben fortschreitenden Skelettierung wird der R. hepaticus des vorderen Vagus immer im Auge behalten. Die Dissektion verläuft tangential über den ösophagogastralen Übergang in Richtung His-Winkel. Sobald dieser erreicht ist, muß die Speiseröhre auf mindestens 6 cm Strecke freipräpariert werden (Abb. 3.16). Dies erfolgt durch sorgfältiges, zirkuläres Durchtrennen der kleinen Vagusäste mit dem Skalpell oder dem Elektrokauter.

Durch Umfahren der unteren Speiseröhre mit einer Penrose-Drainage läßt sich die Hinterwand

▷

*Abb. 3.10.* Mediane Oberbauchlaparotomie

*Abb. 3.11.* Quere Oberbauchlaparotomie

*Abb. 3.12.* Erweiterung des Epigastriums durch den Rochard-Retraktor

*Ab. 3.13.* Kombination des Rochard-Retraktors mit einem Wundspreizer beim Medianschnitt

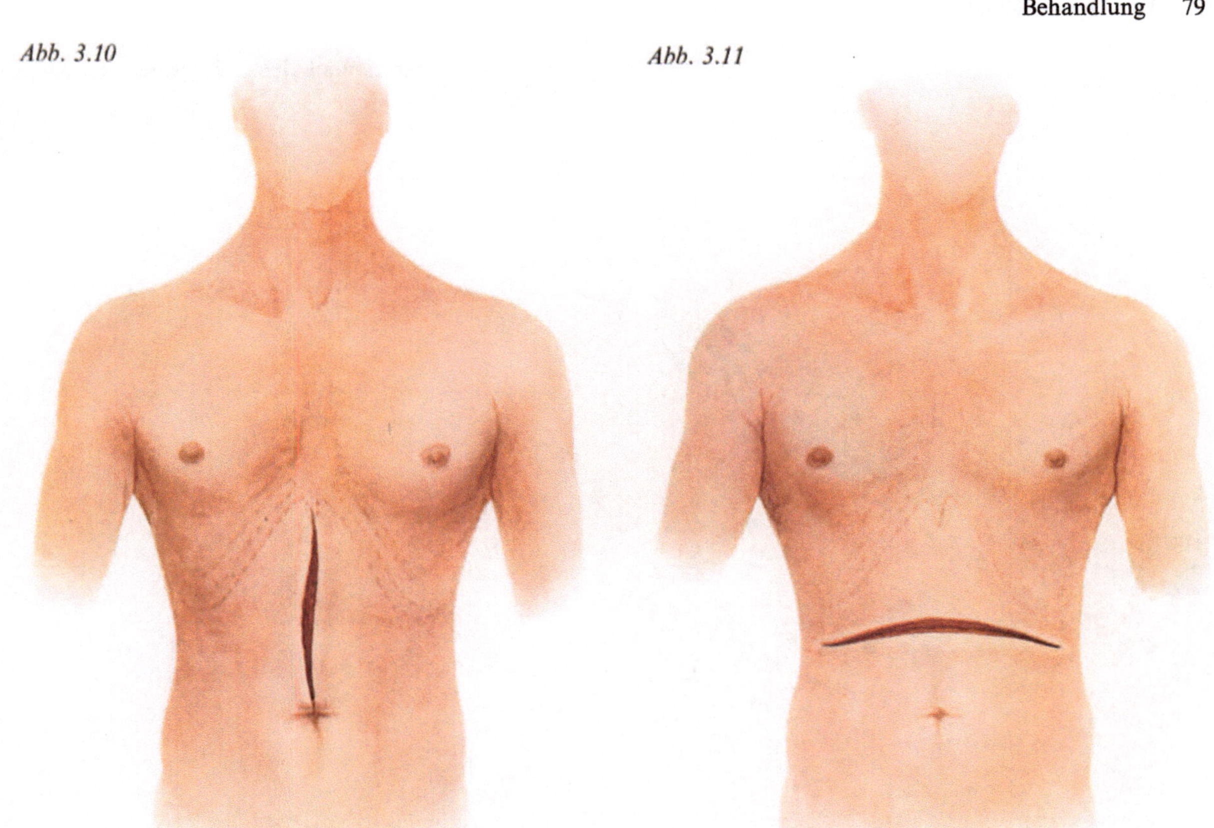

*Abb. 3.10* *Abb. 3.11*

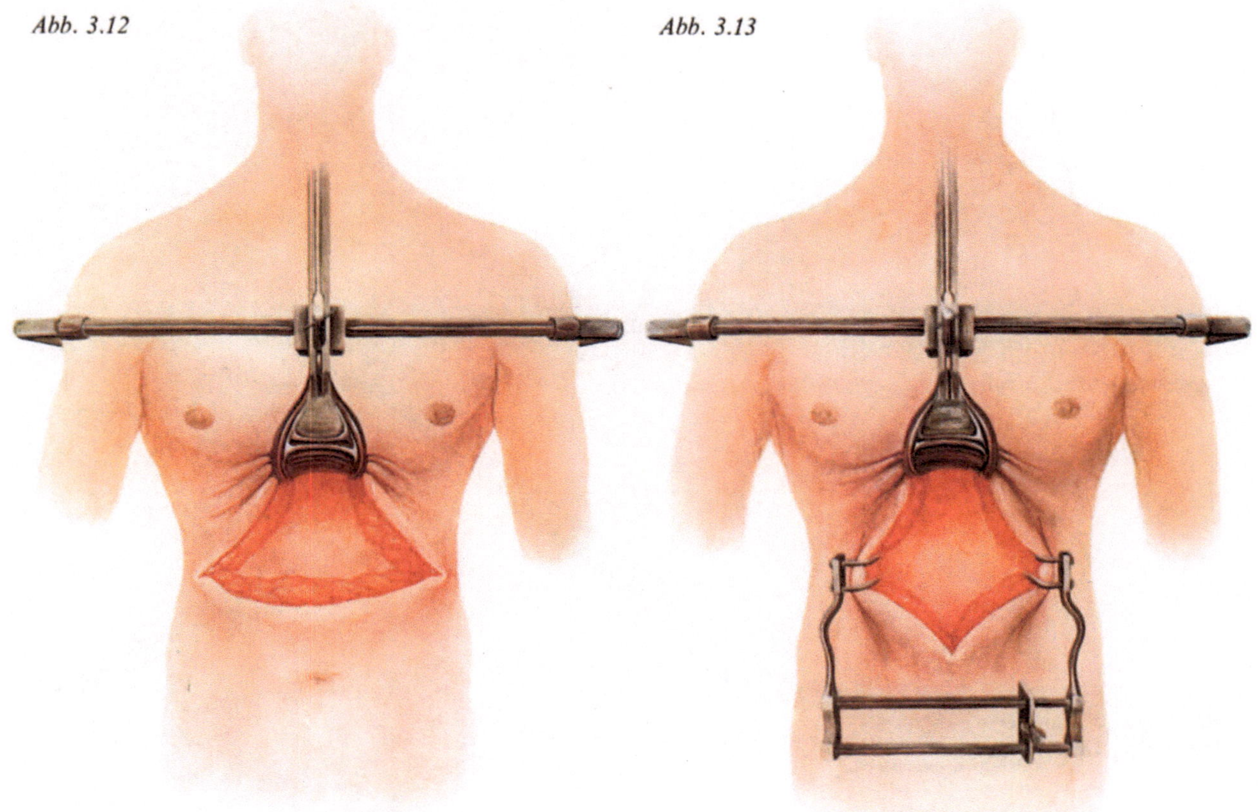

*Abb. 3.12* *Abb. 3.13*

*Abb. 3.14.* Präparation an kleiner Kurvatur und Kardia

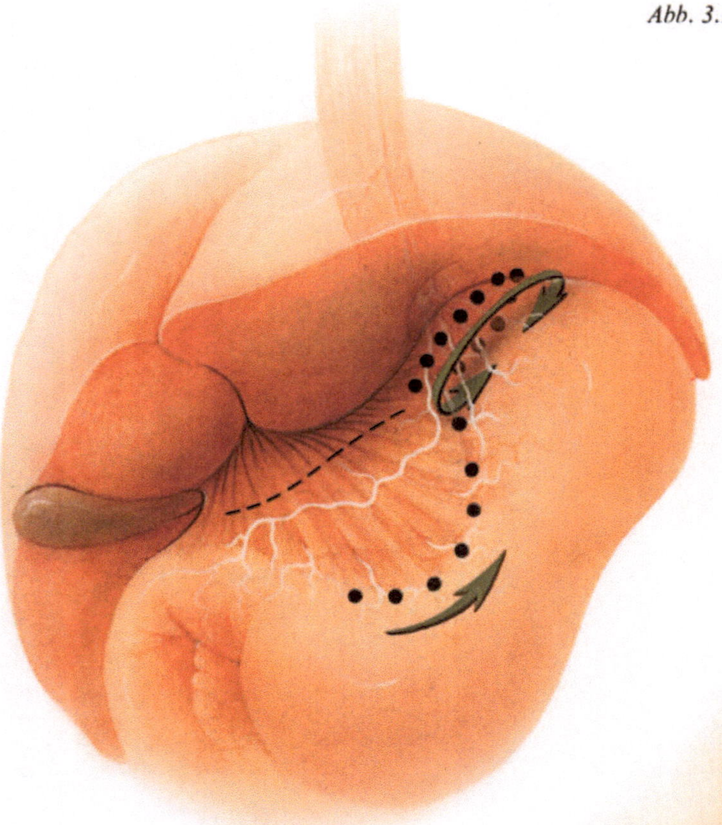

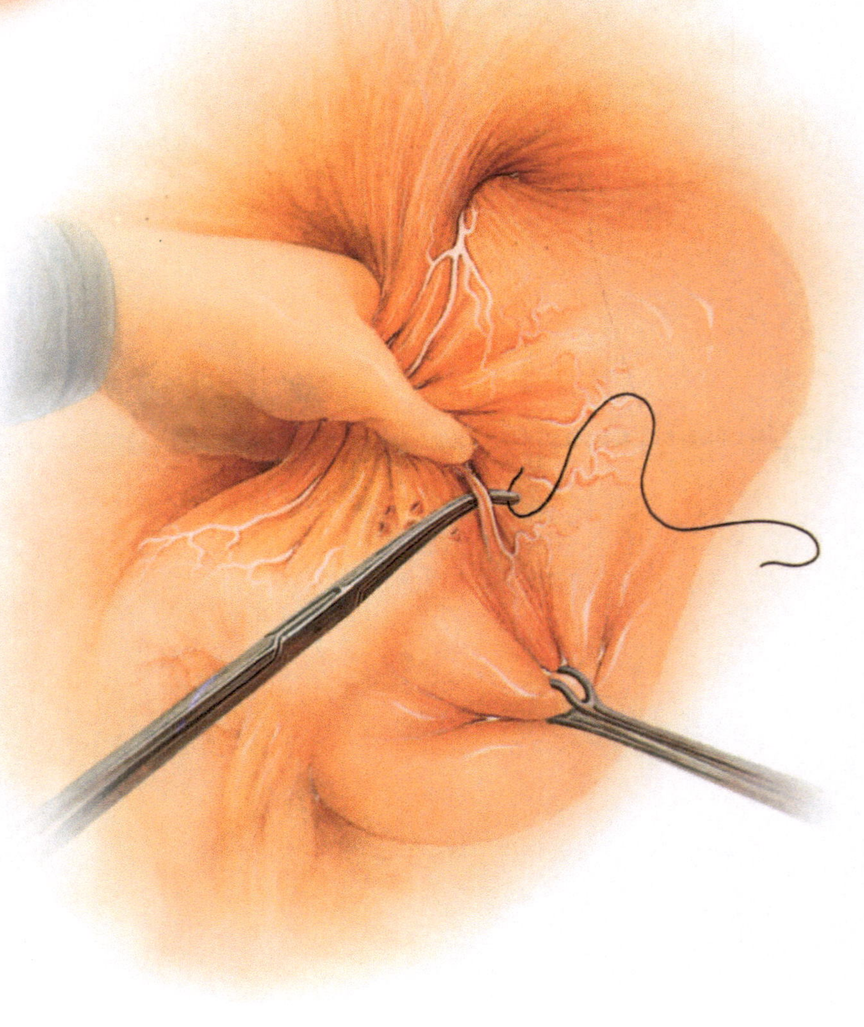

*Abb. 3.15.* Beginn der Dissektion am Krähenfuß

des ösophagogastralen Übergangs und der Magenfundus darstellen. Dieses Vorgehen ist von großer Wichtigkeit, um einen zwar seltenen, aber sehr wichtigen hinteren Ast zum Fundus zur Darstellung zu bringen, der N. grassi oder N. criminalis bezeichnet wird. Die proximal-gastrische Vagotomie ist sicher komplett, wenn die ersten beiden Aa. gastricae breves und die Hälfte der gastroepiploischen Gefäße entlang der großen Kurvatur durchtrennt wurden. Damit ist sicher, daß der sog. Rosati-Nerv, der manchmal für eine unvollständige Parietalzelldenervation verantwortlich ist, durchtrennt wird. Anschließend wird die kleine Kurvatur mit Seideeinzelknopfnähten reperitonealisiert. Theoretisch verhindert diese Maßnahme das Auftreten neuer vagaler Innervationen in diesem Bereich. Gleichzeitig werden kleine Nekrosen an der Seite der kleinen Kurvatur abgedeckt, die durch versehentliches Einknoten der Magenwand entstehen.

Die gebräuchlichsten intraoperativen Kontrollmethoden einer kompletten vagalen Denervation sind die von Grassi und Burge. Obwohl es nur wenig Daten über den Wert des Grassi-Tests gibt, zeigen jedoch die Untersuchungsergebnisse bei positivem Burge-Test, daß bei diesen Patienten Rezidivulzera 5mal häufiger als bei Patienten mit negativem Ergebnis auftraten. Eine Drainageoperation am Magen ist bei diesem Vorgehen nicht notwendig, obwohl sie von Holle empfohlen wird. Die zusätzliche Pyloroplastik oder Gastroenterostomie zur proximal-gastrischen Vagotomie vermindert durch Diarrhöen und Dumpingsyndrom die Vorteile dieser Operation. Weist der Patient eine gewisse Verengung des Pylorus auf, genügt die Dilatation mit einem dicken Magenschlauch oder Hegar-Stiften.

*Selektiv-gastrische Vagotomie.* Wie der Name sagt, werden alle Vagusfasern zum Magen distal des R. hepaticus und R. coeliacus durchtrennt (Abb. 3.17). Diese Methode bedarf einer Drainageoperation: entweder der Pyloroplastik oder der Antrumresektion. Sie hat daher gegenüber der trunkulären Vagotomie, wenn überhaupt, nur geringe Vorteile und ist nicht verbreitet.

*Trunkuläre Vagotomie.* Als Zugang ist die mediane oder quere Oberbauchlaparotomie unter Verwen-

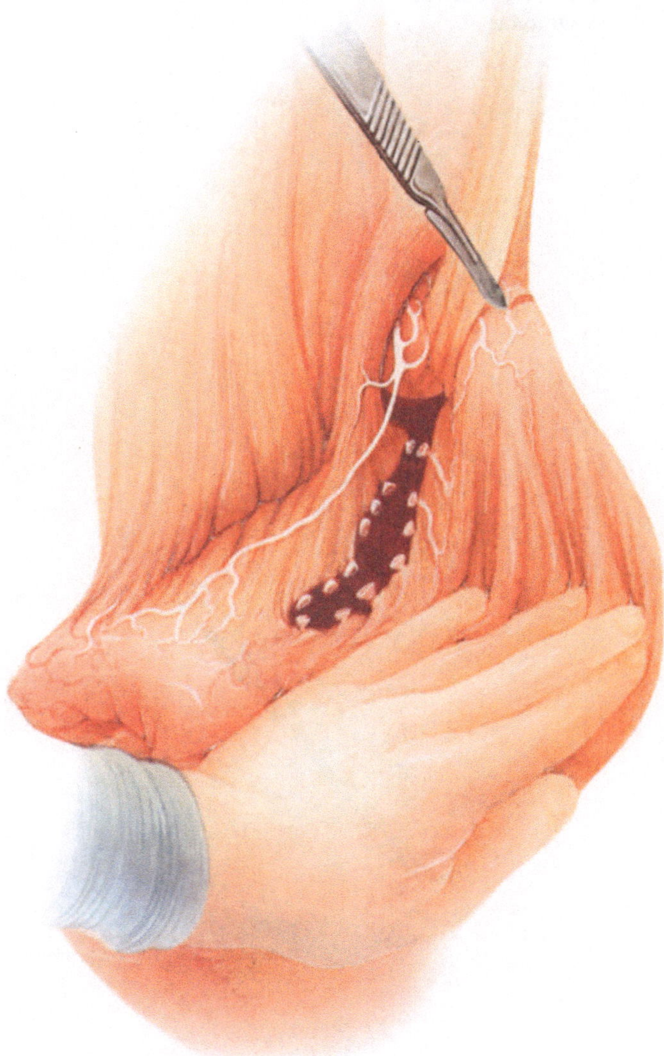

*Abb. 3.16.* Freipräparation der Speiseröhre

dung eines Rochard-Hakens geeignet. Der Schlüssel zur trunkulären Vagotomie ist die Darstellung. Diese erfolgt am besten dadurch, daß der linke Leberlappen und die vordere Bauchwand mit dem Rochard-Haken nach vorne und kranial gehalten werden, während die linke Hand des Chirurgen den Magenkorpus nach kaudal hält (Abb. 3.18). Die Lage dieser Hand ist für die Darstellung außerordentlich wichtig. Während der vordere Vagusstamm der Vorderwand des Ösophagus eng aufliegt und sogar in ihr eingebettet liegen kann (bei 2 Uhr), verläuft der hintere Vagusstamm (7 Uhr) in deutlichem Abstand von etwa 1–1,5 cm

*Abb. 3.17.* Fertiggestellte selektiv-gastrische Vagotomie

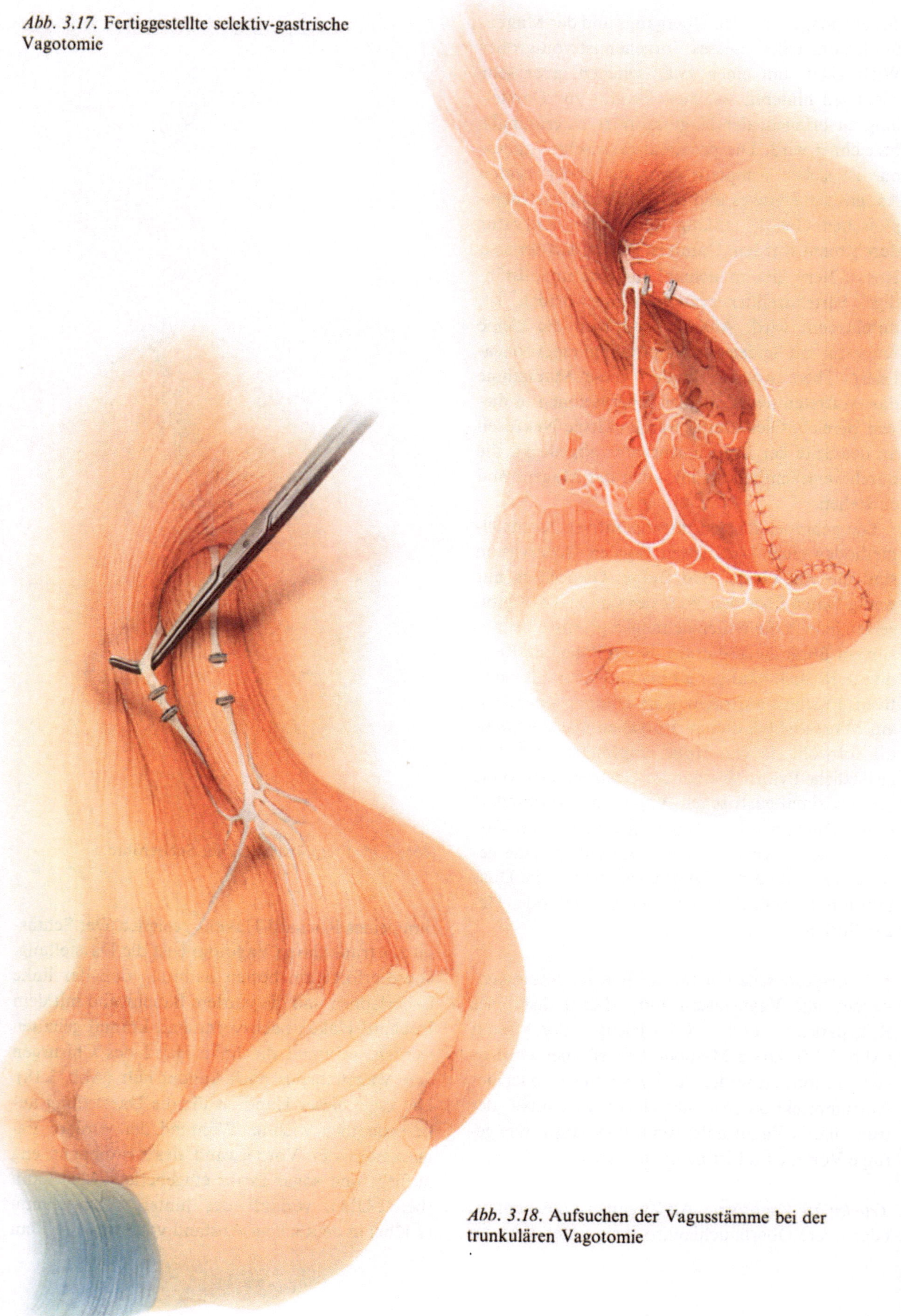

*Abb. 3.18.* Aufsuchen der Vagusstämme bei der trunkulären Vagotomie

von der Speiseröhre entfernt. Ob der Vagus mittels Clip oder Ligatur durchtrennt wird (Abb. 3.19), ist unwesentlich. Wichtig ist jedoch die histologische Untersuchung. Eine der häufigsten Ursachen einer inkompletten trunkulären Vagotomie ist eine fehlende Schnellschnittuntersuchung der Nervenstämme. Der Chirurg darf sich nicht damit zufrieden geben, daß die 2 Hauptnervenstämme durchtrennt wurden, da viele andere kleine und unwichtigere Äste bei sorgfältiger Suche, insbesondere an der Vorderwand der Speiseröhre, zu finden sind.

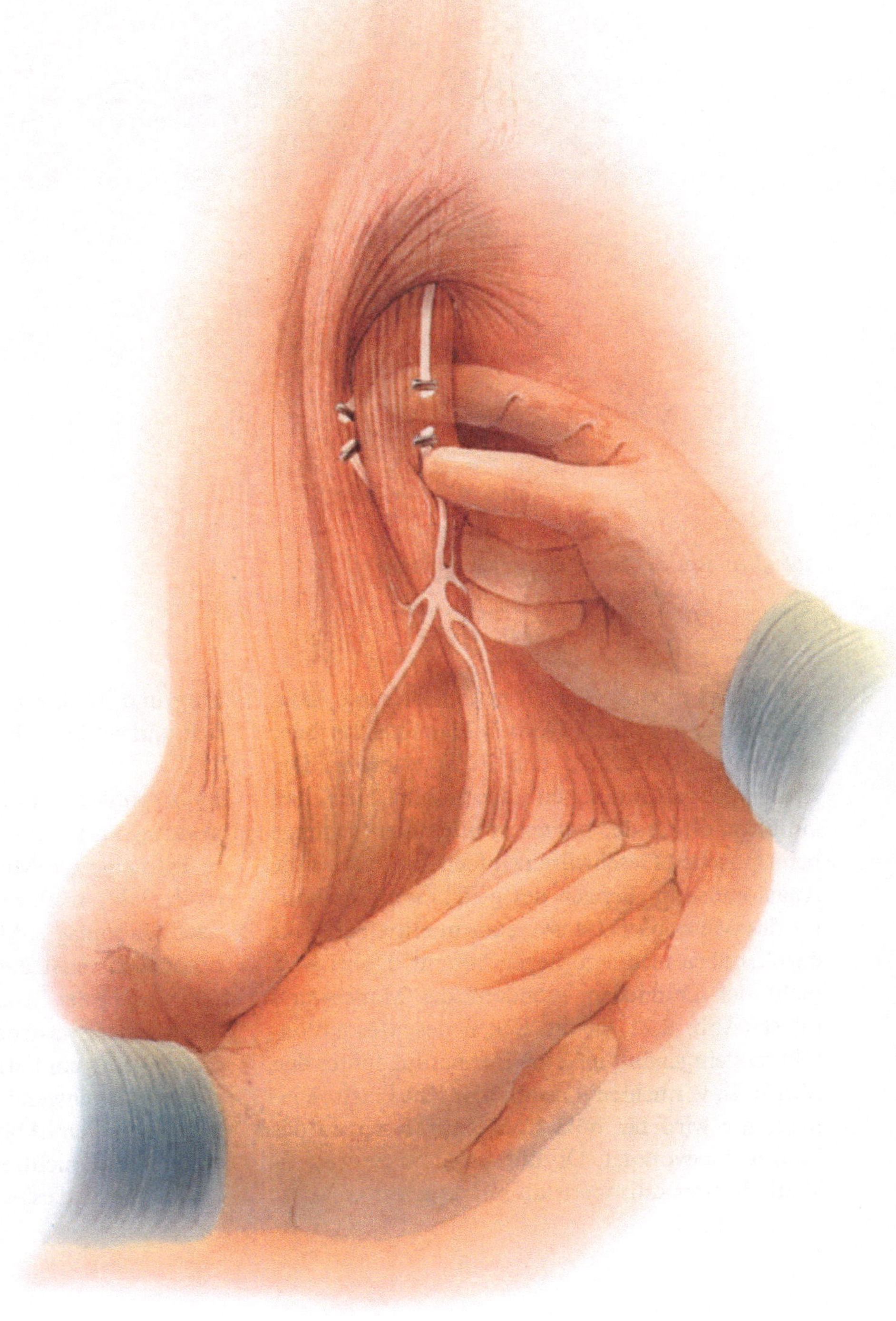

*Abb. 3.19.* Durchtrennung der Nn. vagi zwischen Clips oder Ligaturen

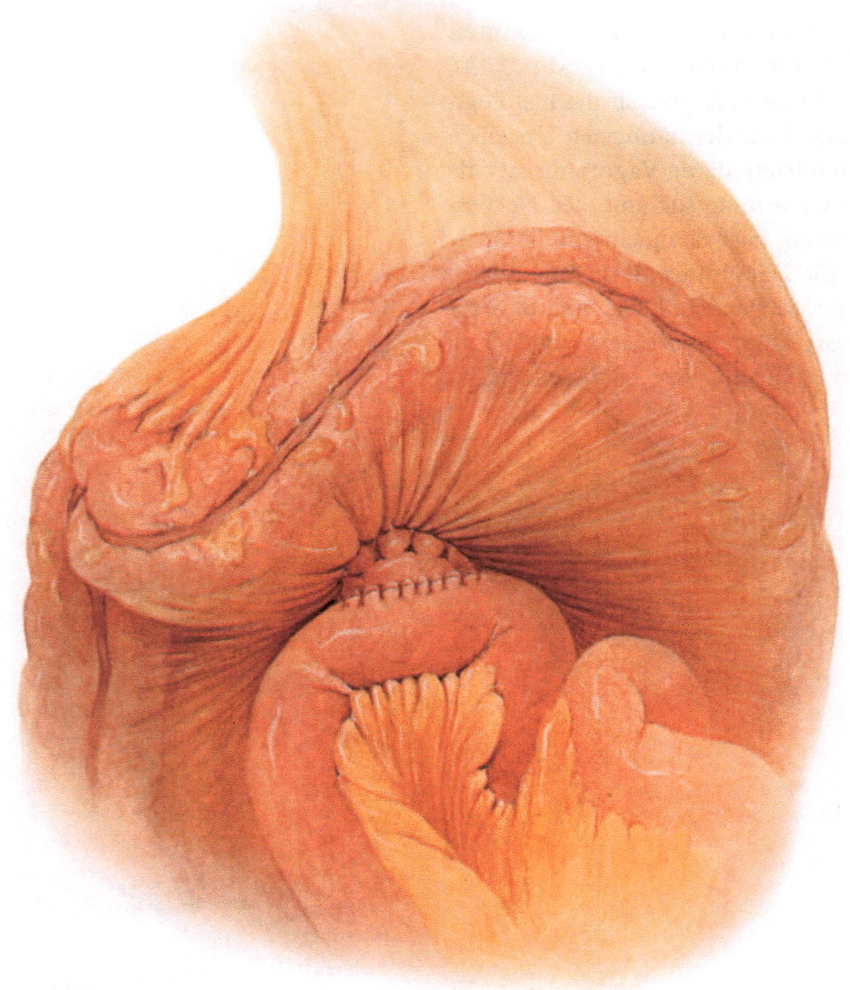

*Abb. 3.20.* Retrokolische Gastrojejunostomie

*Gastrojejunostomie.* Die Anastomosierung kann entweder retrokolisch (Abb. 3.20 und 3.21) oder antekolisch (Abb. 3.22 und 3.23) erfolgen. Der Vorteil der retrokolischen Lage besteht darin, daß die Präparation der kurzen zuführenden Schlinge bei peptischen Geschwüren einfacher ist, wobei die Anastomose im Bereich des gefäßlosen Abschnittes des Mesocolon transversum unmittelbar links der A. colica media zu liegen kommt. Dabei wird nicht der Dünndarm, sondern die Magenwand selbst (Abb. 3.21) in die Ecken des Mesokolonschlitzes eingenäht, um eine Hernierung hinter den Magen zu vermeiden. Die antekolische Gastrojejunostomie wird bei bösartigen Erkrankungen des Pankreas bevorzugt. Ob die Anastomose isoperistaltisch oder anisoperistaltisch angelegt wird, ist aufgrund funktioneller Überlegungen unwesentlich und sollte im Einzelfall entschieden werden.

*Pyloroplastik.* Als Drainageoperationen am Magenausgang kommen 3 klassische Pyloroplastiken in Betracht: die Methode nach Heineke-Mikulicz (Abb. 3.24), nach Finney (Abb. 3.25–3.28) und die nach Jaboulay (Abb. 3.29 und 3.30). Die gebräuchlichste ist die Pyloroplastik nach Heineke-Mikulicz in der Modifikation nach Weinberg. Dabei wird der gastroduodenale Übergang auf eine Länge von 8 cm längs inzidiert, wobei etwa 4,5 cm auf die Magenwand und 3,5 cm auf die Duodenalwand entfallen (Abb. 3.31). Der Verschluß erfolgt einreihig mit nichtresorbierbaren Einzelknopfnähten. Dabei ist es wichtig, diese Nähte in einem

Winkel von etwa 60° durch die Darmwand zu stechen. Dadurch kommt die Einstichstelle an der Serosa etwa 3–4 mm, die Ausstichstelle an der Mukosa jedoch höchstens 1 mm vom Schnittrand entfernt zu liegen (Abb. 3.32).

*Antrumresektion.* Die wichtigsten technischen Einzelheiten der Antrumresektion sind folgende: Die A. gastrica dextra wird nahe am Oberrand des Duodenums ligiert. Dadurch wird eine mögliche Verletzung der A. hepatica communis oder des Ductus choledochus weitgehend ausgeschlossen.

Bei einer ausgedehnten Narbenbildung ist eine Schnellschnittuntersuchung der Duodenalschleimhaut besonders wichtig. Erfolgt diese nicht, bleibt möglicherweise Antrumschleimhaut des Magens mit seiner ulzerogenen Potenz zurück, insbesondere dann, wenn die Rekonstruktion mittels einer Gastrojejunostomie erfolgt.

Während das Duodenum lediglich mit Allis-Klemmen gehalten wird (Abb. 3.33), erleichtert man sich den partiellen Verschluß des Magens durch Anlegen einer Payr-Klemme (Abb. 3.34). Dieser Verschluß muß sicher sein und erfolgt am besten mit 2 fortlaufenden, resorbierbaren Nahtreihen, die mit einer äußeren nichtresorbierbaren Nahtreihe verstärkt werden (Abb. 3.35). Wünschenswert ist die Wiederherstellung der Darmkontinuität mittels Gastroduodenostomie nach Billroth I. Die Anastomosentechnik ist individuell stark unterschiedlich und reicht vom Nähapparat bis zur traditionellen, zweireihigen Nahttechnik mit einer inneren Nahtreihe aus Katgut und einer äußeren Nahtreihe aus Seideeinzelknopfnähten (Abb. 3.36). Wie bei allen Anastomosen sollten 5 Kriterien beachtet werden: (1) eine gute Blutversorgung, (2) Spannungsfreiheit, (3) eine ausreichende Lumenweite, (4) eine wasserdichte Naht und (5) die freie Durchgängigkeit nach distal.

## Ergebnisse

In Abb. 3.37 und 3.38 werden Operationsmortalität, Rezidivulzera, Diarrhöen und das mit einer trunkulären Vagotomie, der Antrektomie, der trunkulären Vagotomie und Pyloroplastik und der proximal-gastrischen Vagotomie auftretende Dumpingsyndrom verglichen.

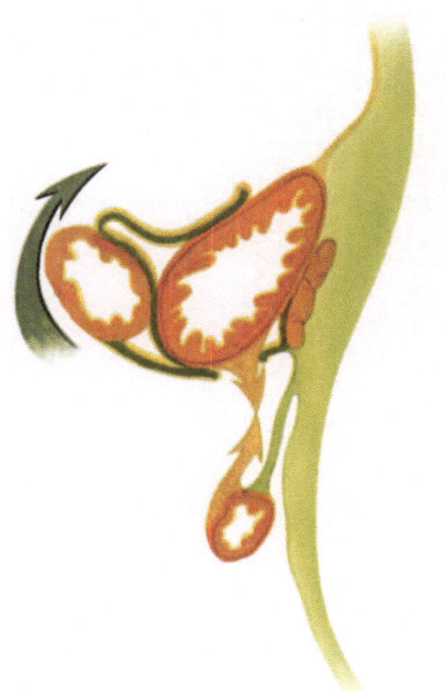

*Abb. 3.21.* Schematische Darstellung der retrokolischen Gastrojejunostomie

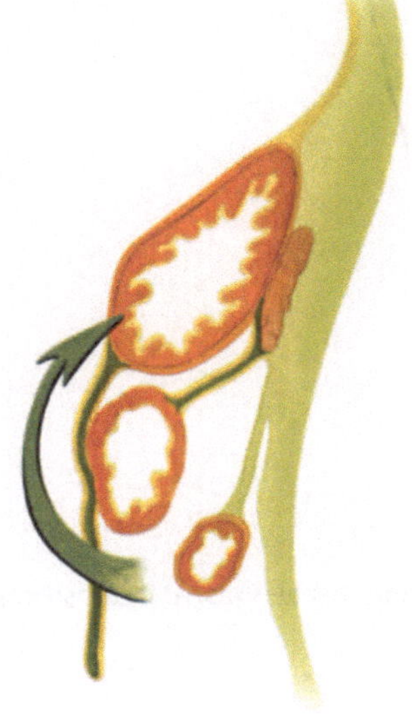

*Abb. 3.22.* Schematische Darstellung der antekolischen Gastrojejunostomie

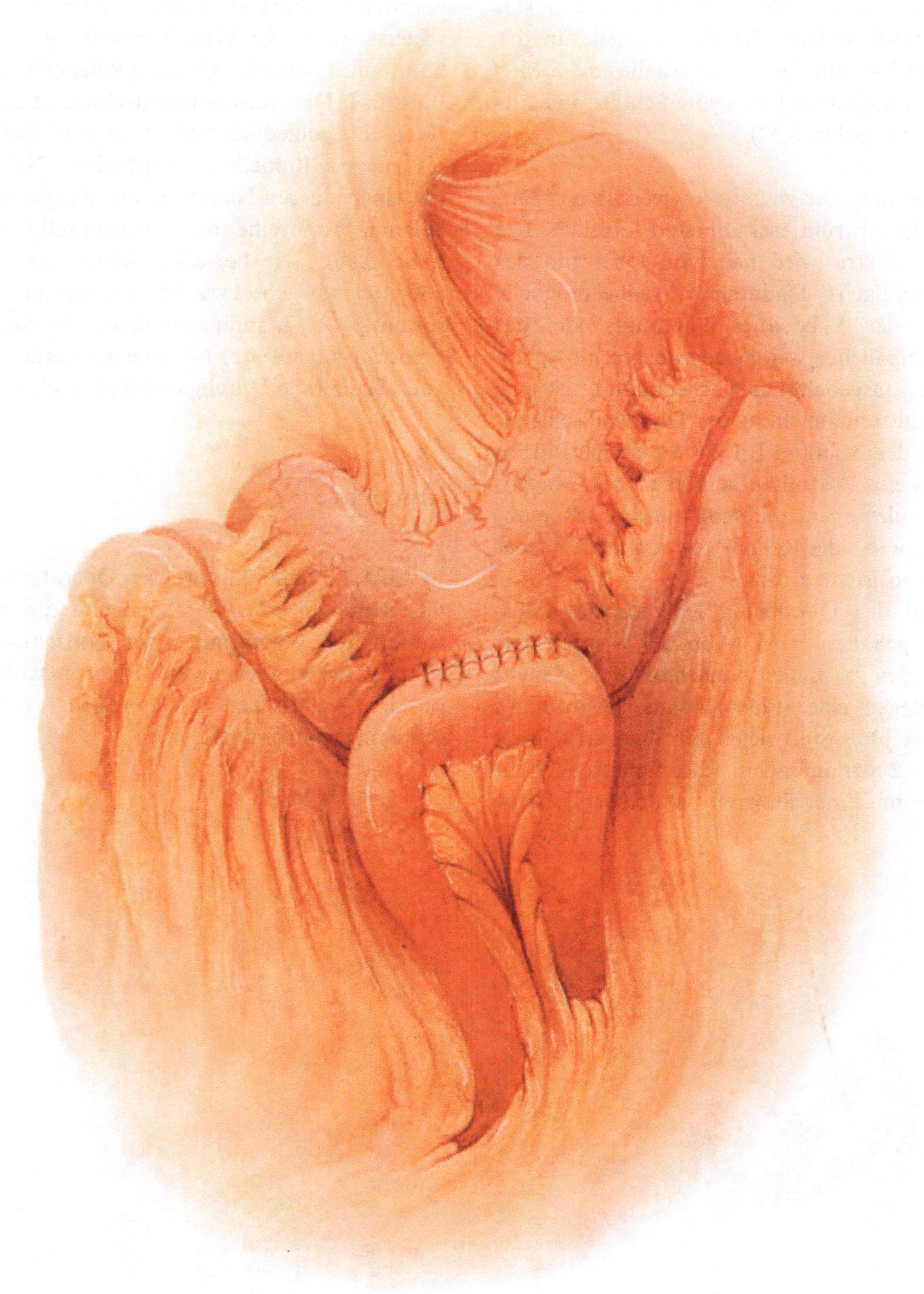

*Abb. 3.23.* Antekolische Gastrojejunostomie

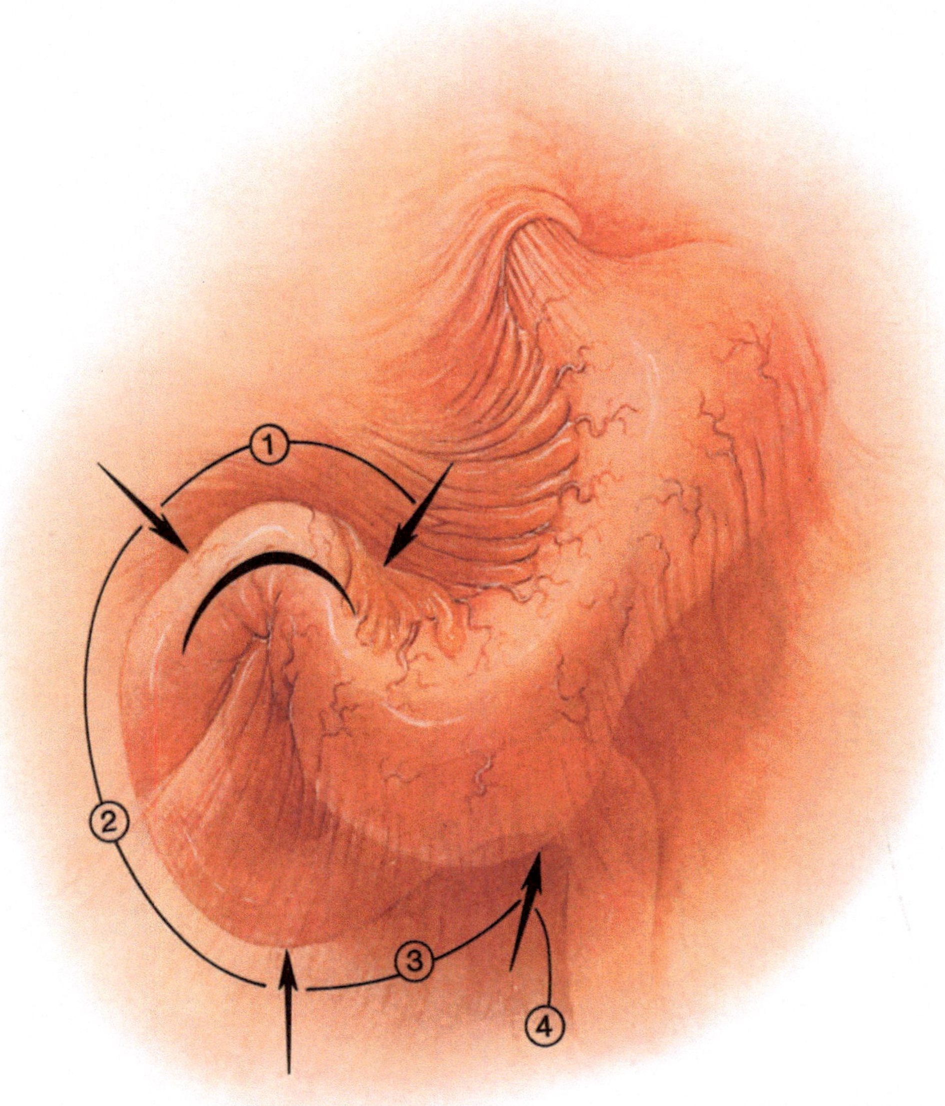


*Abb. 3.24.* Pyloroplastik nach Heineke-Mikulicz

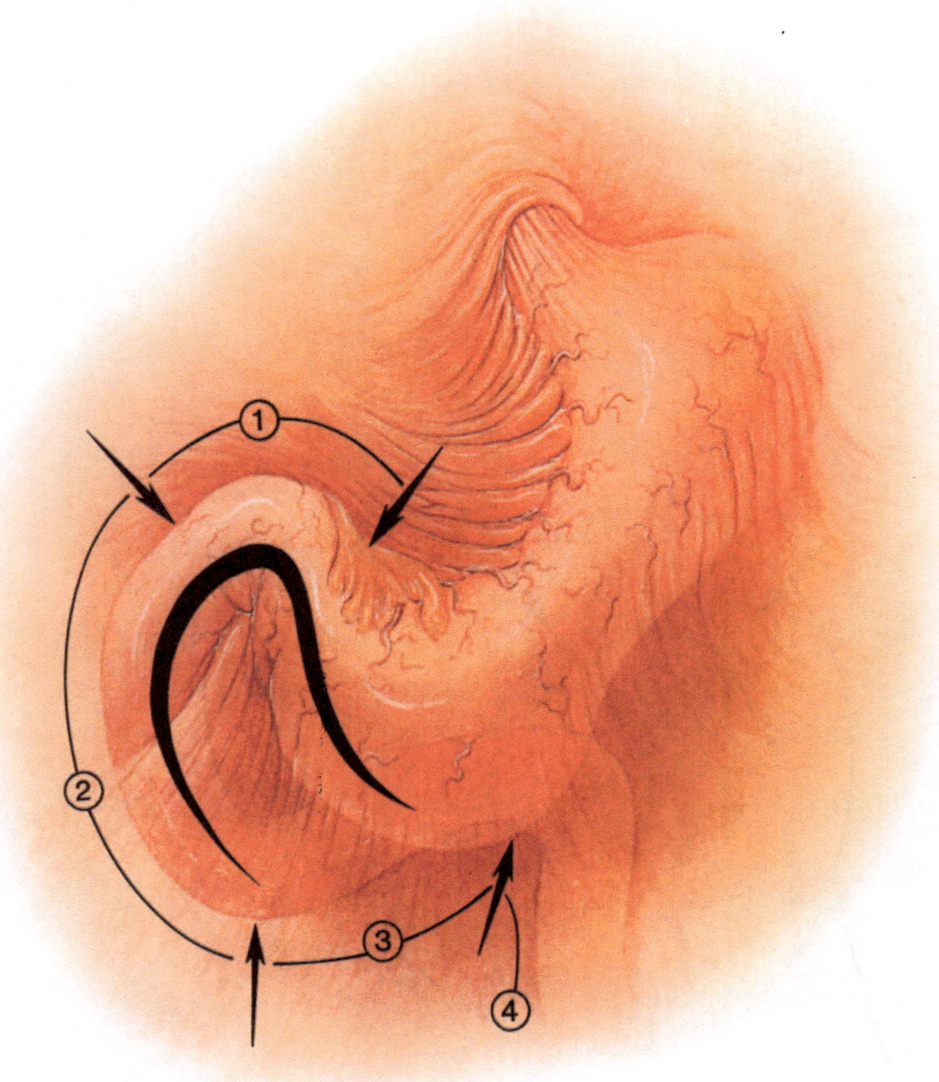


*Abb. 3.25.* Pyloroplastik nach Finney

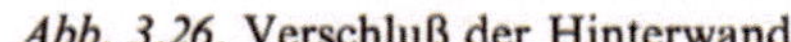

*Abb. 3.26.* Verschluß der Hinterwand

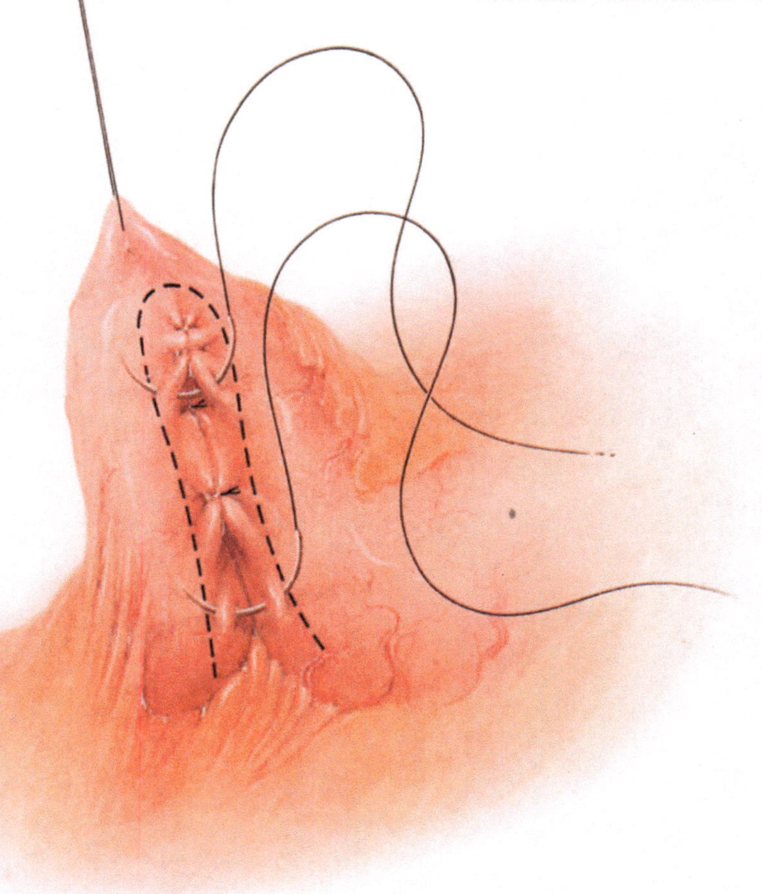

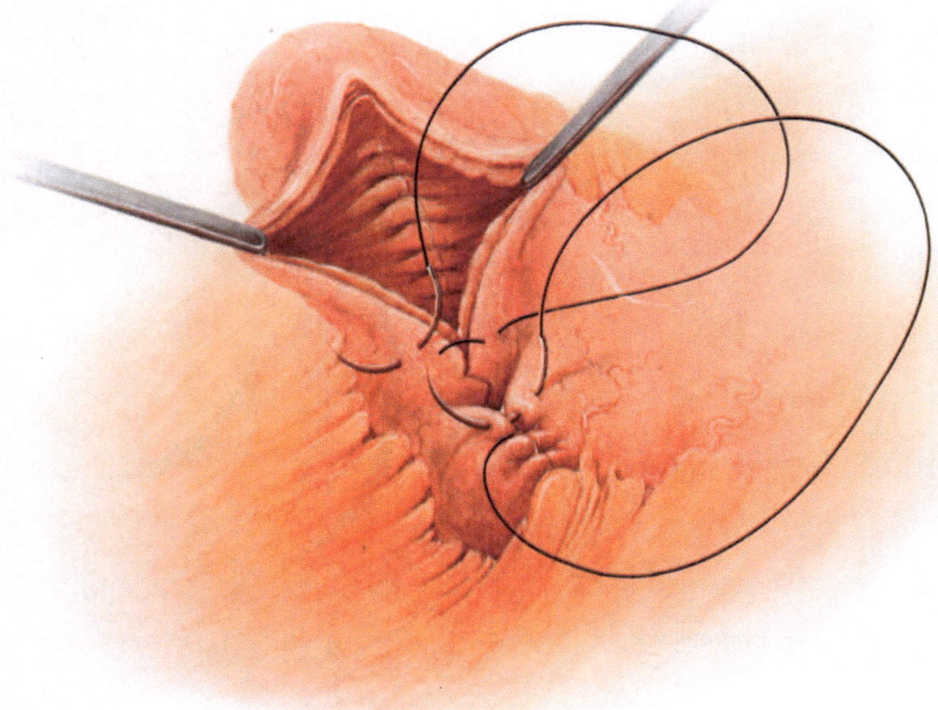

*Abb. 3.27.* Verschluß der Vorderwand

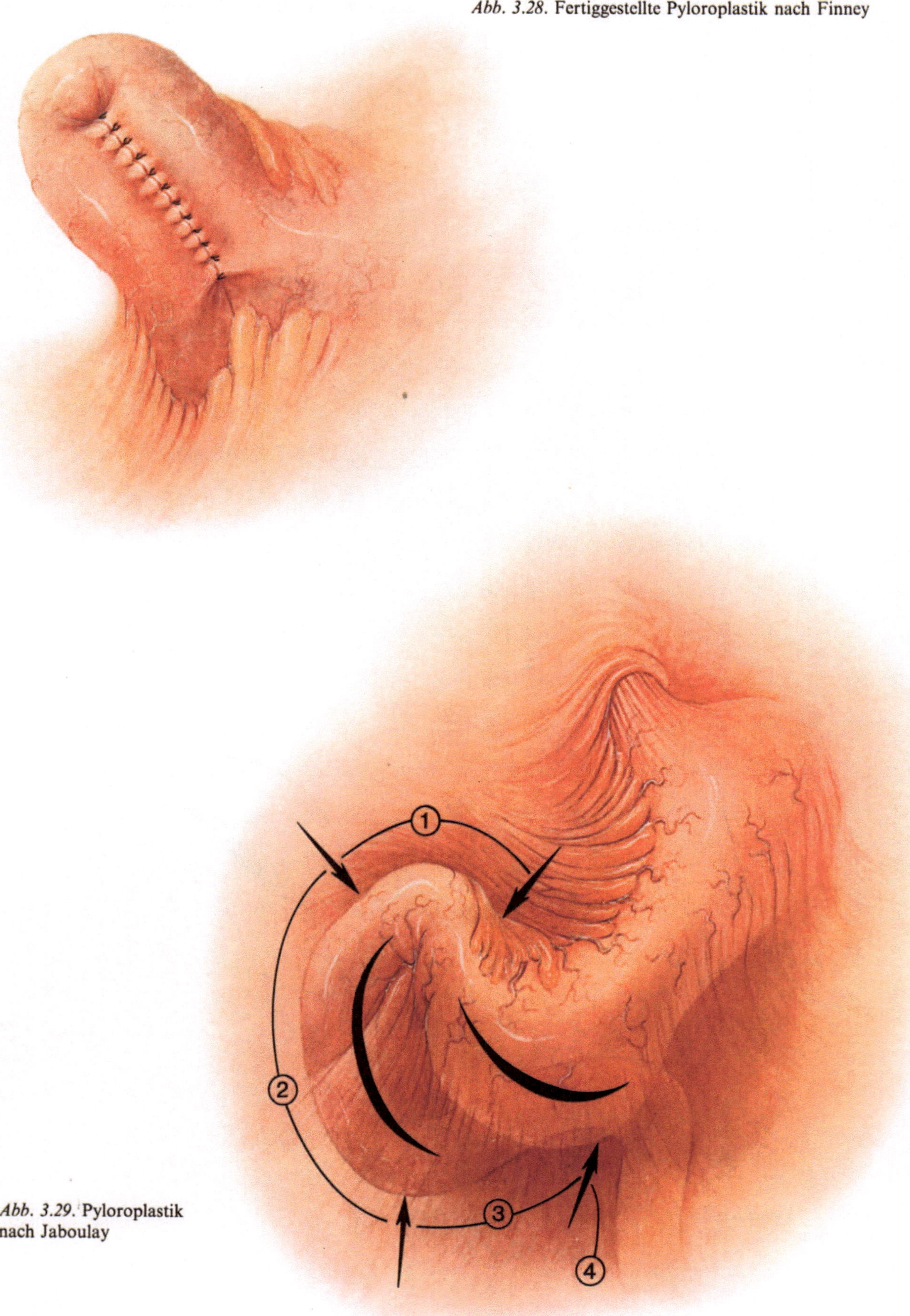


*Abb. 3.28.* Fertiggestellte Pyloroplastik nach Finney

*Abb. 3.29.* Pyloroplastik nach Jaboulay

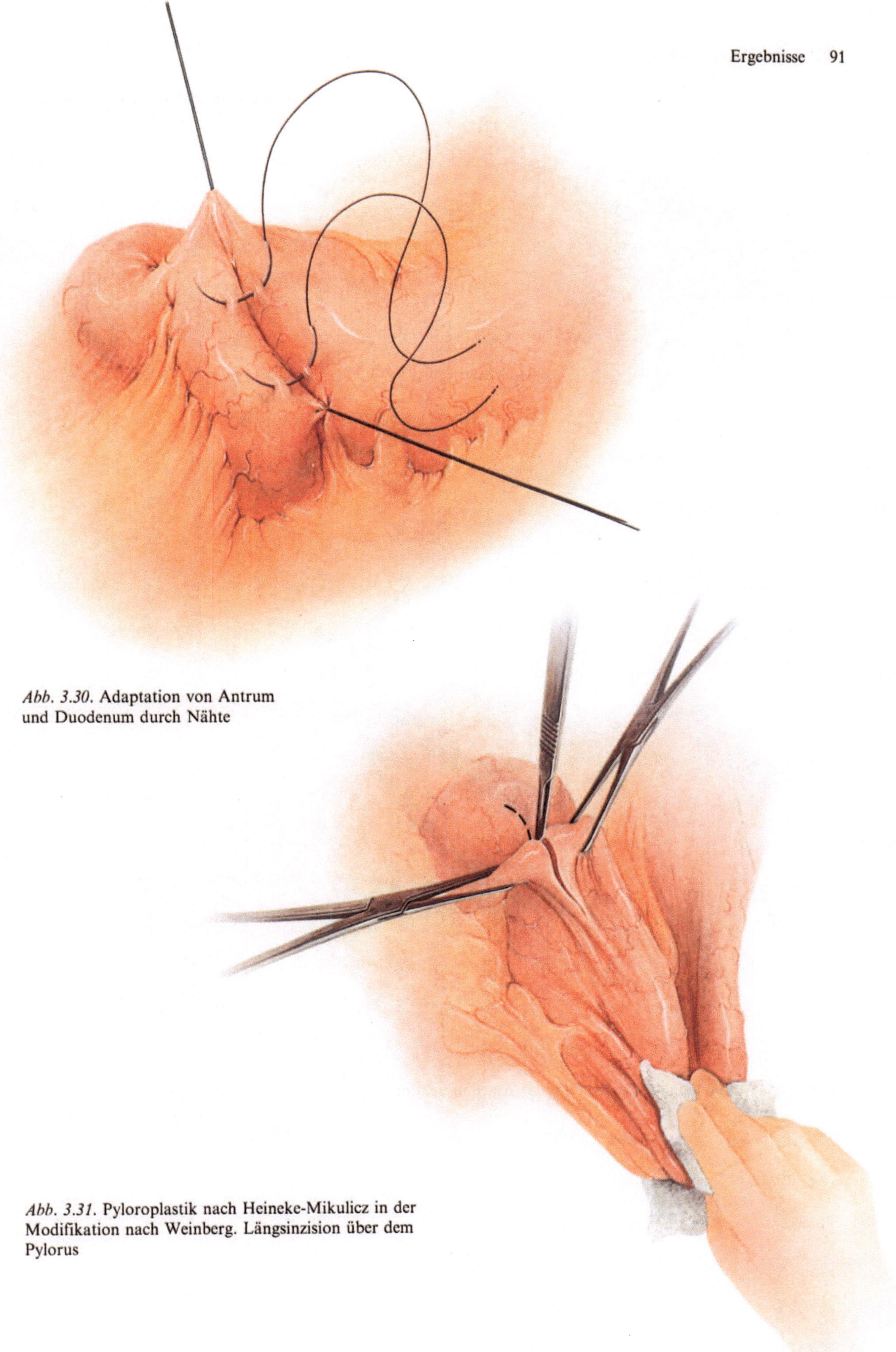

*Abb. 3.30.* Adaptation von Antrum und Duodenum durch Nähte

*Abb. 3.31.* Pyloroplastik nach Heineke-Mikulicz in der Modifikation nach Weinberg. Längsinzision über dem Pylorus

*Abb. 3.32.* Einreihiger Verschluß der Pyloroplastik

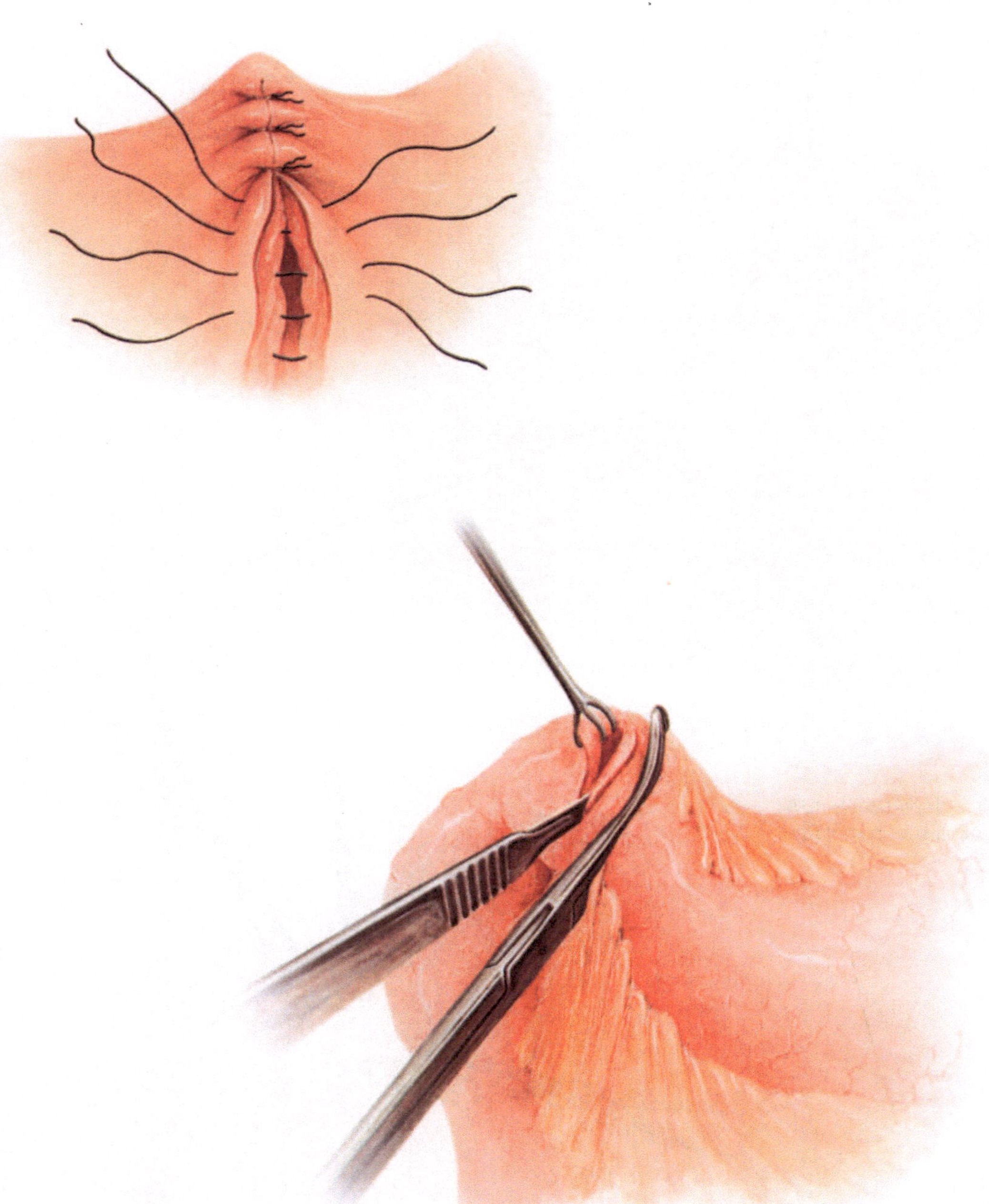

*Abb. 3.33.* Abtrennung des Duodenums zur Antrumresektion

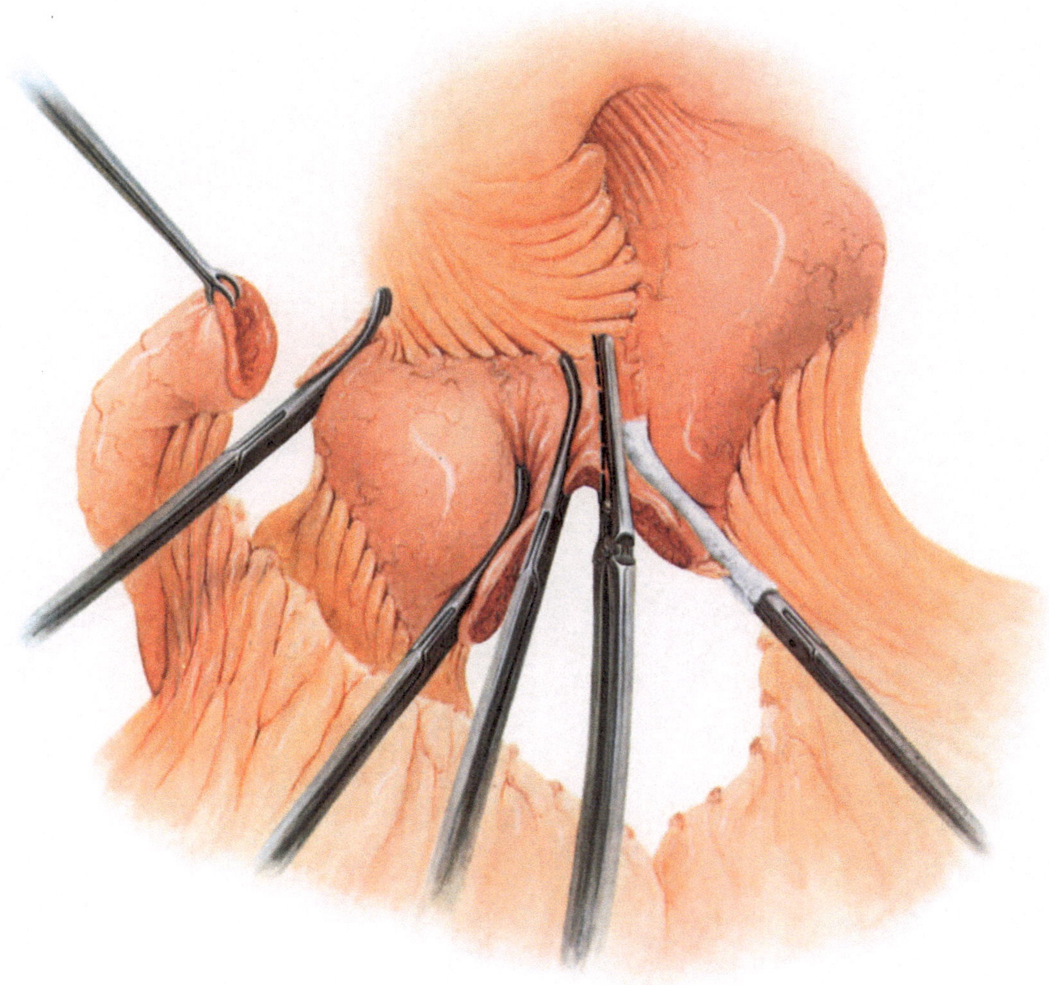

*Abb. 3.34.* Vorübergehender Verschluß des Magens mit einer Payr-Klemme

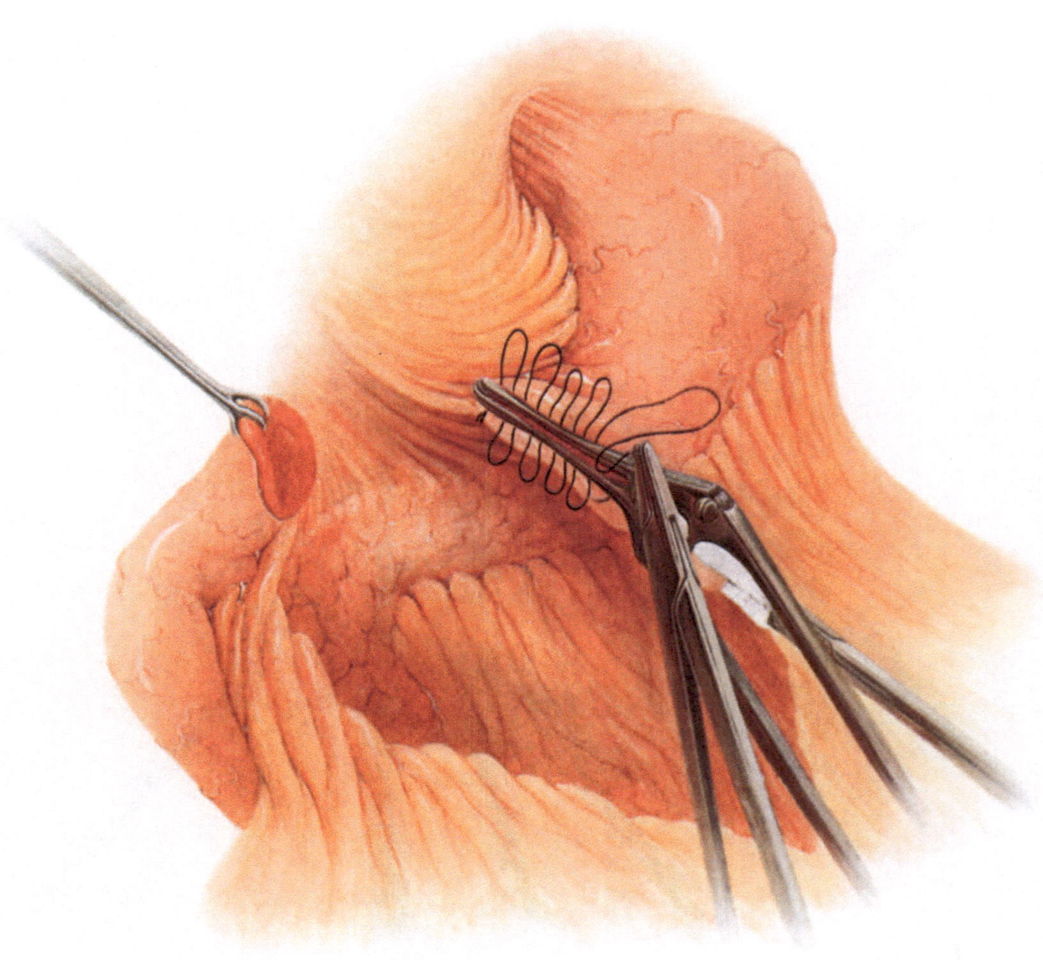

*Abb. 3.35.* Zweireihiger Verschluß über der Payr-Klemme

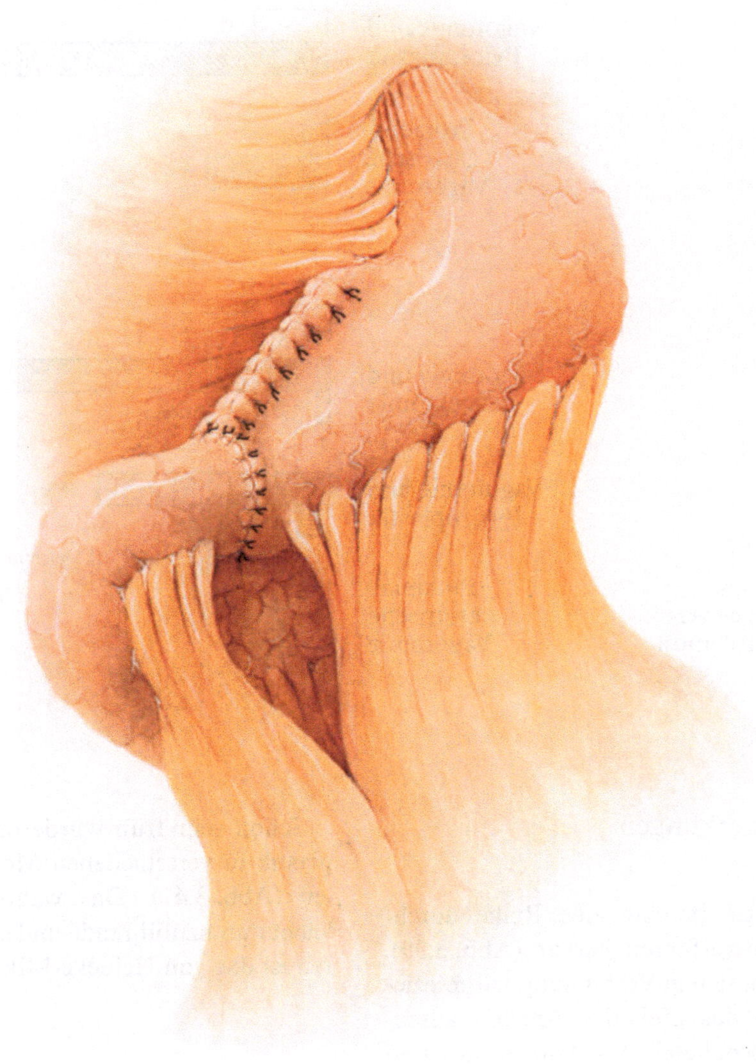

*Abb. 3.36.* Gastroduodenostomie nach Billroth I

*Abb. 3.37.* Operationsmortalität und Rezidivraten nach verschiedenen Vagotomieformen

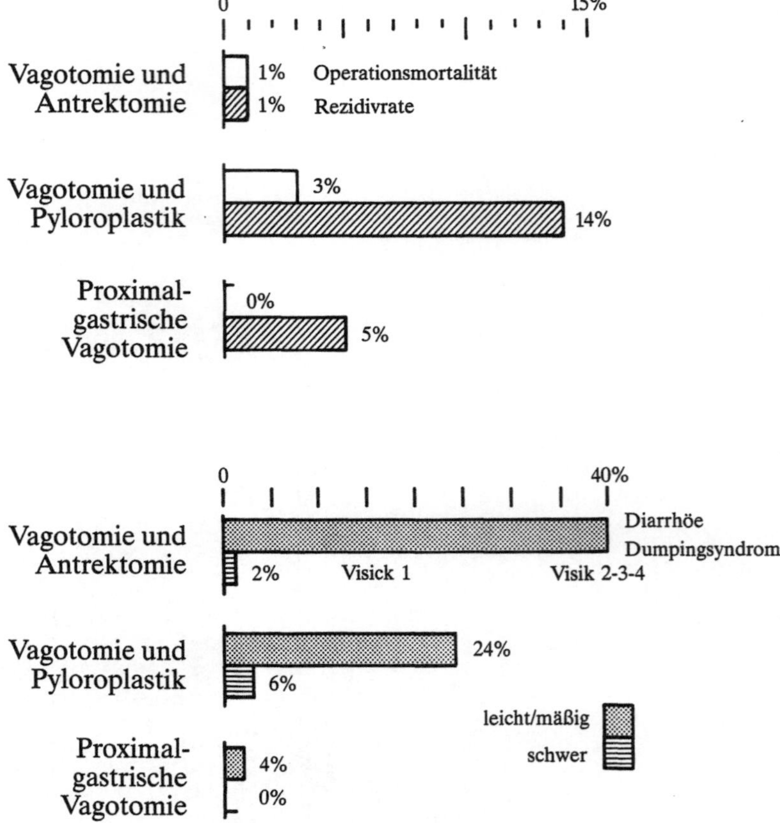


*Abb. 3.38.* Diarrhöe und Dumpingsyndrom nach verschiedenen Vagotomieformen

## Historische Bemerkungen

Die Magenchirurgie brachte eine Reihe durchdachter Operationsverfahren hervor (Abb. 3.39). Einige von ihnen hatten in Verbindung mit resezierenden Verfahren das Ziel, das Antrum auszuschalten, andere schalteten das Antrum aus und erhielten die Antrummukosa (Bancroft). Bei anderen Operationsmethoden wurde versucht, die Parietalzellmasse zu reduzieren und das Ulkus zu belassen, bei wieder anderen gleichzeitig mit der Resektion des Ulkus eine Magenteilresektion durchzuführen (Abb. 3.40). Viele dieser Verfahren gingen mit einer trunkulären Vagotomie und einer Pyloroplastik einher. Eine Zeitlang erfreute sich die subtotale 2/3- bis 3/4-Magenresektion großer Beliebtheit. Keines der Verfahren erwies sich jedoch als so effektiv, wie zunächst vermutet wurde, da entweder Rezidivulzera, schwere postprandiale Beschwerden oder beides auftraten.

Schon sehr früh wurde die zusätzliche Pyloroplastik in verschiedenen Modifikationen empfohlen (Abb. 3.41). Das wahrscheinlich einfachste, leicht durchzuführende und sehr wirksame Verfahren ist das von Heineke-Mikulicz.

*Abb. 3.39.* Operationsverfahren in der Magenchirurgie

*Verschiedene Magenoperationen*

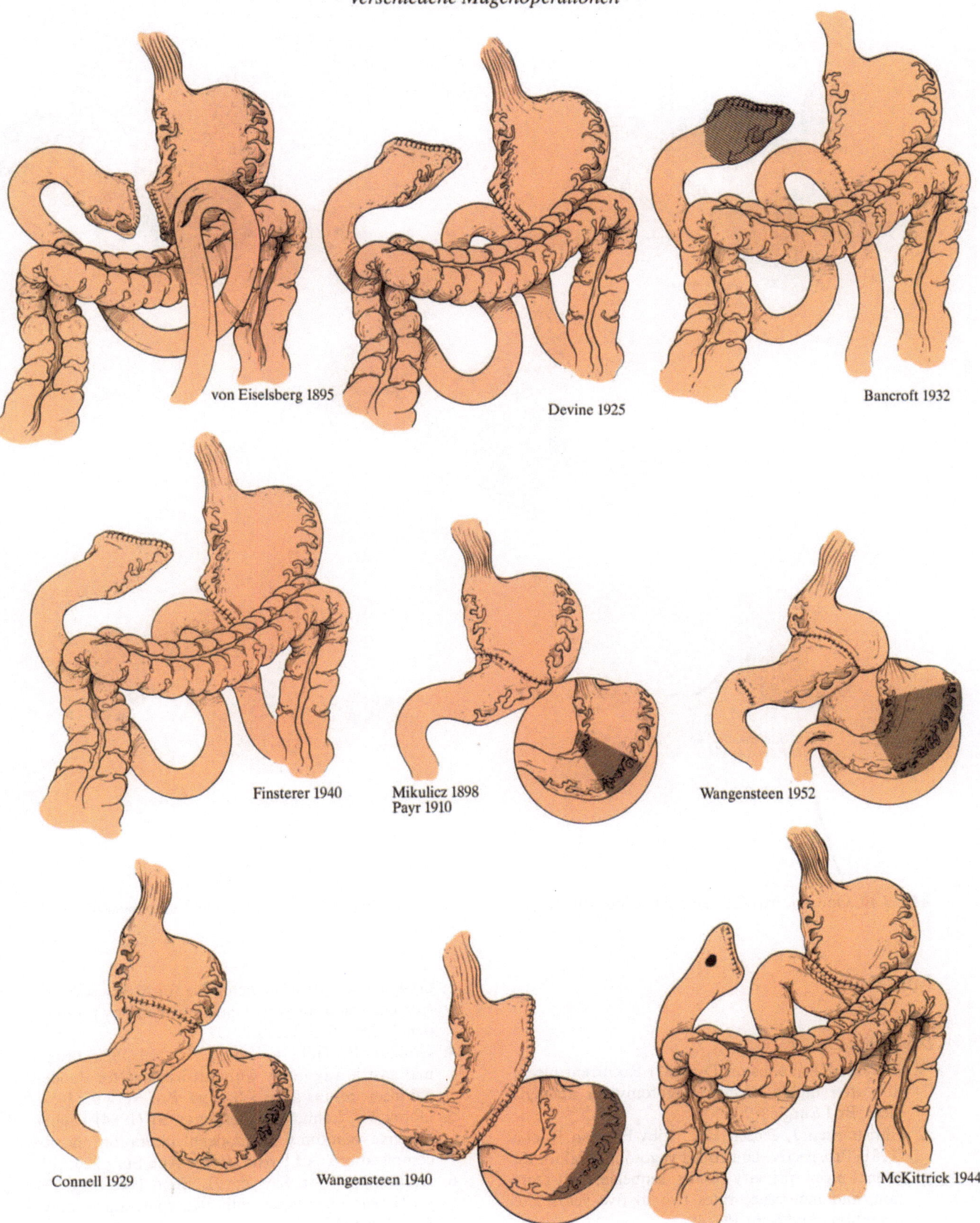

*Operationsverfahren beim Ulcus duodeni*

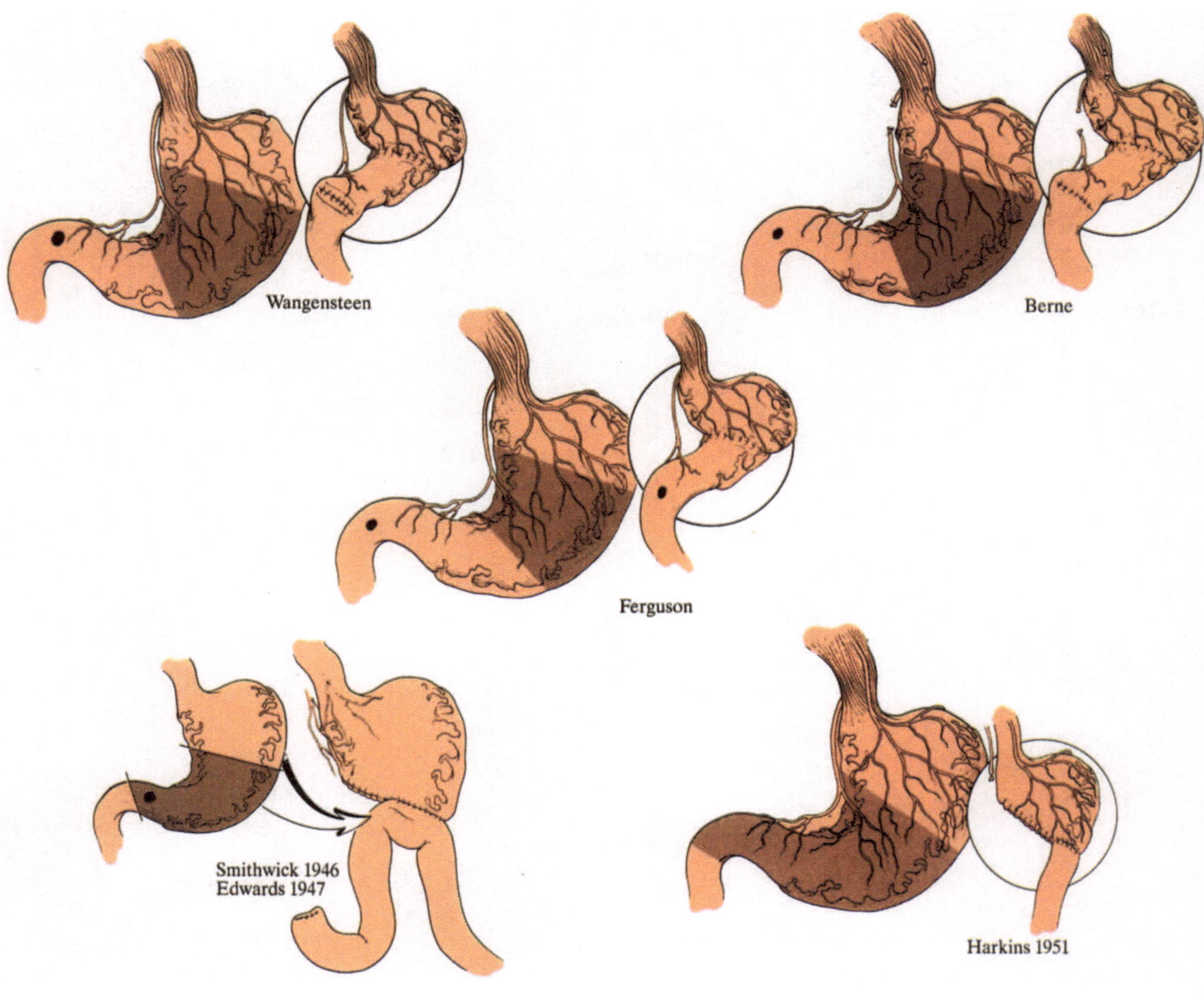


*Abb. 3.40.* Operationsverfahren beim Ulcus duodeni

*Abb. 3.41.* Operationsverfahren zur Pyloroplastik ▷

## Literatur

*Duodenalgeschwüre*

1. Blackett RL, Johnston D (1981) Recurrent ulceration after highly selective vagotomy for duodenal ulcer. Br J Surg 68:705
2. Christiansen J, Jensen H-E, Ejby-Poulson P, et al (1981) Prospective controlled vagotomy trial for duodenal ulcer: primary results, sequelae, acid secretion, and recurrence rates two to five years after operation. Ann Surg 193:49
3. Goligher JC (1974) A technique for highly selective (parietal cell or proximal gastric) vagotomy for duodenal ulcer. Br J Surg 61:337
4. Goligher JC, Hill GL, Kenny TE, et al (1978) Proximal gastric vagotomy without drainage for duodenal ulcer: results after 5–8 years. Br J Surg 65:145
5. Gorey TF, Lennon F, Heffernan SJ (1984) Highly selective vagotomy in duodenal ulceration and its complications: a 12-year review. Ann Surg 200:181
6. Herrington JL Jr, Sawyers JL, Scott HW Jr (1973) A 25-year experience with vagotomy-antrectomy. Arch Surg 106:469

*Pyloroplastik*

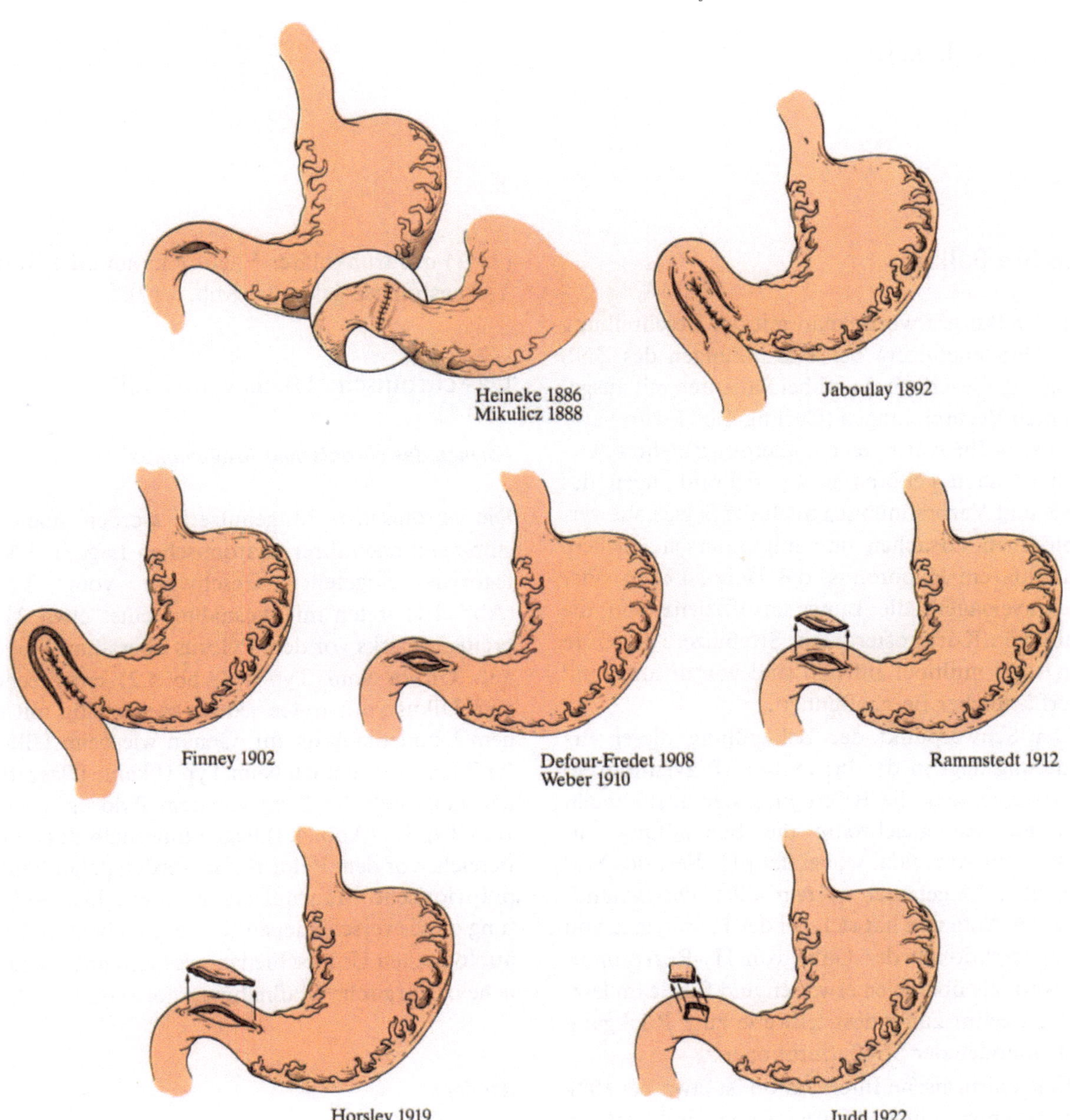



7. Kennedy T, Johnston GW, Macrae KD, et al (1975) Proximal gastric vagotomy: interim results of a randomized controlled trial. Br Med J 2:301
8. Knight CD Jr, van Heerden JA, Kelly KA (1983) Proximal gastric vagotomy-update. Ann Surg 197:22
9. Stabile BE, Passaro E Jr (1984) Duodenal ulcer: a disease in evolution. Curr Probl Surg (January) 21:1
10. Trout HH III (1982) Ulcer recurrence, morbidity, and mortality after operations for duodenal ulcer. Am J Surg 144:570
11. Wylie CM (1981) The complex wane of peptic ulcer. II. Trends in duodenal and gastric ulcer admissions to 790 hospitals, 1974–1979. J Clin Gastroenterol 3:333

# 4 Gutartige Erkrankungen des Magens

JON A. VAN HEERDEN

## Das Streßulkus

Auf Streßulzera wurde man mit der Beschreibung von Duodenalulzera bei Erkrankungen des ZNS (Cushing-Geschwüre) und bei Patienten mit ausgedehnten Verbrennungen (Curling-Geschwüre) aufmerksam. Ihr Auftreten hat allerdings mehrere Ursachen; dazu gehören neben Erkrankungen des ZNS und Verbrennungen auch die Sepsis aus verschiedenen Ursachen und mit unterschiedlichem Ausmaß, ein Hypotonus, das Herz-, Leber- oder Nierenversagen, die Lungeninsuffizienz und die Gabe von Kortikosteroiden. Streßulzera treten in der Regel multipel auf und sind von diffuser und oberflächlicher Beschaffenheit.

Der Schwerpunkt der Behandlung dieser Erkrankung liegt in der Prävention. Prävention bedeutet einerseits die Beseitigung der auslösenden Ursache und gleichzeitig die Behandlung mit wirksamen Antazida, wobei der pH-Wert des Magens über 4,5 gehalten werden sollte. Die Behandlung mit Antazida hat sich bei der Prophylaxe von Streßulzerationen der Gabe von $H_2$-Rezeptorenblockern als überlegen erwiesen und führte im letzten Jahrzehnt zumindest teilweise zum Rückgang gastroduodenaler Streßulzerationen.

Eine chirurgische Intervention ist etwa bei 10% der Patienten mit Streßulzerationen indiziert. In diesen Fällen ist ein radikales chirurgisches Vorgehen notwendig. Weniger radikale Maßnahmen wie eine Vagotomie mit Pyloroplastik sind von einer hohen Inzidenzrate an neuerlichen Blutungen begleitet. Das Verfahren der Wahl liegt irgendwo zwischen einer Vagotomie mit Pyloroplastik und einer Gastrektomie. Es muß dem Allgemeinzustand des Patienten, den begleitenden Risiken und dem Verteilungsmuster der Ulzerationen individuell angepaßt werden. Als Verfahren der Wahl kann insbesondere bei Streßulzerationen, die den Magen betreffen, die subtotale Gastrektomie (95%) mit trunkulärer Vagotomie und die Roux-Y-Anastomose gelten (s. Abb. 5.17).

## Das chronische Ulcus ventriculi

### *Formen des chronischen Magenulkus*

Die chronischen Magenulzera werden übereinstimmend nach ihrer anatomischen Lage in 3 Kategorien eingeteilt: Geschwüre vom Typ I (Abb. 4.1) treten mit Ausnahme eines etwa 2 cm breiten Bezirks vor dem Pylorus überall im Magen auf. Ulzera vom Typ II (Abb. 4.2) entsprechen dem Ulkustyp I, treten jedoch gleichzeitig mit einem Duodenalulkus auf. Genau wie beim Ulkustyp I finden sich auch beim Typ II keine Ulzerationen innerhalb der 2 cm vor dem Pylorus. Ulzera vom Typ III (Abb. 4.3) liegen innerhalb des 2-cm-Bereichs vor dem Pylorus. Sie werden daher häufig präpylorische Magenulzera genannt. Die Bedeutung dieser verschiedenen Kategorien liegt in ihren ätiologischen Unterschieden, weshalb unterschiedliche chirurgische Maßnahmen notwendig sind.

### *Ätiologie*

Chronische Magengeschwüre haben sehr häufig verschiedene und vielseitige Ursachen. Alle Theorien über die Ätiologie sind ungenau. Die wahre Ursache liegt wahrscheinlich in einer Kombination einiger oder aller dieser Faktoren.

*Stase im Antrum (Dragstedt) (Abb. 4.4).* Nach dieser Theorie führt die Stase im Magenantrum bei erhöhter Gastrinsekretion durch die antralen G-Zellen wiederum zu einer erhöhten HCl-Sekretion durch die Parietalzellen, was Magenulzera zur Folge hat. Die „Lücke“ in dieser Theorie besteht

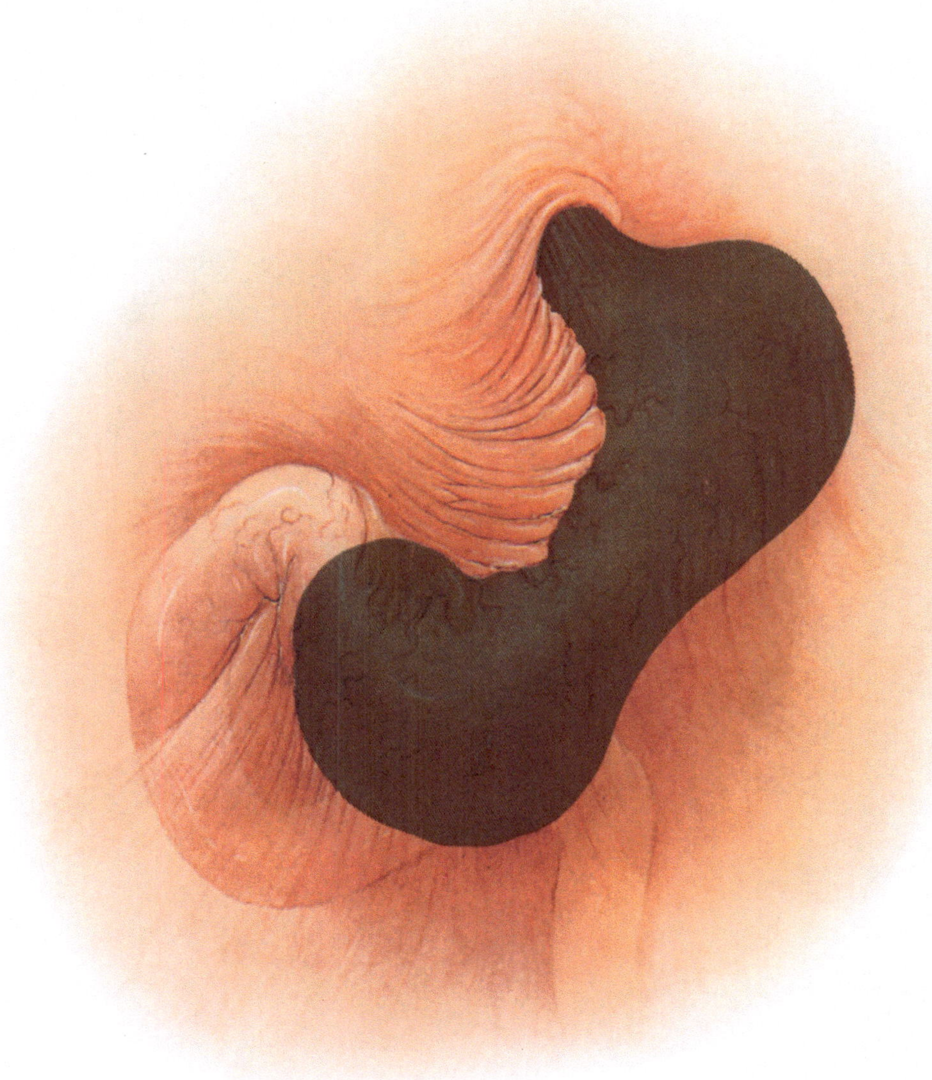

*Abb. 4.1.* Lokalisation des chronischen Magenulkus Typ I

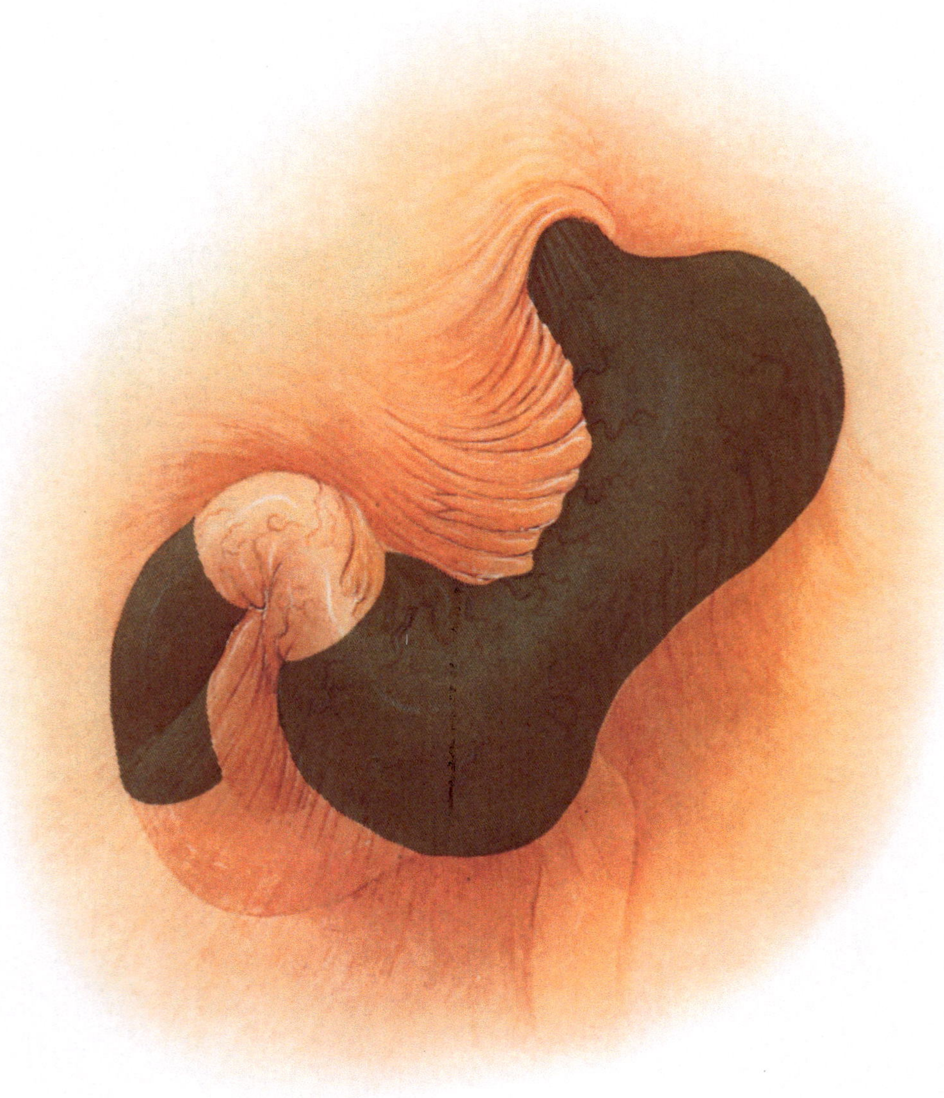

*Abb. 4.2.* Lokalisation des chronischen Magenulkus Typ II

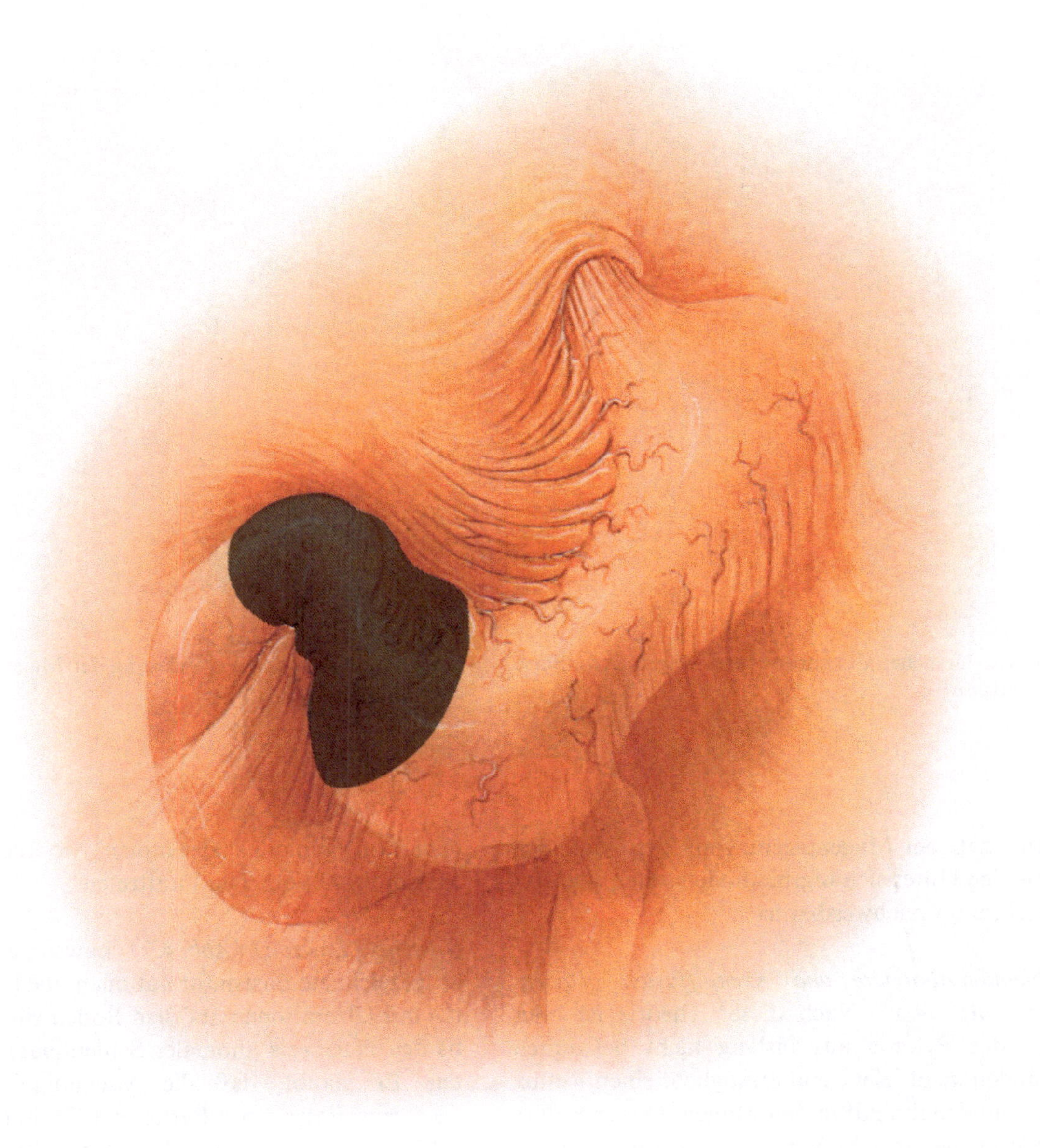

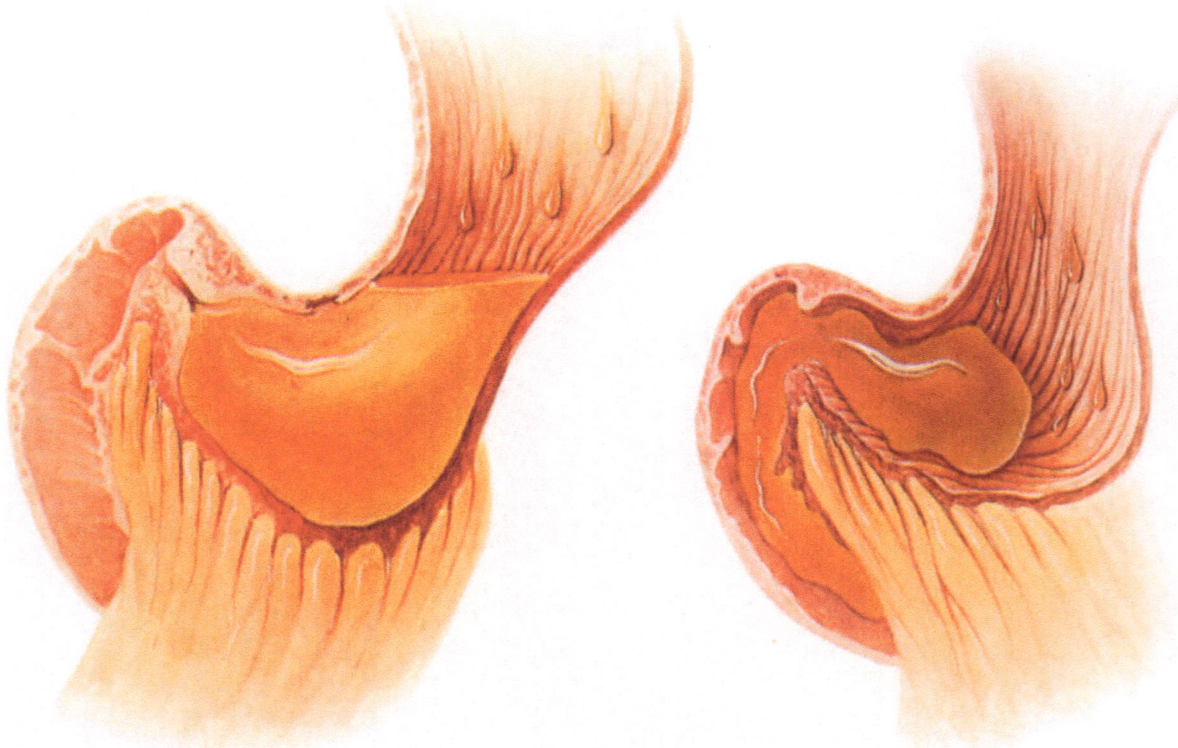

*Abb. 4.4.* Ursachen des chronischen Magenulkus. Stase im Antrum

*Abb. 4.5.* Reflux und Veränderung der Magenschleimhautbarriere

darin, daß bei Magenulzera vom Typ I mit den normalen Untersuchungsmethoden selten eine Hypersekretion nachweisbar ist.

*Schleimhautbarriere und Rückdiffusion (Davenport) (Abb. 4.5).* Nach dieser Theorie ist oder wird der Pylorus aus bislang nicht bekannten Gründen insuffizient und ermöglicht einen Reflux von Duodenalinhalt in den Magen. Dieser Reflux wiederum verursacht Veränderungen der Magenschleimhautbarriere (Magenschleim), und zwar sowohl in quantitativer als auch in qualitativer Hinsicht; Folge ist die Rückdiffusion sowohl von HCl und Pepsinogen in die Magenschleimhautzellen mit deren Zerstörung und Ulzeration.

*Schwachstelle am Übergang (Oi) (Abb. 4.6).* Oi glaubt, daß am Übergang des Epithels zwischen Magenkorpus und Antrum ein Locus minoris resistentiae besteht. Dieser Übergangsbereich fällt mit dem Magenangulus zusammen, wo die meisten Magenulzera vom Typ I auftreten.

*Gastritis (Lawson) (Abb. 4.7).* Lawson erarbeitete ausgezeichnete Basisinformationen, die bei Patienten mit Ulzerationen auf dem Boden einer Gastritis den Nachweis anomaler Schleimhaut erbrachten. Er glaubt, daß die geschädigte Mukosa wiederum Folge eines Refluxes aufgrund eines insuffizienten Pylorus ist und unterstreicht, daß diese geschädigte Schleimhaut bei der operativen Behandlung des chronischen Magengeschwürs entfernt, d.h. reseziert werden muß.

*Behandlung.* Aufgrund der verschiedenen Ursachen eines chronischen Magengeschwürs ist die chirurgische Therapie ähnlich vielfältig. Die Behandlungsmethoden reichen von der einfachen Exzision, die mit einer hohen Rezidivrate vergesellschaftet ist, bis zu Resektionsverfahren mit oder

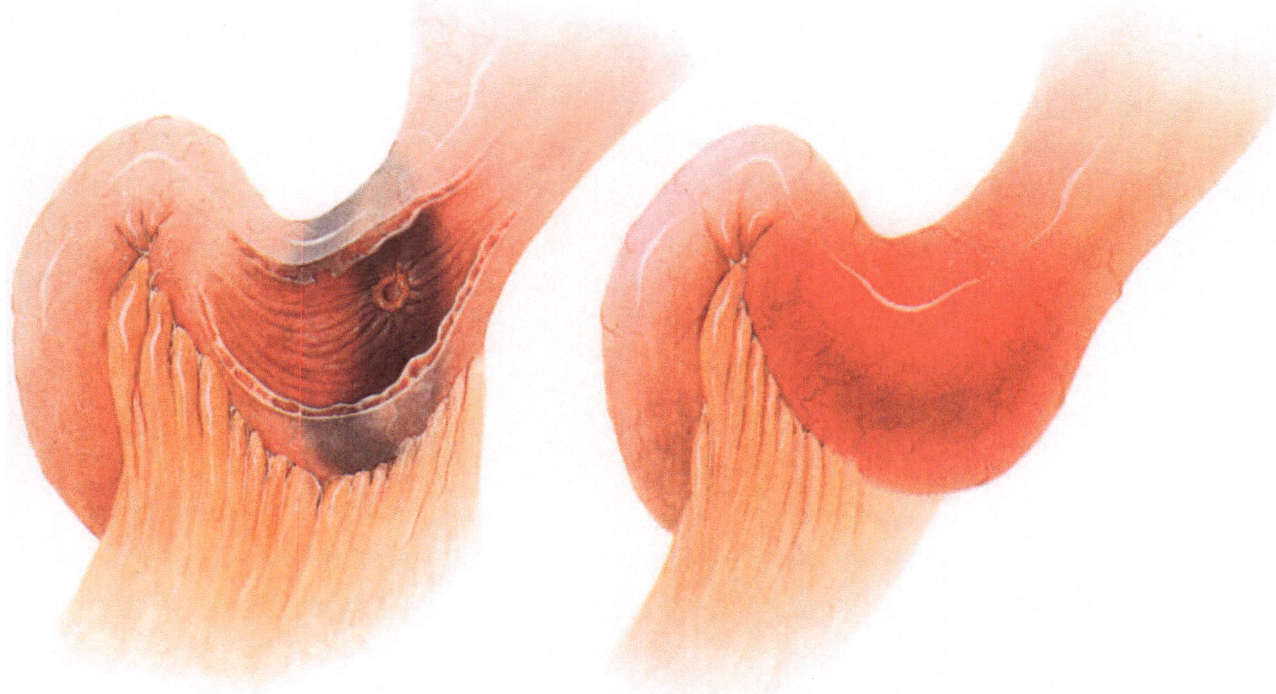

*Abb. 4.6.* Schwachstelle am Übergangsepithel

*Abb. 4.7.* Chronisch anazide Gastritis

ohne Vagotomie. Innerhalb der letzten Jahre etablierte sich die Ulkusexzision in Verbindung mit der proximal-gastrischen Vagotomie zur anerkannten Methode; die Ergebnisse sind jedoch enttäuschend. Die Ursachen eines Ulkus vom Typ III scheinen dem des Duodenalulkus auf dem Boden der Hypersekretion ähnlich zu sein, so daß die Behandlung dieser Geschwüre in Richtung Säurereduktion, d.h. proximal-gastrische Vagotomie oder trunkuläre Vagotomie mit Antrumresektion läuft. Ulzera vom Typ I werden am besten mit einer Magenteilresektion und Gastroduodenostomie ohne Vagotomie, Ulzera vom Typ II in ähnlicher Weise behandelt, wobei allerdings gleichzeitig eine gastrale oder trunkuläre Vagotomie durchgeführt werden muß. Bei allen Magengeschwüren ist unabhängig von der Lokalisation die sorgfältige Entnahme von Probebiopsien indiziert, um eine bösartige Erkrankung des Magens auszuschließen.

## Magenpolypen

Magenpolypen sind ziemlich selten und treten bei etwa 0,4–0,7% der gesamten Bevölkerung auf. Pathologisch lassen sich Magenpolypen in 3 Typen unterteilen: (1) epitheliale (adenomatös oder hyperplastisch), die am häufigsten vorkommenden Polypen; (2) mesenchymale (Leiomyome, Fibrome, Lipome, neurogene oder vaskuläre Tumoren); und (3) verschiedene (Karzinoid, heterotopisches Pankreasgewebe und Hamartome beim Peutz-Jeghers-Syndrom). Epitheliale (adenomatöse) Polypen sind für den Chirurgen von größtem Interesse. Diese Polypen können einzeln (Abb. 4.8), multipel (Abb. 4.9) oder diffus (rasenförmig) (Abb. 4.10) auftreten. Die Mehrzahl der Magenpolypen bleibt asymptomatisch. Von Bedeutung ist die Blutungsneigung, bei etwa 10% der Patienten, und die maligne Entartung, bei etwa

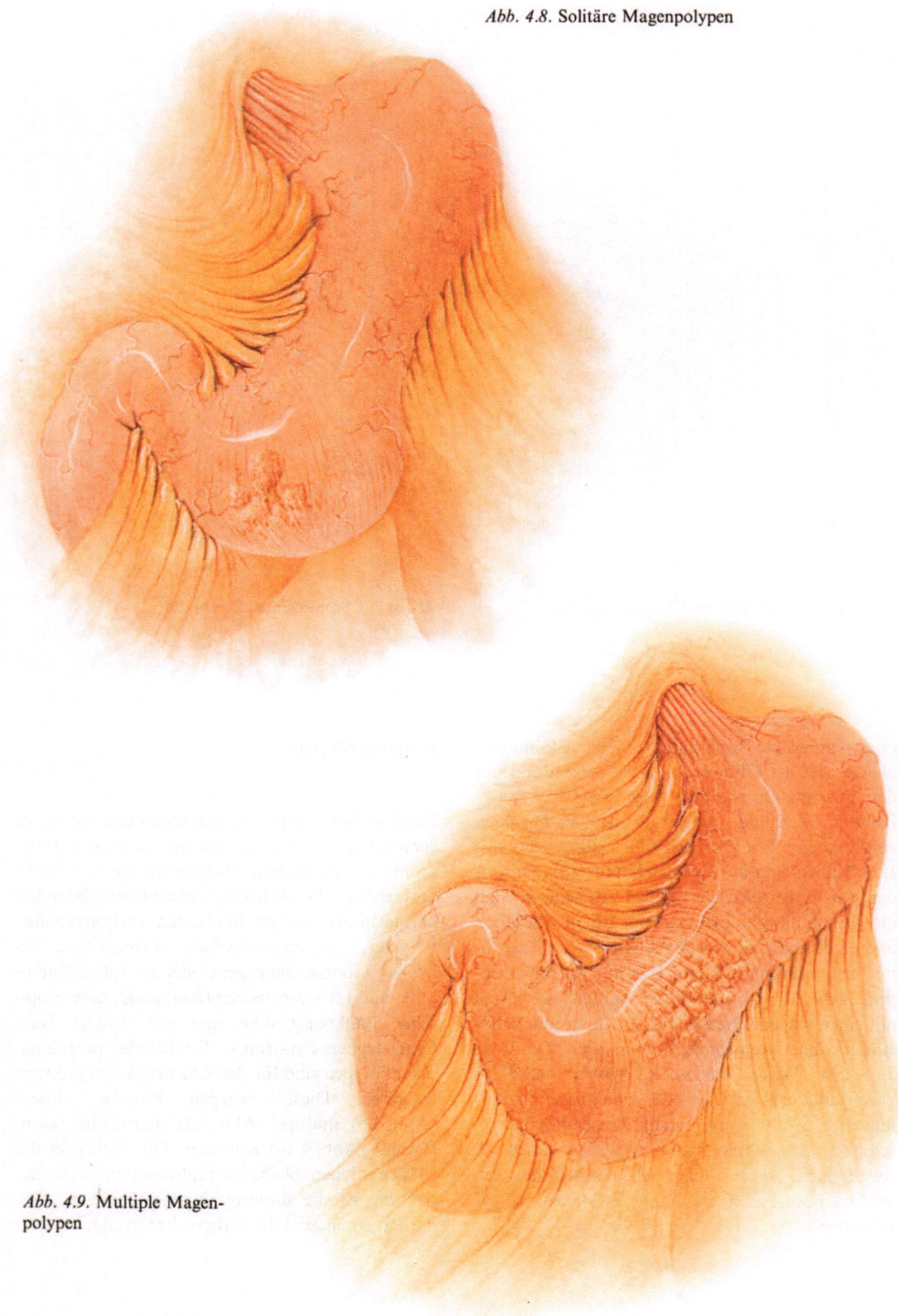

*Abb. 4.8.* Solitäre Magenpolypen

*Abb. 4.9.* Multiple Magen-polypen

*Abb. 4.10.* Rasenförmige Magenpolypen

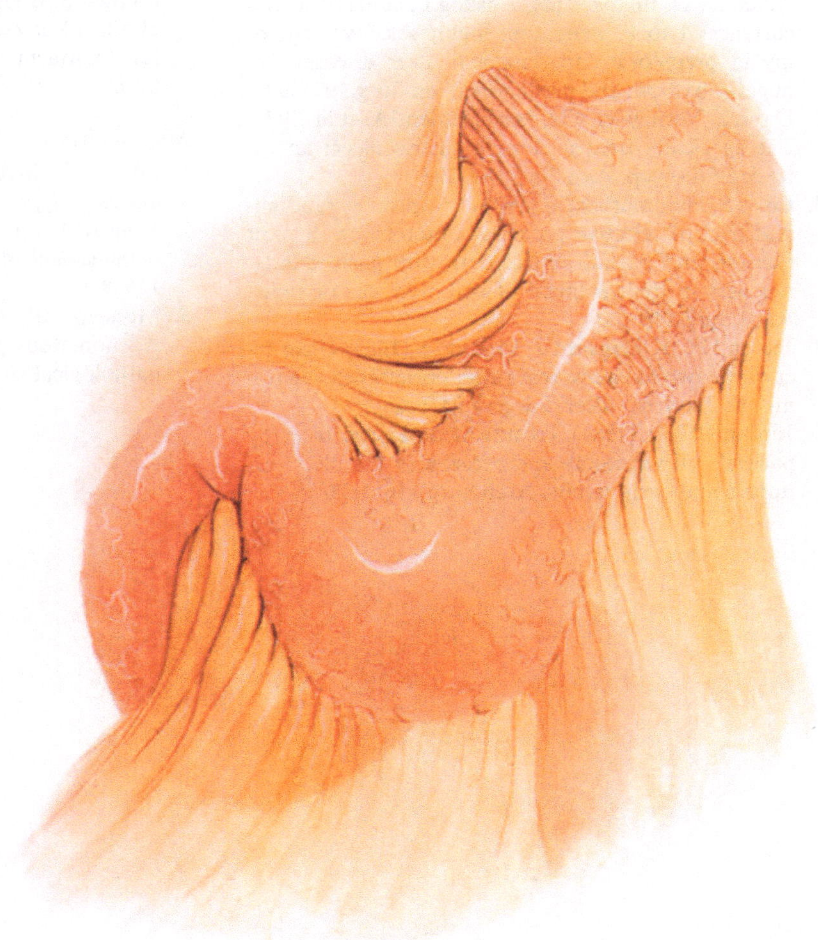

2,5% der Patienten. Die maligne Entartung wird bei Polypen unter 2 cm Durchmesser selten beobachtet.

Die Mehrzahl der Magenpolypen läßt sich endoskopisch leicht entfernen. Die chirurgische Entfernung mittels Gastrostomie oder Magenresektion kommt dann in Betracht, wenn der Patient Beschwerden hat, Blutungen auftreten, der Polyp einen größeren Durchmesser als 2 cm hat, eine Achlorhydrie des Magens, bei der die Gefahr der malignen Entartung höher ist, oder eine diffuse Polyposis vorliegt – dies besonders dann, wenn in der Familienanamnese eine Polyposis des Magens mit maligner Entartung besteht.

## Literatur

*Streßulkus*


1. Halloran LG, Zfass AM, Gayle WE, et al (1980) Prevention of acute gastrointestinal complications after severe head injury: a controlled trial of cimetidine prophylaxis. Am J Surg 139:44
2. Hastings PR, Skillman JJ, Bushnell LS, et al (1978) Antacid titration in the prevention of acute gastrointestinal bleeding: a controlled, randomized trial in 100 critically ill patients. N Engl J Med 298:1041
3. Hubert JP Jr, Kiernan PD, Welch JS, et al (1980) The surgical management of bleeding stress ulcers. Ann Surg 191:672
4. Zinner MJ, Zuidema GD, Smith PL, et al (1981) The prevention of upper gastrointestinal tract bleeding in patients in an intensive care unit. Surg Gynecol Obstet 153:214

*Magenulkus*

1. Adami H-O, Enander LK, Enskog L, et al (1984) Recurrences 1 to 10 years after highly selective vagotomy in prepyloric and duodenal ulcer disease: frequency, pattern, and predictors. Ann Surg 199:393
2. Davis Z, Verheyden CN, van Heerden JA, et al (1977) The surgically treated chronic gastric ulcer: an extended followup. Ann Surg 185:205
3. Emås S, Hammarberg C (1983) Prospective, randomized trial of selective proximal vagotomy with ulcer excision and partial gastrectomy with gastroduodenostomy in the treatment of corporeal gastric ulcer. Am J Surg 146:631
4. Jensen HE, Kjaergaard J, Meisner S (1983) Ulcer recurrence two to twelve years after parietal cell vagotomy for duodenal ulcer. Surgery 94:802
5. Jordan PH Jr (1981) Treatment of gastric ulcer by parietal cell vagotomy and excision of the ulcer: rationale and early results. Arch Surg 116:1320
6. Reid DA, Duthie HL, Bransom CJ, et al (1982) Late follow-up of highly selective vagotomy with excision of the ulcer compared with Billroth I gastrectomy for treatment of benign gastric ulcer. Br J Surg 69:605

*Magenpolypen*

1. Bone GE, McClelland RN (1976) Management of gastric polyps – a review. Rev Surg 33:211
2. King RM, van Heerden JA, Weiland LH (1982) The management of gastric polyps. Surg Gynecol Obstet 155:846
3. Monaco AP, Roth SI, Castleman B, et al (1962) Adenomatous polyps of the stomach: a clinical and pathological study of 153 cases. Cancer 15:456

# 5 Bösartige Erkrankungen des Magens

WILLIAM H. REMINE

In den vergangenen Jahren wurden bei der Früherkennung des Magenkarzinoms wichtige Fortschritte erzielt, obwohl scheinbar unauffällige Befunde diesen Vorteil häufig zunichte machen.

Besteht ein angeblich „gutartiges“ Magengeschwür über einen Zeitraum von 2–3 Monaten, ist eine genaue Abklärung erforderlich, da die medikamentöse Behandlung des gutartigen Magenulkus nur teilweise zufrieden stellt.

Ist die Diagnose einer malignen Erkrankung des Magens einmal gestellt, sollte die Operation alsbald erfolgen. Die Bedeutung der Exploration liegt darin, daß es ohne Operation keine Heilung gibt.

## Magenteilresektion

Der Zugang zum Abdomen kann auf verschiedenen Wegen erfolgen, wobei jede Laparotomieform eine große Gruppe begeisterter Anhänger hat. Anstelle eines „routinemäßig“ gewählten Zuganges sollte dieser auf die körperlichen Gegebenheiten des Patienten ausgerichtet sein. Ob ein querer, schräger oder medianer Schnitt zur Anwendung kommt, hängt von den vorliegenden Bedingungen ab.

Nach Eröffnung des Abdomens folgt eine sorgfältige Austastung, um das Vorliegen oder Fehlen von Metastasen oder deren Ausdehnung auf andere Gewebe zu untersuchen. Radikale Operationsverfahren sollten bei palliativen Eingriffen keine Anwendung finden.

Ist die Erkrankung auf den Magen beschränkt oder lediglich auf die regionalen Lymphknoten ausgedehnt, erfolgt eine Operation mit kurativer Zielsetzung. Dafür stehen primär 2 Operationsverfahren zur Verfügung, wobei die Wahl des Operationsverfahrens von der Lokalisation der Erkrankung abhängt.

Befindet sich die erkrankte Stelle in der unteren Magenhälfte, führen wir eine subtotale Magenteilresektion durch. Dieses Verfahren genügt den Anforderungen einer effektiven Operation zur Behandlung eines Karzinoms und zielt auf die Entfernung aller möglicherweise befallenen Gebiete ab. Der Tumor wird en bloc mit dem gesamten Netz, d.h. etwa 80–85% des Magens, der Milz und ihren hilären Lymphknoten, dem oberen Duodenalabschnitt mit allen Lymphknoten um den Pankreaskopf entfernt. Zusätzlich wird Lymphknoten-enthaltendes Gewebe vom Lig. hepatoduodenale sowie vom kleinen Netz mitentfernt. Die gesamte kleine Kurvatur des Magens mit den entsprechenden Lymphknoten wird durch eine Resektion im Sinne von Hofmeister-Polya entfernt. Danach wird eine End-zu-Seit-Anastomose zwischen Magenstumpf und dem oberen Jejunum zur Wiederherstellung der Magen-Darm-Passage angelegt.

Befindet sich der Tumor im mittleren oder oberen Magendrittel, ist die Gastrektomie mit Entfernung der zuvor erwähnten möglichen Tumorausbreitung in die Lymphknoten notwendig. Die Kontinuität wird mittels Ösophagojejunostomie als End-zu-Seit-Anastomose, wie z.B. von Hunt (s. Abb. 5.21) angegeben, wiederhergestellt. Läßt sich der Tumor durch eine subtotale Magenresektion entfernen, d.h. ein kleiner, sich der Speiseröhre anschließender Magenteil wird belassen, erfolgt die Rekonstruktion in gleicher Art und Weise.

Zu einer kurativen Operation gehört beim Magenkarzinom die Entfernung des großen Netzes und wenn möglich aller regionaler Lymphabflußbahnen. Früher wurde die Milz nicht immer mitentfernt, wenn der Tumor nur den unteren Magenteil erfaßt hatte; die Erfahrung zeigt jedoch, daß auch hier die Splenektomie ratsam ist. Aus diesem Grund neigen wir dazu, ungeachtet der Lokalisation des Magenkarzinoms, selbst wenn dies im

*Abb. 5.1.* Lymphknotenstationen des Magens

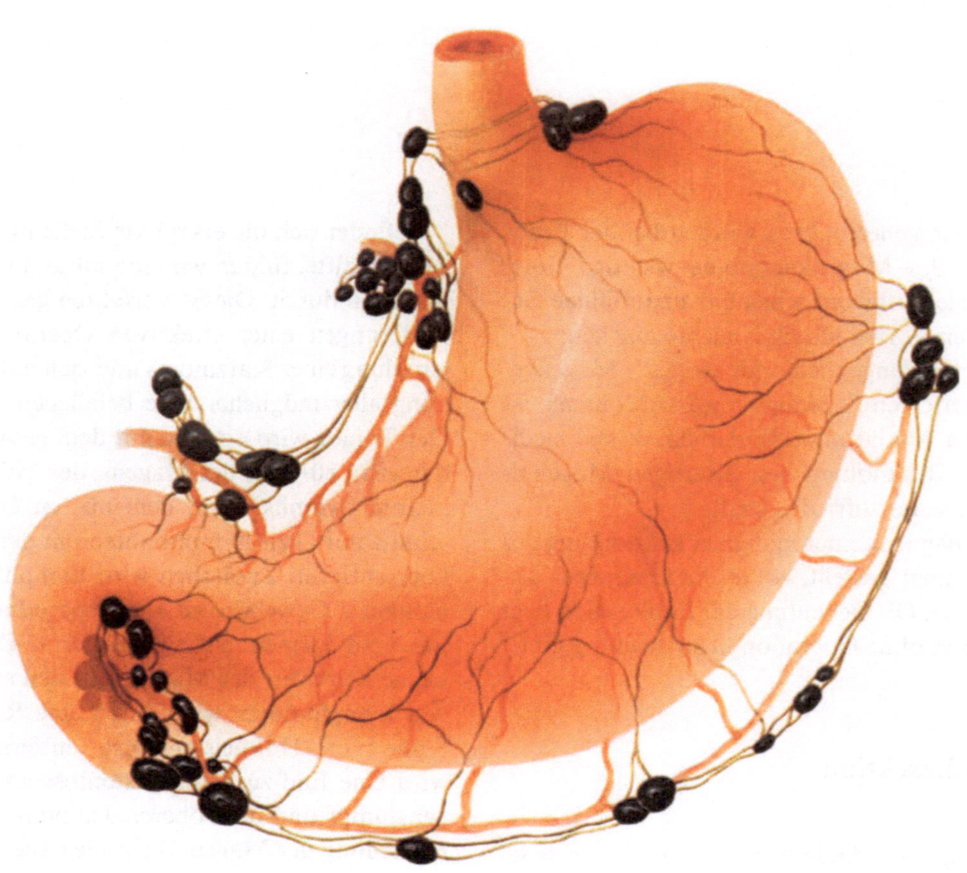

unteren Magenteil liegt, die Milz zu entfernen. Befindet sich der Tumor in der proximalen Magenhälfte, wird die Milz routinemäßig entfernt. Die Gastrektomie, die immer mit der Splenektomie einhergeht, bleibt jenen Patienten vorbehalten, bei denen sich der Tumor mit der subtotalen Magenteilresektion nicht entfernen läßt.

Der wahrscheinlich wichtigste Fortschritt in der Behandlung des Magenkarzinoms ist die richtige Einschätzung des Lymphknotenbefalls. Die frühen Berichte von Delamere, Rouvière und Coller wiesen auf die Bedeutung bestimmter Lymphknotengruppen hin (Abb. 5.1). Dank der japanischen Arbeitsgruppe um Kajitani wurden allgemeine Richtlinien für die Lymphknotendissektion beim Magenkarzinom erarbeitet, die durch genaue Klassifikation chirurgischer und pathologischer Kriterien ihrer Bedeutung Rechnung tragen.

## Magenteilresektion nach Billroth I

Das Operationsverfahren nach Billroth I (Abb. 5.2) findet bei der Behandlung des Magenkarzinoms selten Anwendung. Tumorgröße und Ausdehnung führen in der Regel zu unbefriedigenden gastroduodenalen Anastomosen, insbesondere dann, wenn man den Tumor in ganzer Ausdehnung einschließlich der Lymphknoten unterhalb des Pylorus und im Bereich des Duodenums entfernen, d.h. eine kurative Karzinombehandlung

*Abb. 5.2.* Operationsverfahren nach Billroth I. Durchtrennung am Duodenum

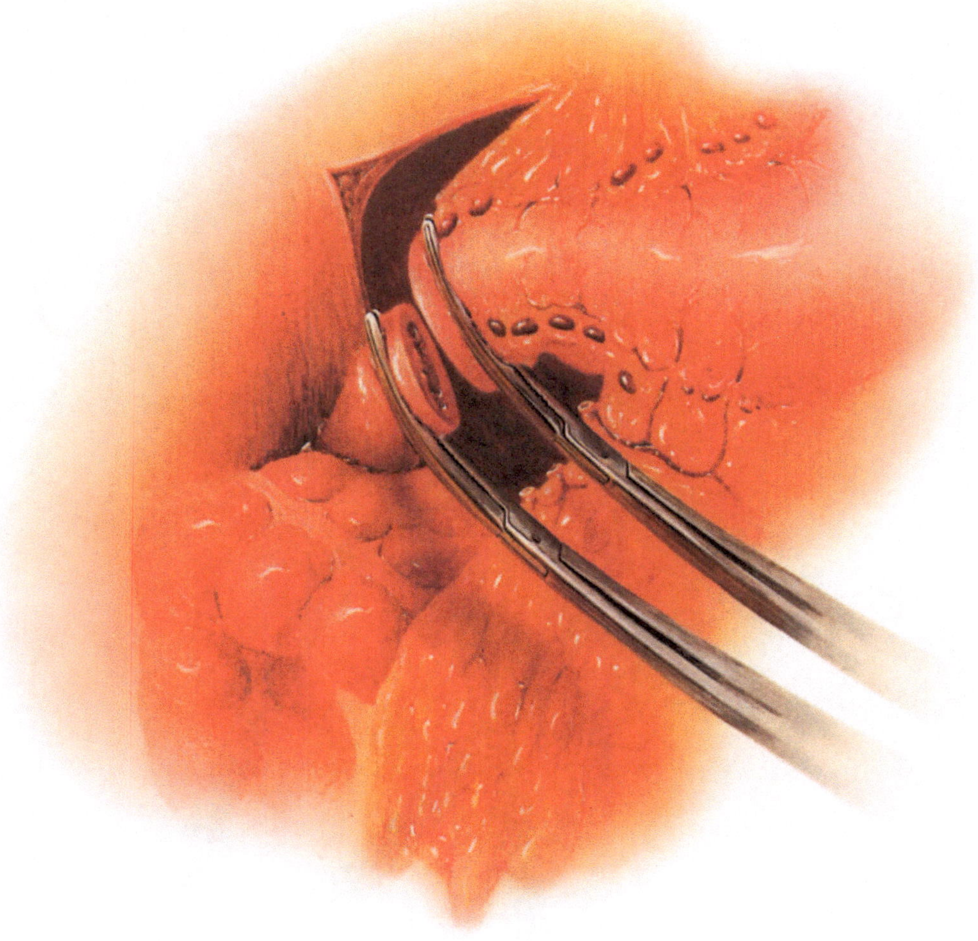

durchführen möchte. Die Anastomose ist insbesondere dann kontraindiziert, wenn der Patient korpulent und das Duodenum tief gelegen ist. In diesen Fällen neigt man dazu, den Magen nicht ausreichend zu resezieren, wodurch die Überlebenschancen des Patienten herabgesetzt werden. Eine inadäquate Resektion erfolgt insbesondere beim diffusen Karzinom, welches intramural in der Magenwand wächst.

Die Darmkontinuität sollte daher nur in seltenen Fällen, nämlich bei einem kleinen, frühentdeckten Tumor im präpylorischen Antrum, der weder in die Lymphknoten gestreut, noch sich lokal ausgebreitet hat, mit dem Billroth-I-Verfahren wiederhergestellt werden. Wird das Billroth-I-Verfahren angewandt (Abb. 5.3), hat sich die Methode nach Shoemaker-Billroth-I (Abb. 5.4) als besonders hilfreich erwiesen.

## Subtotale Magenresektion

Die Präparation beginnt an der linken Kolonflexur und wird in Richtung zur rechten Kolonflexur geführt, wobei das gesamte große Netz vom Kolon entfernt, jedoch an der großen Magenkurvatur belassen wird. Mobilisieren des Duodenums nach Kocher und En-bloc-Resektion des gesamten Lymphknoten-tragenden Gewebes um den Pankreaskopf, welches am mitresezierten Duodenum hängen bleibt. Das darüberliegende Lymphkno-

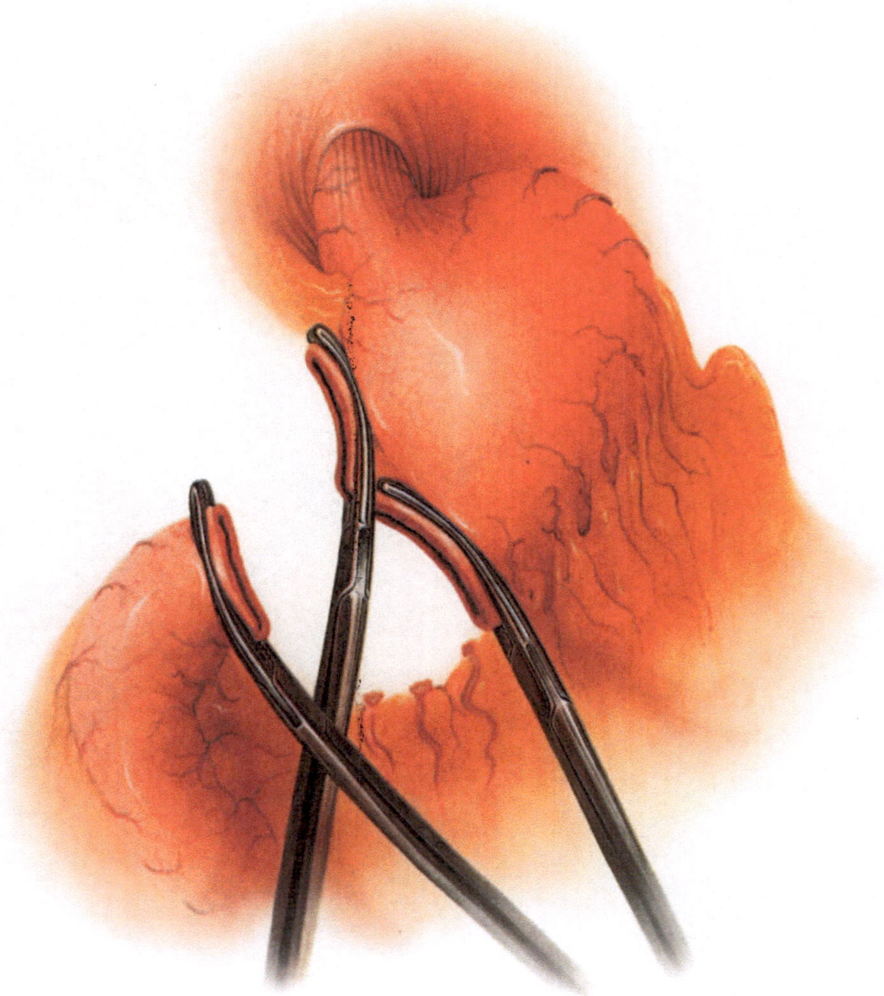

*Abb. 5.3.* B I: Resektionslinie am Magen

ten-tragende Gewebe im Lig. hepatoduodenale und alle angrenzenden Lymphknoten werden gleichfalls präpariert und bleiben am Duodenum. Durchtrennung des Duodenums oberhalb der Einmündungsstelle des Gallengangs (Abb. 5.2). Ist man unsicher, ob der Ductus choledochus unversehrt blieb, wird er eröffnet und eine T-Drainage eingelegt, wobei ein langer Schenkel der T-Drainage bis in die Pars II oder III des Duodenums hinabreicht. Verschluß des Duodenalstumpfes mit 2 Reihen aus resorbierbarem Nahtmaterial und evtl. mit einer äußeren Reihe von Seidennähten.

Durch Hochheben des Magens wird die Bursa omentalis dargestellt und alle Lymphknoten um die A. hepatica communis und entlang des Pankreasoberrandes entfernt. Gelegentlich müssen mit der Milz ein Teil des Pankreasschwanzes und damit alle Lymphknoten im Milzhilus exstirpiert werden. Dies ist besonders dann notwendig, wenn der Pankreasschwanz enge räumliche Beziehungen mit dem Milzhilus aufweist. In diesen Fällen muß der Pankreasgang sorgfältig mit Seideligaturen verschlossen werden, da jede Leckage resorbierbares Nahtmaterial andaut und zu einer Pankreasfistel führt. Die Milz bleibt nach Unterbindung der A. und V. lienalis über die Aa. gastricae breves mit dem Magen verbunden. Fortführen der Präparation bis zum Truncus coeliacus (Abb. 5.5), von

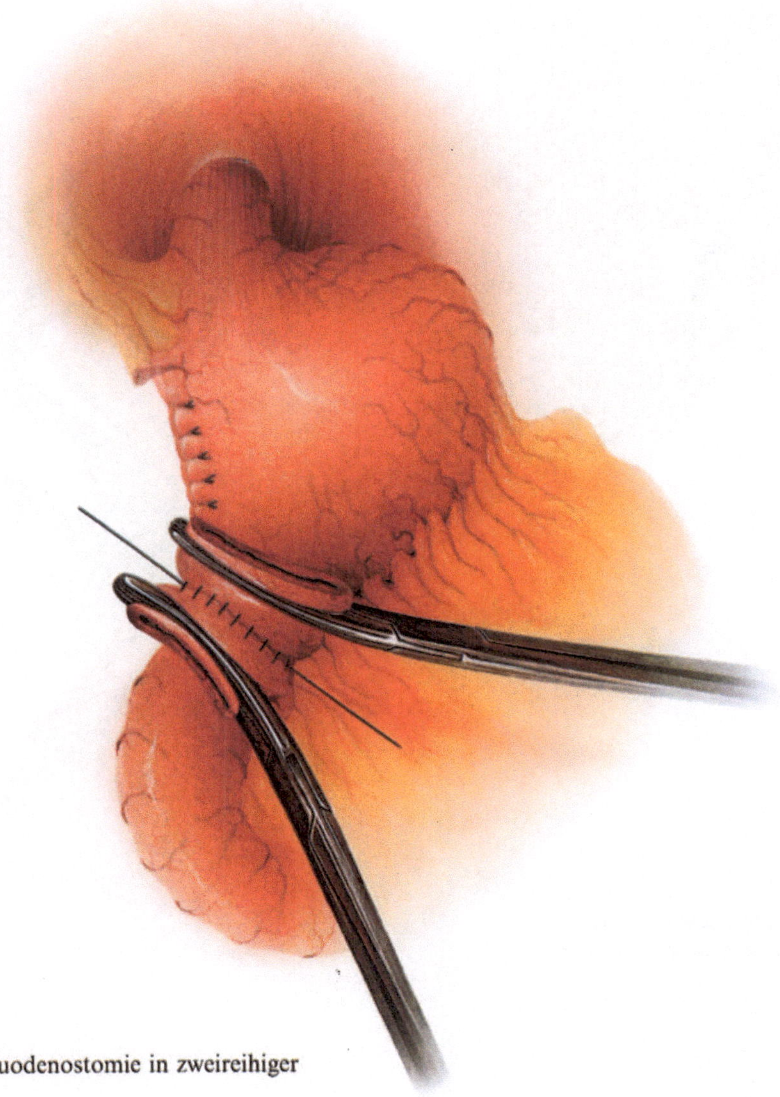

*Abb. 5.4.* B I: Gastroduodenostomie in zweireihiger Nahttechnik

dem alle Lymphknoten sorgfältig freipräpariert werden. Anschließend Ligatur der A. gastrica sinistra, wobei der zum Magenrest aufsteigende Ast belassen wird. Die Lymphknoten um den Truncus coeliacus werden en bloc mit dem Magen exstirpiert.

Gelegentlich infiltriert ein Tumor das Mesokolon oder Colon transversum. In diesem Falle werden die betroffenen Bereiche zusammen mit dem Magen entfernt.

Der Magen ist nun weitgehend mobilisiert und erlaubt eine ausreichende Resektion von etwa 80–85% unter Mitnahme der gesamten kleinen Kurvatur (Abb. 5.5).

Die Abtrennungslinie des Magens wird sorgfältig gewählt und durch 2 lange gebogene Klemmen an der großen Kurvatur markiert. Diese bestimmen die Weite der zukünftigen gastrojejunalen Anastomose. Nach Durchtrennung des Magens mit dem Skalpell zwischen diesen beiden Klemmen wird eine Payr-Klemme so angelegt (Abb. 5.5), daß die gesamte kleine Kurvatur des Magens bis hinauf zum Ösophagus zusammen mit dem anhängenden lymphatischen Gewebe wegfällt. Auch jetzt wird sorgfältig darauf geachtet, daß der aufsteigende Ast der A. gastrica sinistra unverletzt bleibt. Diese Vorsichtsmaßnahme gewährleistet eine ausreichende Blutversorgung im Magenrest. Neben

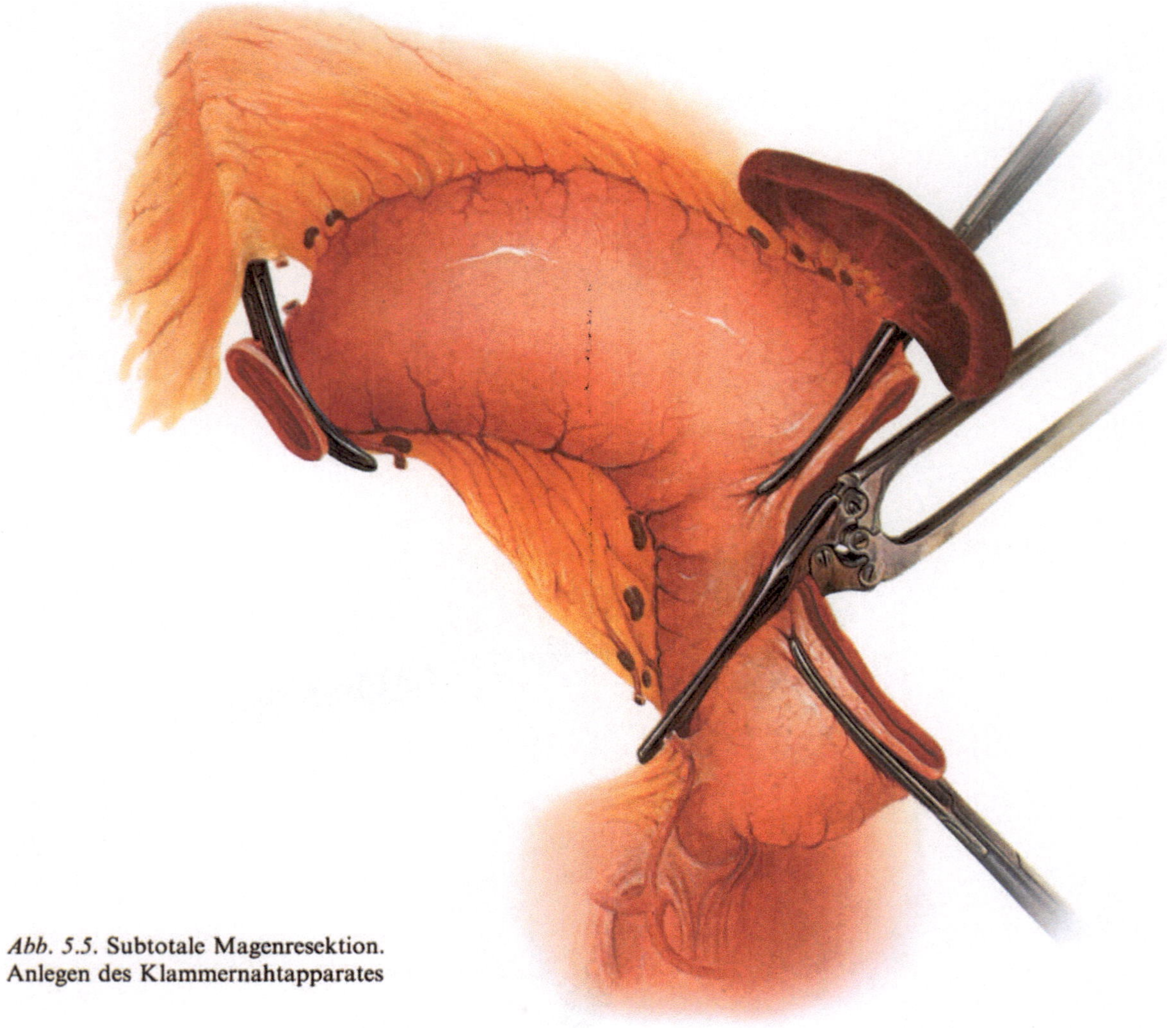

*Abb. 5.5.* Subtotale Magenresektion. Anlegen des Klammernahtapparates

die Payr-Klemme wird eine weitere gebogene Klemme gesetzt und der Magen mit dem Skalpell abgetrennt.

Verschluß der kleinen Kurvatur, indem die Payr-Klemme mit einem feinen, resorbierbaren, fortlaufenden Faden unterstochen, die Klemme entfernt und die erste Nahtreihe mit einer weiteren fortlaufenden resorbierbaren Naht übernäht wird. Zuletzt werden beide Nahtreihen sorgfältig mit Matratzennähten aus Seide eingestülpt.

Bei der Magenteilresektion bevorzugen wir die Anastomosierung nach Hofmeister-Polya (Abb. 5.6 und 5.7) mit Anheftung der abführenden Jejunalschlinge an der großen Magenkurvatur. Dieses Operationsverfahren wurde in den letzten Jahren bei der Mehrzahl der Patienten mit einer Magenteilresektion an der Mayo Clinic angewandt. Wir ziehen es vor, bei der subtotalen Magenresektion die Dünndarmschlinge antekolisch hochzuziehen. Die Entscheidung, ob eine antekolische oder retrokolische Anastomosierung erfolgt, liegt letztlich im Ermessen des einzelnen Chirurgen.

Die End-zu-Seit-Anastomose nach Hofmeister-Polya erfolgt mit der kürzest möglichen Dünndarmschlinge mittels einer äußeren seromuskulären Nahtreihe aus Seidematratzennähten, einer mittleren Nahtreihe aus fortlaufendem, resorbierbarem Nahtmaterial und einer inneren, fortlaufenden, resorbierbaren Nahtreihe der Mukosa. Bei der Durchführung dieser Hofmeister-Polya-

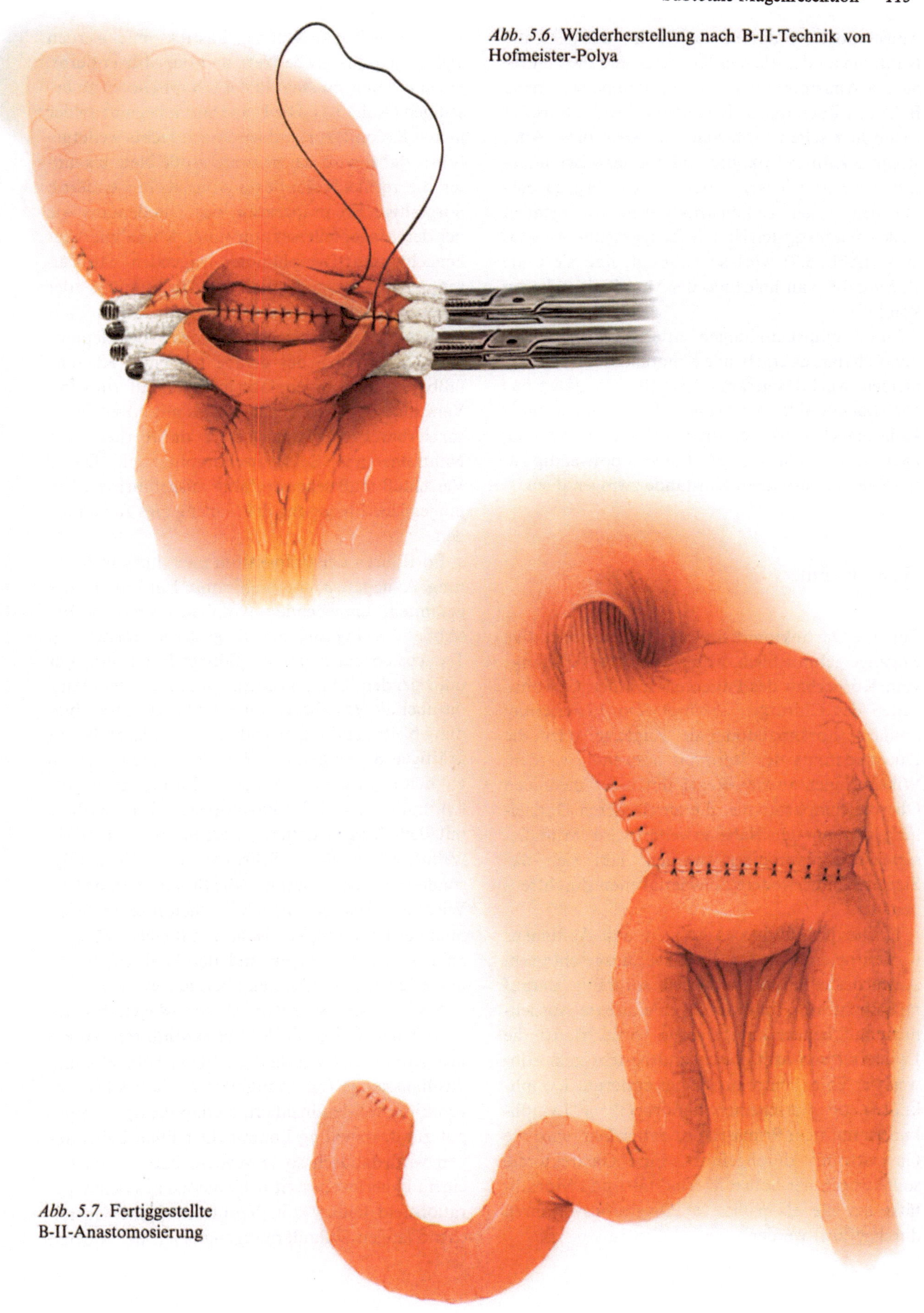

*Abb. 5.6.* Wiederherstellung nach B-II-Technik von Hofmeister-Polya

*Abb. 5.7.* Fertiggestellte B-II-Anastomosierung

Anastomose ist darauf zu achten, daß sich die Nahtlinie an der kleinen Kurvatur und die Nahtlinie der Anastomose an der sog. Jammerecke nach Billroth I überlappen. Bei entsprechender Sorgfalt treten hier selten Probleme auf. Auch diese Anastomose kann retrokolisch oder antekolisch angelegt werden; wiederum hat der Chirurg zu entscheiden, welche Rekonstruktion im vorliegenden Falle am günstigsten ist. Die fertiggestellte Anastomose (Abb. 5.7) wird so befestigt, daß sie ohne Zug auf die Nahtlinie links der Mittellinie zu liegen kommt.

Um Blutansammlungen unter dem Zwerchfell und sich daraus ergebende Komplikationen zu vermeiden, wird das gesamte freie Blut sorgfältig aus der Bauchhöhle abgesaugt. Eine Magensonde kann eingelegt werden, obwohl unserer Meinung nach keine Entlastung des Magens notwendig ist, es sei denn, besondere Umstände zwingen dazu.

## Gastrektomie

Für eine Gastrektomie sind verschiedene operative Zugänge gebräuchlich, wobei die Art des Zugangs vom Körperbau des Patienten und den Gewohnheiten des Chirurgen abhängt. Zur Erweiterung können thorakoabdominale Zugänge oder die Durchtrennung des Sternums notwendig werden. Wir beginnen in der Regel mit einer medianen Oberbauchlaparotomie, die zur besseren Darstellung links um den Nabel erweitert wird. Muß dieser Zugang verlängert werden, läßt sich das Sternum ohne weitere Schwierigkeiten durchtrennen.

Durch gründliches Austasten des Abdomens werden metastatische Prozesse ausgeschlossen. Auch der Primärtumor wird sorgfältig darauf untersucht, ob Hinweise für eine direkte Ausdehnung auf benachbarte Organe vorliegen. Ist die Leber frei von Metastasen und besteht kein Hinweis für eine Tumoraussaat in entfernte Lymphknoten, oder erscheinen tumorbefallene Lymphknoten mit dem Primärtumor entfernbar, wird die Gastrektomie durchgeführt. Eine Gastrektomie sollte wegen der hohen Morbiditäts- und Mortalitätsraten nie als palliatives Operationsverfahren durchgeführt werden.

Entschließt man sich zur Gastrektomie, werden gleichzeitig das große Netz und die Milz entfernt, um eine Tumoraussaat in die Lymphknoten zu beseitigen (Abb. 5.1). Die Präparation beginnt an der linken Kolonflexur und wird nach rechts weitergeführt; dabei wird das gesamte große Netz bis hinter die rechte Kolonflexur vom Kolon entfernt. Sorgfältige Freipräparation des Duodenums wie bei der Magenteilresektion unter Mitnahme aller benachbarten Lymphknoten-tragenden Strukturen. Besonders sorgfältige Ausräumung der Lymphknotengruppe unter und über dem Pankreaskopf. Durchtrennung des Duodenums (Abb. 5.2), wobei der gerade mit einer Klemme faßbare erste Duodenalabschnitt mitentfernt wird. Verschluß des Duodenalstumpfes mit 2 Reihen resorbierbarer Nähte und einer darüberliegenden Nahtreihe aus Seideeinzelknopfnähten. Dieser Verschluß muß sehr sorgfältig ausgeführt werden, um jegliche Einengung des Gallengangs zu vermeiden.

Fortführen der Präparation nach links in Richtung A. hepatica communis mit Entfernung des gesamten, umgebenden lymphatischen Gewebes (Abb. 5.8), Ligatur der A. gastrica sinistra am Truncus coeliacus mit sorgfältiger Entfernung der umliegenden Lymphknoten. Anheben der Milz, die über die Vasa brevia mit dem Magen in Verbindung bleibt, und Unterbindung der Milzgefäße mit kräftigen Seideligaturen. Hat der maligne Prozeß auf den Pankreaskörper oder -schwanz übergegriffen, muß ein Teil der Bauchspeicheldrüse en bloc mit dem Magen entfernt werden. Wie zuvor erwähnt, erfolgt dieser Schritt nicht routinemäßig, sondern nur dann, wenn es die Situation erfordert. Wird ein Teil der Bauchspeicheldrüse entfernt, muß der Pankreasgang isoliert, mit einer kräftigen Seidenaht unterbunden und der Pankreasstumpf mit Seidematratzennähten übernäht werden.

Nach diesen Schritten ist der Magen bis auf seine Verbindung mit der Speiseröhre frei beweglich. Er wird nach kranial gehalten (Abb. 5.9), und das linksseitige Lig. triangulare sowie das Lig. coronarium werden inzidiert, so daß die Speiseröhre gut zur Darstellung kommt. Der linke Leberlappen wird dadurch so beweglich, daß er sich mit einem Leberhaken weit nach medial aus dem Operationsfeld halten läßt. Vorbereiten eines ausreichend langen Dünndarmsegments aus dem oberen

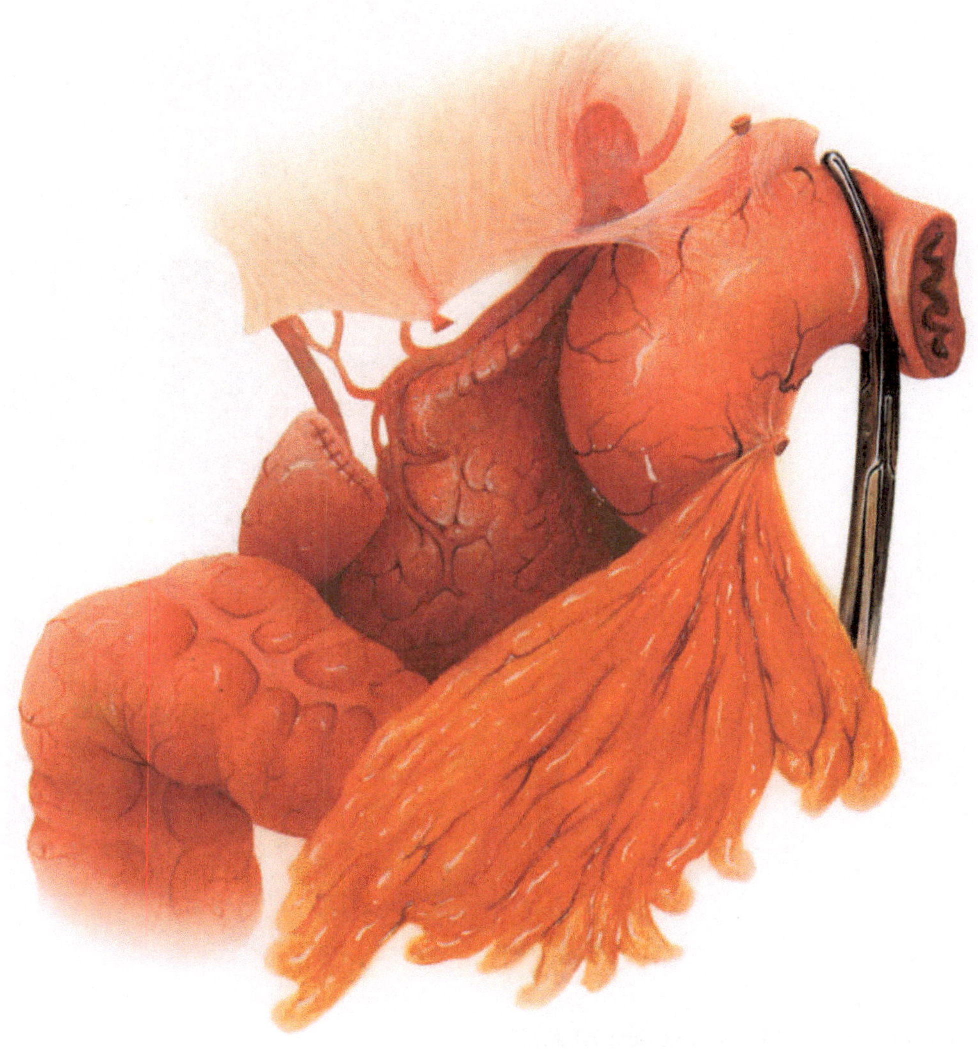

*Abb. 5.8.* Gastrektomie: Freipräparation der Hinterwand nach Durchtrennung der A. gastrica sinistra

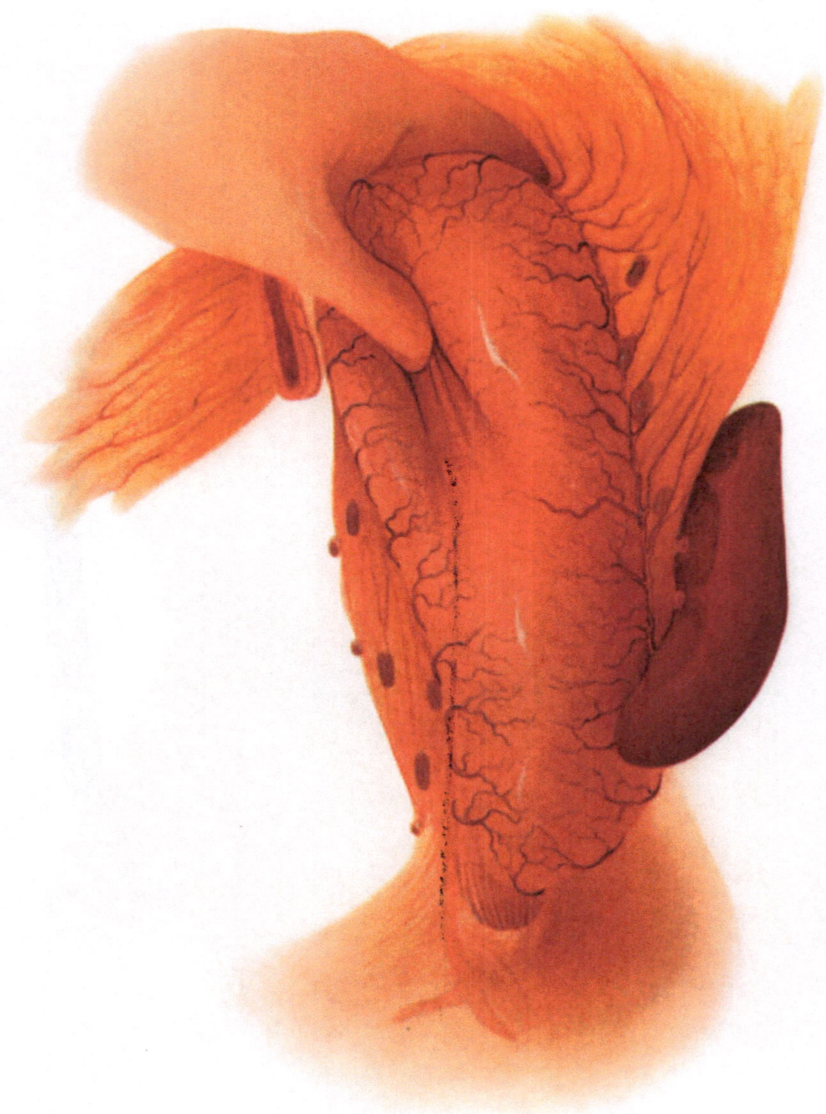

*Abb. 5.9.* Hochziehen des Magens aus dem Abdomen zur Darstellung der Speiseröhre

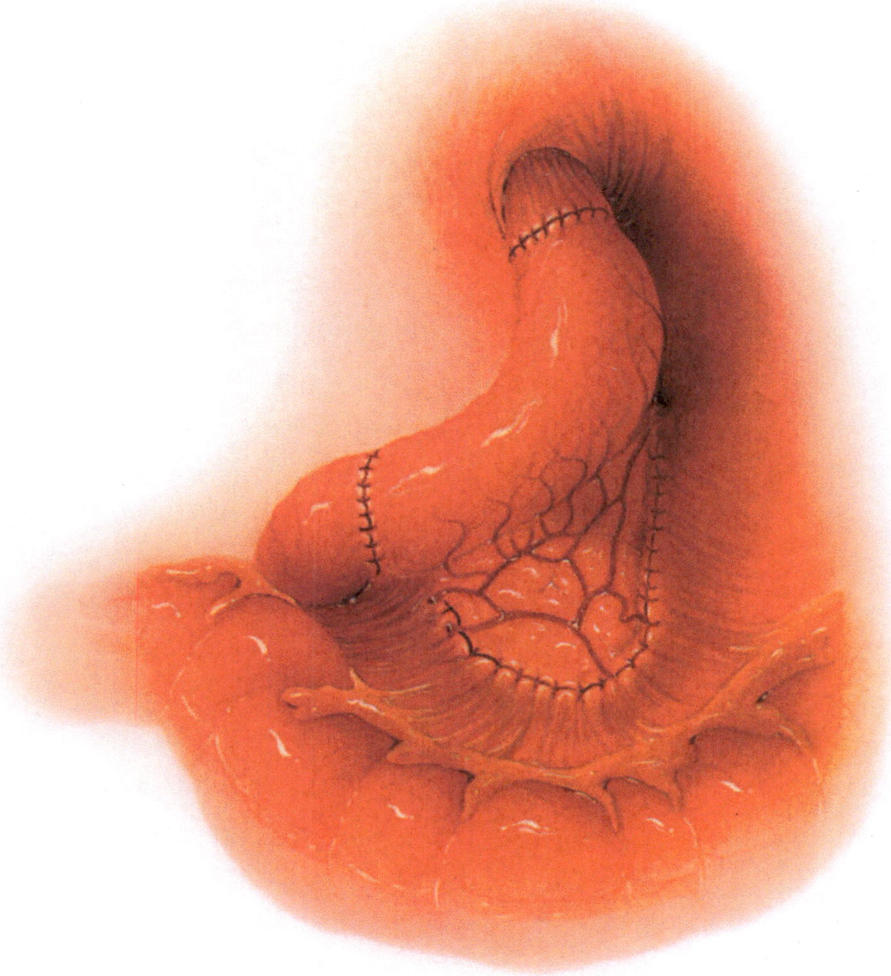

*Abb. 5.10.* Bildung eines Ersatzmagens mittels Dünndarm

Jejunum, welches spannungsfrei an die Speiseröhre reichen muß. Anastomosierung der Speiseröhre mit dem Jejunum, bevor der Magen von der Speiseröhre abgetrennt wird. Am günstigsten wird das Dünndarmsegment retrokolisch hochgezogen. Bei der Durchtrennung des Mesokolons müssen die A. und V. colica media geschont werden.

In der Regel konstruieren wir keinen Ersatzmagen; als Ersatzmagen könnte ein entsprechendes Segment aus Jejunum (Abb. 5.10) oder Kolon (Abb. 5.11) zur Interposition zwischen Speiseröhre und Duodenum dienen. Diese Verfahren tragen in der Regel jedoch nicht zu einer subjektiven Verbesserung des Wohlergehens der Patienten bei.

In diesem Zusammenhang ist neben der Anastomoseninsuffizienz die Verhütung einer Refluxösophagitis durch Regurgitation von Speiseresten von höchstem Interesse. Diese Komplikation läßt sich am besten mit einer Roux-Y-Anastomose verhindern. Insgesamt wurden viele Variationen zur Wiederherstellung der ösophagogastralen Passage angegeben. Eine Zeitlang wurde die doppelläufige Ösophagojejunostomie bevorzugt, bei der die anfänglichen Ergebnisse gut waren. Die sich daraus entwickelnden schwersten Ösophagitiden sprachen jedoch gegen das ansonsten erfolgreiche Vorgehen. Weitere Versuche, dieses Operationsverfahren durch eine Enteroenterostomie zu verbessern, hal-

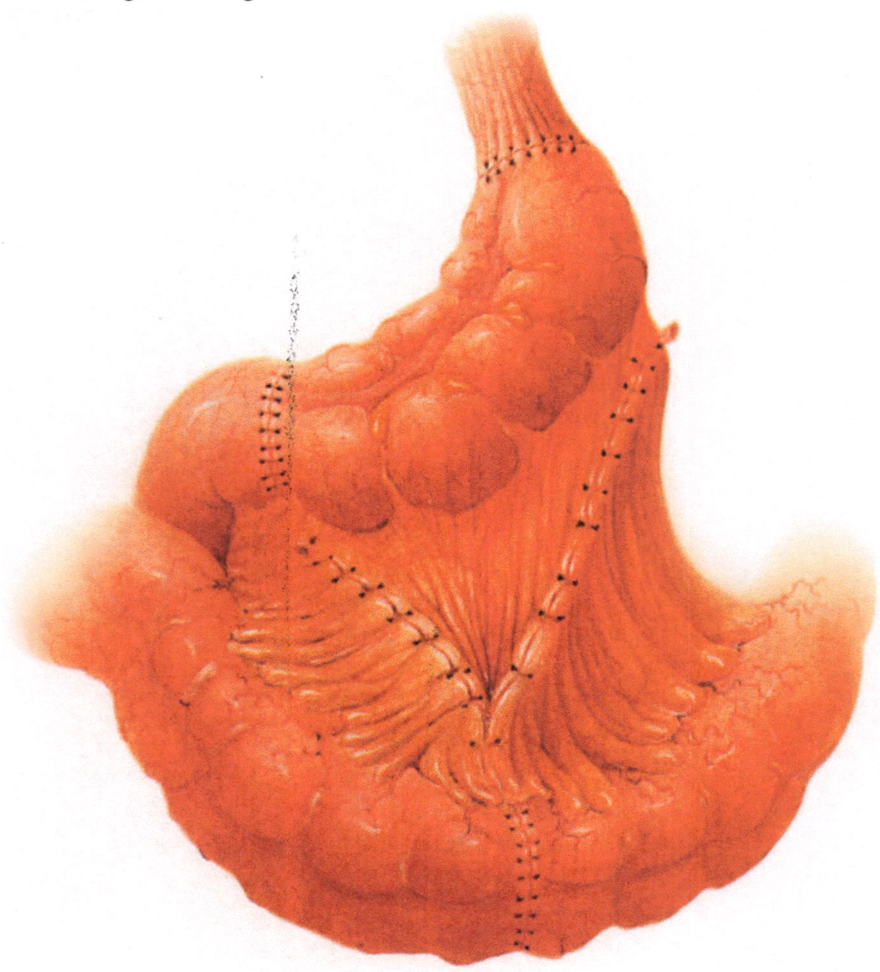

*Abb. 5.11.* Bildung eines Ersatzmagens mittels Kolon

fen wenig (Abb. 5.12). Die Erweiterung der Enteroenterostomie zur Bildung eines Pouches verhinderte die häufigen Ösophagitiden auch nicht (Abb. 5.13).

Unsere eigenen Untersuchungen zeigten, daß die End-zu-Seit-Anastomose (Abb. 5.12 und 5.13) mit einer doppelläufigen Dünndarmschlinge die geringste Mortalität, jedoch den höchsten Prozentsatz mit Refluxösophagitis aufwies. Die sicherste Methode, eine Refluxösophagitis zu vermeiden, bestand darin, eine Roux-Y-Anastomose zu verwenden. Theoretisch hätte die Kombination beider Operationsverfahren die besten Erfolgsaussichten.

Der blinde Verschluß des durchtrennten Jejunums erfolgt am besten mit einer inneren Nahtreihe resorbierbarer und einer äußeren Nahtreihe nichtresorbierbarer Einzelknopfnähte. Auch der Verschluß mit dem Nähapparat ist möglich.

Die Anastomose erfolgt End-zu-Seit mittels äußerer Nahtreihe nichtresorbierbarer Matratzeneinzelknopfnähte. Diese Nähte werden an gegenüberliegenden Stellen der Speiseröhre und des Jejunums vor deren Eröffnung angelegt, um die Weite der Speiseröhre in ihrer Längsstruktur der Muskulatur der Darmweite anzupassen. Nach Fertigstellen dieser Nahtreihe werden Speiseröhre und Dünndarm eröffnet und die Schleimhaut fortlaufend mit resorbierbarem Nahtmaterial genäht (Abb. 5.14).

Nach exakter Fertigstellung dieser beiden Nahtreihen an der Hinterwand wird die Speiseröhre vollständig durchtrennt (Abb. 5.15) und damit ein

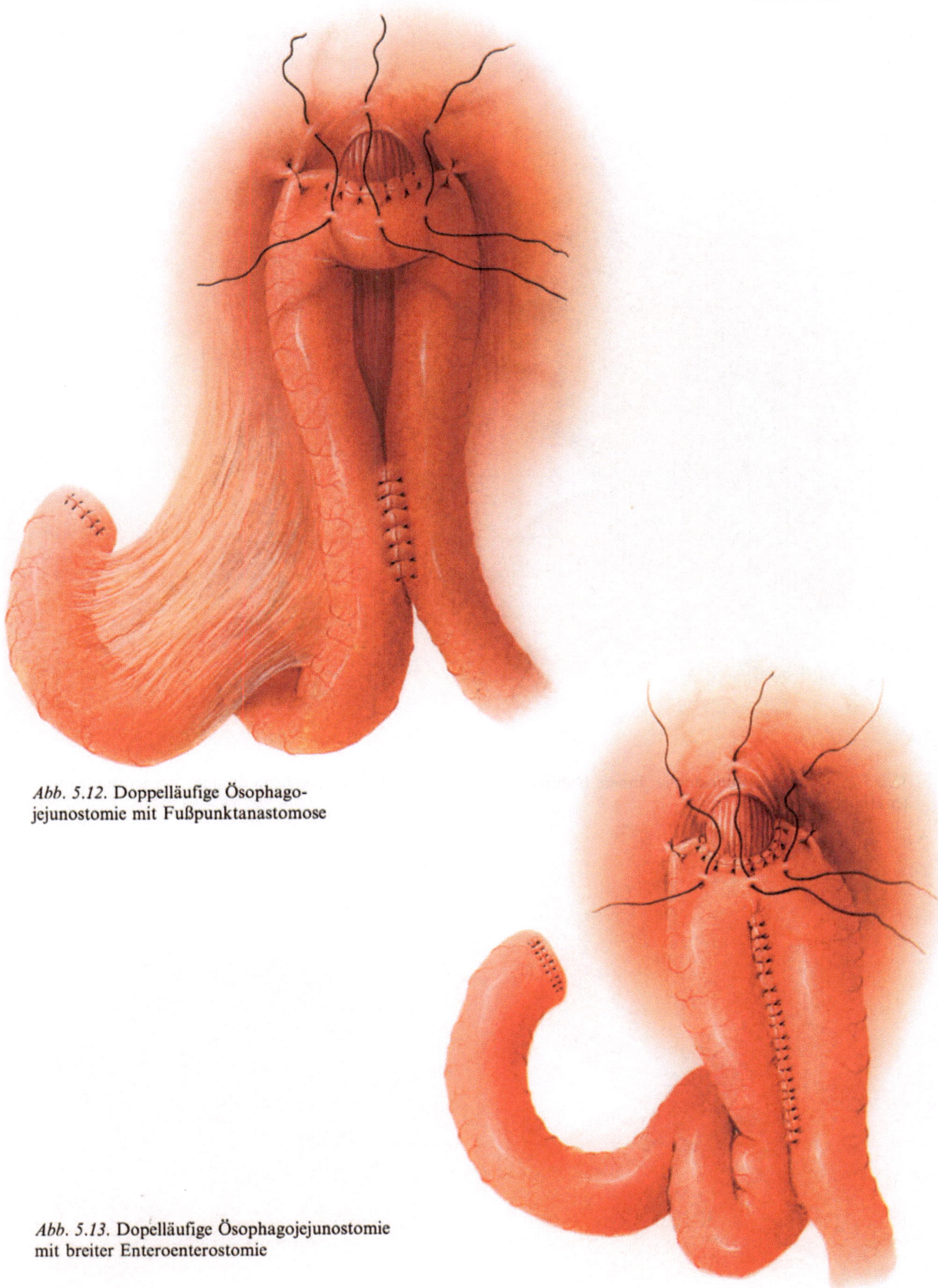

*Abb. 5.12.* Doppelläufige Ösophagojejunostomie mit Fußpunktanastomose

*Abb. 5.13.* Dopelläufige Ösophagojejunostomie mit breiter Enteroenterostomie

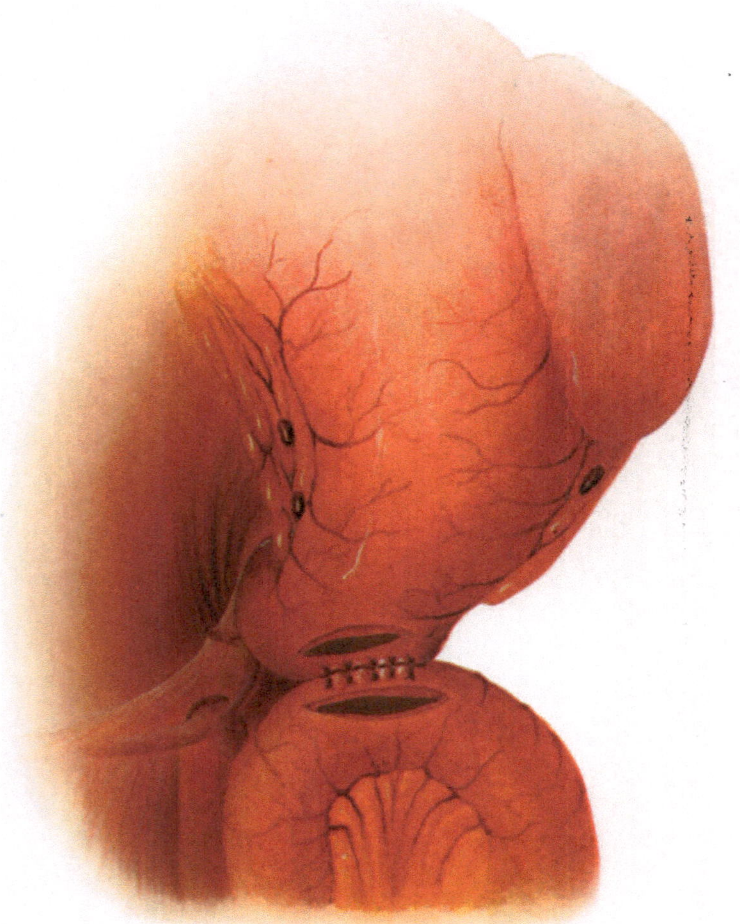

*Abb. 5.14.* Ösophagojejunostomie: Äußere Nahtreihe der Hinterwand

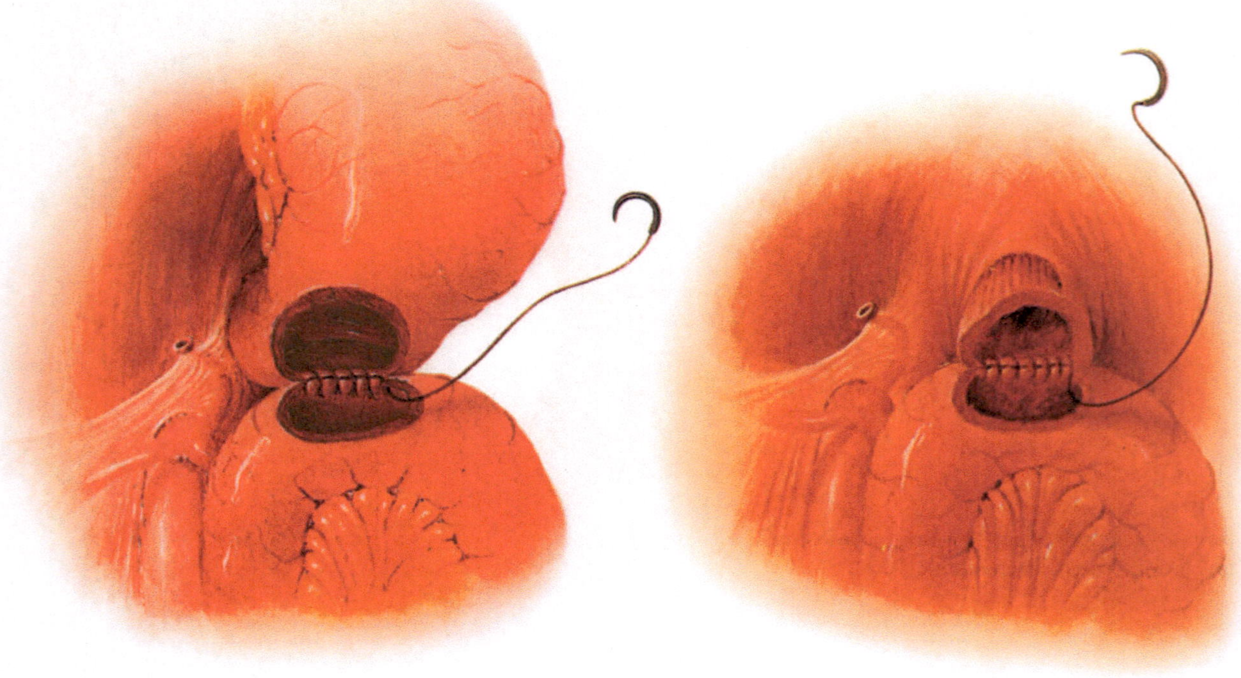

*Abb. 5.15.* Ösophagojejunostomie: Innere Nahtreihe der Hinterwand

*Abb. 5.16.* Ösophagojejunostomie: Vorderwandnaht

Teil der Speiseröhre mit dem Magen entfernt. Vervollständigung der Anastomose durch 2 Nahtreihen an der Vorderwand von Speiseröhre und Jejunum (Abb. 5.16). Auch hier werden alle Nähte zuvor sorgfältig gelegt. Die Anastomose wird mit nichtresorbierbaren Einzelknopfnähten am Zwerchfell verankert und zur Verhütung einer Leckage mit Peritoneum bedeckt (Abb. 5.13).

Beendigung der Operation durch End-zu-Seit-Jejunostomie (Abb. 5.17), die mindestens 40 cm unterhalb der Ösophagojejunostomie zu liegen kommt.

Nach Fertigstellen der Anastomose wird eine Sonde über die Ösophagojejunostomie tief ins Jejunum eingelegt; diese Sonde dient beim Auftreten eines Anastomosenlecks zu Ernährungszwecken. Das Einlegen dieser Sonde ist besonders wichtig, da die Leckage am ösophagojejunalen Übergang die Ursache der häufigsten Komplikationen nach Gastrektomie ist. Beim Auftreten einer Leckage kann der Patient über die oben erwähnte Sonde enteral ernährt werden. In der Mehrzahl der Fälle heilt die Leckage, so daß sich der Patient ohne weitere chirurgische Eingriffe zufriedenstellend erholt.

Zum Schluß wird das gesamte freie Blutvolumen aus der Bauchhöhle abgesaugt und eine Drainage zum Duodenalstumpf, eine weitere zur Ösophagojejunostomie gelegt. Verschluß der Bauchdecken in typischer Weise. Früher wurde die orale postoperative Ernährung länger als notwendig oder ratsam hinausgezögert; sie sollte, wenn es der Zustand des Patienten zuläßt, 48 h nach der Operation wieder aufgenommen werden.

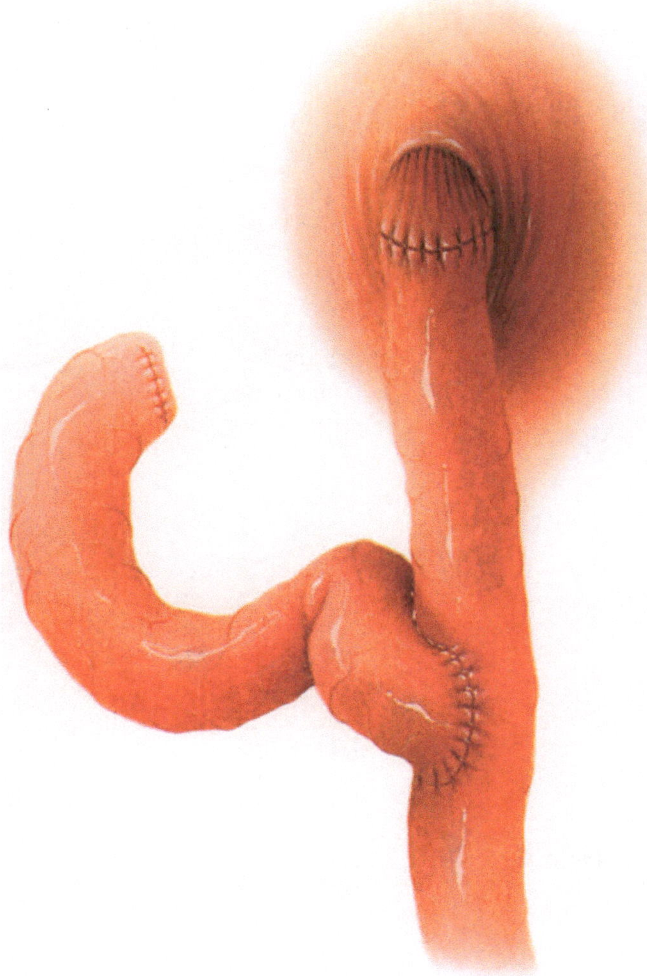

*Abb. 5.17.* Fertiggestellte End-zu-End-Ösophagojejunostomie mit End-zu-Seit-Jejunojejunostomie nach Roux-Y

## Historische Bemerkungen

### *Magenkarzinom*

Über viele Jahre hinweg wurden zahlreiche Versuche unternommen, die verschiedenen Operationsmethoden zur Wiederherstellung der gastrointestinalen Kontinuität nach Magenteilresektion oder Gastrektomie zu verbessern (Abb. 5.18). Gehen inoperable Tumoren des distalen Magens mit einer Obstruktion einher, ist die Umgehung des Hindernisses ratsam, um dem Patienten eine möglichst ungehinderte Speiseaufnahme zu ermöglichen (Abb. 5.19). Diese Operationsverfahren verlängern nicht notwendigerweise das Leben des Patienten, sie verbessern jedoch seine Lebensqualität.

### *Gastrektomie*

Zur Rekonstruktion nach Gastrektomie wurden zahlreiche Verfahren angegeben (Abb. 5.20 und 5.21). Der Erfolg blieb jedoch häufig aufgrund von Leckagen, Infektionen oder Refluxösophagitiden versagt. Besonders anfällig waren Operationen mit

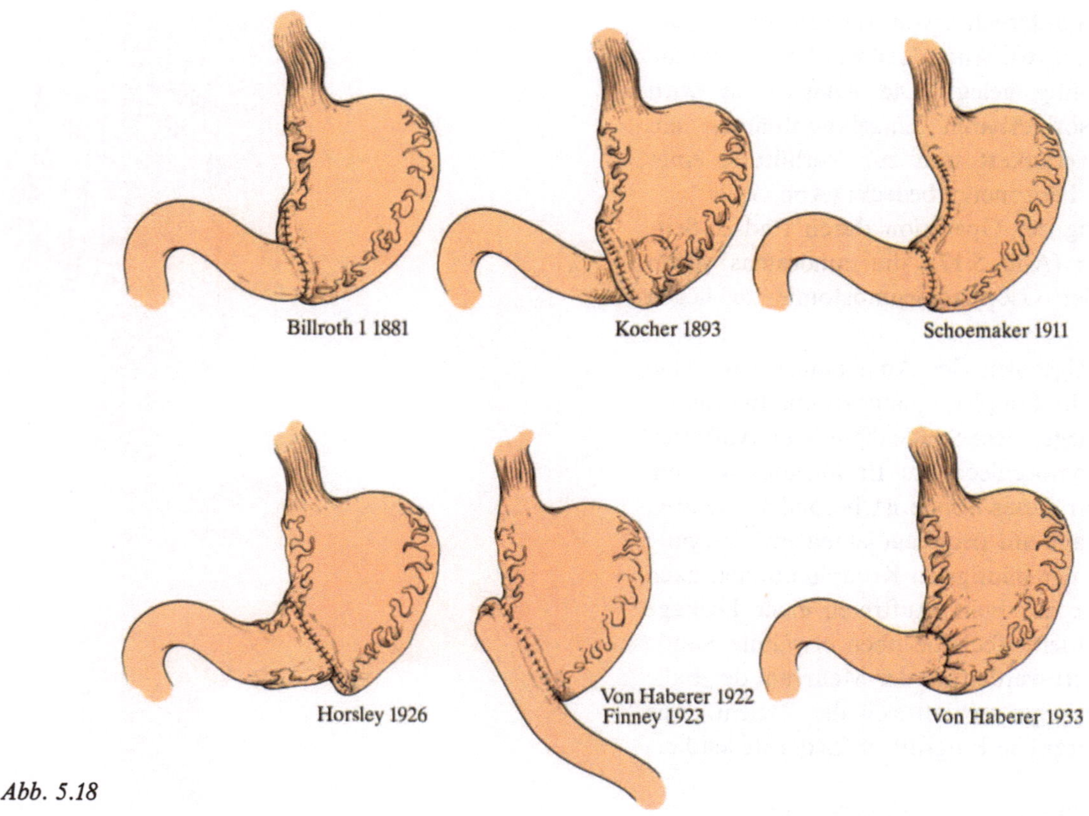


*Abb. 5.18*

Interposition eines Kolonsegments, die aus Gründen der Vollständigkeit dargestellt, jedoch nicht ausdrücklich empfohlen werden.

Man kann über die Bildung eines Ersatzmagens nach Gastrektomie diskutieren. Bislang gibt es jedoch keine sicheren Hinweise, daß der Ernährungszustand der Patienten durch diese Verfahren verbessert wird. Wir raten von diesen Operationen eher ab, um die Zahl der Anastomosen zu verringern und dadurch die Möglichkeit einer Leckage herabzusetzen.

Verursacht ein hochsitzender, inoperabler Magentumor eine Obstruktion, kommt lediglich die endoskopische Tubusimplantation oder eine Ernährungsfistel am Magen (Abb. 5.22) in Betracht. Wir glauben, daß das einfachste Verfahren das beste ist und bevorzugen die Gastrostomie mit Ernährungsfistel nach Stamm.

*Gastrojejunale Anastomosen*

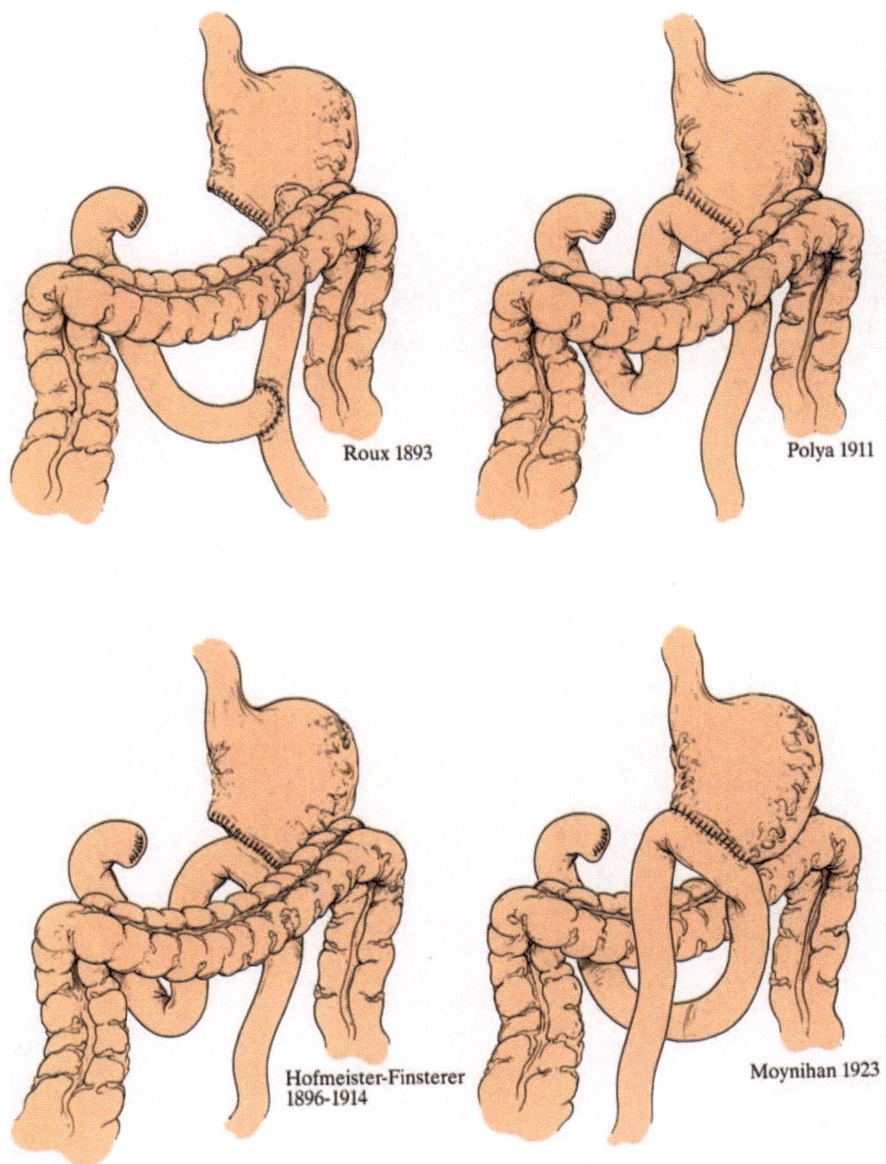


*Abb. 5.18.* Wiederherstellungsmöglichkeiten der Kontinuität nach Magenteilresektion

*Gastrojejunostomie*

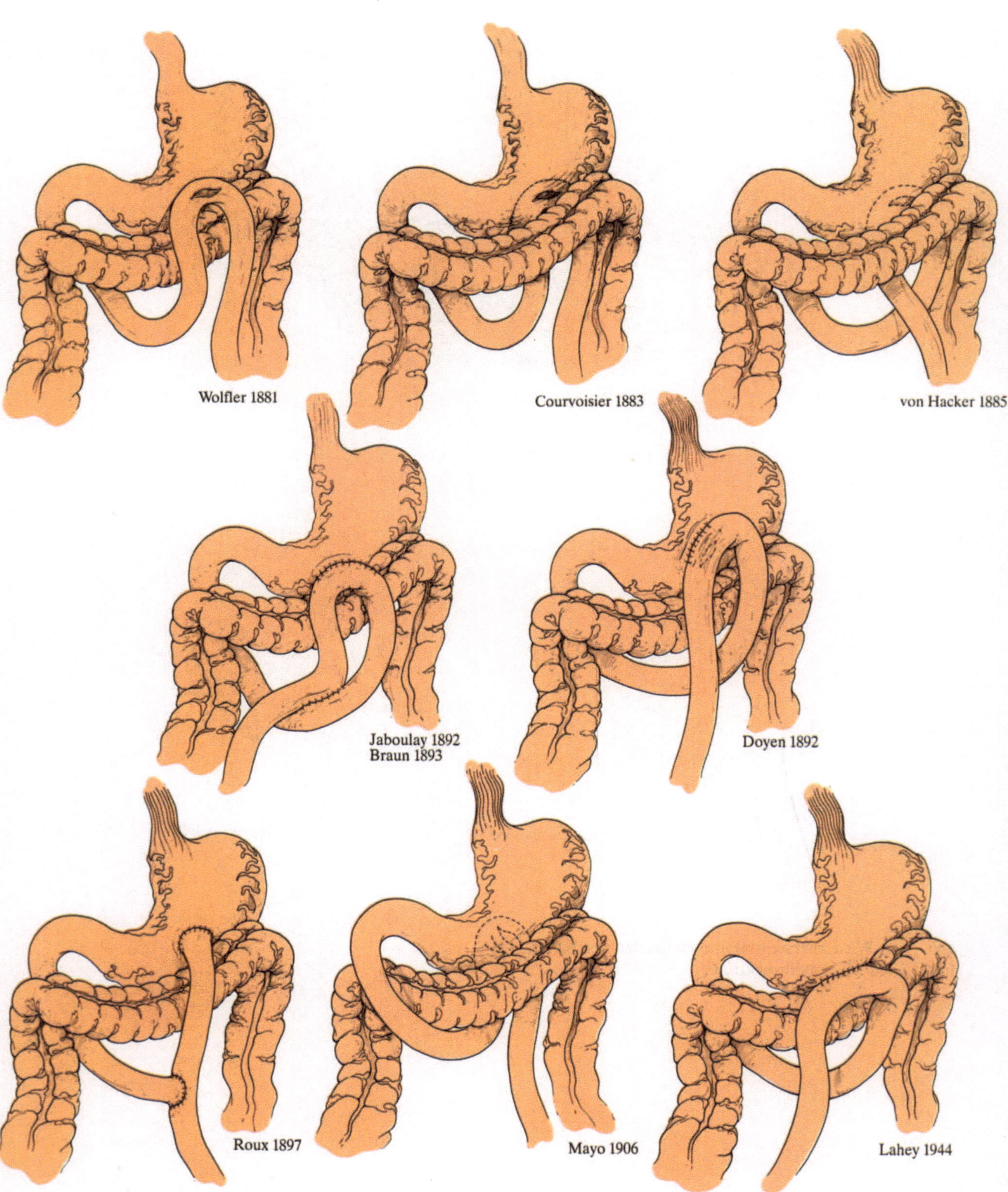


*Abb. 5.19.* Verschiedene Operationsverfahren der Gastrojejunostomie

*Gastrektomie*

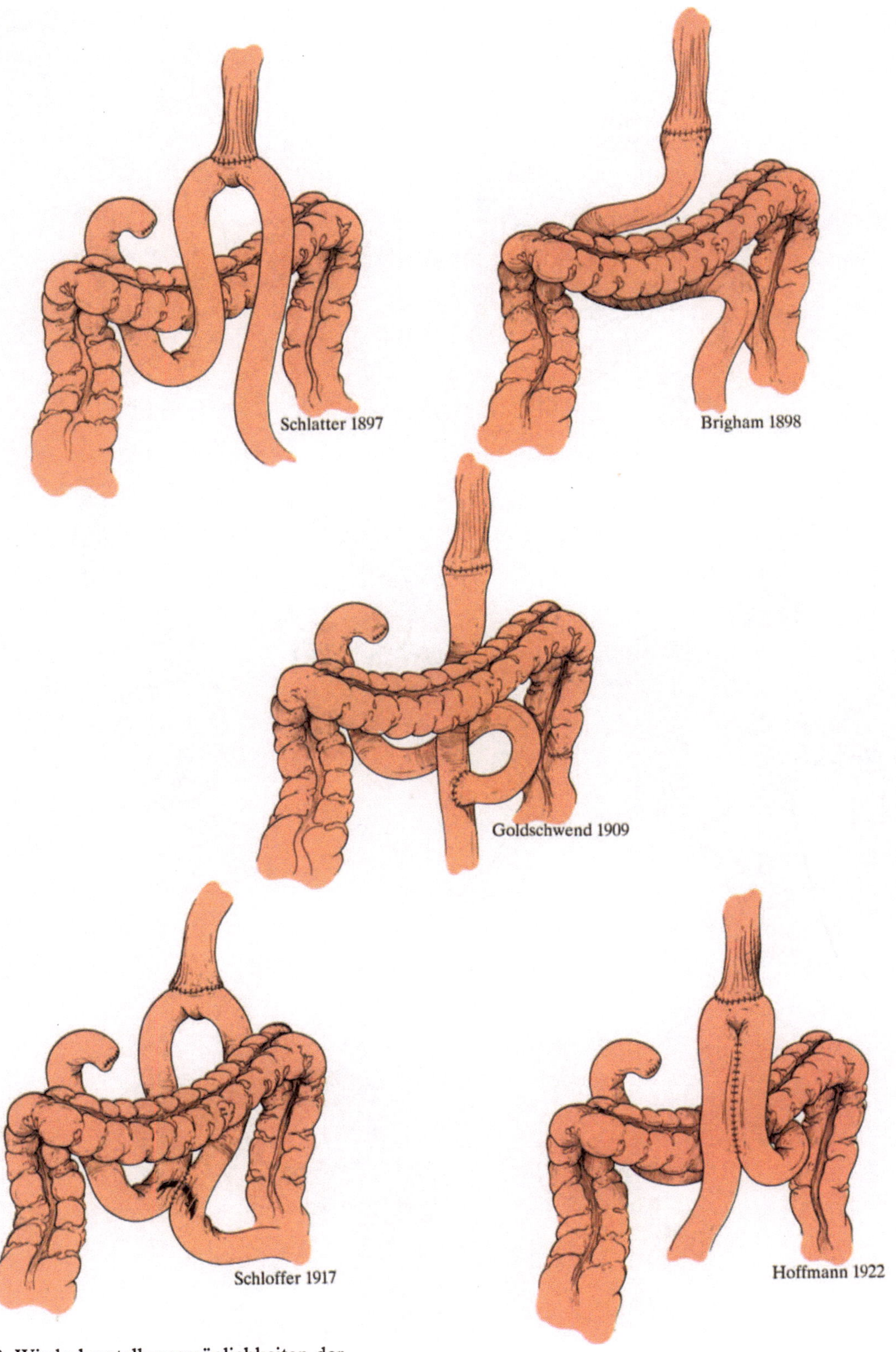


*Abb. 5.20.* Wiederherstellungsmöglichkeiten der Kontinuität nach Gastrektomie

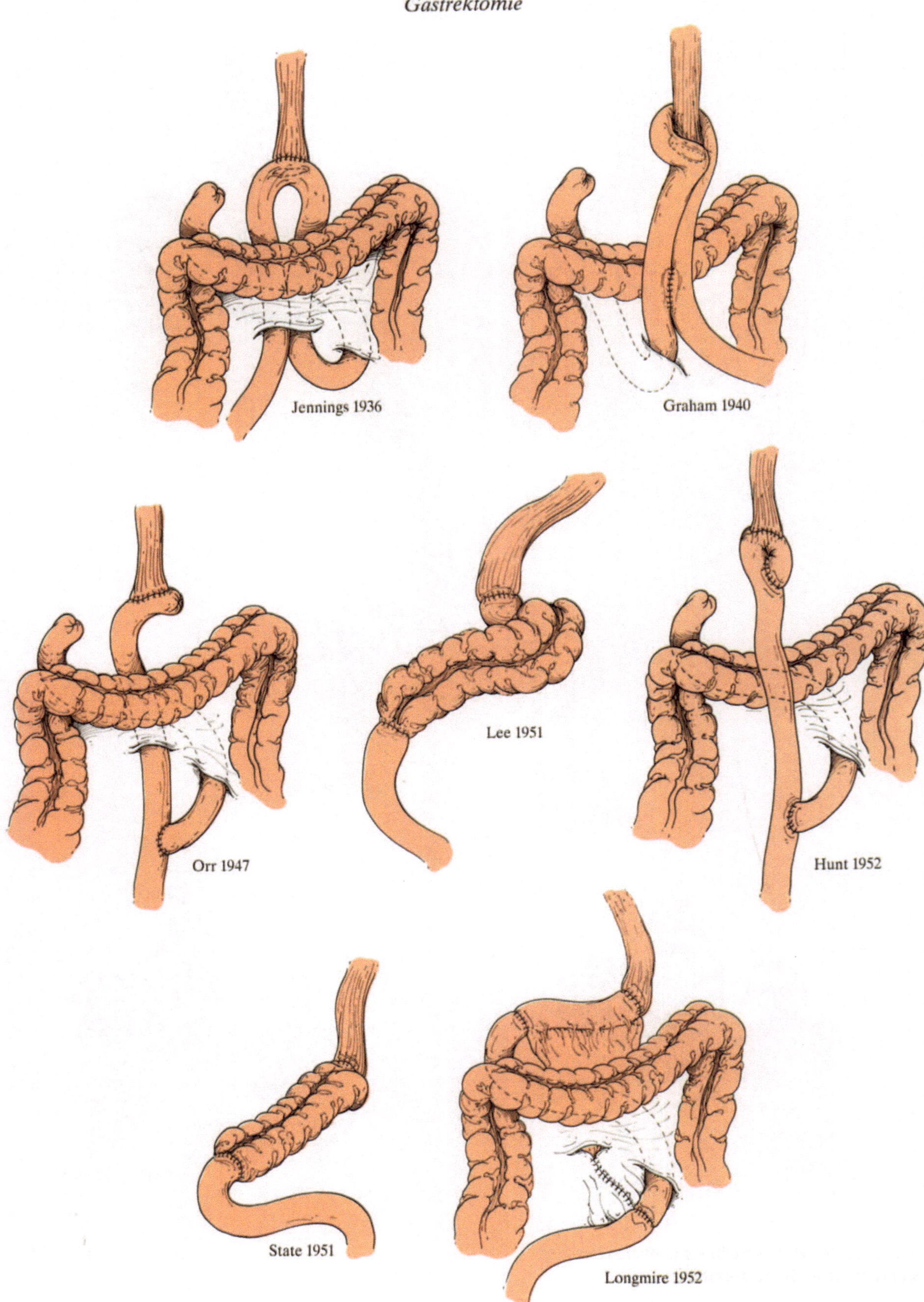
Gastrektomie
Jennings 1936
Graham 1940
Orr 1947
Lee 1951
Hunt 1952
State 1951
Longmire 1952

*Gastrostomie*

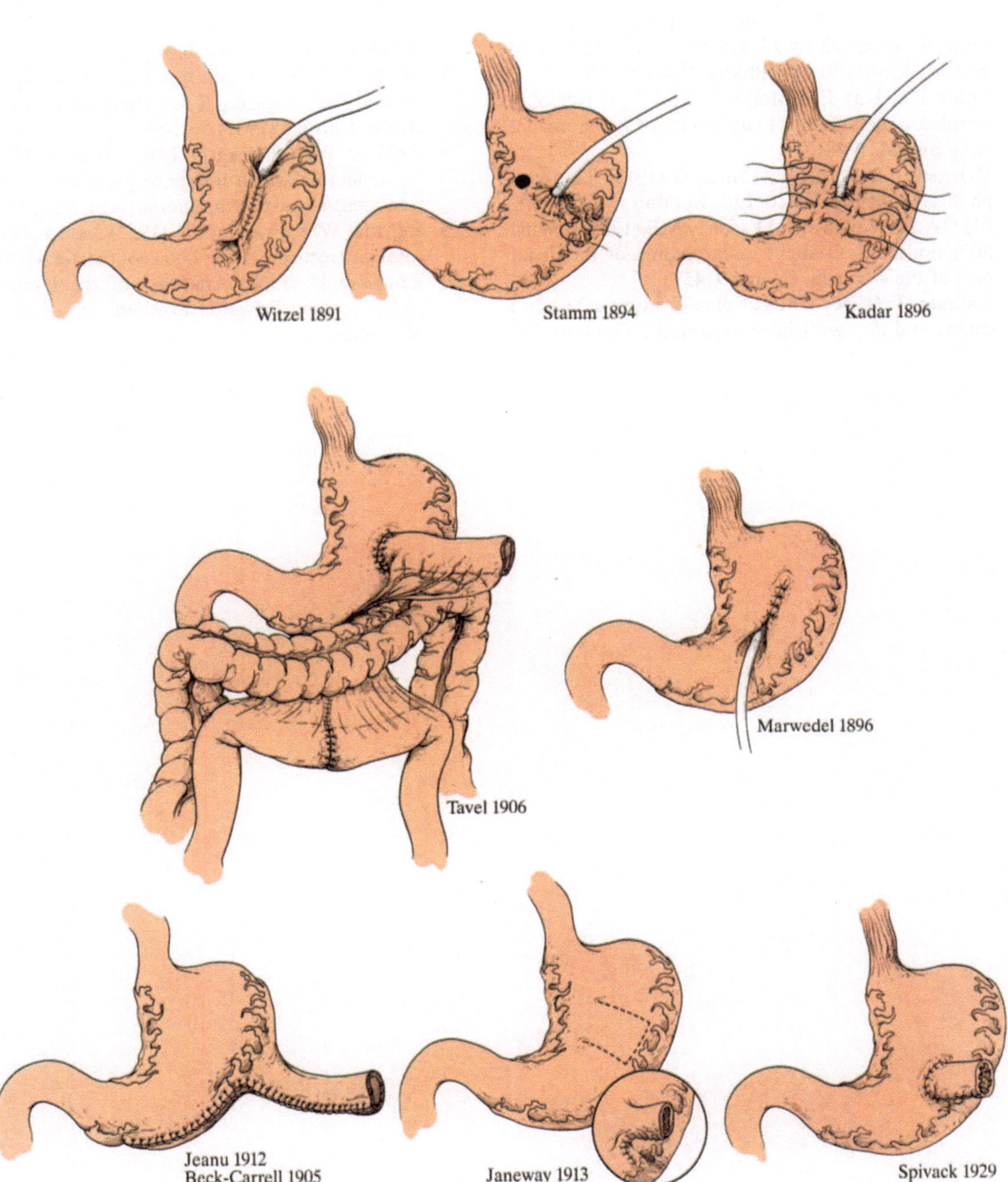


*Abb. 5.22.* Verschiedene Operationsverfahren der Gastrostomie

◁

*Abb. 5.21.* Wiederherstellungsmöglichkeiten der Kontinuität nach Gastrektomie

## Literatur


1. Billroth CAT (1881) Excision of a part of the human stomach; reported by JA Kasson, U.S. Minister to Austria. Month Rev M Pharm, Phila 4:195
2. Coller FA, Kay EB, McIntyre RS (1941) Regional lymphatic metastases of carcinoma of the stomach. Arch Surg 43:748
3. Delamere G, Poirier P, Cunéo B (1913) The lymphatics. Constable & Co, Ltd, London
4. Fly OA Jr, Waugh JM, Dockerty MB (1956) Splenic hilar nodal involvement in carcinoma of the distal part of the stomach. Cancer 9:459
5. Kajitani T (1950) Clinical classification of gastric cancer and its significance (japanisch). Gann 41:76
6. Larson NE, Cain JC, Bartholomew LG (1961) Prognosis of the medically treated small gastric ulcer. II. Ten-year to nineteen-year follow-up study of 391 patients. N Engl J Med 264:330
7. Müller G (1985) Allgemeine Richtlinien für Chirurgie und Pathologie der japanischen Magencarcinomstudie. Chirurg (1985) 56:539
8. ReMine WH, Dockerty MB, Priestley JT (1953) Some factors which influence prognosis in surgical treatment of gastric carcinoma. Ann Surg 138:311
9. ReMine WH, Priestley JT (1952) Late results after total gastrectomy. Surg Gynecol Obstet 94:519
10. Rouvière H (1938) Anatomy of the human lymphatic system. Edwards Brothers, Inc, Ann Arbor, Michigan

Teil II

# Operationen an Dickdarm und Rektum

C.E. Welch L.W. Ottinger J.P. Welch

# 1 Einleitung

Dieser Band ist in erster Linie der Beschreibung operativer Verfahren am Dickdarm und Rektum gewidmet. Aus diesem Grunde werden die Symptome verschiedener Erkrankungen sowie die Alternativen zur chirurgischen Therapie nur kurz abgehandelt. Die Behandlung vieler dieser Krankheiten durch andere medizinische Maßnahmen wird daher nicht den Nachdruck erhalten, der ihm in der Praxis gebührt.

Im ersten Augenblick könnte man meinen, daß die Operationen am Dickdarm von der Theorie her sehr einfach sind, da lediglich die erkrankte Stelle entfernt und wenn angezeigt, die Darmkontinuität wiederhergestellt wird. Jeder Chirurg, der auf diesem Gebiet arbeitet, wird sich jedoch an zahlreiche Variationen zu diesem einfachen Thema erinnern. Die Häufigkeit der Komplikationen, die entweder während oder nach der Operation auftreten können, machen diese Chirurgie schwierig und gefährlich. Die Autoren empfehlen in diesem Band Operationstechniken, die sie für zufriedenstellend, sicher und wirksam halten. Es werden auch andere Operationsmethoden beschrieben und wenn möglich Gründe genannt, warum ein Verfahren einem anderen vorgezogen wird.

In diesem Buch werden hauptsächlich Erkrankungen des Erwachsenen abgehandelt. Bei Säuglingen und Kindern treten speziellere Probleme wie der nicht angelegte Anus, die Dickdarmatresie, komplizierte Fisteln zwischen Urogenitaltrakt und Rektum, sowie die Hirschsprung-Erkrankung und die idiopathische ileokolische Invagination auf. Da diese Erkrankungen in einem separaten Band beschrieben werden, finden sie hier nur Erwähnung, wenn sie beim Erwachsenen angetroffen werden.

Da sich dieses Buch hauptsächlich mit technischen Operationsverfahren befaßt, scheint es angemessen, historische Entwicklungen abzuleiten und die Namen einiger großer Pioniere aufzuzählen; viele der Operationen tragen noch ihren Namen.

Die Geschichte der kolorektalen Chirurgie kann in mehrere Epochen eingeteilt werden. Die erste Epoche war der Zeitraum vor Einführen der Anästhesie, der bis 1850 reichte. Das nächste Jahrhundert erlebte die große Ausweitung der Bauchchirurgie und die Festlegung, welche Erkrankungen mit welchen Operationsverfahren richtig behandelt werden konnten. Die letzten 3 Jahrzehnte seit dem 2. Weltkrieg können die Neuzeit genannt werden und erlebten einen gewaltigen Rückgang der Sterblichkeit, der nicht zuallererst auf bessere chirurgische Fähigkeiten, sondern auf bedeutende Verbesserungen der perioperativen Versorgung zurückzuführen war.

Im Zeitraum vor Einführung der Narkose beschränkte sich die kolorektale Chirurgie hauptsächlich auf traumatische Verletzungen und anale Erkrankungen. Ein herausragendes Ereignis war die berühmte Analfistel von Ludwig XIV. [21, S. 393]. Die erfolgreiche Behandlung durch den kaiserlichen Chirurgen Felix hatte eine bemerkenswerte Großzügigkeit seitens des Monarchen zur Folge, rehabilitierte die französische Chirurgie und führte zur Gründung der Französischen Akademie der Chirurgie im Jahre 1731.

Dennoch war die kolorektale Chirurgie für viele Jahre danach auf die Behandlung von Hämorrhoiden, Analfissuren und Fisteln beschränkt. Die Hämorrhoidektomie war vor 150 Jahren eine schreckliche Maßnahme. Der zweite Patient, der im Massachusetts General Hospital aufgenommen wurde, litt an Hämorrhoiden. Nach den chirurgischen Aufzeichnungen hielten 4 starke Männer den Patienten mit an die Brust angezogenen Knien fest, während der Chirurg, natürlich ohne Hilfe jeglicher Anästhesie, die großen prolabierten Hämorrhoidalknoten mit der Zange faßte und ausschnitt. Die Schmerzen der operativen Behandlung wurden durch Kupfer-Sulfat-Einläufe verstärkt, die regelmäßig an den folgenden Tagen bis zur endgültigen Abheilung verabreicht wurden.

Das St. Mark's Hospital wurde im Jahre 1835 in London zur Behandlung von Fisteln und anderer Erkrankungen des Rektums eröffnet. Es entwickelte sich in den vergangenen 150 Jahren zum wichtigsten wissenschaftlichen Zentrum kolorektaler Erkrankungen.

Nach dem Hinzukommen von Anästhesie und Antisepsis war die zweite Periode der Dickdarmchirurgie durch die Erforschung vieler Erkrankungen, die chirurgisch geheilt werden konnten, charakterisiert. Man erinnerte sich an viele ältere Behandlungsmethoden. Bis 1900 zum Beispiel bestand die beste Behandlung einer Analfissur in der Durchtrennung des Sphinkters und der Hinterwand des Rektums über eine Strecke von mehreren Zentimetern nach oben. Vor dieser Zeit hatten einige Chirurgen die Möglichkeit untersucht, Kolostomas zur Behandlung eines Darmverschlusses infolge Rektumkarzinoms anzulegen. Reybard führte 1823 die erfolgreiche Resektion und Anastomosierung am Sigma durch [54]. Travers hatte im Jahre 1812 die Grundlage für eine erfolgreiche Darmnaht gelegt [61]. Das Karzinom des tiefen Rektums war durch seine äußere Lage gleichfalls der Therapie zugänglich. Lisfranc führte im Jahre 1826 eine erfolgreiche Entfernung eines dieser Karzinome durch [33]. Die erste Exstirpation eines im extraperitonealen Rektum gelegenen Dickdarmkrebses wurde am Massachusetts General Hospital von John Warren im Jahre 1842 durchgeführt.

Mit der Einführung der Anästhesie und Antisepsis wurden kurative Operationen des Dickdarmkrebses durchführbar. Die erste erfolgreiche rechtsseitige Hemikolektomie erfolgte 1883 durch Maydl [38], ein transsakraler Zugang zur Behandlung des Rektumkarzinoms wurde erstmals 1885 von Kraske gewählt [30]. Aufgrund der nachweislichen Gefahren einer intraperitonealen Anastomose beschrieben 3 Chirurgen in den letzten Jahren des 19. Jahrhunderts – Mikulicz [42], Bloch [9] und Paul [48] – unabhängig voneinander, aber nahezu gleichzeitig den Wert einer ableitenden Kolostomie mit verzögerter Anastomosierung nach Exstirpation des Dickdarmkrebses und sorgten für die Verbreitung dieses Verfahrens. Die früheste Beschreibung dieses operativen Verfahrens erfolgte nach den Angaben von Maingot, jedoch durch Bryant im Jahre 1883 [12].

Zu weiteren Erkrankungen, die sich mit chirurgischen Mitteln heilen ließen, gehörte die Appendizitis, die erstmals im Jahre 1886 durch Fitz [19] entdeckt wurde. Kurz darauf wurde die Appendektomie eine der häufigsten Bauchoperationen. Die Divertikulitis war im Jahre 1900 eine weithin unbekannte Erkrankung; Fisteln vom Dickdarm zur Blase wurden gelegentlich beobachtet, jedoch nicht mit einer Divertikulitis in Verbindung gebracht. Obgleich W.J. Mayo und Mitarbeiter im Jahre 1907 [40] einige Fälle beschrieben, die eine Dickdarmresektion aufgrund einer Divertikulitis erforderlich machten, wurde diese Krankheit bis in unsere neuere Zeit wenig bekannt.

1908 beschrieb Miles seine kombinierte abdominoperineale Resektion beim Rektumkarzinom. Das Prinzip der einzeitigen Operation, die die Tumorexstirpation mit einer großzügigen Entfernung von Mesenterium und Lymphbahnen verband, ließen ihn zu einem Pionier der chirurgischen Behandlung des Darmkrebses werden [43]. Seine im St. Mark's Hospital durchgeführten Operationen wurden von vielen Chirurgen, darunter Lockhart-Mummery, Abel und Parks fortgesetzt. Auch die Klassifikation des Rektumkarzinoms nach Dukes wurde 1932 dort entwickelt und es wurden wichtige histologische Arbeiten durch Busse und Morson durchgeführt. Sphinktererhaltende Operationen beim Dickdarmkrebs wurden im Jahre 1897 von Quenu [50] und Hochenegg [27] entwickelt. Sie wurden später von Babcock [4] und in der Nachfolge von Bacon erneuert. Hartmann [25] beschrieb sein operatives Vorgehen im Jahre 1923. Die tiefe anteriore Resektion wurde 1939 von Dixon [15], die perineale Anastomose 1946 von D'Allaines beschrieben [14].

Die Colitis ulcerosa war eine seltene, nicht unbedingt vom Chirurgen behandelte Krankheit, bis in den Jahren nach 1930 Pioniere wie McKittrick und Miller die chirurgische Behandlung dieser Erkrankung befürworteten [41]. Der Morbus Crohn wurde erstmals 1932 von Crohn und Mitarbeitern beschrieben [13]. Die modernen Operationsverfahren der Colitis ulcerosa, die auf einer totalen Proktokolektomie basieren, wurden erst später entwikkelt; eine der ersten dieses Verfahren favorisierenden Veröffentlichungen wurde 1949 von Miller herausgegeben [44].

Die moderne Ära kolorektaler Chirurgie begann während des 2. Weltkrieges. Im Kriege führte

Ogilvie die Kolostomie in der Behandlung von Dickdarmverletzungen ein [47]; dieses Verfahren rettete unter den schweren Bedingungen viele Leben. Der 2. Weltkrieg brachte eine große Anzahl geübter Chirurgen hervor, die weit über die Vereinigten Staaten zerstreut wurden; auf diese Weise breiteten sich die Techniken der kolorektalen Chirurgie äußerst schnell aus. Antibiotika, verbesserte Anästhesie, das Wissen um einen angemessenen Ausgleich von Elektrolyten, Plasma und Blut, die Hyperalimentation sowie die Behandlung einzelner Organversagen führen zu einem dramatischen Rückgang der Sterblichkeit bei verschiedenen operativen Verfahren. Die Namen einiger Chirurgen und Operationsverfahren, wie zum Beispiel Wangensteen's „Second-look"- [64] und Turnbull's „No-touch"-Technik [63], stimulierten die Nachforschungen über die Wertigkeit solcher Verfahren. Chemotherapie und Bestrahlung wurden als Hilfsmaßnahmen bei der Behandlung der Krebskrankheit weiterentwickelt [1, 18]. Die Einführung des flexiblen Kolonoskops und die zunehmende Überzeugung, daß in der Regel Adenome die Vorläufer des Darmkrebses sind, ließen die 70er Jahre zum Jahrzehnt der Polypen werden [67].

Um die Jahrhundertwende wurde die Amerikanische Gesellschaft für Proktologie gegründet, der Joseph Matthews von 1899–1900 als erster Präsident vorstand. Der Name wurde später in „American Society of Colon and Rectal Surgeons" umgewandelt. Die „Society for Surgery of the Colon", im Jahre 1960 von Robert Turell, Warren Cole und John Waugh gegründet, wurde 3 Jahre später die „Society for Surgery of the Alimentary Tract". Durch kräftige Unterstützung von Allgemeinchirurgen wurde 1949 die „American Board of Colon and Rectal Surgery" eingerichtet. Die erste Ausgabe der Zeitschrift *Diseases of the Colon and Rectum* erschien im Jahre 1958.

Innerhalb der letzten 5 Jahre zeichneten sich mehrere wichtige Entwicklungen ab. Auf dem Feld der Koloskopie trat eine enorme Ausweitung auf, so daß heutzutage hochqualifizierte Spezialisten, und zwar sowohl Chirurgen als auch Internisten, für Diagnose und Therapie zur Verfügung stehen. Weiterhin wurde das flexible Sigmoidoskop entwickelt, welches bei den niedergelassenen Kollegen breite Anwendung findet.

Die ileoanalen Anastomosen wurden verbessert. Sie bestätigen die ursprünglich von Ravitch und Sabiston angegebenen Operationen, die deren Anwendung über den experimentellen Bereich hinaus z.B. bei der Colitis ulcerosa vorschlugen. Viele Jahre später konnte Martin den Wert der ileoanalen Anastomose bei der Colitis ulcerosa im Kindesalter nachweisen. Dabei wurde rasch deutlich, daß die einfache Anastomose funktionell einem Dünndarm-Pouch unterlegen war. Parks, Utsunomiya und Fonkalsrud gaben unterschiedliche Arten eines Pouches an. In zunehmendem Maße bei der Colitis ulcerosa des Erwachsenen angewandt, ersetzen sie hier in der Hauptsache die Kock-Ileostomie. Einige wenige Chirurgen führten bei der Behandlung des tiefen Rektumkarzinoms auch schon ileoanale Anastomosen durch. Besonders beeindruckend sind jedoch die Ergebnisse bei der Behandlung der familiären Polyposis coli.

Die adjuvante Therapie des Rektumkarzinoms und in geringerem Ausmaß des Dickdarmkarzinoms breitet sich aus, so daß viele Kliniken viele Behandlungsmethoden durchführen, um ein lokales Tumorrezidiv zu verhindern und so die Heilungsrate des Karzinoms zu verbessern. Die Strahlentherapie erwies sich dabei als die erfolgreichste und am häufigsten angewandte Methode. Die intraoperative Bestrahlung nach Abe, die er hauptsächlich zur Behandlung des Magenkarzinoms entwickelte, wird heutzutage in vielen Kliniken der Vereinigten Staaten zur Behandlung eines Rektum- oder Sigmakarzinoms angewandt. Die Chemotherapie wurde hauptsächlich beim Auftreten von Lebermetastasen beim kolorektalen Karzinom durchgeführt, obwohl Nigro auch bei der Behandlung des Analkarzinoms mittels Chemotherapie und Bestrahlung gute Ergebnisse erreicht, wobei der chirurgische Eingriff Therapieversagern vorbehalten bleibt. Zugenommen haben auch Teilresektionen der Leber und der Lunge bei metastatischem Tumorwachstum.

Heutzutage steht eine Reihe diagnostischer Methoden zur Verfügung, die hauptsächlich zur Früherkennung des kolorektalen Karzinoms dienen. Das karzinoembryonale Antigen (CEA), welches von Gold 1965 eingeführt wurde, bleibt weiterhin das beste Verfahren, metastatisches Wachstum früh zu erfassen; Ultraschall, Ganzkörpercomputertomographie und in letzter Zeit die Kernspintomographie werden eingesetzt, um den Befall von Leber und Lunge zu erfassen oder das Ausmaß des Tumorbefalls speziell im kleinen Becken zu bestimmen. Diese diagnostischen radiologischen Techniken werden von so wertvollen invasiven Verfahren begleitet, wie z.B. die perkutane unter Ultraschall oder CT geführte Drainage eines intraabdominellen Abszesses. Dieses von Haaga eingeführte und von vielen anderen Radiologen, wie z.B. Gerzof, verbreitete Verfahren findet heute besonders in der Behandlung postoperativer Abszesse breite Anwendung.

Das von Papillon angegebene Verfahren der intrakavitären Bestrahlung kleiner beweglicher exophytischer Rektumkarzinome ist in seinen Händen sehr effektiv. Der chirurgische Eingriff bleibt Therapieversagern vorbehalten. Nach unseren Erfahrungen sind solche günstig gelegenen Tumoren selten, in anderen Kliniken fand man jedoch genügend Fälle, um dieses Verfahren anwenden zu können.

Die nachfolgenden Seiten zeigen die Entwicklung moderner chirurgischer Techniken für kolorektale Erkrankungen auf. Die wichtigsten historischen Zeitpunkte wurden in Tabelle 1.1 zusammengestellt. Viele der älteren Beiträge erschienen in nicht zur Verfügung stehenden Veröffentlichungen. In dieser Tabelle wurden daher allgemein anerkannte Daten aufgeführt.

Die Literaturzusammenstellung dieses Kapitels ist in 2 Teile eingeteilt. Der erste umfaßt eine Reihe wichtiger allgemeiner Auskünfte, die der weiteren Information dienen; der zweite Teil umfaßt Hinweise über die geschichtliche Entwicklung technischer Verfahren der kolorektalen Chirurgie.

*Tabelle 1.1.* Einige historische Wegzeichen der kolorektalen Chirurgie

| | | |
|---|---|---|
| 1686 | Felix | Heilung der Analfistel Ludwig XIV. [21 (S. 393)] |
| 1710 | Littré | Begriff der Kolostomie |
| 1776 | Pillore | Erste Zökostomie [49] |
| 1812 | Travers | Invertierende Darmnaht [61] |
| 1823 | Reybard | Erfolgreiche Resektion und Anastomosierung eines Sigmakarzinoms |
| 1826 | Lembert | Beschreibung der Lembert-Naht [31] |
| 1826 | Lisfranc | Erste erfolgreiche Exzision eines Rektumkarzinoms [33] |
| 1829 | Amussat | Erste elekive Kolostomie |
| 1835 | | Eröffnung des St. Mark's Hospital London |
| 1842 | Long | Erste Anwendung der Äthernarkose [21 (S. 505)] |
| 1846 | Morton | Erste öffentliche Vorstellung der Äthernarkose (Massachusetts General (Hospital) [21 (S. 505)] |
| 1846 | Semmelweiss | Einführung des Händewaschens bei Chirurgen [21 (S. 435)] |
| 1869 | Lister | Gebrauch antiseptischer Methoden [21 (S. 588)] |
| 1879 | Czerny | Abdominoperineale Resektion des Rektumkarzinoms [36] |
| 1882 | Bryant | Erste Vorverlagerung und Resektion eines Dickdarmkarzinoms |
| 1883 | Maydl | Erste Hemikolektomie rechts wegen Karzinoms [38] |
| 1885 | Kraske | Transsakraler Zugang beim Rektumkarzinom [30] |
| 1886 | Fitz | Beschreibung der Appendizitis [19] |
| 1889 | Hochenegg | Durchzugverfahren zur Resektion des Darmkrebses [27] |
| 1892 | Murphy | Darmanastomose mit der Knopfmethode [46] |
| 1892 | Bloch | Vorverlagerungsverfahren [9] |
| 1893 | Mikulicz | Vorverlagerungsverfahren [42] |
| 1895 | Kelly | Erstes modernes Rektoskop [62] |
| 1895 | Paul | Vorverlagerungsverfahren [48] |
| 1897 | Quenu | Anorektale Resektion mit Erhaltung des Sphinkterapparats [50] |
| 1899 | | Gründung der American Proctologic Society |
| 1900 | Landsteiner | Beschreiben der 4 Blutgruppen [58 (S. 146)] |
| 1901 | Matas | Intratracheale Anästhesie [37] |
| 1904 | Friedrich | Modernes rechtsseitiges Hemikolektomieverfahren [20] |
| 1906 | Bloodgood | Zweimannschaftsverfahren beim Rektumkarzinom [10] |
| 1906 | Mayo | Zweimannschaftsverfahren beim Rektumkarzinom [39] |
| 1907 | Mayo | Dickdarmresektion bei Divertikulitis [40] |
| 1908 | Miles | Abdominoperineale Resektion [43] |
| 1911 | Kausch | Erste intravenöse Verabreichung von Glukose zur Ernährung [28] |
| 1912 | Hartwell, Hoguet | Intravenöse Verabreichung von Kochsalz [26] |
| 1913 | Strauss u. Mitarb. | Elektrokoagulation beim Rektumkarzinom [59] |

| | | |
|---|---|---|
| 1921 | Levin | Gastroduodenalsonde [32] |
| 1923 | Hartmann | Einstülpen des Rektumstumpfes [25] |
| 1928 | Fleming | Entdeckung des Penicillins [58 (S. 235)] |
| 1930 | Rankin | Resektion des Dickdarmkrebses bei Verschlußsymptomatik [51] |
| 1931 | Wangensteen, Paine | Dauerabsaugung über die Levin-Sonde [65] |
| 1932 | Babcock | Durchzugsverfahren [4] |
| 1932 | Domagk | Einführung der Sulfonamide [58 (S. 214)] |
| 1932 | Crohn u. Mitarb. | Beschreibung des Morbus Crohn [13] |
| 1932 | Dukes | Klassifikation des Rektumkarzinoms |
| 1935 | McKittrick, Miller | Operative Behandlung der Colitis ulcerosa [41] |
| 1938 | Gilchrist, David | Metastasierung des kolorektalen Karzinoms [22] |
| 1939 | Dixon | Tiefe anteriore Resektion beim Rektumkarzinom [15] |
| 1939 | Lloyd-Davies | Rektumresektion mit 2 Mannschaften [34] |
| 1942 | Churchill | Einrichtung von Blutbanken für die U.S. Army [7] |
| 1942 | Griffitz, Johnson | Verwendung von Curare in der Anästhesie [23] |
| 1944 | Ogilvie | Vorverlagerung von Dickdarmwunden [47] |
| 1946 | D'Allaines | Perineale Anastomose beim Rektumkarzinom [14] |
| 1949 | Swenson | Neues Operationsverfahren für die Hirschsprung-Erkrankung [60] |
| 1949 | Wangensteen | Prinzip des „second look" [64] |
| 1949 | | Gründung der American Board of Colon and Rectal Surgery |
| 1949 | Miller u. Mitarb. | Einzeitige Proktokolektomie bei der Colitis ulcerosa [44] |
| 1951 | Biermann u. Mitarb. | Selektive Arteriographie [8] |
| 1951 | Skukys | Entwicklung nichtbrennbarer Fluorbestandteile für die Anästhesie [52] |
| 1952 | Barnes | Konzept der „No-touch"-Technik für das Dickdarmkarzinom [5] |
| 1952 | Brooke | Neue Art der Ileostomie [11] |
| 1952 | Moore, Ball | Auswirkung der Chirurgie auf den Metabolismus [45] |
| 1952 | Grinnell, Hiatt | Hohe Ligatur der A. mesenterica inferior [24] |
| 1952 | Yancey u. Mitarb. | Sphinktererhaltendes Durchzugsverfahren zur Behandlung polypöser Darmerkrankungen [68] |
| 1953 | Severinghaus, Bradley | Praktischer Gebrauch der Blutgasanalyse [56] |
| 1957 | Duschinsky u. Mitarb. | Entdeckung des 5-Fluorouracil [18] |
| 1958 | Ault | Radikale Hemikolektomie links bei Dickdarmkarzinom [3] |
| 1959 | Wells | Entwicklung der Ivalon-Schlinge beim Rektumprolaps [66] |
| 1960 | | Gründung der Society for Surgery of the Alimentary tract |
| 1961 | Soave | Sphinktererhaltendes Durchzugsverfahren bei der Hirschsprung-Erkrankung [57] |
| 1963 | Barron | Gummibandtechnik bei Hämorrhoiden [6] |
| 1966 | Ravitch, Rivarola | Einführen der Nähapparate in den Vereinigten Staaten [53] |
| 1967 | Ripstein | Prinzip der subtotalen Kolektomie zur Behandlung des Dickdarmkarzinoms [55] |
| 1967 | Madden, Kandalaft | Wiedereinführung der Elektrokoagulation zur Behandlung des Rektumkarzinoms [35] |
| 1967 | Turnbull | Verbreiten der „No-touch"-Technik beim Kolonkarzinom [63] |
| 1968 | Dudrick u. Mitarb. | Einführen der Hyperalimentation [16] |
| 1969 | Kock | Kontinente Ileostomie [29] |
| 1970 | Allen, Fletcher | Präoperative Bestrahlung des Rektumkarzinoms [1] |
| 1971 | Wolff, Shinya | Entwicklung der kolonoskopischen Polypektomie [67] |

## Literatur

### *Allgemeine Literaturhinweise*

Diese Monographien oder Lehrbücher enthalten Information über viele Gesichtspunkte kolorektaler Erkrankungen.

Abe M, Takahashi M, Yabumoto E, et al (1975) Techniques, innovation and results of intraoperative radiotherapy of advanced cancers. Radiology 116:693

Bacon HE (1949) Anus – rectum – sigmoid colon, 3rd edn, Vols 1 and 2. Lippincott, Philadelphia

Birenbaum W (1975) The anorectum. In: Dunphy JE, Way LW (eds) Current surgical diagnosis and treatment, 2nd edn. Lange, Los Altos, Calif, p 642

Birenbaum W, Schrock TR (1975) Large intestine. In: Dunphy JE, Way LW (eds) Current surgical diagnosis and treatment, 2nd edn. Lange, Los Altos Calif, p 606

Bockus HL (ed) (1976) Gastroenterology, 3rd edn, Vol 2. Saunders, Philadelphia

Fonkalsrud EW (1982) Endorectal ileal pullthrough with ileal reservoir for ulcerative colitis and polyposis. Am J Surg 144:81

Garrison FH (1929) An introduction to the history of medicine. Saunders, Philadelphia

Gerzof SG, Robbins AH, Johnson WC, et al (1981) Percutaneous catheter drainage of abdominal abscesses: A five-year experience. N Engl J Med 305:653

Gold P, Freedman SO (1965) Demonstration of tumor-specific antigens in human colonic carcinomata by immunological tolerance and absorption techniques. J Exp Med 121:439

Goligher JC (1975) Surgery of the anus, rectum and colon, 3rd edn. Macmillan, London, New York

Haaga JR, Weinstein AJ (1980) CT-guided percutaneous aspiration and drainage of abscesses. A J R 135:1187

Hardy JD (ed) (1972) Rhoads textbook of surgery. Principles and practice, 5th edn. Lippincott, Philadelphia

Maingot R (1979) Abdominal operations, 7th edn, Vols 1 and 2. Appleton-Century-Crofts, New York

Martin LW, Le Coultre C, Schubert WK (1977) Total colectomy and mucosal preservation of continence in ulcerative colitis. Ann Surg 186:477

Ottinger LW (1974) Fundamentals of colon surgery. Little, Brown, Boston

Papillon J (1982) Rectal and anal cancers: Conservative treatment by irradiation – An alternative to radical surgery. Springer, New York Inc, New York

Parks AG, Nicholls RJ, Belliveau P (1980) Proctocolectomy with ileal reservoir and anal anastomosis. Br J Surg 67:533

Proceedings of the 1977 Workshop on Large Bowel Cancer, National Large Bowel Cancer Project, Houston, Texas, Jan 21–23, 1977. Cancer, 40 [Suppl]:2405 (1977)

Ravitch MM, Sabiston DC Jr (1947) Anal ileostomy with preservation of the sphincter: Proposed operation in patients requiring total colectomy for benign lesions. Surg Gynecol Obstet 84:1095

Sabiston DC Jr (ed) (1977) Davis-Christopher textbook of surgery. The biological basis of modern surgical practice, 11th edn. Saunders, Philadelphia

Schwartz SI, et al (eds) (1979) Principles of surgery, 3rd edn. McGraw-Hill, Hightstown, New Jersey

Turell R (ed) (1969) Diseases of the colon and rectum, 2nd edn, Vols 1 and 2. Saunders, Philadelphia

Utsunomiya J, Iwama T, Imajo M, et al (1980) Total colectomy, mucosal proctectomy, and ileoanal anastomosis. Dis Colon Rectum 23:459

Wangensteen OH (1955) Intestinal obstructions, 3rd edn. Thomas, Springfield, Ill

Wangensteen OH, Wangensteen SD (1978) The rise of surgery. University of Minnesota Press, Minneapolis

Welch CE (1958) Intestinal obstruction. Year Book, Chicago

Welch CE, Hedberg SE (1975) Polypoid lesions of the gastrointestinal tract, 2nd edn. Saunders, Philadelphia


## *Historische Literaturhinweise*


1. Allen CV, Fletcher WS (1970) Observations on preoperative irradiation of rectosigmoid carcinoma. Am J Roentgenol Radium Ther Nucl Med 108:136
2. Amussat JZ (1841) Deuxième mémoire sur la possibilité d'établir un anus artificiel dans les régions lombaires gauche et droite sans ouvrier le péritoine. Gaz. d. hôp, Paris. (See Wangensteen and Wangensteen. The rise of surgery, pp 120, 612)
3. Ault GW (1974) A technique of cancer isolation and extended dissection for cancer of the distal colon and rectum. In: Maingot R (ed) Abdominal operations, 6th edn, Vol 2. Appleton-Century-Crofts, New York, p 2010
4. Babcock WW (1932) Carcinoma of rectum. One-stage simplified proctosig-moidectomy with formation of perineal anus. Surg Clin North Am 12:1397
5. Barnes JP (1952) Physiologic resection of right colon. Surg Gynecol Obstet 94:722
6. Barron J (1963) Office ligation of internal hemorrhoids. Am J Surg 105:563
7. Beecher HK (1955) Resuscitation of men severely wounded in battle. In: Surgery in World War II: Vol 2, General surgery. Department of the Army, Washington, DC, p 24
8. Bierman HR, et al (1951) Intra-abdominal catheterization of viscera in man. Am J Roentgenol 66:555
9. Bloch O (1894) Case of extra-abdominal excision of entire descending colon and of parts of transverse colon for cancer. Hosp-Tid Kbh 4:1053
10. Bloodgood JC (1906) Surgery of carcinoma of upper portion of rectum and sigmoid: Combined sacral and abdominal operations. Surg Gynecol Obstet 3:284
11. Brooke BN (1952) Management of an ileostomy including its complications. Lancet 2:102
12. Bryant T (1883) A successful case of lumbar colectomy. Med Chir Trans 65:131
13. Crohn BB, Ginzburg L, Oppenheimer GD (1932) Regional enteritis. JAMA 99:1323
14. D'Allaines F (1946) Traitement chirurgical du cancer du rectum. Éditions Médicales Flammarion, Paris
15. Dixon CF (1939) Surgical removal of lesions occurring in the sigmoid and rectosigmoid. Am J Surg 46:12
16. Dudrick SJ, Wilmore DW, Vars HM, Rhoads JE (1968) Long-term total parenteral nutrition with growth, development, and positive nitrogen balance. Surgery 64:134

17. Dukes CE (1932) The classification of cancer of the rectum. J Pathol Bacteriol 35:323
18. Duschinsky R, Pleven E, Heidelberger C (1957) The synthesis of 5-fluoropyrimidines. J Am Chem Soc 79:4559
19. Fitz RH (1886) Perforating inflammation of the vermiform appendix; with special reference to its early diagnosis and treatment. Trans Assoc Am Physicians 1:107
20. Friedrich PL (1904) Prinzipielles zur operativen Behandlung der Ileocoaltumoren, gleichzeitig ein Beitrag zur Symptomatik und Behandlung der Invagination in Colon Transversum. Arch Int Chir 2:231
21. Garrison FH (1929) An introduction to the history of medicine. Saunders, Philadelphia
22. Gilchrist RK, David VC (1938) Lymphatic spread of carcinoma of the rectum. Ann Surg 108:621
23. Griffith HR, Johnson GE (1942) The use of curare in general anesthesia. Anesthesiology 3:418
24. Grinnell RS, Hiatt RB (1952) Ligation of inferior mesenteric artery at aorta in resections for carcinoma of sigmoid and rectum. Surg Gynecol Obstet 94:526
25. Hartmann H (1931) Chirurgie du rectum. Masson et Cie, Paris
26. Hartwell JA, Hoguet JP (1912) Experimental intestinal obstruction in dogs with special reference to cause of death and treatment by large amounts of normal saline solution. JAMA 59:82
27. Hochenegg J (1897) Zur Therapie des Rectum Carcinoms. Wien Klin Wochenschr
28. Kausch W (1911) Über intravenöse und subkutane Ernährung mit Traubenzucker. Dtsch Med Wochenschr, p 89
29. Kock NG (1969) Intra-abdominal "reservoir" in patients with permanent ileostomy. Arch Surg 99:223
30. Kraske P (1885) Zur Exstirpation hochsitzenden Mastdarmkrebse. Verh Dtsch Sch Ges Chir 14:464
31. Lembert A (1826) Mémoire sur l'enterographie avec la description d'un procédé nouveau pour pratiquer cette opération chirurgicale, répetoire general d'anatomie et de physiologie et de cliniqe. Chirurgicale 2:100
32. Levin AL (1921) New gastroduodenal catheter. JAMA 76:1007
33. Lisfranc JL (1826) Mémoire de l'excision de la partie inferieure du rectum devenue carcinomateuse. Rev Med Fr 2:380
34. Lloyd-Davies OV (1939) Lithotomy – Trendelenburg position for resection of rectum and lower pelvic colon. Lancet 2:74
35. Madden JL, Kandalaft S (1971) Electrocoagulation in the treatment of cancer of the rectum. A continuing study. Ann Surg 174:530
36. Maingot R (1974) Abdominal operations, 6th edn, Vols 1 and 2. Appleton-Century-Crofts, New York, p 2044
37. Matas R (1901) Artificial respiration by direct intralaryngeal intubation with a modified O'Dwyer tube and a new graduated air-pump in its applications to medical and surgical practice. Trans Am Surg Assoc 19:392
38. Maydl C (1883) Ein Beitrag zur Darmchirurgie. Wiener Med Presse, Vienna (Monogr 14); abstracted in Zentralb Chir 10:487
39. Mayo CH (1906) Cancer of sigmoid and rectum. Surg Gynecol Obstet 3:236
40. Mayo WJ, Wilson LB, Giffin HZ (1907) Acquired diverticulitis of the colon and its surgical treatment. Twenty-Eighth Meeting of the American Surgical Association, Washington, DC, May 7–9; see Transactions of the American Surgical Association, Taylor Publishing Co., Dallas, Texas
41. McKittrick LS, Miller RH (1935) Idiopathic ulcerative colitis; review of 149 cases with particular reference to value of an indications for surgical treatment. Ann Surg 102:656
42. Mikulicz J (1903) Chirurgische Erfahrungen über das Darmcarcinom. Arch Klin Chir 69:28
43. Miles WE (1908) A method of performing abdomino-perineal excision for carcinoma of the rectum and of the terminal portion of the pelvic colon. Lancet 2:1812
44. Miller CG, Gardiner C McG, Ripstein CB (1949) Primary resection of the colon in ulcerative colitis. J Can Med Assoc 60:584
45. Moore FD, Ball MR (1952) Metabolic response to surgery. Thomas, Springfield, Ill
46. Murphy JB (1892) Cholecysto-intestinal, gastro-intestinal, entero-intestinal anastomosis, and approximation without sutures. Med Rec 42:665
47. Ogilvie WH (1944) Abdominal wounds in the Western Desert. Surg Gynecol Obstet 78:225
48. Paul FT (1895) Colectomy. Liverpool Med Chir J 15:374
49. Pillore de Rouen: Quoted in Ref. 2, pp 85–88
50. Quenu JAEE (1897) Bull Soc Chir Paris 23:163
51. Rankin FWa (1930) Resection and obstruction of the colon (obstructive resection). Surg Gynecol Obstet 50:591
52. Raventos J (1956) Action of fluothane: A new volatile anesthetic agent. Br J Pharmacol 11:394
53. Ravitch MM, Rivarola A (1966) Enteroanastomosis with an automatic stapling instrument. Surgery 59:270
54. Reybard JF (1844) Mémoire sur une tumeur cancéreuse affectant, l'Siliaque du colon: Ablation de la tumeur et de l'intestin. Bull Acad Natl Med (Paris) 9:1031
55. Ripstein CB (1967) Radical colectomy for carcinoma of the colon. Dis Colon Rectum 10:40
56. Severinghaus JW, Bradley AF (1958) Electrodes for blood $pO_2$ and $pCO_2$ determination. J Appl Physiol 13:515
57. Soave F (1964) Hirschsprung's disease: New surgical technique. Arch Dis Child 39:166

58. Sourkes TL (1966) Nobel Prize winners in medicine and physiology 1901–1965. Abelard-Schuman, New York
59. Strauss AA, Strauss SF, Crawford RA, et al (1935) Surgical diathermy of carcinoma of the rectum; its clinical end results. JAMA 104:1480
60. Swenson O (1950) A new surgical treatment for Hirschsprung's disease. Surgery 28:371
61. Travers B (1812) An inquiry into the process of nature in repairing injuries of the intestines, illustrating the treatment of penetrating wounds, and strangulated hernia. Longmans, Green, London
62. Turell R (1969) Diseases of the colon and anorectum, 2nd edn, Vol 1. Saunders, Philadelphia, p 188
63. Turnbull RB Jr (1970) Cancer of the colon: The five- and ten-year survival rates following resection utilizing the isolation technique. Ann R Coll Surg Engl 46:243
64. Wangensteen OH (1949) Cancer of the colon and rectum. Wis Med J 48:591
65. Wangensteen OH, Paine JR (1933) Treatment of acute intestinal obstruction by suction with tube. JAMA 101:1532
66. Wells C (1959) New operation for rectal prolapse. Proc R Soc Med 52:602
67. Wolff WI, Shinya H (1971) Colonofiberoscopy. JAMA 217:1509
68. Yancey AG, et al (1952) A modification of the Swenson technique for congenital megacolon. J Natl Med Assoc 44:356

# 2 Anatomie und Physiologie von Dickdarm und Rektum

## Anatomie von Dickdarm und Rektum

### *Dickdarm*

*Einteilung.* Der Dickdarm gliedert sich in folgende Abschnitte: Zökum, Kolon, Colon ascendens, rechte Kolonflexur, Colon transversum, linke Kolonflexur, Colon descendens, Sigmoid und Rektum. Während für die Hauptabschnitte des Kolons weitgehende Übereinstimmung besteht, bleibt die Nomenklatur der unteren Dickdarmabschnitte etwas strittig. In diesem Buch sollen die Bezeichnungen von Gilchrist Verwendung finden. Er unterteilt das Rektum in 2 Abschnitte. Der unterste ist das extraperitoneale Rektum, das vollständig unterhalb der peritonealen Umschlagfalte liegt und etwa 8 cm lang ist. Der obere Abschnitt des Rektums ist das intraperitoneale Rektum; es ist gleichfalls 8 cm lang und grenzt nach oben ans Sigmoid, welches durch den Übergang in ein echtes Mesenterium erkenntlich ist. In dieser Nomenklatur wird der alte Begriff „Rektosigmoid" durch den Ausdruck „intraperitoneales Rektum" ersetzt.

*Blutversorgung.* Die rechte Kolonhälfte wird aus der A. mesenterica superior über die A. ileocolica und A. colica dextra versorgt (Abb. 2.1). Die A. colica dextra ist ein unkonstant auftretendes Gefäß und kann entweder direkt aus der A. mesenterica superior, aus der A. ileocolica oder aus der A. colica media entspringen. Das Colon transversum wird von der A. colica media versorgt; sie besteht aus 2 Hauptästen, von denen einer zur rechten und einer zur linken Seite verläuft. Häufig werden die 2 Hauptäste der A. colica media durch doppelt angelegte Arterien ersetzt. Die A. mesenterica inferior versorgt die linke Kolonseite und das intraperitoneale Rektum. Der linke Ast der A. colica entspringt etwa 3 cm unterhalb des Abgangs der A. mesenterica inferior und steigt normalerweise schräg zur linken Kolonflexur auf. Zwei bis sechs Äste versorgen das Sigmoid. Die A. mesenterica inferior, die ab der Kreuzungsstelle mit der A. iliaca communis A. haemorrhoidalis superior benannt wird, verläuft zum Rektum, wo sie sich in rechte und linke Äste teilt.

Zusätzlich zu diesen großen Gefäßen verläuft ein kleines Gefäß, das unter dem Namen Drummond-Randarterie bekannt ist, nahe dem Dickdarm, um den gesamten Kolonrahmen. Da es sich um ein sehr kleines Gefäß handelt, ist es fraglich, ob im Falle einer Durchtrennung der Hauptäste eine ausreichende Blutversorgung des Dickdarms gewährleistet ist. Darüber hinaus kann es in bestimmten Bereichen, insbesondere direkt vor der linken Kolonflexur, nahe dem unteren Sigmoid oder in der Gegend des proximalen Colon ascendens, durchaus fehlen. Daher muß jede Dickdarmresektion, die mit der Durchtrennung der Hauptarterie einhergeht und in bezug auf eine ungestörte Anastomosenheilung von der Drummond-Arterie abhängt, mit einigem Argwohn betrachtet werden. In diesen Fällen muß sich der Chirurg einer ausreichenden Blutversorgung sicher sein.

Schließlich gibt es eine kleine Arterie, die A. sacralis media, die von der Hinterwand der Aorta entspringt und vor dem Sakrum zum Rektum verläuft.

Die venösen Gefäße entsprechen in ihrem Verlauf im allgemeinen den Arterien. Diejenigen, welche die obere mesenteriale Gefäßversorgung begleiten, verlaufen nahe der rechten Seite der A. mesenterica superior. Auf der linken Kolonseite liegt die untere Mesenterialvene links von der Arterie und zweigt in Höhe des Abganges der A. mesenterica inferior ab; danach verläuft sie hinter dem Pankreas nach oben, um in die Milzvene oder gelegentlich in die obere Mesenterialvene einzumünden.

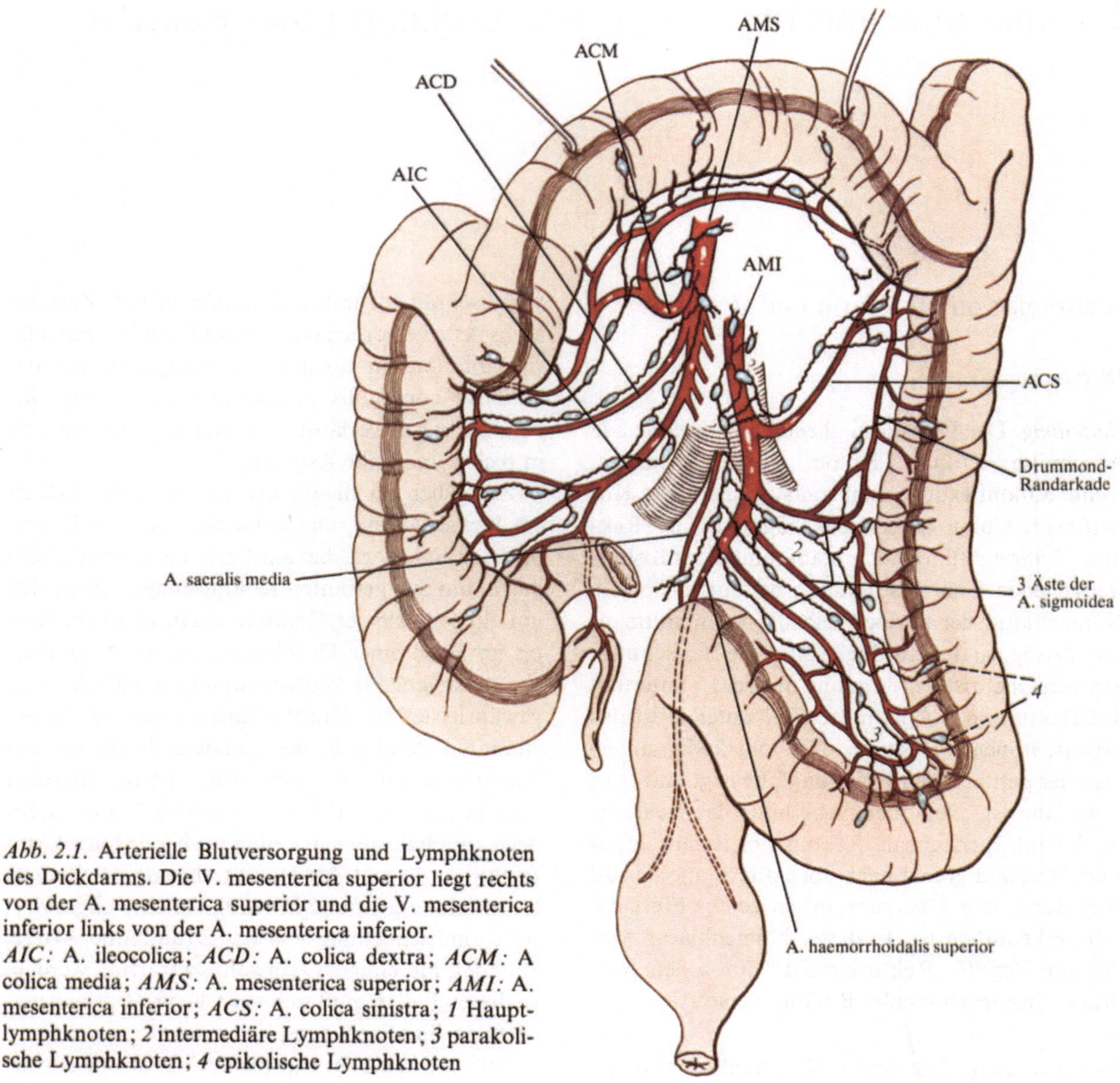


*Abb. 2.1.* Arterielle Blutversorgung und Lymphknoten des Dickdarms. Die V. mesenterica superior liegt rechts von der A. mesenterica superior und die V. mesenterica inferior links von der A. mesenterica inferior. *AIC:* A. ileocolica; *ACD:* A. colica dextra; *ACM:* A colica media; *AMS:* A. mesenterica superior; *AMI:* A. mesenterica inferior; *ACS:* A. colica sinistra; *1* Hauptlymphknoten; *2* intermediäre Lymphknoten; *3* parakolische Lymphknoten; *4* epikolische Lymphknoten

*Lymphgefäße.* Die Lymphknoten des Dickdarms werden in mehrere Gruppen eingeteilt. Die dickdarmnahen Lymphknoten sind normalerweise sehr klein und liegen direkt an der Dickdarmwand. Die der nächsten Lymphknotenstation, auch parakolische Lymphknoten genannt, sind entlang der Randarkade gelegen. Die intermediären Lymphknoten verteilen sich um die Hauptäste der Mesenterialarterien. Die Hauptlymphknoten finden sich nahe der oberen oder unteren Mesenterialgefäße oder entlang der Aorta [1]. Der metastatische Befall schreitet normalerweise von einer Lymphknotengruppe zur anderen fort. Wir kennen jedoch Fälle, bei denen die intermediäre Lymphknotengruppe übersprungen wurde und Metastasen eines Dickdarmtumors lediglich in den Hauptlymphknoten nachweisbar waren.

*Nervale Versorgung.* Die nervale Versorgung des Dickdarms besteht aus sympathischen und parasympathischen Fasern. Der N. vagus versorgt die rechte Kolonhälfte, hat jedoch nur geringe oder keinerlei funktionelle Bedeutung; nach trunkulärer Vagotomie zur Behandlung eines Duodenalulkus zeigen sich, abgesehen von gelegentlichen, nicht erklärbaren Durchfällen, nur geringe Änderungen der Darmaktivität. Der sakrale parasympathische Plexus versorgt das untere Sigmoid und das Rektum. Die sympathischen Nervenfasern versorgen Dünn- und Dickdarm. Durch eine Sympathektomie von D-10 bis L-3, früher zur Behandlung der Hypertonie durchgeführt, wurde das Gefühl der Darmblähung aufgehoben.

### *Rektum*

*Einteilung*. Der anatomische Aufbau des Rektums ist viel komplizierter als der des übrigen Dickdarms. Die äußerste Begrenzung des Afters ist durch den äußeren Analring gekennzeichnet (Abb. 2.2). Darüber liegt der Analkanal, der normalerweise 2,5 cm lang ist; die unteren $^3/_4$ des Analkanals sind mit Plattenepithel ausgekleidet.

Das obere Ende das Analkanals öffnet sich ins untere Rektum. Knapp unterhalb davon beginnt die Schleimhaut. Diese Stelle, die Linea dentata oder Linea pectinea, wird durch das Vorhandensein von Krypten gekennzeichnet, die sich nach proximal öffnen und dazu neigen, Kotanteile zurückzuhalten. Sie können somit Ausgangspunkt einer Entzündung sein, die zu Komplikationen im Rahmen einer Hämorrhoidalerkrankung oder zu perianalen Abszessen und Fisteln führen. Zwischen den einzelnen Schichten des Sphinkterapparats finden sich Analdrüsen, die durch enge Ausführungsgänge in die Krypten drainiert werden.

*Muskulatur*. Der Muskelapparat des Rektums (Abb. 2.3) schließt den äußeren Sphinkter ein, der im Subkutanbereich beginnt, sich etwa 4 cm nach oben erstreckt und den inneren Sphinkter umschließt. Es handelt sich um einen willkürlich innervierten Ringmuskel. Kurz oberhalb des äußeren Sphinkters beginnend und zwischen diesem und der Schleimhaut gelegen, findet sich der autonom innervierte, etwa 1 cm breite innere Sphinkter. Mit zunehmendem Alter oder durch Entzündung kann der untere Anteil des inneren Sphinkters fibrosieren. Dies wiederum kann zur Entstehung symptomatischer Hämorrhoiden oder eines straffen Ringes führen, welcher bei Beschwerden gedehnt oder durchtrennt werden muß. Die Muskulatur des Levator ani umschließt das Rektum

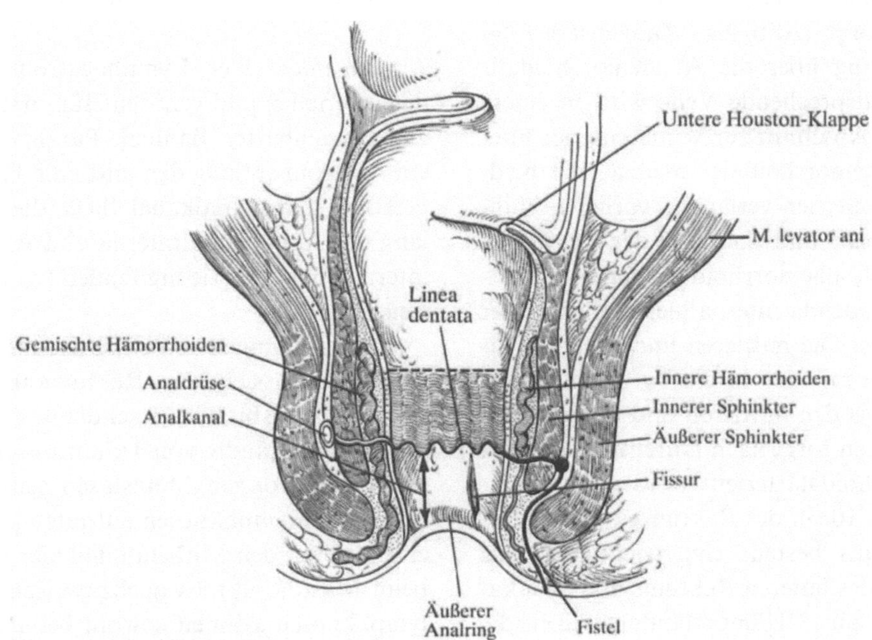


*Abb. 2.2.* Anatomie des Rektums und Sitz häufiger pathologischer Veränderungen im Analkanal

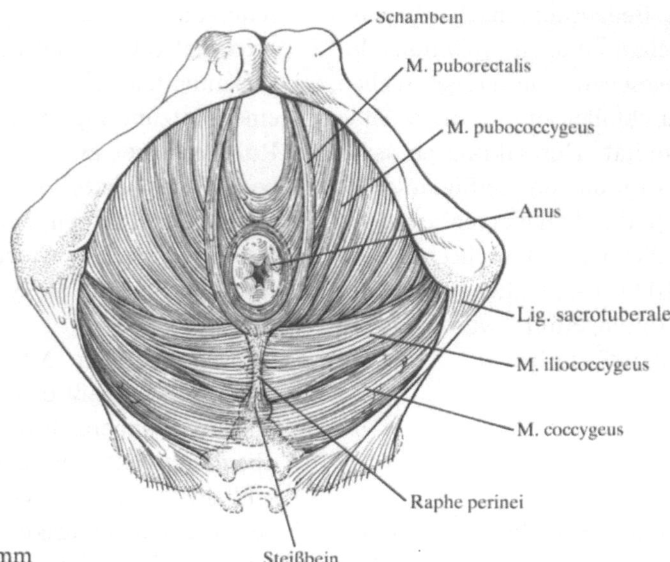


*Abb. 2.3.* Muskulatur am Damm

und bildet die sog. Levatorschlinge. Seine Fasern verlaufen vom Außenrand des Sitzbeins bis zum Schambein und umringen den Mastdarm. Er verschließt somit den Beckenboden und trägt gleichzeitig die Eingeweide. Der M. puborectalis ist ein wichtiger Teil des M. levator ani. Er kann, insbesondere bei Patienten mit einem Rektumprolaps, erschlaffen und funktionsuntüchtig werden.

*Blutversorgung.* Der Mastdarm wird von 3 Arterienpaaren versorgt (Abb. 2.4) Zunächst erfolgt die Blutversorgung über die A. haemorrhoidalis superior. Die entsprechende Vene wird in einem höher gelegenen Abschnitt zur V. mesenterica inferior. Die Aa. haemorrhoidales mediae, die beidseits in den Parametrien verlaufen, variieren in ihrer Zahl von 0 bis 3 und sind Äste der Aa. iliacae internae. Die A. haemorrhoidalis inferior entspringt via A. pudenda interna gleichfalls aus der A. iliaca internae. Die mittleren und unteren Hämorrhoidalvenen münden in die Vv. iliacae internae. Das Blut aus den mittleren und unteren Hämorrhoidalarterien sorgt nach Durchtrennung der oberen Hämorrhoidalarterien für die Durchblutung der unteren 10 cm des Rektums.

Darüber hinaus besteht eine wichtige eigene Blutversorgung des unteren Rektums und Analkanals. Sie besteht aus 3 Hämorrhoidalgefäßen, die sich bei Patienten in Steinschnittlage bei 4, 7 und 11 Uhr befinden. Diese inneren Hämorrhoidalgefäße waren Ursache beträchtlicher Untersuchungen. Von Thulesius und Gjöres konnte nachgewiesen werden, daß die Hämorrhoidalvenen eine außergewöhnlich hohe Sauerstoffsättigung aufweisen [6], was auf das Vorhandensein arteriovenöser Verbindungen im unteren Rektum hinweist. Dieses Bauprinzip ähnelt stark dem Schwellkörper des Genitaltrakts. Man vermutet daher, daß das Vorhandensein dieser ungewöhnlichen Blutfülle der Aufrechterhaltung der Kontinenz dient [5].

*Lymphgefäße.* Der Lymphabstrom erfolgt über den arteriellen und venösen Hämorrhoidalgefäßen eng benachbarter Bahnen. Parallel dazu besteht ein Abstrom entlang den mittleren Hämorrhoidalgefäßen. Vom Analkanal fließt die Lymphe entlang der A. pudenda interna und A. und V. iliaca interna oder über die inguinalen Lymphknoten zur Leiste.

Untersuchungen von Gilchrist und Mitarbeitern zeigten, daß sich das Rektumkarzinom immer nach oben ausbreitet, es sei denn, die Lymphknoten sind vollständig von Tumor durchsetzt. In diesen Fällen können Metastasen seitwärts oder in den Leistenlymphknoten auftreten [1]. Klinisch ist es schwierig, den Mitbefall iliakaler Lymphknoten beim Mastdarmkrebs nachzuweisen. Die Leistenlymphknoten können sowohl beim Plattenepithel als auch bei dem aus dem Analkanal stammenden Adenokarzinom befallen sein.

*Nerven.* Das Rektum wird von sympathischen und parasympathischen, die Perianalregion von sensiblen Nervenfasern versorgt. Die sympathische Innervation von Rektum, Blase und Genitalien erfolgt über die präsakralen Grenzstränge und den Plexus hypogastricus. Die Nervenfasern ziehen bis an den unteren Außenrand des Sakrums, wo sie sich mit den parasympathischen Nerven, den Nn. erigentes, vereinigen, die aus dem Sakralkanal stammen. Vom Plexus pelvicus aus verteilen sich die Nervenfasern in Rektum, Blase und Genitalien. Die Durchtrennung der präsakralen Nerven vermag beim Mann die Ejakulation zu verhindern. Die Schädigung der Nn. erigentes kann beim Mann zu Störungen der Erektion und des Orgasmus führen und gleichzeitig die Blasenfunktion beeinträchtigen.

Die sensorischen Nerven der Perianalregion übertragen starke Schmerzreize; daher führt jede Entzündung oder Reizung in diesem Gebiet zu außergewöhnlichen Beschwerden des Patienten. Diese Schmerzfasern liegen auch im Analkanal vor. Die Rektumschleimhaut ist allerdings frei von ihnen, so daß gewöhnliche chirurgische Maßnahmen wie Biopsie, Sklerosierung von Hämorrhoiden, elektrische Verödung usw. ohne Schmerzgefühl ertragen werden. Im Analkanal finden sich allerdings weite Nerven. Man hat herausgefunden, daß die Schleimhaut des untersten Rektumbereichs zur Aufrechterhaltung eines Reflexbogens wichtig ist, der es erlaubt, zwischen Darmgas und Stuhlentleerung zu unterscheiden. Wird dieser hochsensible unterste Teil der Rektumschleimhaut entfernt und die Schleimhaut des Sigmoids am Anus anastomosiert, ist dieser empfindliche Reflexbogen unterbrochen, was zum Verlust der Kontinenz führt. Nach einiger Zeit der Gewöhnung kann die Kontinenz, insbesondere bei Kin-

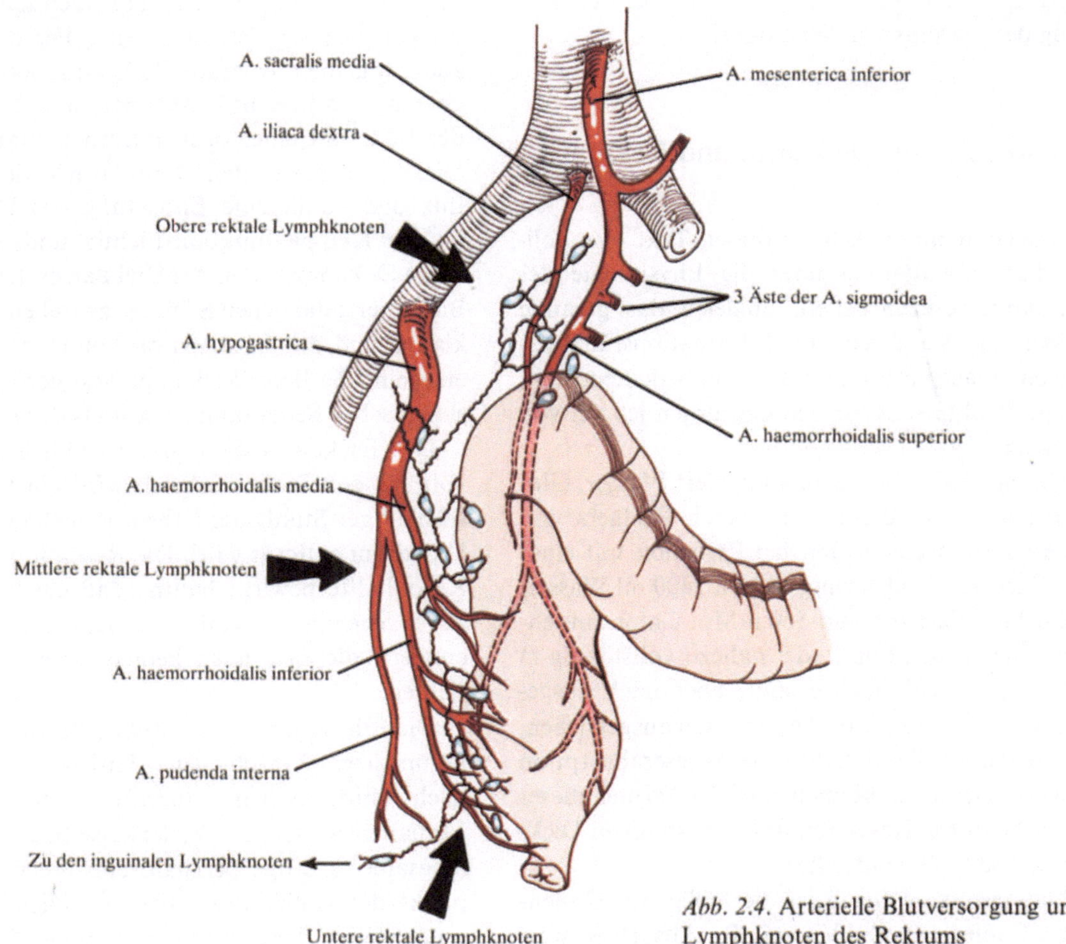


*Abb. 2.4.* Arterielle Blutversorgung und Lymphknoten des Rektums

dern, wiedererlangt werden. Beim Erwachsenen ist die vollständige Wiederherstellung ein langwieriger Prozeß, der nicht immer gelingt. Das Rektum oberhalb der Linea dentata ist auf Dehnungsreize empfindlich, wodurch bei Vorhandensein von Stuhl oder eines Tumors Stuhldrang entsteht. Die verantwortlichen Nerven liegen im Plexus myentericus, der sich in der Muskulatur der Darmwand befindet. Das Fehlen dieser Nervenfasern im Plexus myentericus tritt kongenital bei Patienten mit der Hirschsprung-Erkrankung auf. Diese Kinder weisen einen extrem spastischen Analsphinkter auf, dessen Funktion erst nach Resektion des krankhaft innervierten Dickdarms gewährleistet ist. In jüngster Zeit rückte die genaue Lage der Analöffnung im Dammbereich ins Interesse. Hendren stellte zur Diskussion, ob ein weit vorne gelegener Anus infolge seiner gestreckten Stellung zu Verstopfung führen kann, wenn die Vorderwand in aufrechter Stellung gegen die Hinterwand drückt und eine funktionelle Verengung herbeiführt [2]. Diese Vorstellung ist auch bei der Senkung des Damms von Wichtigkeit.

## Physiologie von Dickdarm und Rektum

Es erscheint unmöglich, in diesen Text eine vollständige Abhandlung über die Physiologie des Dickdarms einzuarbeiten, obgleich das gesamte Wissen im Vergleich zur Informationsfülle des oberen Gastrointestinaltrakts unbedeutend ist. Einige Punkte sind für den Chirurgen jedoch von Interesse.

Der normale Dickdarm absorbiert Wasser, Glucose und einige Elektrolyte. Nach Rodgers und anderen kann das Kolon bei Perfusion mit einer 0,9%igen Kochsalzlösung in 24 h 2400 ml Wasser, 400 mMol Natrium und 560 mMol Chlor aufnehmen. Die Absorption findet nahezu vollständig in der rechten Kolonhälfte statt, aber nach ausgedehnter Resektion wird dies dadurch ausgeglichen, daß die linke Kolonhälfte die Wasserabsorption steigert. Dennoch können allein aufgrund dieser Tatsache durch Resektion des rechtsseitigen Dickdarms Diarrhöen entstehen.

Das terminale Ileum ist die Stelle, wo Gallensalze, Cholesterin und Vitamin $B_{12}$ absorbiert werden. Ausgedehnte Resektionen sollten daher, wenn immer möglich, vermieden werden; selbstverständlich sollte eine Tumorresektion von diesen Überlegungen nicht betroffen sein. Der Verlust der Cholesterinrückresorption kann für gewisse Patienten sogar ein Vorteil sein. Eine perniziöse Anämie, die nach ausgedehnter Resektion am terminalen Ileum vermutet werden könnte, wurde bislang nicht beschrieben. Die fehlende Gallensalzrückresorption ist von großer Wichtigkeit, da das Kolon gegen Gallensalze, die als Laxanzien bekannt sind, häufig empfindlich ist. Daher können auch aus diesem Grunde nach Resektion des terminalen Ileums Diarrhöen auftreten. Diese lassen sich durch die Verabreichung absorptiver Substanzen wie Cholestyramin bessern.

Es ist schwierig, dem Verlust der Ileozökalklappe eine Bedeutung zuzuschreiben. Offensichtlich behindert sie die Passage des Darminhalts von oral nach aboral nicht, es sei denn, Fremdkörper wie Gallensteine oder nicht verdaute Nahrungsrückstände sammeln sich im distalen Ileum an und verschließen sie. Bei 50% aller Personen ist sie auch, was die retrograde Peristaltik betrifft, unbedeutend. So besteht bereits bei nahezu der Hälfte der Fälle mit einer obstruktiven Erkrankung des Dickdarms ein in den Dünndarm gerichteter Reflux und damit eine Entlastung des Dickdarms. Ist die Klappe funktionstüchtig und erlaubt sie keine Dekompression des Dickdarms, kann es zum Bild einer gefangenen Schlinge zwischen Ileozökalklappe und der Obstruktion kommen. Insgesamt erscheint die Ileozökalklappe von geringerer physiologischer Bedeutung zu sein als der Pylorus.

Der Dickdarm dient hauptsächlich als Reservoir für den Stuhl. Folglich wird ein Patient um so häufiger Stuhlgang haben, je mehr von seinem Dickdarm entfernt wird. Die Resektion der linken Kolonhälfte bewirkt häufig, daß ein Patient, der zuvor regelmäßig Stuhl hatte, unregelmäßig Stühle entleert, die sich nach keinem genauen Schema richten.

Die Physiologie der Stuhlentleerung ist sehr kompliziert. Verschiedene Patienten entwickeln nach chirurgischen Eingriffen unterschiedliche Verhaltensweisen. Normalerweise bewegt sich eine langsame, kräftige peristaltische Welle zum Zeitpunkt der Defäkation über den Dickdarm nach unten. Wird diese durch segmentale Kontraktionen ersetzt, kann daraus nach der Theorie von Painter und Truelove eine Divertikelkrankheit entstehen [3]. Nach Anlage eines Sigmastomas kann der Dickdarm in vielen Fällen zu einer regelmäßigen Entleerung erzogen werden. In den Vereinigten Staaten wird allerdings die Irrigationsmethode in 2tägigem Intervall bevorzugt. Viele Patienten benötigen mit dieser Methode nach einem Zeitraum der Anpassung eine minimale oder gar keine Bedeckung des Stomas.

Der Mechanismus der Stuhlentleerung wird durch Druck auf die Schleimhautmembran des Rektums oberhalb der Linea dentata eingeleitet. Dieser Druck kann durch Stuhl, einen Tumor oder durch überschüssige Schleimhaut ausgelöst werden. Aufgrund reflektorischer Kolonkontraktionen tritt die Defäkation ein. Normalerweise beginnen peristaltische Kontraktionen des Dickdarms im rechten Kolon und schreiten nach distal fort; unter den peristaltischen Wellen scheint sich das linksseitige Kolon zu strecken und zu verkürzen. Ist der Darm leer, verursachen fortdauernde Kontraktionen Tenesmen. Die direkte Spülung dieser Bereiche durch Wirkstoffe wie Glyzerinzäpfchen führen zum gleichen Ergebnis.

Das Rektum scheint Ort der Absorption vieler Medikamente zu sein. Kortison, Lokalanästhetika, Aminophylline, Aspirin, Alkohol und Elektrolyte werden hier resorbiert und beweisen die Fähigkeit der Rektumschleimhaut, gewisse Substanzen sehr schnell zu absorbieren. Opiumzäpfchen, ein bevorzugtes Heilmittel von Hämorrhoidalleiden in der Vergangenheit, entwickeln ihre Wirkung erst nach Absorption des Morphins. Es bleibt festzustellen, daß ein Großteil der Absorption im Rektum über die V. haemorrhoidalis inferior und media in den systemischen Kreislauf gelangt, so daß nur das Blut, welches über die V. mesenterica superior in den Pfortaderkreislauf gelangt, von der Leber entgiftet wird.

Der Sphincter ani spielt in der heutigen Gesellschaft eine bedeutende Rolle. Ohne Zweifel hat er im Zusammenleben große Vorteile. Aber es gibt auch Nachteile. In Büroräumen klagen heutzutage z.B. viele Patienten über Blähungen. Bei vielen dieser Patienten verursacht die Luftinsufflation bei

*Abb. 2.5 a–j.* Resektionsausmaß bei kolorektalem Krebsbefall mit Höhenangabe, in der die Blutgefäße zu ligieren sind. (*a*) Zökum und unteres Colon ascendens (sparsame Hemikolektomie rechts); (*b*) oberes Colon ascendens und Flexura coli dextra (Hemikolektomie rechts); (*c*) Colon transversum (Querdarmresektion); (*d*) linke Kolonflexur (Resektion der linken Kolonflexur); (*e*) Colon descendens und oberes Sigma (sparsame Hemikolektomie links); (*f*) unteres Sigma und Colon descendens (Sigmateilresektion); (*g*) Hemikolektomie links (bei allen Karzinomen des linksseitigen Kolons); (*h*) subtotale Kolektomie; (*i*) Karzinom des intraperitonealen Rektums (tiefe anteriore Resektion); (*j*) extraperitoneales Rektum (kombinierte abdominoperineale Exstirpation)

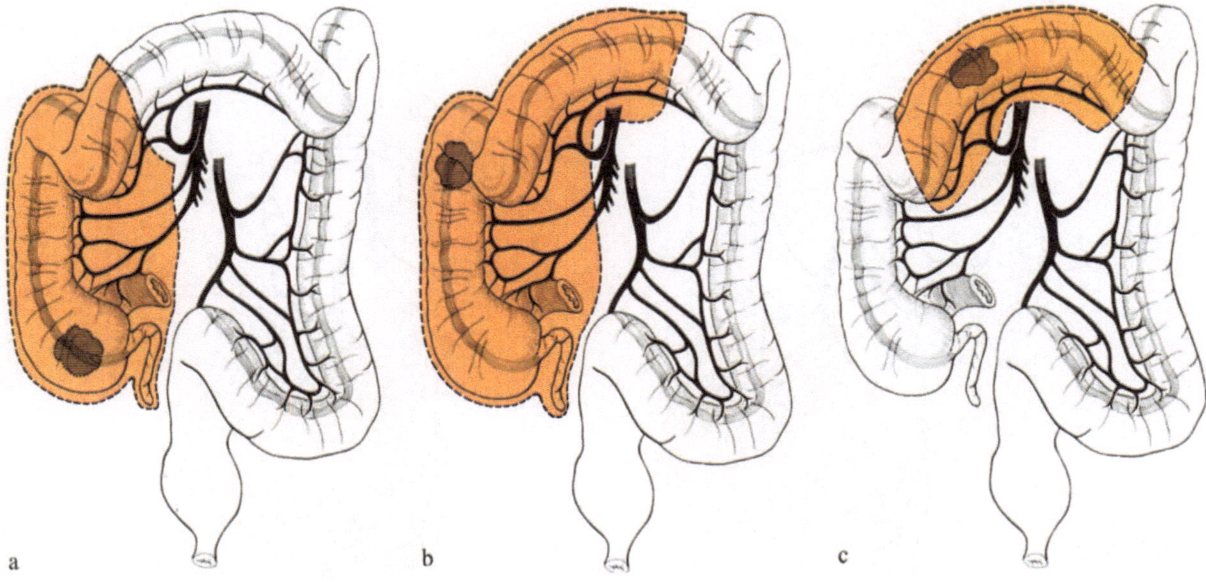

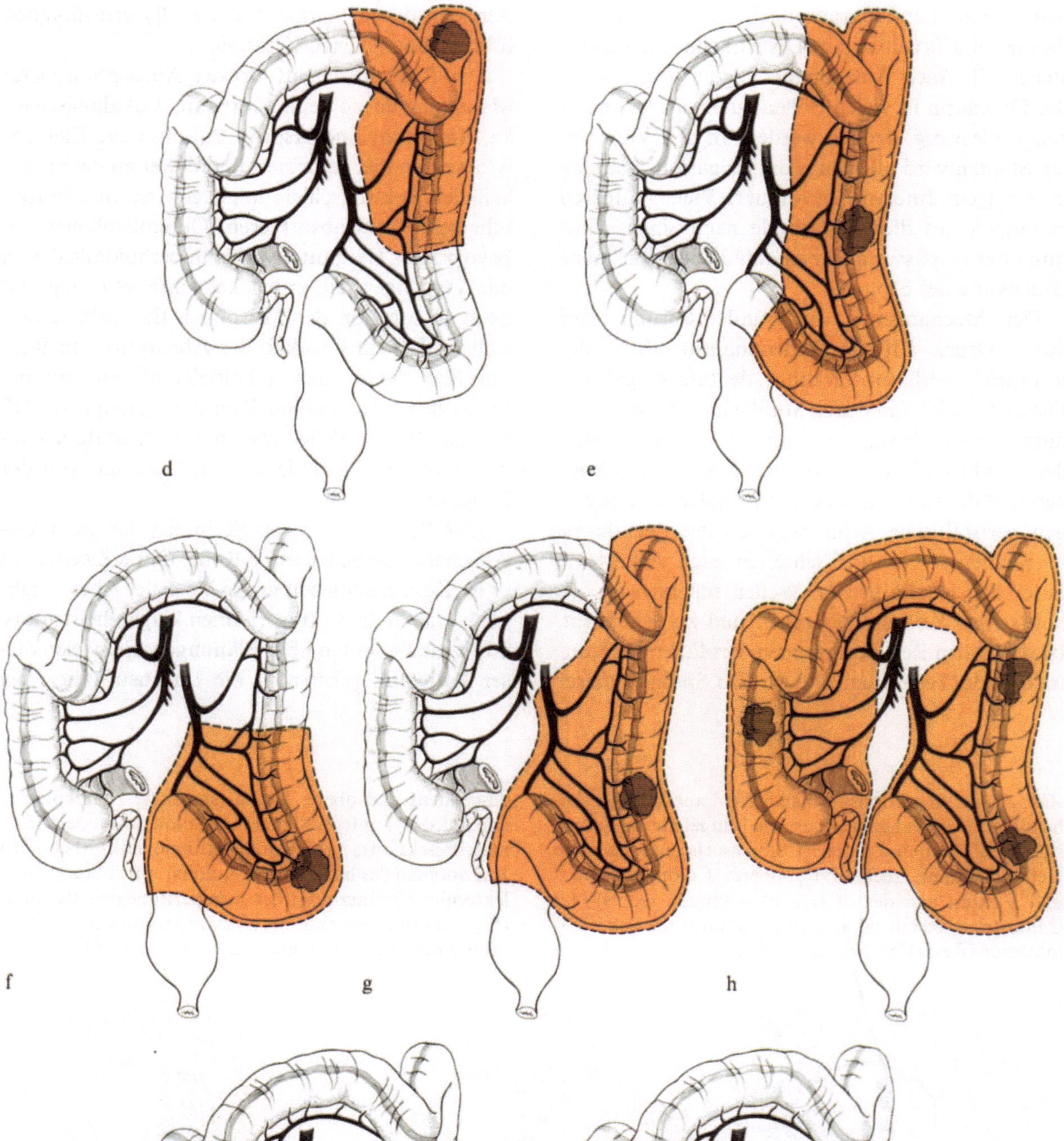

d e

f g h

i j

*Abb. 2.5 d–j*

der Sigmoidoskopie genau dieselben Beschwerden. Interessanterweise bleiben bei Patienten, die aufgrund einer obstruktiven Erkrankung an Blähungen litten, nach Anlage einer Sigmoidostomie oder Ileostomie und Entfernung der zugrunde liegenden Erkrankung nahezu alle Beschwerden aus. Diese Beobachtungen lassen den klinischen Schluß zu, daß die Aufdehnung des Dickdarms einen wichtigen Bestandteil dieser weit verbreiteten Beschwerden darstellt.

## Resektionsausmaß bei Dickdarmkrebs

Da das Resektionsausmaß am Dickdarm von der anatomischen Verteilung der Blut- und Lymphgefäße abhängt, lassen sich die Standardoperationen schematisch darstellen (Abb. 2.5).

## Literatur


1. Gilchrist RK, David VC (1938) Lymphatic spread of carcinoma of the rectum. Ann Surg 108:621
2. Hendren WH (1978) Constipation caused by anterior location of the anus and its surgical correction. J Pediat Surg 13:505
3. Painter NS, Truelove SC (1964) Intraluminal pressure pattern in diverticulosis of the colon. Gut 5:365
4. Rodgers JB, Barnard HR, Balint JA (1976) Colonic infusion in the management of the short bowel syndrome. Gastroenterology 70:186
5. Stelzner F (1976) Die Anorectalen Fisteln, 2nd edn (English translation). Springer, New York
6. Thulesius O, Gjöres JR (1973) Arterio-venous anastomoses in the anal region with reference to the pathogenesis and treatment of hemorrhoids. Acta Chir Scand 139:476

# 3 Allgemeine Prinzipien der Kolon- und Rektumchirurgie

## Symptomatik und Diagnosestellung bei Dickdarmerkrankungen

Zum Beschwerdebild der Erkrankungen am Kolon gehören rektaler Blutabgang, Stuhlunregelmäßigkeiten, Unterbauchschmerzen, Blähungen, Übelkeit und Erbrechen, Tenesmen, Anämie, Fieber, Bauchschmerzen, Völlegefühl und auch Beschwerden außerhalb des Bauchraumes, die manchmal eine Colitis ulcerosa begleiten. Erkrankungen des Rektums können zusätzlich von lokalen Schmerzen, Reizzuständen, Hervortreten der Schleimhaut und Juckreiz begleitet werden. Es ist jedoch wichtig zu wissen, daß selbst schwerwiegende Erkrankungen ohne jegliche Beschwerden einhergehen können. Dies trifft besonders für adenomatöse Polypen und das Frühkarzinom zu.

Aus diesem Grunde wurden Suchmethoden angegeben, die bösartige Erkrankungen erkennen lassen sollen, bevor offenkundige Symptome vorliegen [18, 24]. Ob sich solche Methoden wie der routinemäßige Guajaktest auf okkultes Blut im Stuhl sinnvoll erweisen, ist noch strittig. Einige Studien zeigen, daß er nützlich ist, andere fanden ihn von geringem Wert [22, 24]. Da viele Polypen nicht bluten, andererseits polypoide Erkrankungen im Hinblick auf eine spätere karzinomatöse Umwandlung eine wie wir meinen äußerst wichtige Rolle spielen, müssen andere diagnostische Möglichkeiten erörtert werden. Pearl machte in diesem Zusammenhang darauf aufmerksam, daß Patienten mit einer Rot-grün-Blindheit eine derartige Blutung nicht erkennen können, man dieser Frage daher nachgehen muß [35].

Die Diagnose einer kolorektalen Erkrankung wird an erster Stelle aufgrund der Anamnese und der physikalischen Untersuchung gestellt. Weiterhin sind sorgfältige vaginale und rektale Untersuchungen erforderlich, wobei überrascht, wie häufig sie falsch oder gar nicht durchgeführt werden. Der Barium-Kontrasteinlauf ist nach der Sigmoidoskopie der nächste diagnostische Schritt. Bei gleichzeitiger Luftinsufflation läßt sich damit die große Mehrzahl aller Erkrankungen am Dickdarm mit Ausnahme kleiner Polypen nachweisen. Ohne Zweifel ist der Kontrasteinlauf zur Darstellung von Polypen mit einem Durchmesser unter 1 cm nicht befriedigend; von der Praxis her betrachtet, sind alle diese Läsionen nicht bösartig. In der Sammelstudie von Lahiry und Hedberg war nur einer von 897 Polypen unter 1 cm Durchmesser bösartig [28].

## Endoskopische Untersuchungsmethoden

### *Rektosigmoidoskopie*

Die Rektosigmoidoskopie wird ambulant durchgeführt. Es ist häufig besser, den Patienten vor dem Kontrasteinlauf zu sigmoidoskopieren, um den Charakter der Peristaltik beurteilen zu können. Dies trifft besonders dann zu, wenn der Patient über geringe hellrote Blutbeimengungen im Stuhl klagt und die Blutungsstelle im Analbereich zu suchen ist. Unter diesen Umständen ist der oberhalb des Analkanals entnommene Stuhl bei der Untersuchung auf Blut negativ. Danach wird der Kontrasteinlauf durchgeführt, anschließend nochmals mit dem Anoskop und Rektoskop nachuntersucht. Die bequemste Lagerung für den Patienten ist die Linksseitenlage. Die Untersuchung muß schmerzfrei sein, bis der obere Rektumbereich erreicht wird. Sie wird normalerweise bis 25 cm Höhe durchgeführt. Ist es allerdings nicht möglich, die Biegung am oberen Rektum zu überwinden, soll die Untersuchung wegen der Perforationsgefahr nicht forciert werden. Zeigt der Kontrasteinlauf oberhalb dieses Bereichs eine Läsion oder legt das

Beschwerdebild des Patienten eine Erkrankung nahe, ist es weit besser, das Kolonoskop zu benutzen, als zu versuchen, das starre Rektoskop in diesen Bereich vorzuschieben. Selbst in Vollnarkose besteht eine gewisse Gefahr, bei der geringsten Kraftaufwendung mit dem Endoskop zu perforieren. Die digitale Untersuchung muß der Rektoskopie vorangehen. Manchmal können tiefsitzende polypoide Veränderungen, die mit dem Finger leicht tastbar sind, mit dem Rektoskop übersehen werden.

*Kolonoskopie*

Läßt sich durch diese Methode keine eindeutige Diagnose stellen, muß nach dem Barium-Kontrasteinlauf eine Kolonoskopie erwogen werden. Da die Kolonoskopie zeitaufwendig, teuer und in den Händen Unerfahrener gefährlicher ist als der Kontrasteinlauf, werden die Untersuchungen normalerweise in der hier dargestellten Reihenfolge durchgeführt. Es muß allerdings angemerkt werden, daß auch beim Kontrasteinlauf die Gefahr einer Perforation besteht. Das Einbringen von Barium in die Bauchhöhle wird von einer schweren granulomatösen Entzündung begleitet, die zu vielen Komplikationen führen kann, wenn nicht das gesamte Barium durch eine sofortige Operation aus der Bauchhöhle entfernt wird. Es gibt Hinweise, daß steril in die Bauchhöhle eingebrachtes Barium im wesentlichen harmlos ist. Allerdings besteht kein Zweifel, daß es durch das Kolon eingebracht, wie sauber dies auch sein mag, eine Infektion mitführt und das Einbringen eines solchen Einlaufs ins Peritoneum eine ernste Angelegenheit bedeutet. Von Juler [27] wurde in 9 Fällen beschrieben, daß Barium über eine Perforation in eine Mesenterialvene und die Pfortader übertrat.

Mit der Kolonoskopie lassen sich krankhafte Veränderungen entdecken, die im Barium-Kontrasteinlauf übersehen wurden. Allerdings gelingt es nicht immer, das Kolonoskop ins rechte Kolon vorzuschieben. Beide Methoden ergänzen sich daher. Hogan und Mitarbeiter fanden heraus, daß 94% aller Polypen kolonoskopisch, 67% mittels Bariumeinlauf entdeckt wurden [25].

Der Schlüssel zur erfolgreichen Durchführung einer Kolonoskopie liegt in der ausreichenden Vorbereitung des Dickdarms. Dies umfaßt eine 3tägige Vorbereitung des Patienten.

Die Kolonoskopie selbst wird in leichter Sedierung durchgeführt [42]. Dies kann durch eine intravenöse Diazepamgabe, beim Auftreten von Darmspasmen durch die gleichzeitige intravenöse Gabe von Glucagon erfolgen. Die technischen Probleme betreffen das Vor- und Zurückschieben des Endoskops, die Abwinkelung der Endoskopspitze, die gleichzeitige Luftinsufflation und das Absaugen. Alle diese Manöver lassen sich mit dem Hedberg-Gerät hervorragend durchführen, welches eine zweihändige Bedienung zuläßt. Eine zweite Beobachtungsoptik sowie ein Fernsehmonitor ermöglichen es, die ganze Untersuchung jedem beliebigen Betrachter zu zeigen. Das Endoskop wird wechselweise vorgeschoben und zurückgezogen. Bei schweren Adhäsionen im Becken durch eine Divertikulitis kann das Vorschieben unmöglich werden. Weiterhin muß sich der Untersucher beim Vorliegen einer aktiven Colitis ulcerosa der Gefahr einer Perforation bewußt sein. Das Aufblähen des Darmes sollte bevorzugt mit Kohlendioxyd durchgeführt werden, da bei Patienten mit schweren entzündlichen Erkrankungen der Gebrauch von Raumluft oder Stickstoff zu einem toxischen Megakolon führen kann.

Die Passage durch eine große Sigmaschlinge wird durch ein sog. Alphamanöver erleichtert, bei dem das gesamte Sigma zusammen mit dem inneliegenden Endoskop einmal um seine Achse gedreht wird. Sobald die linke Kolonflexur passiert ist, läßt sich das Colon transversum an seiner nahezu dreieckigen Form erkennen. Die Untersuchung ist beendet, wenn die Passage durch das Colon ascendens die Ileozökalklappe erreicht. Manchmal kann das Kolonoskop retrograd durch die Ileozökalklappe ins Endileum vorgeschoben werden.

Es gibt überraschend wenige auf die Kolonoskopie zurückführbare Komplikationen. Die meisten von ihnen traten bei einer gleichzeitigen Polypektomie auf. Am häufigsten ist die Nachblutung, die nahezu immer von selbst zum Stillstand kommt. Falls nicht, kann sie durch Pitressininjektionen über einen arteriellen Mesenterialkatheter beherrscht werden, so daß eine Laparotomie nur selten notwendig wird. Auch Perforationen wurden beschrieben. Werden sie durch das Kolonoskop verursacht, ist eine sofortige Laparotomie indiziert. Glücklicherweise sind andere Komplikationen äußerst selten. Wird die Koagulation benützt, ist es sehr wichtig, daß der Dickdarm gründlich mit einem nicht entflammbaren Gas durchgeblasen wird, da bei der Anwesenheit von Methan oder Wasserstoff Explosionsgefahr besteht. In manchen Fällen gelingt es selbst erfahrenen Untersuchern nicht, das Kolonoskop ins Zökum vorzuschieben. Es ist daher wichtig, den ungefähren Bereich der Betrachtung festzuhalten.

Vor kurzem wurde ein biegsames 60 cm langes Kolonoskop eingeführt. Es verschafft größere diagnostische und therapeutische Möglichkeiten als das starre Rektoskop, ist leichter zu bedienen, allerdings nicht so effektiv wie das längere Kolonoskop.

## Operationsvorbereitung und Narkose

Das Kolon muß für jede der oben genannten hochentwickelten Untersuchungsmethoden sorgfältig vorbereitet werden. Für eine Kolonoskopie wird z.B. eine 3tägige Vorbereitung durchgeführt. Im Detail schließt die Vorbereitung eine flüssige Ernährungsweise, die Gabe von Laxanzien und Einläufe ein. Die gleichen Vorbereitungen sollten vom Radiologen angewandt werden, insbesondere dann, wenn er auf der Suche nach Polypen ist. Die normale Vorbereitung eines Barium-Kontrasteinlaufes besteht aus der Einnahme von Rizinusöl am Abend vor der Röntgenuntersuchung und einem Einlauf am Morgen vor ihrer Durchführung. Sind kleine Veränderungen zu erwarten, wird wiederum die 3tägige Vorbereitung durchgeführt.

Sowohl die Vorbereitung des Patienten als auch des Dickdarms ist für die Operation von großer Bedeutung. Nicht immer wird es möglich sein, diese Vorbereitungen durchzuführen, da viele Patienten als Notfälle operiert werden müssen. Wir befolgen in der Vorbereitung elektiver Koloneingriffe folgende Prinzipien. Der Patient wird für 3 Tage auf ballastarme Diät gesetzt [23]. Bei weitem am wichtigsten ist die mechanische Vorbereitung. Nichols und Mitarbeiter verabreichten ihren Patienten Erythromycin per os und fanden heraus, daß die Darmspülung zu einer vermehrten Erythromycinausscheidung im Stuhl führte. Wurde kein Reinigungseinlauf durchgeführt, war der Blutspiegel von Erythromycin erhöht [32, 33]. Laxanzien wie Magnesiumcitrat (200 g) werden 3 oder 2 Tage vor der Operation verabreicht. Täglich erfolgt ein Reinigungseinlauf. Antibiotika werden entsprechend dem weiter unten beschriebenen Schema verabreicht.

Vor operativen Eingriffen am Dickdarm sollte sich der Chirurg versichern, daß Hämoglobingehalt und Elektrolyte normal sind und daß die Gerinnung intakt ist. Bei allen Patienten über 45 Jahren sollten routinemäßig eine Thoraxaufnahme und ein EKG vorliegen. Eine Anämie ist bei vielen Dickdarmerkrankungen nicht ungewöhnlich und muß mittels Transfusionen ausgeglichen werden. Eine schwere Mangelernährung bei Patienten mit Colitis ulcerosa oder Morbus Crohn kann eine Hyperalimentation erforderlich machen [12, 14]. Die Elektrolyte sind außer bei sehr schwerkranken Patienten in der Regel im Normbereich. Villöse Adenome können mit einer Hypokaliämie und einer Hypoproteinämie einhergehen.

Albuminspiegel sind bei Patienten mit einer schweren Colitis ulcerosa manchmal stark vermindert. Es ist sicher klug zu versuchen, jede dieser Veränderungen vor einer Operation auszugleichen, sofern man für die angemessene Vorbereitung Zeit hat. Bei Notfällen kann es jedoch erforderlich werden zu operieren, bevor alle pathologischen Werte ausgeglichen sind.

Wird an eine Resektion gedacht, sollte Blut zur Transfusion bereitstehen. Bei Patienten, die einer abdominoperinealen Dickdarmexstirpation unterzogen werden müssen, wird eine Bluttransfusion nahezu immer erforderlich sein, während dies bei Patienten in gutem Allgemeinzustand, die für eine segmentale oder subtotale Kolonresektion anstehen, nur selten der Fall sein wird.

Das häufigste Narkoseverfahren ist in der Regel eine Kombination aus Intubationsnarkose mit der Gabe von Muskelrelaxanzien und Barbituraten. Bei wenigen Patienten, die aufgrund einer chronisch pulmonalen Erkrankung ein erhöhtes Risiko haben, werden epidurale Spinalanästhesien angewandt und über 24 h fortgesetzt, bis der Zeitraum der stärksten Schmerzen vorbei ist. Werden Antibiotika wie Neomycin oder Kanamycin zur Spülung verwandt, muß der Anästhesist darauf aufmerksam gemacht werden, daß sie eine Atemdepression verursachen können. Sie sind insbesondere bei der gleichzeitigen Anwendung von Muskelrelaxanzien gefährlich, so daß unter Umständen nach dem operativen Eingriff eine längere Beatmung erfolgen muß.

*Antibiotikatherapie*

Antibiotika werden bei vielen Erkrankungen des Dickdarms eingesetzt. Ihre hauptsächliche Anwendung erfolgt erstens aus therapeutischen Gründen, d.h. zur Behandlung akuter Entzündungen, lokalisierter Perforationen und lokaler oder diffuser Peritonitiden bei der Divertikulitis und zweitens als Prophylaxe zur präoperativen Vorbereitung des Dickdarms [3, 4, 6, 8, 9, 41].

Diese Probleme sind so umfassend, daß bislang keine völlige Übereinstimmung erzielt werden konnte. Viele Untersuchungen der Darmflora konzentrierten sich auf die Aerobier, obgleich die anaerobe Darmflora an Gewicht mindestens das 100fache ausmacht. Schwere Infektionen können von einer Vielzahl von Organismen ausgehen, die vom harmlosen Staphylokokkus bis zum hochaktiven Clostridium oder Bacteroideskeim reichen. Die wirksamsten Antibiotika, die derzeit gegen Anaerobier eingesetzt werden, sind Chloramphenicol und Clindamycin. Daneben ist Metronidazol gegen Anaerobier insbesondere vom Typ Bacteroides aerogenes wirksam [5]. Clindamycin ist jedoch gegen viele Clostridienarten nicht wirksam.

Es gilt auch die Nebenwirkungen vieler dieser Medikamente zu bedenken. Penizilline und Cephalosporine können zum Beispiel anaphylaktische Reaktionen hervorrufen. Chloramphenicol, obgleich gegen viele gramnegative Keime einschließlich der Anaerobier ausgezeichnet wirksam, führt manchmal zu Knochenmarkschädigungen. Die Aminoglykoside verursachen vereinzelt Nierenschädigungen. Clindamycin und Lincomycin wurden mit der pseudomembranösen Kolitis in Verbindung gebracht. Metronidazol ist von der amerikanischen Arzneimittelbehörde nicht zur Behandlung von Anaerobiern anerkannt. Der Chirurg muß sich daher möglicherweise für ein Antibiotikum entscheiden, das nicht ganz so effektiv, dafür aber sicherer ist; erfordert es jedoch die Situation, kann er gezwungen sein, das wirksamste Antibiotikum trotz möglicher Nebenwirkungen einzusetzen.

Es ist nicht möglich, an dieser Stelle alle Aspekte der Antibiotikatherapie darzustellen oder alle für oder gegen verschiedenste Behandlungsschemata vorgebrachten Argumente aufzuzählen. Nachfolgende Liste beinhaltet die am Massachusetts General Hospital in der Regel eingesetzten Antibiotika.

I. Elektive Resektionen am Dickdarm
   A. Präoperative Vorbereitung
      Neomycin (1 g) und Erythromycin (1 g) per os um 13, 15 und 23 Uhr am Vortage der Operation
   B. Zu Beginn der Operation
      Cefaloridin (1 g) i.m., 1–6 h vor der Operation
      Cefalotin (1 g) i.v. während der Operation
   C. Postoperativ
      Keine Antibiotika außer bei fortbestehender Peritonitis oder anderen Komplikationen

II. Notfallmäßige Eingriffe bei Dickdarmperforationen und Peritonitis
   Vor, während und nach der Operation
   A. Clindamycin (300 mg i.v. alle 6 h) und Gentamycin (1 mg/kg KG i.v. alle 8 h) oder
   B. Chloramphenicol (500 mg i.v. alle 6 h) und Gentamycin (1 mg/kg KG i.v. alle 8 h)

III. Akute Divertikulitis ohne Peritonitis
   A. Tetracycline (250 mg per os alle 6 h) bei leichten Verläufen oder
   B. Cefalotin (500 mg i.v. alle 6 h) bei schweren Verläufen

Eine kürzliche Umfrage bei zahlreichen Chirurgen zeigte, daß die Mehrheit eine orale Neomycin-Erythromycin-Gabe am Tage vor der Operation bei gleichzeitiger mechanischer Darmspülung als präoperative Maßnahmen bevorzugen. Viele geben vor oder während der Operation parenteral

*Tabelle 3.1.* Antibiotika in der elektiven Dickdarmchirurgie

| Autor | Vorbereitung | Präoperativ | Peroperativ | Postoperativ |
|---|---|---|---|---|
| Altemeier WA | – | 2 h präop.<br>1 Mill. E. Penicillin<br>Penicillin 1 Mill. E. i.v.<br>Tetracyclin 0,5 g i.v. | Gleiche Dosis Penicillin und Tetracyclin in jeder 1000-ml-Infusion über 48 h | |
| Beahrs OH | Neomycin 1 g<br>Tetracyclin 250 mg<br>4 × 1 für 2 Tage | – | – | Cefalotin 1 g<br>alle 6 h für 3 Tage |
| Burke JF | – | Cefaloridin 1 g i.m.<br>beim Abruf in OP | Cefaloridin 1 g i.m.<br>am Operationsende | – |
| Cohn L, Jr | Kanamycin 1 g per os<br>4 × stündl. dann alle<br>6 h für 3 Tage | – | – | – |
| Condon RE | Neomycin 1 g<br>Erythromycin 1 g<br>13, 14 und 22 Uhr<br>am Vortag | – | – | – |
| Dunphy JE | Neomycin 1 g<br>Erythromycin 1 g<br>per os 3 × tägl.<br>am Vortag | – | – | – |
| Gallagher DM | Neomycin 1 g<br>Erythromycin 4 × 1 g<br>per os<br>Beginn 24 h<br>präop. | Ampicillin 2 g i.v.<br>bei Risikofällen | Ampicillin i.v.<br>weiterhin bei 50% | Ampicillin 2 g i.v.<br>alle 8 h für 3 Tage |
| Goligher JC | Phtalylsulfathiazol<br>2 g alle 4 h<br>für 4 Tage<br>Neomycin 1 g alle<br>4 h letzte 2 Tage<br>Metronidazol 200 mg<br>alle 4 h für 4 Tage | Lincomycin 600 mg i.m.<br>Gentamycin 80 g i.m. | – | Lincomycin 600 mg<br>Gentamycin 80 mg<br>i.m.<br>alle 8 h für 2–4 Tage |
| Hanley PH | Neomycin 1 g<br>Erythromycin 1 g<br>per os 13, 14 und<br>23 Uhr am Vortag | Cefazolin 1 g i.v.<br>6 und 12 Uhr | – | Cefazolin 1 g i.v.<br>alle 6 h über<br>48 h |
| Polk HC, Jr | – | Cefaloridin 1 g i.m.<br>beim Abruf in OP | Cefaloridin 1 g i.m.<br>5–6 Std. nach<br>präop. Dosis | – |
| Remington JH | Phtalylsulfathiazole<br>2 g 4 × tgl. für<br>3 Tage | Cefazolin 1 g i.m.<br>1 h vor OP | Ampicillin 1 g in<br>die Wunde vor<br>dem Verschluß | außer bei tiefen<br>anterioren<br>Anastomosen<br>Cefalotin 1 g i.v.<br>4 × 1 für 4 Tage |
| Turnbull RB | Neomycin 1 g<br>Erythrocin 1 g<br>per os 13, 14 und 23 Uhr<br>am Vortag | – | Cefalosporine i.v. | Cefalosporine i.v.<br>für 7 Tage bei aus-<br>gewählten Fällen |

Die Angaben von WA Altemeier erscheinen in Hardy JD (1977) Rhoads Textbook of Surgery, Lippincott, Philadelphia, Seite 1254. Alle anderen Angaben entsprechen persönlichen Mitteilungen, Januar 1978

Antibiotika. Die Mehrheit gibt danach nach unkomplizierten Fällen nichts mehr. In Tabelle 3.1 sind die von den verschiedenen Chirurgen bevorzugten Antibiotika zusammengestellt.

## Anastomosentechniken

In der Chirurgie von Kolon und Rektum finden zahlreiche Anastomosentechniken Anwendung. Als Forderung wird an alle Anastomosen gestellt, daß sie einen ausreichend weiten Durchmesser und eine ausreichende Durchblutung haben, daß sie spannungsfrei sind und daß während ihrer Anlage keine Kontamination erfolgt. Meist muß dem Verschluß des Mesenterialspalts besondere Betrachtung geschenkt werden, der dann entsteht, wenn 2 Darmabschnitte miteinander anastomosiert werden. Die Notwendigkeit einer Drainage oder einer vorgeschalteten Entlastung ist im Einzelfall zu entscheiden. Die häufigste Komplikation von Anastomosen, die Leckage, wird in hohem Maße von der angewandten Nahttechnik, aber auch von anderen Faktoren beeinflußt [26, 38] (s. Kapitel 24).

Die Anastomosen können in End-zu-End-, End-zu-Seit- oder Seit-zu-Seit-Anastomosen eingeteilt werden. Ohne Zweifel ist die End-zu-End-Anastomose am physiologischsten. Allerdings ist sie in manchen Fällen, bei denen das Darmlumen extrem eng ist, wie z.B. bei manchen Ileotransversostomien, nicht durchführbar, so daß entweder eine End-zu-Seit- oder eine Seit-zu-Seit-Anastomose angelegt werden muß. Eine Seit-zu-End-Sigmoidproktostomie ist manchmal nach einer tiefen anterioren Resektion nicht nur aus diesem Grund, sondern auch wegen der Beschaffenheit des Mesosigmas angezeigt. Seit-zu-Seit-Anastomosen des Dickdarms werden vereinzelt dazu benützt, um obstruierende, nicht entfernbare Karzinome der rechten oder linken Kolonflexur zu umgehen.

Anastomosen werden auch, abhängig davon, ob das Darmlumen während der Naht eröffnet wurde oder nicht, in offene oder geschlossene Anastomosen eingeteilt. Die geschlossene Anastomose in der Art der Parker-Kerr-Technik mit provisorischem Verschluß war vor vielen Jahren bevorzugt, wurde jedoch nahezu vollständig durch offene Anastomosentechniken ersetzt. Letztere haben den Vorteil, daß eine exakte Nahttechnik durchgeführt werden kann und daß keine blutenden Gefäße im Anastomosenbereich belassen werden. Die geschlossene Nahttechnik wurde von einigen Chirurgen eingeführt, um die Implantation von Tumorzellen an der Anastomose zu verringern. Dazu ist anzumerken, daß gerade dort, wo die Tumorimplantation am häufigsten eintritt, nämlich bei sehr tiefen anterioren Resektionen und Anastomosen, es wegen der relativen Unzugänglichkeit des Rektumstumpfes schwierig ist, geschlossene Anastomosen anzulegen.

Anastomosen könen mit invertierender Schleimhaut genäht werden, so daß die Heilung von der Oberfläche der Serosa einsetzt, oder evertierend, so daß die Schleimhaut außerhalb der Nahtlinie zu liegen kommt [17]. Die invertierenden Anastomosen haben sich während ihrer bisherigen Anwendungszeit bewährt. Trotz einiger begeisterter Berichte über evertierende Anastomosen ließ sich im Tierexperiment am Hund nachweisen, daß sie ihre Intaktheit unversehrtem Netz verdanken; Goligher fand ein nicht vertretbares Vorkommen von Leckagen [20]. Evertierende Nähte wurden daher von den meisten Chirurgen aufgegeben [16, 19, 20, 21].

### *End-zu-End-Anastomosen*

Die End-zu-End-Anastomose ist die häufigste Anastomosenart nach Resektionen am Dickdarm. Da sie den Prototyp aller Darmanastomosen darstellt, soll sie im Detail beschrieben werden.

In Abb. 3.1 wird angenommen, daß der tumortragende Dickdarm zwischen Klemmen isoliert, der Darm mit dem Thermokauter durchtrennt und das Operationspräparat entfernt wurde. Der Darm ist zur Anastomosierung vorbereitet. Der Thermokauter wird gegenüber der Diathermie bevorzugt, da die langsame Erhitzung des Thermokauters die Zahl der Blutungen an der Nahtlinie reduziert. Es ist nicht notwendig, daß der Darmabschnitt, der von den Klemmen gefaßt oder mit dem Thermokauter durchtrennt wurde, entfernt wird.

Wir bevorzugen eine zweireihige Nahttechnik. In außergewöhnlichen Fällen, wie bei Kindern

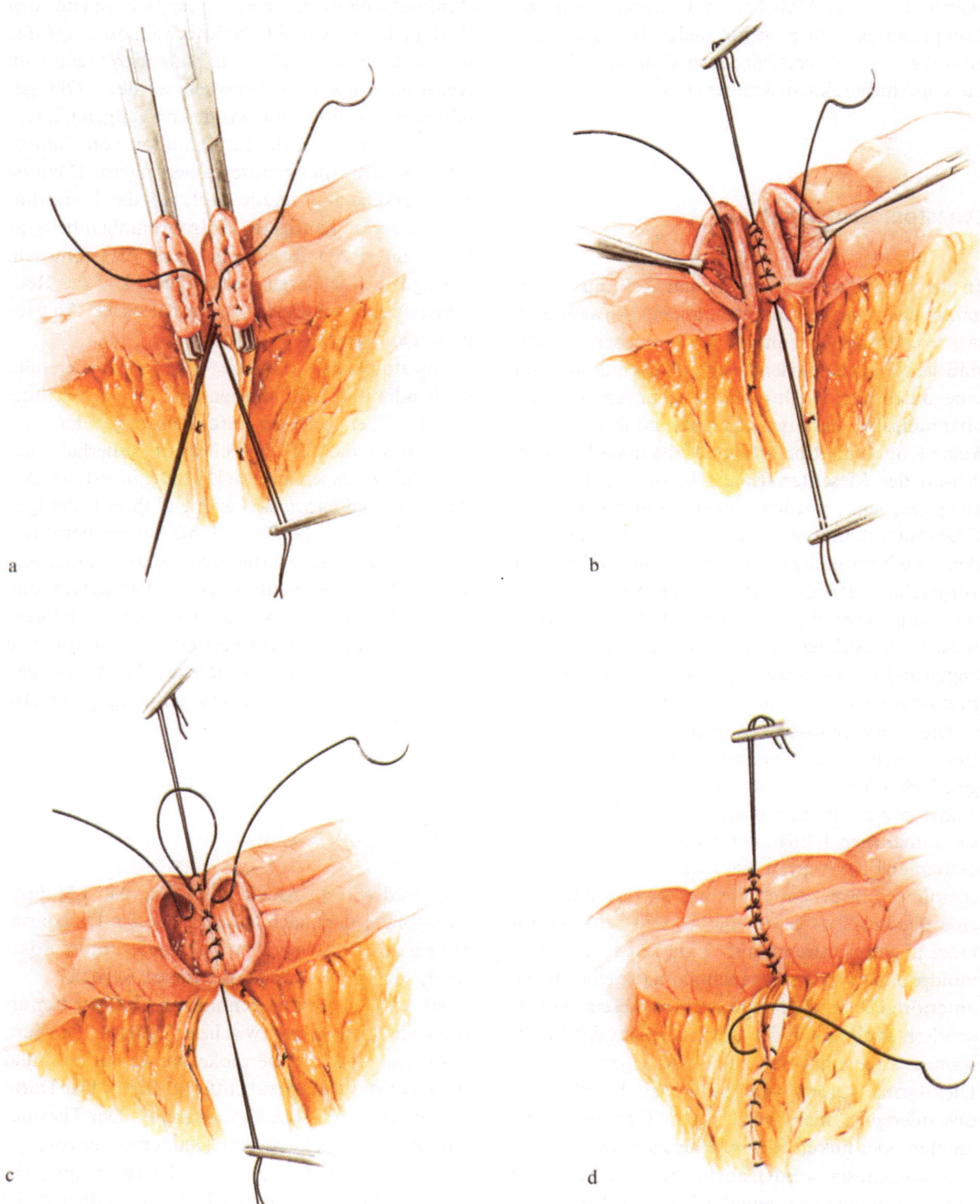


*Abb. 3.1 a–d.* End-zu-End-Anastomose. Zweireihige Nahttechnik. (*a*) Naht der Hinterwand mit 3-0 Seide-Einzelknopfnähten. (*b*) Fertigstellen der äußeren Hinterwandnahtreihe. Die innere Nahtreihe der Hinterwand mit 3-0 Catgut oder Polyglycolsäure-Einzelknopfnähten wurde gerade begonnen. (*c*) Fertigstellen der inneren Nahtreihe. Die innere Nahtreihe der Vorderwand wird mit invertierenden Einzelknopfnähten begonnen. Die letzten beiden Nähte werden als Lembert-Nähte angelegt. (*d*) Fertigstellen der äußeren Nahtreihe wiederum mit 3-0 Seide-Einzelknopfnähten. Verschluß des Mesenterialschlitzes mit fortlaufender Catgutnaht

oder Erwachsenen mit sehr engem Dickdarmlumen, wird eine einreihige mit Seide genähte Anastomose angewandt. Die gewöhnliche zweireihige Nahttechnik erfordert eine äußere Reihe nicht resorbierbarer Einzelknopfnähte und eine innere Nahtreihe mit Catgut. Wahrscheinlich wird in Zukunft synthetisches Nahtmaterial Catgut ersetzen, welches gegenüber rascher proteolytischer Verdauung im gesamten Magen-Darm-Trakt empfindlich ist [7, 29]. Deveney und Ray haben gezeigt, daß Nähte aus Polyglycolsäure denen aus Catgut manchmal überlegen sind. Außer bei sehr weitem Darmlumen werden beide Nahtreihen in Einzelknopftechnik erstellt, um jeglichen Schnüreffekt zu vermeiden.

Zunächst wird die äußere Nahtreihe mit 3-0 Seide angelegt, wobei an der dem Operateur entgegengesetzten Seite begonnen wird (Abb. 3.1a). Je nach Größenverhältnissen am Darm werden Lembert- oder Cushing-Einzelknopfnähte über die ganze Breite der durchtrennten Darmsegmente eingebracht. Nachdem die erste Nahtreihe geknotet ist, werden die Klemmen abgenommen. Beim gut vorbereiteten Darm sollte dies zu keiner Kontamination führen. Nach dem Knüpfen der Hinterwandnähte werden beide Darmlumina eröffnet. Die vordere Zirkumferenz beider Darmschenkel wird nun mit einer Allis-Klemme gefaßt, um das offene Lumen zu zeigen. Beide Lumina sind mit einem Tupfer oder Gelschaum verschlossen. Der besseren Übersicht wegen werden die Allis-Klemmen und der Gelschaum in den Zeichnungen nicht dargestellt.

Die zweite Nahtreihe faßt die innere Schicht der Hinterwand mit resorbierbaren Einzelknopfnähten der Stärke 3-0. Sie beginnt an der entgegengesetzten Seite und läuft nach vorne (Abb. 3.1b). Die Nähte der vorderen Innenschicht werden so angelegt, daß alle Knoten bis auf den letzten, der eine Lembert-Naht ist (Abb. 3.1c), im Darmlumen geknotet werden. Die letzte Nahtreihe ist die äußere Vorderwand, die wiederum mit 3-0 Seide angelegt wird (Abb. 3.1d). Im Anschluß daran prüft der Chirurg die Durchgängigkeit des Darmes, indem er einen Finger durch die Darmwand einstülpt und durch die Anastomose führt. In gleicher Weise kann der Pfropf aus Gelschaum durch die Anastomose geschoben werden, um so die Durchgängigkeit zu garantieren.

*End-zu-Seit-Anastomose*

Die End-zu-Seit-Anastomose wird am häufigsten nach Resektion der rechten Dickdarmhälfte verwandt, wenn das Lumen des Dünndarms im Vergleich zum Lumen des Querdarms eng ist (s. Kap. 6, Hemikolektomie rechts wegen Dickdarmkrebs).

*Seit-zu-End-Anastomose*

Die Seit-zu-End-Anastomose wird am häufigsten nach tiefer anteriorer Resektion bei Divertikulitis oder Karzinom verwandt, bei der der linke Kolonschenkel bequem, aber etwas bogig ausgespannt auf dem Beckenboden verläuft, jedoch abknickt, wenn eine End-zu-End-Anastomose versucht wird. Diese Anastomose ist auch dann von besonderem Wert, wenn das Lumen des Colon descendens wesentlich kleiner ist als das mit ihm zu vereinigende Rektum. Dies wird in Kap. 9 mit der tiefen anterioren Rektumresektion beschrieben.

*Seit-zu-Seit-Anastomose*

Eine Seit-zu-Seit-Anastomose besteht im Aneinanderlegen zweier Darmsegmente, die einen nicht entfernbaren pathologischen Prozeß umgehen. Sie wird in Kap. 6 bei der rechtsseitigen Hemikolektomie beschrieben.

*Die aseptische Parker-Kerr-Anastomose*

Die Parker-Kerr-Anastomose wird aus historischem Interesse beschrieben [34]. Sie gehört zu den „aseptischen" Darmanastomosen des Dickdarms. Vorläufer war eine über 2 Klemmen ausgeführte Anastomose, die nach Entfernung der Klemmen endgültig verschlossen wurde, eine Methode, die zu relativ geringer Kontamination führte.

Das wichtigste Merkmal der Parker-Kerr-Methode ist, daß nach der Durchtrennung des Dünndarms die Allen-Klemme an beiden Seiten durch eine Heftnaht mit geöltem 2-0 Catgut ersetzt wird, welches fortlaufend über die Klemme gestochen wird; nach Entfernen der Klemme wird die Heftnaht angezogen. Diese Heftnaht verschließt den Darm, während die Anastomose angelegt wird. Die Anastomose kann in ein- oder zweireihiger Nahttechnik erfolgen. Sobald sie fertiggestellt ist, wird die Heftnaht ausgezogen und ein Finger zur Prüfung der Durchgängigkeit durch die Anastomose geschoben.

Dieses Vorgehen stellte ein technisch ansprechendes Verfahren dar, hat jedoch einige Nachteile: Die Heftnaht kann beim Herausziehen reißen oder sich so verknoten, daß sie sich nicht entfernen läßt. Da die Innenseite des Darmes nicht einsehbar ist, kann der Darm durch Nähte, die von einer zur anderen Darmwand reichen, verschlossen bleiben. Schließlich kann es zu einer Blutung aus dem Schleimhautrand kommen, die im Gegensatz zur offenen Anastomosentechnik nicht entdeckt wird.

*Maschinenanastomosen*

Ravitch sorgte für die Verbreitung der Nähapparate in den Vereinigten Staaten. Er modifizierte früher entwickelte russische Instrumente. Es ist möglich, die Nähapparate bei allen Anastomosennähten am Dickdarm anzuwenden [36, 39]. Ein Instrument für die tiefe anteriore Anastomose wird in Kap. 9 besprochen.

Für die Naht am Dickdarm wurden 2 Verfahren angegeben. Bei frei beweglichem Dickdarm kann eine End-zu-End-Anastomose angelegt werden, indem das Prinzip der Dreiecksbildung angewandt wird (Abb. 3.2). Nach der Resektion werden die hinteren Lefzen des Darmes aneinandergelegt und mit Haltenähten fixiert (Abb. 3.2a). Durch Anlegen des TA-55 oder TA-30 werden die Hinterwände aneinander geklammert. Überschüssige

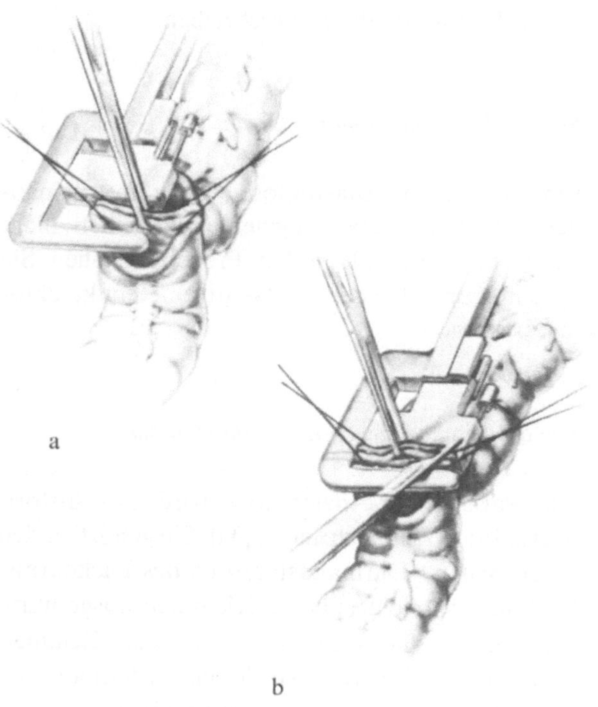


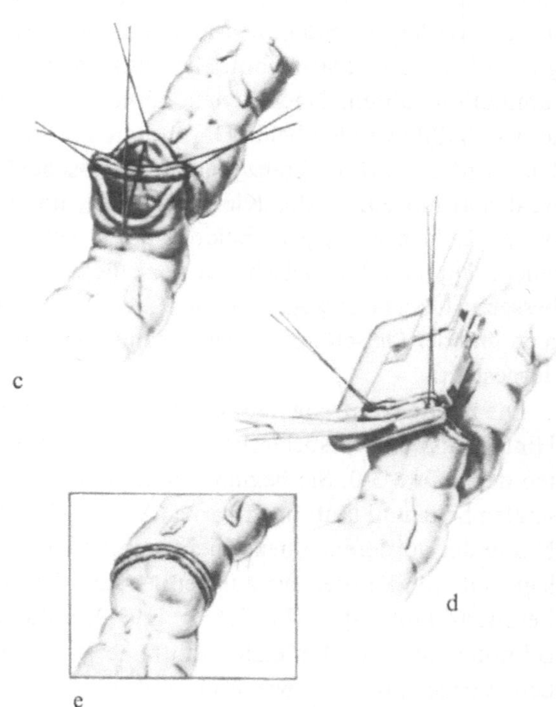


*Abb. 3.2a–e.* Maschinenanastomose, Dreiecktechnik. (*a*) Der Dickdarm ist reseziert und die beiden Hinterwandnähte aneinandergehalten. Anbringen einer Klemme in die Mitte der Hinterwand, um die Darmränder zusammenzuhalten. Sicheres Erfassen der Darmränder in den Branchen des Nähapparats (entweder TA-55 oder TA-30, abhängig vom Durchmesser des Darmes). (*b*) Nach Zusammenheften der Hinterwand wird die überschüssige Mukosa entfernt. (*c*) Die vordere Darmwand wird durch Haltefäden halbiert. (*d*) Zunächst Verschluß der rechten, danach der linken Seite mit dem Nähapparat. (*e*) Die fertiggestellte Anastomose weist an der Hinterwand eine invertierte, an der Vorderwand 2 evertierte Klammerreihen auf. (Aus Ravitch MM (1972) Ann. Surg. 175:815)

Schleimhaut wird abgeschnitten (Abb. 3.2b). Danach werden die vorderen Lefzen erweitert und in der Mitte mit Haltenähten versehen (Abb. 3.2c und d). Die Vorderwandnaht wird wiederum mit dem TA-55 oder TA-30 in 2 Schritten verschlossen. Es ist zu bemerken, daß dieser Anastomosentyp an der Vorderwand eine evertierte Schleimhaut aufweist (Abb. 3.2e).

Eine andere Anastomosenart, die sog. funktionelle End-zu-End-Anastomose, vereinigt die 2 resezierten Darmschenkel in einer Art Seit-zu-Seit-Lage nebeneinander (Abb. 3.3a). Beide Darmenden werden bis auf eine schmale Lücke im mittleren Abschnitt geschlossen, durch welche die 2 Branchen des GIA-Apparats eingeführt werden. Nach dem Einführen wird das Instrument geschlossen und mit der Klinge eine neue Öffnung zwischen den Klammerreihen geschaffen (Abb. 3.3b und c). Schließlich wird der GIA-Apparat herausgezogen und die zurückgelassene Öffnung mit dem TA-30 oder TA-55 verschlossen (Abb. 3.3d und e).

Obgleich einige Chirurgen vom Gebrauch der Nähapparate in der Dickdarmchirurgie begeistert sind, traten einige Probleme auf: Es ist daher in vielen Fällen ratsam, die evertierte Anastomose einzustülpen, wenn dies ohne Verlegung des Darmlumens geschehen kann. Werden die Klammern ungenügend gequetscht, so daß nicht alle Blutgefäße verschlossen sind, kann eine Nachblutung aus der Nahtlinie eintreten. Um diese nicht zu übersehen, muß eine sorgfältige Kontrolle der Anastomose erfolgen. Weiterhin wurden späte Stenosen, Obstruktionen, Perforationen und Fistelbildungen beschrieben [13, 15].

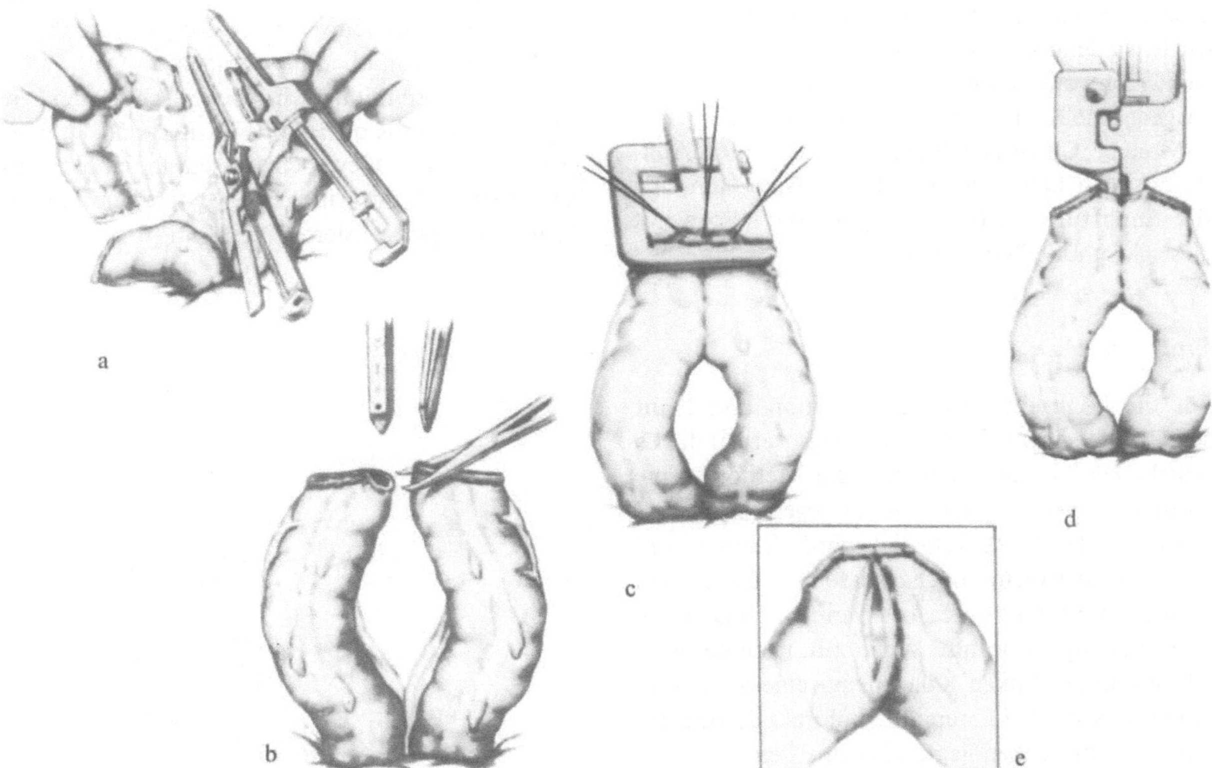


*Abb. 3.3a–e.* Maschinenanastomose, „funktionelle" End-zu-End-Anastomose. (*a*) Die 2 Darmlumina wurden mit dem TA-55 oder TA-90 verschlossen. (*b*) Beide Darmschenkel werden Seite an Seite gelegt. Der GIA-Nähapparat wird am Rande jedes Darmschenkels eingeführt: beide Branchen müssen voll eingeführt werden, um die maximale Anastomosenweite zu erreichen. (*c*) Setzen der Klammerreihe und Eröffnen der Anastomose durch Vorschieben der Klinge. (*d*) Der GIA wird entfernt und die Öffnung mit dem Nähapparat oder mittels Nähten verschlossen. (*e*) Diese Art der Anastomosierung führt im Endeffekt zu einer Seit-zu-Seit-Anastomose. Sie weist gleichfalls eine evertierte Nahtreihe der Schleimhaut auf. (Aus Ravitch MM (1972) Ann. Surg. 175:815)

*Entlastende Kolostomie*

Die entlastende Kolostomie wurde von vielen Chirurgen als begleitende Maßnahme bei der Hemikolektomie links oder der tiefen anterioren Anastomose gefordert. Dieses früher routinemäßige Vorgehen kann jedoch gefährlich sein. Die Komplikationen, die beispielsweise dem Verschluß einer Kolostomie folgen, sind nahezu genauso häufig, wenn auch zugegebenerweise nicht ganz so ernst wie jene nach primärer Resektion und Naht am Dickdarm. Wir legen derzeit über einen Zeitraum von 3–5 Tagen eine Magenabsaugsonde vom Typ Levin ein und entfernen sie, sobald die ersten Winde abgehen. In manchen Fällen kann dafür eine Witzel-Fistel angelegt werden. Selten findet bei uns die begleitende Zökalfistel Anwendung. Ein gleichzeitig mit einer tiefen anterioren Rektumresektion einhergehender Querdarmanus wird dann als ratsam angesehen, wenn die Anastomose nach Abschätzung des Chirurgen nicht ganz zufriedenstellend ist, so z.B., wenn noch eine leichte, nicht kontrollierbare Blutung besteht oder eine ausgedehnte Kontamination stattfand (s. Kap. 15).

Manche Chirurgen legen bei einer tiefen Anastomose ein Darmrohr durch den Anus, um eine Art Entlastung zu bewirken [40]. Wir haben mit dieser Methode keine Erfahrung.

*Drainageformen*

Für die komplikationslose Resektion und Naht des Dickdarms wird keine Drainage verwandt. Es besteht kein Zweifel, daß die alte Methode, eine Drainage an die Anastomose zu legen, zu Leckagen führte [1, 2, 30, 31]; dies wurde klinisch und im Tierexperiment nachgewiesen. Aus diesem Grunde wird nur unter bestimmten Umständen eine Drainage verwandt. Wenn z.B. nach der Mobilisierung der linken Kolonflexur eine Sickerblutung fortbesteht, während die kolorektale Anastomose tief im Becken liegt, wird eine Penrose-Drainage subkostal ins Bett des mobilisierten Dickdarms plaziert, um Blut zu fördern [1]. Diese Drainage kann nach 48 h entfernt werden. Gelegentlich ergibt sich solch eine Situation auch nach Resektion am rechtsseitigen Dickdarm.

Die wichtigste Indikation für den Gebrauch einer Drainage besteht jedoch bei der Durchführung einer tiefen anterioren Resektion [10, 37]. Wurde das Rektum großflächig vom Sakrum mobilisiert, kommt die Anastomose normalerweise vorne zu liegen, so daß hinter dem Rektum ein Hohlraum entsteht, der sich sofort mit Blut und Serum füllt. Manchmal gelingt es, diesen Hohlraum mit Netz auszufüllen; in der Regel wird dies jedoch nicht möglich sein. Wir bevorzugen es, eine Saugdrainage nach Shirley einzulegen, die entweder durch den unteren Wundwinkel oder durch eine separate Stichinzision ausgeleitet wird und die mindestens 48 h unter Sog belassen wird (Abb. 3.4). Hat bis zu diesem Zeitpunkt die Entleerung aufgehört, kann sie entfernt werden. Diese Art der Drainage ist befriedigender als das Einlegen einer gefüllten Penrose-Drainage, die gegen die Schwerkraft nach oben drainieren muß. Einige Chirurgen ziehen es vor, eine gefüllte Penrose-Drainage durch den Damm hinter das Rektum einzulegen. Wenn in diesem Bereich eine Fistel auftritt, ist diese jedoch sehr schwer zu versorgen, so daß wir die Drainage von oben bevorzugen.

Bei Patienten mit umschriebenen Abszessen, wie z.B. Divertikulitis oder Appendizitis, sind Drainagen notwendig. Gewebenekrosen in einem umschriebenen Bezirk sind eine weitere Indikation. Liegt eine generalisierte Peritonitis ohne lokale

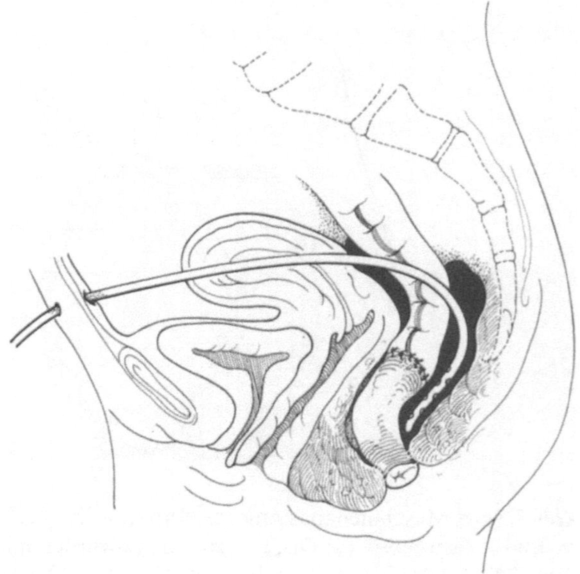

*Abb. 3.4.* Drainierung mittels Saugdrainage nach einer tiefen anterioren Resektion. Die Spitze wird hinter die Anastomose gelegt und durch eine Stichinzision im Unterbauch herausgeführt

Abszedierung vor, rät die Mehrzahl der Chirurgen von Drainagen ab, da sie nur wenige Stunden funktionieren. Wir führten bislang bei der Sepsis keine kontinuierliche Spülung des Peritoneums durch, sondern verabreichten lediglich parenteral Antibiotika.

## Bauchschnitte und Nahtmaterial

Die Art der Bauchschnitte wird bei den einzelnen Operationen genauer beschrieben. Allgemein kann gesagt werden, daß Mittelschnitte oder paramediane Schnitte einen ausgezeichneten Zugang zu allen Bereichen der Peritonealhöhle bieten. Bei adipösen Patienten fallen Resektionen, die die linke Kolonflexur einbeziehen, durch einen oberen Querschnitt leichter. Quere Laparotomien sind im Oberbauch hervorragend; werden sie jedoch nahe dem Schambein ausgeführt, können sich lästige postoperative Hernien entwickeln. Bauchschnitte sollten auch nicht in der Nähe zu erwartender Stomata angelegt werden.

Zum Verschluß der Bauchdecken steht dem Chirurgen wahlweise resorbierbares oder nichtresorbierbares Nahtmaterial zur Verfügung. Es besteht kein Zweifel, daß das nichtresorbierbare Nahtmaterial im frühen postoperativen Verlauf weit kräftiger ist. Andererseits besteht immer die Gefahr, daß nichtresorbierbare Nähte später entfernt werden müssen. Catgut war bislang das beliebteste resorbierbare Nahtmaterial, wurde jedoch weitgehend durch synthetisches Nahtmaterial ersetzt. Wir führen den Verschluß der Bauchdecken mit fortlaufendem Catgut für das Peritoneum, Chrom-Catgut-Einzelknopfnähten für die Faszie, dazwischen einigen Sicherungsnähten mit Mersilene und Seidennähten für die Haut durch.

Als nichtresorbierbarer Faden eignet sich monofiles Nahtmaterial der Stärke 0 als fortlaufende Naht, oder Draht in der Stärke 3-0 als Einzelknopfnaht. Sowohl Seide als auch Catgut wurde beim Verschluß der Laparotomiewunden angewandt. Nach unseren Erfahrungen führen sie jedoch häufiger zu Wundheilungsstörungen als monofiles Nahtmaterial oder Draht.

Der verzögerte primäre Verschluß wird von vielen Chirurgen, insbesondere nach dem Verschluß von Kolostomatas angewandt. Zum Zeitpunkt der Operation werden Peritoneum und Faszie verschlossen, die Hautnähte gelegt, Subkutangewebe und Haut mit einem Schwamm bedeckt. Nach 4 Tagen werden in einer Kurznarkose der Schwamm entfernt und die Nähte geknotet. Diese Methode verringerte die postoperative Infektionsrate beim Verschluß von Stomata oder stark verunreinigten Wunden; sie ist jedoch bei der normalen Dickdarmresektion nicht erforderlich.

Im Verlauf der letzten Jahre kommen alternative Methoden der präoperativen Vorbereitung des Kolons beim elektiven Eingriff zur Anwendung. Zusätzlich zur Trinkmethode wird häufig die orthograde Darmspülung mit Polyäthylenglykollösung durchgeführt. Dabei werden entweder oral oder über eine durch die Nase ins Duodenum eingeführte Sonde 4–12 l Flüssigkeit verabreicht. Diese Flüssigkeitsmenge passiert rasch den Gastrointestinaltrakt und reinigt den Darm in der Regel gründlich. Zur Darmspülung wurde auch Mannitol verwandt, welches jedoch von den Bakterien im Dickdarm metabolisiert wird und Wasserstoff als gefährliches, explosives Gas metabolisiert. Weiterhin stehen neue Antibiotika, wie z.B. Cefoxitin als eines der neueren Cephalosporine, zur Verfügung. Es weist ein weites Wirkungsspektrum inklusive solcher Anaerobier wie Bacillus fragilis auf. Aus diesem Grunde wird es heutzutage häufig zur präoperativen Vorbereitung eingesetzt.

## Literatur


1. Abramson DJ (1976) Charles Bingham Penrose and the Penrose drain. Surg Gynecol Obstet 143:285
2. Agrama HM, Blackwood JM, Brown CS, et al (1976) Functional longevity of intraperitoneal drains. An experimental evaluation. Am J Surg 132:418
3. Altemeier WA, Thieme T, in discussion, Beahrs OH, Hoehn JG, Dearing WH (1969) Surgery of the colon: Management and complications. Arch Surg 98:485
4. Beahrs OH, Hoehn JG, Dearing WH (1969) Surgery of the colon: Management and complications. Arch Surg 98:480
5. Brass C, Richards GK, Ruedy J, et al (1978) The effect of metronidazole on the incidence of postoperative would infection in elective colon surgery. Am J Surg 135:91
6. Burdon JGW, Morris PJ, Hunt P, et al (1977) Trial

of cephalothin sodium in colon surgery to prevent wound infection. Arch Surg 112:1169
7. Clark CG, Wyllie JH, Haggie SJ, et al (1977) Comparison of catgut and polyglycolic acid sutures in colonic anastomoses. World J Surg 1:501
8. Clarke JS, Condon RE, Bartlett JG, et al (1977) Preoperative oral antibiotics reduce septic complications of colon operations: Results of prospective, randomized, double-blind clinical study. Ann Surg 186:251
9. Cohn I Jr (1970) Intestinal antisepsis. Surg Gynecol Obstet 130:1006
10. Collins CD, Talbot CH (1969) Pelvic drainage after anterior resection of the rectum. Arch Surg 99:391
11. Deveney KE, Way LW (1977) Effect of different absorbable sutures on healing of gastrointestinal anastomoses. Am J Surg 133:86
12. Dudrick SJ, Wilmore DW, Vars HM, Rhoads JE (1968) Long-term total parenteral nutrition with growth, development, and positive nitrogen balance. Surgery 64:134
13. Elliott TE, Albertazzi VJ, Danto LA (1977) Stenosis after stapler anastomosis. Am J Surg 133:750
14. Fischer JF (1976) Total parenteral nutrition. Little, Brown, Boston
15. Fischer MG (1976) Bleeding from stapler anastomosis. Am J Surg 131:745
16. Getzen LC (1969) Intestinal suturing. Part I: The development of intestinal sutures. Curr Probl Surg (Aug) 6:1
17. Getzen LC (1969) Intestinal suturing. Part II: Inverting and everting intestinal sutures. Curr Probl Surg (Sept) 6:1
18. Gilbert FI Jr, Cherry JW, Downing DE, et al (1974) Allied health personnel in cancer detection: Utilization of proctosigmoidoscopic technicians in detecting abnormalities of the lower bowel. Cancer 33:1725
19. Gilchrist RK, David VC (1938) Lymphatic spread of carcinoma of the rectum. Ann Surg 108:621
20. Goligher JC (1976) Visceral and parietal suture in abdominal surgery. Am J Surg 131:130
21. Goligher JC, Graham NG, De Dombal FT (1970) Anastomotic dehiscence after anterior resection of rectum and sigmoid. Br J Surg 57:109
22. Goodman MJ (1977) Mass screening for colorectal cancer – A negative report. JAMA 237:2380
23. Gurry JF, Ellis-Pegler RB (1976) An elemental diet as preoperative preparation of the colon. Br J Surg 63:969
24. Hastings JB (1974) Mass screening for colorectal cancer. Am J Surg 127:228
25. Hogan WJ, Stewart ET, Geenen JE, et al (1977) A prospective comparison of the accuracy of colonoscopy vs air – barium contrast exam for detection of colonic polypoid lesions. Gastrointest Endosc 23(4):230
26. Jiborn H, Ahonen J, Zederfeldt B (1978) Healing of experimental colonic anastomoses. The effect of suture technic on collagen concentration in the colonic wall. Am J Surg 135:333
27. Juler GL, Dietrick WR, Eisenman JI (1976) Intramesenteric perforation of sigmoid diverticulitis with nonfatal venous intravasation. Am J Surg 132:653
28. Lahiry SK, Hedberg SE (1978) Fiberoptic colonoscopy and polypectomy. Complications and management. Meeting of the American Society for Gastrointestinal Endoscopy, Las Vegas, May 4
29. Laufman H, Rubel T (1977) Synthetic absorbable sutures. Surg Gynecol Obstet 145:597
30. Magee C, Rodeheaver GT, Golden GT, et al (1976) Potentiation of wound infection by surgical drains. Am J Surg 131:547
31. Manz CW, LaTendresse C, Sako Y (1970) The detrimental effects of drains on colonic anastomoses: An experimental study. Dis Colon Rectum 13:17
32. Nichols RL, Condon RE (1971) Preoperative preparation of the colon. Surg Gynecol Obstet 132:323
33. Nichols RL, Condon RE, DiSanto AR (1977) Preoperative bowel preparation. Arch Surg 112:1493
34. Parker EM, Kerr HW (1908) Intestinal anastomosis without open incisions by means of basting sitches. Bull Johns Hopkins Hosp 19:132
35. Pearl SS (1978) Letter to the editor. CA 28:238
36. Ravitch MM, Steichen FM (1972) Technics of staple suturing in the gastrointestinal tract. Ann Surg 175:815
37. Schaupp WC (1969) Drainage of low anterior anastomoses. Am J Surg 118:627
38. Schrock TR, Deveney CW, Dunphy JE (1973) Factors contributing to leakage of colonic anastomoses. Ann Surg 177:513
39. Steichen FM (1977) The creation of autologous substitute organs with stapling instruments. Am J Surg 134:659
40. Stewart WRC, Samson RB (1968) Rectal tube decompression of left-colon anastomosis. Dis Colon Rectum 11:452
41. Washington JA II, Dearing WH, Judd ES, et al (1974) Effect of preoperative antibiotic regimen on development of infection after intestinal surgery; prospective randomized, double-blind study. Ann Surg 180:567
42. Welch CE, Hedberg SE (1975) Polypoid lesions of the gastrointestinal tract, 2nd edn. Saunders, Philadelphia

## *Zusätzliche Literatur*

Condon RE (1984) Preoperative bowel preparation. In: Cameron JL (ed) Current surgical therapy 1984–1985. BC Decker, Philadelphia, p. 130

# 4 Angeborene Erkrankungen

Nahezu alle angeborenen Erkrankungen manifestieren sich im Säuglingsalter [3]; einige wenige zeigen sich jedoch erst im Erwachsenenalter [2, 4, 7]. Rotationsfehler, paraduodenale Hernien und angeborene Divertikel sind hierfür Beispiele (s. Kap. 10).

## Rotationsfehler

Rotationsfehler des Dickdarms können aus verschiedenen Gründen zum Darmverschluß führen. Die normale Darmdrehung findet nach der klassischen Beschreibung von Dott in 3 Stadien nach der 6. Fetalwoche statt [1].

*Entwicklungsstadien*

Das erste Stadium tritt ein, wenn der Mitteldarm, d.h. der von der A. mesenterica superior versorgte Abschnitt, in der Nabelschnur liegt. Zu diesem Zeitpunkt findet sich der Dünndarm rechts vom Ductus omphaloentericus und der Arterie, das zukünftige distale Ileum und der Dickdarm liegen auf der linken Seite. Kehrt der Darm in dieser Weise in die Bauchhöhle zurück, findet sich die Nonrotation des Mitteldarms. Entweder sind einige Anteile des Darmes durch Adhäsionen fixiert oder es bestehen weder hinten noch seitlich Anheftungen des Mitteldarmes. Solche Patienten können einen Volvulus des gesamten Mitteldarms erleiden. Allerdings kann dieser Fehler ohne jegliche Sym-

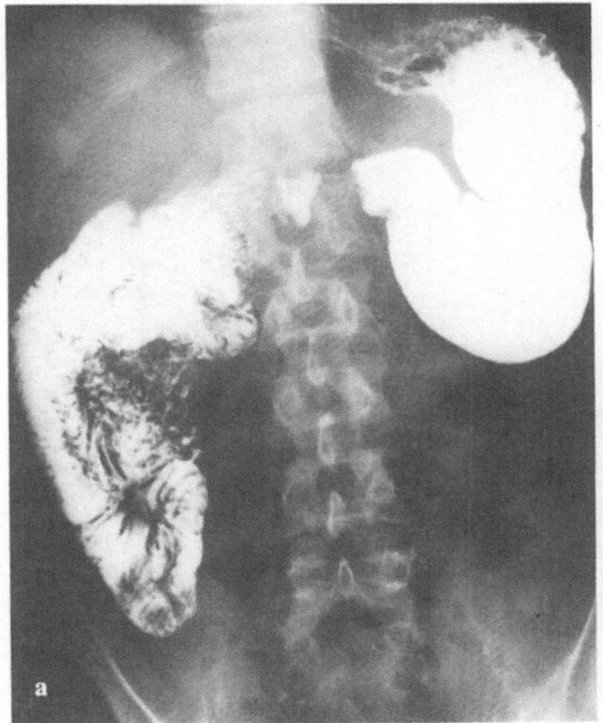


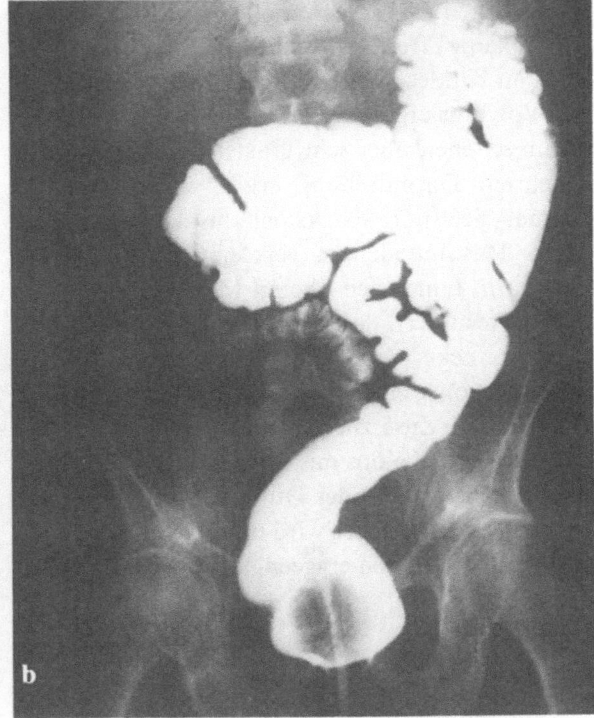


*Abb. 4.1 a, b.* Röntgenbefund einer Nonrotation des Dünndarms. (*a*) Die Darstellung des oberen Gastrointestinaltrakts zeigt den Dünndarm auf der rechten Seite des Abdomens. (*b*) Kolon-Kontrasteinlauf mit Barium

ptome bestehen und erst im Erwachsenenalter im Barium-Kontrasteinlauf, der eine Nonrotation zeigt, entdeckt werden (Abb. 4.1). Aufgrund von Schätzungen findet sich dieser Zustand bei jeweils einem von 20.000 Barium-Kontrasteinläufen beim Erwachsenen.

Während des zweiten Stadiums dreht sich das Zökum ventral der A. mesenterica superior um 270° gegen den Uhrzeigersinn. Diese Veränderung tritt normalerweise während der 10. und 11. Fetalwoche ein, sobald der Mitteldarm in die Bauchhöhle zurückkehrt. In der Regel steigt das Zökum vom linken unteren Quadranten zum linken oberen Quadranten, dreht sich dann in den rechten oberen, danach in den rechten unteren Quadranten. Bleibt die Darmdrehung stehen, wenn sich das Zökum im rechten oberen Quadranten befindet, kann dieses durch feste Adhäsionen, die von der Leber über das Duodenum hinweglaufen, fixiert werden. Dies wird als Malrotation bezeichnet. Klinisch kann diese Abnormität von einer hohen Duodenalstenose oder einem Volvulus des Mitteldarms begleitet werden.

Das dritte Stadium der Darmdrehung setzt ein, wenn das Zökum deszendiert und mit dem seitlichen Peritoneum im rechten unteren Quadranten verwächst. Tritt diese Anheftung nicht ein, kann der Zökalpol frei beweglich bleiben und kann sowohl im Kindes- als auch im Erwachsenenalter einen Volvulus ergeben.

Ein seltener, aber sehr ernster Fehler einer umgekehrten Darmdrehung ergibt sich, wenn das Zökum sich nur 90° jedoch im Uhrzeigersinne dreht. Das Duodenum verbleibt dann vor, der Querdarm hinter den oberen Mesenterialgefäßen. Daraus resultiert, daß der Querdarm in einer sehr kleinen Lücke zwischen A. mesenterica superior und der Aorta eingeklemmt wird. Dies führt zur Obstruktion. Zusätzlich kann sich ein Volvulus des rechtsseitigen Kolons mit dem unteren Dünndarm oder ein Bridenileus des Dünndarms ergeben. Die präoperative Diagnose wird durch den Bariumeinlauf gestellt, der den eingeengten Querdarm zeigt.

### *Operative Verfahren*

Da bei der Nonrotation des Dickdarms (Abb. 4.2) der Mitteldarm in der Regel nicht völlig mit der hinteren Bauchwand verwachsen ist, kann ein Volvulus des Zökums oder des distalen Ileums auftreten. In Abhängigkeit von der Durchgängigkeit des Darmes wird entweder das Zurückdrehen und die Fixierung des Zökalpols oder die Resektion mit Anastomosierung von infarzierten Darmanteilen notwendig.

Bei der Malrotation (Abb. 4.3) werden alle das Duodenum einengenden Adhäsionen abgelöst, der Dickdarm in die Stellung einer Nonrotation zurückgedreht (Ladd-Operation) oder der Volvulus reseziert. Diese Ursache eines Darmverschlusses ist beim Säugling viel häufiger als im späteren Leben.

Die Torsion des Zökums (Abb. 4.4) entsteht durch fehlende Anheftung an der Bauchwand. Sie kann durch die Fixierung des Zökums mittels Naht, durch eine Zökostomie oder durch Resektion und Anastomosierung behandelt werden; letztere Methode ist bei allen Gefäßveränderungen notwendig (s. Kap. 12).

Umgekehrte Darmdrehungen (Abb. 4.5 und 4.6) erfordern die Resektion des Colon ascendens,

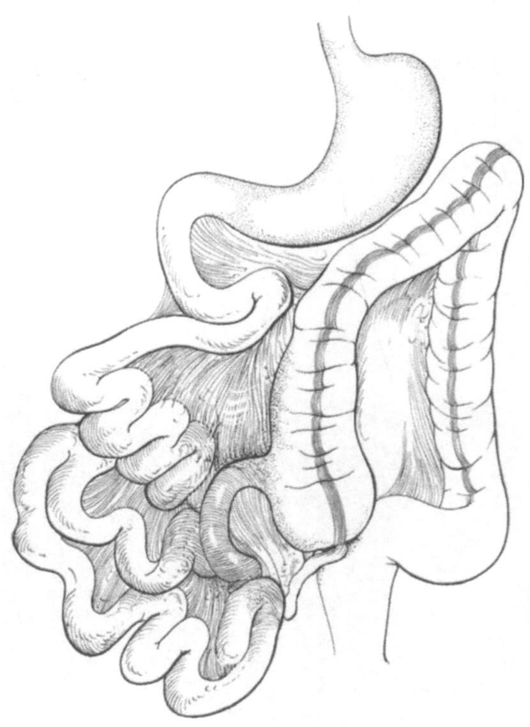

*Abb. 4.2.* Nonrotation. Der gesamte Dünndarm liegt rechts der Mittellinie, während das Kolon auf der linken Seite liegt

Colon transversum und Colon descendens mit Anlage einer Ileosigmoideostomie oder Ileorektostomie. Die hauptsächlichen technischen Schwierigkeiten treten dann auf, wenn die A. und V. colica media sehr kurz sind. Hierbei ist es notwendig, das Colon transversum aus seiner Lage zwischen der oberen Mesenterialarterie und der Aorta zu befreien; besondere Sorgfalt muß getroffen werden, die Blutversorgung des Dünndarms zu erhalten.

## Paraduodenale Hernien

Die rechts- oder linksseitigen paraduodenalen Hernien sind selten. Dabei herniert der Dünndarm in die eine oder die andere Fossa und führt bei der Laparotomie zu einem verwirrenden Anblick. Beim Eröffnen der Bauchhöhle erkennt man zunächst das Colon ascendens mit dem terminalen Ileum. Das höhergelegene Ileum scheint hinter einem dünnen, Blutgefäße enthaltenen Gewebeschirm zu verschwinden; in der Tat handelt es sich um das Mesenterium des Colon descendens. Muß der Dünndarm gelöst werden, kann es zu einer gestörten Blutversorgung des distalen Kolons kommen und eine entsprechende Resektion notwendig werden.

## Hirschsprung-Erkrankung

Die Hirschsprung-Erkrankung wird in der Regel kurz nach der Geburt erkannt; einige Fälle entziehen sich jedoch der Diagnose und Behandlung bis ins jugendliche oder erwachsene Alter [4–6]. Diese Patienten neigen zu einem stark aufgetriebenen Abdomen und zu wiederholtem Auftreten von Darmverschluß, Durchfällen oder Enterokolitiden. Der zugrunde liegende Defekt liegt im Fehlen

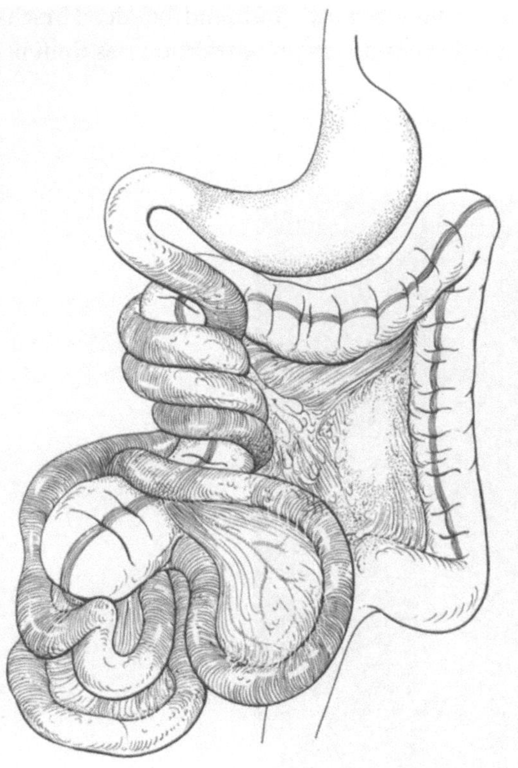

*Abb. 4.3.* Malrotation mit Volvulus. Der gesamte Dünndarm und die rechte Kolonhälfte haben ein gemeinsames nicht an der Hinterwand fixiertes Mesenterium. Hierbei tritt häufig ein Volvulus auf

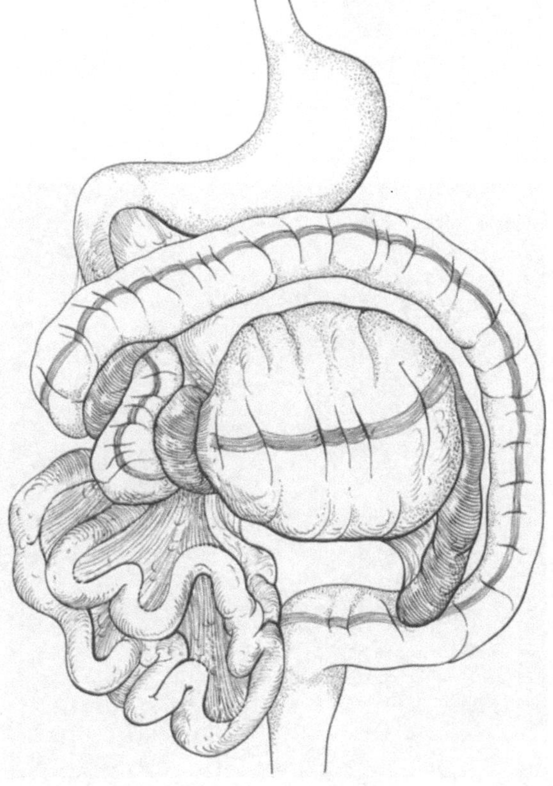

*Abb. 4.4.* Frei bewegliches torquiertes Zökum. Dies findet sich häufig durch Adhäsionen im Bereich des mittleren Colon ascendens; die Torsion des kurzen Colon ascendens mit dem terminalen Ileum führt zu einer starken Aufweitung des Zökums und nachfolgender Gangrän

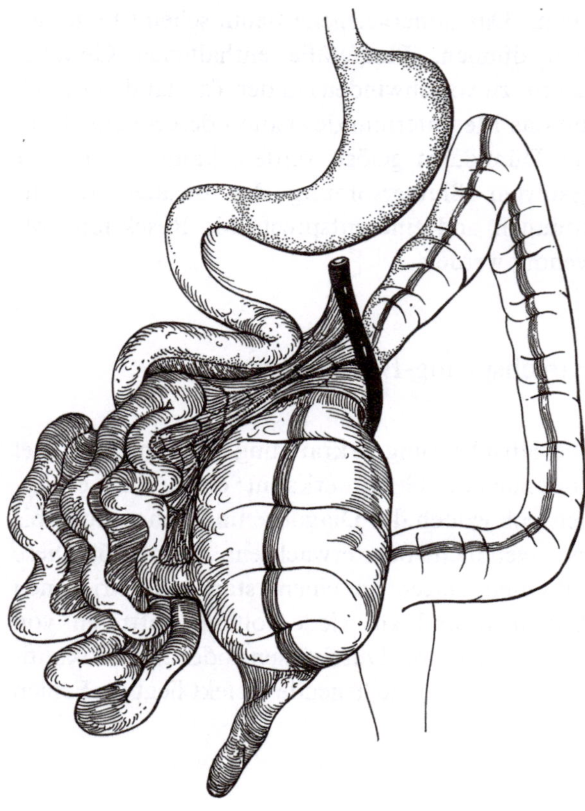

*Abb. 4.5.* Gegenläufige Darmdrehung. Die rechte Kolonhälfte hat sich hinter A. und V. mesenterica superior gedreht. Der Darmverschluß resultiert infolge Einklemmung in der straffen Lücke

intramuraler Ganglienzellen der unteren Rektumwand. Diese Aganglionose erstreckt sich in unterschiedlichem Maße nach oben und betrifft in schweren Fällen den gesamten Dickdarm oder sogar den ganzen Magen-Darm-Trakt. Lediglich Patienten mit einem relativ kurzen Befall erreichen das Erwachsenenalter ohne chirurgischen Eingriff. Die Diagnose wird in der Regel auf dem Boden einer alle Wandschichten umfassenden Rektumbiopsie gestellt. Die stark erhöhte Acetylcholinesterase-Aktivität in der durch Saugbiopsie entnommenen Mukosa und Muscularis mucosae des Rektums führt gleichfalls zur Diagnose der Hirschsprung-Erkrankung. Beim normalen Individuum zeigt die Rektummanometrie, daß die Aufdehnung des Rektums eine Relaxation des Sphincter ani internus bewirkt, während bei der Hirschsprung-Erkrankung eine Kontraktion des Sphinkters auftritt.

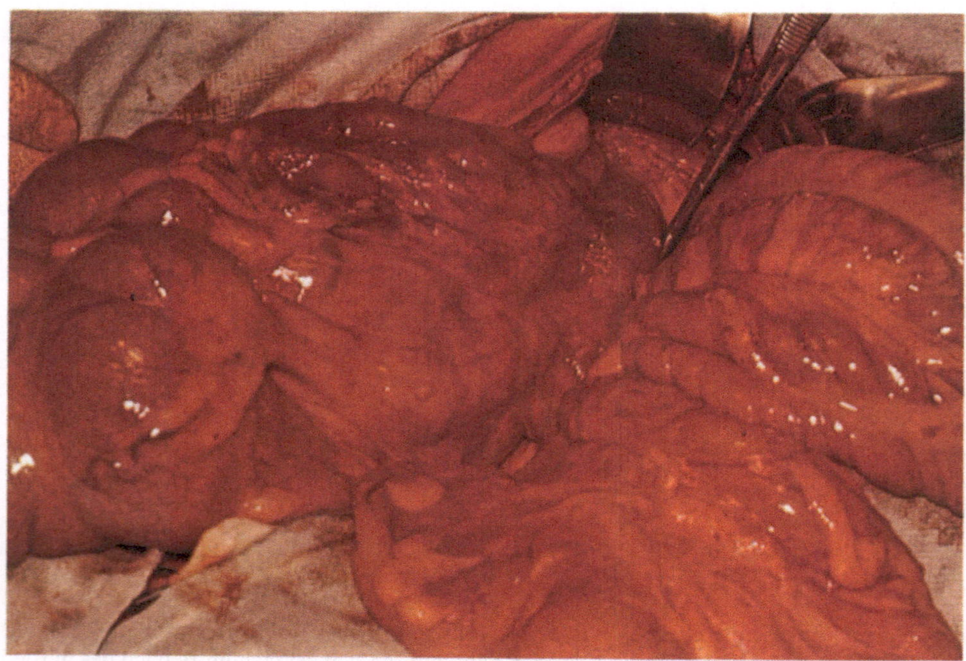

*Abb. 4.6.* Operationspräparat einer gegenläufigen Darmdrehung des Dickdarms. Die rechte Kolonhälfte ist aufgrund der Einklemmung hinter der A. mesenterica superior stark aufgebläht. Die linke Kolonhälfte ist normal. Der Zustand wird durch eine subtotale Kolektomie mit Ileosigmoidostomie behoben

Die Behandlung besteht in der Regel entweder im Operationsverfahren nach Swenson, nach Duhamel oder nach Soave. Beim Erwachsenen wird zunächst ein Anus praeter angelegt; dies kann aufgrund der extremen Aufdehnung des Dickdarms sehr schwer sein. Bei der definitiven Versorgung muß das gesamte Rektum und Kolon, das im Schnellschnitt fehlende Ganglienzellen zeigt, reseziert werden. Das Operationsverfahren nach Swenson bedeutet eine Durchzugsmethode, bei der die Resektionslinie an der Vorderwand etwa 1,5 cm oberhalb der Linea dentata, an der Hinterwand etwa in Höhe der Linea dentata liegt, so daß eine End-zu-End-Anastomose des innervierten Kolons in der erforderlichen Höhe der Linea dentata entsteht. Das Vorgehen nach Soave unterscheidet sich dadurch, daß der äußere und innere Rektumsphinkter in situ belassen werden und das Kolon lediglich mit der Rektumschleimhaut durchgezogen wird. Beide Verfahren werden detailliert in Kap. 9 beschrieben. Zur vollständigen Abhandlung über den gegenwärtigen Stand der Hirschsprung-Erkrankung wird der Leser auf den verständlichen Bericht von Sieber [5] verwiesen.

Die Diagnose angeborener Erkrankungen, die zum Darmverschluß führen, ist insbesondere dann schwierig, wenn der Patient erwachsen ist und als Notfall eingewiesen wird.

Manchmal treten die ersten starken Beschwerden am Ende einer Schwangerschaft auf. Zu diesem Zeitpunkt können krampfartige Schmerzen als Wehen gedeutet werden und so die operative Intervention verzögern. Bei einem Volvulus wird innerhalb weniger Stunden die Gangrän des gesamten Darmes die Folge sein. Jede Frau im gebärfähigen Alter, die wiederholt an Bauchkrämpfen leidet, sollte daher im Intervall entsprechend röntgenologisch durchuntersucht werden.

Zum Glück hat sich erwiesen, daß bei Kindern, die auf eine Hirschsprung-Erkrankung untersucht werden, der von Donahoe und Mitarbeitern angegebene Acetylcholinesterase-Test eine 99%ige diagnostische Treffsicherheit aufweist, während die Treffsicherheit bei der rektalen Saugbiopsie und anschließenden HE-Färbung nur 61% beträgt. In Anbetracht der Tatsache, daß viele Kinder unter funktionellen Passagestörungen leiden, ist dieser Test besonders wertvoll, um herauszufinden, welche Kinder einer Operation bedürfen. Weitere zusätzliche Informationen ergeben sich aus der Manometrie.

## Literatur


1. Dott NM (1923) Anomalies of intestinal rotation: Their embryology and surgical aspects with report of five cases. Br J Surg 11:251
2. Findley CW Jr, Humphreys GH II (1956) Collective review: Congenital anomalies of intestinal rotation in adults. Surg Gynecol Obstet (Intl Abstr Surg) 103:417
3. Gross RE (1953) The surgery of infancy and childhood. Saunders, Philadelphia
4. Metzger PP, Alvear DT, Arnold GC, et al (1978) Hirschsprung's disease in adults: Report of a case and review of the literature. Dis Colon Rectum 21:113
5. Sieber WK (1978) Hirschsprung's disease. Curr Probl Surg (June) 15:1
6. Todd IP (1977) Adult Hirschsprung's disease. Br J Surg 64:311
7. Wang CA, Welch CE (1963) Anomalies of intestinal rotation in adolescents and adults. Surgery 54:839


### *Zusätzliche Literatur*


Donahoe PK, Ikawa H, Kim S, et al (1985) The accuracy of acetylcholinesterase histochemistry in the diagnosis of the constipated child with Hirschsprungsche disease. Presented at the meeting of the New England Surgical Society, Oct. 12, 1985

# 5 Polypöse Veränderungen des Dickdarms

Bei der Behandlung polypöser Erkrankungen des Dickdarms tragen derzeit Radiologe, Endoskopeur und Chirurg gemeinsame Verantwortung, es sei denn, der Chirurg versieht seine Endoskopie selbst. Im allgemeinen werden einzelne gestielte Polypen oder gleichartige in verschiedenen Darmabschnitten verstreute Polypen endoskopisch polypektomiert. Kleine breitbasige Polypen werden in gleicher Weise behandelt. Sowohl bei Patienten mit großen breitbasigen Polypen oder karzinomatöser Entartung eines Polypen als auch bei multiplen Polypen oder familiärer Polyposis besteht die Indikation zur Operation. Manchmal ist ein einzelner Polyp aus irgendwelchen Gründen mit dem Endoskop nicht erreichbar, so daß gleichfalls die chirurgische Entfernung notwendig wird.

Die abwartende Beobachtung polypöser Erkrankungen ist heutzutage nur selten notwendig, da jegliche Zweifel hinsichtlich der Diagnose kolonoskopisch ausgeräumt werden können. Selbst jugendliche Polypen, bei denen man früher wegen der häufigen Selbstabschnürung abwartete, sollten kolonoskopisch abgetragen werden. Multiple entzündlich veränderte Polypen bei Colitis ulcerosa bleiben eine Ausnahme, da sie dazu neigen, wieder aufzutreten.

Die für die polypösen Erkrankungen des Dickdarms notwendigen Operationsverfahren sind die Kolotomie und Polypektomie, die Segmentresektion mit Anastomosierung des Dickdarms, die subtotale Kolektomie, die totale Proktokolektomie und die Abtragung durch das Rektoskop oder Kolonoskop [16]. Die Polypen des Rektums werden in Kap. 7 besprochen. Der Zusammenhang zwischen Adenom und Karzinom hat sich als so sicher erwiesen, daß selbst die Entfernung offensichtlich gutartiger Polypen erlaubt ist, es sei denn, es bestehen strenge Kontraindikationen [2, 5–8, 10, 11].

## Kolotomie und Polypektomie

Eine Kolotomie und Polypektomie ist bei Dickdarmpolypen dann indiziert, wenn dieser offensichtlich gutartig ist und kolonoskopisch nicht entfernt werden kann.

Das Abdomen wird an entsprechender Stelle eröffnet und der Polyp palpatorisch lokalisiert. Dies kann sich als schwierig erweisen, so daß es gelegentlich notwendig wird, den Dickdarm zu eröffnen und ein steriles Sigmoidoskop nach beiden Richtungen vorzuschieben, um die erkrankte Stelle zu lokalisieren. Ist der Polyp weich und gestielt, ist das Risiko einer Entartung gering und die Polypektomie kann ausgeführt werden. Wenn andererseits die polypöse Veränderung hart oder groß, weich und breitbasig erscheint, ist eine segmentale Kolonresektion ratsam.

Bei der Kolotomie und Polypektomie wird so vorgegangen, daß der Dickdarm mit einer kurzen längsgestellten Inzision über die Basis des Polypen eröffnet wird. Dabei wird die Basis lokalisiert, indem der Polyp zunächst so weit wie möglich nach kaudal, danach nach kranial gezogen wird, so daß die Befestigung des Polypenstiels in der Mitte zwischen beiden Punkten liegen muß (Abb. 5.1a). Eröffnung des Kolons in Längsrichtung (Abb. 5.1b). Der Polyp wird aus dem Kolon herausgehoben, 2 Catgutligaturen um die Polypenbasis geknotet und das Präparat entfernt.

Besteht die Möglichkeit eines Schnellschnittes, wird dieser jetzt durchgeführt. Wenn die Veränderung gutartig ist, wird das Kolon entweder in Längs- oder Querrichtung mittels zweireihiger Naht – einer inneren mit resorbierbaren Einzelknopfnähten, z.B. 3-0 Catgut, und einer äußeren Einzelknopfnaht mit 3-0 Seide verschlossen.

Es gibt 3 wichtige Komplikationen der Kolotomie und Polypektomie:

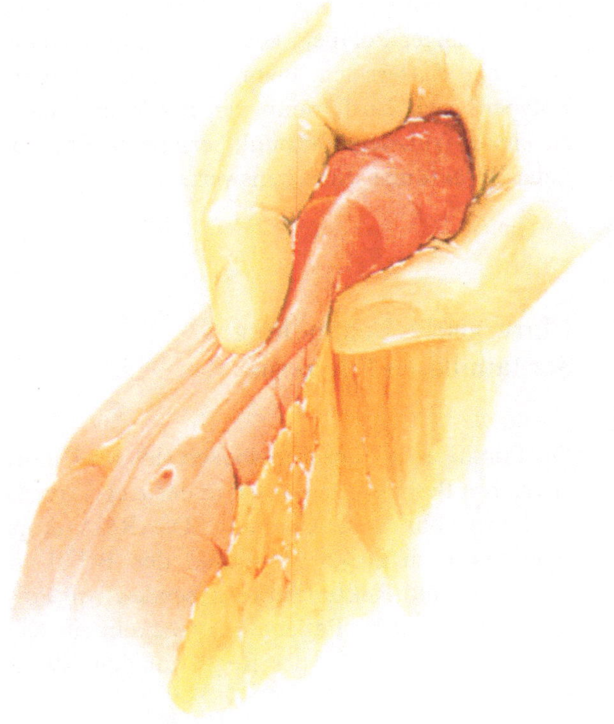

a

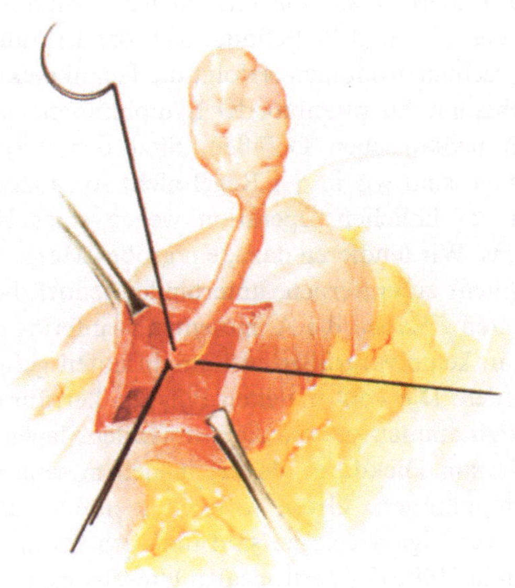

b

*Abb. 5.1 a, b.* Kolotomie und Polypektomie. (*a*) Die Festlegung der Polypenbasis erfolgt durch Hin- und Herbewegen des Polypen. Der Mittelpunkt stellt die Basis dar. (*b*) Der Dickdarm wird durch eine kurze Längsinzision eröffnet und der Polyp herausgezogen. Die Basis wird doppelt mit Catgut ligiert und der Polyp exzidiert. Der Verschluß des Dickdarms erfolgt in querer Richtung mittels innerer Catgut-Einzelknopfnaht und äußerer Seide-Einzelknopfnaht

1. *Der Polyp kann nicht gefunden werden:* Läßt sich der Polyp palpatorisch nicht finden, sollte ein steriles Sigmoidoskop rasch zur Verfügung stehen, das in der Nähe der Stelle, wo der Polyp vermutet wird, durch eine Inzision ins Kolon eingeführt wird. Andernfalls kann ein Kolonoskop peranal eingeführt und der Polyp dargestellt werden.

2. *Blutung:* Der Polypenstiel enthält oft größere Blutgefäße, die sich bei ungenügender Ligierung in die Dickdarmwand zurückziehen und dort ein intramurales Hämatom bilden können. Um die Blutung zu stoppen, kann eine Resektion erforderlich werden. Weiterhin kann aus den Blutgefäßen in der Basis des Stieles eine Blutung eintreten. Zur Verhinderung ist es daher besser, zwei als nur eine Catgutligatur um die Basis des Stieles zu legen. Tritt dennoch eine Blutung ein, ist diese in der Regel ziemlich stark und macht sich innerhalb wenigen Stunden bemerkbar. Die beste Behandlungsmethode ist die Relaparotomie. Auch jetzt kann es erforderlich werden, einen Darmabschnitt zu resezieren, um eine Blutstillung zu sichern. Alternativ kann Vasopressin über die entsprechende Mesenterialarterie injiziert werden.

3. *Karzinom:* Bei der abschließenden histologischen Beurteilung kann sich 1–2 Tage später herausstellen, daß es sich um ein Karzinom handelt. Infiltriert das Karzinom den Polypenstiel, ist die Möglichkeit der lymphatischen Metastasierung gegeben, so daß bei einem Patienten in gutem Zustand die Segmentresektion ratsam ist. Wurde dies nicht schon anhand des Schnellschnitts festgestellt, wird einige Tage später eine zweite Laparotomie erforderlich.

## Primäre Resektion und Anastomosierung von Dickdarm und Rektum

Bei großen breitbasigen Polypen oder allen anderen kolonoskopisch nicht entfernbaren Polypen ist die primäre Resektion und Anastomosierung angezeigt [2, 16, 17]. Befindet sich die Erkrankung im rechten Abdomen, erfolgt die Hemikolektomie rechts mit Ausräumung der Lymphknoten entlang den ileokolischen Gefäßen. Sitzt der Polyp im Sigma, sind wir in der Regel nicht so radikal wie bei der üblichen Operation wegen eines Karzinoms. Wir tendieren dazu, ein großes Mesenterialsegment zu entfernen, unterbinden jedoch bei gestielten Polypen die A. mesenterica inferior nicht, wenn keine vergrößerten Lymphknoten gefunden werden. Die von gestielten Polypen herrührenden Karzinommetastasen, die wir fanden, lagen eher nahe am Dickdarm als tief in den mesenterialen Lymphknoten. Große villöse Adenome, die im unteren Sigma gelegen sind und sich bis ins Rektum in Höhe der peritonealen Umschlagsfalte ausbreiten, erfordern die Ausräumung der unteren mesenterialen Äste. Ist der Polyp weich, werden nur 2–3 cm normaler Rektumschleimhaut entfernt. Die Anastomosierung erfolgt entweder im Sinne eines tiefen anterioren Vorgehens oder nach dem Operationsverfahren von D'Allaines [17].

## Subtotale Kolektomie

Eine subtotale Kolektomie ist bei der Polyposis des Dickdarms indiziert. Es ist ratsam, den Dickdarm ab dem terminalen Ileum bis dorthin zu resezieren, wo der restliche Dickdarm rektoskopisch exakt eingesehen werden kann. Die Operation selbst erfolgt nach den in Kap. 6 dargestellten Prinzipien.

Wie oben erwähnt, erfolgt die Operation immer dann, wenn zahlreiche Polypen auftreten [3, 4, 10, 13, 16]. Die genaue Festlegung der Zahl ist willkürlich und hängt von vielen anderen Faktoren, wie z.B. dem Alter und dem Allgemeinzustand des Patienten, ab. Als Richtlinie mag gelten, daß 10 oder mehr Polypen die Kolektomie indizieren; bestehen weniger Polypen, bevorzugt man die endoskopische Entfernung. Beim Wiederauftreten von Polypen nach Entfernung verschiedener anderer zu einem früheren Zeitpunkt erscheint eine partielle Kolektomie wünschenswert.

## Chirurgische Behandlung der familiären Polyposis

Die familiäre Polyposis entwickelt sich im Kindesalter, ihre Beschwerden treten in der Regel um das 12. Lebensjahr in Erscheinung. Die Rektoskopie zeigt schon zu diesem Zeitpunkt den Befall von Dickdarm und Rektum mit Tausenden von Polypen. Unbehandelte Patienten entwickeln ein Karzinom und sterben in der Regel vor dem 40. Lebensjahr.

Die chirurgische Behandlung sollte bis zum 15. Lebensjahr erfolgen. Das bevorzugte Verfahren ist zu diesem Zeitpunkt die subtotale Kolektomie mit Anastomosierung von Ileum und Rektum in einer mit dem Rektoskop gut einsehbaren Höhe.

Hat sich der junge Patient von dieser Operation erholt, sind verschiedene Weiterbehandlungen möglich. Eine besteht darin, eine Politik des aufmerksamen Abwartens zu betreiben. Dabei wird alle 6 Monate eine Rektoskopie durchgeführt und Polypen verschorft, sobald sie erscheinen. Dies ist der normale Behandlungsweg. Manchmal verringert sich die Zahl der Polypen im Rektum nach subtotaler Kolektomie. Nach unserer Erfahrung sollten neu aufgetretene Polypen rektoskopisch mit der Schlinge abgetragen werden [3, 4, 11, 13]. Dieses konservative Vorgehen wird durch die Resultate des St. Mark's Hospital gerechtfertigt; in ihrer Serie von 73 Patienten wurden nur 3 kombinierte abdominoperineale Resektionen notwendig [11]. Trotz dieser optimistischen Zahlen muß man damit rechnen, daß das Rektum infolge Auftretens eines neuerlichen Karzinoms in einem zweiten Eingriff exstirpiert werden muß. Schlägt man diesen Behandlungsweg ein, ist eine sehr sorgfältige Überwachung notwendig. J.J. DeCosse gab an, daß hohe Dosen von Vitamin C per os möglicherweise einen Rückgang der Polypen bewirken.

Eine zweite Behandlungsmöglichkeit ist, das gesamte Kolon und Rektum zu exstirpieren und eine permanente Ileostomie anzulegen, sobald die Erkrankung entdeckt wird. Dieses Verfahren schließt die Entwicklung eines neuerlichen kolorektalen Karzinoms sicher aus, wird jedoch mit dem Preis eines dauernden Ileostomas erkauft. Besonders wünschenswert erscheint dieses Vorgehen beim weiblichen Geschlecht, beim frühen Auftreten von Polypen und bei sehr vielen Polypen im Rektum.

In letzter Zeit kommt eine dritte Methode, das Verfahren nach Soave, bei der Behandlung multipler oder familiärer Polyposis zur Anwendung [15]. Dieses kann entweder einzeitig oder zweizeitig nach einer subtotalen Kolektomie und Ileoproktostomie durchgeführt werden. Das Verfahren wird in Kap. 9 beschrieben.

Soper berichtete über 12 dermaßen behandelte Patienten, die alle ein gutes Ergebnis zeigten (persönliche Mitteilung, 1977). Allerdings dauerte es manchmal längere Zeit, bis der Patient voll kontinent wurde. Diese Operation wurde bislang im Massachusetts General Hospital nur einige Male durchgeführt; der postoperative Verlauf dieser älteren Patienten war in der Regel langsam und kompliziert.

## Endoskopische Entfernung kolorektaler Polypen

Die Prinzipien der endoskopischen Entfernung polypoider Erkrankungen des Dickdarms und Rektums sind gleich, ob die Exzision durch das Rektoskop oder Kolonoskop durchgeführt wird: 1. Eine Perforation muß vermieden werden; 2. die Blutstillung muß vollständig sein; 3. das Präparat sollte in toto für die histologische Untersuchung entfernt werden; 4. zeigt das Präparat maligne Entartung, muß die Entscheidung über eine weitere Behandlung getroffen werden und 5. eine zeitgerechte Nachuntersuchung ist notwendig. Die technischen Prinzipien sind jedoch sehr verschieden, je nachdem, ob der Polyp mit dem Rektoskop oder dem Kolonoskop abgetragen wird. Beide Verfahren werden daher getrennt besprochen.

### *Entfernung von Polypen im Rektum oder unteren Sigma durch das Rektoskop*

Dazu ist ein großkalibriges Rektoskop mit einer Lichtquelle an der Spitze erforderlich. Wir bevorzugen das Rektoskop nach Welch-Allyn, das einen Durchmesser von nahezu 3 cm hat. Der Darm wird mit einem Einlauf vorbereitet. Bei sehr engem Analkanal erleichtert eine vorangehende intravenöse Verabreichung von 50 mg Pethidin-HCl (Dolantin) die Passage mit dem Endoskop. Alle anderen Manipulationen außer der Einführung des Endoskops sollten schmerzfrei sein.

Die erkrankte Stelle ist gesichtet. Gestielte Polypen sind für die totale Exstirpation am günstigsten. Breitbasige Läsionen bis zu 4 cm Durchmesser können durch Elektroverödung abgetragen werden, obgleich die Chancen, daß sie wieder auftreten, deutlich größer sind, da es sich bei vielen um villöse Adenome handelt.

In den meisten Fällen kann die Schlinge nahe der Basis um den Polypen herumgelegt werden. Dieses Vorgehen kann dadurch erleichtert werden, daß die Spitze des Polypen mit einem Sauger angesaugt wird und ein exakteres Anlegen der Schlinge erlaubt. Die Schlinge wird angezogen und mit alternierenden Stößen von Koagulation und Schneidestrom in toto entfernt. Es ist ratsam, ein kleines Füßchen stehen zu lassen, so daß bei einer Nachblutung die Möglichkeit einer Elektroverödung ohne Verletzung der Darmwand besteht.

Bei fortbestehender Blutung aus der Basis des Stiels kann die Umgebung elektrokoaguliert werden. Steht kein Absaugegerät zur Verfügung, das Rauch und Blut, welches aus dem betroffenen Bereich sickert, entfernt, kann sich die Elektrokoagulation schwierig gestalten und die Darmwand bei unsachgemäßer Behandlung verletzt werden. Eine andere Möglichkeit der Blutstillung besteht darin, einen kleinen in Adrenalinlösung getränkten Bausch mit der Biopsiezange auf den blutenden Bereich zu drücken. Ist die Blutung kontrolliert, kann ein kleines Blutgefäß auch mit einem Silbernitratstift auf einem langen Applikator verätzt werden. Hier soll nachdrücklich betont werden, daß bei ungenügender Blutstillung nach der Operation eine heftige Blutung einsetzen kann, die einer weiteren Kontrolle bedarf. Liegt der betroffene Bezirk hoch, kann sogar eine anteriore Resektion mit Anastomosierung notwendig werden, wenn es sich um eine sehr starke Blutung handelt.

Immer besteht die Gefahr der Darmperforation. Dabei ist es viel gefährlicher, Polypen an der Vorderwand oder Seitenwand abzutragen als an der Hinterwand. Außerdem muß an die Möglichkeit der Penetration in die Peritonealhöhle gedacht werden, wenn die erkrankte Stelle oberhalb des Beckenbodens, d.h. höher als 8 cm liegt. Unvorsichtiges Kauterisieren führte auch schon zur Perforation der Blase.

Die Diagnose einer Perforation kann sofort oder verzögert nach einigen Tagen gestellt werden. Wird sie zum Zeitpunkt der Rektoskopie oder Polypektomie gestellt, ist die sofortige Laparotomie mit Verschluß der Perforation indiziert. In der Regel besteht schon zu diesem Zeitpunkt eine stärkere Kontamination, so daß gleichzeitig die Anlage eines Querdarmanus notwendig wird. Diese Entscheidung sollte jedoch vom Urteil des jeweiligen Chirurgen abhängen.

Einige Polypen sind so groß, daß ihr Stiel rektoskopisch nicht dargestellt werden kann. In solchen Fällen begannen wir an der Spitze und trugen durch wiederholte Biopsien mit der fortschreitenden Austrocknung der Polypen von der Spitze bis zur Basis ab. Dabei ist es vorteilhaft, sich den Stiel darzustellen, da die histologische Untersuchung dieses Bereichs von größter Wichtigkeit ist, besonders wenn der Polyp in der Spitze karzinomatös entartet ist.

Breitbasige Polypen stellen uns vor größere Probleme. Sie werden durch mehrere Biopsien abgetragen, anschließend wird eine Elektroverödung bis tief in die Lamina muscularis durchgeführt. Dabei ist es besser, sich der wiederholten Koagulation zu bedienen, als beim ersten Schritt so tief zu gehen, daß die Darmwand penetriert wird. Es ist zu beachten, daß villöse Adenome sehr leicht die sichtbaren Ränder überschreiten und daher Rezidive nach scheinbar erfolgreicher Entfernung nicht unerwartet auftreten.

Weiterhin erhebt sich die Frage, was zu tun ist, wenn Karzinomgewebe im Polypen entdeckt wird [12, 14, 19]. Hier sei daran erinnert, daß die frühere Diagnose eines „Carcinoma in situ" von den Pathologen heute als nicht haltbar erachtet wird. Handelt es sich um ein echtes Karzinom, muß eine Invasion der Muscularis mucosae an irgendeiner Stelle der polypösen Veränderung vorliegen. Eine auf die Schleimhaut beschränkte zelluläre Atypie zeigt eine gutartige Läsion an, die bei vollständiger Entfernung nicht wieder auftritt. Handelt es sich jedoch um ein echtes Karzinom in der Spitze, welches unter die Muscularis mucosae des Polypenkörpers eingedrungen ist, muß entschieden werden, ob eine weitere operative Behandlung notwendig ist oder nicht. Wir glauben, daß immer dann, wenn der Pathologe ein invasives Karzinom nachweisen kann, welches die Dickdarmmuskulatur an der Basis des Polypen mitbefallen hat, und wenn die Erkrankung im Sigma oder im Bereich des intraperitonealen Rektums liegt, die Resektion und Anastomosierung die Therapie der Wahl darstellt.

Befindet sich die Erkrankung im Bereich des extraperitonealen Rektums, bevorzugen wir bei einem kleinen Polypen mit karzinomatöser Entartung der Spitze die lokale Entfernung, auch wenn die beste kurative Behandlung die Rektumexstirpation wäre. Die Mortalitätsrate einer kombinierten abdominoperinealen Operation läßt es bei der gleichzeitigen Anlage einer permanenten Kolostomie ratsam erscheinen, mit der eingeschränkten Operation zufrieden zu sein. Allerdings ist eine engmaschige Kontrolle des Patienten notwendig. In dieser Situation ist die Lage demnach etwas anders, als wenn die Erkrankung höher im Dickdarm sitzt, wo eine Resektion und Anastomosierung mit geringerem Risiko und ohne die Problematik einer dauerhaften Kolostomie durchgeführt werden kann.

Die Nachuntersuchungen nach Entfernung von Rektumpolypen bedürfen häufiger Kontrolle, um sicher zu sein, daß der Polyp komplett entfernt wurde. Rektoskopische Untersuchungen werden für die ersten 3 Jahre in 6monatigem Abstand, danach in jährlichem Abstand durchgeführt. Gleichzeitig scheint es ratsam, zumindest alle 3 Jahre eine Kolonoskopie und einem Barium-Kontrasteinlauf anzuordnen. Eine tabellarische Übersicht vorgeschlagener Nachuntersuchungen wird unten gegeben.

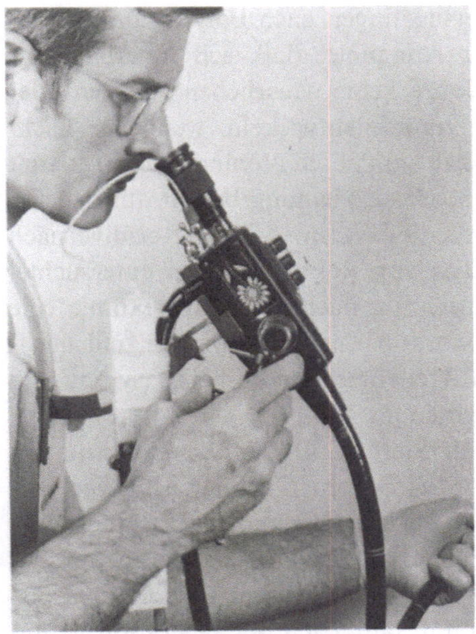

*Abb. 5.2.* Das Kolonoskop im Gebrauch mit der Hedbergschen Hilfsvorrichtung zur einhändigen Bedienung

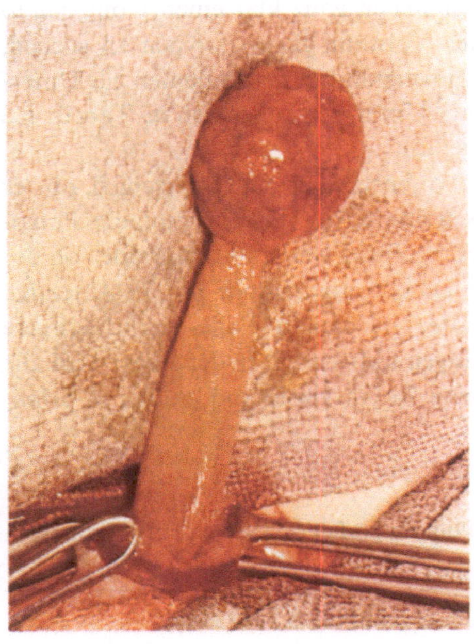

*Abb. 5.3.* Kolonpolyp nach Entfernung durch Kolotomie und Polypektomie. Im Gegensatz dazu bleibt bei der kolonskopischen Polypektomie die Stielbasis zurück

*Polypektomie mittels Kolonoskop*

Wird der Polyp durch das Kolonoskop entfernt (Abb. 5.2), treten viele der gleichen Probleme auf [1, 16, 18]. Der gestielte Polyp ist relativ einfach zu behandeln. Kleine breitbasige Polypen können gleichfalls erfolgreich entfernt werden. Wir glauben jedoch, daß große Polypen mit einem Durchmesser über 3 cm am besten mit einer segmentalen Dickdarmresektion behandelt werden, da bei der großzügigen Elektroresektion eine erhöhte Gefahr der Perforation besteht. Bei der endoskopischen Abtragung gestaltet sich die Bergung des Polypen manchmal schwierig. Man kann den Polypen mit der Saugvorrichtung ansaugen und zusammen mit dem Endoskop herausziehen. Manchmal geht der Polyp verloren und muß durch eine Darmentleerung nach Einlauf wiedergefunden werden.

Eine Blutung ist die häufigste Komplikation. Polypöse Veränderungen, die mit dem Kolonoskop entfernt werden, müssen daher mindestens 1 cm von der Basis des Stiels entfernt werden, damit ein ausreichender Fuß wieder auffindbar ist und bei Bedarf koaguliert werden kann (Abb. 5.3). Auch nach erfolgreicher Blutstillung kann jedoch wenige Stunden später eine erneute Blutung eintreten. Nach unserer Erfahrung handelt es sich dabei immer um geringe Blutungen, die keiner weiteren Behandlung bedürfen. In anderen Fällen erfolgte die Blutstillung durch selektive Arteriographie mit Injektion von Pitressin. In sehr seltenen Fällen erfordert die Nachblutung eine Laparotomie mit Resektion des betroffenen Segments. In Lahirys und Hedbergs Serie von 2336 Polypektomien trat in 1,8% eine Blutung auf [9]. Alle Blutungen standen entweder spontan oder wurden mittels Transfusion, erneuter Koagulation oder Angiographie erfolgreich behandelt. In der Regel setzt eine Blutung früh ein, sie kann jedoch auch noch nach 10 h auftreten.

Die zweitwichtigste Komplikation ist die Perforation. Die Wand des Dickdarms ist außergewöhnlich dünn, so daß eine tiefe Elektrokoagulation entweder zu sofortiger oder verzögerter Perforation führen kann. Häufig erscheint dabei das Abdomen einen Tag nach der kolonoskopischen Polypektomie über der Stelle des entfernten Polypen leicht druckempfindlich. Dies wurde auch als „Koagulationssyndrom" bezeichnet, stellt jedoch eigentlich eine subakute Perforation dar. Verschiedene Endoskopeure betrachteten dies als relativ harmlose Erscheinung. Wird sie jedoch von einer allgemeinen Abwehrspannung des Abdomens sowie freier Luft in der radiologischen Abdomenleeraufnahme im Stehen begleitet, muß eine Laparotomie erfolgen und der Zustand in der Regel durch Resektion und Anastomosierung des betroffenen Segments behoben werden. Eine Perforation mit stärkerer Kontamination erfordert zusammen mit der Resektion die Anlage eines doppelläufigen Kolostomas mit der Rekonstruktion zu einem späteren Zeitpunkt. Glücklicherweise sind solche Vorkommen äußerst ungewöhnlich. In der Serie von Lahiry und Hedberg betrug die Inzidenz der Perforation 0,5% und trat gewöhnlich nach der Entfernung breitbasiger Polypen auf [9].

Stellt der Pathologe die Diagnose eines Karzinoms, erhebt sich wiederum die Frage, ob eine Laparotomie mit Resektion des betroffenen Darmsegmentes erfolgen soll oder nicht (Tabelle 5.1). Wolff und Shinya forderten die Segmentresektion, wenn es sich um ein hochgradig anaplastisches Karzinom handelt, wenn die Resektionslinie nahe am Karzinom verläuft oder wenn das Stroma des Polypen sicher lymphatisch befallen ist [19]. Wir stimmen diesen Indikationen sicher zu. Allerdings beträgt die Mortalität der Segmentresektion am Kolon bei polypösen Erkrankungen nur etwa 2%, gleichzeitig metastasiert gelegentlich ein Karzinom, das nur in der Spitze des Polypen nachweisbar war. Auch wenn das Karzinom auf den distalen Anteil des Stiels begrenzt ist, ist die Wahrscheinlichkeit eines Rezidivs oder einer Metastase wahrscheinlich höher als 1:50; vor diesem Hintergrund halten wir bei Patienten in gutem Allgemeinzustand eine sekundäre Resektion für indiziert.

Nachuntersuchungen nach Polypektomie beruhen auf der Annahme, daß sich innerhalb der nächsten 3 Jahre keine neuerlichen Polypen oder invasive Karzinome entwickeln, wenn der Dickdarm von allen polypösen Veränderungen befreit werden kann. Diese Meinung beruht auf den Ergebnissen von Gilbertsen, der die Rezidive nach der Entfernung von Rektumpolypen untersuchte. Wir empfehlen nun nach der Polypektomie eine zweite Kolonoskopie nach 6 Monaten und nachfolgende im Dreijahresintervall beim asymptomatischen Patienten [6, 7, 14].

Die Rezidivrate von Kolonpolypen wurde von Henry und Mitarbeitern [7] untersucht. Sie fanden, daß vor der Einführung der Kolonoskopie das Risiko, einen zweiten Polypen zu entwickeln, etwa 30% betrug. Die meisten Rezidive wurden innerhalb von 1 Jahr nach der Operation gefunden, sie waren häufiger beim villösen Adenom oder bei mehreren Polypen.

Die Häufigkeit und das Ausmaß von Nachuntersuchungen stellen ganz klar einen Kompromiß zwischen der Notwendigkeit, Polypen zu suchen, sowie dem Einverständnis der Patienten zur Untersuchung dar. Unser Vorgehen ist in Tabelle 5.2 zusammengefaßt.

Es besteht offensichtlich ein Unterschied, ob der Polyp ein Karzinom trug und eine einfache Polypektomie durchgeführt werden konnte oder ob der Patient ein Dickdarmkarzinom mit begleitenden Polypen hatte. In diesem Falle sind häufigere Untersuchungen notwendig. In der Regel wird alle 6 Monate eine Rektoskopie und einmal in 5 Jah-

*Tabelle 5.1.* Häufigkeit eines Karzinoms bei kolonoskopisch entfernten Polypen (auf der Basis von 101 Karzinomen bei 2073 Polypen)

| Durchmesser des Polypen in cm | Adenomatös | Villös-glandulär | Villöses Adenom | Karzinom | Gemischt | Gesamt | |
|---|---|---|---|---|---|---|---|
| | | | | | | n | % |
| 0–0,9 | 0/506 | 0/142 | 0/10 | 1 | 0/238 | 1/897 | 0,1 |
| 1–1,9 | 2/363 | 27/328 | 5/29 | 10 | 0/102 | 44/832 | 5,3 |
| 2–2,9 | 1/60 | 19/136 | 8/22 | 6 | 0/24 | 34/248 | 13,7 |
| ≥3 | 1/14 | 9/53 | 6/17 | 6 | 0/6 | 22/96 | 22,9 |
| Anzahl gesamt | 4/943 | 55/659 | 19/78 | 23 | 0/370 | 101/2073 | |
| Anzahl in % | 0,4 | 8,5 | 24,4 | 100 | 0 | | 4,9 |

Mit freundlicher Genehmigung von Dr. SE Hedberg

*Tabelle 5.2.* Vorgeschlagene Nachuntersuchungen nach Polypektomie oder Kolektomie bei gutartigen oder maligne entarteten Polypen

| | Gutartige Polypen | Maligne entartete Polypen |
|---|---|---|
| Anamnese | alle 6 M. für 3 J., dann jedes J. | alle 6 M. für 5 J., dann jedes J. |
| Physikalische Untersuchung | alle 6 M. für 3 J., dann jedes J. | alle 6 M. für 5 J., dann jedes J. |
| Rektoskopie | alle 6 M. für 3 J., dann jedes J. | alle 6 M. für 5 J., dann jedes J. |
| Blutuntersuchung im Stuhl | alle 6 M. für 3 J., dann jedes J. | alle 6 M. für 5 J., dann jedes J. |
| Komplettes Blutbild | jedes J. | jedes J. |
| Kolonkontrast-einlauf | alle 2 J. | jedes J. |
| Kolonoskopie | alle 3 J. | jedes J. |
| Röntgenthorax | – | jedes J. |
| CEA | – | alle 6 M. für 3 J. |
| Computer-tomogramm | – | nach Indikations-stellung |

ren ein Kolon-Kontrasteinlauf durchgeführt. Der günstigste Abstand zur Kolonoskopie wurde noch nicht festgelegt, er sollte jedoch etwa 1 Jahr betragen.

In den letzten 5 Jahren stieg die Zahl der kolonoskopisch entfernten Polypen stark an, so daß in den Vereinigten Staaten eine Studie ins Leben gerufen wurde, die noch bestehende kontroverse Fragen klären soll. Die Hauptprobleme bestehen in der Indikationsstellung zur Kolonoskopie, in der Behandlung von karzinomatös entarteten Polypen und der Nachsorge von Patienten, die wegen eines entarteten Polypen behandelt wurden.

Die Indikationen zur Kolonoskopie steigen weiterhin an. Dennoch müssen nicht grundsätzlich alle Patienten untersucht werden; das Verfahren ist teuer, birgt gewisse Gefahren und stellt eine gewisse Belästigung für die Patienten dar. Es haben sich daher Zielgruppen gebildet, zu denen Patienten mit polypösen Erkrankungen oder einem kolorektalen Karzinom, Familienangehörige von Patienten mit derartigen Karzinomen, Patienten, bei denen nach der Ursache einer Blutung aus dem Anus gesucht wird, oder Patienten mit einer entzündlichen Dünndarmerkrankung gehören. Das Kolonoskop kann weiterhin bei der Behandlung polypöser Erkrankungen bei bestimmten Blutungsquellen und zur Behebung bestimmter Arten eines Volvulus, eines Ogilvie-Syndroms oder eines postoperativen Dickdarmileus eingesetzt werden.

Hinsichtlich der Behandlung karzinomatös entarteter Polypen besteht weiterhin eine beträchtliche Uneinigkeit. Nach unseren Erfahrungen zeigen die von uns abgetragenen Polypen bei einer nachfolgenden Resektion, daß die kolonoskopische Abtragungsebene entweder sehr dicht oder durch das Karzinom im Polypenfuß verlief. Daher erscheinen die weiter oben von uns angegebenen Indikationen zu einer Dickdarmresektion logisch.

Die Häufigkeit der Nachuntersuchungen von Patienten nach einer Resektion von Polypen oder Karzinomen wird in Zukunft weiteren Abänderungen unterworfen sein. Wir halten daher gegenwärtig an dem von uns in Tabelle 5.2 angegebenen Schema fest.

Die Einführung des 60 cm langen flexiblen Sigmoidoskops führte zur breiten Anwendung dieses Geräts durch niedergelassene Kollegen. Zweifelsfrei ist dies sehr nutzbringend, insbesondere wenn keine Möglichkeit zur vollständigen Kolonoskopie besteht. Wir gehen allerdings so vor, daß in der Ambulanz das starre Rektoskop verwandt wird und wir immer dann, wenn eine weitere Untersuchung notwendig ist, eher eine vollständige als eine linksseitige Kolonoskopie durchführen. Bei der Anwendung des kurzen flexiblen Endoskops steht immer zu befürchten, daß Erkrankungen der rechten Kolonhälfte übersehen werden.

Ein weiterer Beweis für den eingeschränkten Wert des Einsatzes von 2 Endoskopen läßt sich durch die Studie aus dem Roswell Park Institut erbringen. Dabei wurde eine Patientengruppe untersucht, bei denen eine Rektoskopie mit dem starren Rektoskop, mit dem 60 cm langen flexiblen Endoskop und dem langen Kolonoskop durchgeführt wurde. Bei Patienten mit einem tubulären Adenom wurden 32 mit dem starren Rektoskop, 50 mit dem flexiblen Sigmoidoskop und 90 mit dem langen Kolonoskop zur Darstellung gebracht. Außerdem fanden sich bei dieser Patientengruppe 5 villöse Adenome; 1 wurde mit dem starren Rektoskop, 3 wurden mit dem flexiblen Sigmoidoskop und 5 mit dem langen Kolonoskop gesehen. Im Patientengut der Cleveland Clinic wurden 44% der kolonoskopisch nachgewiesenen Karzinome in der rechten Kolonhälfte, 10% im Colon transversum und 46% in der linken Kolonhälfte nachgewiesen.

Bei der familiären Polyposis entwickelte sich die ileoanale Anastomose zur Operationsmethode der Wahl, die insbesondere bei jugendlichen Patienten angewandt werden sollte. Die funktionellen Ergebnisse ergaben allgemein gute Resultate, insbesondere dann, wenn ein Dünndarm-Pouch angelegt wurde (s. Kap. 9).

## Literatur

1. Abrams JS (1977) A hard look at colonoscopy. Am J Surg 133:111
2. Bacon HE, Eisenberg SW (1971) Papillary adenoma or villous tumor of the rectum and colon. Ann Surg 174:1002
3. Bernstein WC, in discussion, Schaupp WC, Volpe PA (1972) Management of diffuse colonic polyposis. Am J Surg 124:221
4. Dunphy JE, in discussion, Schaupp WC, Volpe PA (1972) Management of diffuse colonic polyposis. Am J Surg 124:220
5. Fenoglio CM, Lane N (1975) The anatomic precursor of colorectal carcinoma. JAMA 231:640
6. Gilbertsen VA (1974) Proctosigmoidoscopy and polypectomy in reducing the incidence of rectal cancer. Cancer 34 (suppl):936
7. Henry LG, Condon RE, Schulte WJ, et al (1975) Risk of recurrence of colon polyps. Ann Surg 182:511
8. Jackman RJ, Beahrs OH (1968) Tumors of the large bowel. Saunders, Philadelphia
9. Lahiry SK, Hedberg SE (1978) Fiberoptic colonoscopy and polypectomy. Complications and management. Meeting of the American Society for Gastrointestinal Endoscopy, Las Vegas, May 4
10. Morson B (1974) The polyp-cancer sequence in the large bowel. Proc R Soc Med 67:451
11. Morson BC, Bussey HJR (1970) Predisposing causes of intestinal cancer. Curr Probl Surg (Feb) 7:1
12. Okike N, Weiland LH, Anderson MJ, et al (1977) Stromal invasion of cancer in pedunculated adenomatous colorectal polyps. Arch Surg 112:527
13. Schaupp WC, Volpe PA (1972) Management of diffuse colonic polyposis. Am J Surg 124:218
14. Shatney CH, Lober PH, Gilbertsen VA, et al (1974) The treatment of pedunculated adenomatous colorectal polyps with focal cancer. Surg Gynecol Obstet 139:845
15. Soave F (1964) Hirschsprung's disease: New surgical technique. Arch Dis Child 39:116
16. Welch CE, Hedberg SE (1975) Polypoid lesions of the gastrointestinal tract, 2nd edn. Saunders, Philadelphia
17. Welch JP, Welch CE (1976) Villous adenomas of the colorectum. Am J Surg 131:185
18. Wolff WI, Shinya H (1973) Polypectomy via the fiberoptic colonoscope. Removal of neoplasms beyond reach of the sigmoidoscope. N Engl J Med 288:329
19. Wolff WI, Shinya H (1975) Definitive treatment of "malignant" polyps of the colon. Ann Surg 182:516

### *Zusätzliche Literatur*

Brand EJ, Sullivan BH Jr, Sivak MV Jr, et al (1980) Colonoscopy in the diagnosis of unexplained rectal bleeding. Ann Surg 192:111

# 6 Dickdarmkarzinom

Im folgenden Kapitel werden die Standardoperationen zur Behandlung des Dickdarmkrebses im Detail besprochen. Da zur Zeit des operativen Eingriffes in vielen Fällen die Diagnose noch nicht ganz sicher ist, werden gleichzeitig kurze Hinweise über andere Indikationen dieser Standardeingriffe gegeben. Einen ausführlichen Überblick über alle Aspekte der kolorektalen Chirurgie kann man sich anhand nachfolgender Beschreibungen verschaffen [6, 8, 17, 18, 25, 30, 32, 33, 36, 40, 43, 46, 50–53].

## Hemikolektomie rechts

Die Hemikolektomie rechts wird am häufigsten wegen eines Dickdarmkrebses oder einer ausgeprägten Polyposis der rechten Dickdarmhälfte durchgeführt. Erfolgt die Dickdarmresektion wegen eines Tumors, ist die ausgedehnte Resektion des Mesenteriums wünschenswert. Erfolgt die Dickdarmresektion aufgrund einer gutartigen Erkrankung (Morbus Crohn, Divertikelkrankheit, gutartige Tumoren, Volvulus des Zökums, Angiodysplasie oder Appendizitis), ist keine weite Exzision des Mesenteriums erforderlich.

### *Dickdarmkrebs*

Befindet sich das Karzinom im Zökum oder im Colon ascendens, beinhaltet die Operation in der Regel die Entfernung der letzten 15–20 cm des terminalen Ileums und des gesamten Mesenteriums bis nahe an die oberen Mesenterialgefäße, die Ligatur der ileokolischen Gefäße, der A. colica dextra und der rechten Äste der A. colica media nahe ihren Abgängen. Sitzt der Tumor in Höhe der rechten Flexur, wird vom terminalen Ileum weniger reseziert. Dennoch ist es ratsam, die gesamte A. colica media sowie die Gefäße der A. ileocolica und der A. colica dextra zu entfernen. Wurde der linke Ast der A. colica media gleichfalls entfernt, muß man absolut sicher sein, daß eine ausreichende Blutversorgung gegeben ist, die eine Anastomosierung des terminalen Ileums mit dem linken Querdarm ermöglicht; andernfalls muß eine viel tiefere Resektion erfolgen, die häufig bis ins Sigma hinabreicht.

Beim Dickdarmkrebs wird die Operation damit begonnen, daß der Dickdarm mit einer kräftigen Ligatur distal des Tumors und um das terminale Ileum nahe der Ileozökalklappe zugebunden wird (Abb. 6.1a). Dann werden die größeren Gefäße, die entfernt werden, auf halbem Weg zwischen Darmwand und A. mesenterica superior ligiert. Das Omentum majus wird vom Magen und Duodenum abgetrennt. Adhäsionen zwischen dem terminalen Ileum werden gelöst. Danach wird die Umschlagfalte des Peritoneums an der Aufhängung des Kolons aufgesucht und eingeschnitten. Nahe der rechten Kolonflexur findet sich ein kräftiges Aufhängeband, welches den Dickdarm an die hintere Bauchwand oder die Unterfläche des rechten Leberlappens anheftet; dieses Aufhängeband führt Blutgefäße, die angeklemmt und ligiert werden müssen. Hat der Tumor auf Peritoneum und Muskulatur übergegriffen, wird zudem eine ausgedehnte Resektion des Peritoneums oder der Bauchwand erforderlich. Nach Durchtrennung dieser Anheftungen wird der Dickdarm schrittweise nach vorne gehoben (Abb. 6.1b). Das Duodenum wird rasch identifiziert. Häufig verläuft gerade vor dem Duodenum eine ziemlich störende Vene, die ligiert werden muß. Danach kann das gesamte Mesenterium hochgehoben werden, dadurch wird die rechtsseitige V. spermatica oder ovarica sichtbar, die sich häufig dort teilt, wo das Zökum von der seitlichen Bauchwand weggehoben wird. Die weitere Dissektion gilt dem Ureter. Der

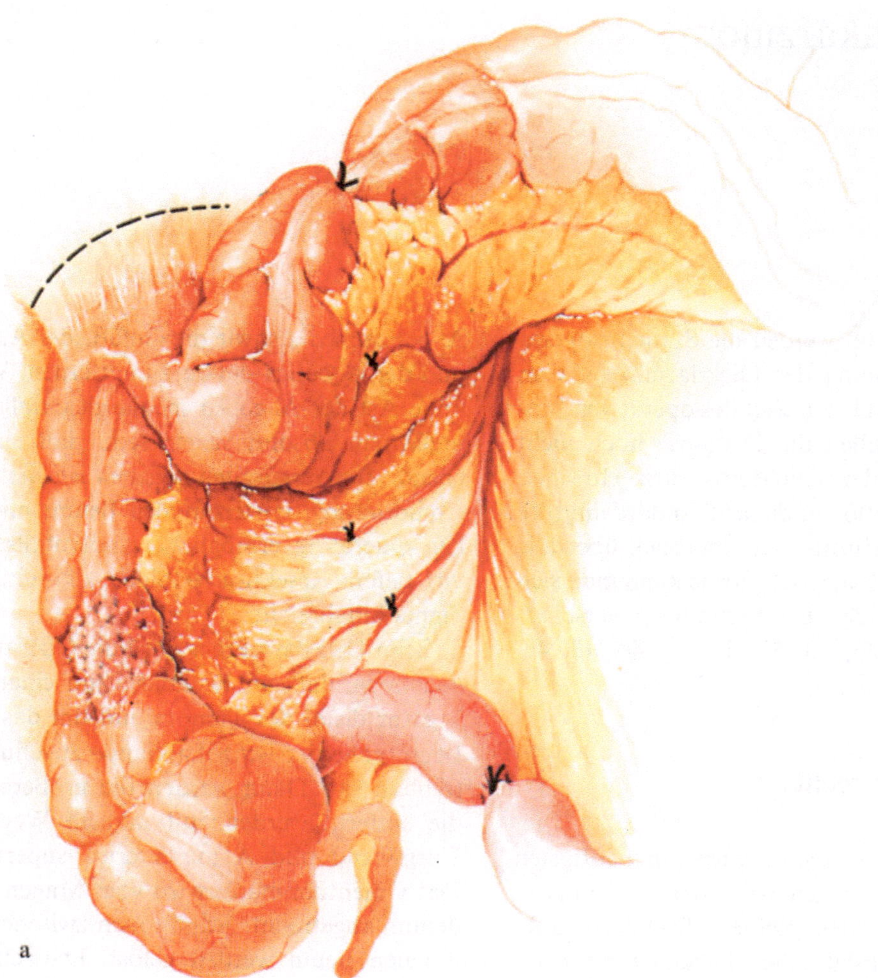


*Abb. 6.1a–c.* Hemikolektomie rechts. (*a*) Der Tumor ist dargestellt. Das terminale Ileum und das Colon transversum sind abgeschnürt, die großen Gefäße auf halbem Wege zwischen Abgang aus der A. mesenterica superior und dem Kolon unterbunden. Die Aufhängebänder des Kolons im rechten oberen Quadranten werden durchtrennt und ligiert (siehe gestrichelte Linie)

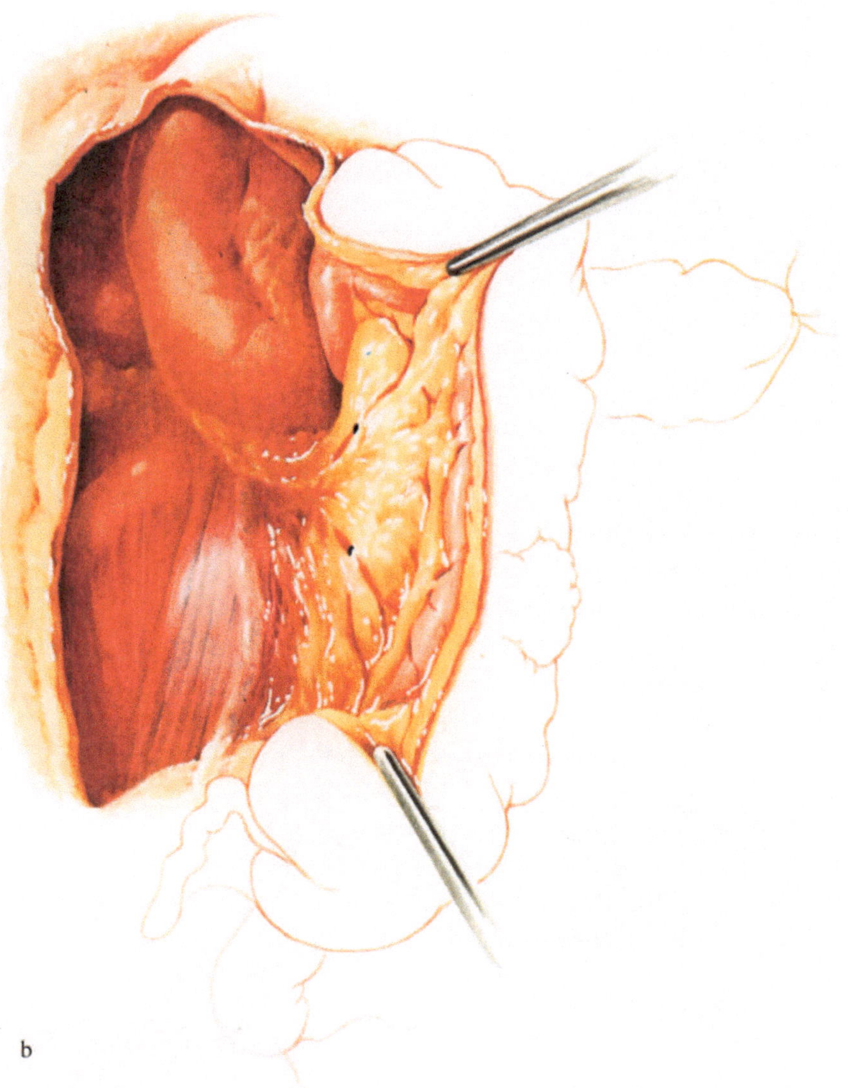

b

*Abb. 6.1 b.* Der Dickdarm wurde durch Lösen der Anheftungen entlang der seitlichen Umschlagfalte mobilisiert und nach vorne gezogen. Das Duodenum ist großflächig dargestellt, und durch weitere Präparation des Mesenteriums wird der Ureter freigelegt. Die V. spermatica oder ovarica unterkreuzt das Mesenterium an dieser Stelle und wird durchtrennt

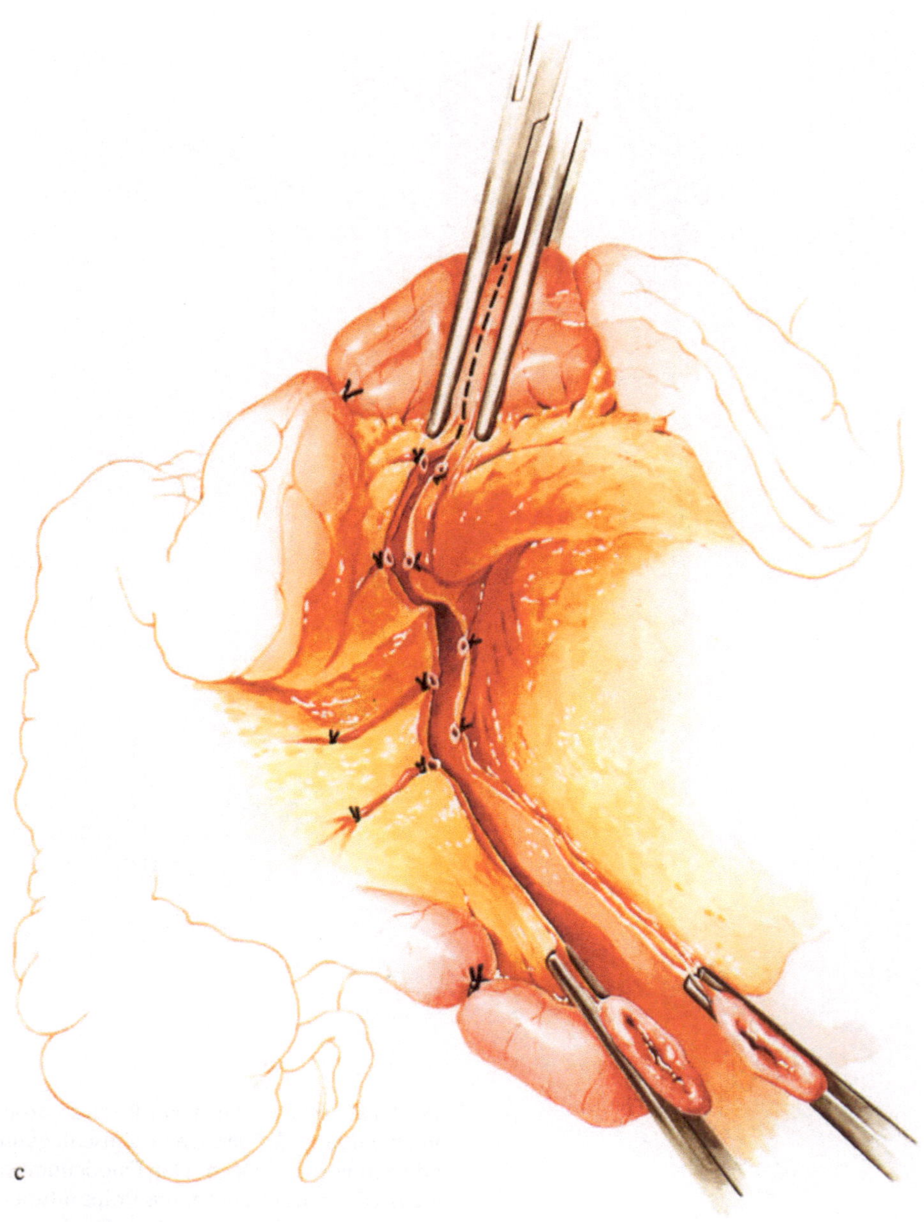


*Abb. 6.1c.* Das Mesenterium ist eingeschnitten und die Hauptgefäße – die A. ileocolica, die A. colica dextra und der rechte Ast der A. colica media – unmittelbar nach ihrem Abgang durchtrennt. Abtrennen des Ileums und des Colon transversum entlang der gestrichelten Linie.

Bei Anwendung der No-touch-Technik ist dies der erste Teil des Vorgehens; danach werden die seitlichen Adhäsionen des Kolons gelöst und der Dickdarm durchtrennt. Siehe Abb. 6.2 als alternative Anastomosenart

Ureter verläuft in Höhe der Aufzweigung der Iliakalarterien direkt unter dem Peritoneum; wird er nicht sehr sorgfältig beachtet, ist er bei einem großen Zökaltumor in Gefahr.

Nach dem Hervorheben des Dickdarms werden an der geplanten Resektionsstelle Klemmen an das Ileum und den Querdarm angelegt. Resektion eines V-förmig tief ausgeschnittenen Mesenterialsegments (Abb. 6.1c). Unterbindung der Ileozökalgefäße mit 2 kräftigen Ligaturen 1 cm oberhalb ihres Ursprungs. Die A. colica dextra fehlt häufig oder entspringt aus der A. colica media oder ileocolica. Ist sie vorhanden, wird sie separat unterbunden. Danach wird der rechte Ast der A. colica media oder alle Gefäße der A. colica media der Reihe nach ligiert. Entfernung des Operationspräparates nach Durchtrennung mit dem Thermokauter. Das Operationspräparat wird vom Pathologen untersucht, um die Diagnose zu bestätigen. Wird das Kolonkarzinom von zahlreichen Polypen begleitet, sollte zu diesem Zeitpunkt die subtotale Kolektomie in Betracht gezogen werden.

Vorbereiten des Darmes zur Anastomose. Es ist ratsam, zunächst die große Lücke im Mesenterium zu verschließen. Man beginnt damit nahe der Unterbindungsstelle der Ileozökalgefäße; danach wird das Mesenterium des Querdarmes und des terminalen Ileums mit einer fortlaufenden Catgutnaht vereinigt. Aus 2 Gründen erfolgt dies vor Anlegen der Anastomose. Wird erstens mit dieser Naht ein Mesenterialgefäß verletzt oder kommt es zu einer übermäßigen Blutung, muß möglicherweise ein weiteres Segment des terminalen Ileums entfernt werden, um eine ausreichende Blutversorgung für die Anastomose zu sichern. Weiterhin läßt sich durch den Verschluß dieser Lücke eine Verdrehung des terminalen Ileums vermeiden. Nun erfolgt die Anastomosierung, bevorzugt in End-zu-End-Technik (Abb. 6.2a). Besteht eine deutliche Diskrepanz in der Größe der Darmlumina, ist dies nicht möglich, so daß entweder eine End-zu-Seit- oder eine Seit-zu-Seit-Ileotransversostomie anzustreben ist. Die End-zu-Seit- und Seit-zu-Seit-Anastomose soll hier beschrieben werden. Die übliche End-zu-End-Vereinigung wurde im Kap. 3 im Abschnitt der Anastomosentechniken beschrieben.

Bei der End-zu-Seit-Anastomose muß der proximale Stumpf des Colon transversum mit 3 Nahtreihen verschlossen werden. Die beiden inneren bestehen aus resorbierbaren 3-0 Nähten, die äußere aus 3-0 Seide (Abb. 6.2b). Die End-zu-Seit-Anastomose wird kurz dahinter plaziert. Dazu wird die Vorderwand des Dickdarms mit Allis-Klemmen hervorgehoben und eine Reihe von 3-0 Seide-Einzelknopfnähten zwischen terminalem Ileum und Colon transversum eingebracht. Abnehmen der Klemme am Dünndarm und Einbringen eines kleinen Gelschaumpfropfens in das Dünndarmlumen. Eröffnen der Dickdarmwand und wiederum Einbringen des Gelschaums. Anlegen der inneren Nahtreihe der Hinterwand mit resorbierbaren 3-0 Einzelknopfnähten. Einbringen entsprechender Nähte an der vorderen Zirkumferenz mit inneliegendem Knoten außer den letzten 1 oder 2 Fäden, die als Lembert-Nähte gestochen werden. Anlegen und Knüpfen der äußeren Nahtreihe der Vorderwand mit 3-0 Seide-Einzelknopfnähten.

Für die Seit-zu-Seit-Anastomosen wird zunächst eine Reihe von Seide-Einzelknopfnähten angelegt (Abb. 6.2c). Eröffnen der Lumina beider Darmsegmente und Vervollständigung der inneren Nahtreihe der Hinterwand mit resorbierbarem Nahtmaterial in Einzelknopf- oder fortlaufender Nahttechnik. Diese wird an der vorderen Zirkumferenz fortgeführt und schließlich wird die Anastomose mit der vorderen äußeren Nahtreihe mit Seide fertiggestellt. Seit-zu-Seit-Anastomosen können bei Säuglingen erforderlich werden. Dennoch kann sich durch Aufweitung des blind verschlossenen Endes am oberen Darmsegment nach Jahren ein Blind-loop-Syndrom ausbilden; deshalb führen die Kinderchirurgen sie nicht gerne durch. Betrifft die Dickdarmresektion auch größere Teile des Querdarmes, so daß die Blutversorgung im Bereich der linken Kolonflexur nicht wie erwünscht ist, muß das Kolon bis zu einem tieferen Abschnitt mobilisiert werden. Eine Anastomosierung mit dem Colon descendens ist sehr schwierig, und es ist nie möglich, den Schlitz zwischen Ileum und Colon descendens zu verschließen. Folglich ist es viel sinnvoller, den Darm bis zum Sigma zu mobilisieren und eine subtotale Kolektomie durchzuführen, als mit einer unbefriedigenden Anastomose oder einem nicht verschließbaren Mesenterialschlitz dazustehen.

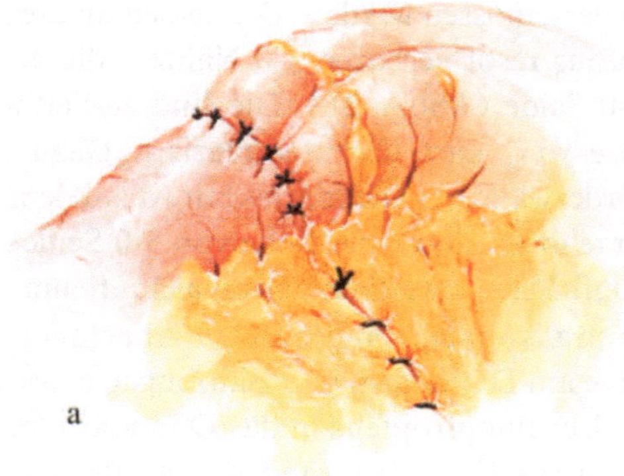

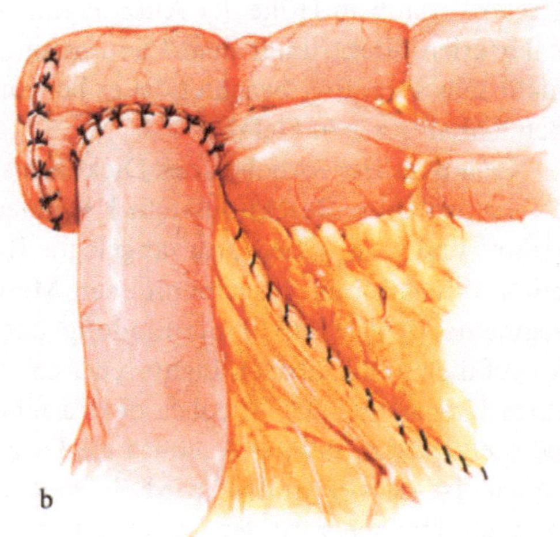

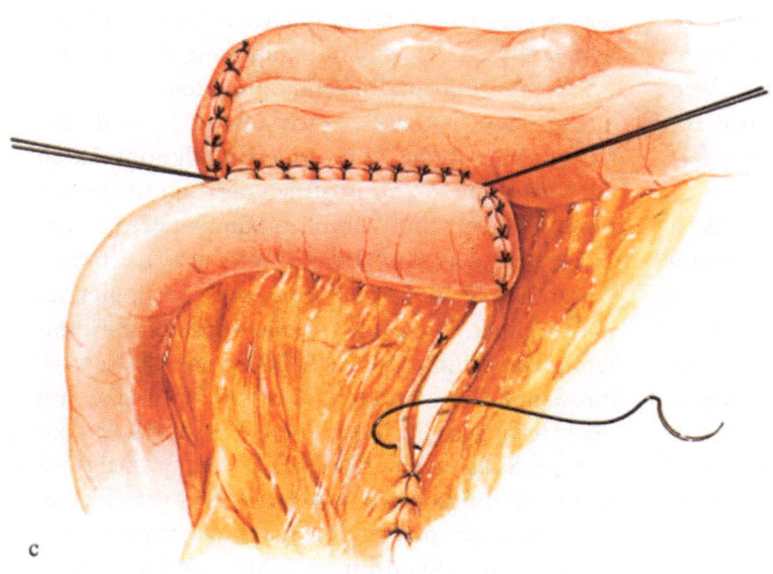

*Abb. 6.2a–c.* Anastomosenarten am rechten Kolon. (*a*) Die Operation wird normalerweise mit einer End-zu-End-Anastomose beendet. (*b*) Eine alternative Methode stellt die End-zu-Seit-Technik dar. Ist das Lumen des Ileums extrem klein, wird der Dickdarm mittels 3 Nahtreihen invertierend verschlossen – die inneren 2 Nahtreihen mit Catgut, die äußeren mit Seide. Danach wird, wie dargestellt, eine zweireihige End-zu-Seit-Anastomose angelegt. Alle Nähte der ileokolischen Anastomose werden als Einzelnähte eingebracht. (*c*) Alternative Anastomosenart in Seit-zu-Seit-Technik. Beide Enden des Dünndarms und Kolons werden eingestülpt und eine zweireihige Seit-zu-Seit-Anastomose mit Einzelknopfnähten fertiggestellt

### *Erkrankungen, die zur Verwechslung mit einem Dickdarmkarzinom führen*

In allen Abschnitten des Dickdarms können polypöse Erkrankungen, Morbus Crohn, Divertikelkrankheit und einige Infektionskrankheiten wie die Amöbiasis und Tuberkulose mit Dickdarmkrebs verwechselt werden. Dazu gehört auch im rechten Kolon die Erkrankung der Appendices epiploicae.

### *Polypöse Erkrankungen*

Das Zökum kann Sitz sehr großer villöser Adenome sein. Normalerweise wird ein großes villöses Adenom in gleicher Weise wie ein Dickdarmkarzinom entfernt, da, wenngleich es sich weich und gutartig anfühlt, sich häufig ein Karzinom nachweisen läßt (Abb. 6.3). Deshalb ist eine ausgedehnte Dissektion der mesenterialen Lymphknoten anzustreben. Liegen zahlreiche Polypen im rechten Kolon vor, muß der Patient zu diesem Zeitpunkt mit großer Sicherheit subtotal kolektomiert werden, auch wenn die vorangegangene Kolonoskopie nur wenige polypöse Veränderungen in der linken Kolonhälfte erbrachte; andernfalls sind die Chancen groß, daß dieser Patient zu einem späteren Zeitpunkt weitere Polypen oder ein Karzinom entwickelt.

### *Morbus Crohn*

Es gibt zwischen einer Operation wegen eines Morbus Crohn oder wegen Darmkrebs keinen wesentlichen Unterschied außer, daß es nicht notwendig ist, das Mesenterium oder die mesenterialen Lymphknoten weit auszuräumen (s. Kap. 11). Eine Anastomose kann daher an jeder geeigneten Stelle des Colon transversum angelegt werden. Allerdings kann die makroskopische Betrachtung des Dickdarms verwirrend sein; die sofortige Untersuchung durch einen Pathologen ist daher wichtig, um ein Karzinom auszuschließen.

### *Divertikelkrankheit*

Die Divertikelkrankheit der rechten Kolonhälfte ist in den Vereinigten Staaten auf dem Kontinent relativ selten, während sie in Hawaii häufig vorkommt. Einige dieser Patienten müssen aufgrund einer Perforation oder Abszeßbildung notfallmäßig operiert werden. In solchen Fällen kann die Erkrankung leicht mit einer Appendizitis oder der subakuten Perforation eines Dickdarmkarzinoms verwechselt werden. Auch hier ist eine Hemikolektomie rechts in der beim Kolonkarzinom beschriebenen Operationstechnik erforderlich.

### *Appendizitis*

Die Hemikolektomie rechts kann auch bei gewissen Erkrankungen der Appendix erforderlich werden (s. Kap. 26). Manchmal führt eine akute Appendizitis zu einer umschriebenen Perforation oder einer Verdickung beinahe hölzernen Charakters, die das terminale Ileum und das Colon ascendens in einem Ausmaß umfaßt, daß es zum Zeitpunkt

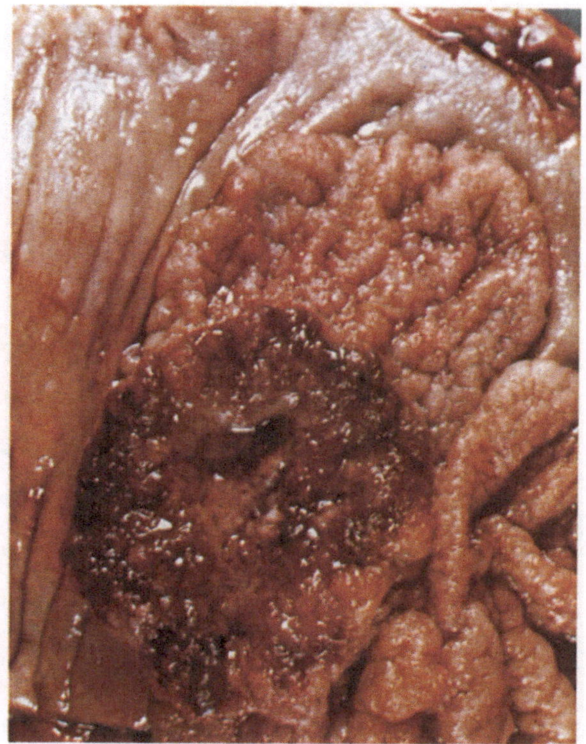

*Abb. 6.3.* Dickdarmtumor in Form eines villösen Adenoms

der Operation nicht möglich ist, mit Sicherheit eine Appendizitis anzunehmen. Unter diesen Umständen ist es weit besser, die sofortige Hemikolektomie rechts durchzuführen als die Appendix unter dem Risiko einer Sepsis, Obstruktion oder Fistelbildung aus der Verbackung zu lösen. Das Karzinom der Appendix bedarf gleichfalls, obwohl es sehr selten ist, einer rechtsseitigen Hemikolektomie.

Mukozelen der Appendix stellen oft Karzinome niederen Malignitätsgrads dar, weshalb eine primäre rechtsseitige Hemikolektomie als erste Maßnahme in Betracht gezogen werden sollte. Wird die Appendix in einem erkrankten Bezirk entfernt, besteht die Möglichkeit eines späteren Pseudomyxoms peritonei. Diese Erkrankung kann auch primär entstehen und soll, wie man heute glaubt, vielfach eine Form des Karzinoms der Appendix darstellen.

Patienten mit großen Karzinoiden der Appendix werden gleichermaßen mit einer Hemikolektomie rechts behandelt. Karzinoide über 2 cm Durchmesser, mikroskopischem Befall der

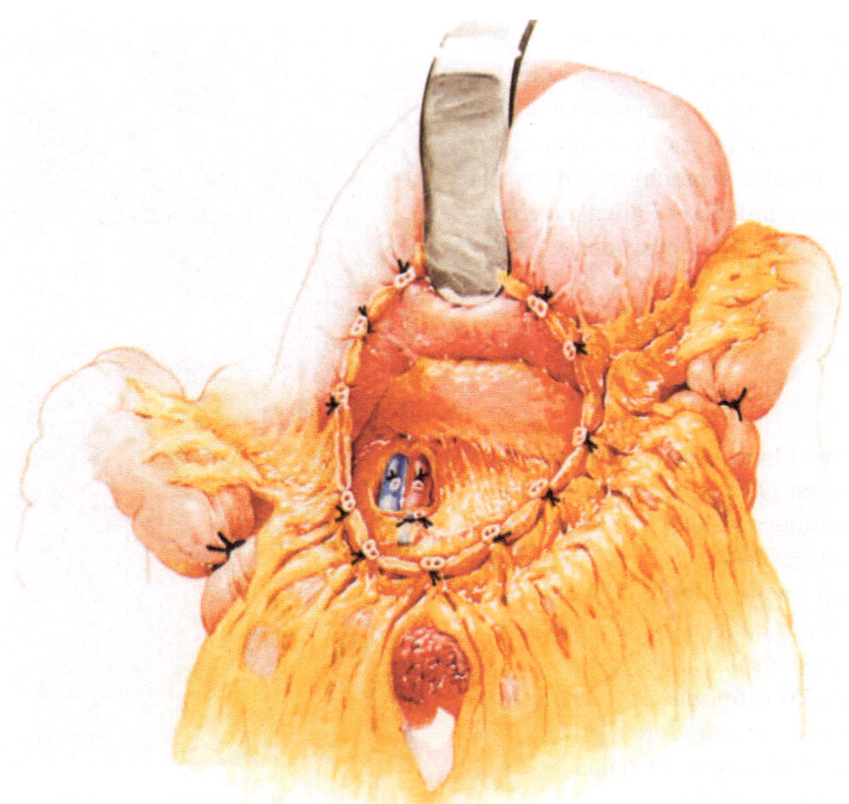

*Abb. 6.4.* Querdarmresektion. Bei einem großen Tumor wird das Lig. gastrocolicum mit den angrenzenden gastroepiploischen Gefäßen und Lymphknoten en bloc mit dem Colon transversum entfernt. In der Abbildung wurde das Kolon proximal und distal unterbunden. Die Mobilisierung des Magens bringt die A. und V. colica media zur Darstellung, die nahe ihrem Abgang aus den oberen Mesenterialgefäßen ligiert werden. Um eine spannungsfreie Anastomose zu garantieren, kann es erforderlich werden, die linke und rechte Kolonflexur zu mobilisieren. Die Resektion kann durch eine Hemikolektomie rechts oder eine subtotale Kolektomie erweitert werden

Lymphgefäße und nahe der Abtragungsstelle liegender Tumorbegrenzung stellen alle eine Indikation zur Hemikolektomie rechts dar.

### *Drainierung*

Nach einer Hemikolektomie rechts ist selten eine Drainage erforderlich. Nur wenn zum Zeitpunkt der Operation ein Abszeß angetroffen wird, ist eine Drainage indiziert. Sie kann gleichfalls notwendig werden, wenn zum Zeitpunkt der Anastomose die Kapillarblutung nicht kontrolliert werden kann. Der Patient wird für 3–5 Tage mit einer Magenabsaugsonde versorgt, bis die Darmperistaltik einsetzt und Luft über das Rektum abgeht.

## Querdarmresektion

Dem Chirurgen stehen 4 Verfahren zur Entfernung eines Karzinoms des Querkolons zur Wahl. Das Resektionsausmaß muß sich nach der genauen Lokalisation des Tumors und der Mobilisierbarkeit des Querkolons und nach dem Alter und dem Allgemeinzustand des Patienten richten.

Bei Tumoren des proximalen Querkolons bevorzugen wir eine rechtsseitige Hemikolektomie mit Unterbindung der Ileozökalgefäße und Gefäßen der A. colica media an ihrem Ursprung (Abb. 6.4). Unter der Voraussetzung, daß die A. colica sinistra zur Blutversorgung ausreicht, kann die Anastomose zwischen terminalem Ileum und linkem Querkolon durchgeführt werden. Bei dieser Art der Resektion ist es möglich, den Mesenterialschlitz ausreichend zu verschließen.

Befindet sich der Tumor im mittleren Abschnitt des Querkolons und ist der Patient alt und der Dickdarm frei beweglich, kann eine Segmentresektion durchgeführt werden. Die Gefäße der A. und V. colica media werden nahe ihren Abgängen ligiert, danach beide Enden des Querkolons in der Mittellinie anastomosiert. Diese Operation beinhaltet ein gewisses Risiko, da es äußerst schwierig sein kann, den Mesokolonschlitz zu verschließen, so daß es leicht zu einer Dünndarmeinklemmung hinter der Anastomose kommen kann. Zusätzlich ist die Segmentresektion beim Dickdarmkrebs nicht so radikal wie die erweiterte Resektion. Dieses Vorgehen wird daher selten gewählt.

Befindet sich der Tumor im distalen Querkolon, hat der Chirurg wiederum verschiedene Möglichkeiten. Bei einem älteren Patienten ist die Segmentresektion, die von der Mitte des Querdarms bis zur Mitte des Colon descendens reicht, wünschenswert. Der dabei entfernte Mesenterialabschnitt entspricht dem Versorgungsgebiet der A. colica sinistra. Die bessere Operation, die wir auch empfehlen, wenn sich der Patient in gutem Zustand befindet, ist die subtotale Kolektomie mit Anastomosierung des Endileums ans intraperitoneale Rektum. Jegliche Anastomose des Ileums zum Querdarm ist entsprechend der Tiefe des Dickdarms, der Kürze des Mesenteriums und der großen Schwierigkeit, die mesenteriale Lücke in diesem Bereich zu verschließen, schwer. Es ist technisch viel einfacher, die Resektion des Dickdarms weiter nach distal auszudehnen und eine reguläre subtotale Kolektomie durchzuführen. Auch für Tumoren des Querkolons ist die „No-touch"-Technik anwendbar (s. Beschreibung der No-touch-Technik).

## Hemikolektomie links

Die Hemikolektomie links beinhaltet eine weite Exzision des Mesenteriums, des Colon descendens und Sigmas [3, 36, 37]. Da sie das gesamte Versorgungsgebiet der A. mesenterica inferior betrifft, muß die A. colica sinistra geopfert und das Mesenterium vom linksseitigen Colon transversum hinunter bis etwa 5 cm über dem Beckenboden entfernt werden.

Zunächst werden oberhalb und unterhalb des Tumors Ligaturen um den Dickdarm gelegt. Zusätzlich kann man die Hauptgefäße, die ins Tumorgebiet ziehen, unterbinden. Diese Unterbindungen werden nicht im Bereich der unteren Mesenterialarterien, sondern halbwegs zwischen diesen und dem Dickdarm angelegt. Damit wird die hauptsächliche Blutzufuhr im tumortragenden Abschnitt unterbrochen. Danach erfolgt die Mobilisierung durch Ablösen der Verwachsungen am seitlichen Peritoneum, wobei zunächst mit den Befestigungen am Sigmabogen begonnen wird. In der Regel müssen dabei die linke A. spermatica oder A. ovarica unterbunden und durchtrennt werden. Danach wird das Kolon zur rechten Seite gezogen, und durch Einschneiden des Peritoneums nach unten wird der linke Ureter dargestellt und angeschlungen. Das Kolon läßt sich nun nach rechts unmittelbar vor den Ureter und die Aorta ziehen (Abb. 6.5b). Alle Lymphknoten in diesem Gebiet werden mit dem Operationspräparat entfernt. Danach wird der untere mesenteriale Gefäßstiel dargestellt und die A. und V. mesenterica inferior werden einzeln durchtrennt und ligiert. Anschließend wird der linke Querdarm mobilisiert, so daß die linke Kolonflexur von oben und unten angegangen werden kann. Nach Loslösen der Kolonflexur wendet man sich wieder nach unten, wo als nächstes das Sigma und das intraperitoneale Rektum mobilisiert wird. Das Peritoneum wird an der rechten Seite eingetrennt und wiederum beide Ureteren dargestellt. Danach wird die Dissektion nach distal fortgeführt. Das Mesenterium wird an der voraussichtlich tiefsten Stelle eingeschnitten und ligiert. Danach wird das linke Querkolon (an einer gut ernährten und ausreichend langen Stelle) und das Rektum mit Allen-Klemmen gefaßt und mit dem Thermokauter durchtrennt. Schließlich erfolgt die End-zu-End-Anastomose.

Der schwierigste Teil der Operation ist, mit der Lücke nach dieser großen Exzision zurechtzukommen. Nur selten ist es möglich, den Mesenterialschlitz zu verschließen, wenn die Exzision ausreichend weit war. In diesen Fällen ist es besser, diesen weit offen zu lassen als eine kleine Öffnung zu belassen, die hinsichtlich der Inkarzeration

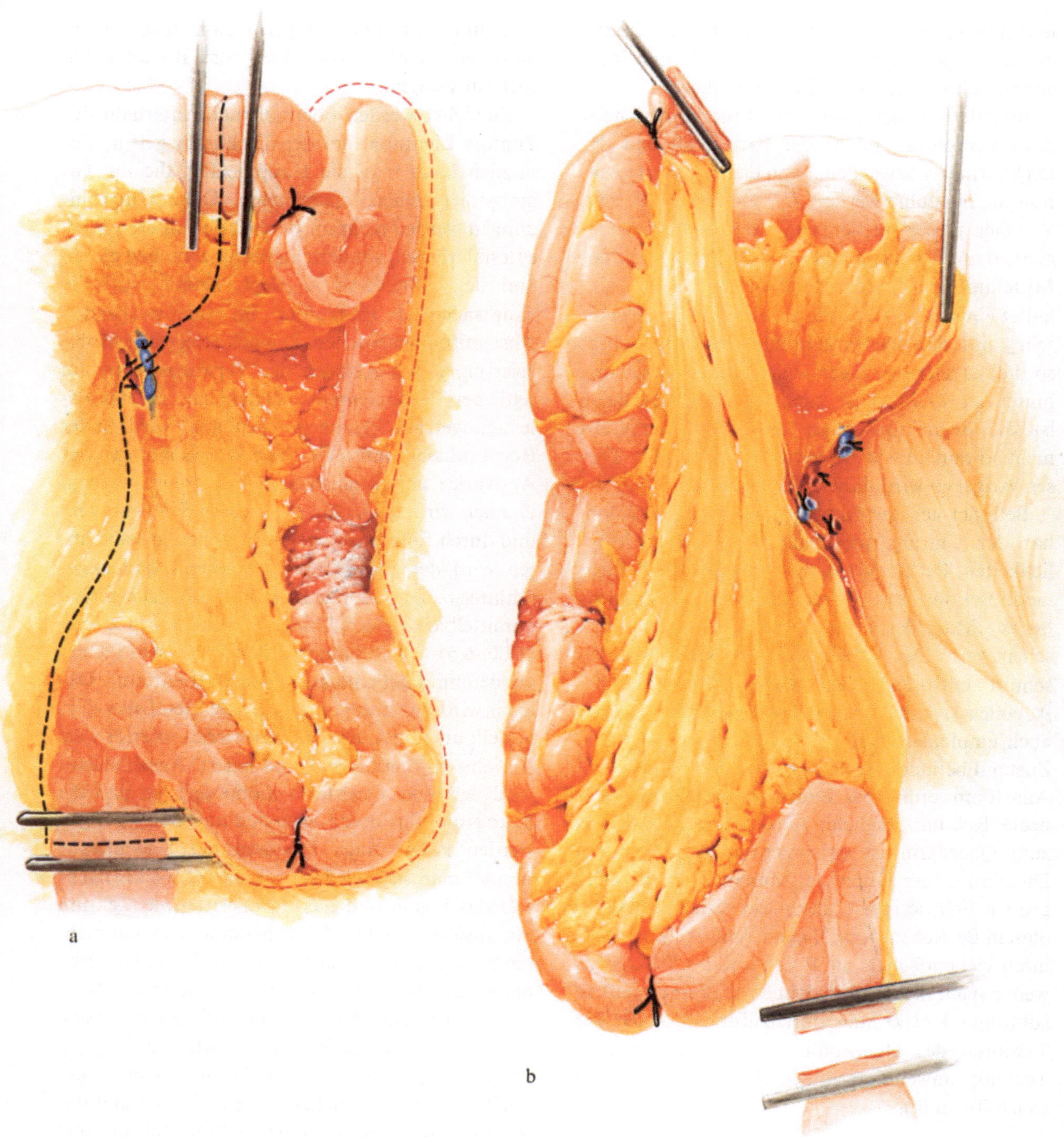


*Abb. 6.5a, b.* Hemikolektomie links (No-touch-Technik). (*a*) Anlegen von Klemmen an Colon transversum und am intraperitonealen Rektum, Durchtrennung des Kolons mit der Diathermie. Durchtrennung des Mesocolon transversum bis zur A. und V. mesenterica inferior. Die Darstellung der Gefäße wird durch Einschneiden des Peritoneums auf der rechten Seite des Rektums erleichtert. Unterbindung der A. mesenterica inferior nahe ihrem Abgang aus der Aorta und der V. mesenterica inferior kurz darüber. Die unterbrochene schwarze Linie stellt die Inzisionslinie dar. Ablösen des Dickdarms entlang der roten unterbrochenen Linie und Mobilisieren der linken Kolonflexur. (*b*) Durch Drehen des Dickdarms nach rechts wird der untere Pol der linken Niere sowie der Ureter dargestellt. Die Kontinuität wird durch eine End-zu-End-Anastomose wiederhergestellt (siehe Abb. 3.1)

einer Dünndarmschlinge viel gefährlicher ist. Weiterhin kann der Verschluß des Mesenterialschlitzes das Jejunum am Treitz-Band abknicken und bei zu starkem Anziehen eine Obstruktion bewirken. Aus diesem Grunde glauben wir, daß es am besten ist, den Mesenterialschlitz weit offen zu lassen. In der Regel kann der Dickdarm nach Fertigstellen der Anastomose nach hinten gelegt werden, so daß der Dünndarm davor zu liegen kommt.

Die Komplikationen der Hemikolektomie links sind die Verletzung des Ureters, Probleme mit dem Mesenterialschlitz und die Anastomosendehiszenz. Offenbar muß der Ureter sorgfältig beachtet werden. Die Probleme mit dem Mesenterialschlitz wurden schon besprochen. Bleibt der Mesenterialschlitz weit offen, ist die Anastomose wenig geschützt; folglich besteht eine erhöhte Gefahr der Dehiszenz. Um dies zu verhindern, kann die Anastomose geschützt werden, indem lediglich eine schmale Brücke des Mesenterialschlitzes, welche nahe am Darm liegt, verschlossen wird.

Es ist klar, daß jegliche Spannung auf einer Anastomose, deren Mesenterialschlitz nicht verschlossen ist, mit großer Wahrscheinlichkeit Schwierigkeiten verursacht. Es ist daher absolut zwingend, daß bei der Auslösung ein ausreichend langer Querdarm erhalten bleibt, so daß die Anastomose ohne jegliche Spannung zu liegen kommt.

Eine Warnung muß ausgesprochen werden. Bei einigen Patienten ist das Mesenterium des Querkolons ungewöhnlich kurz, so daß es absolut unmöglich ist, das Querkolon zu einer Anastomosierung ins Becken hinabzuführen. Es kann daher gelegentlich notwendig werden, das gesamte Kolon zu resezieren und eine Ileorektostomie durchzuführen.

## Sigmaresektion

Die Sigmaresektion ist bei allen Patienten, die einen Befall des Sigmas haben, indiziert, vorausgesetzt, daß unterhalb des Tumors mindestens 5 cm Strecke gewonnen werden können und daß keine vergrößerten Lymphknoten am Abgang der A. mesenterica inferior vorliegen. Sind Lymphknoten vorhanden, muß eine größere Operation wie die Hemikolektomie links als Methode der Wahl in Betracht gezogen werden.

Nach unserer Erfahrung [50] und der von Busuttil und Mitarbeitern [13] ist die Heilungsrate nach Sigmasegmentresektion so hoch wie nach linksseitiger Hemikolektomie. Sie läßt sich auch bei Patienten in schlechtem Allgemeinzustand durchführen. Dabei kann das Sigma in der üblichen Technik (Abb. 6.6) oder bei kleinem Tumor durch die weiter unten in diesem Kapitel beschriebene „No-touch"-Technik entfernt werden.

Bei der üblichen Technik werden zunächst oberhalb und unterhalb des Tumors Unterbindungen um das Kolon angelegt. Eine weitere Ligatur wird in der Mitte um die A. mesenterica inferior gelegt, um die direkt den Tumor speisenden Gefäße zu verschließen. Daraufhin läßt sich das Sigma leicht von der linken Abdominalwand her mobilisieren, indem das Peritoneum eingeschnitten wird und die weitere Auslösung retroperitoneal erfolgt. Der Ureter wird dargestellt und angeschlungen. Danach kann die Dissektion so tief wie erforderlich, mindestens jedoch 5 cm und vorzugsweise mehr bis unterhalb des Tumors fortgeführt werden. Das Peritoneum auf der rechten Seite des Mesenteriums wird eingetrennt. Der rechte Ureter ist in der Regel weit lateral, muß jedoch beachtet werden, falls es sich um einen großen Tumor handelt. Nach Weghalten des Mesenteriums von der Aorta und den Iliakalgefäßen kann die Präparation bis an den Abgang der A. mesenterica inferior erfolgen. An dieser Stelle muß man ganz sicher gehen, daß der Ureter nicht wie bei manchen Patienten adhärent ist. Die Gefäße werden üblicherweise gerade unterhalb des linken Dickdarmastes durchtrennt und mit 2 kräftigen Catgutligaturen unterbunden. Ist der Patient schlank und hat wenig Fett, sind isolierte Ligaturen der A. und V. mesenterica inferior zu bevorzugen. Der Mesenterialabschnitt, der zusammen mit dem Tumor entfernt werden soll, wird tief V-förmig eingeschnitten und danach bis an den Oberrand des freipräparierten Sigmas durchtrennt. Nach Setzen von Darmklemmen erfolgt die weitere Präparation bis zu den Beckengefäßen und auf dem Steißbein bis an den unteren Rand der Dissektion. An dieser Stelle wird das Mesosigma durchtrennt und ligiert. Absetzen des Kolons zwischen Darmklemmen mit dem Thermokauter. Am proximalen Darmende sollten gute Pulsationen der Blutgefäße vorhanden sein. Am distalen Ende sind in der Regel keine Pulsationen tastbar.

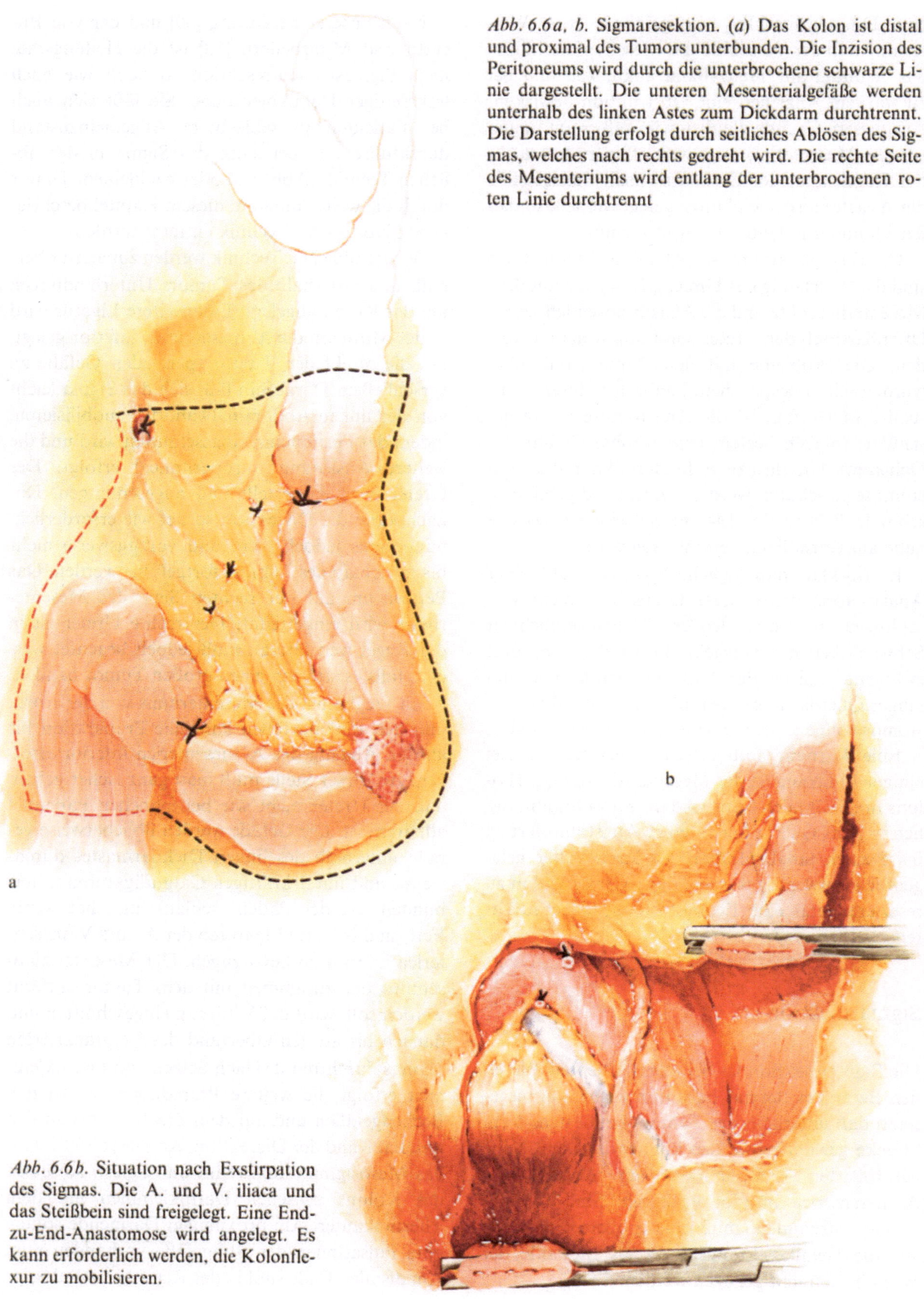


*Abb. 6.6a, b.* Sigmaresektion. (*a*) Das Kolon ist distal und proximal des Tumors unterbunden. Die Inzision des Peritoneums wird durch die unterbrochene schwarze Linie dargestellt. Die unteren Mesenterialgefäße werden unterhalb des linken Astes zum Dickdarm durchtrennt. Die Darstellung erfolgt durch seitliches Ablösen des Sigmas, welches nach rechts gedreht wird. Die rechte Seite des Mesenteriums wird entlang der unterbrochenen roten Linie durchtrennt

*Abb. 6.6b.* Situation nach Exstirpation des Sigmas. Die A. und V. iliaca und das Steißbein sind freigelegt. Eine End-zu-End-Anastomose wird angelegt. Es kann erforderlich werden, die Kolonflexur zu mobilisieren.

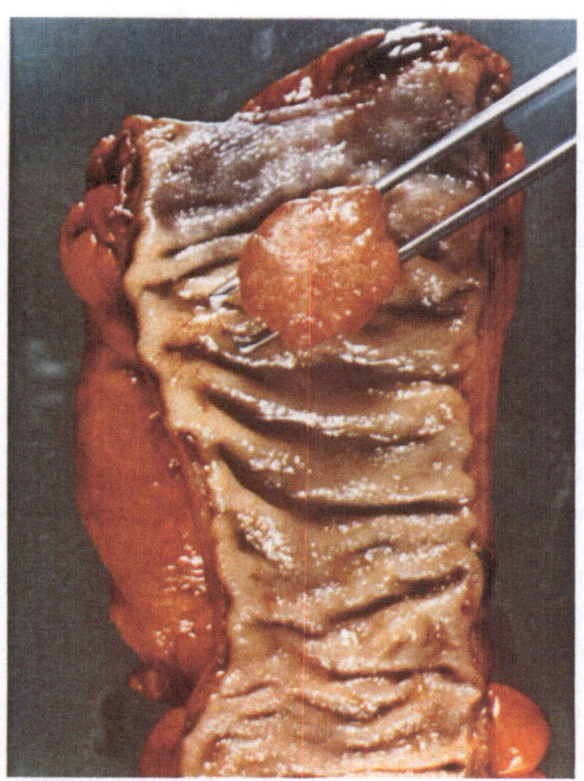

*Abb. 6.7.* Polypöses Karzinom des Sigmas

Das Mesenterium wird zur rechten Seite hin mit dem Peritoneum verschlossen, während die linke Seite offen bleibt. Die Details der End-zu-End-Anastomosierung werden im Kap. 3 im Abschnitt der Anastomosentechniken beschrieben.

Bei Frauen wird häufig eines oder beide Ovarien mitreseziert. Die routinemäßige beidseitige Ovarektomie wird damit begründet, daß relativ häufig Ovarialmetastasen vorliegen [12]. Wir führten sie insbesondere bei großen Tumoren durch (Abb. 6.7), haben jedoch keinen schlüssigen Beweis, daß dies lebensverlängernd wirkt. Da bei derartigen Tumoren nicht selten Verwachsungen mit benachbarten Organen vorkommen, kann die Resektion eines Teiles der Blase, des Dünndarms oder des Ureters erforderlich werden. Ist die Blase eröffnet, wird sie in der Regel zweireihig mit Catgut verschlossen und der Abfluß mit einem Foley-Katheter gewährleistet. Bei einer ausgesprochen großen Exzision wird zusätzlich eine suprapubische Drainage eingelegt. Wird zusammen mit dem Tumor die Resektion einer adhärenten Dünndarmschlinge notwendig, wird die Darmkontinuität durch eine End-zu-End-Anastomose wiederhergestellt. Ist der Ureter unlösbar mit dem Tumor verbacken, ist es bei funktionierender gegenseitiger Niere ratsam, einen Teil des Ureters zu entfernen. Dabei kann der Ureter proximal unterbunden werden; in der Mehrheit der Fälle wird die Niere schmerzlos atrophieren. Manchmal tritt jedoch eine sekundäre Infektion in der Niere auf, so daß die Nephrektomie erforderlich wird.

Anomalien der ableitenden Harnwege sind häufig genug, um bei großem Tumor vor der Operation ein i.v.-Pyelogramm zu fordern. In seltenen Fällen kann eine im Becken liegende Einzelniere bestehen, die sehr leicht einen Ausläufer des Sigmatumors vortäuschen kann, so daß ein unvorsichtiger Chirurg die einzig funktionierende Niere entfernen könnte.

Etwa 30 Fälle wurden beschrieben, bei denen infolge des Karzinoms eine Fistel zwischen Ureter und Sigma auftrat; solche Fälle müssen bei der Resektion mit einem Ileumkonduit versorgt werden.

## Subtotale Kolektomie

Die subtotale Kolektomie ist bei vielen Erkrankungen des Kolons einschließlich des Dickdarmkrebses [35] insbesondere dann, wenn er mit anderen polypoiden Veränderungen einhergeht, bei der Polyposis coli, beim Morbus Crohn, bei der Colitis ulcerosa und bei massiver Blutung unbekannter Ursache aus dem Dickdarm, indiziert. Das operative Vorgehen ist in allen Fällen bis auf den Unterschied sehr ähnlich, daß die Resektion des Mesenteriums beim gesicherten Karzinom oder einer ausgedehnten Polyposis ausgedehnter sein muß, als wenn die Erkrankung lediglich auf entzündliche Veränderungen zurückzuführen ist.

Wir bevorzugen einen linksseitigen paramedianen Zugang. Nach der allgemeinen Exploration wird zunächst der zu entfernende Darmabschnitt dargestellt. Üblicherweise wird das Ileum kurz vor der Ileozökalklappe und das intraperitoneale Rektum im Bereich der distalen 25 cm durchtrennt, so daß das verbleibende Rektum später der rektoskopischen Kontrolle zugänglich ist. Handelt es sich um ein gesichertes Karzinom, werden die üblichen Vorsichtsmaßnahmen wie der proximale und distale Verschluß des Dickdarms sowie, wenn möglich, die Ligatur der zum Tumor führenden Gefäße durchgeführt.

Das Absaugen des Dickdarminhalts mittels eines Katheters, der durch den später resezierten terminalen Dünndarm eingeführt wird, vermag die Häufigkeit der Kontamination dann zu verringern, wenn die Operation wegen eines obstruierenden Tumors, einer Colitis ulcerosa oder einem toxischen Megakolon durchgeführt wurde. Diese Entlastung wird vor jeglicher Mobilisierung des Darmes vorgenommen. Man beginnt die Präparation am Querkolon. Handelt es sich um eine bösartige Erkrankung, muß das große Netz mit dem Dickdarm entfernt werden. Bei einem gutartigen Leiden kann das Netz geschont und später dafür verwandt werden, die Lücke hinter dem Magen zu verschließen.

Nach Mobilisierung des Querkolons ist in der Regel der rechtsseitige Dickdarm am leichtesten zu erreichen. Das Colon ascendens wird an der Umschlagfalte des Peritoneums abgetrennt und nach vorne gehalten. Die Aufhaltebänder von der Leber oder dem parietalen Bauchfell zum Kolon müssen durchtrennt und ligiert werden. Wenn das Kolon nach vorne gehalten wird, lassen sich die rechten A. und V. ovarica oder spermatica in der Resektionslinie darstellen und müssen ggf. durchtrennt und ligiert werden. Erfolgt die Präparation weit nach kaudal, läßt sich auch der rechte Ureter darstellen. Die Appendix wird mit dem Dickdarm hochgehoben, sobald sie vorn losgelöst wird. Nach Darstellen des Duodenums ist es möglich, die Hauptgefäßstämme – A. und V. ileocolica, A. und V. colica dextra, A. und V. colica media – exakt an der richtigen Stelle freizupräparieren und zu ligieren.

Danach wendet man sich der linken Seite des Abdomens zu und beginnt die Präparation an der Anheftung der Sigmaschlinge. Das Sigma wird mobilisiert und zur rechten Seite gezogen. Hiernach kann wiederum die Ligatur der linksseitigen V. ovarica oder spermatica notwendig werden. Vorsichtiges Aufsuchen und Anschlingen des Ureters. Die linke Kolonflexur wird von 2 Seiten, nämlich vom linken Querkolon und vom Colon descendens, angegangen, und dies ist der schwierigste Teil der Resektion; handelt es sich um eine Colitis ulcerosa, tritt eine Perforation am ehesten an dieser Stelle auf. Die Durchtrennung des Lig. colocolienale sollte primär unter Ligieren der entsprechenden Gefäße erfolgen, da diese heftig nachbluten können. Nach vollständiger Mobilisierung des Kolons lassen sich die Gefäße zum linksseitigen Dickdarm und zum Sigma einzeln darstellen.

Nun muß man sich entscheiden, ob der Stamm der unteren Mesenterialgefäße mitentfernt werden soll. Wird er entfernt, erfolgt die Präparation bis ins kleine Becken, um sicher zu sein, daß die Blutversorgung aus den mittleren Hämorrhoidalgefäßen im Bereich der Anastomose ausreichend ist. Vielfach kann der Gefäßstamm belassen, dafür die einzelnen Gefäße zum Sigmoid durchtrennt werden. Handelt es sich allerdings um eine bösartige Erkrankung, die an irgendeiner Stelle der linken Dickdarmseite auftritt, muß der gesamte Stamm der A. mesenterica inferior entfernt werden und die Präparation ins Becken hinunter bis etwa 5–6 cm oberhalb des Douglas-Raums erfolgen, um einer guten Blutversorgung sicher zu sein.

Nach Durchtrennung des Darmes zwischen Klemmen wird das gesamte Operationspräparat entfernt und der Schlitz zwischen dem Mesenterium des terminalen Ileums und dem intraperitonealen Rektum mit einer fortlaufenden Catgutnaht verschlossen. Die Anastomose wird bevorzugt End-zu-End angelegt. Besteht in der Größe beider Lumina jedoch eine Diskrepanz, ist eine Seit-zu-End-Ileoproktostomie angebracht.

Nach einer subtotalen Kolektomie treten häufig Komplikationen auf. Einige wichtige werden nachstehend diskutiert:

*1. Darmverschluß:* Nach derart ausgedehnten Operationen bleiben große Bereiche ohne peritoneale Deckung, so daß Adhäsionen häufiger als nach anderen Operationen auftreten. Außerdem kann sich bei offen belassener Bursa omentalis der Darm hinter dem Magen oder auch von links nach rechts hinter dem Lig. hepatoduodenale einklemmen. Wird das kleine Netz, wie dies bei der Colitis ulcerosa der Fall sein kann, belassen, sollte es ans Mesenterium des Colon transversum genäht werden, um diese mögliche Lücke zu verschließen. Manchmal kann eine Peritonealisierung der linken oder rechten Peritonealhöhle erfolgen, wenn keine ausgedehnte Mitentfernung von Peritoneum erforderlich war.

Manche Patienten scheinen nach dieser Operation einen physiologischen Darmverschluß zu entwickeln. Während im Dünndarm ein normaler Druck von etwa 10 cm Wassersäule herrscht, beträgt dieser im Dickdarm, um eine Darmentleerung zu bewirken, häufig 30 cm Wassersäule und mehr. Aus diesem Grunde bedarf der Patient einer Zeit der Anpassung, bis er normalen Stuhlgang hat, so daß die Dekompression mit einer Magensonde über einige Tage notwendig ist. Manche Chirurgen konnten diese Komplikation dadurch vermeiden, daß sie ein langes Darmrohr über den Anus nach oben bis über die Anastomose einlegten [42]. Wir haben diese Methode nie angewandt.

2. *Anastomoseninsuffizienz:* Diese Anastomose ist schwieriger als die gewöhnliche Anastomose zwischen Dickdarm und Dickdarm oder Dünndarm und Dünndarm. Scheinbar kommt es oberhalb der Anastomose leicht zu einer Abknickung des Darmes, die zu einer partiellen Obstruktion führt und manchmal durch eine umschriebene Perforation kompliziert wird.

Im Massachusetts General Hospital war die Morbidität und Mortalität der subtotalen Kolektomie beim Dickdarmkrebs deutlich höher als die der Segmentresektion am Dickdarm. So betrug in der letzten Serie die Mortalität der subtotalen Kolektomie 17%, die der rechtsseitigen Hemikolektomie 6% und die der anterioren Resektion 2% [50]. Aus diesem Grunde wird die Operation nicht so häufig angewandt, wie es von einigen anderen Chirurgen empfohlen wird. Ein anderes Problem besteht darin, daß bei älteren Patienten nach subtotaler Kolektomie der verkürzte Darm zu schweren Durchfällen führen kann. Die Durchfälle sind schwer zu beherrschen, können sich über längere Zeit hinziehen und bei plötzlichem Auftreten sehr gefährlich sein. Wir sind daher gegenüber der subtotalen Kolektomie, außer bei den zuvor in diesem Abschnitt genannten Indikationen, etwas zurückhaltend.

## No-touch-Technik

Das Prinzip der No-touch-Technik beinhaltet, daß die Mobilisierung des tumortragenden Dickdarmabschnitts zurückgestellt wird, bis der letzte Teil der Operation durchgeführt wurde und der Durchtrennung der regionalen Blutgefäße, Lymphgefäße und des Mesenteriums folgt. Die zugrunde liegende Theorie besagt, daß sich eine Reduktion der Metastasen erreichen läßt, die möglicherweise auftreten, wenn der Tumor während der Operation kräftig angefaßt wird.

Die Vorteile dieses Verfahrens wurden von Turnbull betont [44, 45]. Nach seinen Statistiken zeigt sie sich gegenüber der herkömmlichen Methode der Präparation überlegen. Allerdings gibt es eine Reihe von Gesichtspunkten, die diese Schlüsse etwas ins Spekulative rücken lassen. So ist es z.B. um so schwieriger, diese No-touch-Technik anzuwenden, je größer der Tumor ist. Darüber hinaus konnte Stearns vom Memorial Hospital in New York City, indem er Standardtechniken anwandte, zeigen, daß die Ergebnisse dieselben waren, wenn der erste Schritt der Operation die Mobilisierung des tumortragenden Segmentes beinhaltete. Das gemeinsame Merkmal der beiden Operationen und wahrscheinlich das wichtigste war die weite Exzision des Mesenteriums.

Die No-touch-Technik läßt sich bei relativ kleinen Tumoren des Colon ascendens, transversum, descendens oder Colon sigmoideum anwenden. Es ist allerdings nicht möglich, die gesamte Blutzufuhr des intraperitonealen Rektums vor der Mobilisierung eines Karzinoms in dieser Lokalisation zu unterbrechen, noch ist es möglich, ein kräftiges Anfassen dieser Tumoren bei ihrer Entfernung zu vermeiden.

### *Colon ascendens*

Am Colon ascendens ist es möglich, den gesamten Darmabschnitt von seiner Blutversorgung zu isolieren, bevor das Kolon von der rechtsseitigen hinteren Bauchwand losgelöst wird. Diese Methode hat, wie von Barnes [5] und später Turnbull [45] betont wurde, den offensichtlichen Vorteil, eine operative Manipulation am Tumor zu vermeiden. Andererseits besteht eine erhöhte Gefahr, die oberen Mesenterialgefäße, das Duodenum und den Ureter zu verletzen, so daß bei dieser Art der Präparation große Sorgfalt nötig ist. Wir haben sie bei verhältnismäßig kleinen Tumoren und bei Patienten mit übersichtlichen anatomischen Verhältnissen angewandt. Ist der Patient jedoch sehr adipös oder die Präparation besonders schwierig, glauben wir, daß die akkurate Darstellung der Blutgefäße wichtiger ist als theoretische, die No-touch-Technik betreffende Überlegungen. Die Details dieser Technik sind folgendermaßen:

Der Tumor wird im Colon ascendens dargestellt. Das terminale Ileum wird zwischen Allen-Klemmen mit der Diathermie durchtrennt, danach wird das Colon transversum am bestgeeignetsten Platz gleichfalls zwischen Allen-Klemmen mit der Diathermie durchtrennt. Die Präparation wird nun durch das hintere Peritonealblatt geführt. Beim Hochhalten des Mesokolons von den dahinterliegenden Strukturen muß man sehr sorgfältig sein. Die Präparation führt nahe an der V. mesenterica superior vorbei, die genau identifiziert werden muß, ohne sie zu verletzen. Am tiefsten Punkt der Dissektion kann der Ureter verletzt werden, wenn die Dissektion in einer zu tiefen Schicht erfolgt. Darüber hinaus liegt das Duodenum in unmittelbarer Nähe zum Mesokolon, so daß es gleichfalls mit großer Sorgfalt behandelt werden muß. Bei der weiteren Präparation werden die Ileozökalgefäße dargestellt und durchtrennt. Danach erfolgt die Präparation nach oben. Existiert eine A. colica dextra, wird sie in gleicher Weise durchtrennt. Schließlich wird der rechte Ast der A. colica media durchtrennt und ligiert.

Nun wird das Lig. gastrocolicum eingeschnitten und der Dickdarm von der Leber, Gallenblase und dem Oberrand des Duodenums, an dem es fixiert sein kann, abgetrennt. Schließlich wird das Colon ascendens aus seinem Bett emporgehoben. Sofern notwendig, kann nun ein Teil des Peritoneums um den Tumor exzidiert werden. Das Operationspräparat wird entfernt und die Anastomose angelegt.

### *Karzinom des Colon transversum*

Die Prinzipien, nach denen vorgegangen wird, sind genau die gleichen, ob eine Segmentresektion, eine Hemikolektomie rechts oder eine subtotale Kolektomie durchgeführt wird. Die wichtigsten Merkmale der Operation sind zunächst die Durchtrennung des Dickdarms proximal und distal des Tumors an einer für die Anastomose geeigneten Stelle. Freilegen des Mesokolons. Wird eine subtotale Kolektomie durchgeführt, geschieht dies höchst einfach, indem zunächst das Colon ascendens und danach das Colon descendens aus seinem Bett hochgehoben wird. Dabei lassen sich die Blutgefäße ligieren.

Die A. und V. colica media liegen so, daß sie relativ schwer ohne Manipulation am Colon transversum dargestellt werden können. Wenn möglich, wird das Lig. gastrocolicum durchtrennt und die Präparation entlang dem rechten Rand der unteren Bursa omentalis fortgeführt, so daß die Gefäße an einer tiefen Stelle dargestellt werden können. Sie werden kurz oberhalb ihres Abganges aus der A. und V. mesenterica superior durchtrennt und ligiert.

### *Sigmakarzinom*

Die Grundprinzipien sind wiederum nahezu gleich. Bei einer Segmentresektion wird das Colon descendens ausreichend weit oberhalb des Tumors durch das intraperitoneale Rektum in ausreichendem Abstand unterhalb des Tumors zwischen Allen-Klemmen mit der Diathermie durchtrennt. Danach erfolgt die Präparation von oben: das Mesenterium wird bis zum Abgang der A. mesenterica inferior eingeschnitten. An dieser Stelle der Präparation muß der linke Ureter mit Sorgfalt beachtet werden, der sehr nahe am Mesenterium des Sigmas verlaufen kann. Durchtrennung und Ligatur der unteren Mesenterialgefäße. In der Regel erfolgt diese Durchtrennung unmittelbar distal der A. colica sinistra. Danach kann das Mesenterium des Sigmas und des intraperitonealen Rektums hochgehoben werden. Das Peritoneum wird auf der rechten Seite eingeschnitten und der rechte Ureter dargestellt. Danach wird das Peritoneum der linken Seite bis nahe an das untere Ende der Präparation eingeschnitten, auch hier wieder die Darstellung des Ureters. Hiernach kann das Mesenterium wiederum hochgehoben und am Unterrand der Dissektion abgetrennt werden. Schließlich wird die Aufmerksamkeit auf die Loslösung des Sigmatumors vom seitlichen Peritoneum gelenkt. Die A. und V. spermatica müssen häufig ligiert werden. Das Kolon und das Mesenterium werden wiederum nach Darstellen des Ureters in diesem Bereich nach vorne gehalten, danach das gesamte Operationspräparat entfernt (Abb. 6.7).

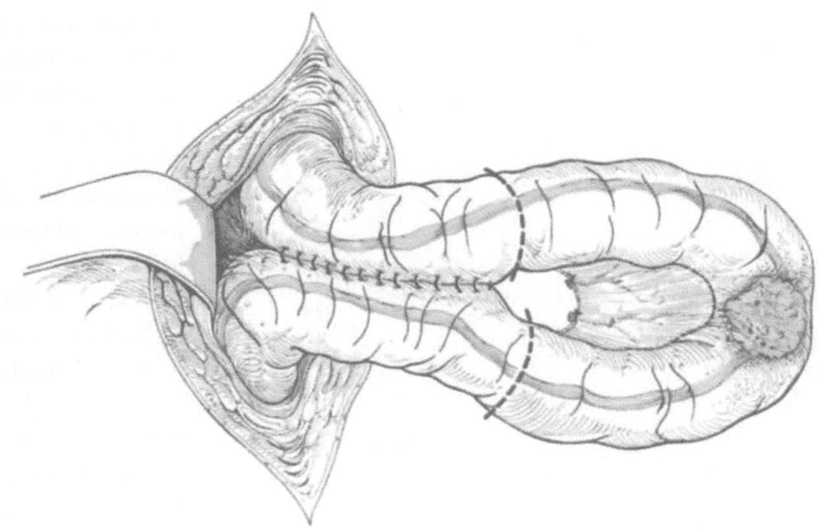

*Abb. 6.8.* Das Verfahren nach Mikulicz. Eine freie Sigmaschlinge wird mit dem Tumor vor die Bauchdekken gebracht. Die 2 Dickdarmschenkel werden an ihrer Basis miteinander vereinigt, so daß die überstehende Schlinge später abgeklemmt werden kann. Nach Verschluß der Bauchdecken wird das Kolon in Höhe der gestrichelten Linien abgetragen. Diese Operation ist lediglich von historischem Interesse; sie ist zur Entfernung eines Dickdarmkarzinoms ungeeignet

## Das Verfahren nach Mikulicz

Das gewöhnlich nach Mikulicz benannte Verfahren wurde zuerst von Bryant [10] entwickelt und danach beinahe gleichzeitig von Paul [31], Bloch [9] und Mikulicz [29] Ende des 19. Jahrhunderts als Methode zur Behandlung des Dickdarmkrebses beschrieben, die ohne die Gefahren einer in der Bauchhöhle gelegenen Anastomose einhergeht. Das Verfahren besteht darin, daß die den Tumor tragende Dickdarmschlinge hervorgezogen wird und die beiden Dickdarmschenkel zu einer ziemlich langen Doppelröhre zusammengenäht werden, die einige Zentimeter innerhalb der Peritonealhöhle verläuft (Abb. 6.8). Die Gesamtschlinge wurde danach vorgelagert, eine Klemme angelegt und der Darm entfernt. So entstand ein doppelläufiges Kolostoma. Zu einem späteren Zeitpunkt wurde eine spezielle Klemme tief in beide Darmschenkel eingeführt, durch Anziehen der Klemme eine Drucknekrose der aneinanderliegenden Dickdarmschenkel erzeugt und so eine Anastomose gebildet. Die fortbestehende Fistel wurde schließlich über dem Peritoneum verschlossen. Die letzte Variante dieser Methode stellt die geschlossene Resektion von Rankin dar (1930) [34].

Dieses Verfahren ist nur von historischem Interesse und wurde vollständig aufgegeben, da es viele technische Probleme bot. Außerdem war es zur Behandlung des Dickdarmkarzinoms ungeeignet, da das Mesenterium nicht genügend weit entfernt wurde. Das Operationsverfahren war kompliziert, da man nie genau wußte, wo die blind angelegte Klemme saß. Weiterhin war das Durchtrennen des Sporns manchmal gefährlich, da an den beiden Kolonschenkeln eine Dünndarmschlinge anhaften konnte, die mit der Klemme erfaßt und gleichzeitig mit der Dickdarmwand nekrotisch wurde. Durch die moderne Chirurgie konnten die Gefahren einer intraperitonealen Anastomose auf ein Minimum reduziert werden, und der Dickdarm wird nun nach dem Verschluß eines Kolostomas intraperitoneal verlagert.

## Hartmann-Resektion

Eine Hartmann-Resektion bedeutet die Resektion des Sigmas und des intraperitonealen Rektums wegen eines Dickdarmkarzinoms mit gleichzeitigem Anlegen einer vorgeschalteten Kolostomie [24]. Das wichtigste Merkmal dieser Operation ist die Erhaltung des Rektumstumpfes, der in situ belassen wird (Abb. 6.9). Ein ähnliches Verfahren kann für Patienten mit Colitis ulcerosa oder perforierter Divertikulitis erforderlich werden.

Diese Operation wurde ursprünglich bei Patienten in schlechtem Allgemeinzustand angewandt. Dabei sollten mindestens 5 cm normales intraperitoneales Rektum und dazugehöriges Mesenterium unterhalb des Tumors entfernt werden. Sofern keine proximal gelegenen Metastasen bestehen, die

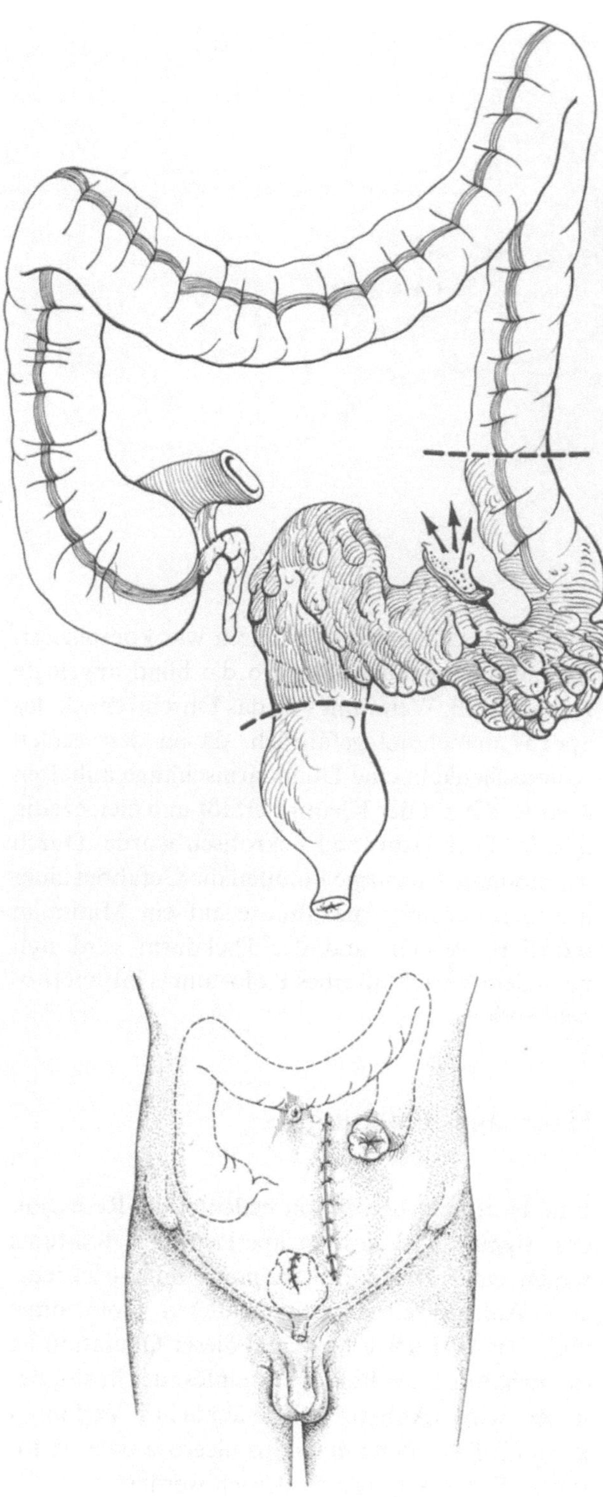

*Abb. 6.9.* Hartmann-Resektion (Anwendung bei der perforierten Sigmadivertikulitis). Durchtrennung am Sigma und am intraperitonealen Rektum. Der proximale Kolonstumpf wird als Kolostomie ausgepflanzt. Das distale Ende wird vorzugsweise in der Peritonealhöhle eingestülpt und mit 3 Nahtreihen verschlossen

das gesamte Lymphabflußsystem besetzt haben, gibt es theoretisch distal des Tumors keine Metastasen. Diese Operation kann daher für Patienten in schlechtem Allgemeinzustand um den Preis einer permanenten Kolostomie kurativ sein. Mit zunehmender Sicherheit der Anastomosentechnik hat dieses Operationsverfahren an Beliebtheit verloren.

Wie oben erwähnt, kann es im Falle einer Divertikelperforation, bei der die Anlage einer Anastomose gefährlich ist, angewandt werden.

Dabei wird das perforierte Sigma entfernt und der distale Darmschenkel, wenn er zu kurz ist, um als Stoma vorgelagert zu werden, in Form einer Hartmann-Resektion eingestülpt. Eine ähnliche Situation kann bei manchen Patienten mit einer Colitis ulcerosa oder einem Morbus Crohn eintreten, bei denen der Rektumstumpf belassen wird.

Trotz dieser Vorteile weist diese Operation einige Nachteile auf. Wird sie z.B. bei der Colitis ulcerosa angewandt, kann es aus dem belassenen Rektumstumpf bluten. Beim Dickdarmkrebs kann der freie Rand am Dickdarm distal des Tumors zu schmal werden. Die wichtigste dieser Operation eigenen Komplikation ist jedoch entweder die gedeckte Perforation des Rektumstumpfes mit Ausbildung eines Douglas-Abszesses oder der Douglas-Abszeß bei gut verschlossenem Rektumstumpf. Solche Abszesse kommen verhältnismäßig häufig vor. Eine Infektion kann auch dann auftreten, wenn das Peritoneum über dem Stumpf verschlossen wurde, so daß sich in diesen Fällen eine retroperitoneale Infektion ausbildet. Gongáware und Slanetz fanden, daß sich bei 100 Patienten mit einem postoperativen Infekt dieser in 30% bei Belassen des Rektumstumpfes in der Peritonealhöhle und in 75% bei Plazierung unterhalb des Peritoneums entwickelte [22]. Wir sind der Überzeugung, daß der Rektumstumpf, sofern die Wahl besteht, über den Beckenboden gelegt werden sollte. Wenn notwendig, können dort Drainagen eingelegt werden; selbst wenn sich Fisteln entwickeln, wird es keine Bedeutung haben, da nach einem gewissen Zeitraum mit dem Spontanverschluß des ausgeschalteten Rektums zu rechnen ist.

## Palliative Operationen

Palliative Operationsverfahren können erforderlich werden, wenn aufgrund von Fernmetastasen oder ausgedehntem lokalem Tumoreinbruch der Dickdarmkrebs als inkurabel gilt [41, 43].

Dies tritt am häufigsten ein, wenn ein lokal entfernbares Karzinom angetroffen wird, welches aufgrund multipler Lebermetastasen inkurabel ist. In solchen Fällen ist eine palliative Resektion mit Anastomosierung von großem Nutzen. Sie verhindert einerseits lokale Symptome wie Blutung und Obstruktion und verringert die im Abdomen befindliche Tumormasse. Außerdem erlaubt sie es, eine allein auf die Leber gerichtete Chemotherapie durchzuführen. Hierbei kann ein anderes therapeutisches Vorgehen gewählt werden, als wenn der Tumor gleichzeitig andere Bereiche der Peritonealhöhle befallen hat [16].

Bei starken Verwachsungen des Tumors kann eine palliative Umgehung mittels Entero- oder Kolokolostomie notwendig werden. Dies ist nicht so befriedigend wie eine Resektion. Befindet sich die erkrankte Stelle beispielsweise in der rechten Kolonhälfte und die Ileozökalklappe ist funktionsfähig, kann zwischen dieser und dem Tumor ein Syndrom der verschlossenen Schlinge auftreten, das mit Bauchkrämpfen einhergeht. Heutzutage werden diese palliativen Umgehungsoperationen nur noch selten durchgeführt.

## Einteilung und Prognose der kolorektalen Karzinome

Die Prognose der kolorektalen Karzinome hängt in hohem Maße von der Eindringtiefe des Tumors und von der Ausbreitung in Lymphknoten und anderen Organen ab. Zur besseren Voraussage wurden daher viele Einteilungen entwickelt. Eines der Hauptprobleme besteht darin, daß es nicht möglich ist, den Grad der Ausbreitung anhand einer klinischen Untersuchung des Patienten vor der Entfernung des Tumors zu bestimmen. Aus diesem Grunde basieren nahezu alle Einteilungen auf der pathologisch-anatomischen Untersuchung des Operationspräparates außer in den Fällen, bei denen Metastasen durch präoperative Untersuchungen gesichert werden konnten.

Die erste und am weitest verbreitete Klassifikation ist die von Dukes [15]. Er unterteilte diese Tumoren in Typ A, B oder C. Tumoren der Gruppe A sind im Rektum lokalisiert und zeigen keine Penetration über den Serosamantel des Dickdarms. Tumoren der Gruppe B dringen durch die Darmwand in das umgebende Fettgewebe. Die Gruppe C umfaßt die Tumoren, die perirektale Gewebe infiltriert und sich in regionale Lymphknoten ausgebreitet haben. Diese Gruppe ist in 2 Subkategorien unterteilt: bei C-1 liegen die Lymphknoten nahe dem Tumor; bei C-2 erreichen sie die Aufzweigungen der Hauptarterien (Tabelle 6.1).

Wie Goligher [21] und Rubio und Mitarbeiter [38] betonten, wurde von vielen amerikanischen Autoren, z.B. Astler und Coller [2], dem Dukes-Schema eine ganz unterschiedliche Klassifizierung zugeordnet. So wurden z.B. Erkrankungen des Stadiums A als solche definiert, die die Muscularis mucosae nicht tief durchdringen, Erkrankungen des Stadiums B als solche, die durch die Muscularis mucosae hindurchreichen, jedoch auf die Darmwand beschränkt sind, und Erkrankungen des Stadiums C als solche, die bis ins perirektale Gewebe vorgedrungen sind und/oder in Lymphknoten Metastasen gesetzt haben. Bei Einführen dieser Klassifikation würden Erkrankungen des Stadiums A heute von den meisten Pathologen eher als Carcinoma in situ als ein invasives Karzinom betrachtet werden; Dukes hat sie aber nicht in diese Kategorie A eingeschlossen. Nach den gleichen Definitionen würden Erkrankungen des Stadiums B genau denen der Dukes-A-Gruppe entsprechen.

Es ist klar, daß die postoperativen Ergebnisse viel besser sind, wenn man sich nach der Einteilung dieser amerikanischen Autoren als nach der von Dukes richtet. Sogenannte Erkrankungen des Stadiums A sind danach zu 100% kurabel und sog. Erkrankungen des Stadiums B haben die gleiche kurative Rate wie die Tumoren der Gruppe Dukes-A.

Offensichtlich haben einige der Karzinome die Darmwand noch nicht durchwachsen, jedoch schon in regionale Lymphknoten metastasiert.

*Tabelle 6.1.* Verschiedene Klassifizierungen der Polypen und des Dickdarmkrebs

| | Massachusetts General Hospital | Duke | Andere | Joint Commission on Staging |
|---|---|---|---|---|
| 1 | 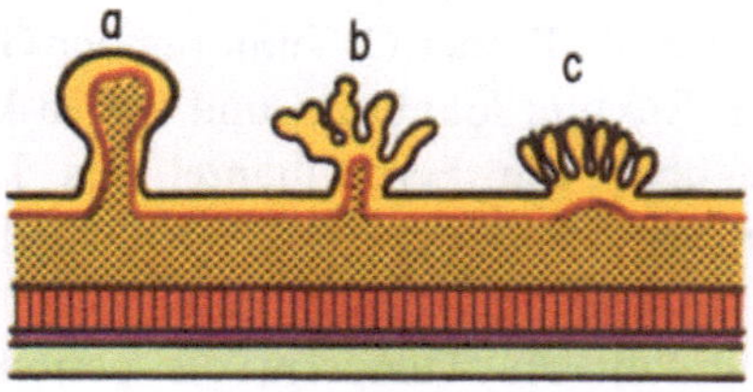 a) Adenom (einfach tubulär)<br>b) Adenom, villös-glandulär<br>c) Adenom, villös | a) Adenom (einfach tubulär)<br>b) Adenom, papillär<br>c) Adenom, villös | Adenom, papillär | 0 |
| 2 | 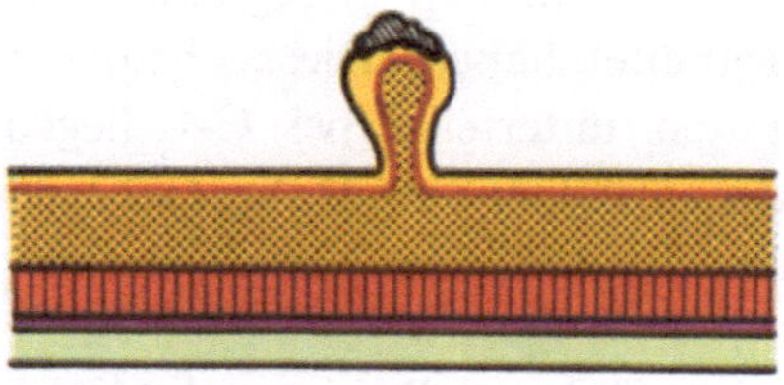 Adenom | Adenom | Carcinoma in situ<br>A | 0 |
| 3 | 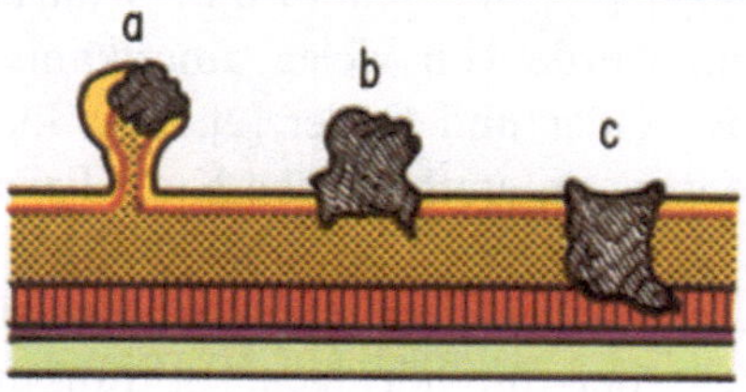 a) Karzinomatöse Entartung im Adenom<br>b) Polypöses Karzinom<br>c) Infiltrierend wachsendes Karzinom (keine Metastasen) | A | B | I |
| 4 | 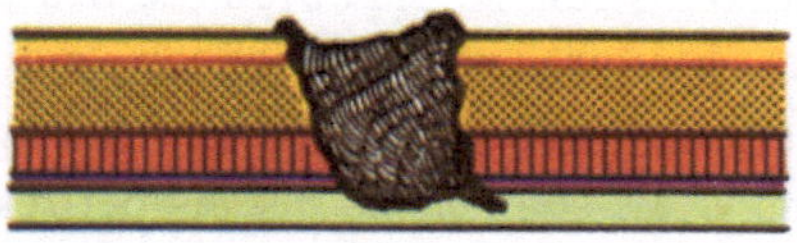 Auf das Mesenterium übergreifendes Karzinom (keine Metastasen) | B | $C_1$ | II |
| 5 | 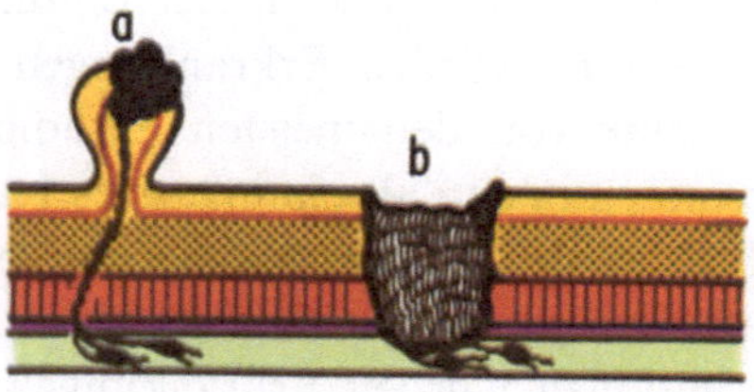 a) Karzinomatöse Entartung im Adenom; epi- oder parakolische Lymphknotenmetastasen<br>b) Dickdarmkarzinom, epi- oder parakolische Lymphknotenmetastasen | $C_1$ | $C_1$ | III |
| 6 | 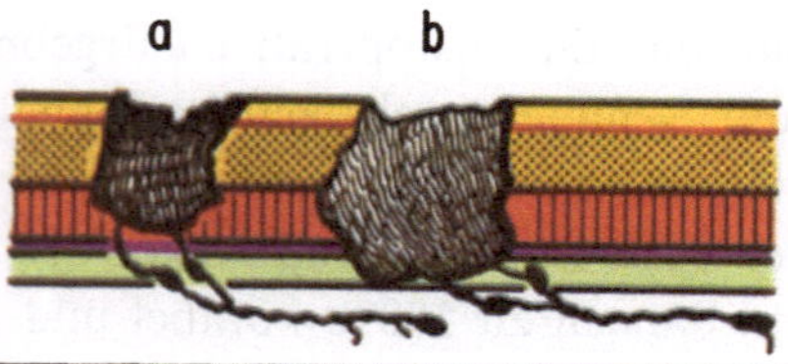 a) + b) Dickdarmkarzinom; entfernt liegende Lymphknotenmetastasen | $C_2$ | $C_2$ | III |

Nach beiden Systemen gehören diese Erkrankungen in die Kategorie C.

Da das unterschiedliche Grading in der Vergangenheit einige Verwirrungen gestiftet hat, wurden vielerorts Tumoren nur beschrieben und nicht in verschiedene Kategorien eingeordnet. Die American Joint Committee for Cancer Staging and End Results empfahl jedoch eine neue Klassifikation für den Dickdarm, die auf der TMN-Klassifikation beruht [7, 28]. T bezieht sich auf den Primärtumor, N auf die Beteiligung regionaler Lymphknoten und M auf Fernmetastasen. Die Klassifizierung muß notwendigerweise retrospektiv erfolgen, da es in vielen Fällen nicht möglich ist, den Tumor anders genau einzuteilen.

Die Karzinome werden in 5 Stadien eingeteilt. Stadium 0 stellt das Karzinom in situ dar. Im Stadium IV, dem bösartigsten, bestehen Fernmetastasen. Im Stadium I ist der Tumor auf die Darmwand beschränkt und hat keine Metastasen, im Stadium II breitet er sich ohne Metastasen über die Darmwand aus, und im Stadium III bestehen regionale Lymphknoten, aber keine Fernmetastasen.

Der statistische Vergleich hinsichtlich der Therapie des kolorektalen Karzinoms durch verschiedene Institutionen wird durch viele Faktoren erschwert. Einer der wichtigsten ist, daß einige Berichte, wie z.B. vom Massachusetts General Hospital, auf der absoluten Todesrate basieren, während sich andere auf korrigierte Todesraten stützen. Im letzteren Falle würden Todesfälle aufgrund anderer Erkrankungen aus den statistischen Berechnungen ausgeschlossen, so daß die Heilungsrate höher ist.

Für die weitere Prognose ist auch das Geschlecht und das Alter des Patienten zum Zeitpunkt der Aufnahme ins Krankenhaus wichtig [1, 47]. Während manche Kliniken ein durchschnittliches Aufnahmealter von 62 Jahren haben, beträgt dies am Massachusetts General Hospital bei Patienten mit einem kolorektalen Karzinom 69 Jahre. Da die Sterblichkeit innerhalb dieser 5 Jahre deutlich ansteigt, ist zu erwarten, daß die nicht korrigierte Todesrate in der Untersuchungsreihe des Massachusetts General Hospital beträchtlich höher sein wird.

Weitere die Prognose beeinflussende Faktoren sind, ob ein akuter Darmverschluß oder eine Perforation vorlag [48, 49]. Man kann daraus den Schluß ziehen, daß die besten Statistiken von Kliniken vorgelegt werden, die kolorektale Karzinome in relativ frühem Alter behandeln, wenige Notfälle, jedoch einen hohen Anteil an Frauen haben.

Die nicht korrigierte Fünfjahresüberlebensrate der Patienten mit einem Karzinom des Kolorektums beträgt derzeit im Massachusetts General Hospital nach einer kurativen Resektion 54%, und nach dem Alter korrigiert nahezu 70% [14, 50].

Die Ergebnisse des Massachusetts General Hospital aus den Jahren 1937–1970 sind unter Angabe des Behandlungsbeginns der Resektionsrate und der intraoperativen Mortalität in Abb. 6.10 dargestellt.

Buckwalter und Kent [11] untersuchten verschiedene Faktoren, die das Überleben begünstigen, und zogen daraus folgende Schlüsse:

1. Zwischen Tumorgröße und Überlebensrate besteht keine sichere Korrelation.
2. Wichtigstes Kriterium ist die Eindringtiefe.
3. Ringförmiges Wachstum scheint prognostisch ungünstig zu sein.
4. Liegt ein Darmverschluß vor, zeigen die meisten Untersuchungsreihen schlechtere Ergebnisse.
5. Die Resektionsränder sollten mindestens 5 cm Sicherheitsabstand zu Tumoren des Rektums und Rektosigmoids aufweisen, wenn eine Heilung erreicht werden soll [27].
6. Lymphknotenmetastasen sind von großer Bedeutung [19, 20].
7. Sind mehr als 5 Lymphknoten von Metastasen befallen, sinkt die Fünfjahresüberlebensrate unter 10%.
8. Entsprechend der Dukes-Klassifikation beträgt die Fünfjahresüberlebensrate in Abhängigkeit von der Lokalisation der befallenen Lymphknoten bei Patienten im Stadium $C_1$ 53%, im Stadium $C_2$ 22%. Patienten mit retrograden Metastasen haben einheitlich eine sehr schlechte Prognose.
9. Der Einbruch des Tumors in die Venen ist prognostisch ein sehr ungünstiges Zeichen [56].
10. Der Einbruch in den Damm deutet auf eine sehr schlechte Prognose hin.

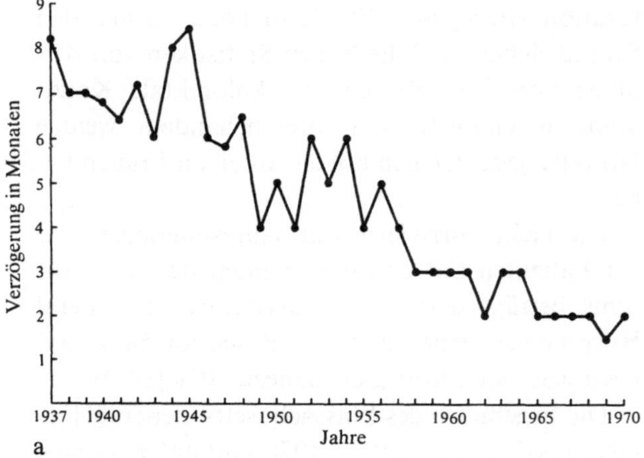


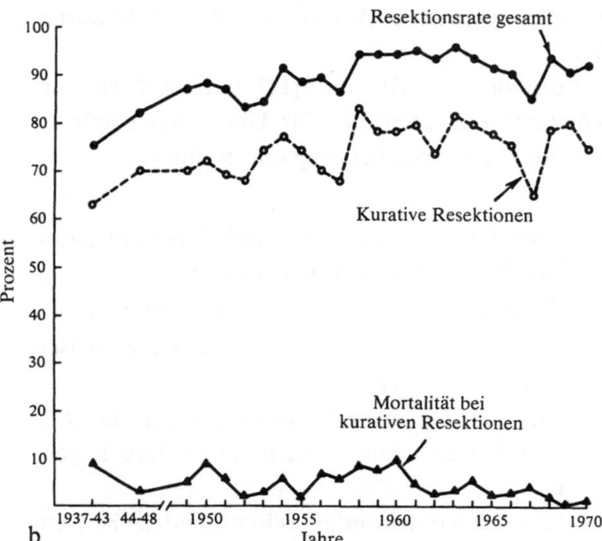


*Abb. 6.10a, b.* Statistische Angaben des Massachusetts General Hospital für die Chirurgie des Dickdarmkrebses, 1937–1970. (*a*) Verzögerung und Einsetzen der Symptome bis zur Behandlung. (*b*) Resektionsrate und operative Mortalität (aus Welch und Donaldson [50])

11. Die Tumorart ist insofern von Bedeutung, da polypöse Tumoren im Vergleich zu breitbasigen oder ulzerierenden Tumoren langsam wachsen und spät metastasieren.
12. Nach dem Grading haben wenig differenzierte Tumoren eine viel schlechtere Prognose.
13. Tumoren mit einem scharfen Tumorrand scheinen eine günstigere Prognose zu haben.
14. Eine entzündliche Umgebungsreaktion um den Tumor weist auf die größere Resistenz des Wirtes hin.

## Literatur

1. Andersson Å, Bergdahl L (1976) Carcinoma of the colon in children: A report of six new cases and a review of the literature. J Pediatr Surg 11:967
2. Astler VB, Coller FA (1954) The prognostic significance of direct extension of carcinoma of the colon and rectum. Ann Surg 139:846
3. Ault GW (1974) A technique of cancer isolation and extended dissection for cancer of the distal colon and rectum. In: Maingot R (ed) Abdominal operations, 6th edn, Vol 2. Appleton-Century-Crofts, New York, p 2010
4. Axtell LM (1963) Computing survival rates for chronic disease patients. JAMA 186:1125
5. Barnes JP (1952) Physiologic resection of right colon. Surg Gynecol Obstet 94:722
6. Beahrs OH, Wilson SM (1975) Cancer of the colon and rectum: A review of the newer technics in diagnosis and treatment. Adv Surg 9:235
7. Beart RW Jr, Van Heerden JA, Beahrs OH (1978) Evolution in the pathologic staging of carcinoma of the colon. Surg Gynecol Obstet 146:257
8. Berge T, Ekelund G, Mellner C, et al (1973) Carcinoma of the colon and rectum in a defined population. An epidemiological, clinical and postmortem investigation of colorectal carcinoma and coexisting benign polyps in Malmö, Sweden. Acta Chir Scand 1:[Suppl]86
9. Bloch O (1982) Om extra-abdominal behandling of cancer intestinalis (rectum derfra undtaget). Nord Med Ark 2 (1):1, 2 (8):1
10. Bryant T (1883) A successful case of lumbar colectomy. Med Chir Trans 65:131
11. Buckwalter JA Jr, Kent TH (1973) Prognosis and surgica pathology of carcinoma of the colon. Surg Gynecol Obstet 136:465
12. Burt CAV (1960) Carcinoma of the ovaries secondary to cancer of the colon and rectum. Dis Colon Rectum 3:352
13. Busuttil RW, Foglia RP, Longmire WP Jr (1977) Treatment of carcinoma of the sigmoid colon and upper rectum. A comparison of local segmental resection and left hemicolectomy. Arch Surg 112:920
14. Donaldson GA, Welch JP (1974) Management of cancer of the colon. Surg Clin North Am 54:713
15. Dukes CE (1932) The classification of cancer of the rectum. J Pathol Bacteriol 35:323
16. Duschinsky R, Pleven E, Heidelberger C (1957) The synthesis of 5-fluoropyrimidines. J Am Chem Soc 79:4559
17. Egdahl RH, Mannick JA, Williams LF Jr (1972) Core textbook of surgery. Grune & Stratton, New York, p 113
18. First National Conference on Cancer of the Colon and Rectum. Cancer 28:1 (1971)

19. Gabriel WB, Dukes C, Bussey HJR, et al (1935) Lymphatic spread in cancer of the rectum. Br J Surg 23:395
20. Gilchrist RK, David VC (1938) Lymphatic spread of carcinoma of the rectum. Ann Surg 108:621
21. Goligher JC (1976) The Dukes' A, B and C categorization of the extent of spread of carcinomas of the rectum. Surg Gynecol Obstet 143:793
22. Gongaware RD, Slanetz CA Jr (1973) Hartmann procedure for carcinoma of the sigmoid and rectum. Ann Surg 178:28
23. Haney MJ, McGarity WC (1971) Ureterosigmoidostomy and neoplasms of the colon: Report of a case and review of the literature. Arch Surg 103:69
24. Hartmann H (1931) Chirurgie du rectum. Masson et Cie, Paris
25. Jackman RJ, Beahrs OH (1968) Tumors of the large bowel. Saunders, Philadelphia
26. Khankhanian N, Mavligit GM, Russell WO, et al (1977) Prognostic significance of vascular invasion in colorectal cancer of Dukes' B class. Cancer 39:1195
27. Kirklin JW, Dockerty MB, Waugh JM (1949) The role of the peritoneal reflection in the prognosis of carcinoma of the rectum and sigmoid colon. Surg Gynecol Obstet 88:326
28. Manual for staging of cancer 1978. American Joint Committee for Cancer Staging and End-Results Reporting, Chicago
29. Mikulicz J (1903) Chirurgische Erfahrungen über das Darmcarcinom. Arch Klin Chir 69:28
30. Mzabi R, Himal HS, Demers R, et al (1976) A multiparametric computer analysis of carcinoma of the colon. Surg Gynecol Obstet 143:959
31. Paul FT (1895) Colectomy. Liverpool Med Chir J 15:374
32. Polk HC Jr, Ahmad W, Knutson C (1973) Carcinoma of the colon and rectum. Curr Probl Surg (Jan) 10:1
33. Proceedings of the 1977 Workshop on Large Bowel Cancer. National Large Bowel Cancer Project. Cancer 40 [Suppl]:2405 (1977)
34. Rankin FW (1930) Resection and obstruction of the colon (obstructive resection). Surg Gynecol Obstet 50:591
35. Ripstein CB (1967) Radical colectomy for carcinoma of the colon. Dis Colon Rectum 10:40
36. Rosi PA (1969) Selection of operations for carcinomas of the colon. In: Turell R (ed) Diseases of the colon and rectum, 2nd edn, Vol 1. Saunders, Philadelphia, p 478
37. Rosi PA, Cahill WJ, Carey J (1962) A ten year study of hemicolectomy in the treatment of carcinoma of the left half of the colon. Surg Gynecol Obstet 114:15
38. Rubio CA, Emås S, Nylander G (1977) A critical reappraisal of Dukes' classification. Surg Gynecol Obstet 145:682
39. Snyder DN, Heston JF, Meigs JW, et al (1977) Changes in site distribution of colorectal carcinoma in Connecticut, 1940–1973. Am J Dig Dis 22:791
40. Sooriyaarachchi GS, Johnson RO, Carbone PP (1977) Neoplasms of the large bowel following ureterosigmoidostomy. Arch Surg 112:1174
41. Stein JJ (1974) Comments on carcinoma of the colon and rectum. Cancer 34:799
42. Stewart WRC, Samson RB (1968) Rectal tube decompression of left-colon anastomosis. Dis Colon Rectum 11:452
43. Takaki HS, Ujiki GT, Shields TS (1977) Palliative resections in the treatment of primary colorectal cancer. Am J Surg 133:548
44. Turnbull RB Jr (1970) Cancer of the colon: The five- and ten-year survival rates following resection utilizing the isolation technique. Ann R Coll Surg Engl 46:243
45. Turnbull RB Jr (1975) The no-touch isolation technique of resection. JAMA 231:1181
46. Wallack MK, Brown AS, Rosato EF (1976) The treatment of cancer of the large intestine. Surg Gynecol Obstet 142:97
47. Walton WW Jr, Hagihara PF, Griffen WO Jr (1976) Colorectal adenocarcinoma in patients less then 40 years old. Dis Colon Rectum 19:529
48. Welch JP, Donaldson GA (1974) Management of severe obstruction of the large bowel due to malignant disease. Am J Surg 127:492
49. Welch JP, Donaldson GA (1974) Perforative carcinoma of the colon and rectum. Ann Surg 180:734
50. Welch JP, Donaldson GA (1974) Recent experience in the management of cancer of the colon and rectum. Am J Surg 127:258
51. Welch JP, Donaldson GA, Welch CE (1976) Carcinoma of the colon and rectum. Curr Prob. Cancer (July) 1:1
52. Welch JP, Welch CE (to be published) Carcinoma of the colon. In: Maingot R (ed) Abdominal operations. 7th edn. Appleton-Century-Crofts, New York
53. Wilson SM, Beahrs OH (1976) The curative treatment of carcinoma of the sigmoid, rectosigmoid, and rectum. Ann Surg 183:556

# 7 Polypöse Erkrankungen des Rektums

Bei polypösen Erkrankungen, die mit Hilfe eines 25 cm langen Rektoskops beobachtet werden können, handelt es sich histologisch um adenomatöse (tubuläre) Polypen, glandulär villöse Polypen, villöse Adenome, polypoide Karzinome und eine Vielzahl anderer kleiner polypöser Erkrankungen wie hyperplastische Polypen, inflammatorische Polypen, breitbasige Höcker und Schleimhautwucherungen. Kleine Veränderungen unter 0,5 cm Durchmesser haben keine praktische Bedeutung, aber größere polypöse Erkrankungen sind ernst zu nehmen und häufig mit schwierigen Entscheidungen verbunden. In der Regel werden alle polypösen Erkrankungen entfernt. Eine Ausnahme ist der inflammatorische Polyp, der als frühes Zeichen einer Colitis ulcerosa gilt und nach Exzision erneut auftreten kann. Die Zahlen von Gilbertsen und Nelms verdeutlichen, daß die Polypektomie dazu beiträgt, das Karzinom des Rektums zu verhüten [4]. Das Risiko des Polypenrezidivs wurde von Henry und Mitarbeitern [5] untersucht.

Dem Chirurgen stehen viele Methoden zur Verfügung, die Polypen zu entfernen. Polypen unter 1 cm Durchmesser können mit der Biopsiezange oder einer Kürette entfernt und die Basis koaguliert werden. Diese kleinen Polypen sollen im weiteren nicht mehr berücksichtigt werden. Hier werden verschiedene Methoden beschrieben, größere Polypen zu entfernen. Die Wahl, welche Methode angewandt wird, richtet sich nach der Lokalisation, dem histologischen Aufbau und der Größe des Polypen sowie allgemeinen Überlegungen wie dem Patientenalter und Begleitkrankheiten.

## Transanale Abtragung

Der Patient wird in guter Allgemein- oder Regionalanästhesie in Steinschnittlage gelagert und der Analkanal aufgeweitet. Danach werden Analspreizer eingeführt (Abb. 7.1). Ist die Mukosa etwas beweglich, lassen sich polypöse Erkrankungen bis 8 und 10 cm Höhe nahe an den Anus herunterziehen und hier entfernen. Der Polyp wird oberhalb und unterhalb mit einer Allis-Klemme gefaßt, in gleicher Weise wird die Schleimhaut oberhalb und unterhalb angeklemmt. Anlegen einer Chrom-Catgut-Naht oberhalb und unterhalb des Polypen, die nach der Entfernung des Tumors als Haltefäden dienen. Danach zirkuläres Einschneiden der Schleimhaut um den Polypen. Die Inzision wird

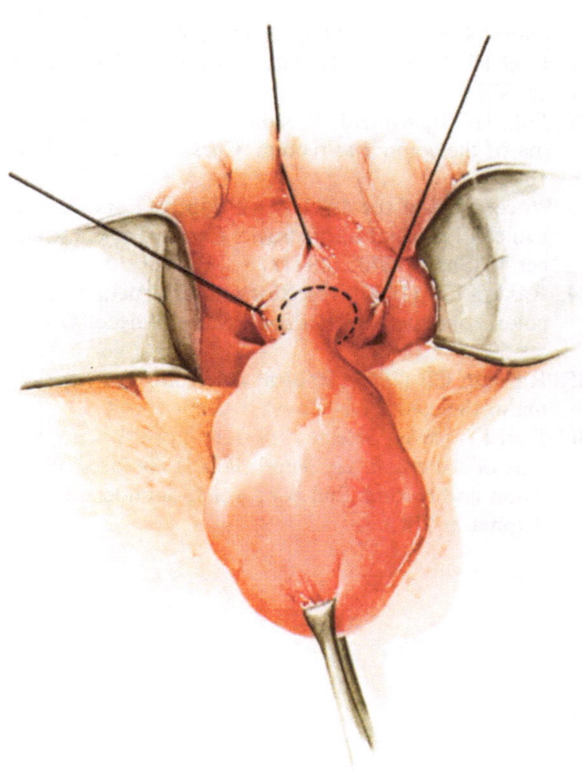

*Abb. 7.1.* Darstellung und Exzision eines Rektumpolypen durch den erweiterten Anus. In jedem Quadranten sind Haltefäden angebracht; die Exzision erfolgt entlang der gestrichelten Linie. Nach jedem Schnitt werden Catgut-Einzelknopfnähte angelegt, um Blutungen zu vermeiden

oben begonnen und weitere Nähte mit Fortführung des Schnittes eingebracht. Die Infiltration der Submukosa mit Kochsalz läßt erkennen, ob die Mukosa mit der darunterliegenden Muskulatur verwachsen ist. Ist sie verwachsen, handelt es sich bei der Erkrankung sehr wahrscheinlich um ein Karzinom, so daß die Inzision durch die Dickdarmwand geführt werden muß. Ist die erkrankte Stelle weich und offensichtlich gutartig, reicht die Präparation nur bis zur Muskulatur. Der gesamte Polyp wird mittels dieser kombinierten Schnitt-Naht-Technik entfernt. Bei ungenügender Blutstillung kann eine zweite Nahtreihe angelegt werden, um die Einzelknopfnähte zu verstärken. Am Ende sollte die gesamte Wunde bluttrocken sein, da eine Nachblutung zu einem großen Hämatom zwischen Schleimhaut und Muskulatur führt.

Die histologische Untersuchung sollte sich auf das fixierte Operationspräparat stützen, da die Schnellschnittdiagnostik des Karzinoms in Polypen schwierig ist. Ist der gesamte Polyp gutartig, erfolgen keine weiteren Maßnahmen. Handelt es sich um ein Karzinom mit definierter Eindringtiefe unter die Submukosa bis in die Muskulatur, sollte die Erkrankung unseres Erachtens als invasives Karzinom betrachtet und eine radikale Resektion angestrebt werden (s. Kap. 5). Diese Entscheidung kann insbesondere hinsichtlich der Anlage eines endgültigen Kolostomas aufgrund des Patientenalters, des histologischen Typs und der Lokalisation des Tumors modifiziert werden.

Saß der polypöse Tumor im unteren Rektum und ergab das Operationspräparat ein auf die Spitze des Polypen begrenztes Karzinom mit Invasion der Muscularis mucosae, aber geringfügigem Befall des Stromas, ist eine ausreichende lokale Exzision wie oben beschrieben empfehlenswert. Zwar besteht ein gewisses Risiko der Metastasierung, aber dies muß gegen die zusätzliche Mortalität und Morbidität und die schlechtere Lebensqualität der in dieser Lokalisation notwendigen kombinierten abdominoperinealen Rektumexstirpation abgewogen werden. Nach lokaler Exzision kann die Basis des Polypen sehr einfach entweder durch Palpation oder rektoskopisch überwacht werden, so daß ein Rezidiv in diesem Gebiet leicht entdeckt wird; eine weitere Operation könnte, sofern notwendig, zu einem späteren Zeitpunkt erfolgen.

## Transsphinktere Abtragung

Diese Operation entspricht der beschriebenen, nur daß mit der Durchtrennung der Sphinkteren eine bessere Darstellung erreicht wird. Sie wurde kürzlich von Mason wieder aufgegriffen und nachdrücklich empfohlen [6]. Der Patient wird in Steinschnittlage gelagert und die Sphinkteren in der hinteren Mittellinie durchtrennt (Abb. 7.2a). Dadurch läßt sich ein weites Aufspreizen erreichen, so daß sich die erkrankte Stelle unter der erforderlichen direkten Sicht exzidieren läßt (Abb. 7.2b und c). Dennoch sollte man vorsichtig sein, wenn sich die Erkrankung weit nach oben, d.h. bis oberhalb des Beckenbodens erstreckt. Da manchmal keine ausreichende Mobilisierung der Wundränder möglich ist, führt die Dehiszenz zu einer ausgedehnten Sepsis. Mason empfahl dieses Vorgehen sowohl für Karzinome als auch für Polypen; wir sind vom Wert dieser Methode zur Behandlung des Dickdarmkrebses nicht überzeugt.

Nach Entfernung des Polypen werden die Sphinkteren mit resorbierbarem Nahtmaterial wiederhergestellt und die Haut verschlossen. Das Einlegen einer Drainage führt häufig zur Fistelbildung. Immer ist eine antibiotische Abdeckung erforderlich, da die Sepsis eine gefährliche Komplikation darstellt.

## Rectostomia posterior

Die Inzision erfolgt zwischen Anus und Steißbein. Das Steißbein kann zur besseren Übersicht entfernt werden. Nach Durchtrennung der Levatoren (Abb. 7.3a) wird die Rektumwand dargestellt, der Darm eröffnet und der Polyp exzidiert. Der Verschluß des Darms erfolgt zweireihig (Abb. 7.3b).

Obwohl es sich hierbei in manchen Fällen um eine relativ einfache Operation handeln kann, bestehen einige Tücken. Zum einen ist es nicht einfach, das Rektum von diesem Zugang aus zu mobilisieren, da die genaue Lokalisation des Tumors vor der Eröffnung des Darmes schwierig sein kann. Ein weiteres ernstes Problem stellt die Infektion des retrorektalen Raumes oder der Bauchhöhle dar.

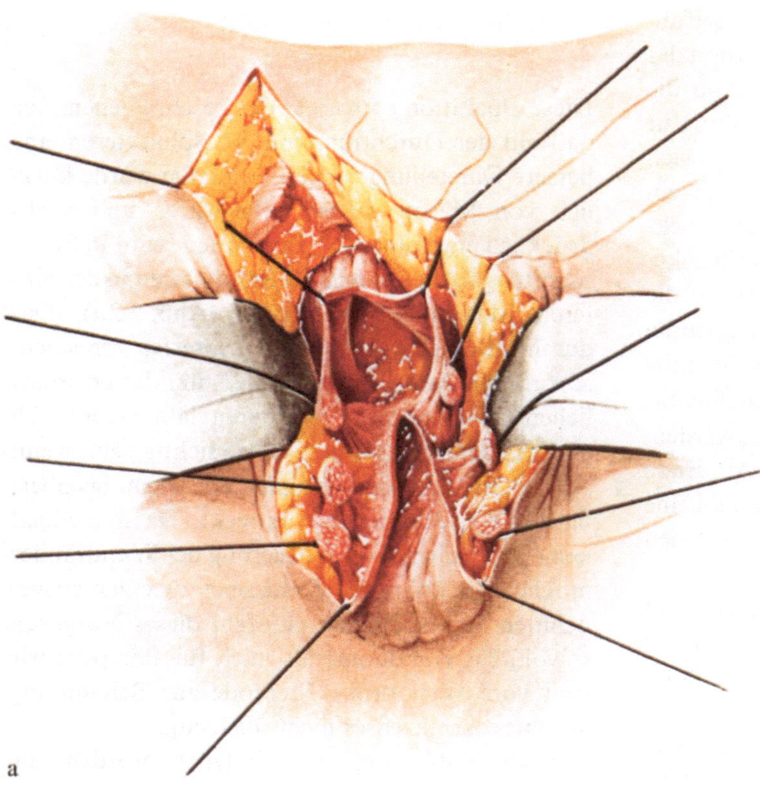


*Abb. 7.2a–c.* Exzision eines Rektumpolypen nach Durchtrennung des Sphinkterapparats (Masonsche Technik). Mason empfiehlt eine vorübergehende protektive Kolostomie, außer bei kleinen Tumoren. Der Patient liegt mit angezogenen Beinen in Bauchlage auf dem Operationstisch. Der Schnitt erfolgt nach oben in Richtung Steißbein.
(*a*) Situation nach Spreizen des Analkanales und hintere Durchtrennung des Sphinkterapparates. Es ist zu beachten, daß alle Muskelbündel des äußeren und inneren Sphinkters sorgfältig markiert wurden. (*b*) Der polypöse Tumor wird gut sichtbar. (*c*) Exzision unter Anwendung von 4 Haltenähten. Nach Exzision der gesamten Rektumwand in voller Dicke wird der Defekt sorgfältig verschlossen und vernäht, indem die einzelnen Muskelbündel exakt vereinigt werden

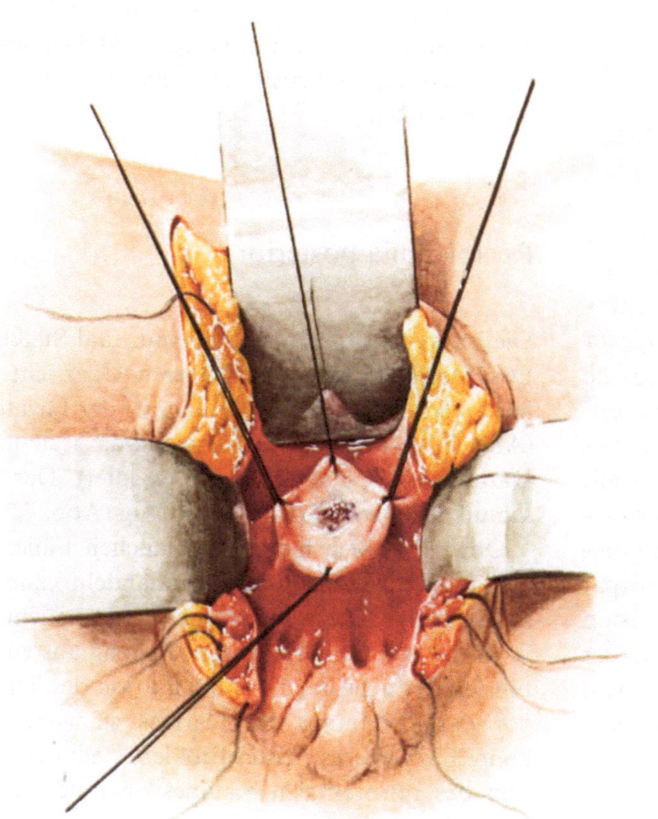


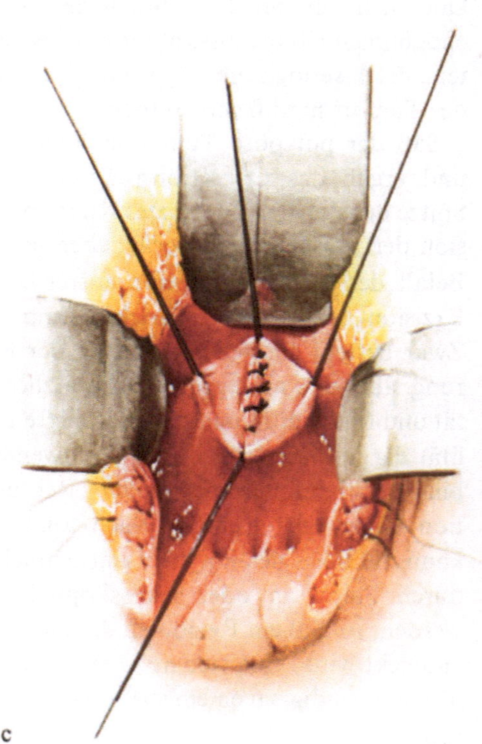

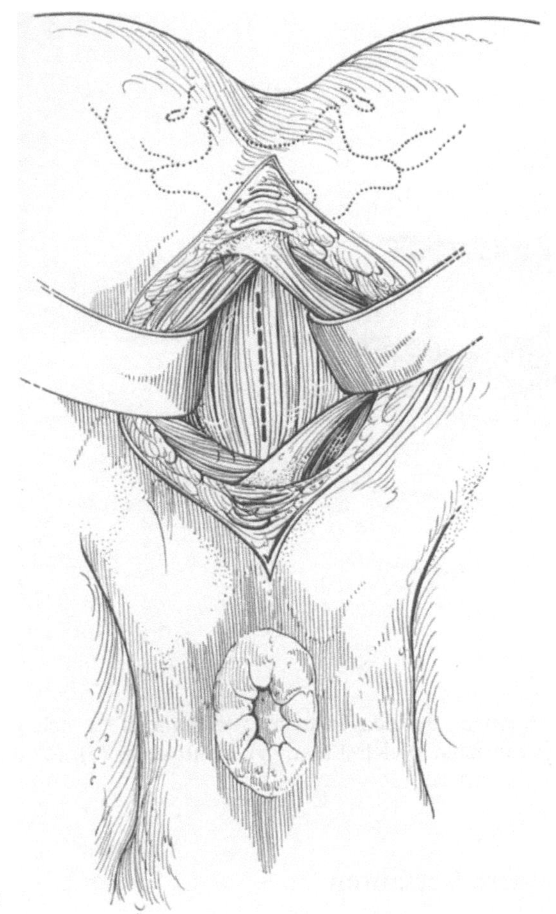


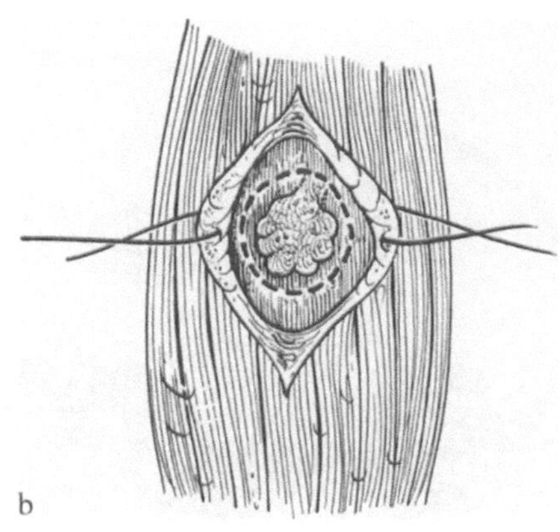


*Abb. 7.3 a, b.* Rectotomia posterior. (*a*) Darstellung des Rektums durch eine hintere Inzision. Seitwärtshalten der Levatoren und Eröffnen der Rektumhinterwand entlang der gestrichelten Linie. (*b*) Darstellen eines Tumors der Rektumvorderwand. Nach der Exzision wird die Schleimhaut, danach die Öffnung an der Hinterwand schichtweise unter Einlegung einer Drainage verschlossen

Obgleich einige Chirurgen diese Methode empfohlen haben, haben wir sie noch nicht angewandt und bevorzugen eine der folgenden Methoden [1, 8].

## Rektoskopische Abtragung mit der Schlinge

Dies ist die bevorzugte Methode für gestielte Polypen oder kleine breitbasige Polypen (s. Kap. 5). Die Schlinge wird durch ein weitlumiges Rektoskop eingeführt (Abb. 7.4); nach Anschlingen des Polypen (Abb. 7.5) wird der Stiel mit alternierenden Stößen von Schneide- und Koagulationsstrom durchtrennt. Dabei sollte die Schlinge so angelegt werden, daß man einen möglichst langen Stiel erhält. Breitbasige Polypen erfordern multiple Biopsien und stückweise Entfernung. Große gestielte Polypen, bei denen der Stiel sich nicht zur Darstellung bringen läßt, können teilweise oder gänzlich in gleicher Weise entfernt werden. Die Elektrokoagulation großer villöser Adenome ist nicht erfolgreich, da sie zum Rezidiv neigen.

Die häufigste Komplikation nach einer Polypektomie ist die Blutung. Sie kann in der Regel durch weitere Elektrokoagulation, Adrenalinbäuschchen oder mit der Silbernitratverätzung gestillt werden.

Eine Perforation bedeutet unterhalb des Beckenbodens keine Gefahr. Oberhalb des Beckenbodens muß jede Perforation sorgfältig vermieden werden, da beim Mann gleichzeitig mit der Peritonealhöhle die Blase, bei der Frau die Vagina perforiert werden kann. Jegliche intraperitoneale Perforation erfordert die sofortige Laparotomie mit dem Verschluß der Perforation. Ob eine zusätzliche Kolostomie notwendig ist, hängt vom Ausmaß der Kontamination ab.

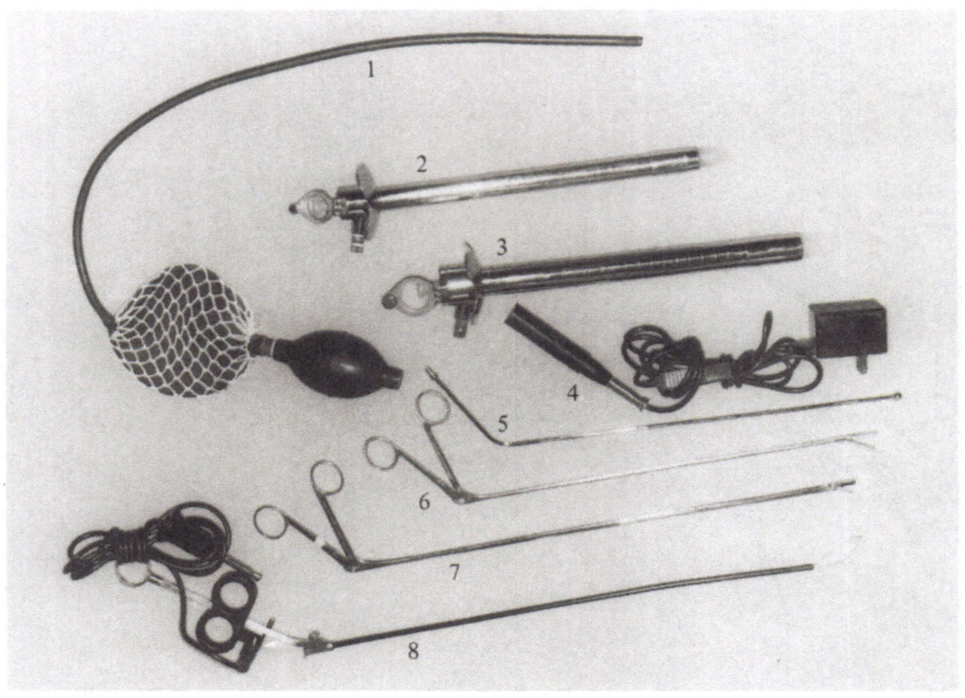


*Abb. 7.4.* Einrichtung zur rektoskopischen Entfernung eines Polypen. Bei den Instrumenten handelt es sich von oben nach unten um (*1*) Blasebalg, (*2*) und (*3*) Fiberglasrektoskop nach Welch-Allyn, (*4*) Lichtquelle, (*5*), (*6*) und (*7*) Biopsiezangen und (*8*) Schlinge

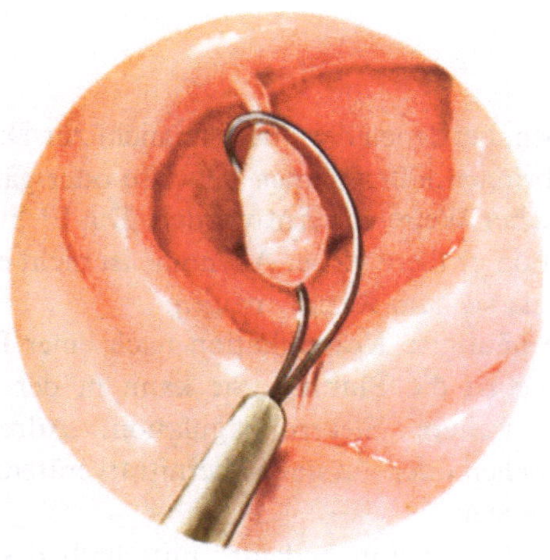

*Abb. 7.5.* Abtragung eines Rektumpolypen mit der Schlinge durch das Rektoskop

## Andere Verfahren

### *Anteriore Resektion*

Die tiefe anteriore Resektion und Anastomosierung ist eine hervorragende Operationsmethode zur Behandlung großer villöser Adenome, die häufig nahe dem Beckenboden auftreten. Mit dieser Methode läßt sich eine ausreichende Mobilisierung des Darms und eine tiefe Anastomosierung erreichen (s. Kap. 9) [3].

### *Verfahren nach D'Allaines*

Auch dieses Verfahren ist bei ausgedehnten villösen Adenomen des Rektums, die sich weit nach distal erstrecken, hervorragend (s. Kap. 9) [2].

### *Kombinierte abdominoperineale Exstirpation*

Die kombinierte abdominoperineale Exstirpation nach Miles wurde auch bei einigen der sehr großen villösen Adenome, bei denen die Differentialdiagnose zwischen Adenom und Karzinom schwer zu treffen ist, angewandt (s. Kap. 8) [7].

*Verfahren nach Soave*

Das Verfahren nach Soave (s. Kap. 9) [10] wurde vom Erstautor bei einem ausgedehnten bis an den Analring reichenden villösen Adenom bei einem 51jährigen Mann angewandt. Obgleich dieses Verfahren bei Erwachsenen nicht häufig Anwendung fand, erwies es sich in diesem Falle als sehr befriedigend. Drei Jahre nach der Operation war der Patient voll stuhlkontinent. Während manchmal unerwartet Winde abgingen, konnte er dies, sofern notwendig, für eine gewisse Zeit willentlich verhüten. Eine Abdeckung des perianalen Gebietes war nicht erforderlich, und nach 1 Jahr wurde die Wäsche nicht mehr schmutzig.

*Whitehead-Operation*

Ein sehr tiefsitzendes villöses Adenom des Rektums, das sich vom Analring nur kurzstreckig nach oben erstreckt, kann mit der Whitehead-Operation der Hämorrhoiden behandelt werden [12]. Die Mukosa wird angehoben und bis etwa 4 cm vom Analring nach oben präpariert. Die weitere Unterminierung der Schleimhaut kann bis in höhere Bereiche vorgenommen werden, danach wird die Mukosa mit 3-0 Catgut-Einzelknopfnähten in 2 Reihen vernäht. Postoperativ müssen häufige Dilatationen durchgeführt werden, um Kontrakturen zu vermeiden.

*Andere Verfahren*

Nach anderen operativen Verfahren zur Entfernung des villösen Adenoms soll jeweils ein Drittel des Adenoms exzidiert werden [9]. Einige Chirurgen lassen eine von der Mukosa entblößte Rektumwand zurück und hoffen, daß normale Schleimhaut darüber wächst; Mason konnte diese bemerkenswerte Regeneration der Schleimhaut dokumentieren. Wieder andere versuchten die Entfernung des villösen Adenoms durch Elektrokoagulation, was für kleine Adenome wertvoll sein mag. Bei großen Adenomen ist ein Rezidiv jedoch nahezu sicher.

Bei einer Serie von 258 von den Autoren am Massachusetts General Hospital behandelten villösen Adenomen wurde in 32 Fällen die kombinierte abdominoperineale Exstirpation durchgeführt; in 22 Fällen handelte es sich um ein Karzinom [11]. Man kann kritisieren, daß bei 10 Patienten mit einer gutartigen Erkrankung der Schließmuskel geopfert wurde; andererseits waren viele dieser villösen Adenome sehr groß und so lokalisiert, daß sie anders nur sehr schwer zu behandeln waren. Wurde das Operationsverfahren beim gutartigen Adenom angewandt, traten keine Todesfälle auf.

## Literatur


1. Crowley RT, Davis DA (1951) Procedure for total biopsy of doubtful polypoid growths of lowest large bowel segment. Surg Gynecol Obstet 93:23
2. D'Allaines F (1946) Traitement Chirurgical du cancer du rectum. Éditions Médicales Flammarion, Paris
3. Dixon CF (1939) Surgical removal of lesions occurring in the sigmoid and rectosigmoid. Am J Surg 46:12
4. Gilbertsen VA, Nelms JM (1978) The prevention of invasive cancer of the rectum. Cancer 41:1137
5. Henry LG, Condon RE, Schulte WJ, et al (1975) Risk of recurrence of colon polyps. Ann Surg 182:511
6. Mason AY (1977) Transsphincteric surgery for lower rectal cancer. In: Malt RA (ed) Surgical techniques illustrated, Vol 2, No 2. Little, Brown, Boston, p 71
7. Miles WE (1908) A method of performing abdomino-perineal excision for carcinoma of the rectum and of the terminal portion of the pelvic colon. Lancet 2:1812
8. O'Brien PH (1976) Kraske's posterior approach to the rectum. Surg Gynecol Obstet 142:412
9. Parks AG, Stuart AE (1973) the management of villous tumors of the large bowel. Br J Surg 60:688
10. Soave F (1964) Hirschsprung's disease: New surgical technique. Arch Dis Child 39:116
11. Welch JP, Welch CE (1976) Villous adenomas of the colorectum. Am J Surg 131:185
12. Whitehead W (1882) The surgical treatment of hemorrhoids. Br Med J 1:148

# 8 Karzinome des Rektums und Anus

## Kombinierte abdominoperineale Exstirpation

Die kombinierte abdominoperineale Resektion ist das Standardverfahren in der operativen Behandlung des rektal tastbaren Karzinoms oder wenn das Karzinom kurabel erscheint, jedoch so nahe am Beckenboden sitzt, daß darunter kein Sicherheitsabstand von 5 cm erhalten ist [7, 13, 15, 18, 21, 24]. Das Verfahren wird auch bei sehr großen villösen Adenomen, selbst wenn sie gutartig sind, oder als Teil der Proktokolektomie wegen einer Colitis ulcerosa oder familiären Polyposis durchgeführt. Die Klassifizierung und Prognose des Rektumkarzinoms wurde in Kap. 6 besprochen [1, 8, 9].

*Operationsverfahren*

Das Abdomen wird mit einem linksparamedianen Schnitt eröffnet. Als erster Schritt gilt es zu untersuchen, ob das Karzinom oberhalb des Beckenbodens tastbar ist, und die Möglichkeit seiner Entfernung einzuschätzen. Das übrige Kolon wird sorgfältig abgetastet, um weitere Tumoren auszuschließen. Danach werden Leber und Gallenblase nach Metastasen oder begleitenden Gallensteinen untersucht. Wenn immer möglich, wird selbst bei Bestehen von Lebermetastasen jeder Versuch unternommen, den Tumor zu entfernen. Der Patient wird dadurch von späteren Tenesmen und Blutungen bewahrt, die sich bei in situ belassenem Tumor einstellen. Liegt eine ausgedehnte peritoneale Metastasierung vor, muß als Palliativmaßnahme eine Auspflanzung des Querdarms erfolgen. Ohne Obstruktion kann eine Kolostomie am Querdarm den Patienten allerdings kränker machen und wird daher nicht empfohlen.

Unter der Voraussetzung, daß die Erkrankung operabel ist, werden Sigma und intraperitoneales Rektum zunächst entlang der linken Umschlagfalte mobilisiert (Abb. 8.1). Dabei ist wünschenswert, genügend Peritoneum zu erhalten, um einen späteren Verschluß des Beckenbodens zu ermöglichen. Im kleinen Becken wird das Peritoneum seitlich durchtrennt und zurückgeschlagen, der linke Ureter wird dargestellt und zusammen mit dem adhärenten Peritoneum angeschlungen. Die Präparation erfolgt seitlich bis zum Beckenboden. Durch stumpfe Dissektion lassen sich die Finger hinter das intraperitoneale Rektum und das zugehörige Mesenterium führen und befreien es von den Iliakalgefäßen. Danach wird das Peritoneum rechts vom Mesosigma gespalten und bis an den Ursprung der A. mesenterica inferior hochgeführt (Abb. 8.2). Die unteren Mesenterialgefäße werden unmittelbar unterhalb des linken Astes zum Kolon zwischen Klemmen durchtrennt. Manchmal kann der linke Ureter eng mit diesem Bereich verbacken sein; er muß identifiziert und angeschlungen werden, bevor die Klemmen angelegt werden. Beide unteren Mesenterialgefäße werden nach proximal doppelt abgeklemmt und gleichfalls doppelt ligiert. Das Mesosigma wird so durchtrennt, daß das Kolon ausreichend lang ist, um einen Sigmaanus anlegen zu können.

Das Peritoneum der rechten Seite wird bis in den Douglas eingeschnitten. Der Schnitt wird nach vorne verlängert und durchtrennt das über der Blase liegende Peritoneum. Nun wird nach vorne eine Teilungsebene festgelegt, die bei Männern unmittelbar hinter den Samenbläschen und vor dem Rektum, bei Frauen hinter der Vagina liegt (Abb. 8.3). Hinten wird die Präparation stumpf weitergeführt, indem das gesamte Mesorektum vom Sakrum abgeschoben wird (Abb. 8.4). Durch stumpfe Dissektion mit der Hand kann die hintere Auslösung bis zur Steißbeinspitze geführt werden.

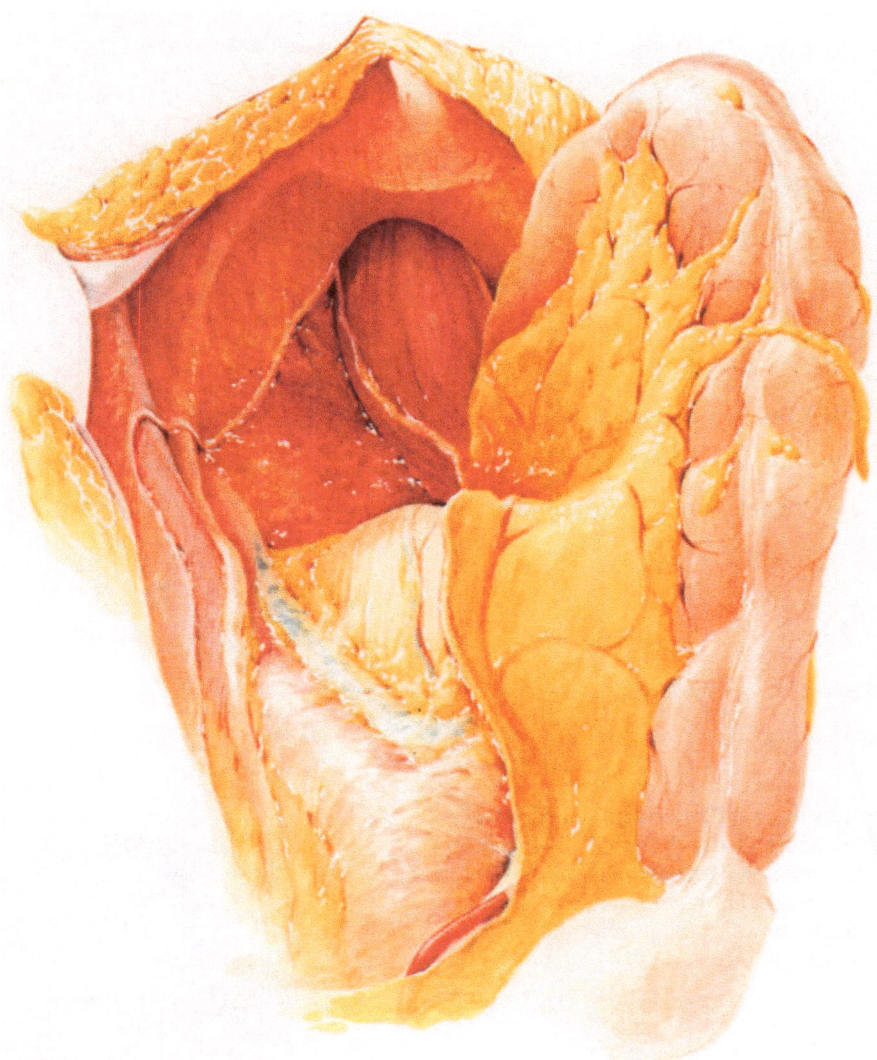

*Abb. 8.1.* Kombinierte abdominoperineale Exstirpation. Das Sigma und intraperitoneale Rektum sind von der linken Seite her mobilisiert. Das Peritoneum ist in der Nähe des linken Ureters, der angeschlungen ist, eröffnet

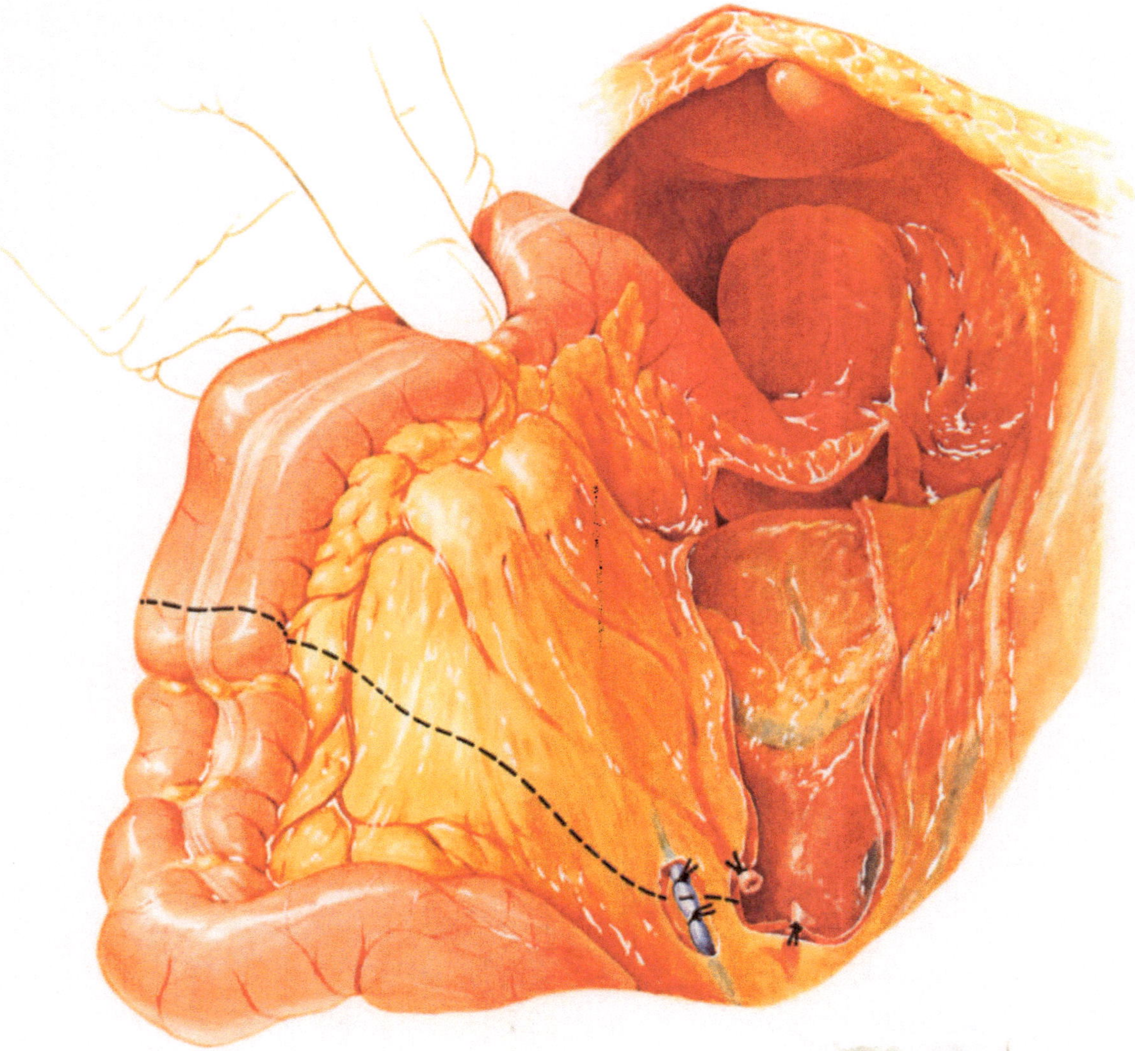

*Abb. 8.2.* Das Peritoneum auf der rechten Seite des Sigmas ist durchtrennt und läßt die Iliakalgefäße und die Aorta erkennen. Die unteren Mesenterialgefäße werden unterhalb des linken Astes zum Kolon durchtrennt und ligiert. Die gestrichelte schwarze Linie zeigt die Absetzungslinie des Mesosigmas

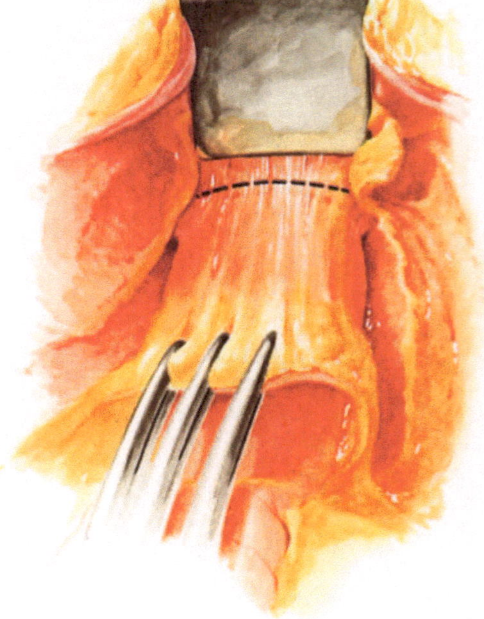

*Abb. 8.3.* Die Präparation am Beckenboden erstreckt sich nach Durchtrennung des Peritoneums vorne bis zur Prostata oder Vagina. Die gestrichelte schwarze Linie zeigt den Oberrand des tastbaren Rektumkarzinoms

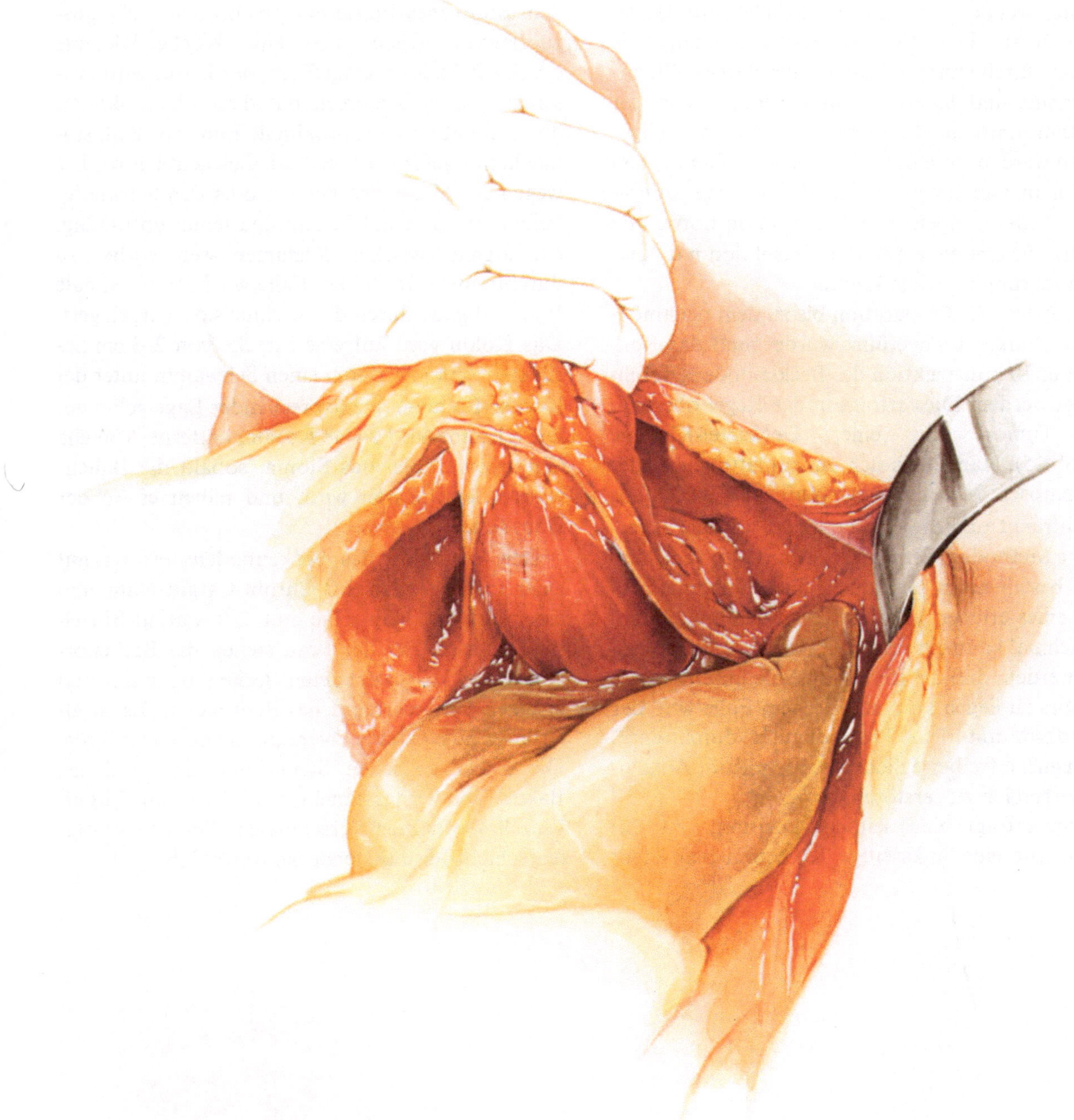

*Abb. 8.4.* Das Rektum wird stumpf vom Kreuzbein und Steißbein abgelöst

Danach wendet man sich den seitlichen Aufhängebändern zu. Die mittleren Hämorrhoidalgefäße werden durch stumpfe Präparation dargestellt, angeklemmt und ligiert. Ist dies erfolgt, kann der Rektumtumor in überraschendem Maße hochgehoben werden, so daß gelegentlich ein Tumor, von dem man annehmen mußte, daß er eine kombinierte abdominoperineale Exstirpation notwendig macht, für eine tiefe anteriore Resektion mit Anastomosierung in Frage kommt.

Nachdem die Präparation bis zu dem tiefstmöglichen Punkt durchgeführt wurde, muß das Rektum zur Rekonstruktion des Beckenbodens durchtrennt werden. Dies erfolgt in der Regel oberhalb des Tumors mit einer DeMartel-Klemme (Abb. 8.5). Handelt es sich um ein fettreiches oder ödematöses Mesenterium, muß dies gleichfalls durchtrennt und die Gefäße ligiert werden. Alternative Methoden, das distale Segment zu verschließen, bestehen im Gebrauch eines Nähapparates oder eines offenen Verschlusses mit Catgutnähten. Manchmal kann ein massiger Tumor so hochgehoben werden, daß die Resektionslinie unterhalb des Tumors zu liegen kommt. In jedem Falle wird der Dickdarm mit dem Thermokauter durchtrennt, um jegliche freibewegliche Tumorzelle im Anastomosenbereich zu zerstören.

Nun erfolgt eine seitliche Inzision, um das Sigma für eine linksseitige Kolostomie an einer dem McBurney-Punkt entsprechenden Stelle auszupflanzen. Dazu wird eine Kocher-Klemme durch die Inzision eingeführt; der Darm wird zwischen Kocher-Klemmen mit dem Thermokauter durchtrennt und das proximale Ende zur Kolostomie herausgeführt (Abb. 8.6). Gelegentlich wird es wegen der Masse des Tumors oder den Schwierigkeiten, diesen distal freizupräparieren, notwendig, das Sigma zwischen Klemmen weit vorher zu durchtrennen. In diesem Falle wird das proximale Ende lediglich durch die Stichinzision vorgelagert. Das Kolon wird auf eine Strecke von 2–3 cm zurückgezogen und durch einen Schwamm unter der Kocher-Klemme in entsprechender Lage gehalten. Die Klemme wird 24–48 h später entfernt. Manche Chirurgen öffnen das Stoma, sobald die Bauchwunde verschlossen wird, und nähen es an der Haut fest.

Der Verschluß des Beckenbodens erfolgt mit einer fortlaufenden 2-0 Chrom-Catgut-Naht und einer zweiten Nahtreihe mit 2-0 Catgut-Einzelknopfnähten. Bei der Frau stellen die Beckenorgane einen ausgezeichneten Beckenboden dar und ersetzen nicht vorhandenes Peritoneum. Es ist allerdings ratsam, eine Ovarektomie durchzuführen. Die Lücke zwischen Sigma und der seitlichen Bauchwand wird mit mehreren 2-0 Chrom-Catgut-Einzelknopfnähten verschlossen. Danach erfolgt der schichtweise Bauchdeckenverschluß.

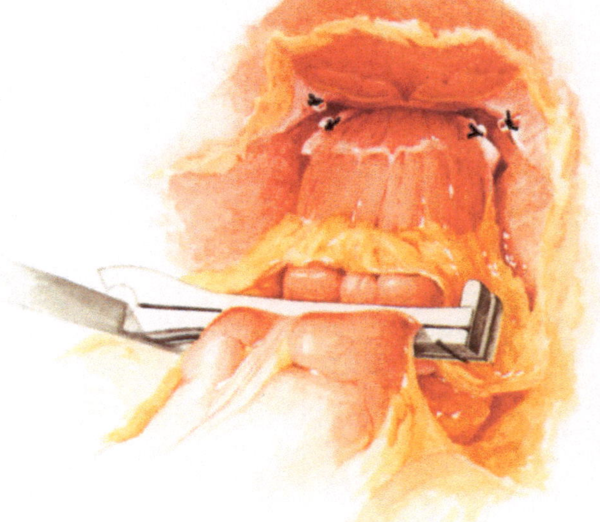

*Abb. 8.5.* Nach seitlicher Freipräparation und Ligatur der mittleren Hämorrhoidalgefäße wird eine Darmklemme angelegt und der Dickdarm mit dem Thermokauter abgetrennt

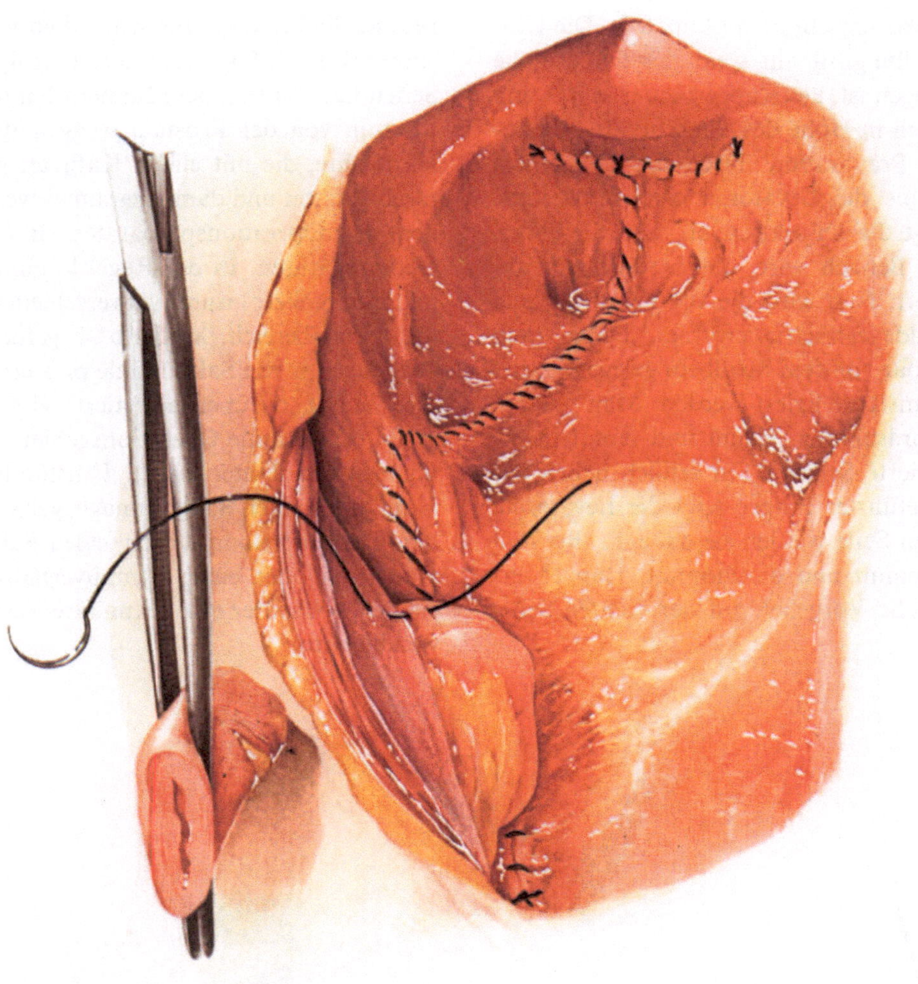

*Abb. 8.6.* Das Mesosigma wird kaudal des linken Gefäßastes zum Kolon durchtrennt. Ausleiten des Sigmas durch eine Stichinzision, seitlicher Verschluß des Mesenterialschlitzes zum Sigma mit Nähten. Die Klemme wird für 24 h am Dickdarm belassen, alternativ werden die Schleimhautränder nach Verschluß der Laparotomiewunde an die Haut genäht

Nun wird der Patient auf die rechte Seite gelagert, wobei das Gesäß auf den äußersten Rand des Operationstisches zu liegen kommt und das linke Knie mit einem Kissen angehoben wird. Beide Knie werden zum Abdomen gebeugt. Der Anus wird mit einer Tabaksbeutelnaht verschlossen und zirkulär umschnitten (Abb. 8.7). Die Umschneidung sollte groß sein, wenn der Tumor nahe am Anus gelegen ist, kann aber kleiner sein, wenn der Tumor sich in Höhe des Beckenbodens befindet. Weitere Präparation durch das perirektale Fettgewebe, bis die Levatoren erreicht werden. Hinten erfolgt die Dissektion bis zum Steißbein, im vorderen Bereich wird die Inzision bis auf 3–4 cm vertieft. Nun wird die vor dem Steißbein gelegene Waldeyer-Faszie eröffnet. Dabei muß eine unmittelbar vor dem Steißbein gelegene Arterie abgeklemmt und ligiert werden. Man gelangt nun in den präsakralen Raum und damit in die zuvor präparierte Schicht. Ein seitlich neben das Rektum eingeführter Finger zeigt die Levatoren. Auf der linken Seite werden sie nahe der Beckenwand angeklemmt und durchtrennt. Danach erfolgt das gleiche Vorgehen auf der rechten Seite.

Nachdem die Levatoren bis in eine Tiefe von 4–5 cm durchtrennt wurden, kann das obere Ende des Rektums hervorgezogen und die Präparation von oben nach unten auf der Prostata oder der Vagina erfolgen (Abb. 8.8). Selten durchbricht ein Karzinom die Denonvilliers-Faszie, so daß beim Manne die Prostata nur sehr selten in den Tumor einbezogen ist. Die Präparation erfolgt auf beiden Seiten nach unten; bei Männern kann, sobald das Rektum von der Prostata weggehalten wird, die Harnröhre, die mit einem Katheter geschient ist, rasch getastet und damit geschützt werden. Entfernen des Operationspräparates. Blutstillung mit Catgutligaturen. In der Regel kommt es zu einer mäßigen Sickerblutung aus verschiedenen Gefäßen im Dammbereich, weshalb 4 gefüllte Penrose-Drainagen in die Sakralhöhle plaziert werden und die Wunde darüber adaptiert wird. Manchmal bleibt das gesamte Operationsgebiet verhältnismäßig trocken. Unter diesen Umständen kann die Haut über einer Saugdrainage verschlossen werden. Dennoch kommt es in vielen Fällen zu einem Hämatom oder einer Lymphverhaltung, so daß einige Tage später eine sekundäre Verhaltung notwendig wird.

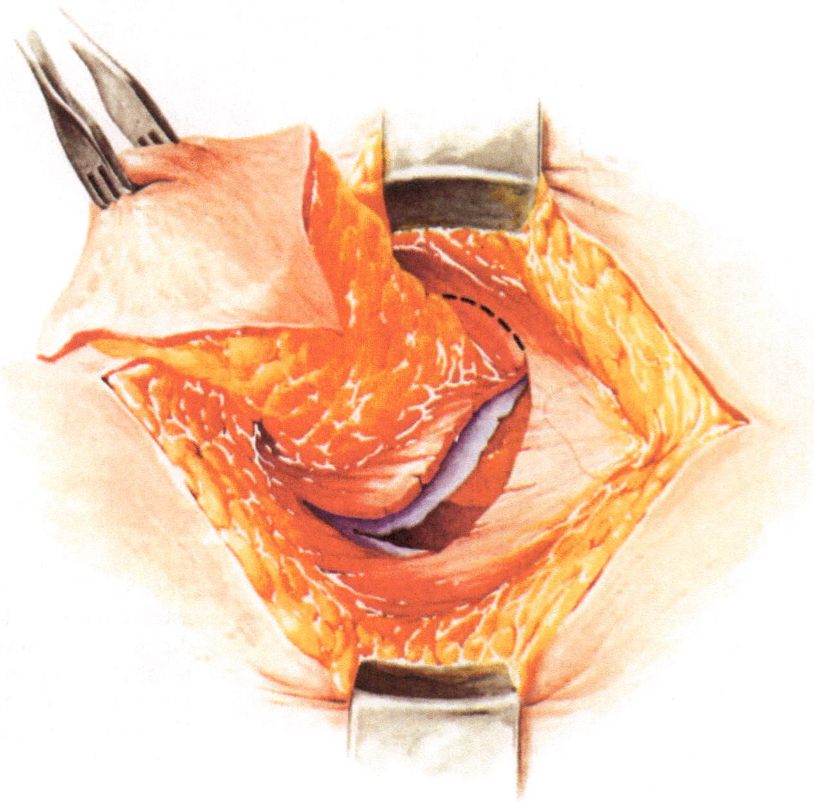

*Abb. 8.7.* Der Patient wurde auf die rechte Seite gelagert, der Anus mit einer Tabaksbeutelnaht verschlossen. Eine weite Umschneidung des Anus wird bis durch das ischiorektale Fettgewebe geführt. Eingehen in den retrorektalen Raum, indem die Waldeyersche Faszie unterhalb des Steißbeins eingetrennt wird

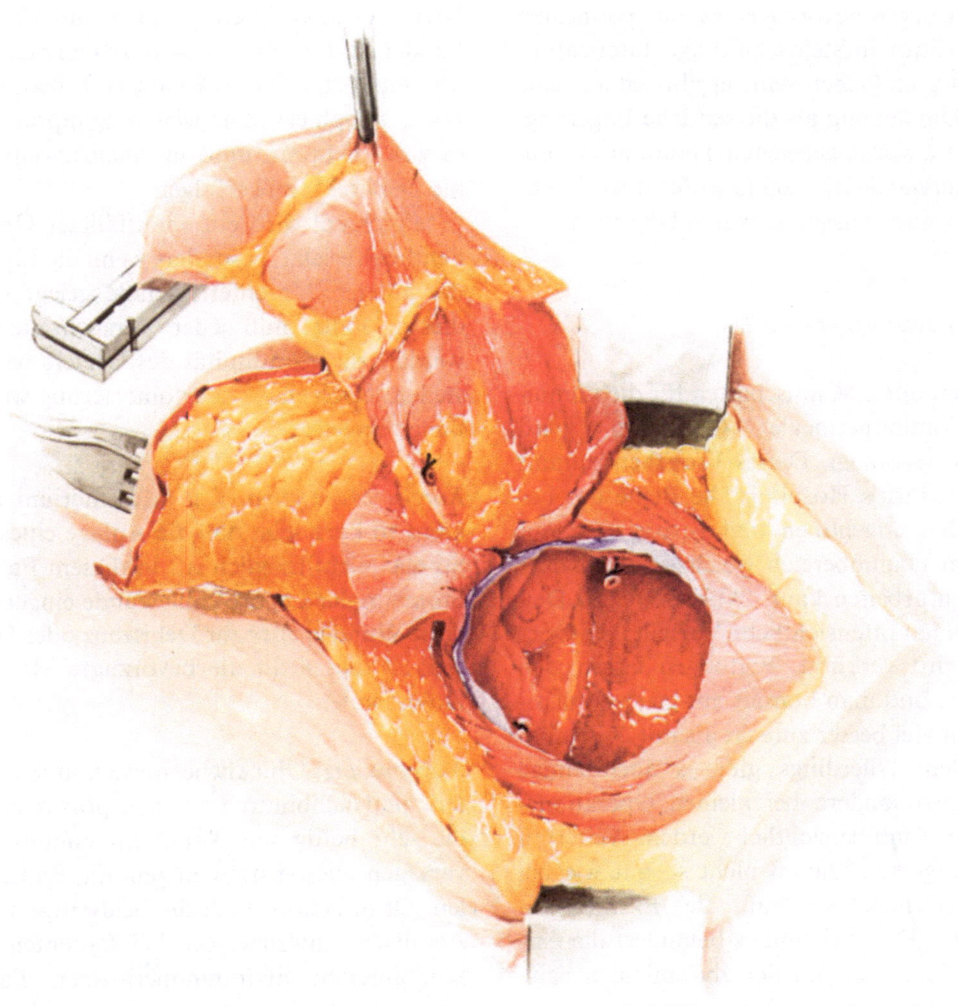

*Abb. 8.8.* Nach Durchtrennung der oberen Levatorenanteile wird das Sigma und Rektum hervorgezogen. Beim Manne erfolgt die Präparation bevorzugt von kranial nach kaudal, da dadurch die Prostata leicht darzustellen ist. Bei der Frau erfolgt die Präparation am Damm in der Regel in Steinschnittlage, wobei gleichzeitig mit dem Rektum die Scheidenhinterwand entfernt wird

Bei der Frau ist eine etwas radikalere Resektion möglich. Liegt der Tumor an der Vorderwand, ist es sinnvoll, die Hinterwand der Vagina en bloc mit dem Rektum zu entfernen. Die vaginale Schleimhaut kann nach der Tumorexstirpation wieder rekonstruiert werden.

Einige Chirurgen bevorzugen es, den perinealen Akt der Operation in Steinschnittlage durchzuführen; dies mag einfacher sein, ergibt jedoch eine schlechtere Darstellung als die seitliche Lagerung. Bei Frauen mit vorne gelegenen Tumoren, bei denen die Hinterwand der Vagina entfernt wird, gibt sie allerdings einen ausgezeichneten Überblick.

### *Vorgehen mit zwei Mannschaften*

Das Vorgehen mit 2 Mannschaften für die kombinierte abdominoperineale Operation wird mancherorts bevorzugt. Dieses Vorgehen stammt aus dem St. Mark's Hospital. Die Beine des Patienten werden angehoben und gespreizt, damit das Team im Dammbereich gleichzeitig mit dem am Abdomen arbeiten kann (Abb. 8.9) [12]. Dieses Vorgehen hat offensichtliche Vorteile: die Operationszeit wird verkürzt, Blutungen lassen sich leichter stillen und man kommt mit großen massigen Tumoren viel besser zurecht als mit den anderen Methoden. Allerdings gibt es auch einige Nachteile. Insbesondere bei kleinen Operationsräumen kann es unübersichtlich werden. Weiterhin ist der Zugang zum Damm nicht so gut wie bei anderen Methoden, so daß die Exstirpation schwieriger ist. Darüber hinaus behindert die Anhebung der Beine den auf der abdominalen Seite arbeitenden Chirurgen im kleinen Becken.

### *Intraoperative Komplikationen*

*Verletzung des linken Ureters.* Bisweilen ist der Ureter so mit dem Tumor verbacken, daß eine langstreckige Resektion erforderlich ist. Unter diesen Umständen wird bei funktionsfähiger rechter Niere der linke Ureter doppelt mit Catgut unterbunden und in situ belassen. In den meisten Fällen kommt es zu keiner sekundären Infektion, und die Niere atrophiert ohne weitere Symptome. Kommt es zur Infektion, muß in einem zweiten Eingriff die Nephrektomie erfolgen.

Manchmal wird ein unauffälliger Ureter versehentlich verletzt, besonders wenn die Ligaturen um die unteren Mesenterialgefäße gelegt werden. In diesem Falle muß jeder Versuch unternommen werden, die Kontinuität des Ureters wiederherzustellen. Nach einer Anastomosierung wird ein Katheter eingelegt.

*Kurzes Mesosigma.* Das Mesenterium am Sigma kann so kurz sein, daß die Anlage eines seitlichen Stomas nicht möglich ist. In diesem Fall wird das Stoma in der Laparotomiewunde eingepflanzt. Da diese Wunden eher zur Dehiszenz oder Hernie führen, ist dies nicht die bevorzugte Methode einer Kolostomie.

*Nachblutung.* Glücklicherweise kommt es sehr selten zur Nachblutung aus den präsakralen Venen, die sehr heftig sein kann. Im ungünstigen Falle versagen alle Anstrengungen, die Blutung zu stillen. Dazu gehört auch die beidseitige Ligatur der Aa. iliacae internae, die bei Patienten mit einer kombinierten abdominoperinealen Exstirpation ohne Nachteile vorgenommen werden kann.

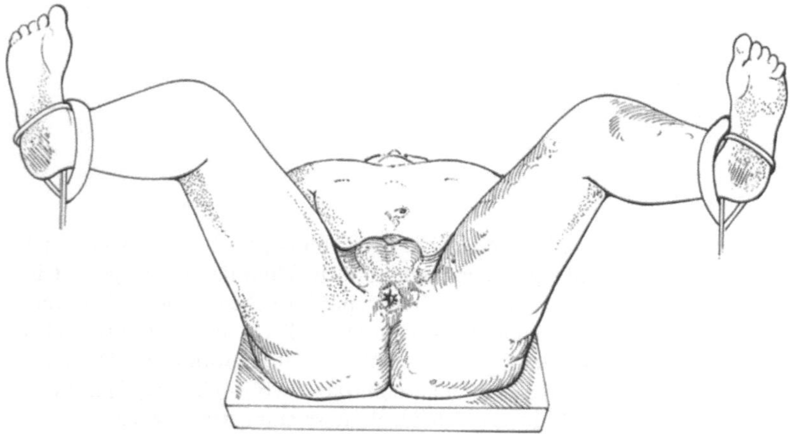

*Abb. 8.9.* Lagerung des Patienten auf dem Operationstisch mit angehobenen und gespreizten Beinen zur kombinierten abdominoperinealen Exstirpation mit 2 Operationsmannschaften

Wurde jedoch eine Anastomose im Dammbereich angelegt, sollte diese Ligatur nicht erfolgen, da ausgedehnte Nekrosen im Anastomosenbereich eintreten könnten. Es muß jeder Versuch unternommen werden, eröffnete Venen darzustellen und zu ligieren oder sie mit einem Clip zu verschließen. Knochenwachs ist in der Regel für die Blutstillung im Interstitium nicht geeignet. In vielen Fällen wird die Anwendung von Gelschaum oder die Tamponade mit einem Gazestreifen erforderlich, die dann im Dammbereich nach außen geführt wird. Diese Gaze wird 2–3 Tage später gezogen.

*Beckenbodeninsuffizienz.* Bei manchen Patienten ist nicht genügend Peritoneum im Becken vorhanden, um den Beckenboden verschließen zu können. Unter diesen Umständen wird am besten vom Damm her eine Gummifolie eingelegt, die mit einer großen Tamponade in der richtigen Position gehalten wird. Die Tamponade kann nach 7 Tagen entfernt werden. Zu diesem Zeitpunkt ist der Darm in der richtigen Lage fixiert. Alternativ kann der Beckenboden weit offengelassen und nur die Haut am Damm verschlossen werden. Dies ermöglicht es dem Dünndarm, ins kleine Becken zu gleiten und die durch die Entfernung des Rektums entstandene Lücke auszufüllen. Dieses von einigen Chirurgen empfohlene Vorgehen, welches auch bei der Eviszeration notwendig ist, birgt die Möglichkeit einer postoperativen Obstruktion aufgrund der großen Wundfläche ohne Peritoneum. Darüber hinaus muß nach Abheilen der Wunde mit einer perinealen Hernie gerechnet werden, die gelegentlich viel Mühe bereitet.

*Tumorbefall benachbarter Organe.* Bei einer Reihe weiblicher Patienten wird die gleichzeitige Resektion der Gebärmutter, der Tuben sowie der Ovarien erforderlich sein. Es wurde schon vorgeschlagen, daß bei der kombinierten abdominoperinealen Exstirpation eine routinemäßige Ovarektomie durchgeführt werden sollte, da die Ovarien einen fruchtbaren Boden für metastasisches Tumorwachstum darstellen. Ist die Blase oberhalb des Trigonums befallen, sollte eine großzügige Kontinuitätsresektion erfolgen und die Blase über einem suprapubischen Zystostomiekatheter verschlossen werden. Ist das Trigonum miteinbezogen und handelt es sich um eine sonst günstige Konstellation, muß die Eviszeration des gesamten Beckens als einzige kurative Methode in Betracht gezogen werden. Der Befall der Samenbläschen und der Prostata muß, wenn auch sehr selten, durch die gleichzeitige Entfernung dieser Organe und folgende Rekonstruktion der ableitenden Harnwege behandelt werden.

Häufig muß zusammen mit einem Karzinom des intraperitonealen Rektums eine adhärente Dünndarmschlinge reseziert werden. Die Kontinuität wird durch eine End-zu-End-Anastomose wiederhergestellt.

*Postoperative Komplikationen*

*Harnverhaltung.* Dies ist eine häufige Beschwerde bei Männern. Man beläßt einen Blasenkatheter für etwa 12 Tage nach dem operativen Eingriff. Kann der Patient danach die Blase nicht entleeren, wird er in der Regel mit einem Dauerkatheter nach Hause entlassen, der am Ende der 3. Woche von einem Urologen kontrolliert wird. Kann er zu diesem Zeitpunkt die Blase immer noch nicht entleeren, erfolgt eine transurethrale Resektion.

*Darmverschluß.* Dies ist die schwerwiegendste Komplikation nach einer Miles-Operation. Häufig prolabiert der Dünndarm durch den Beckenboden, klemmt sich seitlich neben dem ausgepflanzten Kolostoma ein oder ist lediglich irgendwo in der Abdominalhöhle adhärent. Aufgrund der möglichen Darmstrangulation wird eine sekundäre Laparotomie notwendig, insbesondere dann, wenn eine Darmschlinge in einer der beiden oben beschriebenen Positionen gefangen ist.

*Nachblutung aus der Sakralhöhle.* Eine Nachblutung innerhalb der ersten 24 h nach dem Eingriff ist nicht ungewöhnlich. Manchmal wird die Reexploration der sakralen Wunde notwendig, wobei die Darstellung eines hoch im Becken gelegenen Blutgefäßes sehr schwierig sein kann. Die Blutstillung gelingt häufiger mit Hilfe von Clips als mit anderen Methoden. Läßt sich keine isolierte Blutung auffinden, muß kräftig tamponiert werden.

*Narbenbrüche am Kolostoma.* Hierbei handelt es sich um nahezu gesetzmäßige Spätkomplikationen, die selten Schwierigkeiten hervorrufen. Da jeglicher Wiederherstellungsversuch in der Regel von einer zweiten Hernie begleitet wird, sollen diese Hernien nur operiert werden, wenn eine Einklemmungsgefahr des Darmes oder Zeichen der Obstruktion bestehen.

*Perineale Hernie*. Diese Komplikation ist nicht selten. Wird der Dünndarm lediglich von der Haut zurückgehalten, kann es zu einer Ruptur am Peritoneum mit Eviszeration des Dünndarms durch den Beckenboden kommen. Eine sofortige Wiederherstellung ist erforderlich. Diese ist schwierig, kann jedoch durch das Einlegen eines Marlex-Mesh erleichtert werden.

*Impotenz*. Eine Impotenz tritt nahezu in allen Fällen nach der Miles-Operation und bei mindestens 50% der Männer nach dem D'Allaines-Verfahren auf [23]. Sie ist der weiten Ausräumung im Bekkenbereich zuzuschreiben, da sie nach einer totalen Proktokolektomie aufgrund einer Colitis ulcerosa selten auftritt.

## Perianales Karzinom

Zu den nahe am Anus gelegenen Rektumkarzinomen gehören auch die nahe am Analring gelegenen Tumoren im perianalen Bereich; sie können unterhalb der Sphinkteren liegen oder den Analsphinkter miterfassen. Es handelt sich oft um Plattenepithelkarzinome, die von den Basalzellen der Epidermis stammen und in seltenen Fällen sogar oberhalb des Analkanales zu finden sind (Abb. 8.10). Diese Tumoren wurden als Kloakentumoren beschrieben [20]. Wie von Grodksy [10] gezeigt werden konnte, variieren sie hinsichtlich ihrer Malignität in hohem Maße. Es ist bemerkenswert, daß auch Adenokarzinome, die unmittelbar oberhalb der Linea pectinata entstehen, in der Metastasierung dem gleichen Ausbreitungsmuster wie die Plattenepithelkarzinome des Anus folgen; die Möglichkeit einer Metastasierung in die Leisten muß daher in beiden Fällen in Betracht gezogen werden.

Die Behandlung des Analkarzinoms ist in Abhängigkeit von seiner Lokalisation und seinen physikalischen Eigenschaften unterschiedlich [2, 5, 6, 16, 17, 19, 22, 25]. Trotz der Tatsache, daß die Tumoren oft klein sind, liegt die Heilungsrate nach Sammelstatistiken nur bei 50%. Die kombinierte abdominoperineale Exstirpation mit weiter Exzision der perianalen Gewebestrukturen ist die Methode der Wahl. Von Buroker und Mitarbeitern [4] wurde über eine kleine Serie berichtet, bei der die Kombination von Chemotherapie und Bestrahlung erfolgreich war. Obgleich kleine Tumoren der perianalen Haut häufig zunächst bestrahlt werden, muß man zugestehen, daß die Rezidivrate höher als anderswo im Körper ist und so eine sekundäre abdominoperineale Exstirpation notwendig wird. Tiefer reichende Tumoren, insbesondere diejenigen, die die Sphinktermuskulatur mitbefallen haben, machen gleichfalls eine abdominoperineale Exstirpation erforderlich. Diese erfolgt in der zuvor beschriebenen üblichen Technik.

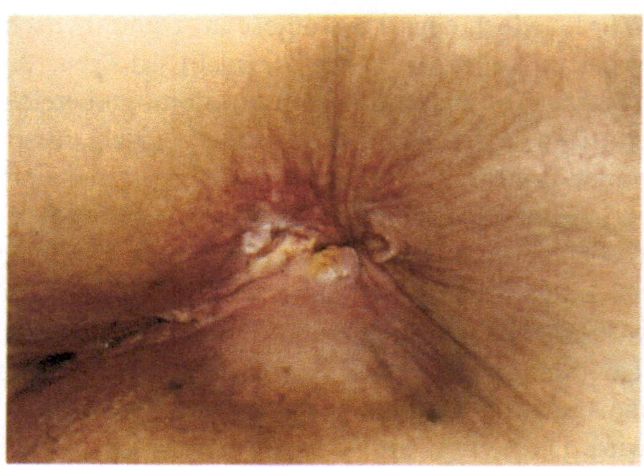

*Abb. 8.10.* Rezidiv eines perianalen Pflasterzellkarzinoms nach Strahlentherapie. Die ursprüngliche Lokalisation war am Analring

Die große Problematik des perianalen Karzinoms liegt darin, daß es in die Leistenlymphknoten metastasiert. Diese Metastasen finden sich in der Regel primär in den oberflächlichen Lymphknoten und sekundär in den tiefen Lymphknoten oberhalb des Poupart-Bandes. Dadurch erhebt sich die Frage, ob bei Patienten mit diesen Tumoren eine prophylaktische Lymphknotendissektion ratsam ist oder nicht. Da der Befall der tiefen Lymphknoten häufig ist, würde dies eine radikale Leistenausräumung bedeuten. Dieses Vorgehen hätte bei vielen Patienten mit einer beidseitigen Operation schwer zu behandelnde Beinödeme zur Folge, weshalb bei diesen Patienten keine prophylaktische Lymphknotenausräumung empfohlen wird. Die Ausräumung der Leistenlymphknoten kann sowohl die Entfernung der oberflächlichen Lymphknoten oder der oberflächlichen und tiefen Lymphknoten umfassen.

*Ausräumung der oberflächlichen Lymphknoten*

Anlegen eines schrägen Schnitts unterhalb des Poupart-Bandes und weites Zurückschlagen der Hautränder. Die Präparation beginnt von seitlich und von unten. Lymphknotendissektion. Ablösen des subkutanen Fettgewebes bis zur vorderen Muskelfaszie. Durchtrennung und Ligatur der V. saphena. Darstellen der Femoralscheide, auf der nach kranial präpariert wird. En-bloc-Ausräumung des gesamten Gewebes unterhalb des Leistenbandes bis auf das Niveau der Femoralscheide. Hautverschluß über einer Saugdrainage, die mehrere Tage belassen wird. Bei unzureichender Ligatur der Lymphgefäße kann es zur Ausbildung einer Lymphozele mit starker Lymphabsonderung über Tage oder sogar Wochen kommen.

*Ausräumung der tiefen Lymphknoten*

Bei diesem Vorgehen werden zusätzlich zur oberflächlichen Ausräumung die gesamten Lymphknoten bis zur Bifurkation der Iliakalgefäße gleichfalls entfernt. Die gemeinsame Ausräumung kann von einem S-förmigen über das Leistenband geführten Schnitt oder von 2 parallel zueinander verlaufenden schrägen Schnitten erfolgen. Danach ist es am wichtigsten, das Peritoneum zur Darstellung der A. und V. iliaca externa nach medial wegzuhalten. Die Präparation beginnt von kranial mit der Entfernung aller Lymphknoten und Blutgefäße bis zum Leistenband. Der Cloquet-Lymphknoten liegt genau oberhalb des Leistenbandes und ist häufig tumorbefallen. Manchmal lassen sich auch die Lymphknoten im Bereich des Foramen obturatorium von diesem Schnitt aus entfernen; jedenfalls sollte der Versuch unternommen werden, diese mitzuentfernen, da sie gleichfalls befallen sein können. Postoperativ wird mehrere Tage eine Saugdrainage aufrechterhalten.

## Eviszeration des Beckens

Gelegentlich ist bei einem Rektumkarzinom, das bei Frauen nach vorne in die Gebärmutter und/oder in die Vagina, bei Männern in den Blasenboden eingebrochen ist, eine Eviszeration des Beckens notwendig. Die komplette Eviszeration wegen eines Rektumkarzinoms, die sowohl Blase als auch Rektum umfaßt, ist selten, da solche Tumoren in der Regel sowohl nach hinten als auch nach vorne reichen und das Steißbein so früh befallen, daß insbesondere bei Männern durch die zusätzliche Entfernung der Blase keine Vorteile erreicht werden. Bei Frauen sind die Tumoren in der Regel mit der Gebärmutter oder der hinteren Scheidenwand verbacken, so daß eine hintere Eviszeration durchgeführt werden kann; dies bedeutet die Entfernung der Tuben, Ovarien, der Gebärmutter und der gesamten Scheidenwand, aber Erhaltung der Blase.

Die Entfernung der paraaortalen und parailiakalen Lymphknoten sowie der Lymphknoten der Obturatorgruppe wurde für die Behandlung des Zervixkarzinoms entwickelt. Wahrscheinlich sollte für die Behandlung des Rektumkarzinoms die gleiche Strategie gelten; die Lymphknoten und Lymphgefäße müßten von der Aortenbifurkation bis hinunter zum Beckenboden freipräpariert werden. Man weiß jedoch, daß beim Befall der iliakalen Lymphknoten beim Zervixkarzinom die Chance einer Heilung durch die Eviszeration sehr gering ist, und wahrscheinlich wird das gleiche auch für das Rektumkarzinom gelten.

*Hintere Beckenausräumung bei der Frau*

Diese Operation vereinigt die Miles-Operation mit der Salpingoovarektomie, der hinteren Scheidenteilresektion und die Entfernung der Lymphknoten. Die Präparation beginnt kranial mit der Ligatur der unteren Mesenterialgefäße unterhalb des Abganges des linken Dickdarmastes. Das Kolon wird an geeigneter Stelle durchtrennt, um eine ausreichende Sigmoidostomie zu ermöglichen. Danach wird das Mesenterium bis zur Ligatur der Mesenterialgefäße durchtrennt. Das Peritoneum wird seitlich bis in Höhe der Ureteren eingeschnitten, wobei Lymphgefäße und Lymphknoten von den Blutgefäßen abpräpariert werden. Die Ovarialarterien werden an ihrem Abgang aus den Iliakalgefäßen unterbunden. Danach erfolgt die weitere Präparation bis zum Steißbein durch stumpfes Auslösen. Durchtrennung der mittleren Hämorrhoidalgefäße. Darstellen des Blasendaches und Durchtrennen der Ligg. rotunda; danach werden Gebärmutter, Rektum und die gesamten Aufhängebänder von allen Verwachsungen befreit. Die Vagina wird nun von vorne, wenn die Hinterwand entfernt werden muß, entsprechend von hinten eröffnet. Hier ist eine sorgfältige Blutstillung erforderlich, da dieses Gebiet äußerst gut durchblutet ist. Sofern erforderlich, können die inneren Iliakalgefäße unterbunden werden. Die Lymphknoten der Obturatorgruppe sollten im vorderen Bereich des Operationsgebietes entfernt werden.

Wird die Operation mit 2 Mannschaften durchgeführt, kann der sakrale Akt durch den anderen Operateur erfolgen; wird die gesamte Operation von einer Mannschaft durchgeführt, erfolgt nun die Anlage eines Sigmastomas und der Verschluß der Bauchwand.

Danach wird der Patient in Steinschnittlage gebracht und die übliche Miles-Operation mit der Ausnahme, daß die hintere Scheidenwand im Operationspräparat einbezogen ist, durchgeführt. Sobald die von oben präparierte Schicht erreicht wird, kann das gesamte Operationspräparat durch das eröffnete Becken entfernt werden.

Es erfolgt kein Versuch, den Beckenboden zu verschließen, da alle Haltestrukturen entfernt wurden. Der Dünndarm wird dadurch tief ins Becken hinabgleiten und lediglich von Bindegewebe und der Haut bedeckt, die in der Mittellinie unter Einlegen einer Saugdrainage primär verschlossen wird.

### *Totale Eviszeration im Becken beim Manne oder der Frau*

Beim Manne beinhaltet die Eviszeration des Beckens die Entfernung des Rektums, der Blase und der Prostata. Bei Frauen ist es sehr selten, einen operablen Tumor anzutreffen, der für eine totale Eviszeration geeignet ist. Es ist klar, daß es sich dabei um einen äußerst großen Eingriff handelt, der der Anlage eines Sigmastomas und eines Ileumkonduits als Blasenersatz bedarf. Dieses Operationsverfahren wird nicht näher beschrieben, da es nur selten durchgeführt wird. Das Ileumkonduit wird nach der Technik von Bricker aus dem unteren Ileum gebildet. Genaue Einzelheiten sind in seiner Beschreibung nachzulesen [3].

## Lokale Exzision

Bei älteren Patienten in schlechtem Allgemeinzustand kommt im Falle eines sehr kleinen Karzinoms die lokale Exzision in Betracht. Ein Tumor bis zu 2 cm Durchmesser, der nur geringe Tendenz zeigt, tiefer als die Muscularis mucosae einzudringen, wird, wie in Kap. 7 beschrieben, entfernt. Nach Vorziehen des Tumors durch den erweiterten Darmkanal erfolgt die Exzision in ausreichendem Abstand durch alle Schichten der Darmwand. Bestätigt der Pathologe, daß es sich um eine Erkrankung mit geringer Malignitätsstufe handelt, hat dieses Vorgehen große Aussicht auf Heilung. Sitzt das Karzinom in der Spitze eines gestielten Polypen, kann gleichfalls die lokale Exzision empfohlen werden. Das Freilegen des Tumors kann auch durch Operationsverfahren nach Mason oder Soave erfolgen (s. Kap. 7 und 9) [11, 14]. Andere bei speziellen Indikationen anwendbare Methoden sind die sphinktererhaltenden Operationen (Kap. 9) und die Elektrokoagulation (Kap. 23).

## Palliative Operationen

Palliative Operationen sind bei der Behandlung des Rektumkarzinoms dazu bestimmt, Patienten vor Beschwerden wie Tenesmen, Obstruktion oder Blutung zu verschonen. Das zufriedenstellendste Verfahren ist die Tumorresektion. Patienten werden dann als inkurabel betrachtet, wenn eine ausgedehnte lokale Ausbreitung oder Fernmetastasen in Leber und Lunge bestehen. Häufig wird das fortgeschrittene Alter als Grund betrachtet, ein Rektumkarzinom für inoperabel zu bezeichnen.

Allerdings wird die Operation selbst vom älteren Patienten bemerkenswert gut toleriert.

Ein Karzinom kann vor der Operation auch aufgrund starker Verwachsungen des Tumors als inoperabel angesehen werden. Unter diesen Umständen vermag eine präoperative Strahlentherapie die Tumormasse zu verkleinern und ermöglicht, eine palliative kombinierte abdominoperineale Exstirpation durchzuführen. Eine präoperative Chemotherapie wird bislang nicht für hilfreich erachtet. Manchmal läßt sich vor der Operation nachweisen, daß der Patient mit großer Sicherheit Lebermetastasen auf dem Boden eines Rektumkarzinomes hat. In diesen Fällen empfehlen wir eine Laparotomie, wenn der Patient sonst in gutem Allgemeinzustand ist. In der Regel ist eine kombinierte abdominoperineale Exstirpation notwendig, manchmal läßt sich jedoch eine tiefe anteriore Anastomosierung mit einem schmalen Resektionsrand am gesunden Darm herstellen. Die Resektion beseitigt die Tenesmen und wie zu hoffen ist, die Schmerzen eines lokalen Rezidivs. Der metastatische Tumor in der Leber ist einer Chemotherapie besser zugänglich als ein anderswo in der Peritonealhöhle gelegener Tumor.

Bei Patienten mit ausgedehntem Tumorwachstum im kleinen Becken wird eine einfache Kolostomie angelegt. Allerdings wird die Anlage einer Kolostomie vom Patienten nur ungern akzeptiert, wenn sie vor dem Auftreten von Beschwerden erfolgt. Wird eine Kolostomie angelegt, sollte dies bevorzugt im Colon transversum erfolgen, da das Sigma in diesen Fällen häufig schwer zu mobilisieren ist.

Bei älteren Patienten in schlechtem Allgemeinzustand, bei denen ein Rektumkarzinom durch Biopsie von Lebermetastasen gesichert wurde, empfehlen manche Chirurgen eine Elektrokoagulation.

Man tut gut daran, daß man das, was man für Lebermetastasen hält, histologisch sichert. Es gibt Erkrankungen wie multiple Leberzysten oder gutartige Veränderungen wie multiple Hämangiome, die fälschlicherweise für Karzinommetastasen gehalten werden. In diesen Fällen kann die Unterlassung einer kurativen Resektion unnötigerweise zum Tode führen. Metastatisches Wachstum in der Leber oder Lunge schließt eine Heilung nicht aus, obgleich sie diese unwahrscheinlich werden läßt. Dieses Thema wird in Kap. 23 im Abschnitt über Operationen, die mit der Tumorbehandlung einhergehen, behandelt.

Während der letzten Jahre ergaben sich hinsichtlich der lokalen Exzision beim kolorektalen Karzinom sowie bei der Behandlung des Analkarzinoms zusätzliche Erkenntnisse.

Lock und Mitarbeiter führten eine retrospektive Untersuchung der Patienten mit einem kolorektalen Karzinom durch, die am St. Mark's Hospital in London durch lokale Exzision behandelt wurden. Sie fanden heraus, daß die Karzinome des Rektums klinisch in 2 Gruppen unterteilt werden konnten. In der ersten Gruppe hatte das Karzinom einen geringeren Durchmesser als 2 cm und wuchs exophytisch oder polypoid; die lokale Exzision hatte eine Rezidivrate von 8%. In der zweiten Gruppe hatte der Tumor die gleiche Größe, wuchs aber eher invasiv als exophytisch. Die Rezidivrate betrug hier nach der lokalen Exzision 22%. Diese Zahlen verdeutlichen, bei welchem Patienten eine lokale Exzision gerechtfertigt ist. Nach unseren Erfahrungen können polypöse gestielte Polypen mit einer karzinomatösen Entartung in der Spitze in nahezu allen Fällen lokal exzidiert werden; ein Rezidiv ist unwahrscheinlich; wenn es jedoch bei einer sorgfältigen Nachuntersuchung gefunden wird, kann zu diesem Zeitpunkt eine radikale kombinierte abdominoperineale Exzision durchgeführt werden. Andererseits haben infiltrierende Tumoren, auch wenn sie im Durchmesser nur 2 cm groß sind, eine Rezidivrate, die eine lokale Exzision außer bei Patienten in schlechtem Allgemeinzustand oder Patienten, die eine Kolostomie verweigern, verbietet.

Nigro hat die Zahl seiner Patienten, die er primär mit Chemotherapie und Bestrahlung behandelte, zwischenzeitlich erhöht. Sein Vorgehen besteht derzeit in der primären Behandlung mit Mitomycin C, 5-Fluorouracil und Bestrahlung. Seine letzten Ergebnisse zeigen, daß 7 von 10 Patienten gut auf diese Behandlung ansprachen. Zwölf sprachen nicht an oder wiesen ein Rezidiv auf und wurden mittels kombinierter abdominoperinealer Exzision behandelt; 6 Patienten überlebten.

## Literatur


1. Astler VB, Coller FA (1954) The prognostic significance of direct extension of carcinoma of the colon and rectum. Ann Surg 139:846
2. Beahrs OH, Wilson SM (1976) Carcinoma of the anus. Ann Surg 184:422
3. Bricker EM (1970) Pelvic exenteration. Adv Surg 4:13
4. Buroker TR, Nigro N, Bradley G, et al (1977) Combined therapy for cancer of the anal canal: A follow-up report. Dis Colon Rectum 20:677
5. Corman ML, Haggitt RC (1977) Carcinoma of the anal canal. Surg Gynecol Obstet 145:674
6. Cortese AF (1975) Surgical approach for treatment of epidermoid anal carcinoma. Cancer 36:1869
7. DeCosse JJ, Block GE, Hughes ESR, et al (1977) Controversial issues in management of carcinoma of the rectum. Arch Surg 112:558
8. Dukes CE (1932) The classification of cancer of the rectum. J Pathol Bacteriol 35:323
9. Gilchrist RK, David VC (1938) Lymphatic spread of carcinoma of the rectum Ann Surg 108:621
10. Grodsky L (1969) Current concepts on cloacogenic transitional cell anorectal cancers. JAMA 207:2057
11. Itaya H, Osawa N (1976) Application for Duhamel's operation for the surgical treatment of rectal cancer. Jpn J Surg 6:49
12. Lloyd-Davies OV (1939) Lithotomy-Trendelenburg position for resection of rectum and lower pelvic colon. Lancet 2:74
13. Lockhart-Mummery HE, Ritchie JK, Hawley PR (1976) The results of surgical treatment for carcinoma of the rectum at St. Mark's Hospital from 1948 to 1972. Br J Surg 63:673
14. Mason AY (1976) Selective surgery for carcinoma of the rectum. Aust NZ J Surg 46:322
15. Miles WE (1908) A method of performing abdomino-perineal escision for carcinòma of the rectum and of the terminal portion of the pelvic colon. Lancet 2:1812
16. Newman HK, Quan SHQ (1976) Multi-modality therapy for epidermoid carcinoma of the anus. Cancer 37:12
17. O'Grady JF, Bacon HE, Koohdary A (1973) Squamous-cell carcinoma of the anus. Dis Colon Rectum 16:39
18. Patel SC, Tovee EB, Langer B (1977) Twenty-five years of experience with radical surgical treatment of carcinoma of the extraperitoneal rectum. Surgery 82:460
19. Sawyers JL (1977) Current management of carcinoma of the anus and perianus. Am Surg 43:424
20. Sink JD, Kramer SA, Copeland DD, et al (1978) Cloacogenic carcinoma. Ann Surg 188:53
21. Stearns MW Jr (1974) Abdominoperineal resection for cancer of the rectum. Dis Colon Rectum 17:612
22. Stearns MW Jr, Quan SHQ (1970) Epidermoid carcinoma of the anorectum. Surg Gynecol Obstet 131:953
23. Weinstein M, Roberts M (1977) Sexual potency following surgery for rectal carcinoma. A followup of 44 patients. Ann Surg 185:295
24. Welch JP, Donaldson GA (1974) Recent experience in the management of cancer of the colon and rectum. Am J Surg 127:258
25. Welch JP, Malt RA (1977) Appraisal of the treatment of carcinoma of the anus and anal canal. Surg Gynecol Obstet 145:837


### *Zusätzliche Literatur*


Lock MR, Cairns DW, Ritchie JK, et al (1978) The treatment of early colorectum cancer by local excision. Fr J Surg 65:346

Nigro ND, Vaitkevicius VK, Buroker T, et al (1981) Combined therapy for cancer of the anal canal. Dis Colon Rectum 24:73

# 9 Sphinktererhaltende Operationen

Es wurden verschiedene Arten von sphinktererhaltenden Operationsmethoden beschrieben [19]. Sie unterscheiden sich hauptsächlich darin, wieviel Dickdarm im Bereich des Rektums entfernt wird. Zum einen kann das gesamte Rektum und der anale Sphinkterapparat entfernt und Kolon oder Ileum am äußeren Analring anastomosiert werden. Dies ist das Prinzip der Swenson-Operation zur Behandlung der Hirschsprung-Erkrankung [29]. Es ist auch möglich, die äußeren und inneren Sphinkteren zu erhalten, die Rektumschleimhaut zu entfernen und das obere Sigma oder das Ileum durch diesen Muskelschlauch mit einer Anastomose am Anus hindurchzuziehen; dies ist das Operationsverfahren nach Soave [27]. Das Verfahren nach D'Allaines verbindet die tiefe anteriore Präparation mit einer Anastomosierung des Sigmas ans Rektum in Höhe des Dammes; man erhält dabei den Analkanal und 3–4 cm des unteren Rektums [6]. Black beschrieb einen endorektalen Zugang, der die untersten 2–3 cm der Rektumschleimhaut und den unteren Teil des Sphinkterapparates erhält [4]. Bacon erhielt die Sphinkteren nach einer kombinierten abdominoperinealen Darstellung [1].

Diese Operationen wurden in der Regel beim villösen Adenom oder bei vergleichsweise kleinen lokalisierten Tumoren des Rektums durchgeführt. Größere Probleme entstanden, wenn diese Operationsverfahren zur Behandlung von unterhalb dem Beckenboden gelegenen Rektumkarzinomen herangezogen wurden, bei denen die Erkrankung sicher invasiv und die Resektionslinie nur 2–3 cm unterhalb des Tumors gelegen war. Diese Operationen bergen das Risiko eines Rezidivs. Obgleich die veröffentlichten Zahlen zeigen, daß das Risiko nicht höher als nach einer normalen Miles-Operation ist, muß man erkennen, daß diese Operationen bei günstigeren Tumoren durchgeführt werden und daher die Häufigkeit eines Rezidivs deutlich geringer sein dürfte als nach der abdominoperinealen Rektumexstirpation.

## Durchzugsoperationen ohne Erhalten des Sphinkterapparats

Eine der frühesten Operationen war die Durchzugsmethode; sie wurde ursprünglich von Hochenegg beschrieben [13]. Der Dickdarm wird von der Bauchhöhle aus weit mobilisiert. Die unteren Mesenterialgefäße werden durchtrennt und das Mesenterium am intraperitonealen Rektum auf eine lange Strecke entfernt. Man erhält so ein ausreichend langes Kolon, das durch den Analkanal hindurchreicht. Allerdings muß die Anastomose über die perikolischen Gefäße ausreichend versorgt werden. Die für die Anastomosierung richtige Höhe wird in Abhängigkeit von der Durchblutung festgelegt. Ansonsten verläuft die Präparation genau gleich wie bei der kombinierten abdominalen Exstirpation; nach Durchtrennung der Paraproktien wird das Rektum bis zum Steißbein befreit.

Der perineale Akt, entweder vom gleichen Team oder einem zweiten Team durchgeführt, umfaßt die Exstirpation des gesamten Anorektums mit dem umgebenden Stützgewebe einschließlich der Levatoren. Das Sigma wird durch die so entstandene Höhle hindurchgezogen und die Wunde verschlossen. Der überschüssige Darm, der durch den neugebildeten Anus hindurchragt, kann belassen und wenige Tage später entfernt werden [30]. Andere Chirurgen haben den Dickdarm primär reseziert und an den neugebildeten Anus genäht [1, 9].

Die Komplikationen der Durchzugsoperationen sind denen der Operationen am Damm vergleichbar: Sepsis und Nekrose der Darmschlinge auf dem Boden einer unzureichenden Durchblutung und später die Stuhlinkontinenz. Dieses Verfahren wird in der Karzinombehandlung des Erwachsenenalters nicht mehr empfohlen, da viele Komplikationen auftreten können und der Patient letztendlich mit einer perinealen Kolostomie versorgt wird, die schwierig zu pflegen ist.

## Tiefe anteriore Resektion

Die tiefe anteriore Resektion des Dickdarms ist sehr häufig bei Rektumkarzinomen, deren Unterrand etwa 2–3 cm oberhalb der peritonealen Umschlagfalte liegen, indiziert [7, 12, 14]. Sie ist auch bei ausgedehnten breitbasigen villösen Adenomen im Bereich der Umschlagfalte oder gerade darunter sehr wertvoll. Gelegentlich muß auch eine Resektion wegen Divertikulitis so weit nach unten reichen, aber es ist sehr selten, daß die Präparation für diese Erkrankung bis unterhalb des Beckenbodens zu erfolgen hat.

### *Operatives Standardverfahren*

Einlegen eines Blasenkatheters und, sofern eine Spülung des Rektums vor der Anastomose durchgeführt werden soll, Einlegen eines Darmrohrs ins Rektum, welches mit dem Irrigator verbunden wird. Die Spülung erfolgt mit destilliertem Wasser.

Eröffnung des Abdomens mittels linksparamedianer Inzision. Palpatorische Sicherung des Tumors im kleinen Becken, danach sorgfältiges Abtasten von Dickdarm, Leber und Gallenblase.

Wenn möglich, wird eine kräftige Ligatur um das intraperitoneale Rektum oberhalb und unterhalb des Tumors gelegt. Die zweite Ligatur läßt sich bei einer tiefsitzenden Erkrankung selten anlegen. Liegt der Tumor günstig für eine anteriore Resektion, wird das linke Mesenterialblatt durchtrennt, um den Ureter darzustellen und ihn von den unteren Mesenterialgefäßen wegzuhalten (Abb. 9.1). Der Abgang der unteren Mesenterialgefäße wird nach Inzision der rechten Seite des Mesokolons dargestellt. Sie werden genau unterhalb des Abganges der A. colica sinistra abgeklemmt und ligiert, es sei denn, in diesem Bereich finden sich vergrößerte Lymphknoten. Sind diese vorhanden, muß die A. colica sinistra mitentfernt werden. Um eine sichere Anastomose anlegen zu können, muß in diesem Falle das Colon transversum mobilisiert werden.

Die Präparation folgt dem rechten Rand des Mesosigmas, wobei auf den rechten Ureter geachtet wird. Danach erfolgt die Dissektion nach vorne, bei der das Peritoneum bei der Frau entlang der hinteren Scheidenwand, beim Mann entlang des Blasengrundes durchtrennt wird. Nach hinten erfolgt die Präparation bis zum Sakrum, wobei das Rektum unbedingt bis zur Steißbeinspitze freipräpariert werden muß. Darstellung der seitlichen Kollateralbänder, in denen die mittleren Hämorrhoidalgefäße verlaufen (Abb. 9.2). Hier ist sehr sorgfältig darauf zu achten, daß die Ureteren nicht verletzt werden. Die mittleren Hämorrhoidalgefäße werden, sobald man sie sieht, ligiert. Danach kann das Operationspräparat in der Regel ein beträchtliches Maß angehoben und ein Tumor, der zunächst für eine erfolgreiche Anastomose als zu tief liegend betrachtet wurde, kann anastomosiert werden.

Das Sigma wird an geeigneter Stelle mindestens 10 cm oberhalb des Tumors mit dem Thermokauter durchtrennt. Bevor die untere Klemme angesetzt wird, muß das Rektum zunächst von seinen rückwärtigen Verwachsungen gelöst werden. Dabei handelt es sich in dieser Höhe um kein echtes Mesenterium, und die oberen Hämorrhoidalgefäße sind häufig am Rektum adhärent. Sie können daher durch stumpfe Dissektion mit dem Finger gelöst und der Gefäßstiel tief unterbunden werden. In schwierig gelegenen Fällen kann es sogar notwendig werden, das Rektum offen zu durchtrennen, die Schnittränder mit langen Allis-Klemmen zu fassen und erst hiernach das Mesenterium zu durchtrennen und ligieren. Die Blutstillung ist in dieser Höhe besonders wichtig, da jegliche sickernden Gefäße ein tief im Becken gelegenes Hämatom verursachen können. Danach wird das untere Ende mindestens 5 cm unterhalb des Tumors mit einer Wertheim-Klemme gefaßt, wobei der Dickdarm nicht gestreckt werden darf. Jetzt kann das Rektum gründlich mit destilliertem Wasser gespült werden. Nach Anlegen einer zweiten distal gelegenen Klemme wird der Dickdarm mit dem Thermokauter durchtrennt.

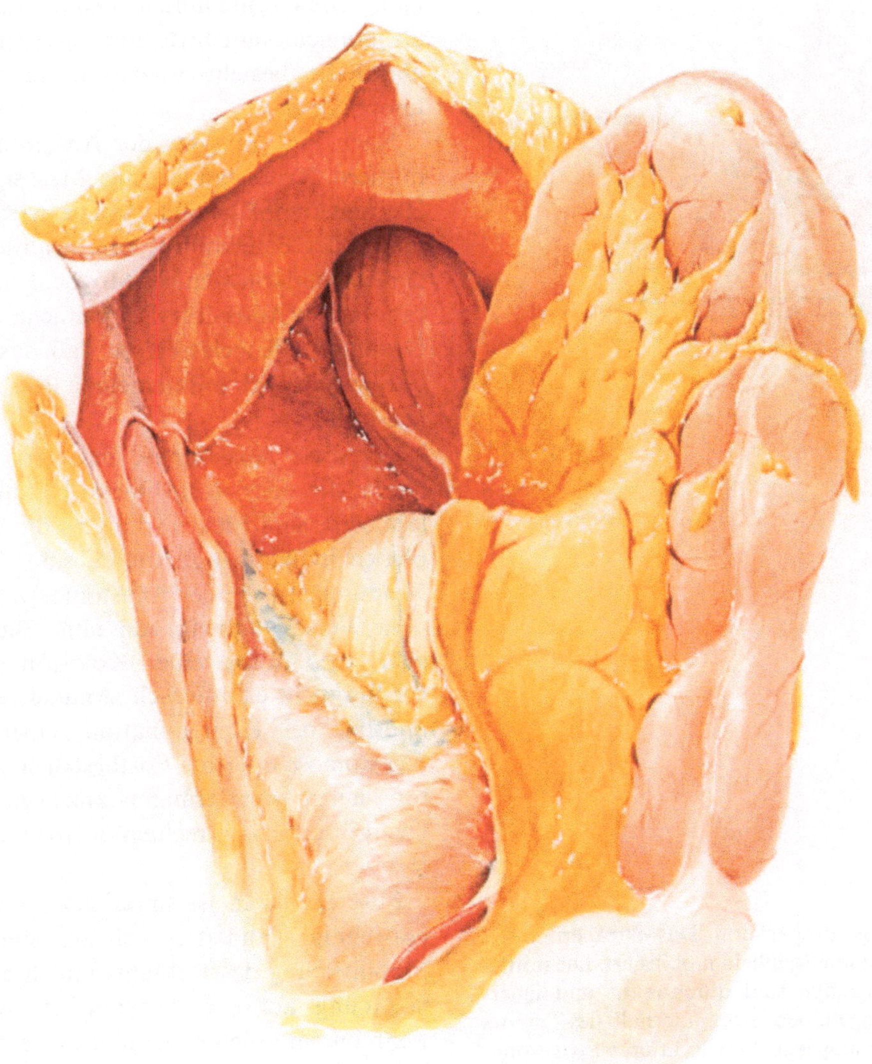

*Abb. 9.1.* Sigma und intraperitoneales Rektum werden von der linken Seite freipräpariert. Die peritoneale Anheftung ist durchtrennt, und das Sigma wird nach rechts gezogen. Freilegen des Ureters und der Iliakalgefäße. Weitere Dissektion in den Douglas unmittelbar hinter dem Rektum

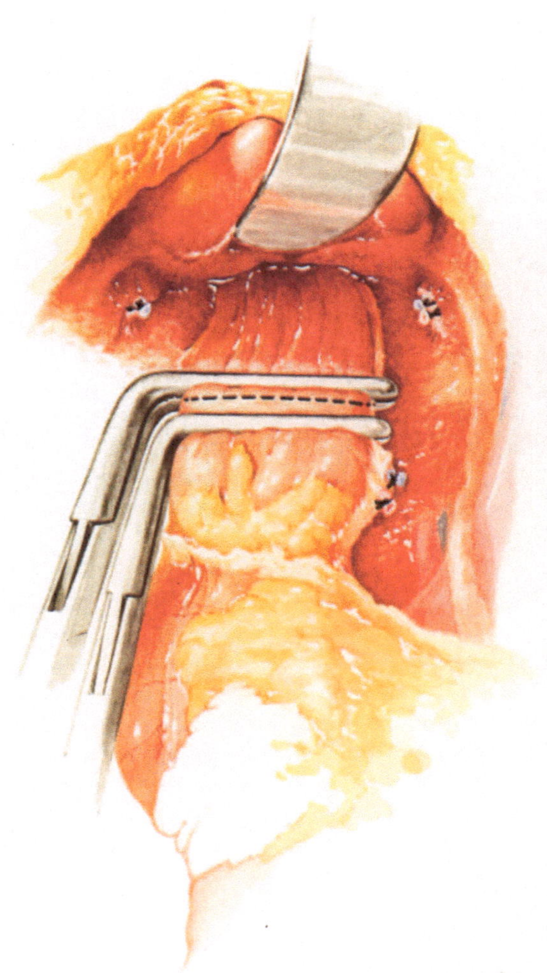

*Abb. 9.2.* Endgültige Präparation. Das extraperitoneale Rektum wurde bis zum Steißbein mobilisiert. Die mittleren Hämorrhoidalgefäße sind durchtrennt und ligiert und das Rektum angehoben. 5 cm unterhalb des Tumors wird eine Klemme angelegt. Das Rektum wird gespült, eine zweite tiefe Klemme angelegt, danach das Rektum entlang der gestrichelten schwarzen Linie durchtrennt

Die Anastomose wird vorzugsweise zweireihig in End-zu-End-Technik mit einer äußeren Nahtreihe von 3-0 Seide-Einzelknopfnähten und einer inneren Nahtreihe mit resorbierbaren Nähten der Stärke 3-0 angelegt (Abb. 9.3). Manchmal ergibt sich allerdings, daß das Lumen des Rektums sehr weit und das des Sigmas ziemlich klein ist. In diesem Fall muß das Sigma blind verschlossen und eine Seit-zu-End-Koloproktostomie durchgeführt werden (Abb. 9.4) [2]. Diese Anastomose wird in gleicher Weise angelegt, nur daß, da es sich um eine weite Anastomose handelt, für die Schleimhaut eine fortlaufende Naht verwendet werden kann. Diese sollte hinten geknotet und nach vorne als Connell-Naht fortgeführt werden. Die äußere Nahtreihe besteht wiederum aus Seide-Einzelknopfnähten.

Nach Fertigstellung der Anastomose wird das mittlere Peritonealblatt ans Mesosigma und den Rektumstumpf genäht. Damit wird die mittlere Hälfte der Bauchhöhle peritonealisiert und bietet dem Dünndarm weniger Möglichkeit zur Inkarzeration oder Adhäsion. Das seitliche Blatt wird zur Drainage offengelassen, so daß das in der Tiefe des Beckens sich ansammelnde Blut nicht dort liegen bleibt.

Ob diese Anastomose drainiert werden muß oder nicht, oder ob ein Querkolonkunstafter angelegt wird, sind Entscheidungen, die bei jedem Patienten individuell zu treffen sind. Nach unserer Meinung ist bei einer Anastomosierung, die glatt, ohne Verschmutzung und ohne Blutung einhergeht, die Anlage einer Kolostomie am Transversum nicht erforderlich. Andererseits ist es vernünftig, bei Kontamination, einer schwierigen Anastomose oder bei Fortbestehen der Sickerblutung einen Querdarmanus anzulegen, der mittels Querschnitt in den rechten oberen Quadranten gelegt wird.

Eine Drainage ist unter gewissen Umständen notwendig. Handelt es sich um eine ausgedehnte Mobilisierung des Rektums und liegt eine leichte Spannung auf der Anastomose (was natürlich wenn immer möglich vermieden werden soll), verbleibt hinter dem Rektum eine Höhle. Diese füllt sich sicher mit Blut oder Lymphe an, so daß wir unter diesen Umständen einen Schlürfkatheter in die Höhle einlegen, 48 h daran saugen und ihn danach entfernen. J.H. Remington empfahl die Schlürfdrainage zu belassen und sie regelmäßig mit Kanamycinlösung zu spülen; er berichtete über ausgezeichnete Ergebnisse mit diesem Verfahren (persönliche Mitteilung). McLachlin und Mitarbeiter zeigten die Vorteile, das große Netz in diesen Raum einzuschlagen; in Tierexperimenten an Hunden verringerte dieses Vorgehen die Anastomoseninsuffizienz signifikant [23]. Das große Netz wurde gleichfalls von Goldsmith [11] verwandt.

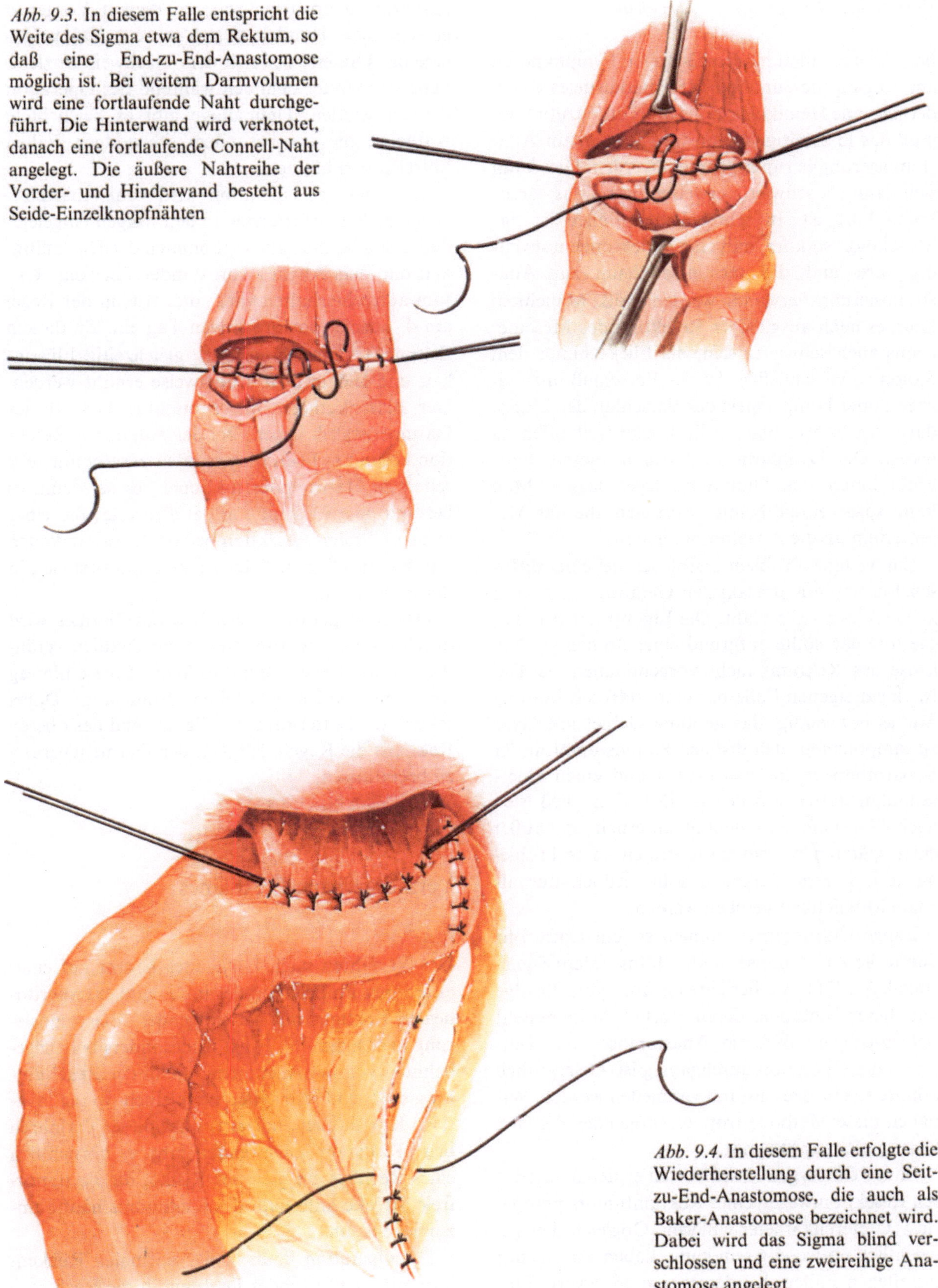

*Abb. 9.3.* In diesem Falle entspricht die Weite des Sigma etwa dem Rektum, so daß eine End-zu-End-Anastomose möglich ist. Bei weitem Darmvolumen wird eine fortlaufende Naht durchgeführt. Die Hinterwand wird verknotet, danach eine fortlaufende Connell-Naht angelegt. Die äußere Nahtreihe der Vorder- und Hinderwand besteht aus Seide-Einzelknopfnähten

*Abb. 9.4.* In diesem Falle erfolgte die Wiederherstellung durch eine Seit-zu-End-Anastomose, die auch als Baker-Anastomose bezeichnet wird. Dabei wird das Sigma blind verschlossen und eine zweireihige Anastomose angelegt

*Variationen des operativen Vorgehens*

Ist es aufgrund tumorverdächtiger Lymphknoten am Abgang des unteren Mesenterialstieles erforderlich, eine Hemikolektomie links durchzuführen, muß das linksseitige Colon transversum zur Anastomosierung heruntergebracht werden. Dies kann sich dann als schwierig erweisen, wenn das Mesokolon kurz ist. In sehr seltenen Fällen ist das Mesokolon so kurz, daß eine Kolektomie notwendig wird und das terminale Ileum zur Anastomosierung verwandt werden muß. Manchmal kann es nach ausgiebiger Resektion des Mesenteriums auch schwierig sein, die Lücke hinter dem Kolon zu verschließen. Ist der Verschluß unzureichend oder komprimiert der Verschluß den Dünndarm, ist es viel besser, die Lücke weit offen zu lassen. Der Dickdarm wird sich in diesem Falle leicht hinter den Dünndarm legen lassen. Man kann sogar einige Nähte anbringen, die das Mesenterium an die Anastomose heften.

Ein weiteres Problem ergibt sich bei einer diffusen Blutung aus präsakralen Gefäßen, die sich in keiner Weise stillen läßt. Die Ligatur der Aa. iliacae internae sollte aufgrund einer drohenden Nekrose des Rektums nicht vorgenommen werden. In einem eigenen Falle mit einer diffusen Blutung war es notwendig, das gesamte Gebiet mit Gaze zu tamponieren, den distalen Kolonstumpf in der Laparotomiewunde auszuleiten und einen Querkolonkunstafter anzulegen. Die Gaze ließ sich nach 48 h ohne Zwischenfall entfernen, und außer einer späteren Narbenhernie traten keine Probleme auf. Dieses Vorgehen sollte jedoch nur als letzte Möglichkeit gesehen werden.

Einige Chirurgen empfahlen es, ein Darmrohr durch die Anastomose hindurch ins untere Sigma einzulegen [26]. Sie berichteten über gute Erfolge mit dieser Methode, deren Vorteil darin besteht sicherzustellen, daß die Anastomose zum Zeitpunkt der Operation durchgängig ist. Gelegentlich könnte so ein Ileuszustand vermieden werden. Wir haben diese Methode trotz ermutigender Berichte bislang nicht angewandt.

Einige Chirurgen lassen vor einer tiefen anterioren Resektion wegen eines Rektumtumors präoperativ Ureterenkatheter einlegen. Obgleich dies gelegentlich notwendig sein kann, haben wir uns nur in seltenen Fällen, bei denen eine erschwerte Präparation zu erwarten war, zu diesem Vorgehen entschlossen. Handelt es sich um eine Doppelanlage des Ureters, der sich dem Nachweis entzieht, kann der Ureter dennoch während der Operation verletzt werden. Heutzutage gibt es beleuchtete Katheter, die bei besonders schwierigen Fällen hilfreich sein können.

Während der Operation wird vom Anästhesisten eine Schlürfdrainage in den Magen eingelegt, deren Sog bis zum Ingangkommen der Darmtätigkeit und dem Abgang von Winden über das Rektum aufrechterhalten wird; dies tritt in der Regel am 4. oder 5. postoperativen Tag ein. Zu diesem Zeitpunkt kann sie entfernt, gleichzeitig Flüssigkeit und leichte Diät schrittweise erhöht werden. Der Blasenkatheter bleibt bis zum Eintritt der Darmperistaltik liegen. Bei der anterioren Resektion kommt es beim Manne postoperativ nur sehr selten zu Harnwegobstruktionen, es sei denn, es bestand eine Erkrankung der Prostata, die einer transurethralen Resektion bedarf. Schwierigkeiten mit der Erektion und der Ejakulation bestehen in der Regel nicht.

Das postoperative Verhalten des Darmes wird durch dieses Operationsverfahren deutlich verändert. In der Regel kommt es über Monate hinweg nicht zu zeitlich geregeltem Stuhlgang. Dabei scheint die Entfernung des Sigmas und des oberen Rektums die Regelmäßigkeit der Darmentleerung zu beeinflussen.

## Verfahren nach D'Allaines

Das Verfahren nach D'Allaines beruht auf einer anterioren Präparation des intra- und extraperitonealen Rektums mit nachfolgender Anastomosierung am Damm [6]. Es ist insbesonders bei ausgedehnten villösen Adenomen, die in der Regel gutartig sind, und sehr selten bei kleinen, wenig invasiven Karzinomen indiziert. Wird dieses Verfahren beim Karzinom angewendet, birgt es hinsichtlich eines Rezidivs ein gewisses Risiko, da die tumorfreie Strecke unterhalb des Karzinoms häufig unzureichend ist.

Die Operation kann in der normalen Rückenlage mit nachfolgender Drehung in die Rechtssei-

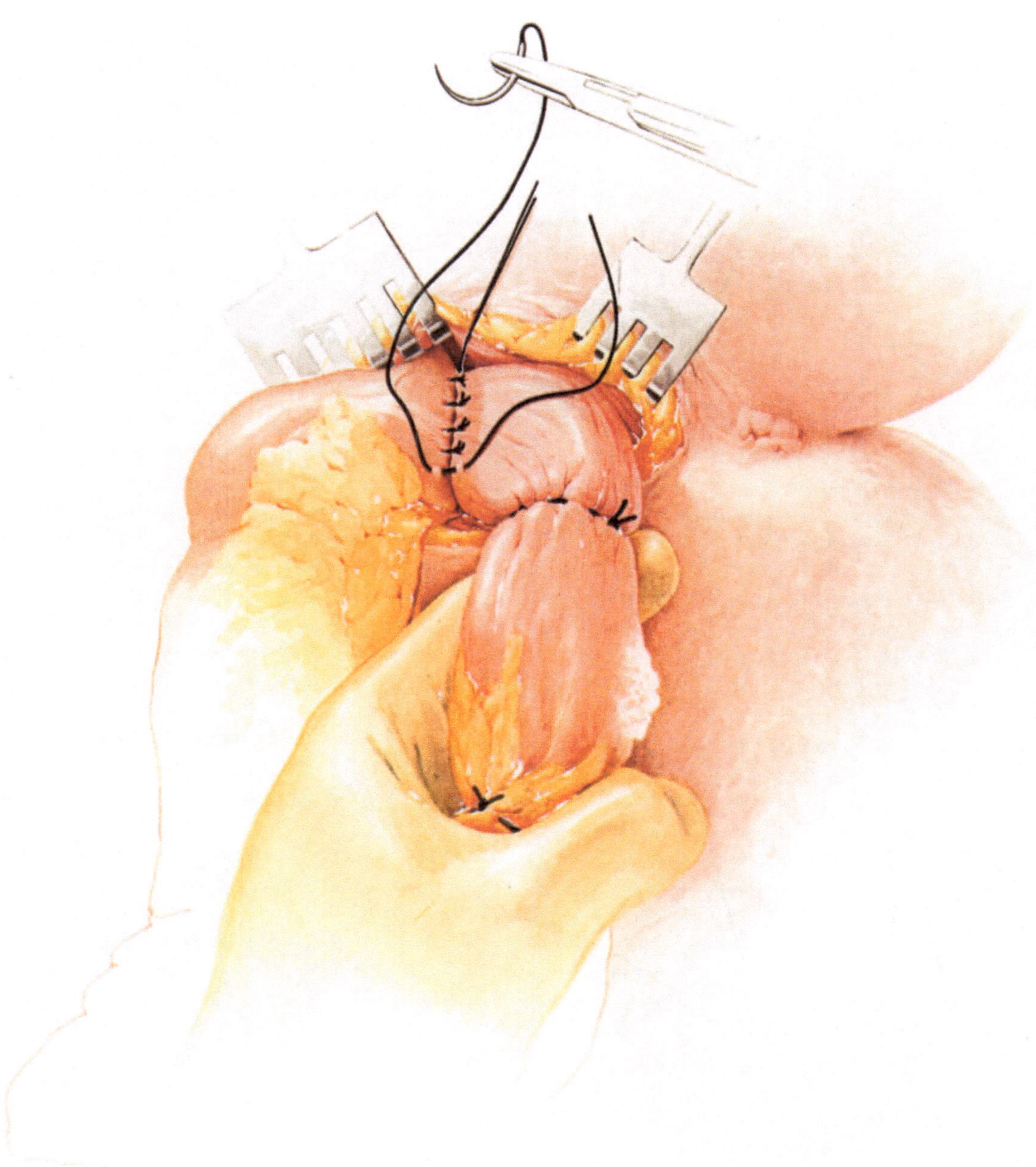
a

*Abb. 9.5 a–c.* Perineale Anastomose nach D'Allaines. (*a*) Die abdominale Präparation entspricht genau der tiefen anterioren Resektion. Danach wird der Patient auf die linke Seite gelegt. Durch einen vertikalen Schnitt neben dem Anus, der bis über die Steißbeinspitze verläuft, wird zunächst das Steißbein reseziert, die Levatoren durchtrennt und das Sigma hervorgeholt. Die Anastomose wird mit Seide-Einzelknopfnähten an der Hinterwand begonnen

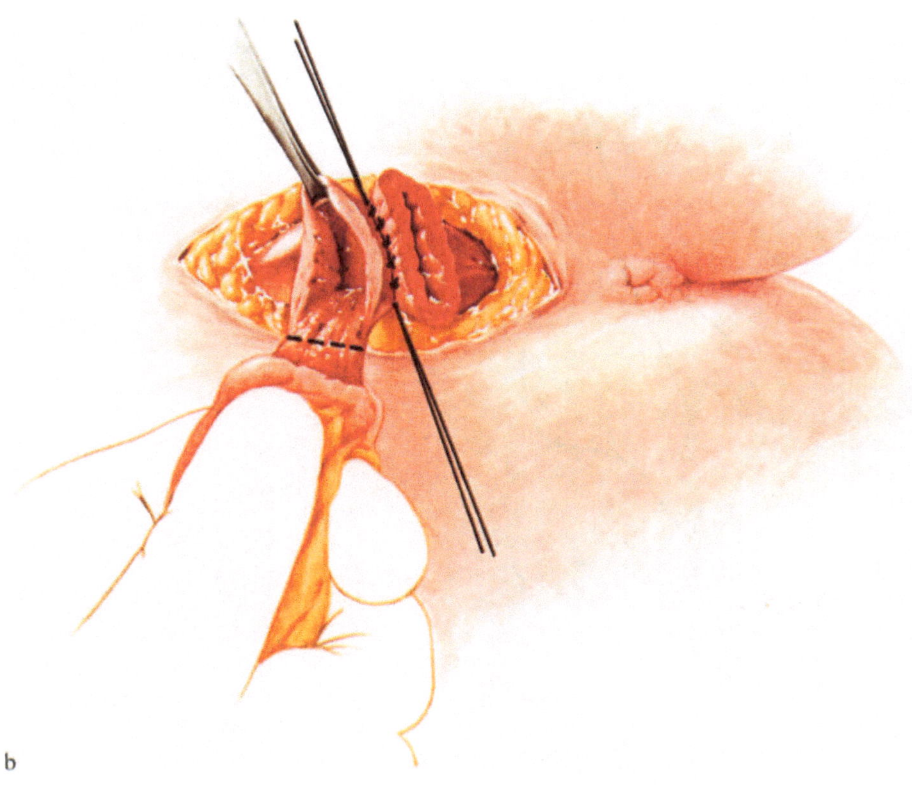

b

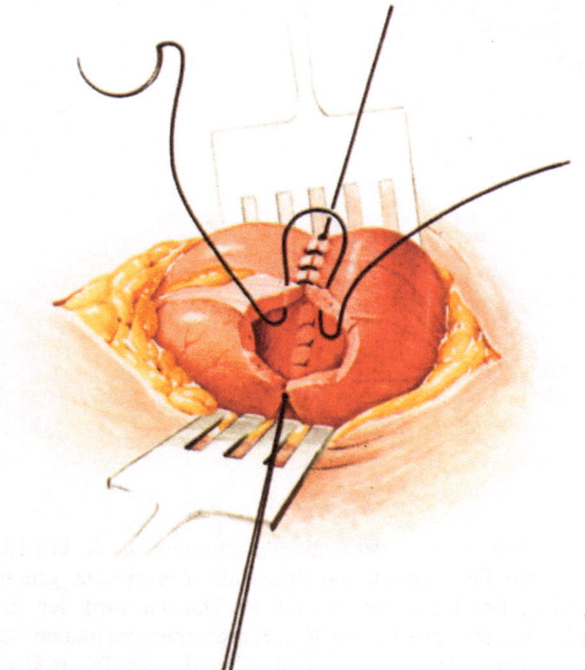

c

*Abb. 9.5b, c.* Die äußere Nahtreihe der Hinterwand ist angelegt, das Sigma zur Vorbereitung der restlichen Anastomose durchtrennt. Das Operationspräparat einschließlich Sigma und unterem Rektum wird entlang der unterbrochenen schwarzen Linie entfernt. (*c*) Die fertiggestellte zweireihige Anastomose liegt in sehr geringem Abstand oberhalb des Anus

tenlage für den perinealen Akt erfolgen [8]. Sie kann jedoch auch in Schräglage des Patienten durchgeführt werden, wobei die Hüften des Patienten nach den Angaben von Localio um 45° angehoben werden [15–18, 25]. Wir bevorzugen die erste Methode; allerdings muß man bei der Lagerung nach Localio den Patienten nicht umlagern.

Die normale Präparation entspricht der der tiefen anterioren Resektion (Abb. 9.5a). Das Rektum wird so tief wie möglich von oben mobilisiert. Die oberen und mittleren Hämorrhoidalgefäße werden durchtrennt und ligiert. Danach wird das Kolon bis zu der Höhe, die zur Resektion und Anastomosierung vorgesehen ist, freipräpariert. Das Kolon wird nicht durchtrennt, sondern ganz belassen. In Höhe der vorgesehenen Durchtrennung wird eine Naht angebracht. Dann wird die Wunde vorübergehend mit mehreren Drahtnähten verschlossen.

Nun erfolgt die Umlagerung des Patienten auf die rechte Seite und das Anlegen eines Schnittes vom Anus bis seitlich ans Steißbein (Abb. 9.5b). Dabei kann es notwendig werden, das Steißbein zu einer ausreichenden Darstellung zu resezieren. Aufsuchen des Rektums. Handelt es sich um ein Karzinom, wird das umgebende Gewebe mitentfernt, handelt es sich um ein gutartiges villöses Adenom, ist keine weite Exzision der Levatoren notwendig. Immer wird der untere Anteil des anorektalen Kanals intakt gelassen, so daß der Sphinktermechanismus und die Schleimhaut unberührt bleiben.

Nach vollständiger Präparation wird das Rektum genau oberhalb der Sphinkteren zwischen Klemmen durchtrennt. Danach zieht man das überschüssige Kolon von oben herab und setzt es an der zur Resektion vorgesehenen, zuvor mit einer Naht markierten Stelle ab. Die Anastomose wird zweireihig in offener End-zu-End-Technik – die innere Nahtreihe mit Catgut-Einzelknopfnähten, die äußere Nahtreihe mit Seide-Einzelknopfnähten angelegt – und der Darm verschlossen (Abb. 9.5c).

Danach wird der Patient in Normallage zurückgebracht. Erneutes Eröffnen der Wunde, Anlegen eines Querdarmanus. Verschluß des Peritoneums am Beckenboden, so daß keine Dünndarmschlinge ins Becken vorfällt. Schichtweiser Verschluß der Bauchdecken.

Die hauptsächlichen Komplikationen dieses Verfahrens sind die Anastomoseninsuffizienz, die Fistelbildung im Bereich der Anastomose, die Sepsis und die Impotenz. Da es häufig zu einer Anastomoseninsuffizienz kommt, ist ein begleitender Querdarmanus zu empfehlen.

Die Präparation des Rektums ist häufig ziemlich schwierig, so daß die Blutstillung nicht so vollständig ist wie bei der normalen tiefen anterioren Resektion. Daher sind Blutansammlungen und sekundäre Infektionen etwas häufiger. Besteht im Beckenbereich eine Sickerblutung, ist eine von oben eingelegte Saugdrainage hilfreich. Sie wird zum Zeitpunkt der Operation eingelegt und einige Tage später entfernt.

Die Impotenz ist bei Männern nach dieser Operation seltener als bei einer kombinierten abdominoperinealen Resektion, erreicht jedoch in der Literatur 40%.

## Verfahren nach Soave

Dieses Verfahren wurde 1963 von Soave für die Behandlung der Hirschsprung-Krankheit entwikkelt [27]. Es fand jedoch eine viel breitere Anwendung und kann als typische Durchzugsoperation zur Behandlung der Polyposis coli, großer villöser Adenome und möglicherweise auch der Colitis ulcerosa betrachtet werden. In der Tat wurde die Operation zuerst bei Yancey und Mitarbeitern 1952 bei der Polyposis coli beschrieben [31].

Das wichtigste Merkmal der Operation ist, daß das gesamte Muskelrohr des Anus und des unteren Rektums erhalten wird (Abb. 9.6). So kann nach Resektion des Rektums oder des Kolons ein höher gelegenes Darmsegment durch die Sphinkteren gezogen und eine Anastomose zwischen Schleimhaut und Haut des Analkanals vorgenommen werden. Dieses Verfahren ist daher eher geeignet, die Kontinenz zu erhalten, als ein Verfahren, bei dem der Sphinktermechanismus entfernt wird.

Der Mechanismus der Kontinenz ist äußerst kompliziert. Ohne Zweifel existieren afferente Nervenfasern, die in Höhe des Analkanals entspringen und die es dem Patienten ermöglichen, zwischen Gas und Stuhl zu unterscheiden. Weiterhin unter-

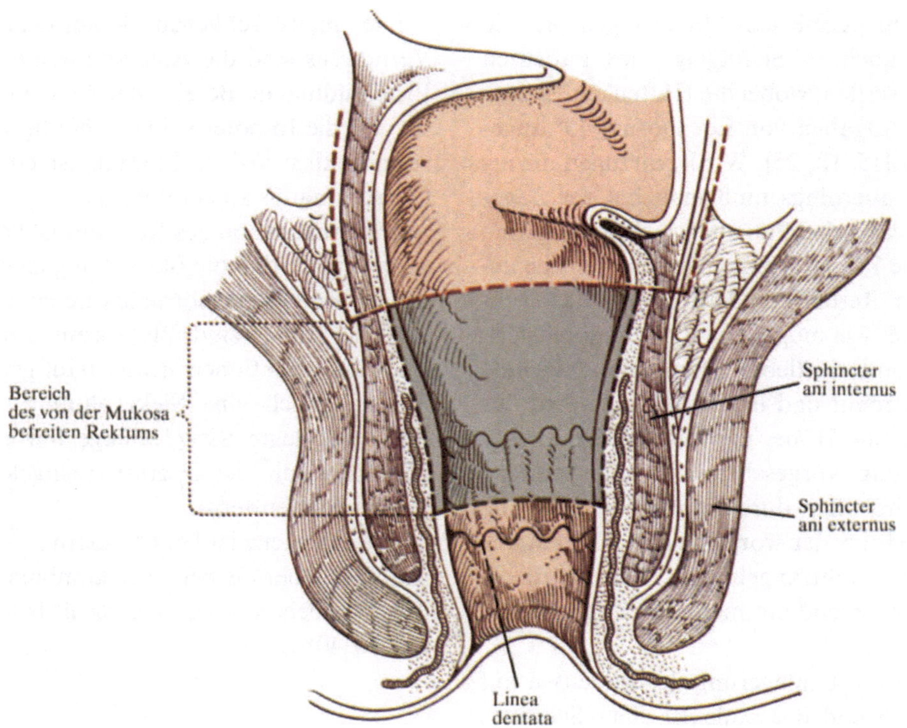


*Abb. 9.6.* Präparationshöhen beim Verfahren nach Soave. Die durch die schwarze unterbrochene Linie gekennzeichnete Resektionslinie liegt zwischen Schleimhaut und Muskulatur der tiefen Rektumwand. Die Präparation beginnt an der Linea dentata und erfolgt mindestens 5 cm nach proximal. Sie kann durch submuköse Infiltration mit Salzlösung erleichtert werden. Die gesamte Rektumwand wird in erforderlicher Höhe durchtrennt. Erfolgt diese Operation bei der Hirschsprung-Krankheit, wird das Kolon bis dorthin reseziert, wo Ganglienzellen vorhanden sind. Erfolgt sie für ein großes villöses Adenom, liegt die Resektionslinie oberhalb des villösen Adenoms. Das extraperitoneale Rektum wird in Höhe der Sphinktermuskulatur durchtrennt (unterbrochene rote Linie). Bei Kleinkindern können bei der Aganglionose nahezu alle Operationen von einem abdominalen Zugang durchgeführt werden

hält dieser Reflexbogen einen unwillkürlich funktionierenden Sphincter internus, so daß auf die Kontinenz von Gas und Stuhl nicht geachtet werden muß. Außerdem wird die willkürliche Zurückhaltung der Fäzes schwieriger, wenn diese Schleimhaut entfernt wird. Dabei ist interessant, daß die Wiederherstellung der Funktionsfähigkeit bei jungen Patienten verhältnismäßig leicht, beim älteren Patienten fortschreitend schwieriger wird.

Die Operation kann mit einer oder zwei Mannschaften durchgeführt werden. Obgleich das Verfahren in beiden Fällen gleich ist, ergeben sich bei zwei Mannschaften bestimmte Vorteile (Abb. 9.7a).

Der abdominale Eingriff entspricht genau dem der tiefen anterioren Resektion; er besteht in der ausreichenden Mobilisierung des Kolons und der Freipräparation nach distal, die, wenn immer möglich, die Levatorschlinge von oben erreichen sollte. Dabei ist wichtig, daß die Blutzufuhr sorgfältig erhalten bleibt.

Der perineale Eingriff beginnt mit der digitalen Erweiterung des Analsphinkters. Danach wird die Mukosa an der Linea dentata inzidiert und von unten nach oben manschettenförmig entfernt (Abb. 9.7b). Die Präparation kann durch die submuköse Injektion mit einem kleinen Zusatz von Adrenalin erleichtert werden. Die Dissektion erfolgt über eine Strecke von 6–10 cm nach oben. Hier trifft man auf die von abdominal her freipräparierte Schicht, in deren Höhe man die Muskulatur des intraperitonealen Rektums oberhalb der

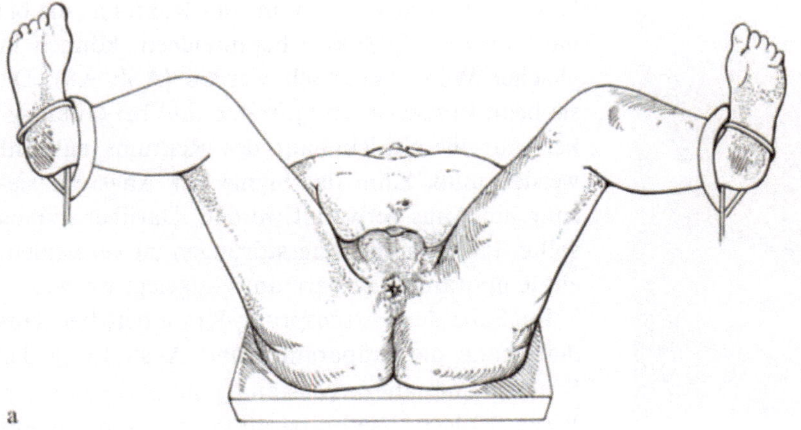

*Abb. 9.7a–c.* Verfahren nach Soave und endorektale Anastomose. (*a*) Lagerung zur Operation nach Soave. Es ist sehr nützlich, mit 2 Operationsmannschaften vorzugehen. Die Beine werden auf Fußstützen ausgelagert. Die Laparotomie erfolgt links paramedian. Der perineale Eingriff läßt sich in dieser Lagerung leicht durchführen

*Abb. 9.7b.* Darstellung des M. sphincter internus nach der Resektion. Unmittelbar oberhalb der Linea dentata beginnt eine kreisförmige Inzision. Der Abschnitt der Schleimhaut, welcher entfernt wird, ist in Abb. 9.6 blau, die Präparationslinie durch eine unterbrochene blaue Linie dargestellt

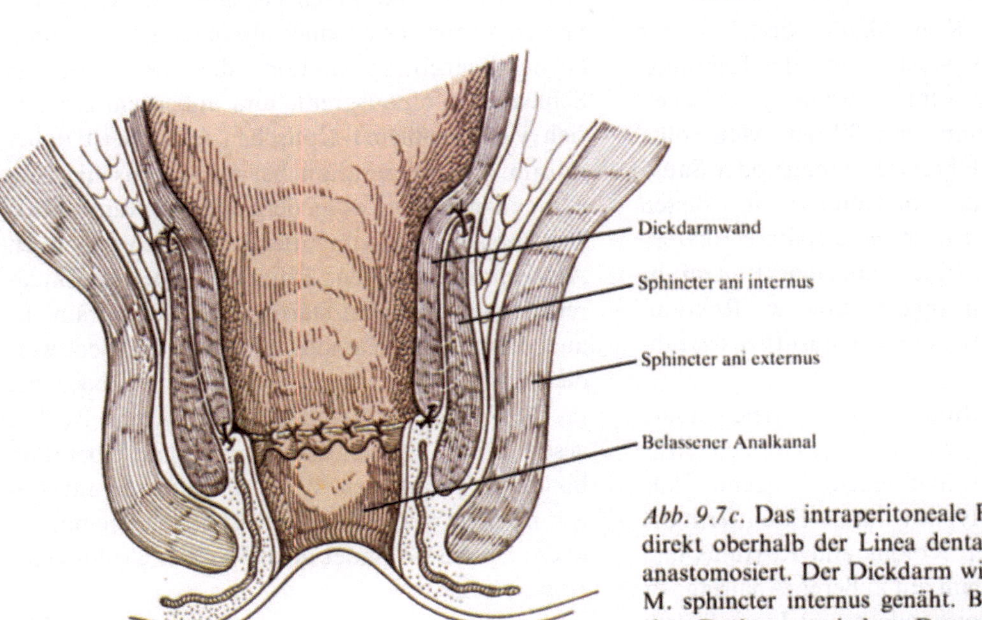


*Abb. 9.7c.* Das intraperitoneale Rektum oder Sigma ist direkt oberhalb der Linea dentata an die Schleimhaut anastomosiert. Der Dickdarm wird etwas höher an den M. sphincter internus genäht. Bei einer Blutung sollte eine Drainage zwischen Darmwand und umgebende Sphinktermuskulatur eingebracht werden

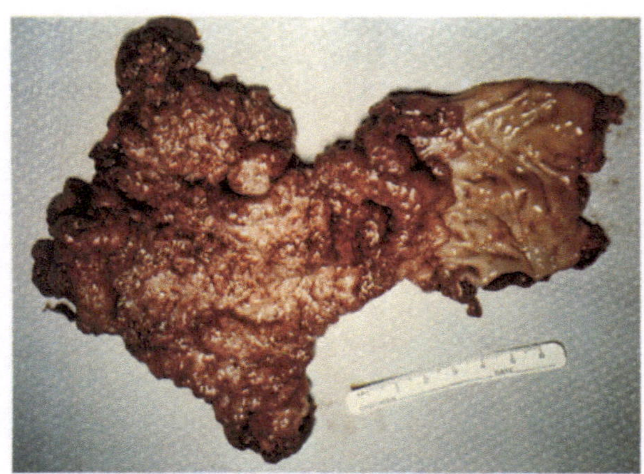

*Abb. 9.8.* Operationspräparat eines großen villösen Adenoms, das von der Schleimhautgrenze 12 cm nach oben reichte. Drei Jahre nach der operativenVersorgung nach Soave war dieser 50 Jahre alte Patient voll stuhlkontinent und nur etwa einmal im Monat nicht kontinent für Gase

Internusmuskulatur durchtrennt. Alternativ kann die Mukosa vom proximalen Ende aus freipräpariert werden.

Der Dickdarm wird durch das muskuläre Rohr, welches aus der Muskelschicht des extraperitonealen Rektums, dem Sphincter internus und externus sowie der Levatorschlinge besteht, hindurchgezogen. Danach wird eine zweireihige Anastomose mittels 2-0 Chrom-Catgut-Einzelknopfnähten angelegt (Abb. 9.7c).

Die hauptsächliche Komplikation besteht in der Nachblutung aus der Muskelwand des Rektums. Dies kann zu einer Blutansammlung zwischen Ileum und der Rektumwand führen. Man sollte in diesem Falle eine Überlaufdrainage oder Saugdrainage durch die Anastomose in diesen Zwischenraum einlegen, um eine spätere Abszeßbildung zu verhüten. Eine mangelnde Blutzufuhr zum Kolon kann zur Infarzierung des Rektumstumpfes oder zur Anastomoseninsuffizienz führen.

Die gleiche Operation kann für viele andere Zwecke verwandt werden. Soper (persönliche Mitteilung) führte sie in etwa einem Dutzend Fälle bei der familiären Polyposis durch. Er entfernt die Mukosa des gesamten Kolons und Rektums und anastomosiert das Ileum am äußeren Analring. Er beschrieb, daß sich bei Kindern und Jugendlichen nach 1–2 Jahren eine völlige Kontinenz erreichen läßt. Große villöse Adenome des Rektums, die bis nahe an den Sphinkter heranreichen, können in gleicher Weise behandelt werden (Abb. 9.8). Da sie beim Erwachsenen auftreten und bei Gutartigkeit nur die Schleimhaut des Rektums entfernt werden muß, kann das Sigma zur Anastomosierung am Anus verwandt werden. Darüber hinaus sollte, um Wundheilungsstörungen zu vermeiden, ein temporärer Querdarmanus angelegt werden.

Im Falle der Hirschsprung-Krankheit bei Kindern kann die Präparation und Aushülsung der Schleimhaut nahezu vollständig auf abdominellem Wege erfolgen. Die Präparation wird durch Injektion von Kochsalz zwischen Mukosa und Muskulatur erleichtert. Eine ähnliche Methode wurde von Coran und Weintraub beschrieben [5].

Das gleiche Operationsverfahren könnte auch bei einem tiefsitzenden Rektumkarzinom Anwendung finden. Wir empfehlen es allerdings nicht, da es sich hierbei lediglich um ein lokal begrenztes Vorgehen handelt, welches nicht dazu geeignet ist, die Rektumwand in ausreichender Dicke zu entfernen.

Wird diese Operation zur Behandlung der Colitis ulcerosa angewandt, erheben sich viele andere Probleme. Martin und Mitarbeiter berichteten über eine kleine Patientenserie [20]. Sie erreichten letztendlich gute Resultate, das operative Vorgehen gestaltete sich jedoch schwierig und war von vielerlei Komplikationen begleitet. Bei vielen Patienten kommt es zu einer ausgedehnten entzündlichen Umgebungsreaktion, die weit über die Schleimhaut hinausgreift, und außerdem ergeben sich viele Probleme septischer Art. Es ist daher ratsam, diese Operation bei der Colitis ulcerosa nicht anzuwenden, es sei denn, das Rektum ist makroskopisch völlig ohne Befall. Findet es dennoch Anwendung, muß der Raum zwischen muskulärem Stumpf und dem Darm ausreichend drainiert, außerdem ein ableitendes Ileostoma angelegt werden. Die Ileostomie wird einige Wochen belassen, bis die Wunde am Damm völlig abgeheilt ist. Die gesamte Zeit, die der Patient für diese Operation bis zur vollständigen Wiederherstellung aufbringen muß, ist mit mehreren Monaten zu bemessen. Diese Operation findet beim Morbus Crohn keine Anwendung.

## Andere endorektale Resektionsverfahren

Black führte eine tiefe anteriore Dissektion durch, die er mit der Aufweitung des Analkanals, Absetzen des Rektums etwa 3 cm oberhalb der Linea dentata und Durchzug des proximalen Kolons durch den Anus verband [4]. Das überschüssige Gewebe kann sofort entfernt und eine Anastomose angelegt werden, oder es wird einige Tage später exzidiert. Parks beschrieb ein modifiziertes Verfahren nach Soave [24].

Normalerweise kann ein aus einem Polyp entstandenes Karzinom oder ein Karzinom niedrigen Malignitätsgrades durch lokale Exzision durch den erweiterten Anus oder nach Durchtrennung der Sphinktermuskulatur exzidiert werden [21, 22] (s. Kap. 7).

## Postoperative Versorgung

Hat sich der Patient von einer dieser Operationen oder einer frühen Komplikation erholt, wird er auf ballastreiche stopfende Diät gesetzt. Dies fördert die Stuhlkontinenz schneller als eine weiche Diät mit wenigen unverdaulichen Nährstoffen. Dem Patienten wird die willkürliche Kontraktion des Sphincter externus beigebracht, die er mehrmals am Tage durchführt.

Die Darmfunktion hängt vom Alter des Patienten, vom Vorhandensein oder Fehlen eines Sphinktermechanismus und von der Größe der verbleibenden Schleimhaut im Analkanal, die distal der Anastomose belassen werden, ab [3, 26]. So variieren die Ergebnisse von vollkontinenten Kindern, die nach Soave operiert wurden, bis zu Erwachsenen, die letztendlich nach einer ausgedehnten Tumoroperation ein perineales Kolostoma behalten. Dagegen sind Erwachsene mit einem 6 cm langen Darmsegment oberhalb der Linea dentata voll kontinent.

Patienten, bei denen eine vollständige Exstirpation des Sphinkterapparates durchgeführt wurde, haben letztendlich eine perineale Kolostomie. Eine allgemeine Kontinenz kann durch eine stopfende Diät und 2tägige Spülungen, die den Stuhlgang einweichen, unterstützt werden. In der Regel sind diese Patienten jedoch inkontinent, so daß diese Kolostomie nicht befriedigend ist.

Wird eines dieser Verfahren zur Behandlung eines Karzinoms verwandt, kann es schwierig sein, einen ausreichenden Sicherheitsabstand einzuhalten; daher wird das Anastomosenrezidiv ein wichtiges Problem. Es tritt nur ein, wenn eine Anastomose durchgeführt wurde; findet ein Durchzugsverfahren ohne Anastomosierungslinie Anwendung, läßt sich diese Komplikation vermeiden. Allerdings kann es zur Tumorimplantation im Bereich der perinealen Wunde kommen. In der Serie von Bacon betrug das Rezidiv im Dammbereich etwa 20%.

## Anastomosen mit dem Nähapparat

Der Nähapparat zur Herstellung einer End-zu-End-Anastomose (EEA) findet überall im Gastrointestinaltrakt Anwendung. Am Dickdarm wird er hauptsächlich zur Herstellung tiefer Anastomosen gebraucht. Der Apparat ist äußerst funktionstüchtig. Er erscheint sehr einfach, in Wirklichkeit können sich jedoch eine Reihe technischer Probleme ergeben. Das wichtigste Merkmal der Operation ist, daß die beiden Enden des zu vereinigenden Darmes über eine runde Metallplatte geknotet werden, von denen die eine 2 Kreise von Metallklammern trägt und die andere als Amboß dient (Abb. 9.9). Sobald diese beiden Metallplatten zusammengebracht und durch Anziehen einer Schraube in dieser Stellung blockiert werden, schneidet eine Klinge automatisch die invertierten Darmenden ab und setzt 2 Klammerreihen, die die Anastomose herstellen. Danach wird der gesamte Apparat aus dem Dickdarm zurückgezogen.

Alle diese technischen Details müssen gewissenhaft befolgt werden. Die Präparation wird wie bei der tiefen anterioren Resektion durchgeführt, kann jedoch, sofern notwendig, viel tiefer erfolgen. Danach werden am offenen Ende des Rektums und am proximal offenen Ende des Kolons Tabaksbeutelnähte angebracht. Diese können aus Fäden der Stärke 2-0 bestehen. Sie müssen lediglich einen relativ kleinen Anteil der Darmwand erfassen. Die Tabaksbeutelnaht sollte zu diesem

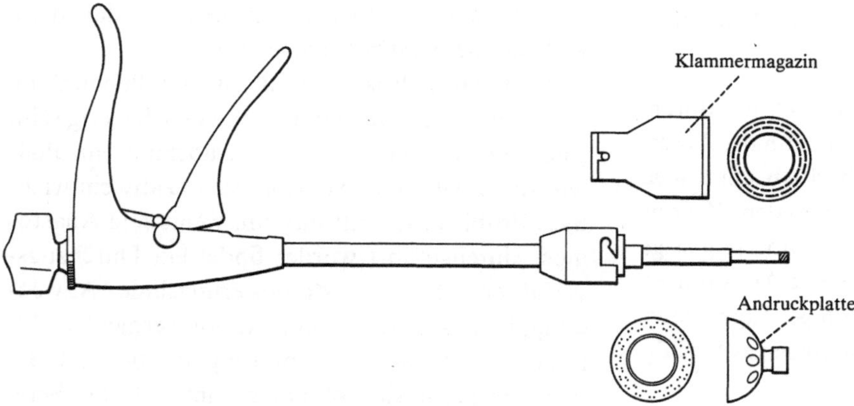


*Abb. 9.9.* Anastomose mit dem Nähapparat: chirurgischer Nähapparat mit auswechselbarem Magazin EEA-31. Der wiederverwendbare Teil des Instruments besteht aus einem Handgriff mit einem Drehschloß und zentralem Stab. Am unteren Ende des Griffes ist eine Flügelschraube angebracht. Das Klammermagazin wird für jede Operation neu geladen und mittels Schnappschloß verankert. Die Andruckplatte wird auf der zentralen Schraube verankert und läßt sich mit der Flügelschraube anziehen

Zeitpunkt nicht angezogen werden. Das Einbringen der Tabaksbeutelnähte kann am oberen Ende dadurch erleichtert werden, daß eine Spezialklemme angelegt wird, durch die der Faden mit einer geraden Nadel hindurchgeführt wird (Abb. 9.10). Es kann allerdings schwierig oder gar unmöglich sein, dieses Instrument am distalen Ende einzusetzen.

Das Operationsfeld wird so vorbereitet, daß die Patienten in Steinschnittlage gelagert werden, um den Zugang zum Abdomen und zum Damm zu ermöglichen. Nach der Durchtrennung des Darmes führt der chirurgische Assistent den Nähapparat durch den Anus ein. Durch Drehen der Flügelschraube am unteren Ende des Nähapparates wird das Magazin und die Andrückplatte auseinandergedreht. Danach ist es möglich, die Tabaksbeutelnähte anzuziehen, so daß das distale Ende um das Magazin und das obere Ende um die Andrückplatte geknüpft ist (Abb. 9.11). Um sicher zu sein, daß keine Lücken bestehen bleiben, zwischen denen die Schleimhaut hervortritt, muß der Darm genau inspiziert werden. Entriegeln des Sicherheitshebels, Zusammendrücken des Handgriffs, wodurch geklammert und der überstehende Gewebezylinder durch die Klinge abgeschnitten wird. Das Instrument wird aus dem Anus zurückgezogen. Abschrauben des Magazins, wonach 2 komplette Geweberinge im Instrument liegen sollten.

Bei der Verwendung des Nähapparates können sich verschiedene Probleme ergeben. Der Durchmesser des zu anastomosierenden Darmes sollte z.B. gleich oder größer als der äußere Durchmesser des Magazins sein (31,6 mm). Ist der obere zu anastomosierende Darmschenkel kleiner als dieser, muß entweder eine andere Operationsmethode oder aber eine End-zu-Seit-Anastomose durchgeführt werden. Weiterhin sollten keine Clips oder Ligaturen in der Nähe der Anastomose angebracht werden, da sie die Anwendung des Nähapparates stören. Ist die Darmwand stark verdickt, können die Klammern nicht richtig fassen. Jegliches Fett muß daher vor Anlegen der Tabaksbeutelnaht von der Darmwand entfernt werden.

Das schwierigste Problem ist das Anlegen der Tabaksbeutelnaht. Das für diesen Zweck entworfene Instrument ist am proximalen Ende eine wertvolle Hilfe, läßt sich im Becken jedoch nicht immer einsetzen, so daß sehr sorgfältig geprüft werden muß, daß beim Anlegen der Naht die gesamte Schleimhaut gefaßt wird. Ein weiteres Problem besteht darin, den Nähapparat aus dem Darm zu entfernen; die Anastomose muß vorsichtig über das Magazin geschoben werden, bevor der Nähapparat herausgezogen werden kann.

Nach der Entfernung des Apparats kann die Anastomose von oben betrachtet und auch vom Rektum her mit dem Finger ausgetastet werden.

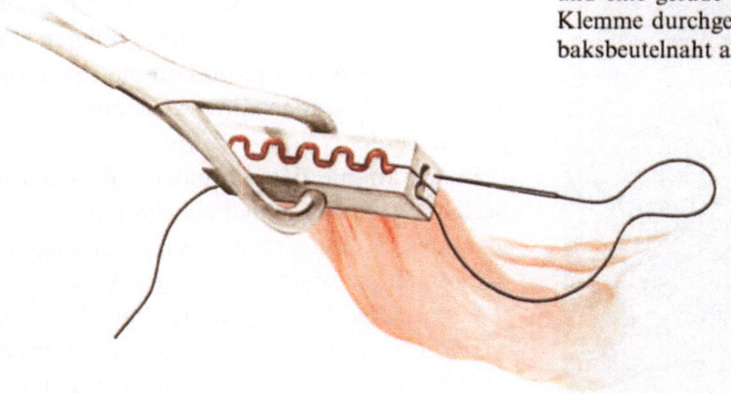

*Abb. 9.10.* Klemme zur Tabaksbeutelnaht am beweglichen Darm. Sie wird am durchtrennten Kolon angelegt, und eine gerade Nadel wird durch beide Branchen der Klemme durchgeführt. Damit läßt sich eine exakte Tabaksbeutelnaht anlegen

*Abb. 9.11.* Der Nähapparat liegt im Analkanal. Das untere Ende des Rektums ist über dem Magazin um den Zentralstab und das Ende des oberen Kolons um die Andruckplatte geknotet. Diese Andruckplatte wird vor Einbringen der Klammern gegen das Magazin geschraubt. Der Apparat kann auch für eine End-zu-End-Anastomose am Kolon verwendet werden. Dabei wird er durch eine proximal der Anastomose gelegene Kolotomie eingeführt; nach Fertigstellung der Anastomose wird er herausgezogen und die Kolotomie verschlossen. Für diesen Zweck werden 2 kleinere Köpfe gebraucht: das normale Magazin hat einen Durchmesser von 31 mm, die kleineren Magazine 25 oder 28 mm

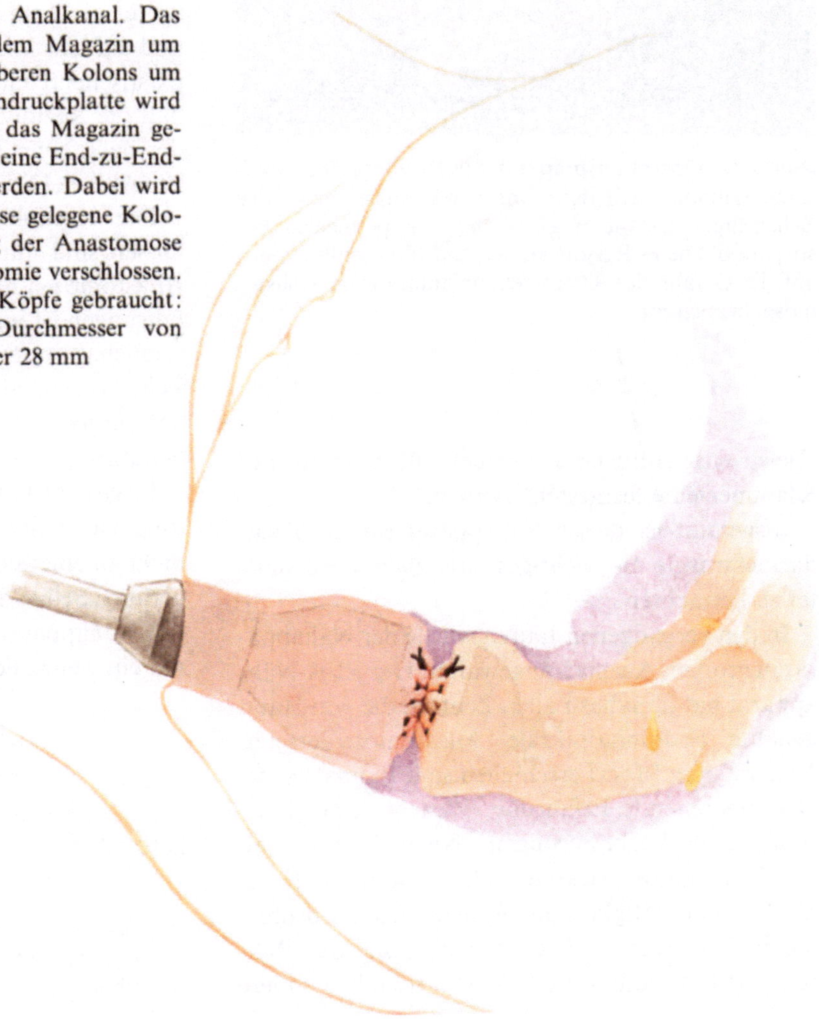

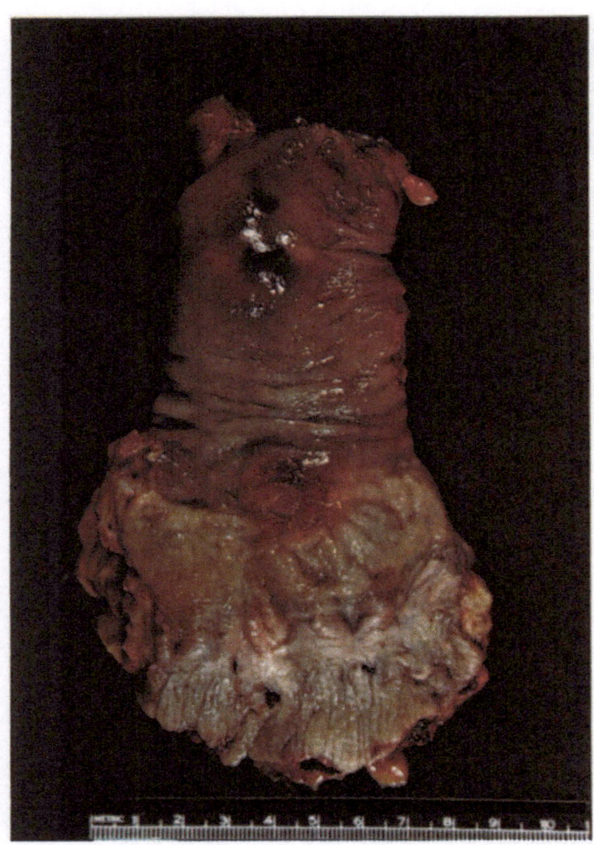

*Abb. 9.12.* Operationspräparat des Rezidivs eines Rektumkarzinoms nach tiefer anteriorer Anastomose. Die Behandlung bestand in einer abdominoperinealen Exstirpation. Dieses Rezidiv an der Anastomosenlinie weist auf die Gefahr der Tumorzellimplantation im Anastomosenbereich hin

Gleichzeitig sollte eine eventuelle Blutung aus der Klammerreihe festgestellt werden.

Insgesamt ist dieser Nähapparat für die Dickdarmchirurgie als wichtiges zusätzliches Hilfsmittel zu betrachten.

In den vergangenen Jahren wurde der Nähapparat in großem Ausmaß angewandt. Der EEA-Nähapparat hat in nahezu allen Zentren die von Hand genähte abdominosakrale Anastomose ersetzt. Neu auf dem Markt erschienen sind Einmalgeräte. Die zunehmende Erfahrung erbrachte eine Reihe praktischer Verbesserungen. Nach Fertigstellen der Anastomose erwies es sich als wertvolle Hilfe, die Wasserdichtigkeit der Anastomose zu prüfen, indem Kochsalz ins Becken gefüllt und das Rektum mit Luft gefüllt wird. Alternativ füllen andere Chirurgen Polyvinyl-Jod-Lösung ins Rektum ein, um ein Leck an der Anastomose nachzuweisen. Kleine Leckagen werden durch einige Situationsnähte verschlossen, bei einer größeren Leckage muß ggf. die Anastomose komplett neu angelegt, ggf. auf eine handgenähte Anastomose zurückgegriffen werden.

Eine Variante der normalen EEA-Anastomose besteht darin, den Nähapparat durch eine Inzision ins untere Kolon einzuführen, so daß der Amboß nach unten ins Rektum zu liegen kommt.

Es ist keine Überraschung, daß durch die Anwendung des EEA-Nähapparates der Rektumrand unterhalb des Tumors manchmal schmäler wird, als es wünschenswert ist. Die Regel, daß der tumorfreie Rand unterhalb des Tumors mindestens 5 cm betragen sollte, wurde daher Gegenstand neuer Untersuchungen. So fanden Johnston und Mitarbeiter bei einer Untersuchung von 50 Fällen heraus, daß in über 90% der Fälle der Tumor nicht weiter als 2 cm vom Resektionsrand entfernt war und daß das lokale Rezidiv nahezu immer als anaplastischer Tumor auftrat. Goldberg ist überzeugt, daß die Rezidivrate nach Maschinenanastomosen der nach einer Miles-Operation sehr vergleichbar ist (Abb. 9.12).

Die Komplikationen nach Maschinenanastomosen sind mit denen nach von Hand genähten Anastomosen nahezu identisch. Nach unseren Erfahrungen ist jedoch die Narbenstriktur nach Maschinenanastomosen häufiger und erfordert lange Zeit, bis sich eine Aufdehnung einstellt. Es ist daher bei jeder Anastomose das größte Magazin zu benutzen.

Insgesamt hat der EEA-Nähapparat zur Erhaltung vieler Sphinkteren beigetragen und bislang nicht zu einer erhöhten Zahl an lokalen Rezidiven geführt. Selbst die Chirurgen, die wenig Erfahrung mit Nähapparaten haben, stimmen zu, daß es sich um ein wertvolles Instrument handelt.

## Literatur

1. Bacon HE (1949) Anus–rectum–sigmoid colon. Diagnosis and treatment, 3rd edn, Vol 1. Lippincott, Philadelphia

2. Baker JW (1977) Side-to-end colorectal anastomosis. In: Malt RA (ed) Surgical techniques illustrated, Vol 2, No 2. Little, Brown, Boston, p 31
3. Bennett RC, Buls J, Kennedy JT, et al (1973) The physiologic status of the anorectum after pull-through operations. Surg Gynecol Obstet 136:907
4. Black BM (1969) Combined abdomino-endorectal resection. In: Turell R (ed) Diseases of the colon and anorectum. 2nd edn, Vol 1. Saunders, Philadelphia, p 555
5. Coran AG, Weintraub WH (1976) Modification of the endorectal procedure for Hirschsprung's disease. Surg Gynecol Obstet 143:277
6. D'Allaines F (1946) Traitement chirurgical du cancer du rectum. Editions Médicales Flammarion, Paris
7. Dixon CF (1939) Surgical removal of lesions occurring in the sigmoid and rectosígmoid. Am J. Surg 46:12
8. Donaldson GA, Rodkey GV, Behringer GE (1966) Resection of the rectum with anal preservation. Surg Gynecol Obstet 123:571
9. Gardner B, Kottmeier P, Harshaw D (1973) A modified one-stage pull through operation for carcinoma or prolapse of the rectum. Surg Gynecol Obstet 136:95
10. Gilchrist RK, David VC (1938) Lymphatic spread of carcinoma of the rectum. Ann Surg 108:621
11. Goldsmith HS (1977) Protection of low rectal anastomosis with intact omentum. Surg Gynecol Obstet 144:584
12. Goligher JC (1977) Anterior resection of the rectum: One-layer and two-layer anastomoses. In: Malt RA (ed) Surgical techniques illustrated, Vol 2, No 2. Little, Brown, Boston, p 13
13. Hochenegg J (1900) Meine Operationserfolge bei Rektumkarcinom. Wien Klin Wochenschr 13:399
14. Kratzer GL, Win MS (1970) Low anterior resection in cancer of the rectum. Am J. Surg 119:649
15. Localio SA (1971) Abdominal-transsacral resection and anastomosis for midrectal carcinoma. Surg Gynecol Obstet 132:123
16. Localio SA (1977) Abdominosacral rectal resection (right lateral exposure). In: Malt RA (ed) Surgical techniques illustrated, Vol 2, No 2. Little, Brown, Boston, p 37
17. Localio SA, Eng K (1975) Malignant tumors of the rectum. Curr Probl Surg (Sept) 12:1
18. Localio SA, Eng K, Gouge TH, et al (1978) Abdominosacral resection for carcinoma of the midrectum: 10 years experience. Ann Surg 188:475
19. Malt RA (ed) (1977) Surgical techniques illustrated, Vol 2, No 1. Little, Brown, Boston
20. Martin LW, LeCoultre C, Schubert WK (1977) Total colectomy and mucosal protectomy with preservation of continence in ulcerative colitis. Ann Surg 186:477
21. Mason AY (1976) Selective surgery for carcinoma of the rectum. Aust NZ J Surg 46:322
22. Mason AY (1977) Transsphincteric surgery for lower rectal cancer. In: Malt RA (ed) Surgical techniques illustrated, Vol 2, No 2. Little, Brown, Boston, p 71
23. McLachlin AD, Olsson LS, Pitt DF (1976) Anterior anastomosis of the rectosigmoid colon: An experimental study. Surgery 80:306
24. Parks AG (1977) Endoanal technique of low colonic anastomosis. In: Malt RA (ed) Surgical techniques illustrated, Vol 2, No 2. Little, Brown, Boston, p 63
25. Rodkey GV (1977) Abdominosacral resection of rectum (d'Allaines' exposure). In: Malt RA (ed) Surgical techniques illustrated, Vol 2, No 2. Little, Brown, Boston, p 49
26. Schweiger M, Schellerer W, Kiypers G (1977) Continence after low anterior resection of the rectum. Langenbecks Arch Chir 343:281
27. Soave F (1964) Hirschsprung's disease: New surgical technique. Arch Dis Child 38:116
28. Stewart WRC, Samson RB (1968) Rectal tube decompression of left-colon anastomosis. Dis Colon Rectum 11:452
29. Swenson O (1950) A new surgical treatment for Hirschsprung's disease. Surgery 28:371
30. Waugh JM, Miller EM, Kurzweg FT (1954) Abdominoperineal resection with sphincter preservation for carcinoma of the midrectum. Arch Surg 68:469
31. Yancey AG, et al (1952) A modification of the Swenson technique for congenital megacolon. J Natl Med Assoc 44:356

*Zusätzliche Literatur*

Kennedy HL, Langevin JM, Goldberg SM, et al (1985) Recurrence following stapled coloproctostomy for carcinomas of the mid portion of the rectum. Surg Gynecol Obstet 160:513

Williams NS, Dixon MF, Johnston D (1983) Reappraisal of the 5 centimetre rule of distal excision for carcinoma of the rectum: a study of distal intramural spread and of patients survival. Br J Surg 70:150

# 10 Divertikelkrankheit

Die Divertikelkrankheit ist eine wichtige Ursache abdomineller Beschwerden. Noch vor einigen Jahren ein seltenes Krankheitsbild, ist sie gegenwärtig möglicherweise aufgrund diätetischer oder genetischer Faktoren sehr häufig und stellt uns in der Beurteilung von Dickdarmerkrankungen vor sehr schwierige Probleme. Der Begriff Divertikelkrankheit beinhaltet die Divertikulose, welche außer gelegentlich auftretenden massiven Blutungen geringe Symptome verursacht, und die Divertikulitis, die sowohl mit allen Zeichen einer Entzündung als auch mit Perforation, Obstruktion und Fistelbildung einhergehen kann. In vielen Fällen bestehen jedoch fließende Übergänge, weshalb der Begriff Divertikelkrankheit vorzuziehen ist.

Man vermutet, daß sich die Divertikelkrankheit aus einer Muskelhypertrophie der Sigmawand entwickelt (Abb. 10.1; [11]). Dabei sollen so kräftige segmentale Kontraktionen auftreten, daß sich die Schleimhaut durch Schwachstellen in der Darmwand, insbesondere Blutgefäßen ausstülpt [13]. In der Folge entstehen Entzündungen und begleitende Komplikationen. Es ist allerdings nicht sicher, ob alle Erkrankungen nach diesem Muster entstehen. In vielen Fällen ist die Dickdarmmuskulatur bei der Operation bis auf die Tatsache, daß viele Divertikel vorliegen, im wesentlichen normal. Manchmal erscheint die Dickdarmmuskulatur außergewöhnlich hypertrophiert; solche Patienten haben erhebliche Beschwerden, obgleich

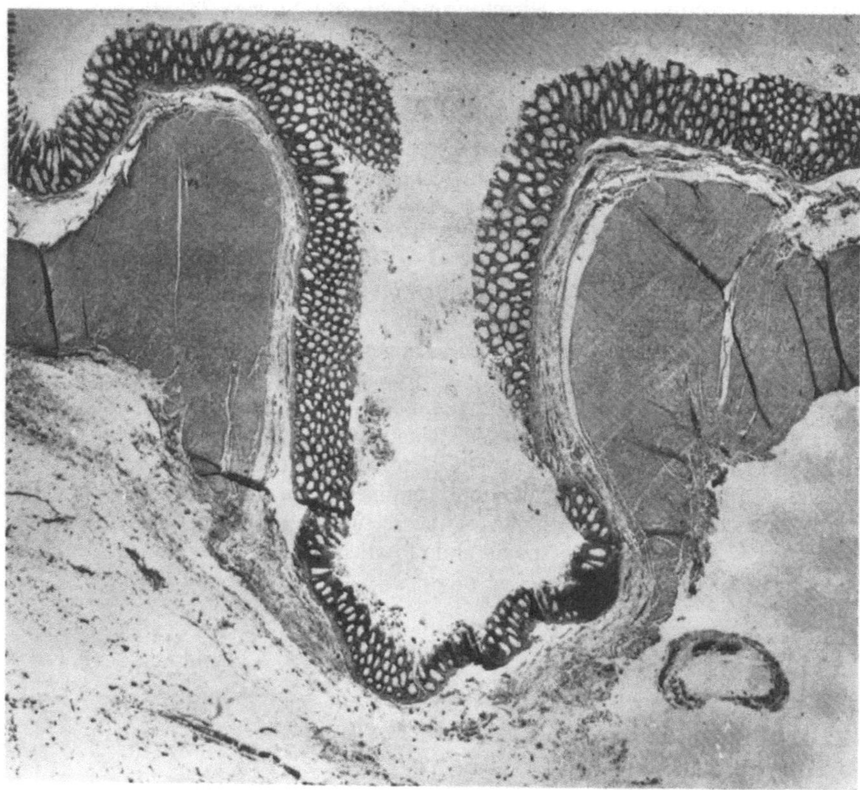

*Abb. 10.1.* Histologisches Bild eines Sigmadivertikels. Zu beachten ist die Hypertrophie der Dickdarmwand neben dem Divertikel und das Fehlen der Muskulatur in dem Divertikel. Nahe dem Divertikel, welches bis ins Mesenterium reicht, liegt eine Arterie und eine Vene

relativ wenige Divertikel bestehen. Dieser Befund wurde von vielen Autoren als „Prädivertikelkrankheit“ beschrieben, obwohl auch hier nicht beweisbar ist, daß sich alle Divertikulitisfälle über dieses „Vorstadium“ entwickeln.

Zur operativen Behandlung werden zahlreiche Methoden angegeben [12, 16–18]. Notfallmäßige Verfahren werden bei Perforation, Obstruktion und Blutung angewandt, elektive Verfahren bei Fistelbildung [6] oder wiederholten durch die Erkrankung bedingten Zustandsverschlechterungen. Eine Ausweitung der Operationsindikation setzte mit abnehmender Mortalität ein. Hierbei muß allerdings betont werden, daß in der Chirurgie zu weit gefaßte Indikationen automatisch zu einem Anstieg der Todesfälle durch vermeidbare Operationen führen.

Treten bei Patienten akute Komplikationen auf, besteht allerdings kein Zweifel an der Notwendigkeit einer Operation [1–6, 8, 20–22]. Bei allen anderen Patienten muß die Operationsindikation ausgesprochen flexibel gestellt werden, da sie von vielen Faktoren, wie z.B. dem Patientenalter, seiner Fähigkeit zur Kooperation, seinem Allgemeinzustand, seinen anderen Erkrankungen sowie der Möglichkeit einer Krankenhauseinweisung, beeinflußt werden. Hinsichtlich der Indikationen für Wahleingriffe ist es daher schwierig, exakte und schnell zu treffende Regeln festzulegen. Dennoch sollen einige von uns für wichtig erachtete Gesichtspunkte festgehalten werden [22].

Sicherlich rechtfertigt ein einmaliger Schub einer Divertikulitis keine operative Behandlung. Der nachfolgende Krankheitsverlauf ist individuell sehr verschieden, wobei viele dieser Patienten über Jahre oder für immer völlig beschwerdefrei bleiben. Zwei Krankheitsereignisse innerhalb eines Zeitraums von 1–2 Jahren mit heftigen Schmerzen im linken Unterbauch, Fieber und mehrtägiger stationärer Krankenhausaufnahme mit Antibiotikabehandlung zeigen allerdings den schweren Verlauf der Erkrankung an. Normalerweise müßte ein solcher Patient unter der Vorstellung operiert werden, daß zu diesem Zeitpunkt ein einzeitiges Vorgehen, später jedoch ein mehrzeitiges Vorgehen erforderlich werden könnte. Setzt eine Divertikulitis in jugendlichem oder mittlerem Lebensalter unter 50 Jahren ein, spricht dies gleichfalls für eine schwere Erkrankung. Diese Patienten bedürfen in der Regel einer Operation. Treten bei Patienten mit bekannter Divertikulitis, in der Regel eher bei Männern oder aber bei Frauen nach Hysterektomie, urologische Beschwerden auf, deutet dies auf eine Blasenfistel hin und muß als Indikation zur Resektion gelten. Eine Pneumaturie, die beim Diabetes auftreten kann, weist in der Regel auf eine Vesikosigmoidealfistel hin. Manche Patienten entwickeln einen subakuten Entzündungsprozeß mit nachfolgendem tastbarem Infiltrat.

Obgleich dieses manchmal spontan abklingt, bedürfen die meisten der Patienten, die einen Entzündungsherd dieses Schweregrades entwickeln, gleichfalls einer Operation. Wiederholte geringere Blutungen, für die es keine andere Erklärung außer chronischen Beschwerden im linken Unterbauch gibt, wobei häufig Durchfälle und Obstipation wechseln, können derartig belästigend wirken, daß der Patient um eine operative Behandlung bittet. Im Kontrasteinlauf mit Barium lassen sich schwere Deformitäten am Sigma nachweisen (Abb. 10.2). Da Dickdarmtumoren ein ähnliches Bild hervorrufen können, ist eine Operation schon allein auf dieser Basis gerechtfertigt. Leider vermag auch die Koloskopie in diesen Fällen nicht immer ein Karzinom von der Divertikulitis zu unterscheiden, da schwere Deformitäten die Passage des Endoskops verhindern.

## Operative Verfahren

Die für akute Komplikationen der Divertikulitis notwendigen operativen Verfahren werden in Kap. 15–17 und 20 genauer behandelt. Die wichtigste Maßnahme aller Operationen, ob als Wahl- oder Notfalleingriff, besteht in der Entfernung des zur Krankheit führenden Darmabschnitts.

Das zugrundeliegende Problem der muskulären Hypertrophie veranlaßten Reilly und einige andere Chirurgen, als kurative Behandlung eine ausgedehnte Myotomie am Sigma durchzuführen [10, 15]. Diese Operation ähnelt der Rammstedt-Pylorotomie. Da dieses Operationsverfahren jedoch mit vielen Komplikationen und einzelnen Todesfällen einherging, wurde es weitgehend aufgegeben.

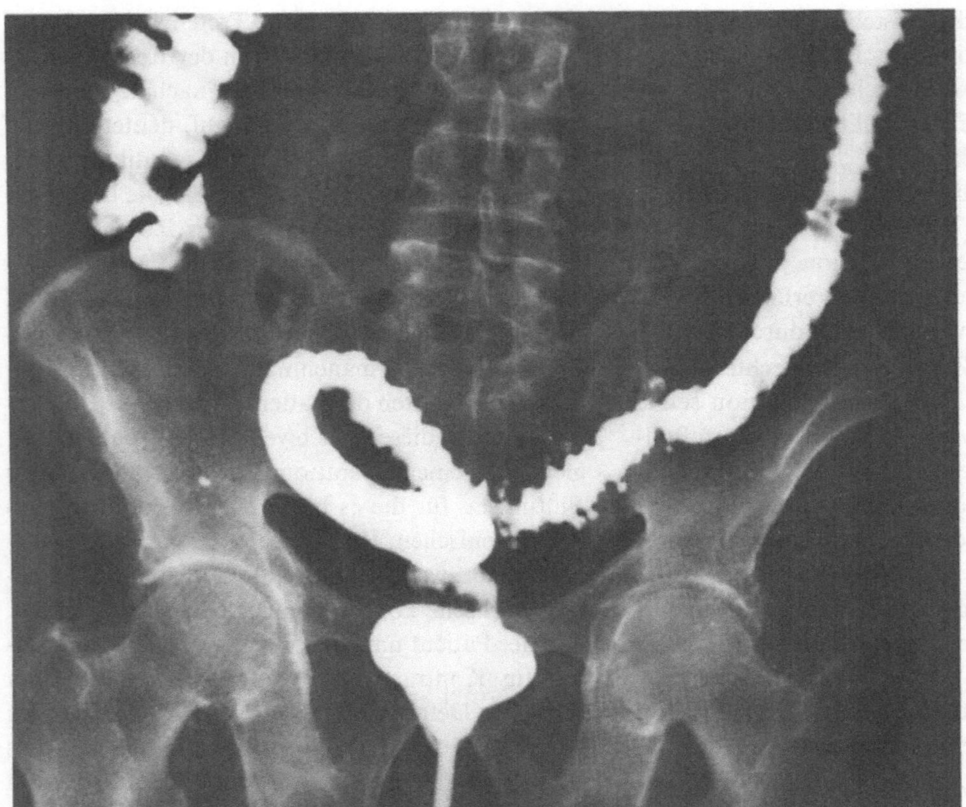

*Abb. 10.2.* Barium-Kontrasteinlauf mit dem typischen Bild einer Divertikulitis mit deutlichen Divertikeln und Engstellung des Kolons

Eine sachgerechte operative Behandlung bedeutet außer in gewissen Fällen mit Perforationen oder Obstruktionen die Resektion mit nachfolgender Anastomosierung. Dabei sollten in technischer Hinsicht mehrere Punkte beachtet werden.

Erstens, daß die Differentialdiagnose zwischen Divertikulitis und Karzinom sehr schwierig sein kann. Da die Operation bei einer Divertikulitis nicht notwendigerweise die Entfernung eines größeren Anteils des Mesenteriums einschließt und insbesondere die A. mesenterica inferior erhalten bleibt, ist dieses Vorgehen in mancher Hinsicht weniger radikal als beim Dickdarmkrebs. Das resezierte Operationspräparat sollte daher sofort vom Pathologen untersucht werden, so daß beim Vorliegen eines unvermuteten Karzinoms unverzüglich die angemessene operative Behandlung erfolgen kann.

Die zweite Überlegung betrifft die besondere Problematik der Anastomosierung. Werden diese Anastomosen im Gebiet der muskulären Hypertrophie angelegt, ist der Durchmesser des Darmlumens wesentlich kleiner als bei der Tumorresektion, so daß eine sorgfältige Anastomosentechnik notwendig ist. Zunächst sollte daher jeder Versuch unternommen werden, einen Darmabschnitt zu isolieren, der kein Divertikel enthält. Zweireihige Anastomosen sollen so angelegt werden, daß keine einengende Membran entsteht. Bei engem Darmlumen ist eine Einzelkopftechnik bei den Nahtreihen erforderlich.

Drittens muß überlegt werden, wieviel vom Kolon entfernt werden soll. Mindestens 90% aller Divertikel, die einer operativen Behandlung bedürfen, treten im Sigma auf. Wichtigstes chirurgisches Ziel ist es, ober- und unterhalb der Anastomosen gesunden Dickdarm zu erhalten. Bei der Divertikulitis steckt häufig eine überlange Sigmaschlinge tief im Becken. Diese muß hervorgeholt werden, um die Anastomose unterhalb jeglicher erkennbarer pathologischer Veränderungen zu plazieren. Da die Divertikel sehr selten unterhalb der peri-

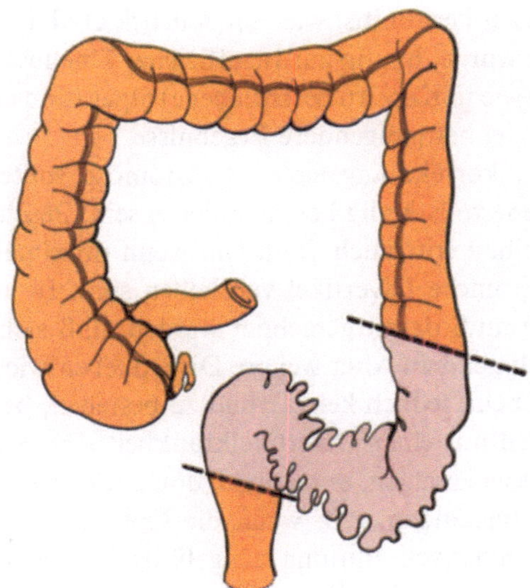

*Abb. 10.3.* Resektionsausmaß bei der Divertikelkrankheit des Sigmas. Die untere Resektionslinie liegt oberhalb des Beckenbodens (resezierter Bereich rosa)

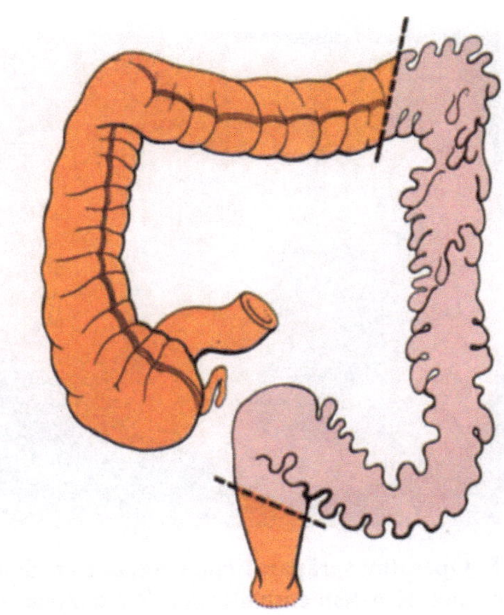

*Abb. 10.4.* Hemikolektomie links wegen einer Divertikelkrankheit. Die proximale Resektionslinie befindet sich im distalen Colon transversum, die untere Resektionslinie genau oberhalb des Beckenbodens (resezierter Bereich rosa)

tonealen Umschlagfalte vorkommen, sollte es immer möglich sein, die Anastomose zumindest einige Zentimeter oberhalb des Beckenbodens anzulegen (Abb. 10.3). Wenn ein längerer distaler Stumpf erhalten wird, muß die A. mesenterica inferior zur Gewährleistung einer ausreichenden Blutversorgung erhalten werden.

Der für die proximale Anastomose richtige Ort wird durch ein ausreichendes Darmlumen, eine geringe muskuläre Hypertrophie und eine begrenzte Zahl an Divertikeln bestimmt. Aus diesem Grund wird häufig die Mobilisierung der linken Kolonflexur und die Anastomosierung des distalen Querdarms mit dem Rektum notwendig.

Eine vierte Überlegung, gleichfalls das Ausmaß der Resektion betreffend, ergibt sich aus obengenannten Gründen. So werden in letzter Zeit bei der Divertikelkrankheit zunehmend ausgedehntere Operationen durchgeführt; in manchen Fällen scheint eine linksseitige Hemikolektomie ein sichereres Verfahren zu sein als eine begrenzte Sigmaresektion (Abb. 10.4). Die totale Kolektomie mit ileorektaler Anastomose wird dann empfohlen, wenn im gesamten Dickdarm Divertikel bestehen (Abb. 10.5); s. auch Kap. 20.

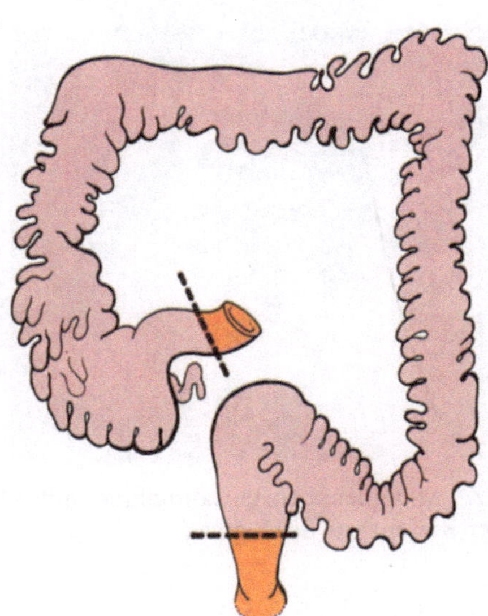

*Abb. 10.5.* Proktokolektomie wegen massiver Blutung bei einer Divertikelkrankheit. Die untere Resektionslinie muß mit dem Rektoskop erreichbar sein. Finden sich distal keine Divertikel, wird eine Resektion 20 cm oberhalb des äußeren Analrings bevorzugt, um postoperative Diarrhöen zu verringern. Ist lediglich das Sigma von der Divertikelkrankheit betroffen, wird die Resektionslinie über den Beckenboden gelegt (resezierter Bereich rosa)

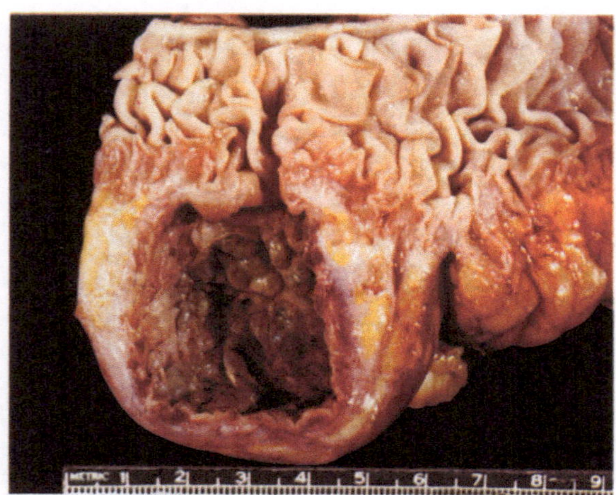

*Abb. 10.6.* Operationspräparat eines resezierten Sigmas mit einer einen Kotstein enthaltenden Riesenzyste. Dieser Patient, dessen Symptome lediglich in wiederholten Schüttelfrösten und Fieber bestanden, wurde durch eine Sigmaresektion geheilt

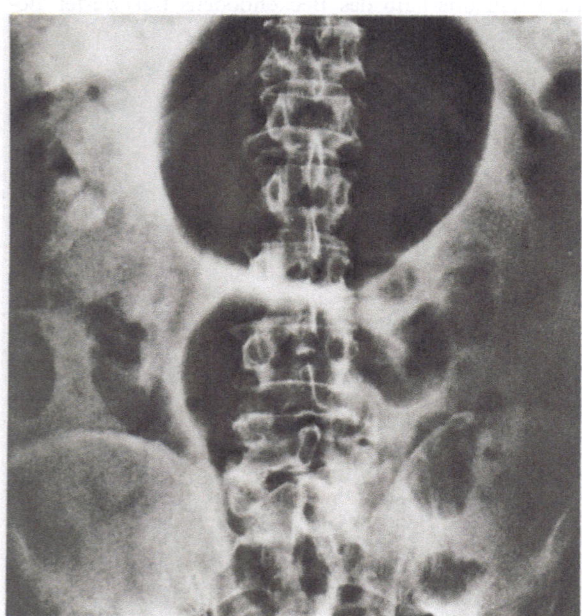

*Abb. 10.7.* Abdomenübersichtsaufnahme mit Darstellung einer Riesenzyste des Sigmas

Schließlich muß die Durchführbarkeit einer einzeitigen Resektion und Anastomosierung erörtert werden. Häufig werden kleine, um das Kolon gelegene Abszesse angetroffen, die in toto ausgeräumt werden. Solange beide Enden des zu vereinigenden Dickdarms unverändert sind, kann eine einzeitige Operation erfolgen. Andererseits führt die primäre Anastomosierung in Gegenwart einer lokalen oder diffusen Peritonitis, wie von Schrock et al. [19] gezeigt wurde, häufig zur Insuffizienz. Eine mehrzeitige (wie in Kap. 16 beschriebene) Operation ergibt hier viel befriedigendere Ergebnisse.

Bei korrekt angelegter Anastomose sollte der Patient vollständig beschwerdefrei sein. Beschwerdefreiheit tritt auch dann ein, wenn proximal der Anastomose Divertikel verblieben sind. In jedem Falle muß damit gerechnet werden, daß sich mit zunehmendem Alter weitere Divertikel entwickeln. Es scheint jedoch kein Grund zu bestehen, bei Patienten mit einer Divertikelkrankheit eine Kolektomie zu erwägen, es sei denn, unter ganz besonderen Umständen, z.B. wenn die Operation wegen einer massiven Blutung ausgeführt wurde, wenn das Ausmaß der Divertikel sehr ausgeprägt ist oder wenn es technische Gründe unmöglich machen, eine sichere Anastomose zwischen proximalem Kolon und Rektumstumpf anzulegen. In diesem Falle kann es notwendig werden, das Endileum für die Anastomosierung zu verwenden.

Hat sich der Patient von der Resektion und anschließenden Anastomosierung erholt, ist ein zweiter Eingriff wegen weiterer Divertikel (trotz der Tatsache, daß sich weitere Divertikel am Darm bilden) äußerst selten. Dies unterstützt die Theorie, wonach der mechanische Zustand und das verhältnismäßig enge Darmlumen des Sigmas entscheidend zum Beschwerdebild der Krankheit beitragen.

## Riesenzysten des Sigmas

Riesenzysten des Sigmas haben einen mittleren Durchmesser von 5–15 cm, können jedoch so groß werden, daß sie bei einer Abdomenleeraufnahme den gesamten Oberbauch einzunehmen scheinen. Man vermutet, daß sie sich aus einer Vielzahl von Divertikeln zusammensetzen [7, 9]. Nach unseren Erfahrungen lassen sich 2 verschiedene Arten von Riesenzysten unterscheiden. Bei der ersten ist die gesamte Dickdarmwand im Divertikel nachweisbar. Durch Entzündungsvorgänge nimmt es an Größe zu und kann einen großen Kotstein enthalten. Ein entsprechendes riesenhaftes Divertikel ist in Abb. 10.6 dargestellt. Letzteres entsprach am ehesten einem angeborenen Divertikel der Ileozökalregion, da es alle Schichten der Darmwand enthielt.

Der zweite Typ besteht aus einer dünnwandigen, luftgefüllten Zyste (Abb. 10.7). Ferruci vermutete, daß diese durch einen Ventilmechanismus an der Einmündung des Divertikels entsteht [9]. Durch den Druck im Kolon wird Luft in das Divertikel gepreßt, die durch den Ventilmechanismus nicht mehr entweichen kann; es entsteht eine allmählich größer werdende Zyste. Die Heilung erfolgt durch eine Resektion des divertikeltragenden Segmentes [6a].

## Divertikelkrankheit des rechtsseitigen Kolons

Die Divertikelkrankheit des rechten Kolons tritt in den USA verhältnismäßig selten auf und betrifft nur 3% aller von uns beobachteten Fälle. Andererseits ist sie im Staate Hawaii äußerst häufig und läßt in vielen Fällen eine notfallmäßige Operation erforderlich werden.

Das Krankheitsbild wird häufig mit der Appendizitis oder intraoperativ mit einem Karzinom verwechselt. Der Chirurg kann daher bezüglich des geeigneten Operationsverfahrens in Verlegenheit kommen. Wir glauben, daß in diesen Fällen eine primäre rechtsseitige Hemikolektomie viel gefahrloser durchgeführt werden kann als irgendein Versuch, erkrankte Stellen durch die Eröffnung des Darms oder eine Biopsie genauer zu bestimmen. Das Resektionsausmaß ist in Abb. 10.8 dargestellt. Die Sicherheit einer sofortigen einzeitigen Resektion und Anastomosierung am nichtvorbereiteten Kolon wurde durch die Zahlen von Peck et al. [14] belegt: von 108 operativ behandelten Patienten wurden 70 oft notfallmäßig und ohne Vorbereitung des Kolons reseziert, wobei es keinen Fall mit letalem Ausgang gab.

Es ist interessant, daß keiner unserer Patienten, der wegen einer Divertikulitis am rechten Kolon operiert wurde, mit nachfolgenden linksseitigen Beschwerden wiederkehrte.

Es gibt Fälle, bei denen sich ein echtes kongenitales Divertikel des rechten Kolons findet. Dies ist in der Regel ein einzelnes, genau oberhalb der Ileozökalklappe gelegenes Divertikel. Es kann sowohl bei jungen Menschen als auch bei Menschen mittleren Alters angetroffen werden. Auch liegen einige Beschreibungen lokaler Resektionen sowie eines Divertikelverschlusses vor; dennoch scheint es zweifellos so zu sein, daß es bei starken Entzündungen in der Umgebung des Divertikels sicherer ist, eine Resektion und Anastomosierung des rechten Kolons zu erwägen.

## Postoperative Komplikationen und Mortalität

Die führende postoperative Komplikation nach operativer Behandlung der Divertikelkrankheit ist die Anastomoseninsuffizienz. Dies häufig dann, wenn der Wert der einzeitigen Resektion mit primärer Anastomosierung überbeansprucht wird, so daß bei nicht idealen Operationsverhältnissen wenige Tage nach der Operation eine Leckage im Anastomosenbereich auftritt. Die sofortige Anlage eines Querkolonkunstafters sowie die Drainierung der lokalen Abszedierung beim ersten Anzeichen außergewöhnlicher Schmerzen oder lokaler Empfindlichkeit ist sinnvoll. Zögert der Chirurg zu lange, so daß sich eine Abszedierung oder Peritonitis ausbildet, ist das Ergebnis selbst nach ausgedehnter Drainage häufig schlecht.

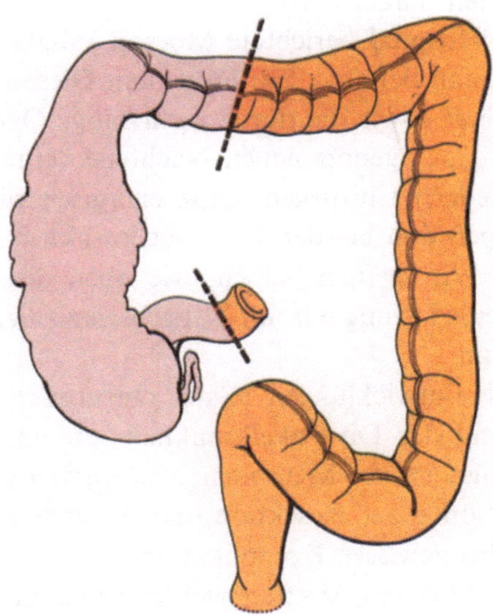

*Abb. 10.8.* Resektionsausmaß bei einer Divertikelkrankheit des rechten Kolons (resezierter Bereich rosa). Die Anastomose wird zwischen terminalen Ileum und Colon transversum angelegt

Wurde die Anastomose im entzündlichen Gewebe, in der Nähe eines Divertikels oder bei bestehender Peritonitis angelegt, kann trotz fehlender Zeichen einer Anastomoseninsuffizienz eine Fistelbildung auftreten. Dieser oft zufällig erhobene Befund läßt sich nur mittels Kolonkontrasteinlauf nachweisen. Gelegentlich ist das Gangsystem groß genug, um sich einen Weg durch die Laparotomiewunde zu bahnen, oder es entwickelt sich andernorts eine Fistel. In diesen Fällen ist eine sekundäre Resektion und Anastomosierung des Kolons, am besten unter dem Schutz einer Kolostomie am Querdarm, erforderlich.

Weiterhin wurden später auftretende Strikturen der Anastomosen beschrieben. Wichtigste prädisponierende Faktoren sind hierfür die Einbeziehung von Darmlumina, die durch eine Divertikulitis schon verengt sind, sowie das Bestehen einer entzündlichen Begleiterkrankung wie eines M. Crohn.

Die Mortalität nach operativen Eingriffen wegen einer Divertikelkrankheit nahm in den letzten Jahrzehnten stark ab. Vor 1942 betrug die Mortalität nach Resektion und Anastomosierung, wie von Smithwick am Massachusetts General Hospital festgestellt wurde, nahezu 20% [20]. Die letzten Zahlenzusammenstellungen von Rodkey u. Welch [17] zeigten bei Wahleingriffen eine Mortalität von 0,8%, obgleich sie bei notfallmäßigen Eingriffen nahezu 10mal höher war. Vom St. Marks Hospital berichtete Morson lediglich über 1 Todesfall bei etwa 200 Patienten. Diese niedere Mortalität sowie die durch mehrzeitige Operationen in Kauf genommenen Nachteile veranlaßten verschiedene Chirurgen, ganz energisch für eine Frühoperation bei der Divertikelkrankheit einzutreten. Wir meinen jedoch, wie oben diskutiert, daß diese Haltung nur mit Vorsicht akzeptiert werden kann.

Neue Entwicklungen in der chirurgischen Behandlung der Divertikelkrankheit umfassen bessere diagnostische Methoden, eine Ausweitung der Indikationen zur Resektion und ein anderes Vorgehen bei gewissen Komplikationen.

Divertikel und Abszesse werden heute durch Ultraschall oder nach der oralen Gabe von Gastrografin mit dem Computertomogramm diagnostiziert. Dies kann auch bei fraglichen Fällen zur definitiven Abklärung führen. Wurde ein Abszeß lokalisiert, kann er in manchen Fällen perkutan drainiert werden. Damit steigt die Möglichkeit einer einzeitigen Resektion und anschließender Anastomosierung weiter an.

Außerdem wurden die Operationsindikationen erweitert. Beispielsweise konnte Schwarz zeigen, daß Patienten im Alter unter 40 Jahren zum Zeitpunkt ihrer ersten Beschwerden auf dem Boden einer Divertikulitis operiert werden sollten. Bei Patienten mit einer Divertikulose und minimalen Beschwerden sollte die Resektion in Betracht gezogen werden, wenn sie zur Nierentransplantation anstehen, da ihr immunologischer Status durch die postoperative medikamentöse Therapie reduziert wird; dieses erhöht die Gefahr einer Divertikelperforation. Der von Morgenstern beschriebene Verlauf der schweren Divertikulitis stellt die Form einer phlegmonösen Entzündung dar, die nur durch Resektion beherrscht werden kann. Auch die Riesendivertikel bedürfen der Operation. Trotz dieser langen Liste kommen über 85% aller Operationen für den Fall einer der bekannten Komplikationen dieser Erkrankung in Frage. Von diesen Komplikationen ist die Perforation die bei weitem ernsteste. Sie führte nicht nur in 57,8% der Fälle unserer letzten Patientenreihe zur Operation, sondern ist auch für 17 der Todesfälle bei 350 Patienten, d.h. einer Gesamtmortalität von 6,3%, verantwortlich. Die Mortalität bei elektiven Eingriffen betrug 2,4%, bei anderen Eingriffen 10%. Das operative Vorgehen bei der Sepsis und bei anderen Komplikationen wie die Blutung, die Obstruktion und Fistelbildung wird in den folgenden Kapiteln beschrieben.

## Literatur


1. Bacon HE, Shindo K (1971) Surgical management of peridiverticulitis of the colon. Surg Gynecol Obstet 132:1049
2. Botsford TW, Zollinger RM Jr (1969) Diverticulitis of the colon. Surg Gynecol Obstet 128:1209
3. Canter JW, Shorb PE Jr (1971) Acute perforation of colonic diverticula associated with prolonged adrenocorticosteroid therapy. Am J Surg 121:46
4. Case Records of the Massachusetts General Hospital (1977) Weekly Clinicopathological Exercises. Case 18-1977. Fever, jaundice and right-upper-quadrant tenderness in a 69-year-old woman. N Engl J Med 296:1051

5. Ching-Shen L (1973) Suppurative pylephlebitis and liver abscess complicating colonic diverticulitis: Report of two cases and review of literature. Mt Sinai J Med 40:48, 1973
6. Colcock BP (1971) Diverticular disease of the colon. Saunders, Philadelphia
6a. Gallagher JJ, Welch JP (1979) Giant diverticula of the sigmoid colon: A review of differential diagnosis and operative management. Arch Surg 114(9):1079
7. Johns ER, Hartley MG (1976) Giant gas filled cysts of the sigmoid colon: A report of two cases. Br J Radiol 49:930
8. Juler GL, Dietrick WR, Eisenmann JI (1976) Intramesenteric perforation of sigmoid diverticulitis with nonfatal venous intravasation. Am J Surg 132:653
9. Kempczinski RF, Ferrucci JT Jr (1974) Giant sigmoid diverticula: A review. Ann Surg 180:864
10. Kettlewell MGW, Moloney GE (1977) Combined horizontal and longitudinal colomyotomy for diverticular disease: Preliminary report. Dis Colon Rectum 20:24
11. Morson BC (1963) The muscle abnormality in diverticular disease of the sigmoid colon. Br J Radiol 36:385
12. Oetting HK, Kramer NE, Branch WE (1955) Subcutaneous emphysema of gastrointestinal origin. Am J Med 19:872
13. Painter NS, Truelove SC (1964) Intraluminal pressure pattern in diverticulosis of the colon. Gut 5:365
14. Peck DA, Labat R, Waite VC (1968) Diverticular disease of the right colon. Dis Colon Rectum 11:49
15. Reilly M (1969) Sigmoid myotomy: Interim report. Proc R Soc Med 62:715
16. Rodkey GV, Welch CE (1969) Diverticulitis and diverticulosis of the colon. In: Turell R (ed) Diseases of the colon and anorectum, 2nd edn, Vol 2. Saunders, Philadelphia, p 697
17. Rodkey GV, Welch CE (1974) Colonic diverticular disease with surgical treatment. A study of 338 cases. Surg Clin North Am 54:655
18. Rugtiv GM (1975) Diverticulitis: Selective surgical management. Am J Surg 130:219
19. Schrock TR, Deveney CW, Dunphy JE (1973) Factors contributing to leakage of colonic anastomoses. Ann Surg 177:513
20. Smithwick RH (1942) Experience with the surgical management of diverticulitis of the sigmoid. Ann Surg 115:969
21. Watkins GL, Oliver GA (1971) Surgical treatment of acute perforative sigmoid diverticulitis. Surgery 69:215
22. Welch CE, Allen AW, Donaldson GA (1953) An appraisal of resection of the colon for diverticulitis of the sigmoid. Ann Surg. 138:332

### *Zusätzliche Literatur*

Gallagher JJ, Welch JP (1979) Giant diverticula of the sigmoid colon. A review of differential diagnosis and operative management. Arch Surg 114:1079

Morgenstern L, Weiner R, Michel SL (1979) "Malignant" diverticulitis. A clinical entity. Arch Surg 114:1112

Ouriel K, Schwartz SI (1983) Diverticular disease in the young patient. Surg Gynecol Obstet 156:1

Rodkey GV, Welch CE (1984) Changing patterns in the surgical treatment of diverticular disease. Ann Surg 200:466

# 11 Colitis ulcerosa und Morbus Crohn

Die Colitis ulcerosa und der M. Crohn sind eng verwandt [20, 21, 50]. Durch die klinische Symptomatologie und die spätere Bestätigung aufgrund der pathologischen Untersuchung kann in etwa $^3/_4$ der Fälle zwischen beiden Erkrankungen eine Unterscheidung getroffen werden. In den übrigen Fällen kann eine Unterscheidung sehr schwierig oder gar unmöglich sein. Die diagnostischen Kriterien wurden von Schachter und Mitarbeitern zusammengestellt [42].

## Colitis ulcerosa

Aus der Sicht des Chirurgen sind mehrere Merkmale der Colitis ulcerosa besonders wichtig [22]. Zunächst ist das terminale Ileum und der verbleibende Dünndarm immer normal und bleiben es auch nach Entfernung des Dickdarms. Zum zweiten führen alle operativen Maßnahmen, die darauf abzielen, einen Teil des Kolons zu erhalten, nahezu immer zu einem späteren Mißerfolg, da letztendlich alle Erkrankungen an der Colitis ulcerosa den gesamten Dickdarm erfassen.

Die Colitis ulcerosa beginnt in der Regel im Rektum und breitet sich ziemlich schnell im übrigen Kolon aus. Klinische Symptome sind Diarrhöe, Blutung (die sehr schwer sein kann), toxisches Megakolon, Perforation und später die Entwicklung eines Karzinoms. Der Darmverschluß, Fistelbildungen und große entzündliche Konglomerattumoren sind eher für den Morbus Crohn als für die Colitis ulcerosa typisch. Je mehr die Krankheit voranschreitet, um so häufiger werden die allgemeinen Symptome. Gewichtsverlust und körperliche Schwäche sind häufig. Als späte Allgemeinsymptome kommen Hautulzerationen, besonders der Unterschenkel hinzu. Diese Ulzerationen können in die Tiefe voranschreiten und unter der Haut liegende Faszie oder sogar Muskulatur erfassen. Bakteriologische Untersuchungen sind undankbar, da die Kulturen in der Regel steril sind. Eine Abheilung kann nur erreicht werden, wenn das Kolon entfernt wird. In gleicher Weise heilt die Uveitis nach Kolektomie zufriedenstellend ab. Auch die rheumatoide Arthritis begleitet häufig die Erkrankung; obgleich mit der Kolektomie nicht immer die sichere Beseitigung der arthritischen Beschwerden verbunden ist, läßt sich doch häufig durch sie eine deutliche Besserung erzielen.

Der Beginn der akuten idiopathischen Colitis ulcerosa fällt häufig ins jugendliche oder sehr frühe Erwachsenenalter [12, 13, 15, 17, 47]. Dennoch kann die Erkrankung auch im Kindesalter oder bei Erwachsenen in mittlerem oder reiferem Alter auftreten. Die erste Attacke kann sehr heftig sein und bei ihrem ersten Auftreten eine Kolektomie erforderlich werden lassen. Allerdings können die meisten Patienten mit einer Steroidtherapie von den ersten Symptomen geheilt werden, und bemerkenswert vielen geht es danach gut. Da sich häufig nach Steroidgabe ein günstiger Verlauf einstellt, kann der behandelnde Arzt versucht sein, die Behandlung über vernünftige Grenzen hinaus fortzusetzen, besonders dann, wenn der Patient sich vergegenwärtigt, daß die Kolektomie mit einem permanenten Ileostoma verbunden ist. Daher ist es, außer bei Notfällen, vor der Operation von großer Bedeutung, wie sich der Patient zu der Ileostomie stellt.

Indikationen zur chirurgischen Behandlung sind in der therapieresistenten Diarrhöe, wiederholten Blutungen, dem toxischen Megakolon, der Perforation und dem Karzinom zu sehen. Die Ausbildung einer ausgeprägten Pseudopolyposis macht nicht unbedingt eine Kolektomie erforderlich, da sich in vielen Fällen ein derartig veränderter Dickdarm gut erholt hat; in der Regel zeigt jedoch eine ausgedehnte Pseudopolyposis die Verhärtung der

Darmwand, die wiederum chirurgischer Behandlung bedarf.

Ob eine prophylaktische Kolektomie vorgenommen werden sollte, um ein späteres Karzinom zu verhindern, ist Temperamentsfrage [14]. Alle Studien zeigen, daß von Colitis ulcerosa befallener Dickdarm häufiger ein Karzinom entwickelt als der normale Dickdarm. Schätzungen, wie häufig sich später ein Karzinom entwickelt, liegen bei 40%. Gelegentlich kann sich ein Kolonkarzinom auch in früher von einer Colitis ulcerosa befallenem Darm entwickeln. In der Regel handelt es sich jedoch um folgende Veränderungen, die zu einem Karzinom führen: ein ausgedehnter Befall des gesamten Kolons, das Einsetzen der Krankheit in frühen Jahren und nicht besser werdende Beschwerden. Das Karzinom kann sich in solch einem Dickdarm vor dem 10. Lebensjahr entwickeln und stellt während des gesamten Lebens des Patienten eine Bedrohung dar. Die prophylaktische Kolektomie zur Verhinderung eines Karzinoms sollte daher bei dieser Patientengruppe erwogen werden. Morson und Pang konnten zeigen, daß Biopsien der Rektumschleimhaut diese erkrankten Dickdärme erkennen lassen, die das Risiko einer malignen Entartung tragen [36]. Unsere Pathologen konnten dies bislang nicht bestätigen. Dabei liefert die Kolonoskopie sogar bessere Biopsien.

## Morbus Crohn

Der Morbus Crohn ist viel umfassender als die Colitis ulcerosa [6, 8, 10, 11, 46, 52]. In vielen Fällen kann er sich über das gesamte Kolon erstrecken, wobei man in diesen Fällen von der Proktokolektomie mit Anlage eines permanenten Ileostomas hervorragende Ergebnisse erwarten kann. In anderen Fällen handelt es sich um einen isolierten Befall verschiedener Kolonabschnitte. Die Erkrankung kann z.B. auf das rechte Kolon, auf das Colon transversum, auf das Colon descendens oder sogar auf das Rektum beschränkt sein. Bei Nichtbefall des Rektums kann eine Segmentresektion mit Anastomosierung häufig über viele Jahre hinaus zur Beschwerdefreiheit führen. Ist das Rektum und das untere Sigma befallen, kann die kombinierte abdominoperineale Resektion mit einem Sigmastoma die richtige Operation sein.

Unglücklicherweise weisen viele Erkrankungen an M. Crohn des Kolons gleichzeitig einen Befall des Dünndarms auf. Häufig betrifft der M. Crohn das terminale Ileum mit dem rechten Kolon, in diesem Falle ist eine segmentale Resektion wünschenswert. Ein schwerer Befall des terminalen Ileums kann von Skip lesions im oberen Dünndarm begleitet werden; die Resektion des Ileums kann zu einer Abheilung der oberen Bezirke führen. Manchmal ist der gesamte Intestinaltrakt so stark betroffen, daß keine chirurgische Behandlung möglich ist; unter diesen Umständen stellt die intravenöse Hyperalimentation mit vorübergehender Bettruhe die beste Behandlung dar.

Die Indikationen zur chirurgischen Behandlung bei Dickdarmbefall sind nach Farmer und Mitarbeitern folgende: in 26% wegen schlechter Ansprechbarkeit der medikamentösen Therapie, bei 23% innere Fisteln und Abszesse, bei 20% ein toxisches Megakolon und in 19% eine perianale Erkrankung [15].

Der M. Crohn wird häufiger durch Fistelbildung und große entzündliche Konglomerattumoren kompliziert als die Colitis ulcerosa. Andererseits ist beim M. Crohn eine massive Blutung ungewöhnlich, und das toxische Megakolon tritt viel seltener als bei der Colitis ulcerosa auf [26]. Daß sich ein Karzinom entwickelt, wurde bei länger bestehendem M. Crohn sowohl im terminalen Ileum als auch im Kolon berichtet. Greenstein und Mitarbeiter berichteten beispielsweise über 7 Fälle, die in ausgeschalteten Darmsegmenten auftraten; dazu über einen Fall im Zökum und 2 im Sigma [24]. Dennoch ist die Gefahr der malignen Entartung des Kolons bei weitem nicht so groß wie bei der Colitis ulcerosa.

Aufgrund der hohen Rezidivrate und der anderen Komplikationen müssen ungefähr 75% der Morbus-Crohn-Fälle irgendwann chirurgisch behandelt werden, Patienten mit einer Colitis ulcerosa nur in 25%. Die Operationsergebnisse variieren von Fall zu Fall beträchtlich. Wird bei der Colitis ulcerosa das gesamte Kolon erfolgreich entfernt, sind die Chancen der Ausheilung 100%. Beim M. Crohn, insbesondere dann, wenn Anastomosen angelegt wurden, besteht eine hohe Neigung zum Rezidiv. Das Rezidiv beginnt nahezu immer proximal der Anastomose. Die Zahlen über die Rezidivraten variieren in Abhängigkeit vom sozialen Niveau des Patienten erheblich. Bei Obdachlosen trat nahezu immer ein Rezidiv auf. Bei Privatpatienten in gutem Ernährungszustand beträgt die Rezidivrate nach Segmentresektion innerhalb einer Siebenjahresperiode mindestens 25%. War der M. Crohn auf das Kolon beschränkt und wurde mittels totaler Proktokolektomie behandelt, so ist die Rezidivrate, wie von Glotzer und Mitarbeitern berichtet, sehr niedrig [20]. Allerdings sind nur wenige Autoren so optimistisch [31]. Greenstein und Mitarbeiter überwachten 30 Patienten mit einem Morbus Crohn und 31 mit einer Ileokolitis. Bei 100% wurde eine Operation erforderlich, und 15 Jahre nach der Operation betrug die Rate eines erneuten chirurgischen Eingriffes insgesamt 89% [23].

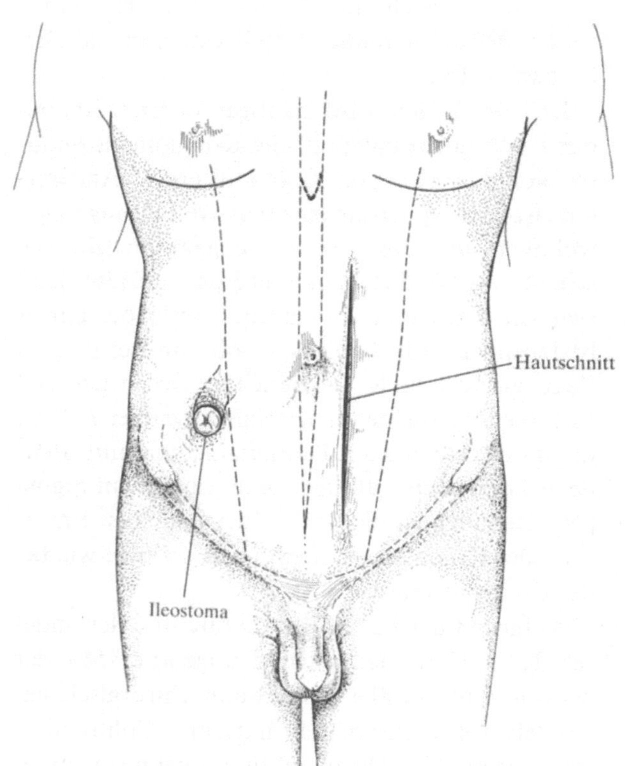


*Abb. 11.1.* Totale Proktokolektomie bei Colitis ulcerosa und M. Crohn: Hautschnitt und Ileostoma. Die Ileostomie erfolgt bei schlanken Patienten am McBurneyschen Punkt. Bei adipösen Patienten muß die korrekte Lage vor der Operation am stehenden Patienten markiert werden, um sicher zu sein, daß es hoch genug angelegt wird und nicht in eine Bauchfalte zu liegen kommt

Die Proktokolektomie zur Behandlung der Colitis ulcerosa wurde 1949 von Miller und Mitarbeitern beschrieben [35]. Das unten beschriebene Verfahren ist sowohl bei der Colitis ulcerosa als auch beim M. Crohn anwendbar.

Unter gewissen Umständen werden weiterhin mehrzeitige Verfahren angewandt. Die Hoffnung, daß eine Ileostomie zum Rückgang entzündlicher Veränderungen am Kolon führt, hat sich nicht erfüllt [39]. Verschiedentlich wurde das Rektum nach subtotaler Kolektomie in der Hoffnung belassen, daß die Kontinuität wiederhergestellt werden kann [1, 3, 30]; Untersuchungen von Moss und Keddie am Massachusetts General Hospital zeigten jedoch, daß dies nicht durchführbar ist [37]. In einer anderen Serie konnte Binder und Mitarbeiter nachweisen, daß 73,5% dieser Patienten später dennoch der Rektumexstirpation bedürfen [7]. Dabei ist zu erwähnen, daß es nicht möglich ist, solche Rektumstümpfe sorgfältig zu untersuchen, so daß die Gefahr der Entartung immer besteht.

## Operative Verfahren

### *Ileostomie*

Die frühere chirurgische Behandlung einer Colitis ulcerosa beschränkte sich lediglich auf die Ileostomie. In vielen Fällen ließen sich die Beschwerden dadurch nicht beheben, außerdem bestand die Gefahr der späteren Entwicklung eines Karzinoms. Heutzutage stellt daher, wenn eine chirurgische Behandlung durchgeführt wird, die Kolektomie einen wichtigen Teil der Behandlung dar. Durch die hinzukommende hervorragende präoperative Vorbereitung, ausreichende Blutkonserven und andere adjuvante Maßnahmen wurden mehrzeitige Verfahren, die zunächst eine Ileostomie und später eine subtotale Kolektomie bedeuteten, in der Regel – außer in Notfällen – durch die totale Proktokolektomie mit Anlage eines permanenten Ileostomas ersetzt.

Das in diesem Kapitel beschriebene bleibende Ileostoma wird äußerst gut vertragen. Durch die Ausbildung von Stomatherapeuten und die Entwicklung zahlreicher Hilfsmittel wurde es möglich, daß nahezu alle Patienten mit einem Ileostoma zurechtkommen. Dennoch bedeutet die Anlage eines dauernden Ileostomas für gewisse Personen eine Abschreckung. Aus diesem Grunde wurden weitere Anstrengungen unternommen, anale Ileostomien fertigzustellen und die „kontinente“ Ileostomie entwickelt.

### *Totale Proktokolektomie mit Anlage eines Ileostomas*

Dies stellt das Operationsverfahren der Wahl bei der Colitis ulcerosa dar. Das Abdomen wird mittels groß angelegter linksseitiger paramedianer Laparotomie eröffnet. Rechtsseitige Laparotomien sollten vermieden werden, da sie die Anlage einer Ileostomie stören. Normalerweise wird die Ileostomie nahe dem McBurney-Punkt angelegt (Abb. 11.1). Ist der Patient ungewöhnlich adipös, ist es ratsam, die vorgesehene Lage des Ileostomas am stehenden Patienten auf den Bauchdecken zu markieren, so daß sich auch die richtige Lage feststellen läßt, wenn er auf dem Operationstisch liegt.

Nach Eröffnen des Abdomens erfolgt zunächst eine sorgfältige Exploration (Abb. 11.2). Diese muß wegen der Perforationsgefahr eines stark entzündeten Dickdarms mit äußerster Sorgfalt durchgeführt werden. Obgleich die gefährlichste Stelle im Bereich der linken Kolonflexur liegt, kann eine Perforation an jeder beliebigen anderen Stelle eintreten. Weiterhin ist eine Begleiterkrankung des Leber-Gallengang-Systems nicht selten und kann nach einer Kolektomie fortschreiten. Dabei finden sich Gallensteine, eine sklerosierende Cholangitis oder eine Hepatitis. Nur unter ungewöhnlichen Umständen wird beim Vorliegen von Gallensteinen der Versuch unternommen, sie zu entfernen, da die Kolektomie einen sehr großen Eingriff darstellt.

Die Präparation beginnt normalerweise im Bereich des Querkolons, wo die Mobilisierung am einfachsten ist (Abb. 11.3). Entlang dem Kolon können viele Lymphknoten gefunden werden, aber wenn kein besonderer Verdacht auf maligne Entartung vorliegt, muß nicht wie sonst üblich eine weite Exzision des Mesenteriums erfolgen. Dies betrifft besonders die rechte Kolonhälfte und das Colon transversum. Dadurch, daß man möglichst viel Mesenterium der rechten Kolonhälfte erhält, läßt sich das Ileostoma viel einfacher fixieren als bei einer weiten Exzision des Mesenteriums. Darüber hinaus kann bei ausreichendem Mesenterium entlang des Colon transversum die Öffnung in die Bursa omentalis verschlossen werden, indem nach der Entfernung des Kolons das Omentum ans Mesenterium des Colon transversum genäht wird. In der Regel wird die Präparation am Colon transversum in angemessenem Abstand nahe der Darmwand durchgeführt. Nach Ablösen des Colon transversum wird die rechte Kolonhälfte in gleicher Weise hochgehoben (Abb. 11.4). Der größte Teil des Mesenteriums wird erhalten. Danach wird das Sigmoid mobilisiert und die Präparation entlang des Colon descendens nach oben und von der Mitte des Colon transversum zur linken Kolonflexur fortgeführt, um den gefährlichsten Abschnitt der Präparation möglichst sorgfältig anzugehen (Abb. 11.5). Nach Freipräparation des Dickdarms bis hinunter zum intraperitonealen Rektum kann man sich entscheiden, ob der sakrale Akt der Operation von einer zweiten Operationsmannschaft gleichzeitig vorgenommen werden soll. Hat sich der Zustand des Patienten verschlechtert, ist es eher ratsam, den Dickdarm im unteren Sigmabereich abzusetzen und das distale Ende durch die Laparotomiewunde auszuleiten als eine totale Kolektomie durchzuführen. Jeglicher zurückbleibende Dickdarm kann jedoch Diarrhöen und sogar massive Blutungen verursachen, so daß das Belassen eines entzündlichen Darmabschnitts Risiken in sich birgt. Außer in kritischen Situationen ist es daher sinnvoll, eine Proktokolektomie durchzuführen.

Der blutreichste Abschnitt der Operation spielt sich im kleinen Becken ab, wobei die Menge mehrerer Blutkonserven verloren gehen kann. Die Präparation unterscheidet sich von der der kombinierten abdominoperinealen Exstirpation beim Darmkrebs dahingehend, daß möglichst viel Mesenterium des distalen Sigmas und intraperitonealen Rektums erhalten werden sollte, um Gewebe zurückzulassen, welches den präsakralen Raum ausfüllt, und gleichzeitig, um die Verletzung sympathischer und parasympathischer Nervenfasern zu vermeiden. Dies macht eine sorgfältige Unterbindung der kleinen Gefäße notwendig, dagegen muß

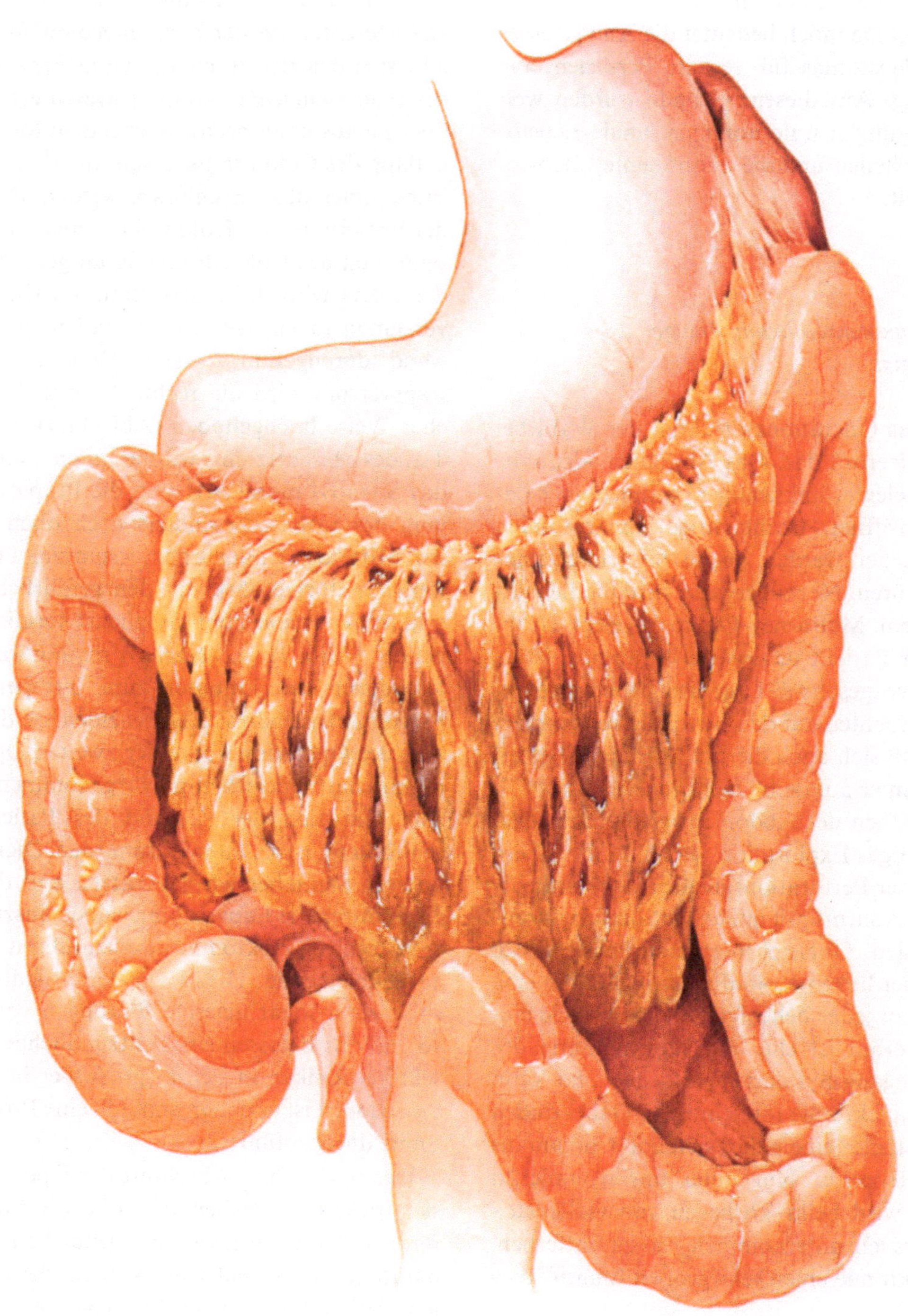

*Abb. 11.2.* Darstellung des Abdomens vor der Resektion. Die Präparation beginnt in der Regel am Colon transversum. Bei starker Überblähung wird das Kolon durch einen im distalen Ileum eingebrachten Sauger entlastet

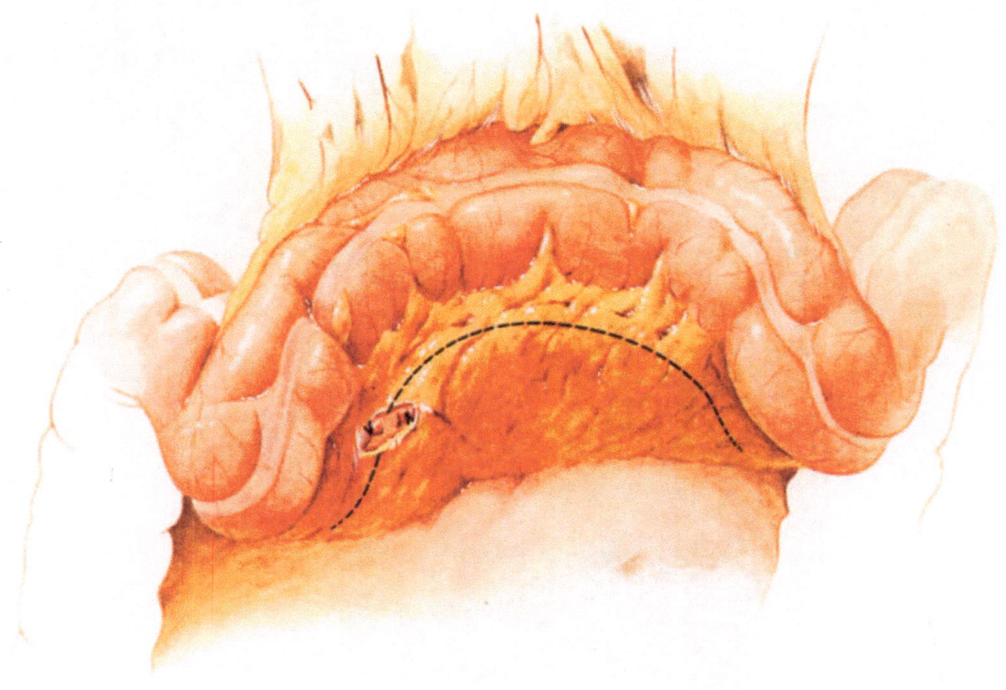

*Abb. 11.3.* Das große Netz muß mit dem Dickdarm entfernt werden, wenn Verdacht auf ein Karzinom besteht. Die Präparation beginnt kaudal der gastroepiploischen Arterien. Danach wird der Dickdarm nach oben geschlagen und das Mesenterium entlang der unterbrochenen Linie durchtrennt. Liegt ein Karzinom vor, wird möglichst viel Mesenterium entfernt. Liegt kein Karzinom vor, wird es länger belassen

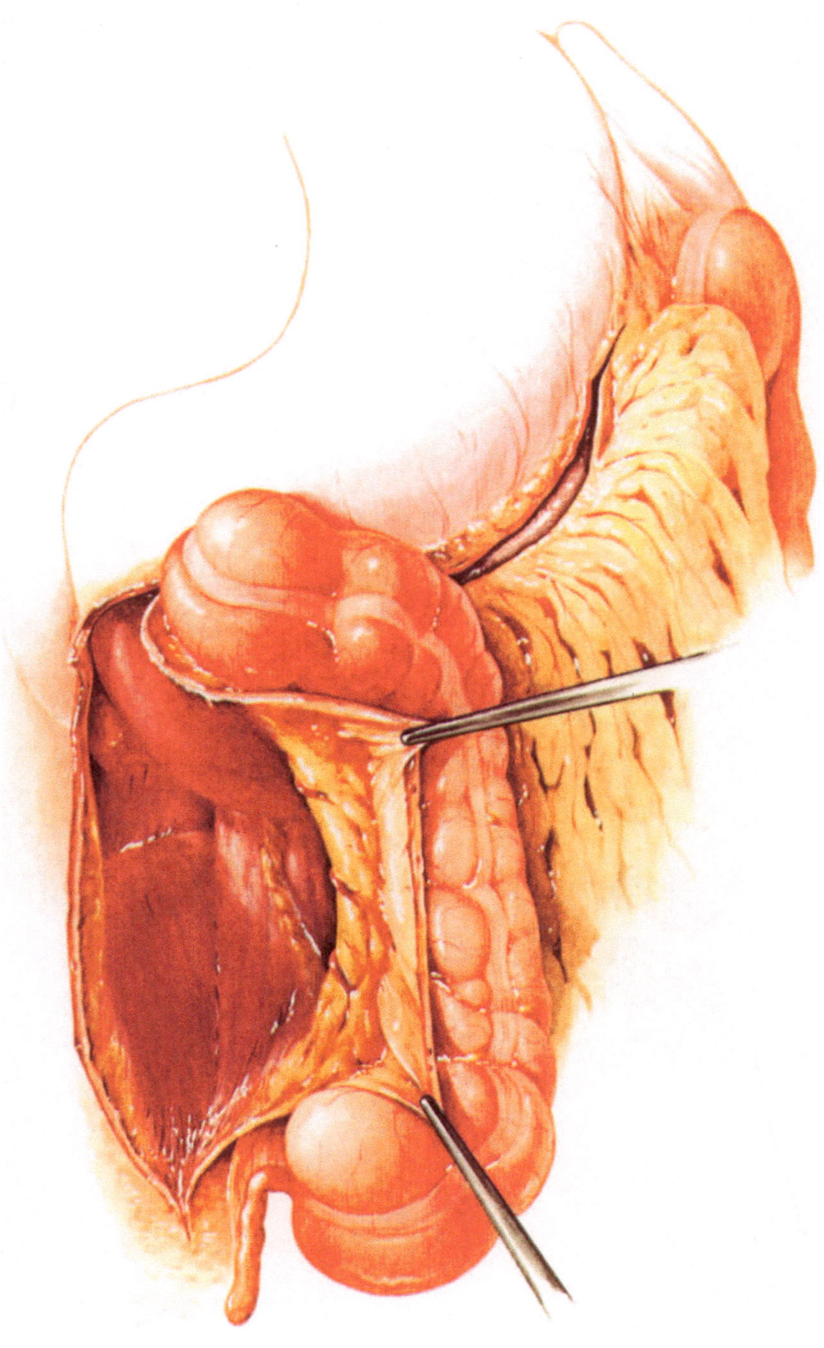

*Abb. 11.4.* Nach Freipräparation des Colon transversum wird die rechte Kolonflexur mobilisiert, indem die seitliche Umschlagfalte durchtrennt und das Kolon über das Duodenum nach vorne gezogen wird

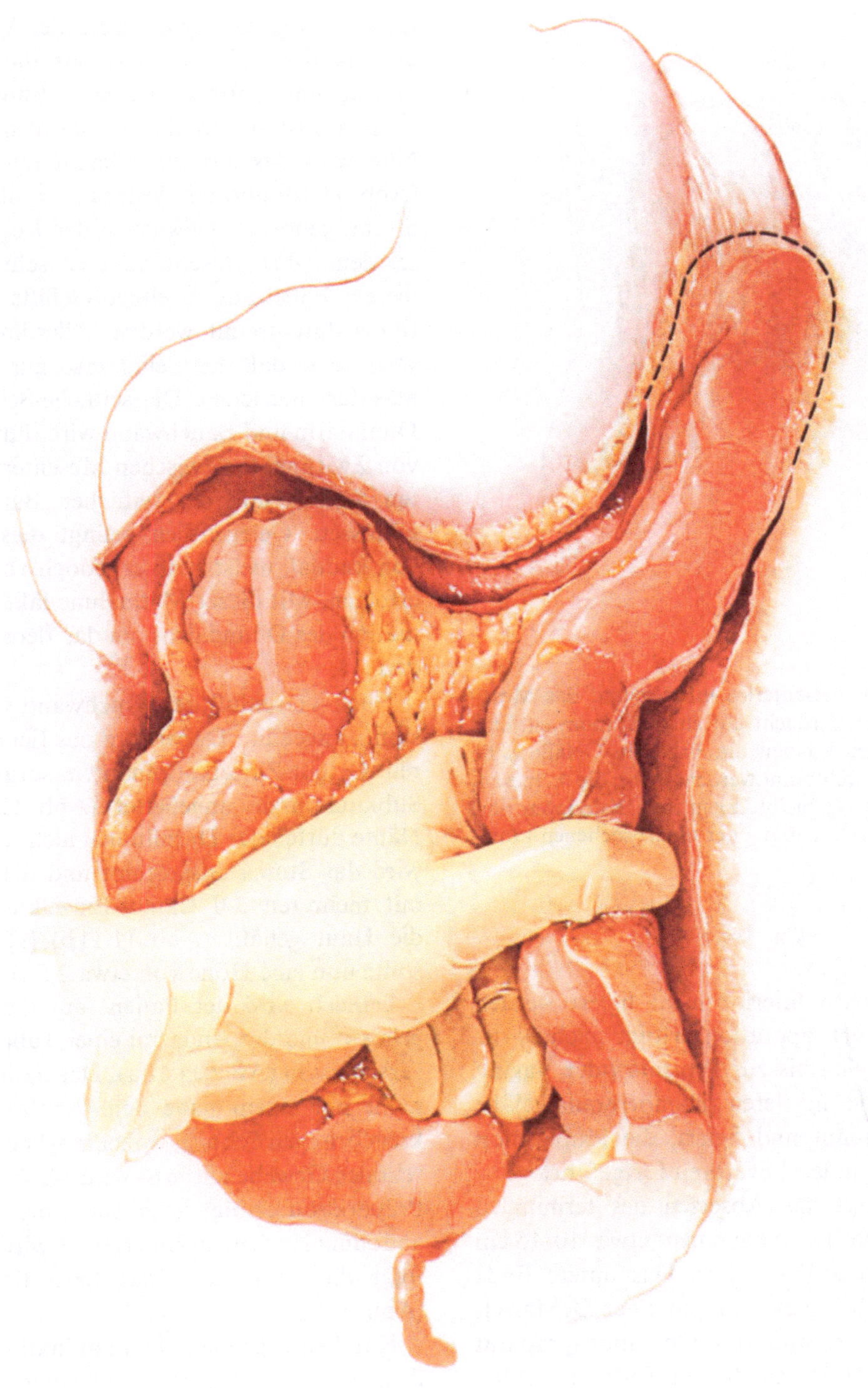

*Abb. 11.5.* In ähnlicher Weise wird die linke Dickdarmseite mobilisiert. Danach wird die gefährlichste Stelle der Präparation, nämlich die linke Kolonflexur (durch die unterbrochene Linie angezeigt), angegangen

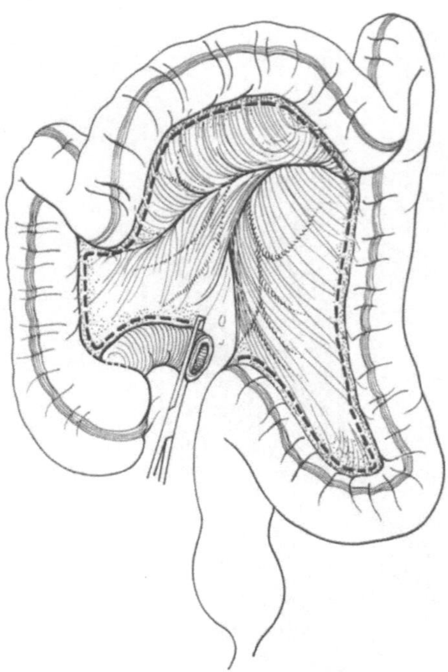

*Abb. 11.6.* Die A. mesenterica inferior und das Mesosigma müssen bei Verdacht auf ein Karzinom entfernt werden; ansonsten können die einzelnen Gefäße nahe dem Dickdarm durchtrennt werden, wobei die A. mesenterica inferior intakt bleibt. Liegt kein Karzinom vor, folgt die Präparation entlang der unterbrochenen Linie

die A. mesenterica inferior nicht ligiert werden (Abb. 11.6). Die Präparation erfolgt nach vorne so tief wie möglich bis zur Prostata oder Vagina (Abb. 11.7). Die mittleren Hämorrhoidalgefäße werden durchtrennt und ligiert, die Präparation nach distal bis zu den Levatoren fortgeführt.

Danach erfolgt das Absetzen des terminalen Ileums zwischen Darmklemmen etwa 10–15 cm proximal der Ileozökalklappe. Das untere Ende des Rektums wird nach Anlegen einer DeMartel-Klemme abgesetzt und das Operationspräparat entfernt (Abb. 11.8). Zu diesem Zeitpunkt sollte eine sofortige Untersuchung durch den Pathologen erfolgen, um sicher zu gehen, daß kein Karzinom übersehen wurde. Der Beckenboden wird mit 2 Nahtreihen verschlossen (Abb. 11.9).

Die Aufmerksamkeit gilt nun der Anlage des Ileostomas. Mit einer kreisförmigen Inzision über dem McBurney-Punkt wird Haut und subkutanes Fettgewebe bis zur Rektusfaszie entfernt. Die Faszie wird kreuzförmig inzidiert, der Muskel stumpf auseinander gedrängt und das darunterliegende Peritoneum eröffnet. Passen 2 Finger durch die Öffnung, ist sie für das Stoma ausreichend weit. Nun wird das terminale Ileum hindurchgezogen (Abb. 11.10) und mindestens 5 cm über das Hautniveau gebracht. Dies ist in der Regel einfach, es sei denn, das Mesenterium ist sehr fettreich. In diesem Falle müssen einige Gefäße des Mesenteriums durchtrennt werden. Allerdings muß man vermeiden, daß die Gefäßversorgung des Ileostomas darunter leidet. Der seitliche Schlitz zwischen Dünndarm und Bauchwand wird durch eine Reihe von Zwirnnähten zwischen Mesenterium des rechten Kolons und der seitlichen Bauchwand verschlossen. Gelegentlich gelingt dieser Verschluß von kaudal, meist muß er jedoch von kranial her erfolgen. Mit dieser Maßnahme läßt sich die Herniation des Dünndarms um das Ileostoma vermeiden.

Nach Verschluß der Bauchwand wird das Ileostoma angenäht. Dabei wird das Ileum mit mehreren Catgut-Einzelknopfnähten sorgfältig an die Subkutanfaszie angeheftet (Abb. 11.11a). Diese Nähte dürfen das Darmlumen nicht eröffnen. Nun wird das Stoma ausgestülpt und die Schleimhaut mit mehreren 3-0 Catgut-Einzelknopfnähten an die Haut genäht (Abb. 11.11b) [9]. Das Stoma sollte nun eine Höhe von etwa 2,5 cm haben.

Danach wird der Patient auf die rechte Seite gelagert und der Anus mit einer Tabaksbeutelnaht verschlossen (Abb. 11.12a). Der perineale Akt beginnt mit einem nahe dem Analrand geführten kreisförmigen Schnitt, wobei möglichst wenig perirektales Gewebe entfernt wird (Abb. 11.12b). Die Präparation erfolgt nach oben, bis die Höhe der abdominalen Operation erreicht wird. Danach erfolgt die Entfernung des Operationspräparates (Abb. 11.12c).

Hat keine gröbere Kontamination stattgefunden, wird das Perineum mit einer Saugdrainage verschlossen. Lag zum Zeitpunkt der Operation jedoch eine starke perirektale Entzündung oder Verschmutzung vor, tut man gut daran, das Perineum offen zu lassen, um eine aufsteigende Sepsis zu vermeiden.

Von verschiedenen Chirurgen wurden mehrere unterschiedliche Operationstechniken angewandt, deren wichtigste folgende sind:

*Abb. 11.7.* Inzision des Beckenbodenperitoneums. Die Präparation (entlang der unterbrochenen Linie) hält sich, wenn es sich nicht um ein Karzinom handelt, nahe der Hinterwand

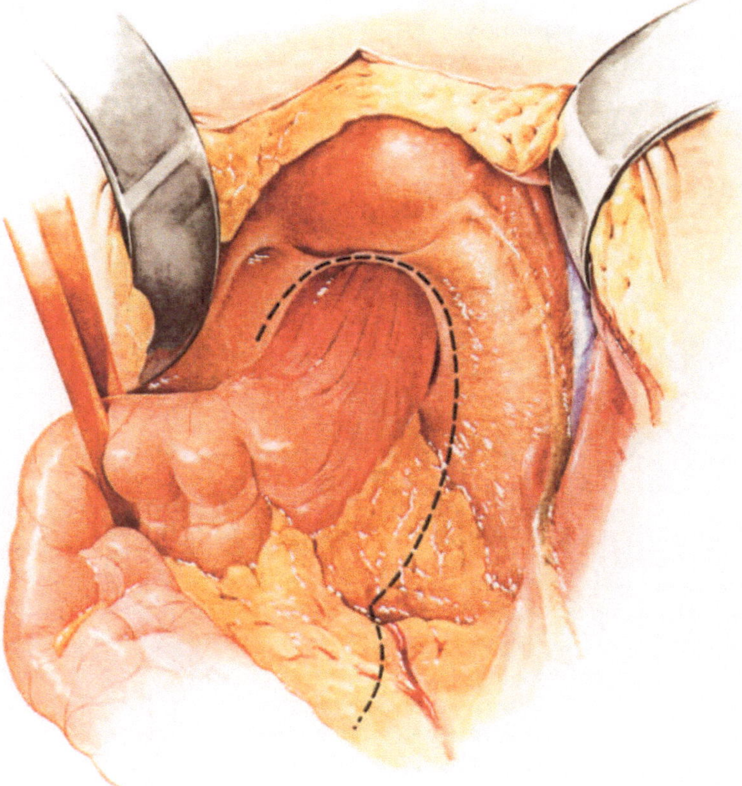

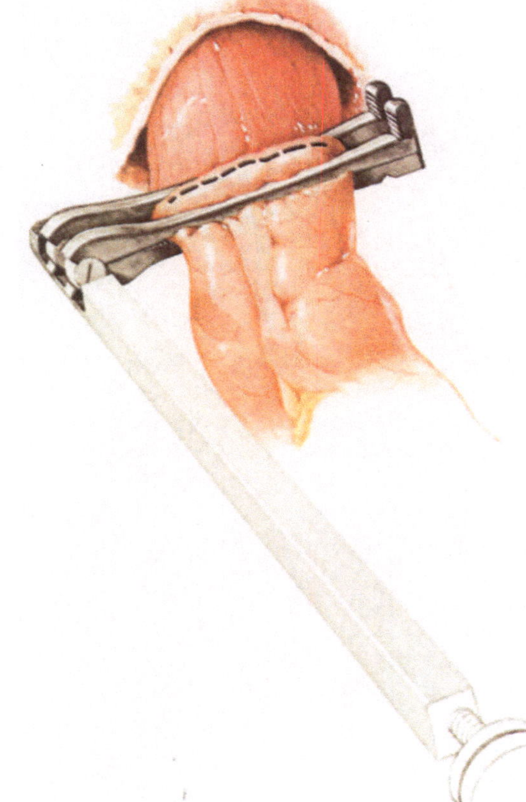

*Abb. 11.8.* Das Rektum ist durch scharfe und stumpfe Präparation bis zum Steißbein ausgelöst. Anlegen einer Darmklemme und Durchtrennen des Rektums entlang der unterbrochenen Linie

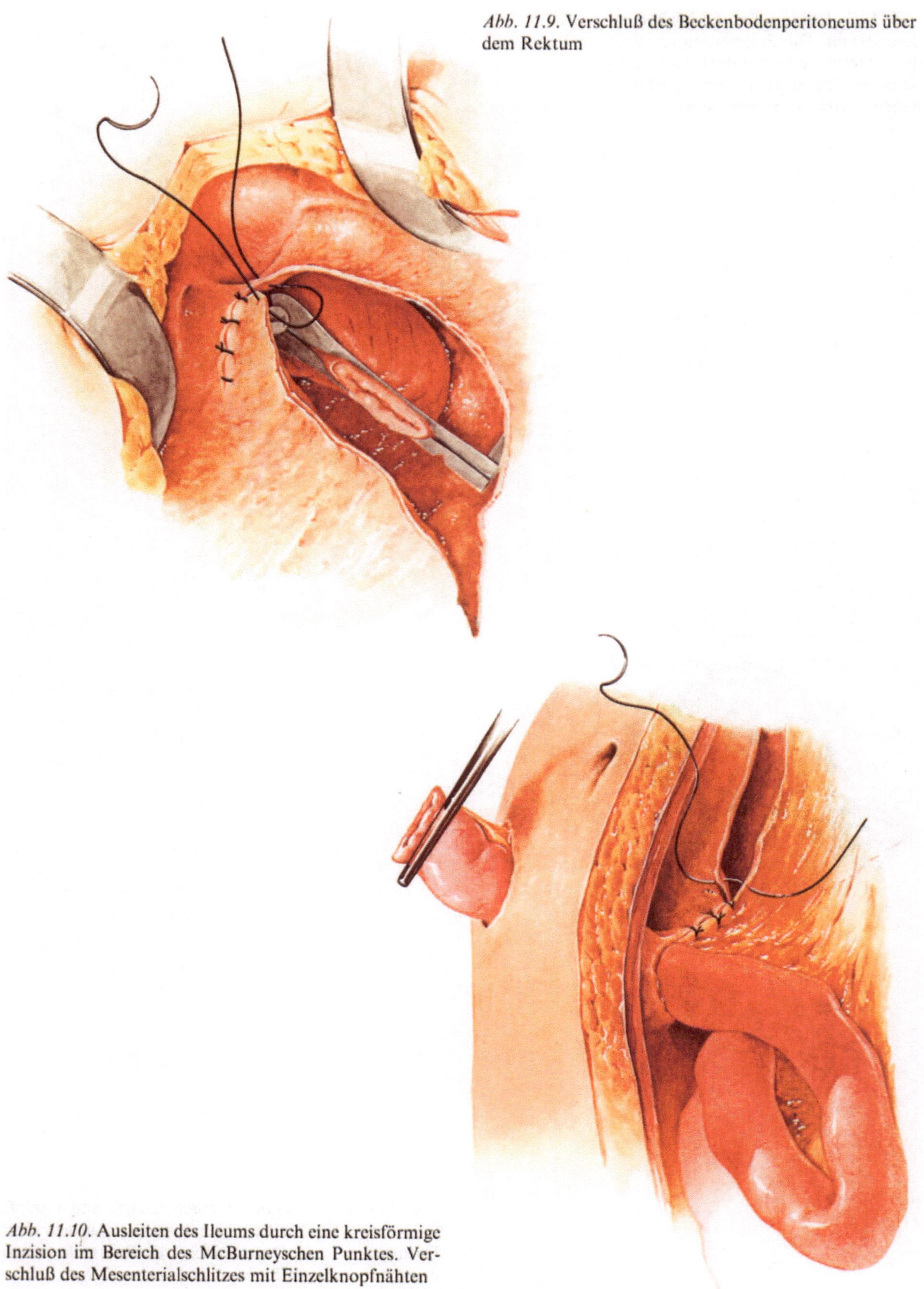

*Abb. 11.9.* Verschluß des Beckenbodenperitoneums über dem Rektum

*Abb. 11.10.* Ausleiten des Ileums durch eine kreisförmige Inzision im Bereich des McBurneyschen Punktes. Verschluß des Mesenterialschlitzes mit Einzelknopfnähten

1. In den Fällen, bei denen es sich um ein stark aufgedehntes Kolon handelt, ist es ratsam, dieses vor Operationsbeginn zu entleeren. Dies kann aseptisch erfolgen, indem ein Siebsauger durch das terminale Ileum und die Ileozökalklappe ins rechte Kolon vorgeschoben wird. Der Bereich, in dem der Sauger in den Darm eingeführt wurde, wird bei der Entfernung des terminalen Ileums mitentfernt. Dadurch läßt sich eine vollständige Entleerung der rechten Kolonhälfte erreichen. Sofern notwendig, kann der Darm in gleicher Weise am Colon transversum und descendens eröffnet werden.

2. Einige Chirurgen führten das terminale Ileum retroperitoneal nach oben, um es am McBurney-Punkt auszuleiten. Dies soll dazu dienen, einen Prolaps des Ileostomas sowie Hernien um das Kolostoma zu vermeiden. Da jedoch ein Prolaps des Ileostomas sehr selten ist, wenn das Mesenterium, wie oben beschrieben, fixiert wurde, ist diese Modifikation unseres Erachtens nicht notwendig. Da ein retroperitoneal gelegenes Ileostoma außerdem schwierig aufzuheben ist, halten wir es beim M. Crohn für kontraindiziert, da mit einem Rezidiv im terminalen Ileum zu rechnen ist.

3. Verzicht auf den Verschluß des Beckenbodenperitoneums. Man erlaubt dadurch dem Dünndarm, ins kleine Becken zu prolabieren und sich auf den Beckenboden zu legen, der vom Damm her durch den Verschluß der Levatoren rekonstruiert wurde. Beim Verschluß dieser Laparotomien werden vorübergehende Saugdrainagen bis zum Beckenboden eingelegt. Warshaw und Mitarbeiter berichteten über eine Reihe von Fällen, bei denen diese Methode ohne Anstieg der Ileusrate sehr erfolgreich war [51]. Es besteht jedoch ein höheres Risiko der Bridenbildung, wenn im kleinen Becken nicht peritonealisierte Räume belassen werden, als wenn ein vollständiger Verschluß des Peritoneums erfolgte. Der Vorteil dieser Methode mag darin liegen, daß die Wunde am Damm schneller heilt, da die Peritonealhöhle gegenüber Infektionen weniger empfindlich ist als der Retroperitonealraum. Damit kann u.U. die Ausbildung eines langwierigen Abszesses vermieden werden, der manchmal auftritt, wenn das Peritoneum von oben verschlossen wird. Diese Methode verdient sicherlich, gründlich untersucht zu werden, da die ersten Erfahrungen ihren Wert erkennen ließen.

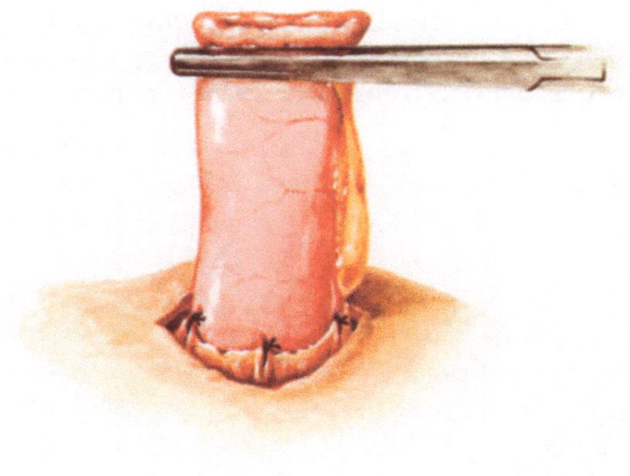

a

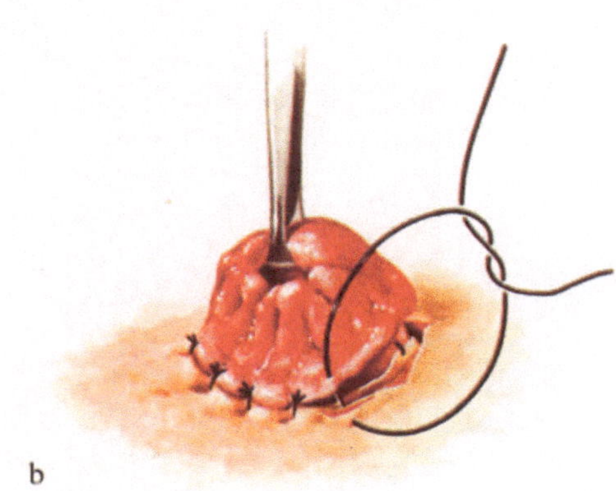

b

*Abb. 11.11a, b.* Einnähen des Ileostomas. (*a*) Das Ileum wurde vor Verschluß der Bauchdecken am Peritoneum fixiert. Nun wird das Ileum etwa 5 cm hervorgezogen. (*b*) Die Schleimhaut des Ileums wird evertiert und das Stoma durch Naht der Schleimhaut an die Hautränder fertiggestellt

4. Verschiedene Chirurgen belassen den normalen Anus und die Schließmuskulatur und hülsen die gesamte Schleimhaut aus. Wir haben bei diesem Verfahren in einigen Fällen die Ausbildung eines retroperitonealen Abszesses beobachten können.

### *Komplikationen der Proktokolektomie*

Nach dieser Operation stellen sich so häufige Komplikationen ein, daß sie im Detail besprochen werden.

*Abb. 11.12a–c.* Perineale Phase der Proctokolektomie. (*a*) Der Patient wird auf die rechte Seite gelagert und der Anus mit einer Tabaksbeutelnaht verschlossen

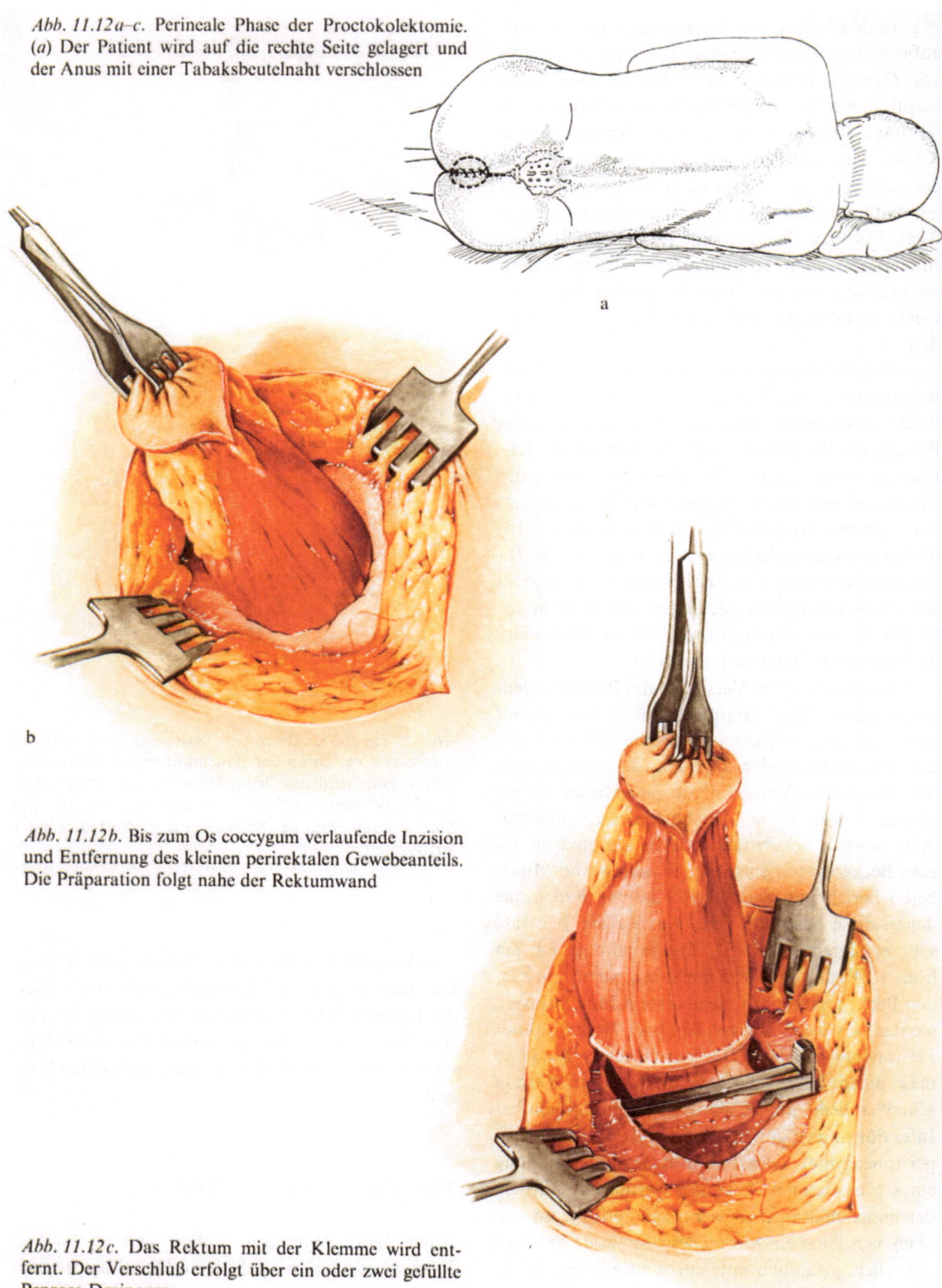


*Abb. 11.12b.* Bis zum Os coccygum verlaufende Inzision und Entfernung des kleinen perirektalen Gewebeanteils. Die Präparation folgt nahe der Rektumwand

*Abb. 11.12c.* Das Rektum mit der Klemme wird entfernt. Der Verschluß erfolgt über ein oder zwei gefüllte Penrose-Drainagen

*Darmverschluß.* Dies ist die bei weitem häufigste ernste Komplikation nach der totalen Proktokolektomie. Die Ursachen des Bridenileus sind in den ausgedehnten deperitonealisierten Flächen und den zahlreichen Ligaturen, die entlang des Mesenteriums gesetzt werden, zu suchen. Als besonders ungünstig haben sich Adhäsionen im Bereich des kleinen Beckens erwiesen. Bei unzureichendem Verschluß der Lücke seitlich des Ileostomas kann ein Prolaps von Dünndarm um das Ileostoma zu einer Darmstrangulation führen, so daß ein notfallmäßiger Eingriff erforderlich wird.

Am häufigsten tritt der Darmverschluß innerhalb der ersten 2 Wochen nach dem chirurgischen Eingriff auf. Die Möglichkeit eines Ileus bleibt jedoch über eine längere Zeit bestehen; in der Regel tritt er innerhalb des ersten Jahres nach der Operation, jedoch auch zu jedem späteren Zeitpunkt auf.

*Mit der Ileostomie verbundene Probleme* [4, 9, 25]

*1. Nekrose:* Wurde das Stoma vollständig devitalisiert, kann es nekrotisch werden und eine vollständige Neuanlage erforderlich machen. Da die Blutversorgung des Ileums glücklicherweise bemerkenswert gut ist, stellt sich, selbst wenn das Stoma während der Operation und während der nächsten paar Tage bläulich erscheint, eine ausreichende Blutversorgung ein. Die vollständige Gangrän jedoch macht eine sofortige Revision erforderlich.

*2. Vorfall des Ileostomas:* Dies läßt sich durch den exakten Verschluß der seitlichen Lücke nahezu vollständig vermeiden. Kommt es trotz dieser Maßnahme vor und sollte es Probleme verursachen, wird die Relaparotomie und das Aneinanderlegen der 2 oder 3 distalen Ileumschlingen, die sich somit gegen die Bauchwand abstützen, zu ihrer Verhütung empfohlen. Die retroperitoneale Verlagerung des terminalen Ileums verhindert diese Möglichkeit gleichfalls.

*3. Fistelbildung im Bereich der Ileostomie:* Dies kann beim M. Crohn auftreten, ist jedoch nach der chirurgischen Behandlung einer Colitis ulcerosa äußerst selten. Es signalisiert nahezu immer einen fortbestehenden Krankheitsbefall im terminalen Ileum. Tritt eine Fistelbildung ein, ist daher immer eine neuerliche Laparotomie mit Nachexzision des terminalen Ileums indiziert.

*4. Herniationen um das Stoma:* Bei dieser häufigen Komplikation drängt sich eine Darmschlinge neben dem Stoma in die Bauchwand und führt zu den üblichen Zeichen einer Hernie. Hieraus können sich ernste Probleme ergeben, da die Hernie inkarzerieren oder sich strangulieren kann und operativer Behandlung bedarf. In der Regel bleiben jedoch Hernien um das Ileostoma symptomlos. Im übrigen lassen sie sich äußerst schwierig behandeln. In manchen Fällen wurde sogar die Verpflanzung des Ileostomas auf die andere Seite der Bauchwand, z.B. in den linken unteren Quadranten, erforderlich.

*5. Verschluß des Ileostomas:* Es handelt sich um eine häufige Komplikation, bevor die Stomata in der oben beschriebenen Technik eingenäht wurden. Dabei bildet sich nahe der Stomaspitze ein Rand aus Granulationsgewebe, der zu einer deutlichen Stenose und dem typischen spritzenden Ileostoma führt. Die sich entwickelnden Diarrhöen gehen mit der heftigen Entleerung größerer Mengen flüssigen Darminhalts einher. Das Problem läßt sich durch Dilatation des Stomas oder durch Einschneiden des Granulationsgewebes um das Stoma leicht beheben. Werden die Stomata in der beschriebenen Operationstechnik hergestellt, kommt es nicht zu dieser Komplikation. Funktioniert ein Ileostoma in der frühen postoperativen Phase schlecht und entleeren sich in der Folge eher größere Flüssigkeitsmengen als halbfester Darminhalt, muß die Möglichkeit eines Darmverschlusses nahe dem Stoma oder der Durchtrittsstelle am Peritoneum in Betracht gezogen werden. Dies läßt sich durch Einführen eines Katheters prüfen. Diese Maßnahme kann gleichzeitig die endgültige Versorgung bedeuten, wenn nach dem Abklingen des postoperativen Ödems die Weite des Darmlumens ausreichend weit ist.

*6. Fortbestehende Diarrhöen:* Fortbestehende Diarrhöen sind in der Regel Folge eines partiellen Verschlusses. Die Verabreichung von Atropinsulfat und wenig grober Diät bringt normalerweise eine Verbesserung. Matolo und Wolfman kehrten in einem hartnäckigem Fall mit Erfolg ein terminales Dünndarmsegment um [34].

*7. Blutung:* Adson und Fulton beschrieben eine Blutung aus dem Ileostoma aufgrund einer portalen Hypertonie [2].

*Spätkomplikationen.* Die wichtigste Spätkomplikation nach einer Proktokolektomie wegen Colitis ulcerosa besteht in der langsamen Heilungstendenz des perinealen Schnittes. Mehrere Faktoren tragen hierzu bei. Wurde eine großzügige Exzision des Gewebes um Kolon und Rektum vorgenommen, bleibt im Bereich des Dammes ein großer Hohlraum zurück. Entzündet sich dieser, so entsteht eine tiefe Höhle, die von vorne bis zum Steißbein und Kreuzbein verläuft. Da sich diese Höhle mit einer dicken Wand auskleidet, ist eine Verkleinerung nahezu unmöglich. In entsprechenden Fällen kann die von Warshaw und Bartlett beschriebene Technik zur Verkleinerung der Höhle angewandt werden. In vielen Fällen, insbesondere beim M. Crohn, bei dem Fisteln bestanden und daher diese Operationstechnik nicht anwendbar ist, muß eine langdauernde kontinuierliche Drainage des Peritoneums aufrechterhalten werden.

Treten solche Hohlräume auf, gibt es zu ihrer Beseitigung viele Maßnahmen. Eine sekundäre Infektion durch Anaerobier oder Pilze wird durch spezifische Maßnahmen verhindert. Handelt es sich um einen tiefen Gang, kann wiederholtes Auskratzen zu seiner Abheilung führen. Liegt ein großer Hohlraum im präsakralen Raum vor, empfehlen Silen und Glotzer die Entfernung des Steißbeins mit den unteren 2 Kreuzbeinsegmenten [43]. Cohen und Ryan konnten diese Höhle erfolgreich verschließen, indem sie einen kombinierten Hautmuskellappen mit dem M. gracilis einschlugen [10].

Durch Anwendung einer der verschiedenen Methoden sollten letztendlich alle diese Fisteln abheilen, selbst wenn sie vor der Kolektomie äußerst groß waren. Allerdings bedarf es einer langen Zeit. Wir sahen Fisteln, die erst 5 Jahre nach der Kolektomie zur Abheilung kamen.

### *Anale Ileostomie*

Da die Colitis ulcerosa nie das Ileum befällt, wurde vorgeschlagen, daß nach der gesamten Entfernung des Dickdarms das Ileum an den Darm heruntergeführt und eine anale Ileostomie angelegt wird. Die ersten Versuche von Ravitch und Sabiston [40] und anderen waren nicht besonders erfolgreich. Es traten viele Komplikationen auf und die fortbestehende Diarrhöe belastete so viele Patienten, daß wiederum ein normales Ileostoma angelegt werden mußte. Mit der Entwicklung des Durchzugsverfahrens nach Soave, bei dem ein muskulärer Schlauch des Analkanals erhalten bleibt, fand die Operation neue Beachtung [32]. Martin und Mitarbeiter beschrieben ihre Anwendung bei einer kleinen Serie von Patienten [33]. Beim Vorliegen einer Colitis ulcerosa wird das Operationsverfahren kompliziert. Es bedarf eines vorgeschalteten Ileostomas, der sorgfältigen Drainage zwischen Muskelschlauch und durchgezogenem Sigma und einer langwierigen postoperativen Überwachung. Die Autoren glauben jedoch, daß, wenn der Patient damit einverstanden ist, weitere 6–12 Monate möglicherweise mit wiederholten operativen Eingriffen auf sich zu nehmen, die Erfolgsrate hoch und die Operation gerechtfertigt ist. Dabei verspricht das Operationsverfahren Erfolg eher bei jugendlichen Patienten als bei älteren, da fortbestehende Durchfälle für den älteren Patienten zu einem Problem werden könnten.

### *Kontinente Ileostomie nach Kock*

Die kontinente Ileostomie nach Kock hat seit seiner Einführung im Jahre 1971 ein gewisses Maß an Popularität erreicht [28, 29]. Hierbei werden die unteren 60 cm des Dünndarms zu einer Pouch-Bildung verwandt, die 500 ml Darminhalt aufnehmen. Die Kontinenz wird durch eine Klappenbildung proximal des Ileostomas erreicht; die Entleerung des Pouches erfolgt alle 8 h mittels eines Katheters.

Dieses Verfahren ist weiterhin im Versuchsstadium, so daß Patienten mit Komplikationen rechnen müssen [19]. Normalerweise ist seine Anlage nicht ratsam, wenn die Kolektomie unter Notfallbedingungen durchgeführt wird. Die häufigsten postoperativen Komplikationen bestehen in der Inkontinenz und dem Vorfall des Ventilmechanismus. So wurde in vielen Fällen eine neuerliche Operation erforderlich. Manchmal mußten dabei 90 cm des terminalen Ileums geopfert und ein normales Ileostoma angelegt werden. Obgleich über keine Perforation des Pouches bei der Einführung des Katheters berichtet wurde, muß mit dieser Möglichkeit gerechnet werden, besonders wenn man das häufige Einführen des Katheters im weiteren Leben des Patienten in Betracht zieht. Über

*Abb. 11.13a–c.* Kockscher Anus.
(*a*) Anlegen der Nahtreihe zur Vorbereitung des Pouches. Die terminalen 15 cm des Ileums werden dazu verwandt, den Konduit und den Nippel zu bilden. Zwei Ileumschenkel von jeweils 15 cm Länge werden unmittelbar vor dem Konduit miteinander vernäht und der Darm entlang der unterbrochenen Linie eröffnet

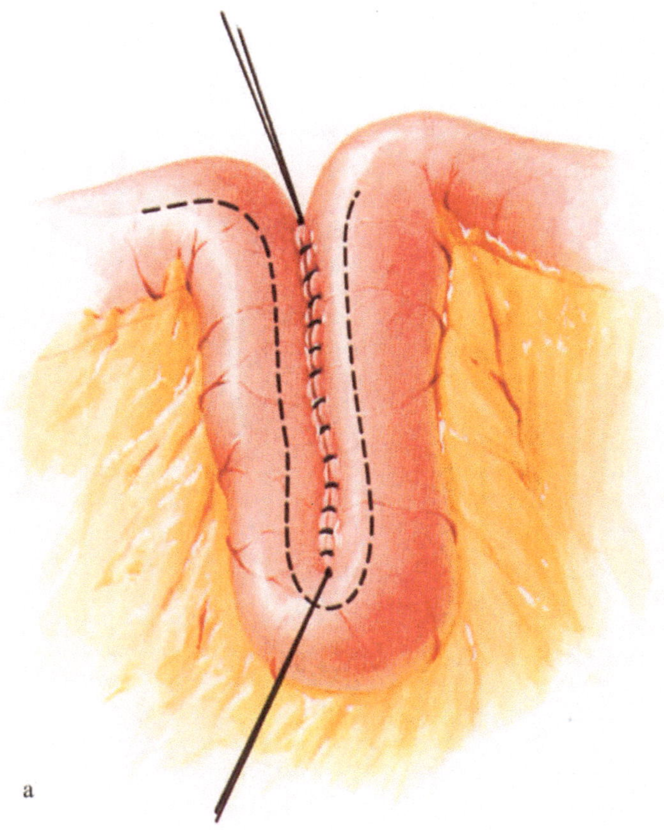

a

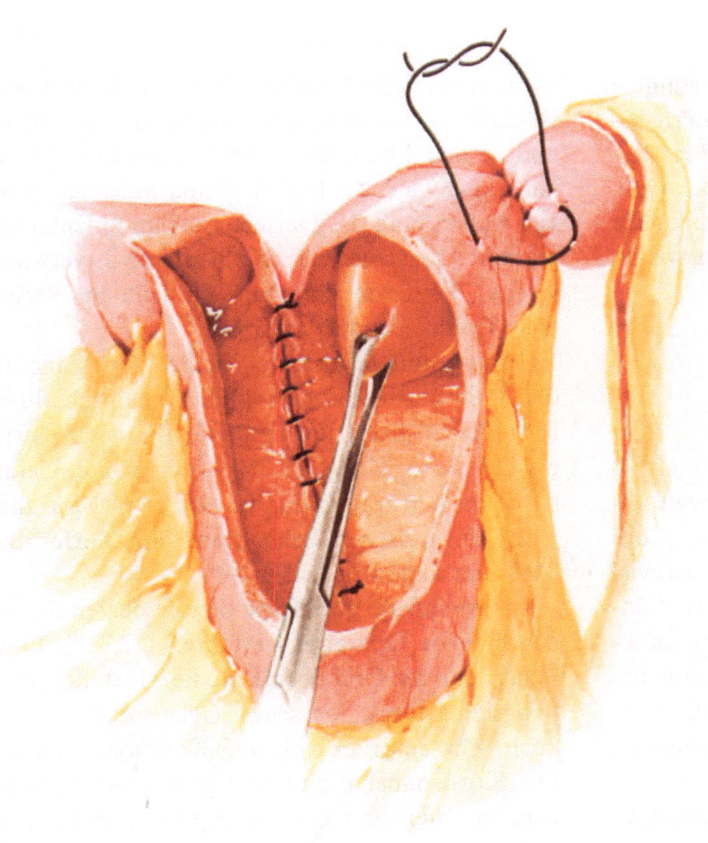

b

*Abb. 11.13b.* Bildung des Nippelventils. Der Pouch ist offen dargestellt. Der Nippel wird durch Einstülpen des terminalen Ileums in den Pouch gebildet. Fixieren des Nippels durch Skarifizieren der Serosa und Serosanähte, Fertigstellen des Pouches mittels zweireihiger Naht an der Vorderwand

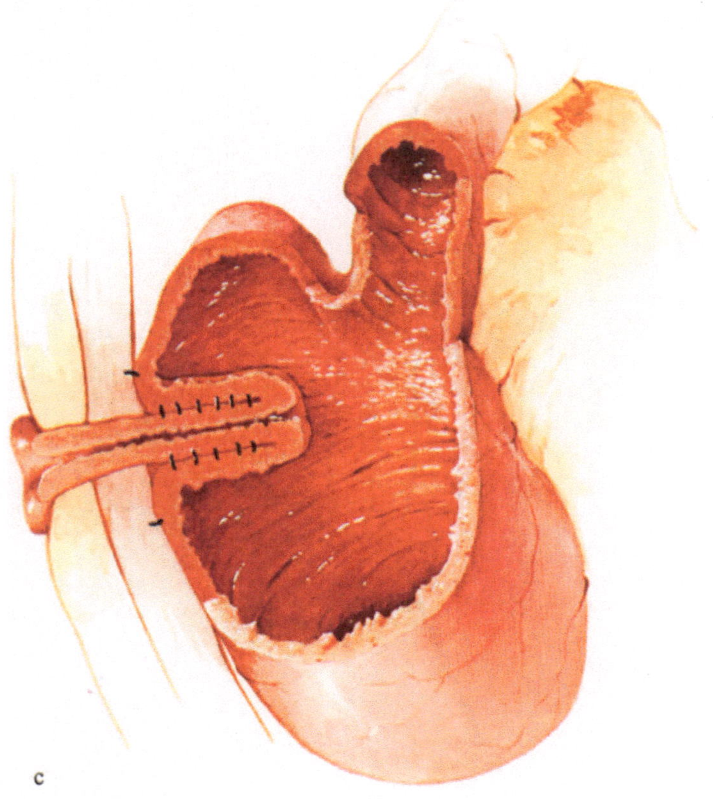


*Abb. 11.13c.* Schnitt durch das kontinente Ileostoma. Der Pouch wurde an der vorderen Bauchwand verankert und überstehendes Ileum entfernt. [Nach Koch u. Mitarb. (1977) Ileostomy. Curr. Probl. Surg. (Aug)]

die größte Behandlungsserie in den Vereinigten Staaten wurde von Beahrs und Mitarbeitern berichtet. Diese Autoren sind hinsichtlich ihrer Resultate vorsichtig optimistisch [5]. Die Kock-Operationstechnik wird in Abb. 11.13 dargestellt. Für Details wird auf seine Monographie hingewiesen [29].

### *Die chirurgische Behandlung des toxischen Megakolons*

Die toxische Dilatation des Kolons (Abb. 11.14) entspricht in den Vereinigten Staaten nahezu immer der Verschlimmerung einer chronischen Colitis ulcerosa (Abb. 11.15a). Sie entwickelte sich viel seltener beim M. Crohn (Abb. 11.15b). In Ländern, in denen die Amöbiasis eine ernsthafte Infektion darstellt, kann das toxische Megakolon besonders während der Schwangerschaft auftreten. Die Krankheit nimmt unter diesen Umständen häufig einen letalen Verlauf.

Das Krankheitsbild war vor 1950 nicht bekannt. Seine Ursachen sind, wenn sie nicht auf eine Colitis ulcerosa zurückzuführen sind, noch nicht ganz geklärt. Es trat nach der Einnahme von Opiaten und anticholinergischen Medikamenten auf. Es kann auch nach der Kolonoskopie auftreten, wenn zur Aufblähung des Darmes Luft und nichtabsorbierbares Gas, wie z.B. Kohlendioxyd, verwandt wurde. Weiterhin kann es sehr früh im Verlauf einer Colitis ulcerosa auftreten.

Strauss und Mitarbeiter stellten 604 Fälle aus der Literatur zusammen [45]. Die durchschnittliche Sterblichkeit betrug 27%, die nach chirurgischer Behandlung 19,5%. Die größte Gefahr stellt eine Perforation dar. So betrug die Mortalität nach chirurgischer Behandlung mit Perforation 41% und ohne Perforation 9%.

Die wichtigste Streitfrage betrifft derzeit das anzuwendende Operationsverfahren [27, 38]. Es ist sicher, daß die Frühoperation die Mortalität beim toxischen Megakolon senkt. Gelegentlich kann es auch sehr eindrucksvoll auf Kortison reagieren. Die Kortisonbehandlung ist jedoch sehr gefährlich, da unter ihrer Behandlung Perforationen des Kolons unbemerkt bleiben können.

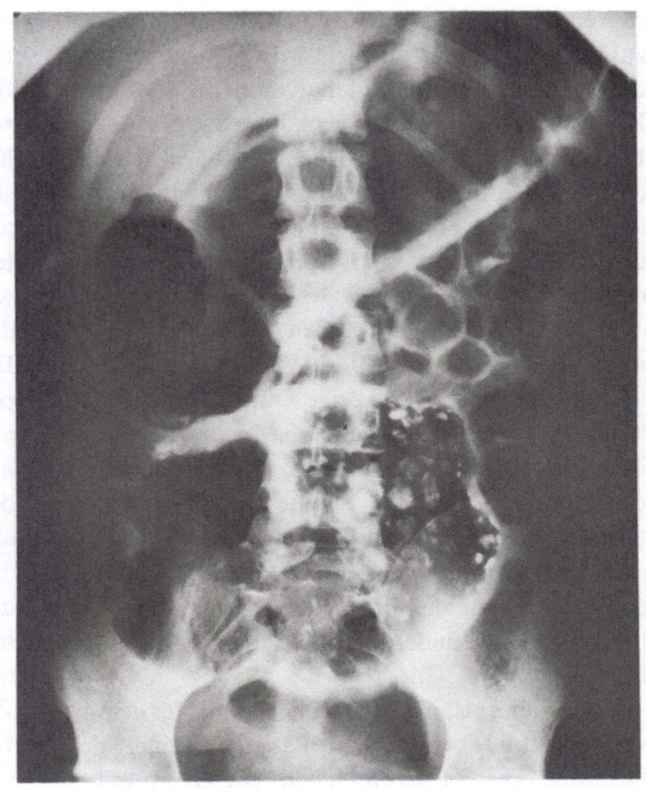

*Abb. 11.14.* Röntgenbild eines toxisch dilatierten Dickdarms

Die Mehrzahl der Chirurgen bevorzugt die subtotale Kolektomie mit Anlage eines bleibenden Ileostomas und Auspflanzung des distalen Sigmastumpfes im Sinne einer mukösen Fistel oder aber die totale Proktokolektomie [18, 44]. Turnbull und Mitarbeiter empfehlen die Anlage einer sog. „Windfistel" [48].

Die Operation besteht darin, daß zunächst eine Schlinge des terminalen Ileums als doppelläufige Ileostomie ausgepflanzt wird, danach eine Windfi-

a

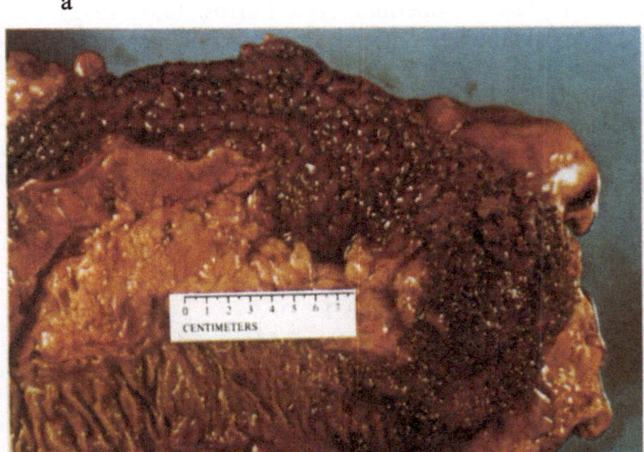


b

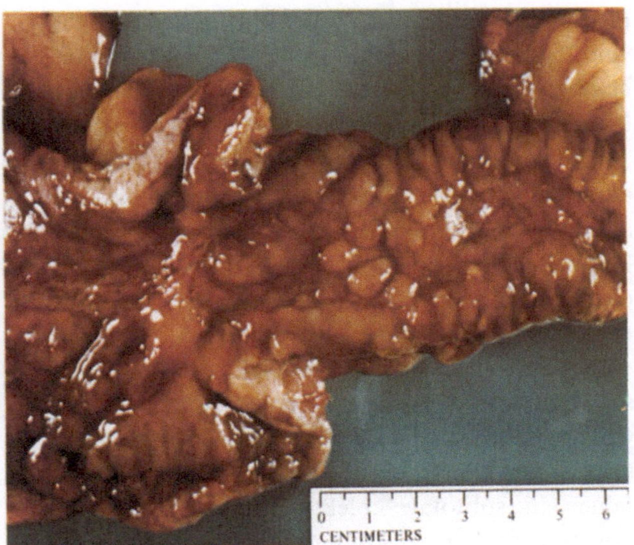


*Abb. 11.15.* (*a*) Operationspräparat einer toxischen Dilatation des Dickdarms bei Colitis ulcerosa. (*b*) M. Crohn des terminalen Dünndarms und Zökums

stel entweder allein im Colon transversum oder zusätzlich im Sigma angelegt wird [49]. Dazu wird direkt über dem dilatierten Kolon inzidiert, das Kolon dargestellt, die Dickdarmwand an die Bauchwand angenäht und der Dickdarm danach eröffnet. Mit dieser Methode läßt sich eine sofortige Entlastung erreichen, wodurch die Beschwerden des Patienten in der Regel schnell verschwinden.

Unter gewissen Umständen bleibt die Kolitis nach diesem Eingriff weiterhin sehr aktiv. Es entleeren sich weiterhin wäßrige Durchfälle, und die toxische Symptomatik hält an. In diesen Fällen ist die Kolektomie erforderlich. Bei der Mehrzahl der Fälle verschwinden die Beschwerden jedoch nach der Anlage einer Fistel am Kolon; nach einem Zeitraum von mehreren Monaten wird, sobald der Patient sich in einem optimalen Gesundheitszustand befindet, die Kolektomie durchgeführt.

Es ist interessant festzustellen, daß 16 der 42 von Turnbull behandelten Patienten unter der Diagnose eines M. Crohn liefen. Die Gesamtmortalität betrug 5% und ist somit die geringste in der gesamten Literatur. Diesen Zahlen müßte jedoch die spätere Mortalität nach der Proktokolektomie als zweitem Schritt zugefügt werden.

Eine der erfolgreichsten Patientenreihen ist die von Block und Mitarbeitern [8, 38]. Sie operierten 23 Patienten, deren Krankheitsverlauf sie über 5 Jahre verfolgten: 16 Patienten wurden total kolektomiert und erhielten ein Ileostoma, 7 wurden total proktokolektomiert. Zwei Patienten hatten eine Kolonperforation und verstarben. Nur 1 Patient von 21 ohne Perforation verstarb. Die Mortalität betrug 4,7% wenn keine Perforation vorlag, die Mortalität insgesamt 8,7%.

In den vergangenen Jahren verdrängte die ileoanale Anastomose mit einem Dünndarmpouch als alternatives Operationsverfahren das Kock-Vorgehen bei der totalen Proktokolektomie mit Anlage eines permanenten Ileostomas bei Patienten mit einer idiopathischen Colitis ulcerosa. Manche Chirurgen sind von diesem Verfahren so begeistert, daß sie glauben, daß das Rektum bei der Colitis ulcerosa in jedem Falle erhalten werden sollte, wenn eine Operation notwendig ist; sie empfehlen eine subtotale Kolektomie und Anlage eines Ileostomas in der Hoffnung, daß zu einem späteren Zeitpunkt reseziert und eine ileoanale Anastomose angelegt werden kann. Es mag etwas verfrüht erscheinen, sich über den möglichen Erfolg so sicher zu sein. Gegenwärtig sind, sobald die frühen postoperativen Komplikationen beherrscht sind, wenig später Beschwerden wie Darmstörungen, die bei einer kleinen Patientengruppe auftreten, bekannt. Bei wenigen Patienten trat eine wiederholte Entzündung des Pouches auf, die jedoch auf Metronidazol gut ansprach. Endgültige Ergebnisse über den Gebrauch eines Dünndarmpouches als Reservoir für Stuhl, welcher möglicherweise Karzinogene enthält, sind bislang jedoch noch nicht bekannt. Es ist allerdings sicher, daß diese Operation beim Morbus Crohn nicht geeignet ist.

Es ist zu bemerken, daß bei dieser Erkrankung die Begeisterung für eine chirurgische Behandlung schnell aufkeimt und wieder verlöscht. Als Beispiel mag die von Turnbull beschriebene Anlage einer Windfistel dienen. Sie wird heute selbst in der Cleveland Clinic nur noch selten benutzt. Am häufigsten wird entweder die subtotale Kolektomie mit Anlage einer Ileostomie oder die abdominale Proktokolektomie mit Anlage einer Ileostomie durchgeführt.

## Literatur


1. Adson MA, Cooperman AM, Farrow GM (1972) Ileorectostomy for ulcerative disease of the colon. Arch Surg 104:424
2. Adson MA, Fulton RE (1977) The ileal stoma and portal hypertension. An uncommon site of variceal bleeding. Arch Surg 112:501
3. Baker WNW (1971) Ileo-rectal anastomosis for Crohn's disease of the colon. Gut 12:427
4. Barker VF, Benfield JR, deKernion JB, et al (1975) The creation and care of enterocutaneous stomas. Curr Probl Surg (Dec) 12:1
5. Beahrs OH, Kelly KA, Adson MA, et al (1974) Ileostomy with ileal reservoir rather than ileostomy alone. Ann Surg 179:634
6. Binder SC, Katz B (1977) Regional enteritis. A review of the literature. Ohio State Med J 73:661
7. Binder SC, Miller HH, Deterling RA Jr. (1976) Fate of the retained rectum after subtotal colectomy for inflammatory disease of the colon. Am J Surg 131:201

8. Block GE, Moossa AR, Simonowitz D, et al (1977) Emergency colectomy for inflammatory bowel disease. Surgery 82:531
9. Brooke BN (1952) Management of an ileostomy including its complications. Lancet 2:102
10. Cohen B, Ryan JA Jr. (1979) Gracilis muscle flap for closure of the persistent perineal sinus. Surg Gynecol Obstet 148:33
11. Crohn BB, Ginzburg L, Oppenheimer GD (1932) Regional enteritis. JAMA 99:1323
12. Devroede CJ, Taylor WF, Sauer WG, et al (1971) Cancer risk and life expectancy of children with ulcerative colitis. N Engl J Med 285:17
13. Ein SH, Lynch MJ, Stephens CA (1971) Ulcerative colitis in children under one year: A twenty-year review. J Pediatr Surg 6:264
14. Farmer RG, Hawk WA, Turnbull RB Jr. (1971) Carcinoma associated with mucosal ulcerative colitis, and with transmural colitis and enteritis (Crohn's disease). Cancer 28:289
15. Farmer RG, Hawk WA, Turnbull RB (1976) Indications for surgery in Crohn's disease: Analysis of 500 cases. Gastroenterology 71:245
16. Foglia R, Ament ME, Fleisher D, et al (1977) Surgical management of ulcerative colitis in childhood. Am J Surg 134:58
17. Frey CF, Weaver DK (1972) Colectomy in children with ulcerative and granulomatous colitis: Operative indications and results. Arch Surg 104: 416
18. Fry PD, Atkinson KG (1976) Current surgical approach to toxic megacolon. Surg Gynecol Obstet 143:26
19. Gelernt IM, Bauer JJ, Kreel I (1977) The reservoir ileostomy: Early experimence with 54 patients. Ann Surg 185:179
20. Glotzer DJ, Gardner RC, Goldman H, et al (1970) Comparative features and course of ulcerative and granulomatous colitis. N Engl J Med 282:582
21. Goligher JC (1977) Surgical aspects of ulcerative colitis and Crohn's disease of the large bowel. Adv Surg 11:71
22. Goligher JC, de Dombal FT, Watts J Mck, et al (1968) Ulcerative colitis. Williams & Wilkins, Baltimore
23. Greenstein AJ, Sachar DB, Pasternack BS, et al (1975) Reoperation and recurrence in Crohn's colitis and ileocolitis. Crude and cumulative rates. N Engl J Med 293:685
24. Greenstein AJ, Sachar D, Pucillo A, et al (1978) Cancer in Crohn's disease after diversionary surgery: A report of seven carcinomas occurring in excluded bowel. Am J Surg 135:86
25. Hollender LF, Meyer C (1977) L'anus artificiel colostomies et ileostomies. Laboratoire Porgès, Paris
26. Homan WP, Tang C, Thorbjarnarson B (1976) Acute massive hemorrhage from intestinal Crohn's disease. Report of seven cases and review of the literature. Arch Surg 111:901
27. Judd ES (1969) Current surgical aspects of toxic megacolon. Surgery 65:401
28. Kock NG (1969) Intra-abdominal "reservoir" in patients with permanent ileostomy. Arch Surg 99:223
29. Kock NG, Darle N, Hultén L, et al (1977) Ileostomy. Curr Probl Surg (Aug) 14:1
30. Korelitz BI, Dyck WP, Klion FM (1969) Fate of the rectum and distal colon after subtotal colectomy for ulcerative colitis. Gut 10:198
31. Korelitz BI, Present DH, Alpert LI, et al (1972) Recurrent regional ileitis after ileostomy and colectomy for granulomatous colitis. N Engl J Med 287:110
32. Lyttle JA, Parks AG (1977) Intersphincteric excision of the rectum. Br J Surg 64:413
33. Martin LW, LeCoultre C, Schubert WK (1977) Total colectomy and mucosal proctectomy with preservation of continence in ulcerative colitis. Ann Surg 186:477
34. Matolo NM, Wolfman EF Jr. (1976) Reversal ileal segment for treatment of ileostomy dysfunction. Clinical application. Arch Surg 111:891
35. Miller CG, Gardiner C Mcg, Ripstein CB (1949) Primary resection of the colon in ulcerative colitis. J Can Med Assoc 60:584
36. Morson BC, Pang LSC (1967) Rectal biopsy as aid to cancer control in ulcerative colitis. Gut 8:423
37. Moss GS, Keddie N (1965) Fate of rectal stump in ulcerative colitis. Arch Surg 91:967
38. Mungas JE, Moossa AR, Block GE (1976) Treatment of toxic megacolon. Surg Clin North Am 56:95
39. Oberhelman H.A. Jr., Kohatsu S., Taylor K.B., et al (1970) Diverting ileostomy for Crohn's disease of the colon. Fourth World Congress of Gastroenterology, Copenhagen, July 12–18
40. Ravitch MM, Sabiston DC Jr (1947) Anal ileostomy with preservation of the sphincter: Proposed operation in patients requiring total colectomy for benign lesions. Surg Gynecol Obstet 84:1095
41. Reilly J, Ryan JA, Strole W, et al. (1976) Hyperalimentation in inflammatory bowel disease. Am J Surg 131:192
42. Schachter H, Goldstein MJ, Rappaport H, et al (1970) Ulcerative and "granulomatous" colitis – validity of differential diagnostic criteria: A study of 100 patients treated by total colectomy. Ann Intern Med 72:841
43. Silen W, Glotzer DJ (1974) The prevention and treatment of the persistent perineal sinus. Surgery 75:535
44. Sirinek KR, Tetirick CE, Thomford NR, et al (1977) Total proctocolectomy and ileostomy. Procedure of choice for acute toxic megacolon. Arch Surg 112:518
45. Strauss RJ, Flint GW, Platt N, et al (1976) The surgical management of toxic dilatation of the colon. A report of 28 cases and review of the literature. Ann Surg 184:682

46. Tomkins RK, Weinstein MH, Foroozan P, et al (1973) Reappraisal of rectum-retaining operations for ulcerative and granulomatous colitis. Am J Surg 125:159
47. Truelove SC (1971) Ulcerative colitis beginning in childhood. N Engl J Med 285:50
48. Turnbull RB Jr, Hawk WA, Weakley FL (1971) Surgical treatment of toxic megacolon: Ileostomy and colostomy to prepare patients for colectomy. Am J Surg 122:325
49. Turnbull RB, Weakley FL (1967) Atlas of intestinal stomas. Mosby, St. Louis
50. Van Prohaska J (1969) The inflammatory diseases of the large and small bowel. Curr Probl Surg (March) 6:1
51. Warshaw AL, Ottinger LW, Bartlett MK (1977) Primary perineal closure after proctocolectomy for inflammatory bowel disease. Am J Surg 133:414
52. Zetzel L (1970) Granulomatous (ileo) colitis. N Engl J Med 282:600

# 12 Volvulus

Es gibt mehrere Arten eines Darmvolvulus. Im Säuglings- und frühen Kindesalter kann z.B. ein nicht angeheftetes Mesenterium des rechten Kolons und des Dünndarms zu einem Volvulus des gesamten rechten Kolons und eines großen Anteiles oder des gesamten Ileums und Jejunums führen. Beim Erwachsenen ist dies selten anzutreffen. Bei ihm ist das rechte Kolon in der Regel an der hinteren Bauchwand fixiert, so daß in diesem Abschnitt nur das Zökum von einem Volvulus betroffen sein kann. Häufiger ist das Sigma Lokalisation eines Volvulus, da es bei vielen Patienten sehr lang ist. Für die Entstehung eines Volvulus müssen dabei die Anheftungen der überschüssigen Schlinge relativ nahe beieinander liegen. Am Colon transversum, welches gleichfalls lang und durchhängend sein kann, führt die Anheftung beider Flexuren z.B. dazu, daß in diesem Dammabschnitt nur selten ein Volvulus entsteht. Da das Kolon außerdem in der Regel nicht durch Adhäsionen fixiert ist, entfällt eine hauptsächliche Ursache des Volvulus beim Dünndarm; dennoch fanden Wilson und Cheek, daß 50% ihrer Fälle eines Zökalvolvulus auf ungenügende Fixierung und Adhäsionen zurückzuführen waren [8].

## Zökum

Ein Volvulus des Zökums kann von einer teilweisen Drehung bis zu einem vollständigen Volvulus, der zur Gangrän des Segmentes führt, reichen. Die Gangrän folgt innerhalb weniger Stunden der vollständigen Unterbrechung der Durchblutung. Bei diesen Patienten ist ein notfallmäßiger Eingriff notwendig.

Klinisch werden Bauchschmerzen, Übelkeit und Erbrechen in der Regel von einem tastbaren Tumor im mittleren oder oberen Abdomen begleitet. Die Abdomenleeraufnahme zeigt eine größere Luftansammlung, die normalerweise im linken oberen Quadranten liegt (Abb. 12.1 a). Dies läßt sich mit einem Bariumbreischluck bestätigen (Abb. 12.1 b).

Zum Zeitpunkt der Laparotomie können verschiedene Situationen angetroffen werden. Liegt eine Gangrän oder Ischämie des Zökums vor, ist die sofortige Hemikolektomie rechts mit Anlage einer Ileokolostomie die richtige Maßnahme. Führte die Gangrän zu Perforation, ist es besser, die beiden Darmenden auszupflanzen als eine Anastomose zu versuchen.

Hat sich das Zökum in typischer Weise im Uhrzeigersinn gedreht, besteht bei noch ausreichender Blutzufuhr die Möglichkeit, die Drehung aufzuheben. Danach muß das Zökum mit Nähten im rechten unteren Quadranten fixiert werden. Eine andere Möglichkeit besteht darin, eine Zökostomie anzulegen, die entweder mittels Katheter oder Nähten an der vorderen Bauchwand befestigt wird (s. Kap. 15). Gleichzeitig erfolgt immer die Appendektomie. Da die alleinige Fixierung manchmal nicht von Dauer ist, ist sie der Resektion des betroffenen Gebietes unterlegen.

## Sigma

Der Sigmavolvulus ist in manchen Teilen der Welt, besonders in Osteuropa und Bolivien, wo der Dickdarm oft länger ist und sich aus diesem Grund häufiger dreht, eine häufige Erkrankung. Einen besonders langen Dickdarm (Dolichokolon) findet man bei vielen Kindern in Bolivien. In den Vereinigten Staaten trifft man den Volvulus am häufigsten in psychiatrischen Kliniken oder Privatkliniken; die Ursache hierfür ist nicht klar, kann jedoch mit schlechten Stuhlgewohnheiten zusammenhän-

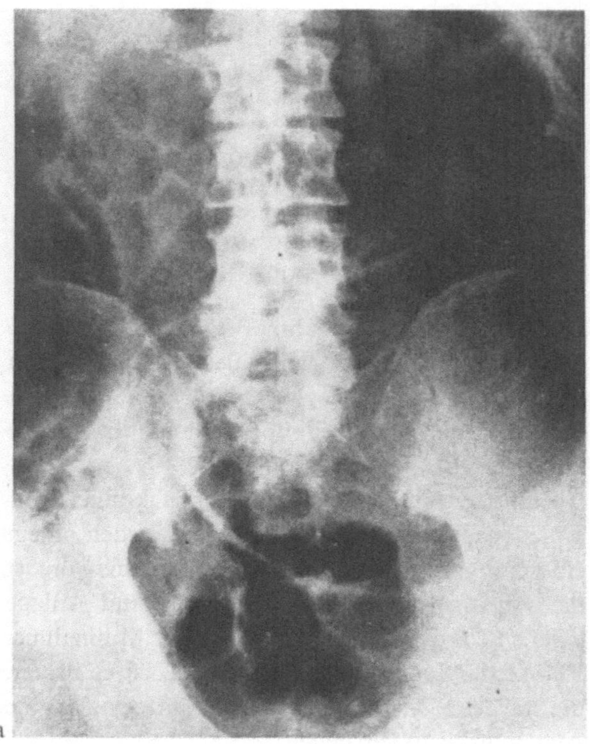

a

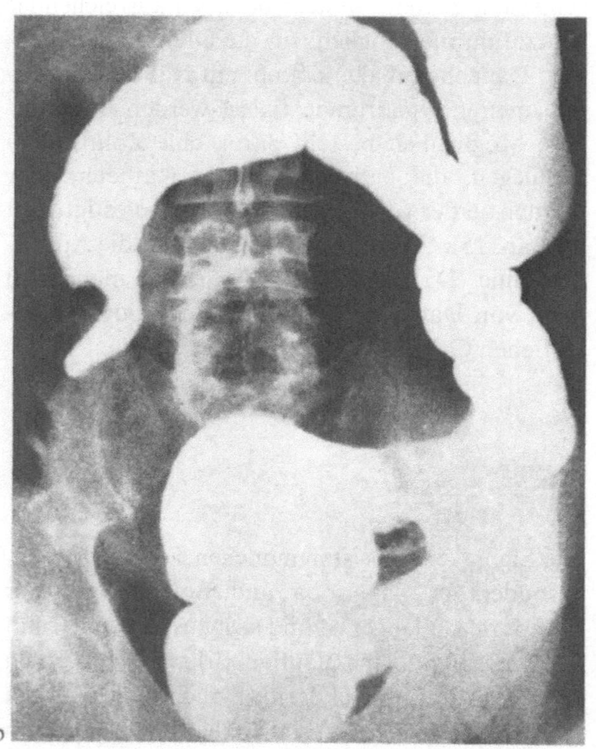

b

*Abb. 12.1 a, b.* Volvulus des Zökums. (*a*) Die Abdomenleeraufnahme zeigt das stark erweiterte Zökum im linken oberen Quadranten. (*b*) Der Barium-Kontrasteinlauf zeigt an der Stelle des Volvulus einen scharfen Abbruch

gen [7]. Diese Patienten weisen häufig ein hohes Operationsrisiko auf, in manchen Fällen werden erst dann Beschwerden geklagt, wenn die Schlinge gangränös ist.

Unglücklicherweise gibt es keinen sicheren Nachweis, ob in einer Darmschlinge mit Volvulus schon eine Gangrän eingetreten ist. Das Vorliegen eines stark geblähten weichen Abdomens sollte jedoch den Verdacht darauf lenken. Die Diagnose des Volvulus kann mit der Abdomenleeraufnahme gestellt werden, die eine ausgedehnte Sigmaschlinge zeigt (Abb. 12.2a), und wird durch den Barium-Kontrasteinlauf bestätigt, der an der Stelle der Drehung eine schnabelförmige Einengung aufweist. Das Vorliegen einer Gangrän läßt sich letztendlich nur durch die klinische Beobachtung feststellen.

Häufig läßt sich mit der Einführung eines Darmrohres durch ein Rektoskop (Abb. 12.2b, c) oder durch Vorschieben des Kolonoskops über die gedrehte Stelle eine Entleerung erreichen [2, 4]. Auch Einläufe (mit Barium oder Kochsalz) können zur Entlastung führen. Läßt sich in dieser Weise ein Zurückdrehen erreichen und hinterläßt die Schleimhaut kolonoskopisch einen normalen Aspekt, ist die weitere Beobachtung gerechtfertigt. Bei fortbestehenden Schmerzen und Abwehrspannung oder wenn die Leukozyten ansteigen, wird eine Laparotomie notwendig. In einer Behandlungsserie im Charity Hospital New Orleans konnte bei 76% der Patienten mit einem Sigmavolvulus durch eine Kombination von Rektoskopie, Darmrohr und Einläufen ein Zurückdrehen erreicht werden [1].

Wird eine Laparotomie erforderlich, stehen dem Chirurgen mehrere Operationsverfahren zur Verfügung [5, 6]. Die einfachste Methode besteht im Zurückdrehen der Schlinge. Die Entlastung kann durch die Einlage eines weit ins Sigma hineinreichenden Darmrohres gesichert werden. Häufig ist das Kolon ungewöhnlich lang und häufig weiter als vor dem Sigma. Dem einfachen Zurückdrehen, das eine lebensrettende Maßnahme darstellt, folgt ziemlich sicher später ein erneuter Volvulus. Außerdem sind Versuche, die Sigmaschlinge zu befestigen, häufig nicht erfolgreich. Wir glauben daher, daß es am vernünftigsten ist, den betroffenen Bezirk zum Zeitpunkt der Laparotomie zu resezieren. Dann kann auch die Entscheidung getroffen wer-

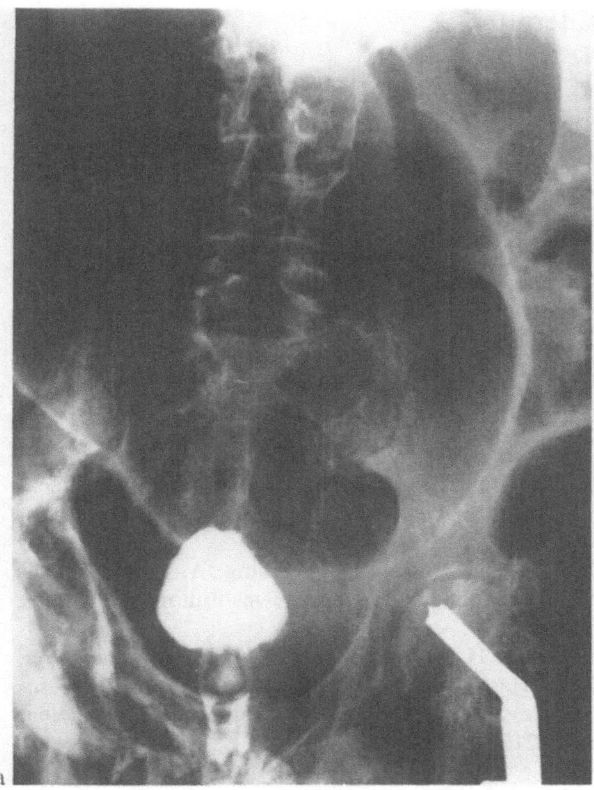
a

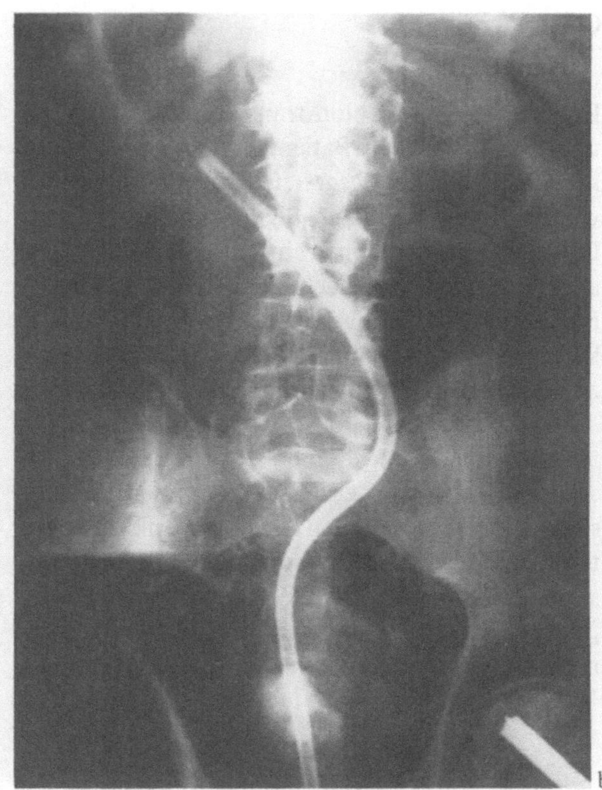
b

den, ob sofort eine Anastomose angelegt werden muß oder nicht. Handelt es sich um ein relativ rasches Krankheitsgeschehen, sieht der proximale Darmanteil weitgehend normal aus und ist nicht voll von Fäzes, kann eine End-zu-End-Anastomose angelegt werden. Sind die Bedingungen nicht günstig, können beide Enden des Dickdarms mit der Absicht, sie später zu anastomosieren, ausgepflanzt werden.

Da die hohe Rezidivrate des Volvulus bekannt ist, sollte der einfachen Derotation, sobald der Darm ausreichend vorbereitet ist, der zweite Eingriff mit Resektion und Anastomosierung folgen.

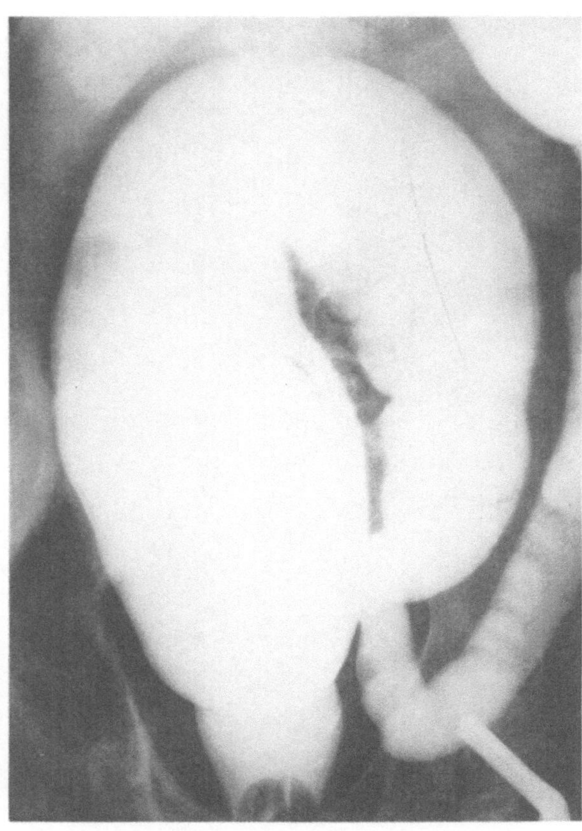

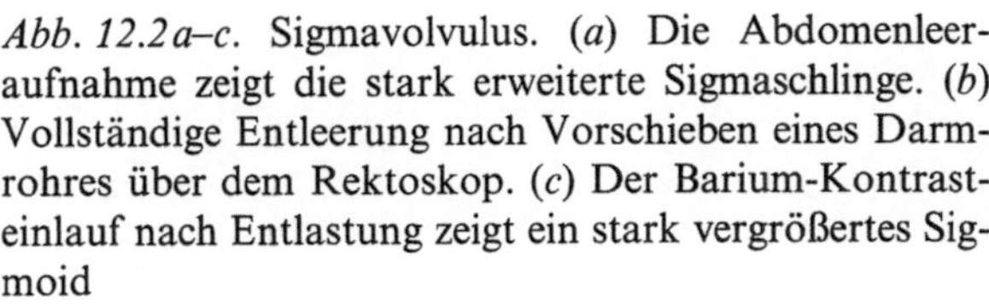

*Abb. 12.2a–c.* Sigmavolvulus. (*a*) Die Abdomenleeraufnahme zeigt die stark erweiterte Sigmaschlinge. (*b*) Vollständige Entleerung nach Vorschieben eines Darmrohres über dem Rektoskop. (*c*) Der Barium-Kontrasteinlauf nach Entlastung zeigt ein stark vergrößertes Sigmoid

## Querdarm

Der Volvulus des Colon transversum ist eine seltene Erkrankung [3]. Patienten, die daran erkranken, haben in der Regel ein Dolichokolon oder wurden zuvor an einem Sigmavolvulus operiert. Die Beschwerden können chronisch verlaufen oder akut einsetzen. Auch nach nicht damit zusammenhängenden Operationen wie der Hysterektomie kann ein Darmverschluß zu einer Aufblähung mit nachfolgendem Volvulus führen.

Die Behandlung hängt vom Zustand des Patienten ab. Jene mit länger andauernden Beschwerden sollten einer einzeitigen Resektion mit Anastomosierung zugeführt werden. Akut erkrankte Patienten sollten reseziert, das proximale Ende als Kolostomie, das distale als Schleimhautfistel ausgepflanzt werden; die Darmkontinuität kann zu einem späteren Zeitpunkt wiederhergestellt werden.

## Literatur


1. Arnold GJ, Nance FC (1973) Volvulus of the sigmoid colon. Ann Surg 177:527
2. Bruusgaard D (1947) Volvulus of the sigmoid colon and its treatment. Surgery 22:466
3. Eisenstat TE, Raneri AJ, Mason GR (1977) Volvulus of the transverse colon. Am J Surg 134:396
4. Ghazi A, Shinya H, Wolff WI (1976) Treatment of volvulus of the colon by colonoscopy. Ann Surg 183:263
5. Greco RS, Dragon RE, Kernstein MD (1974) Alternatives in management of volvulus of the sigmoid colon: Report of four cases. Dis Colon Rectum 17:241
6. Hinshaw DB, Carter R (1957) Surgical management of acute volvulus of the sigmoid colon. A study of 55 cases. Ann Surg 146:52
7. Ingalls JM, Lynch MF, Schilling JA (1964) Volvulus of the sigmoid in a mental institution. Am J Surg 108:339
8. Wilson H, Cheek RC (1972) Volvulus of the colon. In: Hardy JD (ed) Rhoads textbook of surgery. Principles and practice, 5th edn. Lippincott, Philadelphia, p 1217

# 13 Invagination des Dickdarms

Die Invagination des Dickdarms tritt beim Erwachsenen in seltenen Fällen auf [1–5]. Die Ätiologie ist dabei ganz anders als bei der Ileozökalinvagination, die hauptsächlich bei Säuglingen und Kindern auftritt, da diese Erkrankung bei Erwachsenen nahezu immer durch einen Tumor verursacht wird. Der Tumor ist in der Regel gutartig oder von niedrigem Malignitätsgrad, da der Mitbefall der muskulären Wand durch ein invasiv wachsendes Karzinom zu seiner Fixierung am parietalen Peritoneum führt. Die häufigste Ursache für eine Invagination sind Lipome der rechten Kolonflexur, es können jedoch auch Ileusadenome oder polypös wachsende Karzinome dazu führen. Unter außergewöhnlichen Umständen kann ein Karzinom niederen Malignitätsgrades durch den Anus herausgepreßt werden; in einem unserer Fälle handelte es sich dabei um einen Tumor, der im Colon transversum wuchs.

Die Diagnose wird in der Regel dadurch gestellt, daß die Patienten über Verstopfung klagen. Der Barium-Kontrasteinlauf zeigt das Vorliegen eines Verschlusses sowie das Bild einer „Spiralfeder" aus Bariumkontrast distal der Obstruktion (Abb. 13.1). Gelegentlich ergibt sich beim retrograden Barium-Kontrasteinlauf ein vollständiger Stopp, der Patient bietet jedoch keine Zeichen eines Darmverschlusses. Die Invagination des Kolons setzt häufig sehr langsam ein, so daß beim Erwachsenen anders als bei Kindern keine Notfalloperation notwendig ist.

Die Operation besteht in der Resektion des betroffenen Darmabschnittes. Die Darmkontinuität kann, außer in Fällen sehr schwerer Obstruktion, durch sofortige Anastomosierung wiederhergestellt werden. Ist der proximale Darmschenkel jedoch schlecht vorbereitet oder von einer zuvor durchgeführten Magen-Darm-Passage voll Bariumkontrast, sollte sich der Chirurg mit der Auspflanzung der beiden Darmschenkel und Wiederherstellung der Kontinuität zu einem späteren Zeitpunkt begnügen. Eine andere den Operationszeitpunkt betreffende Überlegung ist, ob die Invagination vor der Resektion aufgehoben werden soll. Obgleich diese Maßnahme gewisse Gefahren in sich birgt, z.B., daß eine subakute Perforation stattfindet, ist sie in der Regel doch besser, da deutlicher wird, welcher Darmabschnitt reseziert

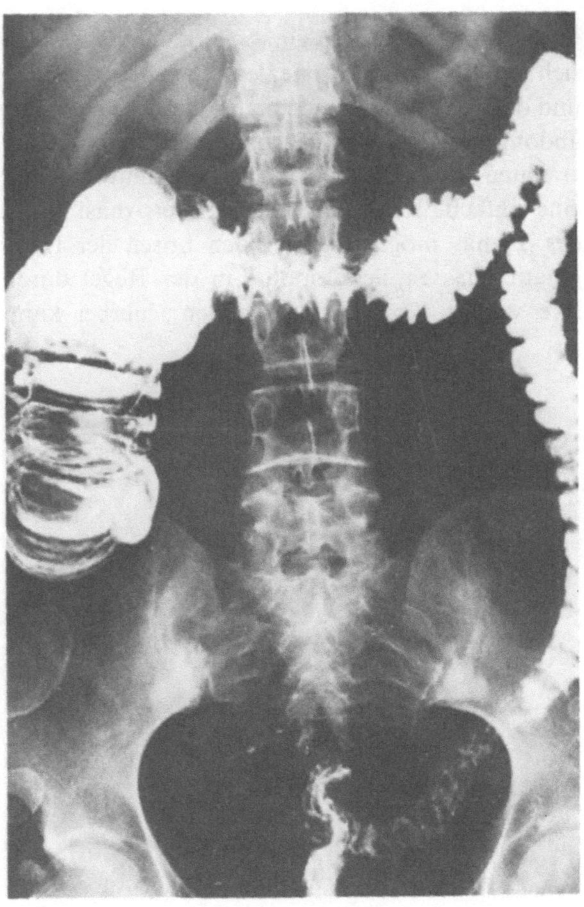

*Abb. 13.1.* Barium-Kontrasteinlauf bei invaginierendem Tumor des Zökums. Das typische Bild einer Sprungfeder an der Stelle der Invagination ist zu beachten

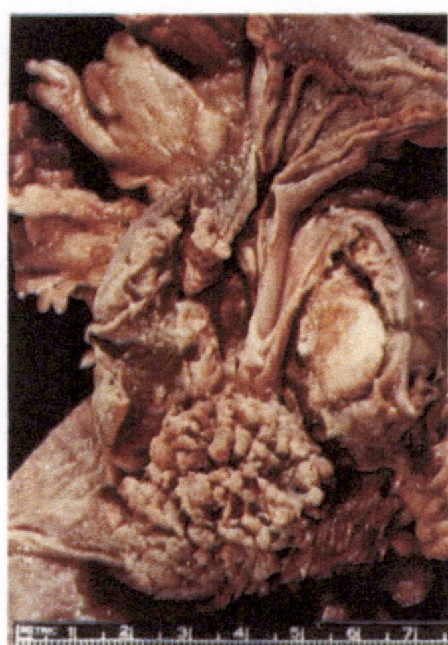

*Abb. 13.2.* Operationspräparat eines großen polypösen villösen Adenoms, das durch ein enges Darmlumen invaginierte; es erwies sich mikroskopisch als ein Dickdarmkarzinom. (Mit freundlicher Genehmigung von Dr. D.F. Brewster.)

werden muß. Die Invagination des Sigmas kann sich bis ins extraperitoneale Rektum erstrecken, und ohne Lösen der Invagination könnte man eine abdominoperineale Exstirpation für notwendig erachten; nach Aufheben der Invagination kann eine einfache Resektion mit primärer Anastomose des Sigmas möglich sein. Nach Lösen der Invagination lassen sich Lipome in der Regel durch ihre weiche Konsistenz erkennen; hierbei kann eine Segmentresektion des Darmes mit Anastomosierung erfolgen, ohne einen größeren Anteil Mesenteriums zu opfern. Handelt es sich jedoch um eine polypöse Erkrankung oder um ein Karzinom (Abb. 13.2), muß das Mesenterium entfernt werden.

Gupta berichtete über einige Fälle mit Invagination bei Erwachsenen in Indien [4]. Nur die Hälfte der Fälle wurde durch einen Tumor verursacht. Weitere Ursachen beim Erwachsenen waren die Amöbiasis und das Caecum mobile. Würmer, eine chronische Enteritis, unspezifische intestinale Ulzerationen und schlackenreiche vegetarische Kost wurden als weitere ungewöhnliche Ursachen einer ileokolischen Invagination in tropischen Ländern berichtet.

## Literatur

1. Brayton D, Norris WJ (1954) Intussusception in adults. Am J Surg 88:32
2. Dean DL, Ellis FH Jr, Sauer WG (1956) Intussusception in adults. Arch Surg 73:6
3. Donhauser JL, Kelly EC (1950) Intussusception in adults. Am J Surg 79:673
4. Gupta S (1977) Treatment of adult intussusception. Chir Gastroenterol 11:315
5. Stubenbord WT, Thorbjarnason B (1970) Intussusception in adults. Ann Surg 172:306

# 14 Verletzungen von Kolon und Rektum

In diesem Kapitel werden Verletzungen des Dickdarms durch ein Trauma besprochen. Hierzu gehören auch Perforationen des Kolons, die im Kap. 16 besprochen werden. Gewohnheitsgemäß unterteilt man traumatische Verletzungen in 2 Gruppen – jene durch perforierende und jene durch stumpfe Traumata verursachte.

Zu den perforierenden Traumen gehören Verletzungen mit scharfen Gegenständen (z.B. Messer) oder Geschosse, selten einmal iatrogene Verletzungen durch Fremdkörper oder endoskopische Manipulation [1, 4, 5, 9].

Die Möglichkeit einer perforierenden Verletzung des Dickdarms besteht bei nahezu allen Verletzungen, nicht nur des Abdomens, sondern auch der Brust, des Gesäßes und der oberen Oberschenkel. Wenn immer möglich, sollte auf den Verlauf eines Geschosses oder eines Instruments geachtet werden, und sobald der Verdacht besteht, daß die Peritonealhöhle eröffnet wurde, halten wir eine explorative Laparotomie für sicherer als eine zeitliche Verzögerung. Wir sind uns darüber klar, daß ein solches Vorgehen bei einer Überlastung der Operationseinheit aufgrund vieler Patienten mit traumatischen Verletzungen nicht möglich sein wird. Gleichfalls muß man sich darüber klar sein, daß die frühe Laparotomie einige Gefahren birgt. Die meisten bestehen darin, daß gleichzeitig andere nicht näher diagnostizierte Verletzungen bestehen oder daß es aufgrund eines vollen Magens während der Narkose zur Aspiration kommt. In der Tat sollte der Magen gründlich entleert werden, bevor jegliche Anästhesiemaßnahmen erfolgen.

Einige wenige diagnostische Mittel sind hilfreich. Die Rektoskopie kann Blut im Rektum erkennen lassen. Dies weist auf eine Verletzung des Rektums hin. Von vielen Chirurgen wurde eine Stichinzision der Peritonealhöhle mit oder ohne Spülung durchgeführt, die besonders dann empfehlenswert ist, wenn gleichzeitig ein Schädel-Hirn-Trauma vorliegt. Jegliche Blutbeimengung bedeutet die sofortige Indikation zur Laparotomie; andererseits bedeutet der Negativausfall nicht den Verzicht auf chirurgische Maßnahmen. Diese sog. Lavage ist eine einfache Methode. Dabei wird die Peritonealhöhle mit 1000 ml Kochsalz gespült und der Überlauf der Spülflüssigkeit durch ein durchsichtiges Rohr ausgeleitet. Enthält die Spülflüssigkeit so viel Blut, daß eine daruntergelegte gedruckte Seite nicht lesbar ist, sollte die Laparotomie erfolgen. Von den Versuchen, kontrastgebende Mittel in die Wunde einzuspritzen, um festzustellen, ob eine intraperitoneale Perforation besteht, sind wir nicht überzeugt.

Verletzungen durch stumpfe Traumata sind viel seltener als penetrierende Verletzungen. Die Diagnose ist häufig schwieriger, die operativen Maßnahmen sind jedoch die gleichen.

Verletzungen des Kolons, die im zivilen Leben entstehen, können viel definitiver versorgt werden

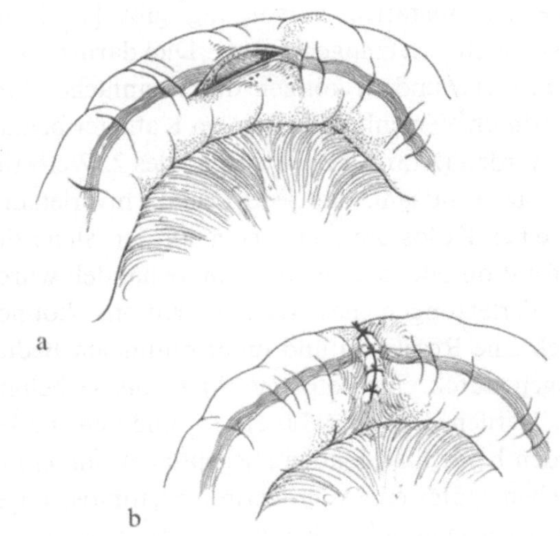


*Abb. 14.1a, b.* Einriß am Dickdarm. (*a*) Glatter Einriß am Dickdarm. (*b*) Verschluß durch Naht

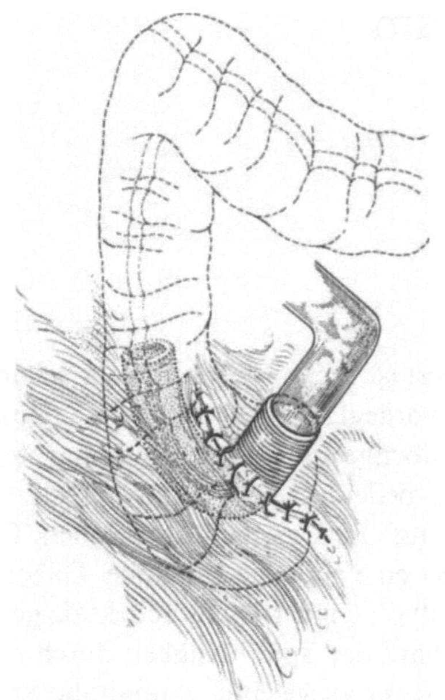

△

*Abb. 14.2.* Verschluß des Zökums über einem Zökostomiedrain

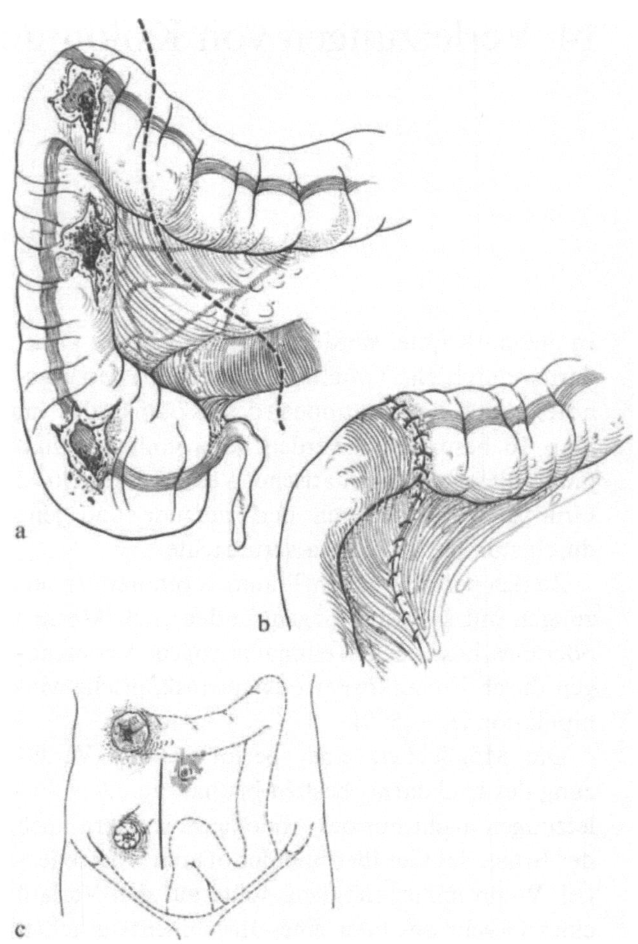


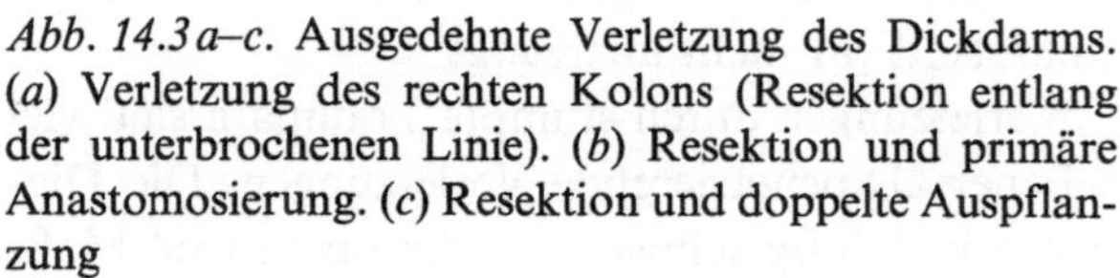

*Abb. 14.3a–c.* Ausgedehnte Verletzung des Dickdarms. (*a*) Verletzung des rechten Kolons (Resektion entlang der unterbrochenen Linie). (*b*) Resektion und primäre Anastomosierung. (*c*) Resektion und doppelte Ausspflanzung

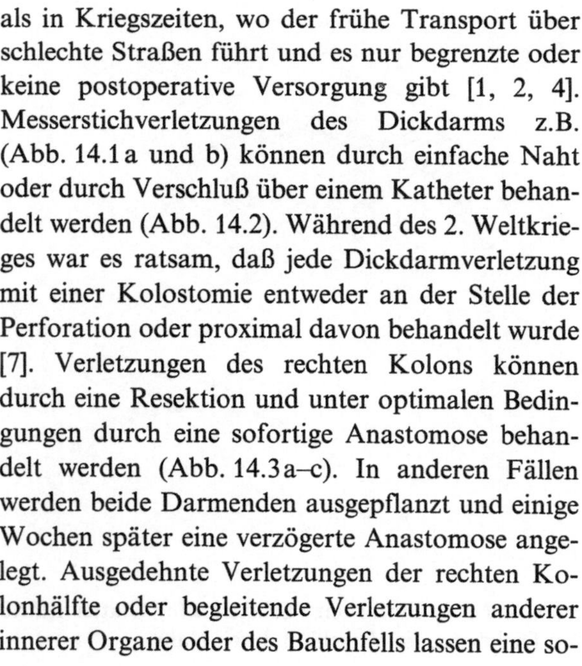

als in Kriegszeiten, wo der frühe Transport über schlechte Straßen führt und es nur begrenzte oder keine postoperative Versorgung gibt [1, 2, 4]. Messerstichverletzungen des Dickdarms z.B. (Abb. 14.1a und b) können durch einfache Naht oder durch Verschluß über einem Katheter behandelt werden (Abb. 14.2). Während des 2. Weltkrieges war es ratsam, daß jede Dickdarmverletzung mit einer Kolostomie entweder an der Stelle der Perforation oder proximal davon behandelt wurde [7]. Verletzungen des rechten Kolons können durch eine Resektion und unter optimalen Bedingungen durch eine sofortige Anastomose behandelt werden (Abb. 14.3a–c). In anderen Fällen werden beide Darmenden ausgepflanzt und einige Wochen später eine verzögerte Anastomose angelegt. Ausgedehnte Verletzungen der rechten Kolonhälfte oder begleitende Verletzungen anderer innerer Organe oder des Bauchfells lassen eine sofortige Anastomosierung gefährlich werden. Schußverletzungen, die das Mesenterium miteinbeziehen, können ausgedehnte Hämatome und später vielleicht eine Nekrose der Darmwand hervorrufen (Abb. 14.4a). Es ist am besten, sie so zu behandeln, als wenn sie gefährlicher wären, als sie aussehen; außerdem sollte eine Ausspflanzung wenn immer möglich in Betracht gezogen werden (Abb. 14.4b). Verschiedene Chirurgen verschlossen die Verletzungen am Kolon und lagerten den Darmabschnitt mit der Naht vor die Bauchdecken (Abb. 14.4c). Wenn die Nähte hielten, wurde der Dickdarm innerhalb der nächsten 10 Tage in die Peritonealhöhle zurückverlagert; hielten sie nicht, diente der vorgelagerte Darm als Kolostomie. Kirkpatrick berichtete über 61 Patienten, die er so behandelte; bei 70% blieb die Naht dicht [6].

Verletzungen des Rektums sollten vor einem chirurgischen Eingriff mittels Rektoskopie diagnostiziert werden; läßt sich die Verletzung nicht darstellen, findet man jedoch bei der Laparotomie Blut im retroperitonealen Bereich des kleinen Beckens, muß die Möglichkeit einer derartigen Verletzung weiter vermutet werden. Hier kann sich die Anlage eines Querdarmkunstafters sinnvoller erweisen als der Versuch, das Retroperitoneum zu eröffnen, da es zu einer ausgedehnten unkontrollierbaren Blutung aus großen Venen kommen kann (Abb. 14.5).

Verletzungen des Dammes oder des Gesäßes, die gleichzeitig das extraperitoneale Rektum beschädigten, werden mit der Anlage eines Querdarmanus behandelt. Weiterhin erfolgt eine Inzision am Damm, die Darstellung der Wunde, Verschluß des Defekts, Rekonstruktion der Muskulatur und eine Drainage. Auch Verletzungen des Sphinkters müssen sofort behandelt werden. Schwere Verletzungen des Rektums, die mit einer Blutung einhergingen, weisen eine hohe Rate an Infektionen auf und sollten nach den Erfahrungen von Getzen und Mitarbeitern durch eine abdominoperineale Resektion behandelt werden [3].

Stumpfe Verletzungen führen eher zu Verletzungen solider Organe wie Leber und Milz, als daß sie den Dickdarm verletzen. Allerdings kann jedoch auch der Dickdarm aufgrund eines stumpfen Traumas bersten [5]. Das therapeutische Vorgehen entspricht dem oben Gesagten.

Fisteln und Inkontinenz sind häufige Folgen einer Verletzung des Rektums. Die verzögerte Versorgung von Sphinkterverletzungen wurde von Parks und McPartlin beschrieben [8].

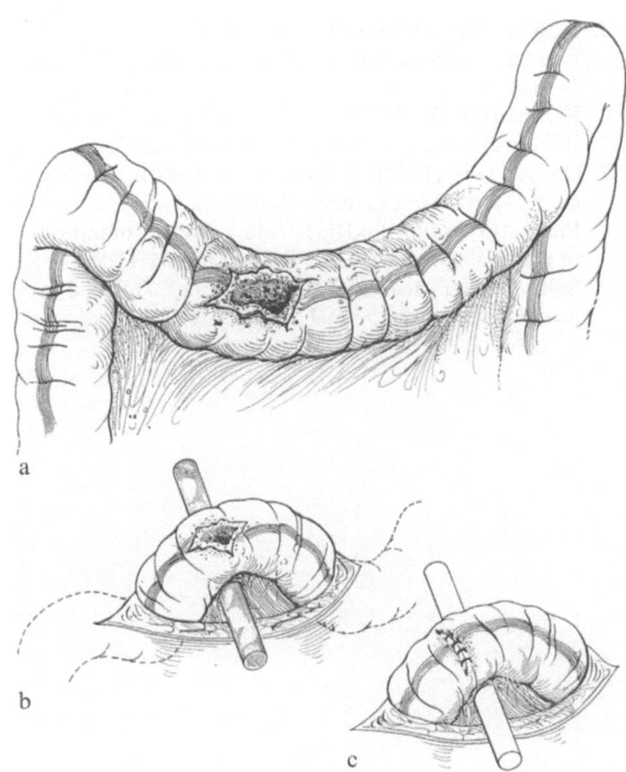


*Abb. 14.4 a–c.* Schwere Verletzung des Dickdarms. (*a*) Zerfetzte Wunde am Querkolon. (*b*) Vorverlagern des Dickdarms. (*c*) Vorverlagerung mit Verschluß des Einrisses

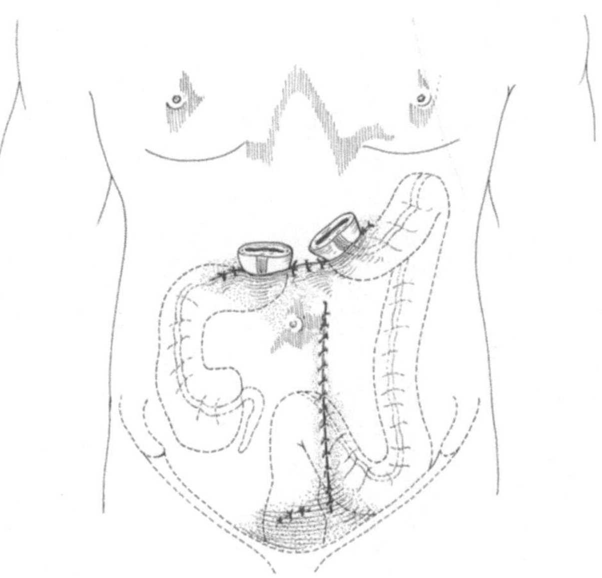

*Abb. 14.5.* Verschluß einer Wunde am Rektum und Vorschalten einer Kolostomie

## Literatur


1. Beall AC Jr, Bricker DL, Alessi FJ, et al (1971) Surgical considerations in the management of civilian colon injuries. Ann Surg 173:971
2. Chilimindris C, Boyd DR, Carson LE, et al (1971) A critical review of management of right colon injuries. J Trauma 11:651
3. Getzen LC, Pollak EW, Wolfman EF Jr (1977) Abdominoperineal resection in the treatment of devascularizing rectal injuries. Surgery 82:310
4. Haygood FD, Polk HC, Jr (1976) Gunshot wounds of the colon. A review of 100 consecutive patients, with emphasis on complications and their causes. Am J Surg 131:213

5. Howell HS, Bartizal JF, Freeark RJ (1976) Blunt trauma involving the colon and rectum. J Trauma 16:624
6. Kirkpatrick JR (1977) The exteriorized anastomosis: Its role in surgery of the colon. Surgery 82:362
7. Ogilvie WH (1944) Abdominal wounds in the Western Desert. Surg Gynecol Obstet 78:225
8. Parks AG, McPartlin JF (1971) Late repair of injuries of the anal sphincter. Proc R Soc Med 64:1187
9. Sohn N, Weinstein MA, Gonchar J (1977) Social injuries of the rectum. Am J Surg 134:611

# 15 Darmverschluß

Der Verschluß des Dickdarms entsteht in etwa 80% auf dem Boden eines Dickdarmkrebses, zu 15% auf dem Boden einer Divertikulitis und der Rest aufgrund anderer Ursachen. Die verschiedenen Ursachen bieten einige klinische Unterschiede. Ein Karzinom der rechten Kolonhälfte kann beispielsweise einen Dünndarmileus vortäuschen. Außerdem kann ein Karzinom der rechten Kolonhälfte bei intakter Ileozökalklappe zum Verschluß einer Schlinge mit früher Gangrän und Perforation führen. Die Divertikulitis kann einen reinen Dickdarmileus aufgrund adhäsiver Verwachsungen mit dem entzündeten Kolon, einen reinen Dünndarmileus oder einen kombinierten Dick- und Dünndarmileus hervorrufen. Der Volvulus führt zum Verschluß einer Schlinge mit der großen Gefahr einer Strangulation.

Die Diagnose wird aufgrund der Bauchkrämpfe im geblähten Abdomen und der Obstipation gestellt. Übelkeit und Erbrechen sind in der Regel erst Spätmanifestationen eines Dickdarmileus. Bei der klinischen Untersuchung ist die Peristaltik meistens hochgestellt, setzt jedoch beim Eintreten einer Gangrän aus. Solange keine Strangulation oder Perforation eingetreten ist, besteht kein Druckschmerz. Rektale und vaginale Untersuchungen sind notwendig. Rektoskopisch kann ein intraperitoneales Rektumkarzinom zu erkennen sein. Veränderungen der Elektrolyte sind sehr ungewöhnlich.

Die Abdomenübersichtsaufnahme kann manchmal den Ort der Erkrankung durch den scharfen Abriß der Luft zeigen (Abb. 15.1). Da allerdings häufig flüssiger Darminhalt den Darm proximal der Obstruktion füllt, kann die erkrankte Stelle sich anderswo als erwartet befinden. Ein Barium-Breischluck ist sehr hilfreich, allerdings muß vermieden werden, zuviel Barium-Kontrastmittel vor eine imkomplette Obstruktion zu geben.

Eine der gefährlichsten Folgen eines distalen Kolonverschlusses ist die erhebliche Aufweitung des dünnwandigen Zökums; Perforationen entstehen daher aufgrund seines großen Durchmessers häufiger im Zökum als in anderen Dickdarmbereichen. Zeigt die Röntgenaufnahme einen Durchmesser von 9 cm oder mehr, ist ein kritischer Punkt erreicht.

Ein akuter Dickdarmverschluß erfordert in der Regel einen notfallmäßigen Eingriff. Da die Gefahr einer Perforation besteht, wäre es unsicher zuzuwarten. Vor Einleiten einer Vollnarkose muß der Magen über eine nasogastrische Sonde geleert werden.

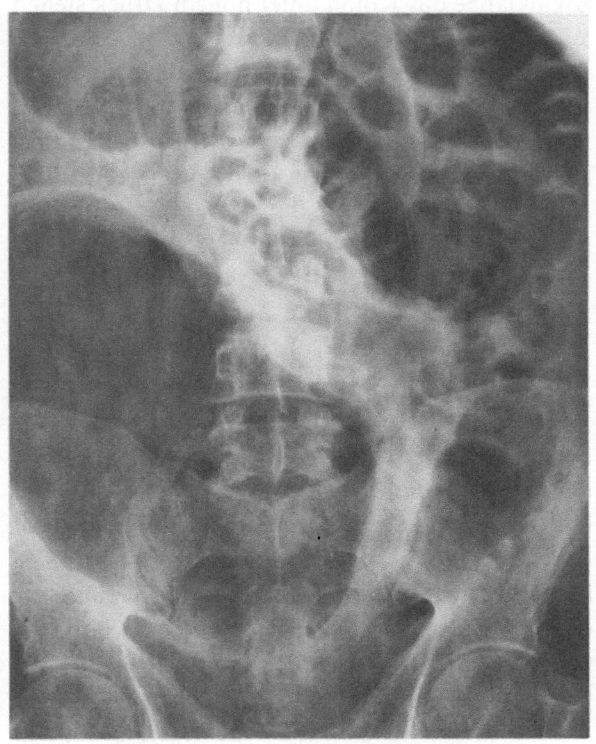

*Abb. 15.1.* Abdomenleeraufnahme eines Darmverschlusses am Sigma

Die möglichen operativen Behandlungen bestehen in (1) einer einzeitigen Resektion mit Anastomose beim Karzinom des Colon ascendens oder Colon transversum und (2) mehrzeitigen Operationen, bei denen der Darm zunächst ausgeschaltet (Querkolonkunstafter) oder dekomprimiert wird (Zökostomie) und in einem zweiten Eingriff das ursächliche Karzinom im unteren Dickdarm reseziert wird. Wenn die einfache Kolostomie oder Zökostomie gewählt wird, muß immer an die Möglichkeit der Zökalperforation gedacht werden; in fraglichen Fällen ist daher immer eine explorative Laparotomie erforderlich. Nach der Exploration sollte man an dem Passagehindernis nicht manipulieren, es sei denn, der Chirurg stellt sich darauf ein, sofern notwendig, eine Resektion durchzuführen. Nie sollte eine Biopsie aus der betroffenen Stelle entnommen werden, da sie zur Ausbreitung des Karzinoms oder zu einer Perforation führen kann.

Der Verschluß des Kolons kann akut, subakut oder chronisch eintreten. Die akute Obstruktion macht einen sofortigen abhilfeschaffenden chirurgischen Eingriff erforderlich, da bei intakter Ileozökalklappe das Kolon unter hohem Druck stehen kann und besonders im Zökalbereich zu Perforationen führt [4–6, 8, 10]. Eine mechanische Überdehnung kann auch durch einen paralytischen Ileus, der lediglich auf den Dickdarm beschränkt ist, vorgetäuscht werden. Die hierfür erforderlichen operativen Maßnahmen werden weiter unten beschrieben.

## Zökostomie

Die Zökostomie wurde bei akutem Verschluß des linken Kolons oder als begleitende Maßnahme bei Resektion und Anastomosierung des linken Kolons durchgeführt [1]. In der Vergangenheit war diese Operation sehr beliebt, wurde jedoch in den vergangenen Jahren wesentlich seltener angewandt.

Die Vorteile einer Zökostomie liegen darin, daß sie einen aufgeweiteten Dickdarm entlastet und somit für eine Besserung der akuten Obstruktion sorgt, oder eine frische Anastomose druckentlastet. Andererseits hat die Methode einige Nachteile. Sie ruft immer eine gewisse Kontamination hervor, und subfebrile Temperaturen für einige Tage nach der Operation sind eher die Regel als die Ausnahme. Darüber hinaus funktioniert die Zökostomie, wenn keine ausreichende Entlastung erfolgte, nur sehr schlecht. Sie ist natürlich keine Ausschaltungsoperation, so daß man nicht erwarten kann, daß der weiterhin unter dem Stoma passierende Stuhl abgeleitet wird.

Hat die Zökostomie ihren Dienst getan, kann das Drainagerohr entfernt werden. In den meisten Fällen schließt sich das Stoma spontan, es sei denn, die Schleimhaut wurde an die Haut genäht. Nach unserer Erfahrung mußte in der Regel in einem von 6 Fällen ein richtiger Verschluß vorgenommen werden. Außerdem treten in Zökostomiewunden häufig Hernien auf, die oft der Versorgung bedürfen.

Werden der Querdarmanus und die Zökostomie als entlastende Operationsmethoden des linken Dickdarmes verglichen, scheint der Querdarmanus weit überlegen zu sein, was darauf zurückzuführen ist, daß er sowohl eine Dekompression als auch eine Ausschaltung bewirkt.

Es werden 2 Arten der Zökostomie beschrieben. Bei der ersten wird ein Tubus ins Zökum eingenäht; beim zweiten wird das Zökum an die Bauchwand genäht und eröffnet.

### *Zökostomie mit Tubus*

Wurde das Abdomen nicht für eine andere operative Maßnahme eröffnet, so ist es möglich, die Zökostomie als alleinige separate Operation durchzuführen. Sie kann, wenn der Patient ernstlich krank ist, in Lokalanästhesie vorgenommen werden. Der Hautschnitt wird mit einem Lokalanästhetikum infiltriert und die Bauchhöhle eröffnet. Das deutlich vergrößerte Zökum liegt direkt unterhalb des McBurney-Punktes. Nach Hervorziehen des Zökums wird ein Tubus vorbereitet, der aus einem Gummirohr mit etwa 2 cm Durchmesser besteht und im Colon ascendens liegen soll (Abb. 15.2a). Dieses wird an einem rechtwinkligen Glasrohr befestigt und durch die Bauchinzision ausgeleitet. Wenn möglich, wird eine gebogene Darmklemme

*Abb. 15.2a–c.* Zökostomie über einen Tubus. (*a*) Einlegen eines dicken Gummitubus ins Zökum. Das Zökum wird nach Anlegen einer Tabaksbeutelnaht und Abklemmen mit einer Darmklemme eröffnet

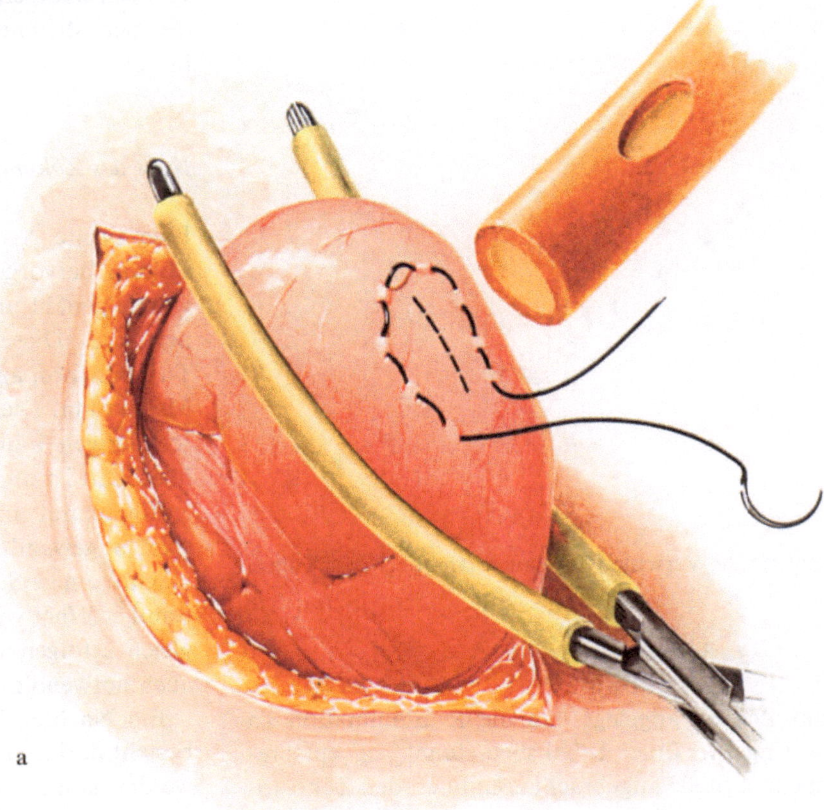

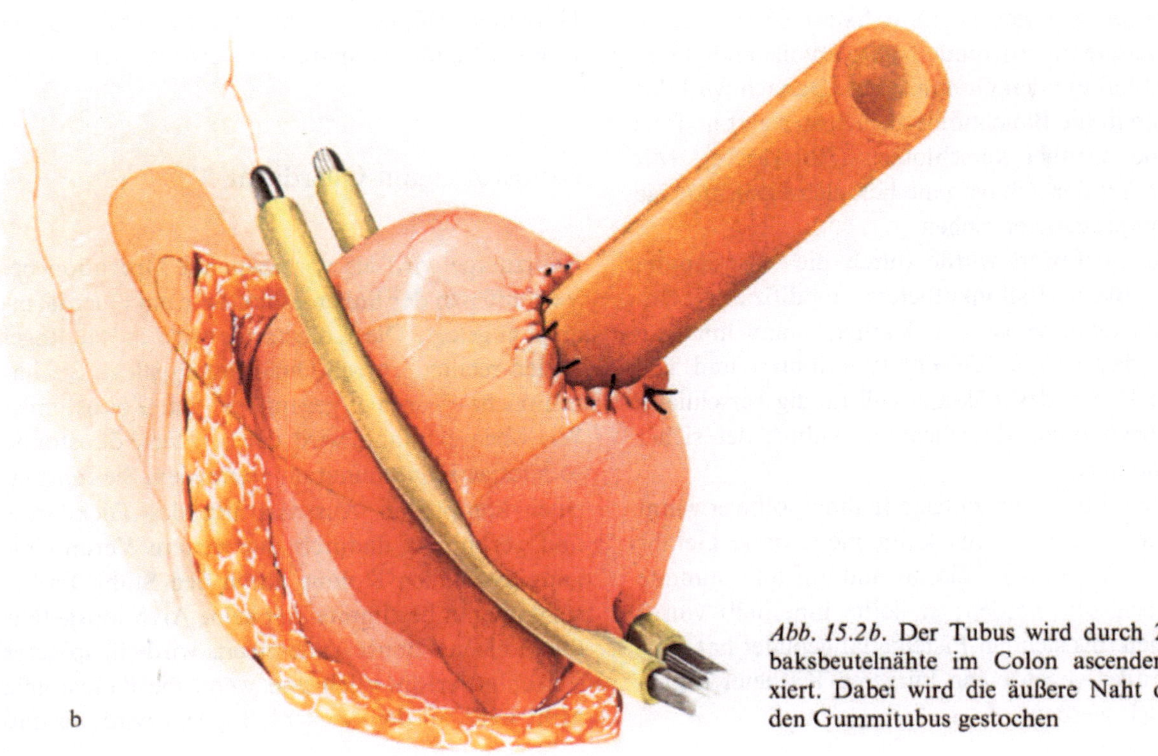

*Abb. 15.2b.* Der Tubus wird durch 2 Tabaksbeutelnähte im Colon ascendens fixiert. Dabei wird die äußere Naht durch den Gummitubus gestochen

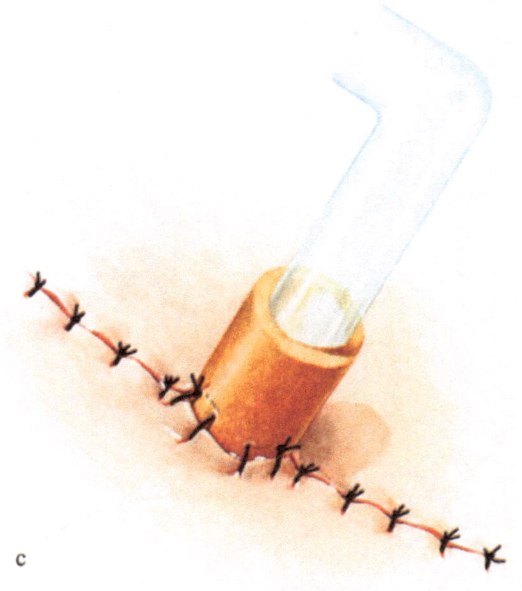


*Abb. 15.2c.* Verschluß der Bauchwand über dem Tubus

am Zökum angelegt, um die Kontamination zu verringern. Eine Tabaksbeutelnaht an entsprechender Stelle angebracht erlaubt es, den Zökostomietubus weit ins Colon ascendens einzulegen. Die Tabaksbeutelnaht wird geknotet und damit der Tubus in richtiger Position fixiert (Abb. 15.2b). Eine zweite invertierende Naht vervollständigt den Verschluß um den Gummitubus. Danach wird das Zökum in die Bauchhöhle zurückverlagert und die Wunde darüber verschlossen (Abb. 15.2c). Mit dieser Art der Zökostomie läßt sich eine sofortige Dekompression erreichen.

Die Operation wurde durch die Verwendung eines Blasen-Ballonkatheters modifiziert. Unglücklicherweise ist der Katheter manchmal so klein, daß er nur schlecht funktioniert und sich durch Falten des Zökums vollständig verschließt. Wir bevorzugen den dickeren Tubus, der sicher funktioniert.

Eine weitere Vorsichtsmaßnahme sollte erwähnt werden. Dieser Tubus kann nicht ohne Gefahr einer Arrosion der Zökumwand auf unbestimmte Zeit belassen werden; er sollte innerhalb von 2 Wochen, bis sich ein Fistelkanal gebildet hat, entfernt oder gegen einen kürzeren Katheter ausgewechselt werden.

Die postoperativen Komplikationen sind ungenügende Entlastung, fehlende Möglichkeit, das zuvor verschlossene Kolon vollständig zu reinigen, die persistierende Darmfistel und der Narbenbruch.

*Naht des Zökums an die Haut*

Eine zweite Art Zökostomie erfolgt, indem das Zökum hervorgezogen, die Serosa an die Hautwunde genäht und danach das Darmlumen eröffnet wird. Dieses Verfahren entspricht der von Turnbull propagierten Windfistel beim toxischen Megakolon. Diese Art von Zökostomie kann bei schwierigen Fällen, bei denen das Zökum stark überbläht ist und jeder Versuch, einen Tubus einzuführen, mit einer starken Kontamination einhergeht, angewandt werden. Obgleich es sicherer erscheint, einige Stunden zu warten, bis die Zökumwand eröffnet wird, kann dies in der Praxis jedoch gleich erfolgen und ist bei starker Überblähung auch notwendig.

Ein Nachteil beider sog. blinden Zökostomien besteht darin, daß die Zökalwand nicht betrachtet werden kann. Es können bei starker Obstruktion Serosaeinrisse oder sogar eine Perforation des Zökums aufgrund starker Überweitung bestehen. Um diese Möglichkeit sicher auszuschließen, ist eine vollständige Laparotomie erforderlich.

## Kolostomie am Querdarm

Heutzutage wird als vorbereitende Operation bei Verschlüssen der linken Kolonseite ein Querdarmanus angelegt. Die Kolostomie wird in der Regel in den rechten oberen Quadranten gelegt. Sie hat zahlreiche Vorteile gegenüber der Zökostomie. Wie oben erwähnt, wird die bei der Zökostomie so häufige Kontamination vermieden. Sie führt zu einer kompletten Ausschaltung des Dickdarms und verhindert dadurch die weitere Verunreinigung des linken Kolons durch den Stuhl. Es besteht über unbestimmte Zeit keine Arrosionsgefahr durch einen Tubus. Andererseits wird ein späterer Verschluß erforderlich und wenn die Kolostomie nicht nahe an den Verschluß gelegt wird, so daß er beim operativen Haupteingriff mitentfernt wird, ist eher ein dreizeitiges als ein zweizeitiges Vorgehen erforderlich.

Die Anlage eines Querdarmanus kann bei einem ausgedehnten Darmverschluß, insbesondere wenn das Mesenterium des Colon transversum sehr kurz oder das Kolon ungewöhnlich gelegen ist, schwierig sein. Eine zuvor durchgeführte Röntgenleeraufnahme des Abdomens mit einer Münze auf dem Nabel ist hilfreich, um die genaue Lage des Colon transversum vor der Laparotomie festzustellen. Ein ungewöhnlich kurzes Mesocolon transversum kann, wie oben erwähnt, das Hervorziehen einer Kolonschlinge erschweren. Es ist jedoch immer möglich, obwohl zur Freipräparation eine größere Inzision notwendig ist. Manchmal trifft man bei der Kolostomie im rechten Oberbauch auf eine steingefüllte und akut entzündlich veränderte Gallenblase. Man muß sich entscheiden, ob gleichzeitig eine Cholezystektomie oder eine Cholezystotomie mit Entfernung der Gallensteine durchgeführt werden muß.

Es gibt 2 Arten von Kolostomien am Querdarm: die Auspflanzung des Querdarms mit und ohne Durchtrennung.

### *Doppelläufiger Querdarmanus ohne sofortige Durchtrennung*

Diese Operation kann in Lokalanästhesie durchgeführt werden, dann ist es jedoch nicht möglich, die Bauchhöhle zu explorieren. In vielen Fällen ist es ratsam, die Exploration durch eine zusätzliche paramediane Inzision im linken Unterbauch durchzuführen, um die primäre, den Darmverschluß verursachende Erkrankung und gleichzeitig evtl. vorhandene Einrisse an der Zökalwand festzustellen. Unter keinen Umständen sollte versucht werden, die Erkrankung im linken Unterbauch zu mobilisieren oder eine Biopsie daraus zu entnehmen, es sei denn, man ist darauf vorbereitet, sofort eine einzeitige Resektion durchzuführen. Scheint dies aus bestimmten Gründen notwendig, wird auf die Anlage eines Querdarmanus verzichtet, eine Hemikolektomie links durchgeführt und entschieden, ob gleichzeitig eine primäre Anastomosierung erfolgen soll.

Die Anlage einer Kolostomie am Colon transversum beginnt mit einem queren Hautschnitt über der rechten Seite des Colon transversum (Abb. 15.3a). Das Kolon wird auf mehrere Zentimeter vom Omentum befreit. Ein Gummizügel wird an der zur Kolostomie vorgesehenen Stelle um den Dickdarm geführt und das Kolon durch die Bauchwand vorgezogen. Die Öffnung in der Bauchwand sollte so groß sein, daß der Dickdarm gut Platz hat, jedoch nicht größer als notwendig. Unter Hervorziehen des Kolons wird ein Stäbchen unter der Darmschlinge hindurchgeführt (Abb. 15.3b). Zur Fixierung können einige Nähte notwendig sein.

Nun hat man sich zu entscheiden, ob es notwendig ist, den Dickdarm sofort zu entlasten. Dabei muß davor gewarnt werden, ein stark geblähtes Kolon mit dem Elektrokauter zu eröffnen, da es zu einer Explosion kommen kann. Das Stoma sollte nach Abdeckung der Bauchdecken mit dem Skalpell eröffnet werden. Danach wird ein dicker Katheter nach proximal und distal eingeführt, um Gas und vorhandenen flüssigen Stuhl zu entleeren.

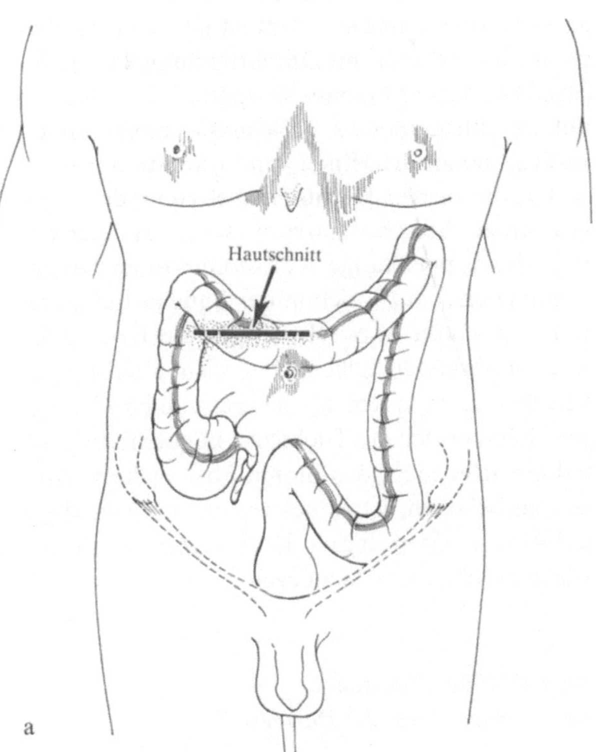


*Abb. 15.3a, b.* Doppelläufiger Querdarmanus. (*a*) Hautschnitt über der rechten Hälfte des Colon transversum

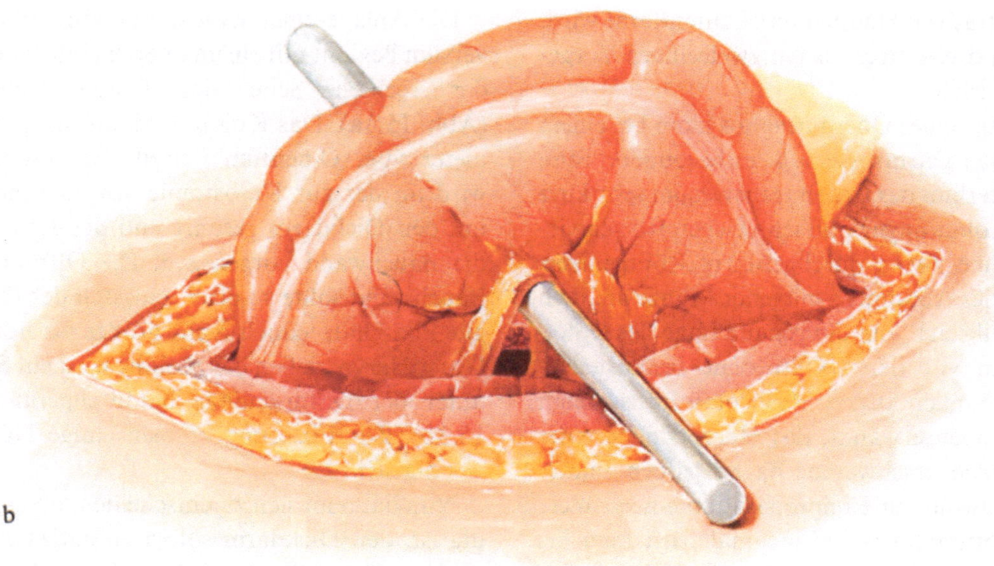


*Abb. 15.3b.* Hervorheben des Kolons, Ablösen des Omentums und Durchführen eines Glasstäbchens unter dem Kolon

Der Hauptvorteil der doppelläufigen Kolostomie liegt in ihrer einfachen Durchführung. Bei stark überblähtem Dickdarm ist sie viel einfacher als eine Kolostomie mit Durchtrennung der Darmschenkel. Weiterhin kann sie später in ein doppelläufiges durchtrenntes Kolostoma umgewandelt werden, indem die Hinterwand durchtrennt wird, so daß die beiden Darmschenkel zumindest über eine kurze Strecke getrennt sind. Andererseits neigt die doppelläufige Kolostomie ohne Durchtrennung eher dazu, sich in der Bauchwand zu retrahieren. Dann ist es schwieriger, ein Überlaufen vom zuführenden Schenkel in den abführenden Schenkel zu verhüten als bei getrennten Öffnungen. Befindet sich der Dickdarm in gutem Zustand und erwartet man, das Stoma über mehrere Monate zu belassen, ist es besser, ein doppelläufiges Kolostoma mit primärer Durchtrennung als das zuletzt beschriebene anzulegen.

*Doppelläufiges Kolostoma mit Durchtrennung des Darmes*

Hierzu wird eine größere Laparotomie als für die Kolostomie ohne Durchtrennung der Darmschenkel im rechten oberen Quadranten notwendig. Nach Entfernung des großen Netzes vom Dickdarm über eine kurze Distanz (Abb. 15.4a) wird das Colon transversum vorgezogen. Der Darm wird mit Kocher-Klemmen gefaßt und mit dem Thermokauter durchtrennt. Gleichzeitig muß das Mesenterium etwas nach distal eingetrennt werden (Abb. 15.4b). Die 2 Darmschenkel werden nun seitlich in die Laparotomiewunde gehalten (Abb. 15.4c) und Peritoneum, Faszie und Haut zwischen den beiden Schlingen verschlossen. Die Klemmen werden nach 24 h entfernt.

Die Komplikationen dieser Kolostomie bestehen im Zurückgleiten der Stomata und dem Prolaps eines überschüssigen Colon transversum. Dieser Prolaps kann sehr störend sein und manchmal auch bald nach dem primären Eingriff auftreten. Er kann so ausgedehnt sein, daß ein sehr früher Eingriff mit Resektion des Kolons erforderlich wird.

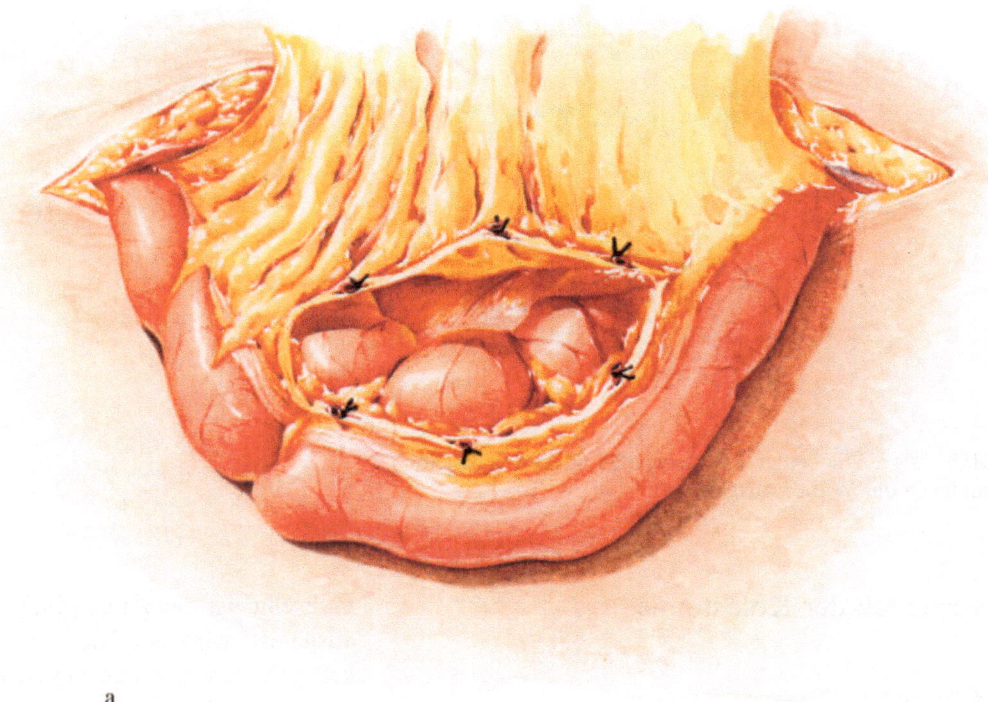

a

*Abb. 15.4a–c.* Doppelläufige Kolostomie mit Durchtrennung. (*a*) Kurzstreckige Entfernung des Omentums vom Kolon

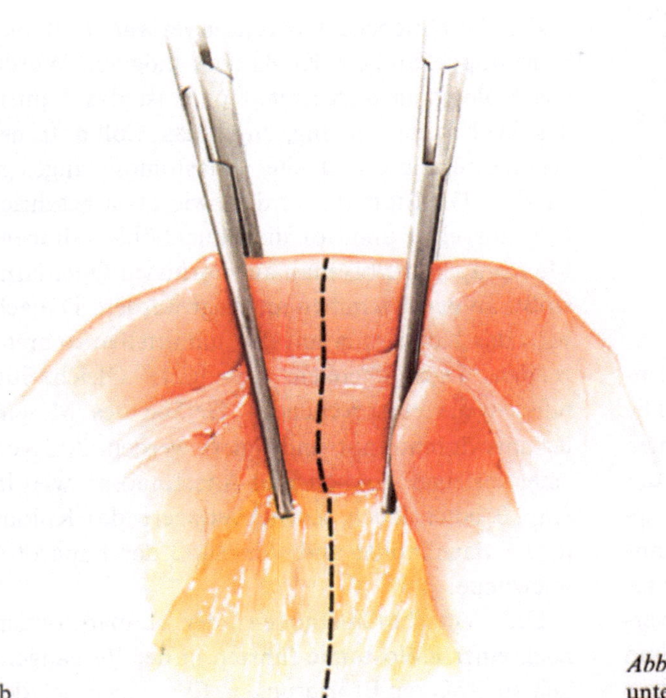

b

*Abb. 15.4b.* Eintrennen des Mesenteriums entlang der unterbrochenen Linie

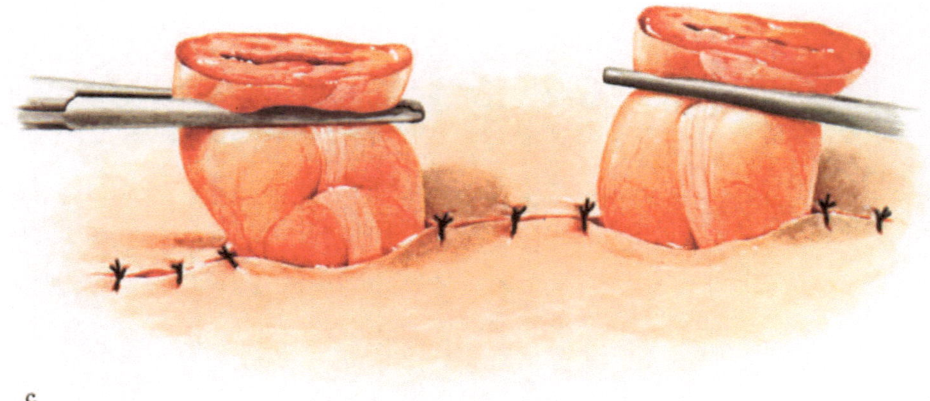

c

*Abb. 15.4c.* Die beiden Darmschenkel werden nebeneinander in der Wunde ausgeleitet

## Verschluß der Kolostomie

### *Zökostomie*

Bleibt nach einer Zökostomie ein fortbestehendes Stoma, bei dem die Schleimhaut an die Hautoberfläche heranreicht, wird ein richtiger Verschluß notwendig. Die Schleimhaut wird von der Bauchwand und allen Verwachsungen mit dem Peritoneum in unmittelbarer Nachbarschaft der Fistel befreit, das Zökum etwas hervorgezogen, danach zweireihig mittels innerer 3-0 Chrom-Catgut und äußerer Seide-Einzelknopfnaht verschlossen. Danach wird das Stoma in die Bauchhöhle zurückverlagert und die Wunde schichtweise verschlossen, wobei wegen einer möglichen Sepsis Catgut verwandt wird.

### *Querdarmanus*

Der doppelläufige nicht durchtrennte Querdarmanus kann auf 2 Arten verschlossen werden. Die erste findet Anwendung, wenn das Darmlumen weit ist. Das Stoma wird vollständig von der Bauchwand und dem umgebenden Peritoneum gelöst. Diese Verwachsungen müssen sehr weit entfernt werden, da das Colon transversum später ohne Knickbildung in die Bauchhöhle zurückverlagert werden muß. Dies ist manchmal aufgrund der Verwachsungen des Netzes um das Stoma sehr mühselig. Ist der Anus praeter einmal vollständig ausgelöst, wird der Dickdarm vor die Bauchdekken gehoben und das Stoma selbst versorgt. Anfrischen der Wundränder des Stomas und Exzision von adhärenter Haut und Narbengewebe. Bei genügend weiter Öffnung wird ein einfacher Verschluß der Vorderwand mittels invertierender fortlaufender 3-0 Chrom-Catgut-Naht und darüberliegender Reihe mit 3-0 Einzelknopfnähten durchgeführt (Abb. 15.5). Danach wird das Stoma in die Bauchhöhle zurückverlagert und die Wunde verschlossen.

Das beschriebene Operationsverfahren ist nur beim doppelläufigen Kolostoma möglich. Wurde das Kolostoma durchtrennt oder ist das Lumen des Dickdarms zu eng, muß das Colon transversum reseziert und eine Anastomose angelegt werden. Die Stomata werden, wie oben beschrieben, ausgelöst und vor die Bauchhöhle gehoben. Man präpariert, bis man auf normalen Querdarm stößt, an den Klemmen angelegt werden. Danach wird das Kolostoma mit den unmittelbar angrenzenden Darmschenkeln exzidiert. Gleichzeitig müssen die entsprechenden Gefäße des Mesenteriums durchtrennt und ligiert werden. Anlegen einer offenen End-zu-End-Anastomose, wie in Kap. 3 beschrieben. Zurückverlagern des Kolons in die Bauchhöhle und Verschluß der Laparotomiewunde.

Die Verschlußmethoden der Laparotomien nach einer Kolostomie führten in der Vergangenheit zu größeren Erörterungen. Es ergeben sich da-

*Abb. 15.5.* Verschluß eines Querdarmanus. Der Dickdarm wird vollständig ausgelöst und in die Peritonealhöhle zurückverlagert. Das Lumen ist ausreichend weit, so daß der Verschluß der Vorderwand zweireihig erfolgen kann. Die innere Nahtreihe besteht aus Catgut-Einzelknopfnähten, die äußere Nahtreihe aus 3-0 Seide-Einzelknopfnähten. Die Rektusfaszie wird mit Prolene verschlossen, wobei tiefe Entlastungsnähte eingelegt werden. Bei verzögertem Wundverschluß wird die Wunde mit Kompressen ausgestopft. Die Kompressen werden 3–4 Tage später entfernt und die Nähte verknotet. Bei primärem Wundverschluß wird die Haut mit Seidenähten verschlossen. Bei kleinem Darmlumen erfolgt eine Resektion mit End-zu-End-Anastomosierung

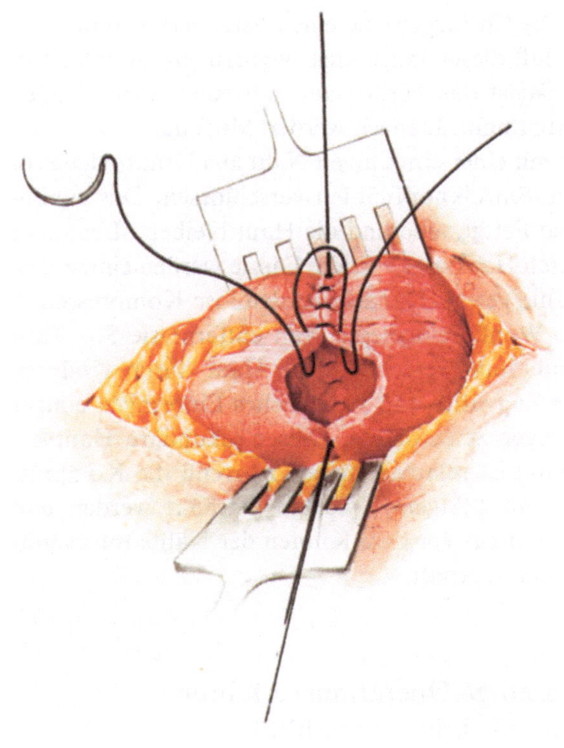

bei zwei Probleme. Eines besteht in dem erhöhten Risiko einer Infektion, da man am offenen Darm arbeitet. Ein zweites darin, daß diese Wunden in besonders hohem Maße zu Bauchwandhernien führen. Obwohl es kein sicheres Mittel gibt, diese Komplikationen zu vermeiden, glauben wir, daß die Anwendung eines Breitspektrumantibiotikums, wie z.B. 1 g Cefaloridin vor der Operation und 1 g Cefalexin oder Cefazolin intravenös während der Operation, das Auftreten einer Infektion vermindert und einen primären Wundverschluß ermöglicht. Vor der Antibiotikaära wurde häufig ein verzögerter Wundverschluß zur Verhütung von Wundinfektionen durchgeführt. Am vorteilhaftesten erfolgt der Verschluß der Bauchwand in folgender Weise: Es wird nicht versucht, die einzelnen Muskelschichten voneinander zu trennen. Manchmal bleibt selbst das Peritoneum an der dorsalen Muskelschicht adhärent. Das Peritoneum wird mit einer fortlaufenden Catgut-Naht am M. rectus oder obliquus einreihig mit Drahtnähten oder 2-0 Prolene verschlossen. Zwei Zugnähte aus Mersilene werden durch das vordere Faszienblatt gelegt, um Hohlräume zu verhindern, danach wird die Wunde primär verschlossen.

Dieses Operationsverfahren schließt die Möglichkeit einer Sepsis oder einer späteren Hernie nicht vollständig aus, aber es hat sich als sehr zufriedenstellend erwiesen. Andererseits bevorzugen viele Chirurgen bei der Rückverlagerung eines Kolostomas den verzögerten Primärverschluß der Haut.

### *Komplikationen bei der Rückverlagerung des Querdarmanus*

Untersuchungen über die Komplikationen nach dem Verschluß eines Kolostomas haben erwiesen, daß diese genau die gleichen und genauso zahlreich sind, wie die Komplikationen nach einer Kolonresektion mit Anastomose [9, 11]. Dies überrascht nicht, da viele der gleichen Bedingungen zugrunde liegen. So traten Komplikationen wie Sepsis, spätere Bauchwandhernie, Blutung in der Peritonealhöhle, Anastomoseninsuffizienz mit Fistelbildung, intraperitonealer Abszeß und selten ein Darmverschluß nahezu bei $^{1}/_{3}$ aller Patienten auf. Früher, als der verschlossene Dickdarm in der Bauchwand verblieb, war eine Fistelbildung sehr häufig. Die Rückverlagerung des Darms in die Peritonealhöhle hat diese Komplikation im wesentlichen beseitigt. Ein Darmverschluß kann dann auftreten, wenn das Darmlumen des Colon transversum zu eng ist, um Gas oder Fäzes durchzulassen. Dies tritt häufig in den ersten postoperativen Tagen durch eine erhebliche Erweiterung des rechten Kolons auf. Aus diesem Grunde wird für einige Tage nach der Operation eine Magensonde eingelegt.

Die Chirurgen, die einen verzögerten Wundverschluß dieser Inzisionen bevorzugen, verschließen zunächst das Peritoneum mit einer fortlaufenden Catgutnaht. Danach werden Muskulatur und Faszie mit einer einreihigen Naht aus Draht oder Prolene-Einzelknopfnähten verschlossen. Das subkutane Fettgewebe und die Haut bleiben offen, aber durch Haut und vordere Faszie werden einige tiefe Nähte gelegt. Danach werden lose Kompressen in die Wunde eingelegt. Man entfernt sie 3–4 Tage später und verschließt die Haut durch Knüpfen der Zugnähte und zusätzliches Einbringen einiger weniger Seidennähte. Dieser sekundäre Hautverschluß ist relativ schmerzlos, wenn die Kompressen mit 1%igem Xylocain getränkt werden und der Patient vor dem Knoten der Nähte intravenös Dolantin erhält.

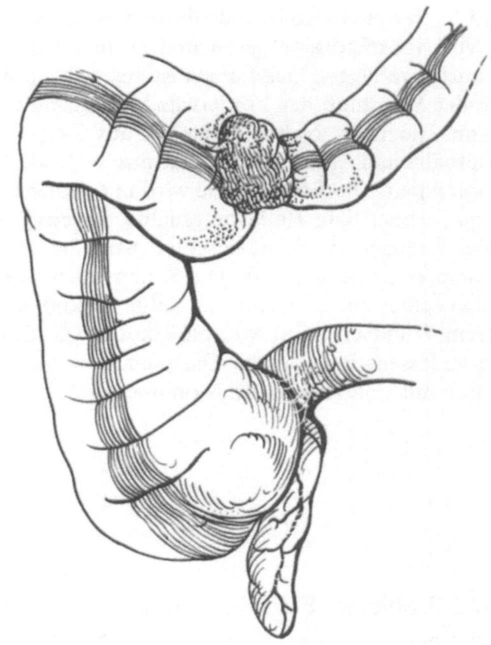

*Abb. 15.6.* Verschluß des Querkolons mit Aufweitung des Colon ascendens

## Einzeitige Operationsverfahren beim Dickdarmverschluß

Wir sind der Meinung, daß die einzeitige Resektion und Anastomosierung bei einer Erkrankung der linken Kolonhälfte nicht indiziert ist, daß die Situation bei einem obstruierenden Karzinom des Zökums, des Colon ascendens oder des Colon transversum ganz anders ist (Abb. 15.6). Hierbei ist es unter Umständen möglich, eine einzeitige Resektion und Anastomosierung durchzuführen, da sie in der Tat einfacher ist als im Normalfall, wenn das terminale Ileum stark aufgeweitet ist.

### *Verschluß des Zökums, Colon ascendens, Colon transversum*

Der Dickdarm sollte zum Zeitpunkt der Operation entlastet werden, da dann die Operation sicherer ist und man bei der Entfernung des Mesenteriums keinen Kompromiß eingehen muß.

Das Abdomen wird mittels rechts- oder linksseitiger paramedianer Inzision eröffnet. Zu diesem Zeitpunkt ist der Patient schon mit einer Magensonde versorgt. Der aufgeweitete Dünn- und Dickdarm läßt sich bis zum Verschluß verfolgen. Durch das terminale Ileum wird ein langer Ileussauger ins Zökum eingeführt und Luft und flüssiger Darminhalt aus dem Zökum in dieser Weise entfernt (Abb. 15.7). Die Öffnung wird mit einer Tabaksbeutelnaht verschlossen. Die Operation kann standardmäßig als rechtsseitige Kolektomie fortgeführt werden.

Es wurde vorgeschlagen (und in der Vergangenheit häufig durchgeführt), daß ein Darmverschluß des rechten Kolons zunächst mit einer ableitenden Ileotransversostomie behandelt wird, der später die Resektion des rechten Kolons folgte. Diese Operation hat jedoch bestimmte Nachteile. Da es sich um eine zweizeitige Operation handelt, muß sich der Patient 2 Operationen unterziehen, gleichzeitig tritt eine Verzögerung in der Entfernung des Karzinoms und eine längere Hospitalisierung ein. Zusätzlich gibt es technische Probleme, die ihre Wirksamkeit mindern. Das wichtigste besteht darin, daß hinter der Seit-zu-Seit-Anastomose zwischen Ileum und Kolon eine große Lücke besteht, durch die der Dünndarm prolabieren und so eine Obstruktion hervorrufen kann. Zusätzlich kommt es bei intakter Ileozökalklappe zwischen dieser und dem obstruierenden Karzinom zu einer ausgeschlossenen Schlinge. Daher kann die Ileotransversostomie nicht vollständig vor der Möglichkeit einer Zökalperforation schützen. Weiterhin wird sie, wenn sie als fortdauernde Maßnahme erfolgt, keine Besserung der krampfartigen Beschwerden infolge der fortbestehenden Obstruktion des rechten Kolons herbeiführen. Aus diesen Gründen bevorzugen wir, wenn immer möglich, selbst als palliative Maßnahme, eine Resektion des rechten Kolons.

### *Verschluß der linken Kolonhälfte*

Die vorausgehenden Erörterungen zeigen, daß wir bei dieser Art der Erkrankung einen ableitenden Querdarmanus im rechten oberen Quadranten bevorzugen. Andere Chirurgen nehmen eine viel radikalere Haltung ein. So wurde vorgeschlagen, daß es selbst beim akuten Darmverschluß möglich ist, die verschlossene linke Kolonhälfte zu mobilisieren, den proximalen Darmschenkel über den Rand des Operationstisches zu bringen, den gesamten Stuhl in einen Eimer zu entleeren und danach eine Resektion mit Anastomosierung des Darmes als primäre Maßnahme durchzuführen. Es ist unnötig zu sagen, daß, wenn dies nicht von einem äußerst erfahrenen Chirurgen durchgeführt wird, eine erhebliche Kontamination erfolgt. Weiterhin wird der Chirurg der Beseitigung der Obstruktion so viel Aufmerksamkeit widmen, daß er das Karzinom weniger radikal behandelt, als er dies unter anderen Umständen tun würde. Aus diesen Gründen heißen wir dieses Operationsverfahren nicht gut.

Es ist allerdings möglich, die primäre Resektion eines obstruierten linken Kolons durchzuführen, dabei jedoch eher eine Kolostomie anzulegen als eine Anastomose zu versuchen. Dieses Verfahren ist dann indiziert, wenn der Darmverschluß mit einer freien Perforation des Kolons einhergeht, wie es gelegentlich bei der Divertikulitis und weniger häufig beim Karzinom auftritt.

Eine weitere Variante der oben beschriebenen Operationsverfahren besteht darin, unmittelbar über der Stelle des Darmverschlusses eine Kolostomie anzulegen. Liegt der Verschluß im Sigma, muß das Colon descendens mobilisiert werden. Dies ist in der Regel kein einfaches Verfahren und führt

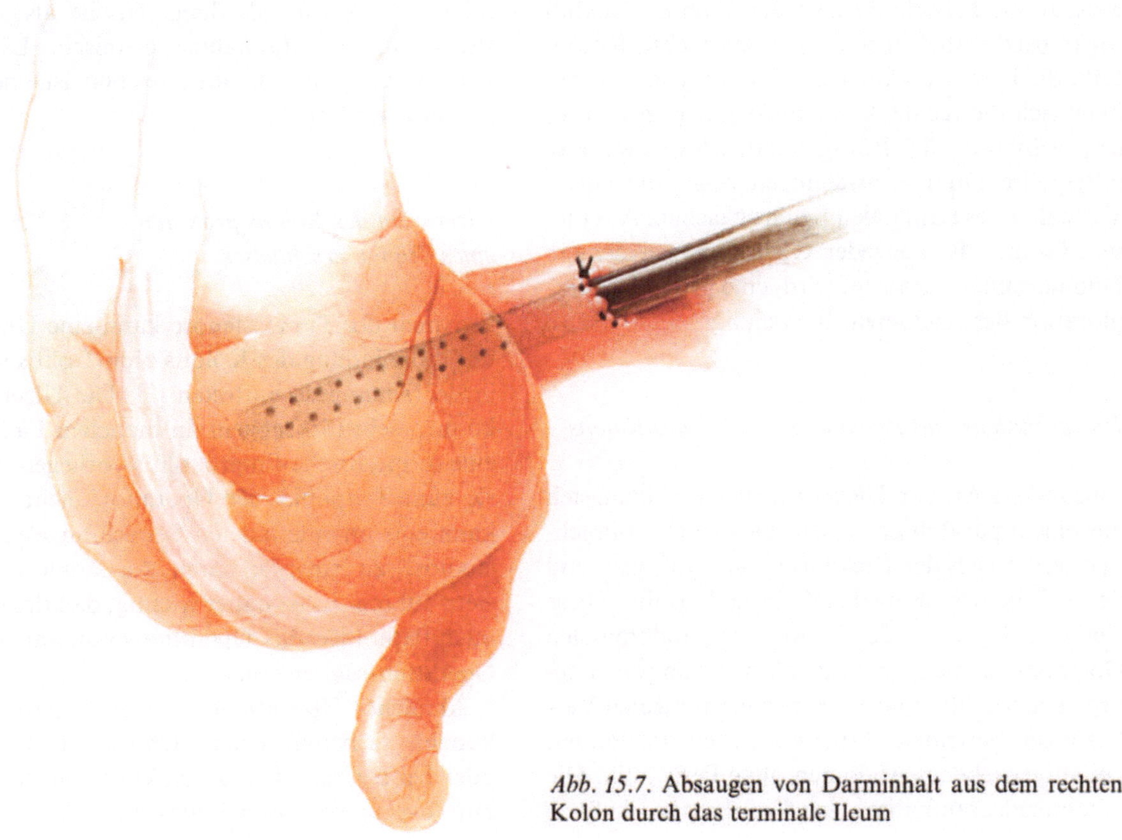

*Abb. 15.7.* Absaugen von Darminhalt aus dem rechten Kolon durch das terminale Ileum

leicht zur Kontamination. Weiterhin werden die Probleme mit der Laparotomiewunde schwieriger. Das Stoma neigt dazu, sich in der links-paramedianen Inzision zurückzuziehen. Besteht im Bereich des Darmverschlusses eine stärkere Infektion, kann es zur Wundsepsis führen und jeglichen zweiten Eingriff verzögern. Wir glauben daher, daß es sinnvoller ist, den linken unteren Quadranten überhaupt nicht zu berühren (außer wenn absolut notwendig, um einen Abszeß zu drainieren), bis der Querdarmanus gut funktioniert und der Darmverschluß beseitigt wurde.

## Andere Ursachen des Darmverschlusses

### *Dünndarmverschluß auf dem Boden eines Kolonkarzinoms*

Nahe der Ileozökalklappe oder im unteren Colon ascendens gelegene Karzinome können ein klinisches Bild hervorrufen, welches für den akuten Dünndarmileus typisch ist. Die Abdomenleeraufnahme zeigt mehrere Schlingen des erweiterten Dünndarms, während im Kolon keine Luft nachweisbar ist. Manchmal liegt der Tumorverschluß sogar beträchtlich distaler als das rechte Kolon. Läßt die Ileozökalklappe den Reflux von Luft zu, kann sich die rechte Kolonhälfte mit Fäzes anfüllen, während die Röntgenaufnahme erweiterte luftgefüllte Dünndarmschlingen zeigt, die einem Verschluß des terminalen Ileums gleichen. Aus diesem Grunde ist bei jeder Operation, bei der ein Dünndarmileus erwartet wird, eine gründliche Exploration des Abdomens notwendig.

### *Dickdarmileus und Pseudoobstruktion des Kolons*

Eine seltene Art von Dickdarmverschluß kann sich aus einem paralytischen Ileus entwickeln. Manchmal weitet sich der Dickdarm stark auf, während der Dünndarm weitgehend normal bleibt. Diese Veränderungen wurden häufig nach abdominalen Operationen, nach operativer Versorgung einer gebrochenen Hüfte und nach retroperitonealen Verletzungen berichtet. Dabei entwickelt der Patient ein aufgetriebenes Abdomen ohne Peristaltik. Die Abdomenleeraufnahme zeigt die starke Aufweitung des Dickdarms. Dabei kann das Zökum sehr weit sein und bis zu 13 cm Durchmesser haben [6].

Die richtige Behandlung besteht in der Entlastung. Diese kann mittels einer Zökostomie in lokaler Betäubung des Patienten erreicht werden. Ist die Überdehnung behandelt, tritt in der Regel eine spontane Erholung ein. Von Kukora und Dent wurde über die Entleerung der Luft mit dem Kolonoskop berichtet [3]. Auch Hedberg konnte für diesen Zweck erfolgreich das Kolonoskop einsetzen.

Eine ähnliche Situation wurde „Pseudoobstruktion des Kolons“ oder „Ogilvies-Syndrom“ genannt [6, 7]. Es handelt sich dabei um eine starke Aufblähung des Colon ascendens und transversum bis zur linken Kolonflexur bei nicht entfaltetem Colon descendens. Der Kontrasteinlauf zeigt kein Hindernis im Darmlumen. Besteht keine weitere Komplikation oder liegt eine damit verbundene andere Erkrankung vor, tritt häufig eine spontane Heilung ein, ist jedoch nicht ganz sicher [8]. In den meisten Fällen muß jedoch die Differentialdiagnose eines Karzinoms der linken Kolonflexur weiterhin erwogen werden. Eine Kolonoskopie kann sich sowohl als diagnostische als auch als therapeutische Maßnahme erweisen. Läßt sich keine Entleerung der Luft erreichen, ist eine Zökostomie erforderlich.

### *Ulzeration des Kolons proximal eines Tumorverschlusses*

Proximal der Tumorstenose kann eine Ulzeration und Entzündung des Kolons ohne Colitis ulcerosa in der Anamnese auftreten [2]. Die Ulzerationen können sehr diskret sein, in manchen Fällen mag eine unspezifische Enterokolitis vorliegen. Werden sie zum Zeitpunkt der Operation nicht erkannt, kann eine im entzündeten Bereich angelegte Anastomose zu einer späteren Anastomoseninsuffizienz führen. Es ist daher wichtig, daß der Chirurg oder Pathologe das Operationspräparat noch im Operationssaal eröffnet.

Ähnliche Ulzerationen oder Enterokolitiden können proximal einer stenosierten Ileostomie oder bei der rektalen Obstruktion aufgrund einer Hirschsprung-Krankheit auftreten.

In den letzten Jahren wurde viel über die einzeitige Dickdarmresektion und Anastomosierung beim akut eintretenden Verschluß der linken Kolonhälfte berichtet. Zweifellos gibt es einige Fälle, bei denen dies möglich ist. Sie sind jedoch nur bei besonders günstigen Operationsverhältnissen, bei gesunden und schlanken Patienten gerechtfertigt. Der Chirurg muß daher bei der Auswahl der richtigen Operationsmethode ein beträchtliches Urteilsvermögen besitzen. Einige unserer Richtlinien sind folgende:

Jede Maßnahme, die einen aufgestauten Dickdarm von Stuhl befreit, begünstigt – ob dies durch Entleerung des Stuhls in einen Auffangbehälter mittels Absaugschlauch oder durch Spülung erfolgt, gleichgültig, ob es sich um flüssigen oder festen Stuhl handelt – eine Kontamination. Eine Überblähung durch Gas läßt sich sehr zufriedenstellend wie oben beschrieben über einen langen durch das terminale Ileum eingeführten Ileumsauger entlasten. Anastomosen zwischen dem terminalen Ileum und dem nicht geweiteten Dickdarm unterhalb des Verschlusses können mit großer Sicherheit angelegt werden. Allerdings muß hier betont werden, daß dieses Verfahren am linksseitigen Kolon insbesondere im Bereich einer stark überblähten Milzflexur schwierig und gefährlich sein kann. Darüber hinaus können bei alten Patienten, bei denen die Anastomosen nahe dem Beckenboden angelegt werden, nach subtotaler Kolektomie und ileorektaler Anastomose schwere postoperative Diarrhöen auftreten. Die subtotale Kolektomie hat den Vorteil, daß unbekannte Begleittumoren gleichzeitig mit der Ursache des Verschlusses entfernt werden.

Wir bevorzugen beim akut auftretenden kompletten Verschluß des linken Kolons einen entlastenden Anus praeter am rechten Querkolon und führen die Resektion und Anastomosierung etwa 10 Tage später durch. Eine zweite Möglichkeit sehen wir in der subtotalen Kolektomie mit ileorektaler Anastomose. Eine dritte Möglichkeit besteht in der Segmentresektion am Kolon einschließlich des Verschlusses und etwa 10 cm Strecke auf beiden Seiten, wobei entweder eine Kolostomie und eine Schleimfistel oder eine Hartmann-Operation notwendig ist. Als letzte Möglichkeit kommt nur bei sehr günstigen Begleitumständen die Resektion mit primärer Anastomosierung in Frage.

## Literatur


1. Allen AW, Welch CE (1941) Cecostomy. Surg Gynecol Obstet 73:549
2. Glotzer DJ, Roth SI, Welch CE (1964) Colonic ulceration proximal to obstructing carcinoma. Surgery 56:950
3. Kukora JS, Dent TL (1977) Colonoscopic decompression of massive nonobstructive cecal dilation. Arch Surg 112:512
4. Lowman RM, Davis L (1956) An evaluation of cecal size in impending perforation of the cecum. Surg Gynecol Obstet 103:711
5. Paine JR (1966) Cancer of the colon. Treatment of large bowel obstruction. Postgrad Med 39:596
6. Søreide O, Bjerkeset T, Fossdal JE (1977) Pseudoobstruction of the colon (Ogilvie's syndrome), a genuine clinical condition? Dis Colon Rectum 20:487
7. Spira IA, Wolff WI (1976) Gangrene and spontaneous perforation of the cecum as a complication of pseudo-obstruction of the colon. Report of three cases and speculation as to etiology. Dis Colon Rectum 19:557
8. Welch CE (1958) Intestinal obstruction. Year Book, Chicago
9. Welch CE, Hedberg SE (1975) Complications in surgery of the colon and rectum. In: Artz CP, Hardy JD (eds) Management of surgical complications. 3rd edn. Saunders, Philadelphia, p 600
10. Welch JP, Donaldson GA (1974) Management of severe obstruction of the large bowel due to malignant disease. Am J Surg 127:492
11. Yajko RD, Norton LW, Bloemendal L, et al (1976) Morbidity of colostomy closure. Am J Surg 132:304

# 16 Chirurgische Behandlung der Perforationen

Perforationen des Kolons unterscheiden sich in ihrem klinischen Erscheinungsbild beträchtlich. Tritt die Perforation langsam ein und ist das Kolon mit umgebenden Strukturen verklebt, entwickelt sich eher eine Fistel als eine Peritonitis. In anderen Situationen kann eine Perforation sofort von umgebendem Gewebe abgegrenzt werden und bildet so einen Abszeß. Selten führt eine Perforation durch Einbeziehung einer Mesenterialvene zu einer Pylephlebitis [2, 3, 7]. Auch über subkutane Luftemphyseme wurde berichtet [9, 10]. In den meisten ernsten Fällen besteht jedoch eine freie Verbindung zwischen Darmlumen und Peritonealhöhle, was zu einer kotigen Peritonitis führt. Die Mortalität ist bei diesen Fällen, wenn nicht sofort Maßnahmen ergriffen werden, äußerst hoch. In diesem Kapitel sollen die wichtigsten Perforationen besprochen werden.

Die Ätiologie ist äußerst vielseitig. Perforationen können durch eine akute Divertikulitis, ein Karzinom, eine Gangrän nach Volvulus oder Gefäßverschluß, eine akute Colitis ulcerosa oder eine Kolonverletzung, durch ein penetrierendes oder stumpfes Trauma hervorgerufen werden. Bei iatrogenen Verletzungen handelt es sich um Perforationen bei der Rektoskopie, Kolonoskopie, durch das Rektum eingeführte Fremdkörper, Explosionsverletzungen bei der Diathermie, Zerreißungen des Dickdarms durch komprimierte Luft oder Perforationen durch Bariumskybala oder Amöbiasis. Viele dieser Erkrankungen sind selten, und viele von ihnen lassen sich verhüten. Manche von ihnen sind auf chirurgisches Mißgeschick, wie z.B. während einer Laparotomie, unentdeckte Verletzungen des Kolons oder eine Anastomoseninsuffizienz einige Tage nach der Anlage zurückzuführen.

Das Therapieprinzip ist in allen Fällen das gleiche, nämlich die rasche Operationsvorbereitung des Patienten mit Flüssigkeit, Blut und Elektrolytgabe, die Verabreichung eines Breitspektrumantibiotikums und Einleiten sofortiger chirurgischer Maßnahmen. In Abhängigkeit von den Begleitumständen wird die Perforation entweder verschlossen, vorgelagert, drainiert oder der Dickdarm wird mit oder ohne Anlage einer Anastomose reseziert. Die genaue Operationsart, wie sie in den vorausgegangenen Kapiteln beschrieben wurde, wird durch die Art der Verletzung und den Grad der Kontamination bestimmt. Da eine Peritonitis die Wundheilung an einer Anastomose behindert, werden Dickdarmanastomosen unter ungünstigen Umständen, wie z.B. bei einer generalisierten Peritonitis, nur unter großer Gefahr angelegt. Eine Spülung der Bauchhöhle kann zum Zeitpunkt der Operation bei starker Verunreinigung nützlich sein; im allgemeinen ist die Spülung bei einer bestehenden Peritonitis jedoch von geringem Nutzen. Im Bereich des Beckenbodens und der rechten oder linken Flanke kann eine Drainage erforderlich werden. Die Antibiotikatherapie wird postoperativ fortgeführt.

Sie ist bei verschiedenen Chirurgen unterschiedlich; in Tabelle 16.1 sind repräsentative Meinungen zusammengestellt.

## Ungewöhnliche Perforationen am Dickdarm

Perforationen des Dickdarms können zur Bildung einer Fistel führen, die durchs Peritoneum zieht und im Bereich der Hüfte, des Dammes oder der Flanken erscheint oder die durchs Zwerchfell hindurchgeht und sich im Brustkorbbereich manifestiert [19].

Perforationen des Dickdarms können auch auf die Art des Stuhlgangs zurückgeführt werden. Verfängt sich z.B. ein Bariumklumpen im Bereich

*Tabelle 16.1.* Antibiotika bei perforiertem Kolon mit diffuser Peritonitis

| Chirurg | Antibiotika | Peritoneal-spülung |
|---|---|---|
| Beahrs OH | Gentamicin, Clindamycin, Penicillin | Keine |
| Burke JF | Gentamicin, Penicillin | Keine |
| Cohn I Jr. | Gentamicin, Clindamycin | Kochsalz, Kanamycin |
| Condon RE | Gentamicin, Clindamycin | Kanamycin, Bacitracin |
| Dunphy JE | Gentamicin Clindamycin | Verdünnte Polyvidon-Jod-Lösung |
| Gallagher DM | Gentamicin, Clindamycin | Keine |
| Goligher JC | Gentamicin, Clindamycin | Kochsalz |
| Hanley PH | Gentamicin, Clindamycin | Kanamycin, Bacitracin |
| Polk HC Jr. | Penicillin, Kanamycin; Cephalothin Gentamicin (schwere Fälle) | Kochsalz; verdünntes Polyvidonjod |
| Remington JH | Cephalothin | Kochsalz |
| Turnbull RB | Cephalosporine | Cephalosporine |
| Welch CE, Ottinger LW, Welch JP | Gentamicin, Clindamycin | Kochsalz |

einer Divertikulitis, kann er sich so verhärten, daß er nur mittels Operation entfernbar ist. Auch im Zökum können sterkorale Perforationen auftreten.

Bei Patienten unter einer Kortisonmedikation besteht die erhöhte Gefahr einer Perforation von Divertikeln [1, 17]. Handelt es sich um Patienten mit einer Colitis ulcerosa, die wegen eines toxischen Megakolons mit hohen Dosen von Kortison behandelt werden, kann ohne Erhöhung der weißen Blutkörperchen und Fieber eine stumme Perforation auftreten.

Für organtransplantierte Patienten, die unter immunsuppressiver Therapie stehen, bedeutet die Divertikelkrankheit ein erhöhtes Risiko. Von Sawyerr und Mitarbeitern wurde daher vor der Transplantation eine Kolonresektion gefordert [14].

Eine ungewöhnliche Perforation wurde von Shafiroff und Mitarbeitern beschrieben. Dabei war als Komplikation eines Uterusprolapses eine Spontanperforation des Rektums eingetreten; durch diese prolabierte der Dünndarm und kam durch den Analkanal zum Vorschein. Die Patientin erholte sich nach der operativen Behandlung [15].

## Perforationen des Zökums durch Überdehnung

Der Druck in einem Hohlzylinder hängt direkt mit seinem Durchmesser zusammen. Daher ist der Druck in einem aufgeweiteten Zökum höher als in der linken Kolonhälfte. Eine der gefürchtetsten Komplikationen des akuten Dickdarmverschlusses ist daher die Perforation des Zökums, welches durch Überdehnung aufreißen und perforieren kann. Sobald das Zökum daher weiter als 9 cm im Durchmesser ist, muß man mit dieser Möglichkeit rechnen, oberhalb von 12 cm ist die Gefahr sehr groß [8]. Bei nahezu allen diesen Fällen ist die Ileozökalklappe funktionsfähig; daher kann sich das Colon ascendens nicht durch das Ileum entlasten.

Diese Art der Perforation ist so wichtig, daß, wenn auch nur der Verdacht besteht, bei jeder Laparotomie wegen eines Darmverschlusses das Zökum inspiziert werden muß, um sicher zu sein, daß keine Serosaeinrisse und unentdeckte Perforationen bestehen. Findet man welche, ist die sofortige Entlastung und Resektion das beste Vorgehen.

Ist das Zökum zwar intakt, jedoch stark gefüllt und ein Querdarmanus geplant, kann dieser angelegt und das Stoma noch auf dem Operationstisch sofort nach dem Wundverschluß eröffnet werden. Danach wird ein Katheter in die Kolostomie eingebracht, um für Entlastung im Colon ascendens zu sorgen.

## Akute Perforation bei der Divertikulitis

Als Beispiel für die zahlreichen Überlegungen, die mit der Behandlung von Perforationen bei bestimmten Erkrankungen einhergehen, soll die Divertikulitis als eine der häufigsten Ursachen betrachtet werden.

Diese Perforationen treten nahezu immer im Sigmoid auf. Sie lassen sich durch lokalisierten Druckschmerz und Abwehrspannung mit Fieber diagnostizieren. In vielen Fällen ist eine entzündliche Resistenz tastbar; dies kann als Zeichen dafür gelten, daß die Perforation abgekapselt ist und einen Abszeß bildet. In schweren Fällen bestehen allerdings die Zeichen einer diffusen Peritonitis, so daß eine chirurgische Intervention ohne Verzögerung indiziert ist. Bei Perforationen durch eine Sigmadivertikulitis stehen mehrere operative Verfahren zur Wahl. Wir glauben, daß der Chirurg in unterschiedlichen Fällen das am besten geeignete Verfahren anwenden sollte.

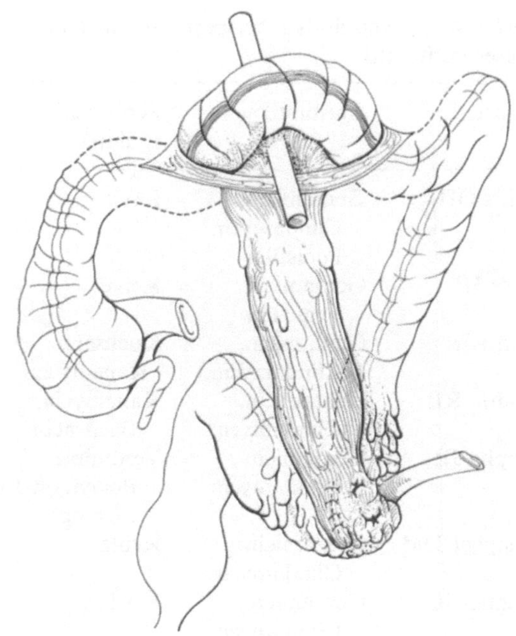

*Abb. 16.1.* Querkolonanus, Verschluß der Perforation, Abszeßdrainage. Die Kolostomie liegt im rechten oberen Quadranten. Eine Sicherung der Perforationsstelle ist häufig möglich. Bei Vorliegen eines Abszesses sind Drainage und Kolostomie indiziert

### *Explorative Laparotomie, Abszeßdrainage, Verschluß der Perforation und Querdarmanus*

Diese Operation stellte über viele Jahre das bevorzugte Verfahren bei der perforierten Divertikulitis dar [4, 12]. Unter gewissen Umständen ist es immer noch eine exzellente Operation, besonders dann, wenn ein lokalisierter Abszeß vorliegt. Bei Fällen einer diffusen Peritonitis bevorzugen wir jetzt, selbst wenn die Perforation im Darm klein und das Kolon relativ beweglich ist, die primäre Resektion (siehe unten). Erfolgt keine Resektion, wird das Omentum über die Perforation genäht, um einen weiteren Schutz zu bieten. Ein Abszeß kann direkt durch eine Stichinzision und Einlage von Ziel- oder Saugdrainagen drainiert werden (Abb. 16.1). Die Kolostomie am Transversum wird bevorzugt rechts der Mittellinie angelegt. Der zweite Teil des Operationsverfahrens – die Resektion des betroffenen Kolons – wird zu einem günstigen Zeitpunkt, in der Regel 2–3 Monate später, durchgeführt. Der dritte Teil besteht im Verschluß des Querdarmanus.

Diese Operation wurde wegen mehrerer Gründe kritisiert [12, 13]. Zunächst kann die Perforation so groß oder die Darmwand so steif sein, daß es nicht möglich ist, sie zu verschließen, und daß jeder Versuch in dieser Richtung nutzlos ist. Weiterhin wurde darauf hingewiesen, daß zwischen der Kolostomie am Querdarm und dem perforierten Sigma eine große Säule von Stuhl ist, die eine fortbestehende Kontamination ermöglicht. Weiterhin bedeutet die dreizeitige Operation eine lange Hospitalisierung und die Morbidität der Patienten ist durch die 3 erforderlichen Operationen erhöht.

### *Explorative Laparotomie, Abszeßdrainage, Verschluß der Perforation und Kolostomie am Descendens*

Das Operationsverfahren entspricht der gerade beschriebenen, die Kolostomie wird jedoch kurz oberhalb der Perforation angelegt (Abb. 16.2). Dieses Verfahren wurde eingeführt, da es die Gefahr der Kontamination durch die lange Stuhlsäule oberhalb der Darmperforation beseitigt. Auch kann eher ein zweizeitiges als ein dreizeitiges

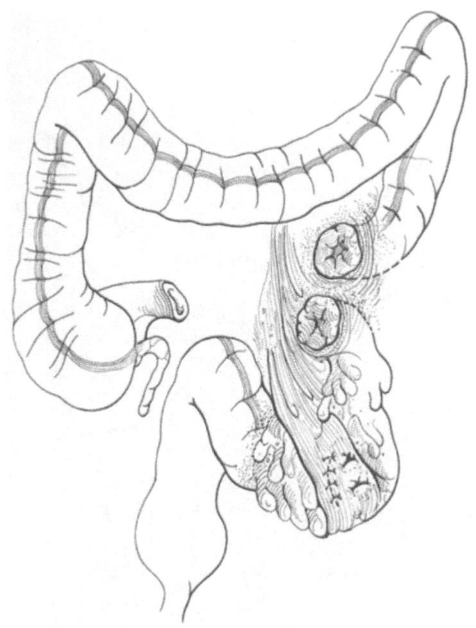

*Abb. 16.2.* Kolostomie am Colon descendens, Verschluß der Perforation, Abszeßdrainage. Diese Operation erfordert eine ausgedehnte Präparation und ist schwieriger durchzuführen als die in Abb. 16.1 gezeigte

Operationsverfahren erfolgen, da die Kolostomie gleichzeitig mit dem durch Divertikel veränderten Kolon zum Zeitpunkt der zweiten Operation entfernt werden kann.

Trotz der Vorteile hat dieses Operationsverfahren seine Schwierigkeiten, da es äußerst schwierig sein kann, kurz oberhalb der Perforation ein Stoma anzulegen. Da es in dem Bereich des linken fixierten Colon descendens zu liegen kommt, ist häufig einige Präparation erforderlich, um das linke Kolon an die Bauchdecke zu bringen. Wird das Stoma in der Laparotomiewunde eingenäht, besteht die Gefahr einer Sepsis, Wunddehiszenz und Zurückgleiten des Stomas, welche dieses Operationsverfahren in der Praxis viel schwieriger gestalten können, als es auf dem Papier aussieht. Wir empfehlen diese Operation nicht.

### *Laparotomie, Resektion im Perforationsbereich, proximale und distale Kolostomie*

Dieses Operationsverfahren erlangte in den Vereinigten Staaten große Beliebtheit und stellt zweifelsohne einen der größten Fortschritte der Chirurgie der letzten Jahre dar [5, 9, 11]. Es ist entschieden schwieriger als das oben beschriebene, da es bedeutend mehr Präparation, eine bessere Anästhesie und mehr Hilfskräfte bedarf (Abb. 16.3). Zahlreiche Gewebeschichten müssen eröffnet werden. Da der Dickdarm entzündet und die Blutstillung erschwert ist, handelt es sich um einen größeren Eingriff als oben beschrieben. Allerdings ergeben sich durch dieses Verfahren große Vorteile. So kann es bei Perforationen angewandt werden, die unmöglich hätten verschlossen werden können, darüber hinaus wird der primäre Ort der Kontamination aus der Peritonealhöhle entfernt. Der zweite Teil der Operation umfaßt die Rekonstruktion des Darmtraktes und kann dann ausgeführt werden, wenn der Patient sich in gutem Zustand befindet.

Die meisten Berichte über diese Operation stammen von größeren Zentren, von denen man erwarten kann, daß die Operationsbedingungen jederzeit optimal waren. So verglichen z.B. Himal und Mitarbeiter die dreizeitigen Operationsverfahren (67 Patienten, davon 18 verstorben) mit der primären Exzision und verzögerten Anastomose (10 Patienten, 1 verstorben) [6]. Die Vorteile der primären Exzision wurden auch in anderen Untersuchungsreihen bestätigt. Roxburgh [13], Sweatman und Aldrete [16] und Watkins und Oliver [18] berichteten gleichfalls über bessere Ergebnisse als mit dem dreizeitigen Verfahren. Bei ungünstigen Voraussetzungen kann im Notfall lediglich die perforierte Schlinge ausgepflanzt und somit nahezu das gleiche Ziel mit weniger Präparation erreicht werden.

### *Primäre Sigmaresektion, endständiges Auspflanzen des Colon descendens, Einstülpen des Rektumstumpfes*

In einer Reihe von Fällen, bei denen der durch Divertikel veränderte Darmabschnitt entfernt wurde, ist der Rektumstumpf zu kurz, um ihn ins Niveau der Haut zu bringen. In diesem Fall wird der Stumpf mit 3 Nahtreihen eingestülpt und das Colon descendens endständig ausgepflanzt (Abb. 16.4) (Hartmann-Resektion). Der Operateur muß sich versichern, daß das distale Kolon im Gesunden, jedoch möglichst hoch über dem

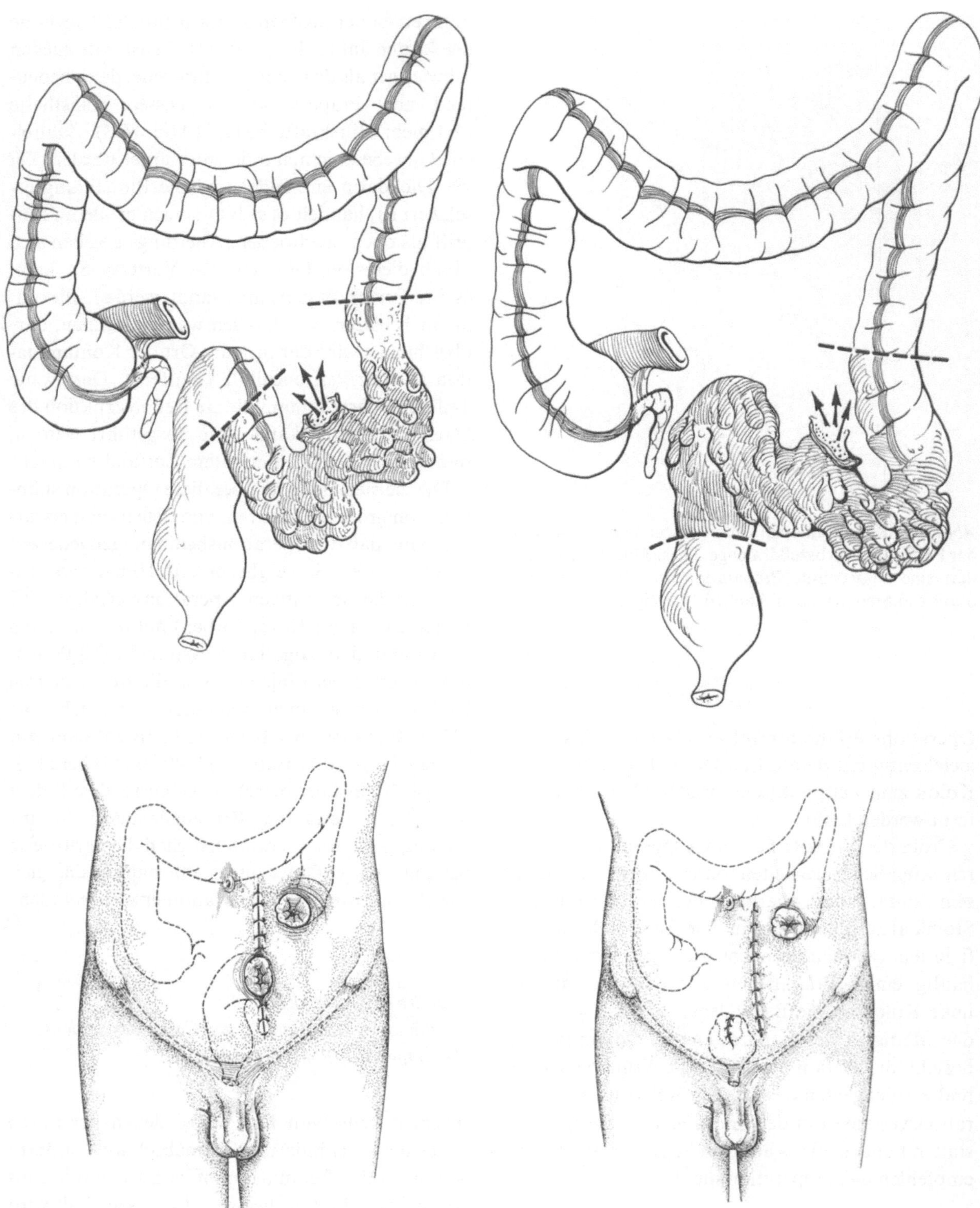

*Abb. 16.3.* Resektion des Dickdarms mit Auspflanzung beider Dickdarmschenkel. Das distale Kolon muß lang genug sein, um es durch die Bauchdecken ausleiten zu können. Das proximale Stoma wird durch eine separate Inzision ausgeleitet

*Abb. 16.4.* Hartmann-Resektion. Der Rektumstumpf ist zu kurz, um ausgepflanzt werden zu können. Er sollte möglichst lang belassen werden, um den zweiten Eingriff zu erleichtern. Der Rektumstumpf wird mit 3 Nahtreihen Catgut eingestülpt

Beckenboden abgesetzt wird, um den zweiten rekonstruktiven Eingriff zu erleichtern.

Bei der Wiederherstellung der Darmkontinuität läßt sich ein kurzer Rektumstumpf dadurch leichter auffinden, daß das Rektum vor Beginn der Operation tamponiert wird. Der Tampon kann nach Eröffnen des Stumpfes vor Anlegen der Anastomose entfernt werden.

*Resektion des perforierten Sigmas, primäre End-zu-End-Anastomose mit oder ohne protektivem Querkolonkunstafter*

Das Vorliegen einer Peritonitis läßt diese Operation um einiges gefährlicher werden als die zuvor beschriebene. Die sofortige Resektion und Anastomosierung ohne begleitenden Kunstafter am Querdarm wird daher nicht empfohlen. Es mag Fälle geben, in denen der Chirurg das Gefühl hat, daß die Kontamination relativ geringgradig war, so daß die Anastomose ohne den Schutz eines Kunstafters durchgeführt werden kann. Dies trifft zu, wenn kleine Abszesse zusammen mit dem Kolon entfernt werden können.

*Zusammenfassung*

Zusammenfassend empfehlen wir bei Patienten mit einer diffusen generalisierten oder sich ausbreitenden Peritonitis auf dem Boden einer perforierten Divertikulitis die sofortige Resektion des Kolonsegmentes ohne Anlegen einer Anastomose. Die dreizeitige Operation ist Patienten mit lokalisierten Abszessen und kleinen leicht zu verschließenden Perforationen oder den Patienten vorbehalten, deren chirurgische Behandlung unter ungünstigen Umständen stattfinden muß.

## Akute Perforation beim Kolonkarzinom

Glücklicherweise ist die akute Perforation auf dem Boden eines Dickdarmkarzinoms selten. Die am häufigsten betroffenen Dickdarmabschnitte sind das Sigma und das Zökum [20]. Wenn in diesen Fällen überhaupt Hoffnung auf Heilung besteht, muß der das Karzinom tragende Darmabschnitt zum Zeitpunkt der Notfall-Laparotomie exstirpiert werden. Dabei ist es in der Regel sinnvoll, eine sofortige Anastomose zu vermeiden und beide Darmlumina auszupflanzen, die, wenn der Patient überlebt, später verschlossen werden können. Die Operationsmortalität ist in diesen Fällen sehr hoch. Eine Ursache dieser schlechten Ergebnisse liegt darin, daß besonders im Sigmabereich die Perforation häufig mit einem Darmverschluß einhergeht, der zu einer ausgedehnten kotigen Verunreinigung führt. Die eigentliche Todesursache ist somit die Peritonitis.

In den letzten Jahren haben wir eine Reihe von Untersuchungsergebnissen vom Massachusetts General Hospital zusammengetragen, die klar zeigen, daß die septischen Komplikationen bei der Divertikulitis in Häufigkeit und Ausmaß zunehmen. Nach unserer Ansicht muß eine diffuse oder kotige Peritonitis durch sofortige Entfernung des Darmabschnittes und spätere Anastomose behandelt werden. Die Mortalität lag bei so behandelten Patienten in den vergangenen 20 Jahren bei etwa 10%, während die Mortalität bei dreizeitig behandelten Patienten 40% betrug. Möglicherweise sollten Patienten mit ausgedehnten parakolischen Abszessen in der linken Flanke durch Ultraschall gesteuerte Katheterdrainagen behandelt werden; danach läßt sich möglicherweise eine einzeitige Resektion mit Anastomosierung durchführen. Abszesse im kleinen Becken lassen sich in der Regel nur durch operative Maßnahmen drainieren. Allerdings gelang es unseren Radiologen mehrfach, diese Abszesse über einen transglutealen Zugang zu entlasten.

Viele kleine parakolische Eiteransammlungen lassen sich zum Zeitpunkt der Operation im Rahmen einer einzeitigen Resektion und Anastomosierung entleeren. In gleicher Weise lassen sich mesokolische Abszesse mit dem Sigma entfernen und sprechen nicht gegen ein einzeitiges Vorgehen. Auf diese Weise können Radiologen und Chirurgen durch gemeinsame Bemühungen die Anzahl der einzeitigen Resektionen erhöhen. Beim Vorliegen einer generalisierten oder kotigen Peritonitis ist die Resektion des perforierten Segments mit einer späteren Anastomose die sicherste Methode.

Die Wahl der Antibiotika hat sich in den letzten Jahren durch ein Überwiegen der gramnegativen

Keime im Darm verändert, die zu einer vermehrten Gabe von Metronidazol oder Cefoxitin führte. Die Anwendung der Aminoglykoside nahm wegen der renalen und ototoxischen Komplikationen selbst geringer Dosen ab.

## Literatur

1. Canter JW, Shorb PE Jr (1971) Acute perforation of colonic diverticula associated with prolonged adrenocorticosteroid therapy. Am J Surg 121:46
2. Case Records of the Massachusetts General Hospital (1977) Weekly Clinicopathological Exercises. Case 18-1977. Fever, jaundice and right-upper-quadrant tenderness in a 69-year-old woman. N Eng J Med 296:1051
3. Ching-Shen L (1973) Suppurative pylephlebitis and liver abscess complicating colonic diverticulitis: Report of two cases and review of literature. Mt Sinai J Med 40:48
4. Classen JN, Bonardi R, O'Mara CS, et al (1976) Surgical treatment of acute diverticulitis by staged procedures. Ann Surg 184:582
5. Eng K, Ranson JHC, Localio SA (1977) Resection of the perforated segment. A significant advance in treatment of diverticulitis with free perforation or abscess. Am J Surg 133:67
6. Himal HS, Ashby DB, Duignan JP, et al (1977) Management of perforating diverticulitis of the colon. Surg Gynecol Obstet 144:225
7. Juler GL, Dietrick WR, Eisenmann JI (1976) Intramesenteric perforation of sigmoid diverticulitis with nonfatal venous intravasation. Am J Surg 132:653
8. Lowman RM, Davis L (1956) An evaluation of cecal size in impending perforation of the cecum. Surg Gynecol Obstet 103:711
9. Nahrwold DL, Demuth WE (1977) Diverticulitis with perforation into the peritoneal cavity. Ann Surg 185:80
10. Oetting HK, Kramer NE, Branch WE (1955) Subcutaneous emphysema of gastrointestinal origin. Am J Med 19:872
11. Rodkey GV, Welch CE (1969) Surgical management of colonic diverticulitis with free perforation of abscess formation. Am J Surg 117:265
12. Rodkey GV, Welch CE (1974) Colonic diverticular disease with surgical treatment. A study of 338 cases. Surg Clin North Am 54:655
13. Roxburgh RA (1972) Immediate resection of acute diverticulitis. Proc R Soc Med 63 [Suppl]:52
14. Sawyerr OI, Garvin PJ, Codd JE, et al (1978) Colorectal complications of renal allograft transplantation. Arch Surg 113:84
15. Shafiroff BB, Carnevale N, Delany HM (1976) Spontaneous rupture of the rectosigmoid colon with anal evisceration. A new complication of uterine prolapse. Surgery 79:360
16. Sweatman CA Jr, Aldrete JS (1977) The surgical management of diverticular disease of the colon complicated by perforation. Surg Gynecol Obstet 144:47
17. Warshaw AL, Welch JP, Ottinger LW (1976) Acute perforation of the colon associated with chronic corticosteroid therapy. Am J Surg 131:442
18. Watkins GL, Oliver GA (1971) Surgical treatment of acute perforative sigmoid diverticulitis. Surgery 69:215
19. Welch JP (1976) Unusual abscesses in perforating colorectal cancer. Am J Surg 131:270
20. Welch JP, Donaldson G.A. (1974) Perforative carcinoma of colon and rectum. Ann Surg 180:734

### *Zusätzliche Literatur*

Rodkey GV, Welch CE (1984) Changing patterns in the surgical treatment of diverticular disease. Ann Surg 200:466

# 17 Chirurgische Behandlung der Fisteln

Die Fisteln des Kolons werden als äußere oder innere Fisteln bezeichnet und treten bei einer Vielzahl von Erkrankungen auf.

## Innere Fisteln

Innere Fisteln des Kolons können nahezu mit allen abdominellen Organen Verbindung aufnehmen, darunter Dünndarm, Duodenum, Magen, Nierenbecken, Ureter, Uterus und Blase. Zusätzlich können sich Fistelgänge in nicht erwartete Gebiete wie Brustkorb, Gesäß, Retroperitoneum oder Oberschenkel einen Weg bahnen. Auch die Gallenblase kann Ziel einer Fistelbildung werden. Dies wird jedoch häufiger durch Gallensteine verursacht, die durch die Gallenblase ins Kolon perforieren. In einem unserer Fälle bahnte sich eine Pankreatitis durch Erosion ins Kolon vor und verursachte eine massive Dickdarmblutung.

Fisteln zwischen Duodenum und Kolon können auf dem Boden einer ulzerierenden Erkrankung oder eines Duodenalkarzinoms entstehen, die ins Kolon penetrieren oder in umgekehrter Richtung von einem Kolonkarzinom oder einer Divertikelerkrankung, die ins Duodenum einbricht (Abb. 17.1). Da die Fisteln in der Regel sehr klein sind, führen sie zu keiner merklichen Mangelernährung, wie sie im Gefolge ausgedehnter gastrokolischer Fisteln vorkommt.

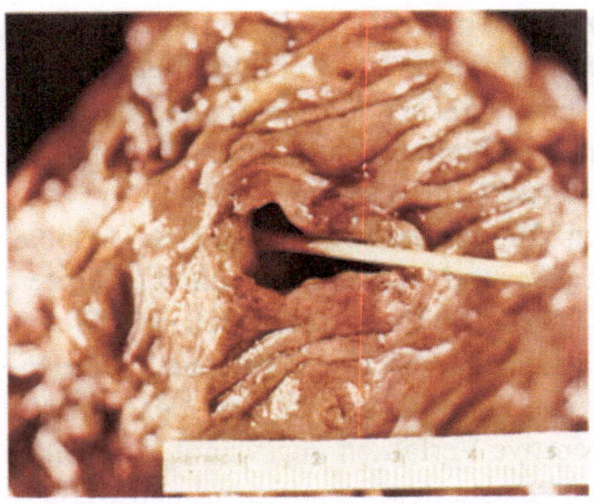

*Abb. 17.1.* Operationspräparat einer duodenokolischen Fistel nach Dickdarmkarzinom

Das Bestehen einer gastrokolischen Fistel ist meist durch plötzlich einsetzende schwere Diarrhöen gekennzeichnet. Der Stuhl enthält unverdaute Speisen. Ein Barium-Kontrasteinlauf zeigt nicht immer den Reflux in den Magen. Obgleich diese Fisteln meist einer Gastroenterostomie oder einer Magenresektion mit B-II-Anastomose beim Duodenalkarzinom folgen, kann auch ein gutartiges Magengeschwür zur Perforation ins Kolon und damit zu einer gastrokolischen Fistel führen [12]. Es ist allerdings häufiger, daß ein Karzinom des Colon transversum in den Magen, als daß ein Magenkarzinom ins Kolon penetriert.

Die operativen Maßnahmen beinhalten bei diesen inneren Fisteln eine entsprechende Resektion und Anastomose, um die Darmkontinuität wiederherzustellen [11–13]. Da einige Erkrankungen zu einer ausgeprägten Mangelernährung führten, wird vor den chirurgischen Maßnahmen eine Hyperalimentation durchgeführt, um den Patienten in einen guten Zustand zu bringen. Die früher bei diesen Fisteln gebräuchlichen mehrzeitigen Verfahren sind daher nicht mehr notwendig.

## Äußere Fisteln

Äußere Fisteln treten dann auf, wenn die primäre Erkrankung im Kolon zu einer Perforation führt, die sich gelegentlich bis zur Haut bahnt [1, 3, 5, 8, 11]. Wir sehen sie am häufigsten bei einer Divertikulitis, sie können jedoch auch mit einem Karzinom, Morbus Crohn, Tuberkulose, Aktinomykose oder einer Fremdkörperperforation einhergehen. Mit der Abheilung der Fisteln ist nach Entfernung des fisteltragenden Kolonsegments zu rechnen. Bei entzündlichen Erkrankungen wie der Tuberkulose oder Aktinomykose ist die spezifische antibiotische Therapie äußerst wichtig und vermindert die Neigung zur erneuten Fistelbildung.

Eine wichtige Ursache der Fisteln ist die Anastomoseninsuffizienz, die entlang einem Drainagekanal oder direkt nach außen führt. Das Einlegen einer Drainage neben die Anastomose erhöht das Risiko einer Fistelbildung. Auch die sekundäre Drainage eines Abszesses, der nach einer Anastomoseninsuffizienz auftritt, führt zur Fistelbildung. Unter der Voraussetzung, daß distal der Leckage keine Stenosierung vorliegt, heilen diese Fisteln spontan ab.

Folgende Ursachen verhindern das spontane Abheilen einer äußeren Dickdarmfistel: (1) die Größe der Fisteln, d.h. über 1 cm Durchmesser, (2) das Vorliegen einer Stenosierung distal des Fistelabganges, (3) eine entzündliche Erkrankung im Kolon, wie z.B. Morbus Crohn, Divertikulitis oder seltene Infektionen wie Tuberkulose oder Aktinomykose, (4) die Epithelisation eines länger bestehenden Fistelganges, der eine spontane Konstriktion und Ausheilung verhindert, (5) ein weiter vorhandenes Karzinom und (6) eine vorausgegangene Strahlentherapie. Nach unseren Erfahrungen schließen sich etwa die Hälfte aller Kolonfisteln spontan. Liegt jedoch eine Lippenfistel oder eine der oben genannten Ursachen vor, ist kein Spontanverschluß zu erwarten, so daß ein operativer Eingriff unumgänglich ist.

Der operative Eingriff setzt voraus, daß die Stelle, von der die Fistelbildung ausgeht, aufgefunden wird. Meist ist es notwendig, ein Kolonsegment zu resezieren, um sicher zu sein, daß die Anastomose im gesunden Darm erfolgt.

Nach einer tiefen anterioren Rektumresektion legen einige Chirurgen Drainagen nach unten durch den Damm. Bildet sich eine Fistel aus, neigt sie trotz einer Kolostomie dazu, weiter fortzubestehen, da der Darm durch die umgebenden Gewebe fixiert ist. In diesen Fällen kann eine schwierige Resektion und Anastomosierung erforderlich werden.

Manchmal erfordert die chirurgische Behandlung einer Fistel als ersten Schritt die Ableitung des Stuhls. Dies ist insbesondere dann indiziert, wenn es aus der Fistel stark sezerniert oder wenn sie mit einer Sekundärinfektion einhergeht. Diese Maßnahme kann bei kleinen Fisteln, wenn sie nicht von einer weiteren Erkrankung des Dickdarms abhängt, zum spontanen Verschluß führen. Diese Situation tritt am häufigsten dann ein, wenn Höhlen nach einer Resektion des Sigmoids drainiert werden. In der Regel wird ein Querdarmanus angelegt. Mit dem Verschluß wird so lange gewartet, bis eine sichere Heilung eingetreten und diese mittels Kolon-Kontrasteinlauf oder rektoskopisch bestätigt ist. Bei Patienten in schlechtem Allgemeinzustand ist eine Hyperalimentation nützlich [1, 3, 5].

In manchen Fällen muß die Kolostomie als definitive Maßnahme zur Behandlung einer Fistel dienen. Liegt beispielsweise eine große rektovaginale Fistel nach einer Strahlenbehandlung beim Zervixkarzinom vor, ist es manchmal nicht möglich, gesunde und für eine Anastomose geeignete Rektumschleimhaut zu finden. In den Fällen, bei denen wenige Zentimeter normaler Rektumschleimhaut im distalen Stumpf bestehen, kann nach vorausgehender Kolektomie ein Durchzugsverfahren nach D'Allaines oder Soave folgen.

Rektovaginale Fisteln nach einer Geburt sind heutzutage äußerst selten. Die Anlage eines Querdarmanus mit nachfolgendem direktem Verschluß durch die Hinterwand der Vagina ist das normale Vorgehen. Zunächst wird ein Schleimhautlappen freipräpariert, die Fistel exzidiert und die Darmwand mit 1 oder 2 Nahtreihen Catgut eingestülpt. Die Vaginalschleimhaut wird darüber in einer separaten Schicht vernäht; ursprünglich wurde von Sims Silberdraht benutzt, was immer noch ein ausgezeichnetes Material ist. Rektovaginale Fisteln aufgrund entzündlicher Erkrankungen, die über die Sphinkteren hinausreichen, lassen sich mit dieser Technik nicht zur Abheilung bringen.

In einer am Massachusetts General Hospital von Edmunds und Mitarbeitern durchgeführten Studie der Dickdarmfisteln zeigte sich, daß 29 von 55 Dickdarmfisteln abwartend behandelt wurden, wobei 15 von 20 abheilten [4]. Bei allen anderen wurde operative Verfahren angewandt. Die Ursachen waren Anastomoseninsuffizienz, chirurgische Verletzung, Appendizitis, Divertikulitis, M. Crohn, Colitis ulcerosa, chronische Abszesse, Tu-

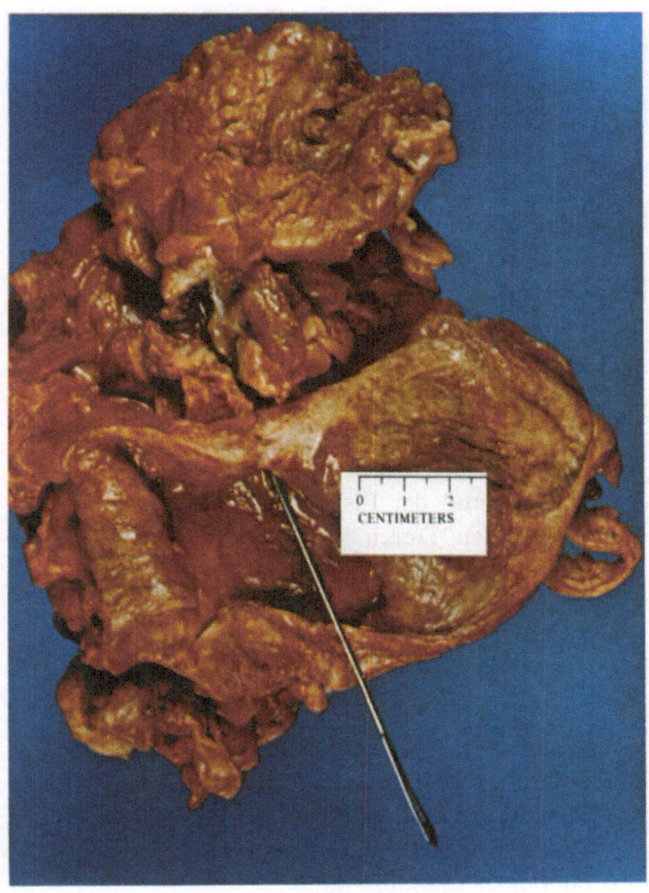


a

b

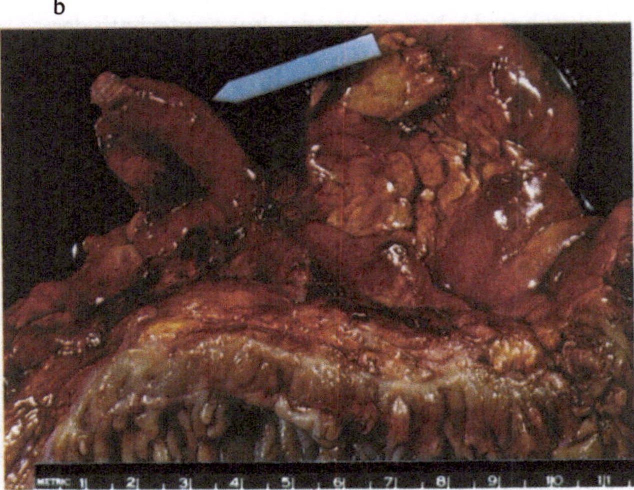

*Abb. 17.2a, b.* Fisteln zwischen Sigma und Blase. (*a*) Autopsiepräparat. (*b*) Operationspräparat

berkulose, Perforation mittels Katheter sowie stumpfes und penetrierendes Trauma. Eine neuere Untersuchung durch Aguirre und Mitarbeitern führte zu nahezu gleichen Ergebnissen [1].

## Fisteln bei Divertikulitis

Da die Divertikulitis die häufigste Erkrankung ist, die sowohl zu inneren und äußeren Fisteln führt, sollen diese separat besprochen werden. Die Lokalisation der Fisteln wird entsprechend einer Übersichtsarbeit in Tabelle 17.1 dargestellt. Dabei zeigt sich, daß die Lokalisation der Fisteln zwischen Blase und Sigma die wichtigste ist [2, 4, 7] (Abb. 17.2).

Die Fisteln zwischen Sigma und Blase treten am häufigsten bei Männern oder aber bei Frauen nach einer Hysterektomie auf, da der Uterus die Blase schützt, wenn er sich zwischen sie und das Sigma legt. Treten bei einem Patienten mit bekannter Divertikulitis daher Beschwerden seitens der Harnwege ein, weist dies auf eine beginnende Fistel hin. Der Austritt von Luft durch die Urethra ist für diese Erkrankung oder den Diabetes mellitus ein sicheres Zeichen. Die Zystoskopie zeigt am Blasendach einen indurierten, entzündeten Bereich. Gelegentlich zeigen sich dort Zeichen einer Kontamination mit Stuhl. Ein Barium-Kontrasteinlauf kann bis auf den Nachweis der Divertikulitis negativ sein. Bei großen Öffnungen fließt das Kontrastmittel allerdings in die Blase (Abb. 17.3) [10].

*Tabelle 17.1.* Fisteln bei Divertikulitis*

| | n | % |
|---|---|---|
| Dickdarm-Blase | 131 | 53,3 |
| Dickdarm-Haut | 77 | 31,3 |
| Dickdarm-Dünndarm | 25 | 10,2 |
| Dickdarm-Vagina | 4 | 1,6 |
| Dickdarm-Dickdarm | 3 | |
| Dickdarm-Uterus | 2 | |
| Dickdarm-Blase | 2 | 3,7 |
| Dickdarm-Ureter | 1 | |
| Dickdarm-Damm | 2 | |
| | 246 | |

* Untersuchungsergebnisse von Colcock und Stahmann [2].

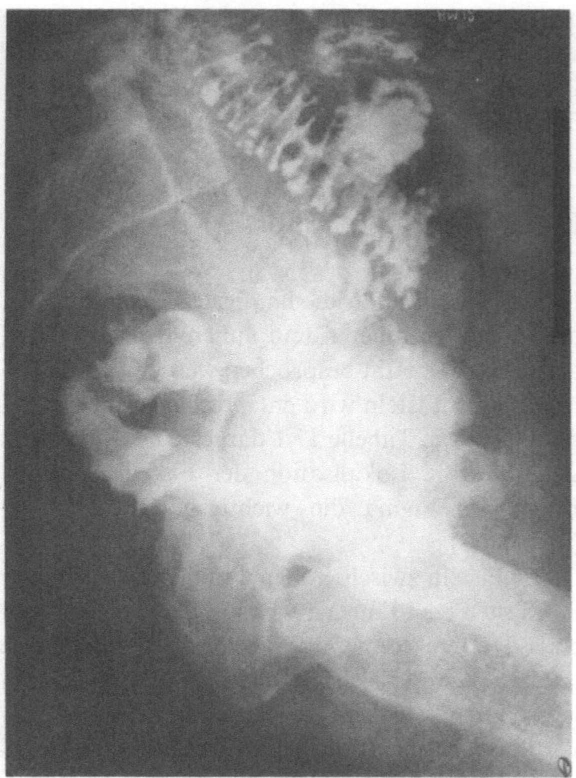

*Abb. 17.3.* Barium-Kontrasteinlauf mit der Darstellung einer Sigma-Blasen-Fistel

Die operative Behandlung der Fisteln zwischen Sigma und Blase besteht in der Resektion des betroffenen Sigmasegments, einer Anastomose und dem Verschluß der Fistel in der Blasenwand. Dieser Verschluß wird in 2 Nahtreihen Catgut durchgeführt. Das Einlegen eines Blasenkatheters sorgt für ausreichende Drainage, so daß keine Zystostomie notwendig ist. Der wichtigste Streitpunkt in der Behandlung dieser Fisteln besteht darin, ob ein einzeitiges Verfahren notwendig ist oder ob vor oder gleichzeitig mit der Resektion eine Kolostomie angelegt werden muß. Sicher kann man die Mehrzahl dieser Fisteln einzeitig behandeln, besonders dann, wenn genügend Netz vorhanden ist, das heruntergezogen und zwischen die Dickdarmanastomose und den Blasenverschluß interponiert werden kann. Bei Patienten mit länger bestehender Fistel kann sich eine kräftige Fibrose und Entzündung um den Darm und nachfolgend eine Insuffizienz der Nahtlinie mit erneuter Fistelbildung entwickeln. Wir glauben, daß es daher manchmal sinnvoll ist, zum Zeitpunkt der Resektion einen Querdarmanus anzulegen und diesen über mehrere Monate zu belassen, bis durch Spülung und Barium-Kontrasteinlauf gesichert ist, daß eine vollständige Abheilung des Sigmas eingetreten ist.

Andere Fisteln lassen sich in der Regel mittels einzeitiger Resektion und Anastomosierung behandeln. Ist der Dünndarm miteinbezogen, wird eine gleichzeitige Segmentresektion und Anastomose notwendig. Ist der Ureter Ort der Fistelbildung, sollte jeder Versuch unternommen werden, die Dickdarmnaht weit vom Ureter wegzulegen und den Ureter so gut wie möglich zu schützen. Außerdem wird eine Drainage in die Nähte des Ureters eingelegt. Treten Fisteln zur Haut oder Vagina auf, muß der Fistelgang nicht besonders beachtet werden. Durch die Resektion des Sigmas und die Anastomosierung heilt der Fistelgang aus.

## Tiefe rektovaginale Fisteln

Fisteln zwischen Rektum und Vagina, die unterhalb der Linea dentata auftreten, können sowohl vom Rektum als auch von der Vagina her operiert werden. Diese Fisteln treten meist nach einer Geburt oder einer Infektion auf.

Von Russell und Gallagher [9] wurde der rektale Zugang für Fisteln im Bereich der Linea dentata beschrieben. Dabei wird vorne kurz unterhalb des mukokutanen Übergangs inzidiert und die Schleimhaut, Submukosa und ein Teil des Sphincter ani internus nach oben in Richtung der Fistel freipräpariert, bis normales Gewebe erreicht wird. Die Fistel wird exzidiert und normale Schleimhaut, die den Defekt bedeckt, darübergeschlagen. Russel und Gallagher legen keine Kolostomie an, wobei die Mehrzahl ihrer Patienten beschwerdefrei wurde.

Ist die Fistelbildung mit einer Durchtrennung des Analsphinkters verbunden, erfolgt die Wiederherstellung, wie in Kap. 22 beschrieben wird [7].

Für etwas höhere Fisteln gaben Greenwald und Hoexter bis 6 cm oberhalb der Linea dentate einen transanalen Zugang an [6]. Nach sorgfältiger Vorbereitung durch mechanische Reinigung und Gabe von Antibiotika wird der Analkanal gespreizt, die Fisteln mit dem umgebenden Gewebe exzidiert und gesunde Schleimhaut freipräpariert, um den Defekt durch Naht zu verschließen.

Eine der häufigsten den Dickdarm betreffende Fisteln entwickelt sich aus dem vom Morbus Crohn befallenen Ileum. In der Regel münden diese Fisteln ins Zökum oder ins Sigmoid. Da das Zökum häufig von dem granulomatösen Prozeß selbst betroffen ist, streben wir bei der Behandlung sowohl die Resektion des terminalen Ileums sowie des Colon ascendens an. Erscheint das Sigmoid bei einer vorausgehenden Kolonoskopie oder zum Zeitpunkt der Operation normal, wird lediglich die Fistel zum Sigmoid exzidiert und übernäht.

Die Divertikulitis kann sowohl zu inneren als auch zu äußeren Fisteln führen, wobei allerdings der äußere Fisteltyp weit häufiger vorkommt. Bei einer Untersuchung dieser in den vergangenen 10 Jahren am eigenen Krankengut gesehenen Fisteln führten 16 in die Blase, 8 in den Dünndarm, 7 zur Scheide, 6 zur Haut, 1 zum Damm und 1 zum Sigmoid. Bei 12 Patienten wurde eine einzeitige, bei allen anderen eine zwei- oder dreizeitige Operation durchgeführt. Kein Patient verstarb.

## Literatur

1. Aguirre A, Fischer JE, Welch CE (1974) The role of surgery and hyperalimentation in therapy of gastrointestinal-cutaneous fistulae. Ann Surg 180:393
2. Colcock BP, Stahmann FD (1972) Fistulas complicating diverticular disease of the sigmoid colon. Ann Surg 175:838
3. Dudrick SI, Wilmore DW, Vars HM, Rhoads JE (1968) Long-term total parenteral nutrition with growth, development, and positive nitrogen balance. Surgery 64:134
4. Edmunds IH Jr, Williams GM, Welch CE (1960) External gastrointestinal fistulae arising from the gastrointestinal tract. Ann Surg 152:445
5. Fischer JE (1976) Total parenteral nutrition. Little, Brown, Boston
6. Greenwald JC, Hoexter B (1978) Repair of rectovaginal fistulas. Surg Gynecol Obstet 146:443
7. Henderson MA, Small WP (1969) Vesico-colic fistula complicating diverticular disease. Br J Urol 41:314
8. Roberts C, Reber H, Way L, et al (1978) External gastrointestinal fistulas. Ann Surg 188:460
9. Russell TR, Gallagher DM (1977) Low rectovaginal fistulas. Approach and treatment. Am J Surg 134:13
10. Ward JN, Lavengood RW Jr, Nay HR, et al (1970) Diagnosis and treatment of colovesical fistulas. Surg Gynecol Obstet 130:1082
11. Webster MW Jr, Carey LC (1976) Fistulae of the intestinal tract. Curr Probl Surg (June) 13:1
12. Welch JP (1979) Internal and external gastric, duodenal and biliary fistulas. In: Maingot R (ed) Abdominal operations, 7th edn. Appleton-Century-Crofts, New York
13. Welch JP, Warshaw AL (1977) Malignant duodenocolic fistulas. Am J Surg 133:658

### *Zusätzliche Literatur*

Rodkey GV, Welch CE (1984) Changing patterns in the surgical treatment of diverticular disease. Ann Surg 200:470

# 18 Rektumprolaps

Obgleich es für die verschiedenen Erkrankungen, die unter diesem Begriff zusammengefaßt werden, keine einheitliche Terminologie gibt, definiert die Mehrzahl der Chirurgen den Begriff „Prolaps" als eine Vorwölbung der Schleimhaut oder der gesamten muskulären Rektumwand vor den Anus. Genauer müßte man sagen „Schleimhautprolaps" oder „Proktidentie", die als Herauspressen des gesamten Rektums inklusive der Muskulatur definiert ist.

Ähnliche Veränderungen können auch innerlich auftreten, ohne daß man von außen einen Prolaps sieht. Bacon und Mitarbeiter nannten solche Veränderungen einen „inneren Prolaps" [2, 3]. Ist nur die Mukosa des Rektums betroffen, können durch die Dicke der Schleimhaut, die den oberen Analkanal verschließen kann, Tenesmen auftreten; wir meinen, daß diese Veränderungen genauer „Vorfall des Peritoneums", wie er von Parks und Mitarbeitern [11] beschrieben wurde, genannt werden sollte (s. Kap. 21). Bacon und Mitarbeiter verwenden auch den Ausdruck „innere Proktidentie", die gleichbedeutend mit der Invagination ist, bei der der Darm nicht durch die anale Schließmuskulatur vorfällt.

In diesem Kapitel soll der Ausdruck „Prolaps" dazu verwandt werden, die äußere Manifestation dieser Erkrankung zu beschreiben. Ein kleiner Prolaps, der lediglich die Schleimhaut betrifft, wird in der Regel von großen prolabierenden Hämorrhoiden begleitet. Die operative Behandlung besteht daher in der Hämorrhoidektomie, die dahingehend modifiziert wird, daß die Schleimhaut höher als bei der gewöhnlichen Hämorrhoidektomie exzidiert wird. Wie gewöhnlich muß dafür Sorge getragen werden, daß die Schleimhautbrükken zwischen den einzelnen entfernten Hämorrhoiden belassen werden, um eine spätere Stenose zu vermeiden.

Fortgeschrittenere Fälle einer echten Proktidentie werden weiter unten in diesem Kapitel besprochen. Diese Art von Prolaps tritt vom Kindes- bis zum Erwachsenenalter auf. Im Kindesalter ist er häufig die Ursache von Obstipationen und verliert sich in der Regel bis zum 5. Lebensjahr spontan. Eine Operationsindikation ist bei Kindern nur selten gegeben. Der Prolaps läßt sich vermeiden, wenn nach jeder Defäkation das Gesäß zusammengeklemmt wird. Auch im jugendlichen oder mittleren Alter ist er relativ ungewöhnlich, häufiger jedoch im Alter mit entsprechend zunehmender Schwäche der Sphinktermuskulatur und der Levatorschlinge. Ohne Zweifel gibt es noch andere auslösende Faktoren. In nahezu allen Fällen liegt ein ungewöhnlich langes Sigma, ein verlängertes Mesosigma und intraperitoneales Rektum und eine geringe intraperitoneale Fixierung des Rektums vor. Die Erkrankung tritt etwas häufiger bei Frauen auf; in der Untersuchungsreihe von Altemeier und Culbertson waren 60% Frauen [1]. Häufig bestehen gleichzeitig Psychosen oder neurologische Erkrankungen. Pathologisch findet sich ein schlaffer M. sphincter externus und eine große Lücke im Beckenboden, die es dem Douglas-Raum ermöglicht, sich zusammen mit dem prolabierenden Dickdarm nach unten zu entwickeln.

Die Beschwerden bestehen in lokalem Schmerz, Ulzeration und Blutung durch den Kontakt der Schleimhaut mit der Kleidung. Häufig besteht eine Inkontinenz, die durch operative Maßnahmen nur sehr schwierig vollständig zu bessern ist.

Zur Behebung eines vollständigen Prolapses wurden zahlreiche Operationen angegeben [4, 5, 9, 10, 12–14, 16, 17]. Man kann sie in 2 Gruppen unterteilen: bei der ersten werden alle Maßnahmen vom Damm her ausgeführt; in der zweiten Gruppe sind diejenigen, die vom Bauch her operiert werden müssen. Es kann auch eine kombinierte abdominoperineale Operation durchgeführt werden, die weiter unten beschrieben wird.

## Perineale Operationsverfahren

Das wahrscheinlich einfachste Verfahren besteht darin, eine ziemlich steife Drainage ins Rektum einzuführen, das prolabierte Gewebe darüberzuführen und unmittelbar distal der Linea dentata eine abschnürende Ligatur fest um den Prolaps zu führen. Dies führt theoretisch zur schrittweisen Nekrose und spontanen Anastomosierung. Dieses Verfahren ist jedoch nicht zu empfehlen, da sich in dem hernierten Douglas-Raum Dünndarmschlingen befinden können, außerdem kann eine Sepsis nicht ausgeschlossen werden.

Thiersch legte als erster einen Draht um den Analkanal (Abb. 18.1a). Dieses Verfahren wurde insbesondere bei älteren Patienten angewandt. Es läßt sich in der von Turell angegebenen Technik sehr einfach durchführen (Abb. 18.1b) [15]. Dabei wird ein Draht der Stärke No. 20 im Bereich der hinteren Kommissur subkutan eingelegt und durch eine unmittelbar neben dem Rektum eingeführte Nadel vorgeschoben. Durch eine zweite Nadel wird der Draht auf der Gegenseite zurückgeführt und dem untersuchenden Finger so lange angepaßt, bis der Durchmesser des Analkanales erreicht ist (Abb. 18.1c). Dieses Verfahren benötigt nur 2 kleine Hautschnitte und verringert die Infektionsgefahr.

Häufig wurde Silberdraht verwandt, da er seltener zur Infektion führt.

Diese Operation ist relativ einfach, jedoch anfällig gegenüber Komplikationen wie Sepsis oder Metallbruch; sie ist daher nicht als dauerhaftes Verfahren geeignet. Weiterhin kann sich das Rektum über dem Draht einstülpen und so einen

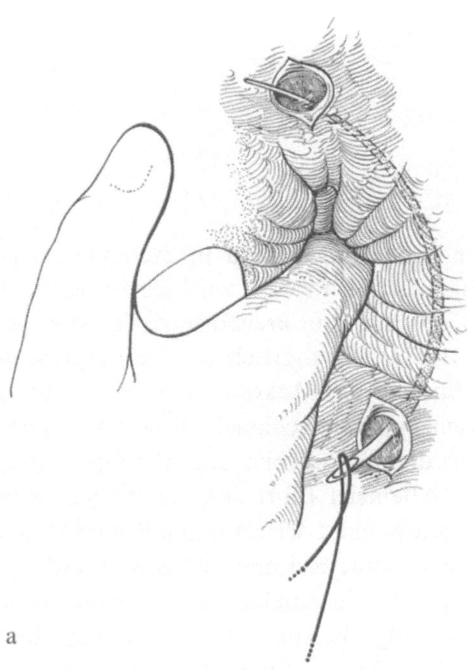


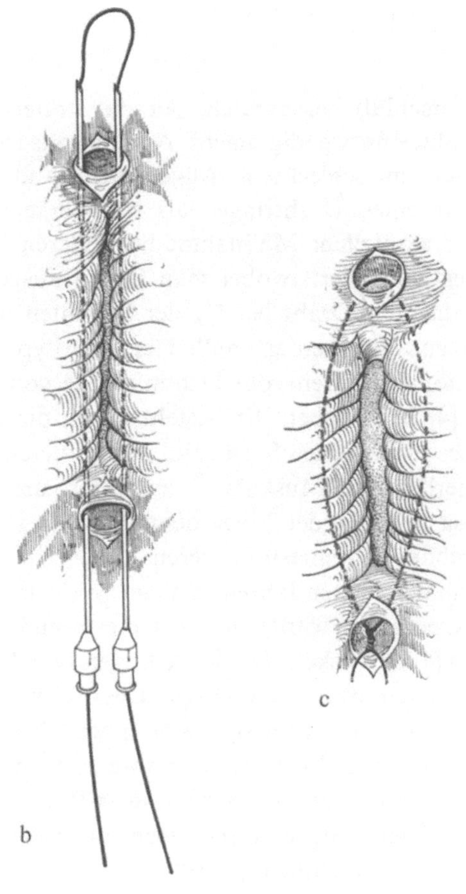


*Abb. 18.1a–c.* Einlegen eines Thiersch-Drahtes durch eine kleine posteriore und anteriore Inzision etwa 1,5 cm vom Analring entfernt. (*a*) Ein Silberdraht der Stärke No. 20 kann mit einer Reverdinnadel eingelegt werden. (*b*) Einlegen langer Kanülen seitlich des Anus, der dadurch gestreckt wird. Vorschieben des Drahtes durch die Nadeln, die zurückgezogen werden (nach Turell). (*c*) Der Draht wird so tief wie möglich über dem in den Analkanal eingeführten Zeigefinger eines Assistenten geknotet. Er wird so stark angezogen, daß ein leichter Druck auf den Finger ausgeübt wird

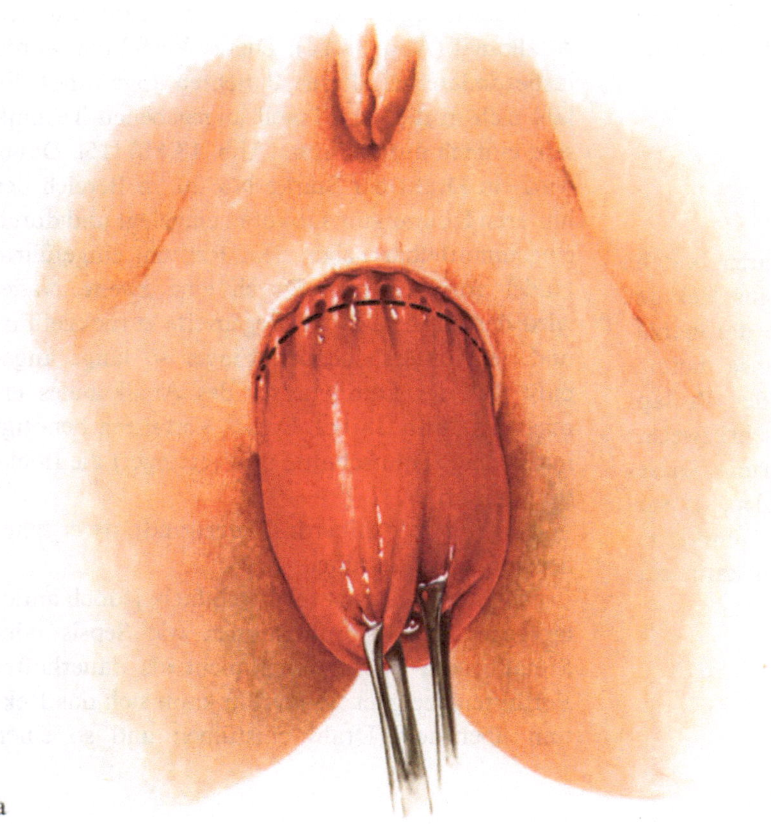
a

*Abb. 18.2a–g.* Resektion und Anastomosierung eines Rektumprolaps vom Damm aus. (*a*) Inzision der Rektumwand unmittelbar oberhalb der Linea dentata (siehe unterbrochene Linie)

Darmverschluß hervorrufen, der die Entfernung des Drahtes notwendig macht. Andererseits ist bei Patienten in schlechtem Allgemeinzustand das Einlegen eines Drahtringes als vorübergehende oder als zusätzliche Maßnahme bei anderen Operationen von Wert, wobei man davon ausgehen kann, daß der Draht bei $^1/_3$ der Patienten nicht wieder entfernt werden muß. Der Prototyp aller Operationsverfahren vom Damm wurde von Delorme [4] beschrieben. Er besteht darin, die Mukosa des prolabierten Segmentes zu exzidieren, die darunterliegende Muskulatur zu raffen und die Mukosa in Höhe der Linea dentata an die Analschleimhaut zu reanastomosieren.

Die in den letzten Jahren häufiger benutzte perineale Operation wurde von Altemeier und Culbertson [1] entwickelt. Bei der richtigen Durchführung müssen mehrere wichtige Details beachtet werden. Das überschüssige Kolon und Rektum wird exzidiert und eine Anastomose in Höhe der Linea dentata angelegt. Der Douglas-Raum wird an viel höherer Stelle verschlossen und die Levatorschlinge beträchtlich gerafft.

Der Patient wird dazu in Steinschnittlage gebracht. Um den Prolaps wird genau oberhalb der Linea dentata eine kreisförmige Inzision geführt (Abb. 18.2a). Theoretisch ist es am besten, in dieser Höhe nur die Mukosa zu entfernen, um einen intakten Sphinkterschlauch zu belassen. Dies verkörpert die wesentlichen Züge der Operation nach Soave. Altemeier führt den Schnitt jedoch durch die äußere Schicht der gesamten Rektumwand und löst das gesamte Rektum inklusive des M. sphincter internus vom Analkanal ab. Beim Soave-Verfahren erfolgt die submuköse Auslösung bis etwa 5 cm oberhalb der Linea dentata, wobei der gesamte Darm einschließlich der Rektumwand freipräpariert wird.

Zu einem frühen Zeitpunkt der Präparation wird der Douglas-Raum vorne an seiner Basis dargestellt (Abb. 18.2b und c). Er muß nun eröffnet oder zurückgehalten werden. In der Regel ist es besser ihn zu eröffnen, so daß später das überschüssige Gewebe exzidiert und hoch verschlossen werden kann. Danach werden die Levatoren, die außergewöhnlich schlaff sind, zu beiden Seiten des

*Abb. 18.2b.* Der sich einstülpende Teil des Rektums wird dargestellt. Durch Zug wird der Douglassche Pouch sichtbar, der unterhalb der unterbrochenen Linie liegt

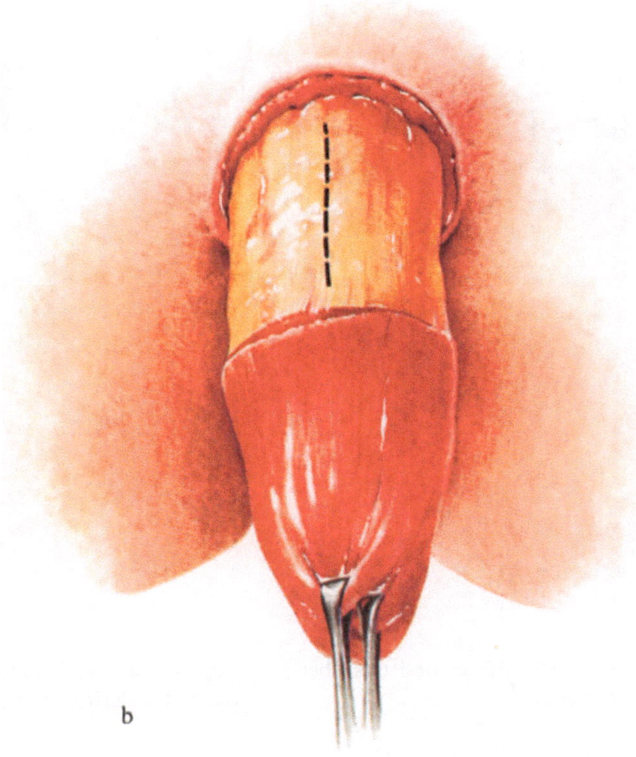


Rektums dargestellt. Die weitere Resektion bis zum Sigma erfolgt so hoch wie notwendig, um das gesamte überschüssige Kolon zu entfernen (Abb. 18.2d). Manchmal handelt es sich dabei nur um 10 cm, manchmal muß jedoch bis zu 50 cm überschüssiger Dickdarm entfernt werden. Nach vollständiger Mobilisierung wird der Douglas durch Nähte verschlossen (Abb. 18.2e). Die Levatoren werden vor dem Rektum mit einigen tiefgreifenden 0 Chrom-Catgut-Nähten vernäht (Abb. 18.2f).

Das Sigma wird so reseziert, daß die Anastomose in Höhe der Linea dentata zu liegen kommt. Die Rekonstruktion erfolgt als zweireihige Anastomose mit resorbierbarer Naht (Abb. 18.2g). Bei fortbestehender Sickerblutung wird durch eine seitliche Stichinzision ein Redon-Katheter ins Operationsgebiet eingelegt und für einige Tage belassen.

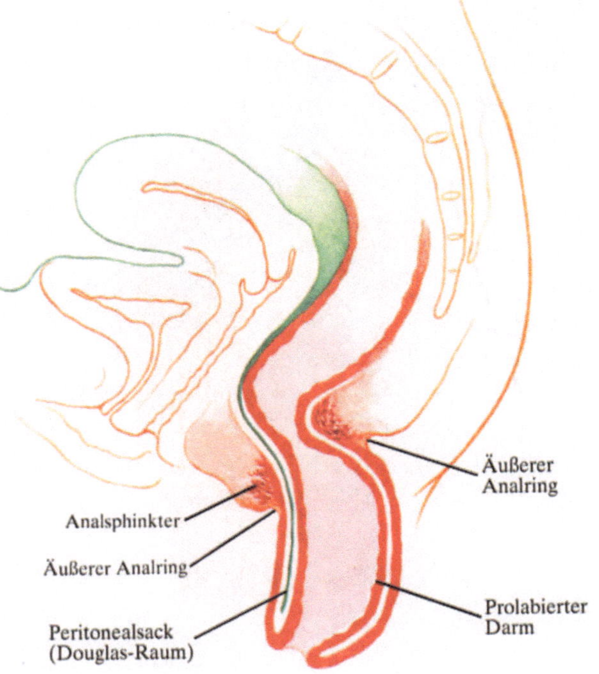


*Abb. 18.2c.* Sagittalschnitt, der die Beziehung des prolabierten Rektums zum Douglasschen Raum darstellt

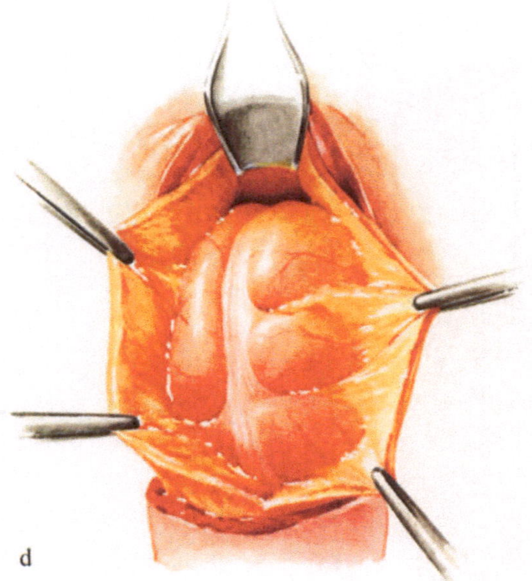


*Abb. 18.2d.* Das Peritoneum ist eröffnet und das überschüssige Kolon zur Seite gezogen.

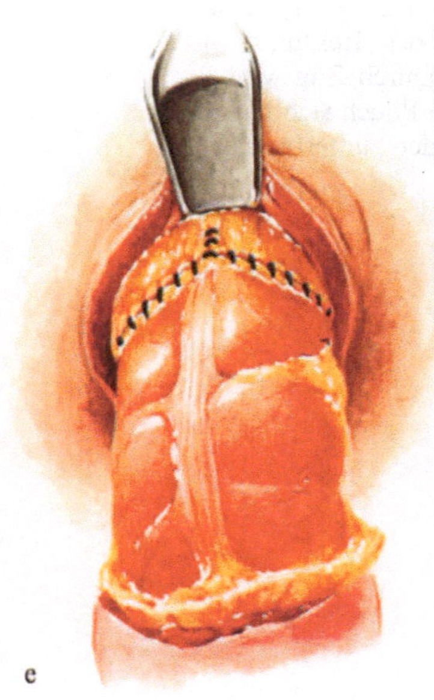


*Abb. 18.2e.* Der überschüssige Peritonealsack wird exzidiert, das Peritoneum durch Naht verschlossen

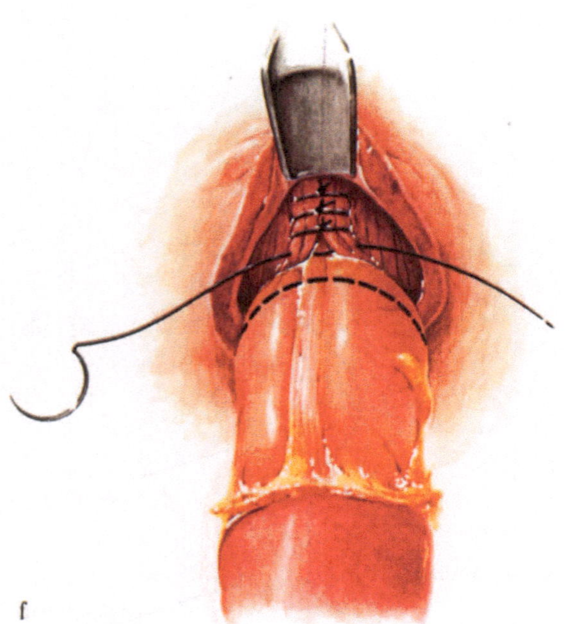


*Abb. 18.2f.* Die Levatoren werden vor dem Rektum zusammengenäht. Der überschüssige Darm entlang der unterbrochenen Linie reseziert.

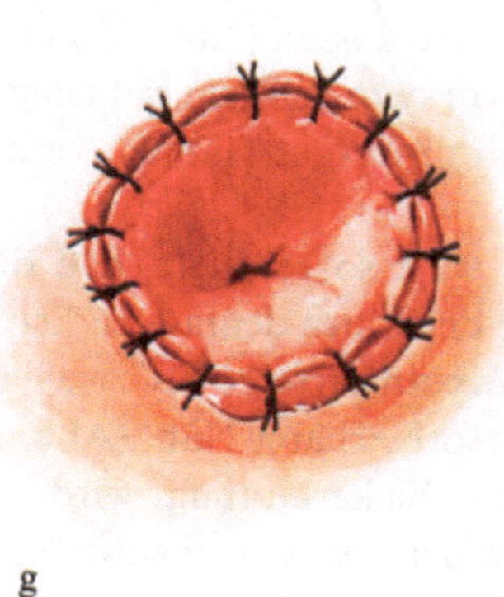


*Abb. 18.2g.* Anlegen einer zweireihigen Anastomose zwischen intraperitonealem Rektum oder Sigma und Linea dentata

## Abdominale Operationsverfahren

Die erste transabdominale Operation eines Prolapses wurde von Moschowitz [9] beschrieben. Dieses Verfahren besteht darin, das Rektum anzuheben, an die Gebärmutter anzunähen und diese an der vorderen Bauchwand aufzuhängen. Dabei kam es häufig zum Rezidiv. Dies führte zur Entwicklung ausgedehnterer Präparations- und Aufhängeverfahren wie dem von Pemberton und Mitarbeitern beschriebenen [12]. Wiederum zeigte sich eine hohe Rezidivrate.

Um Rektum und Sigma in eine eher normale Lage zu bringen, wurde von verschiedenen Chirurgen ein Sigmastoma mit sekundärem Verschluß angelegt. Sie hofften, daß in diesen Fällen die Fixierung des Sigmas einen wiederauftretenden Prolaps verhindern könnte.

Nach unserer Meinung lassen sich die besten Resultate mit einer tiefen anterioren Rektumresektion bei gleichzeitiger Fixierung des Rektums an der Hinterwand des Beckens erreichen [14]. Die Operation erfolgt durch einen linksseitigen Paramedianschnitt. Das Rektum wird zuerst großzügig freipräpariert (Abb. 18.3a). Die unteren Mesenterialgefäße werden unterhalb ihrer Äste zum linken Kolon oder oberen Sigma durchtrennt. Danach werden die seitlichen Hämorrhoidalgefäße unterbunden. Die Präparation erfolgt bis zum Steißbein und vorne bis an die Hinterwand der Vagina oder

*Abb. 18.3a, b.* Anteriore Resektion und Fixierung des Rektums. (*a*) Überschüssiges Sigmoid und intraperitoneales Rektum werden weit mobilisiert und reseziert. Das Beckenbodenperitoneum wird vor dem Rektum inzidiert, so daß das extraperitoneale Rektum angehoben werden kann. Die unterbrochene Linie zeigt die Resektionslinie

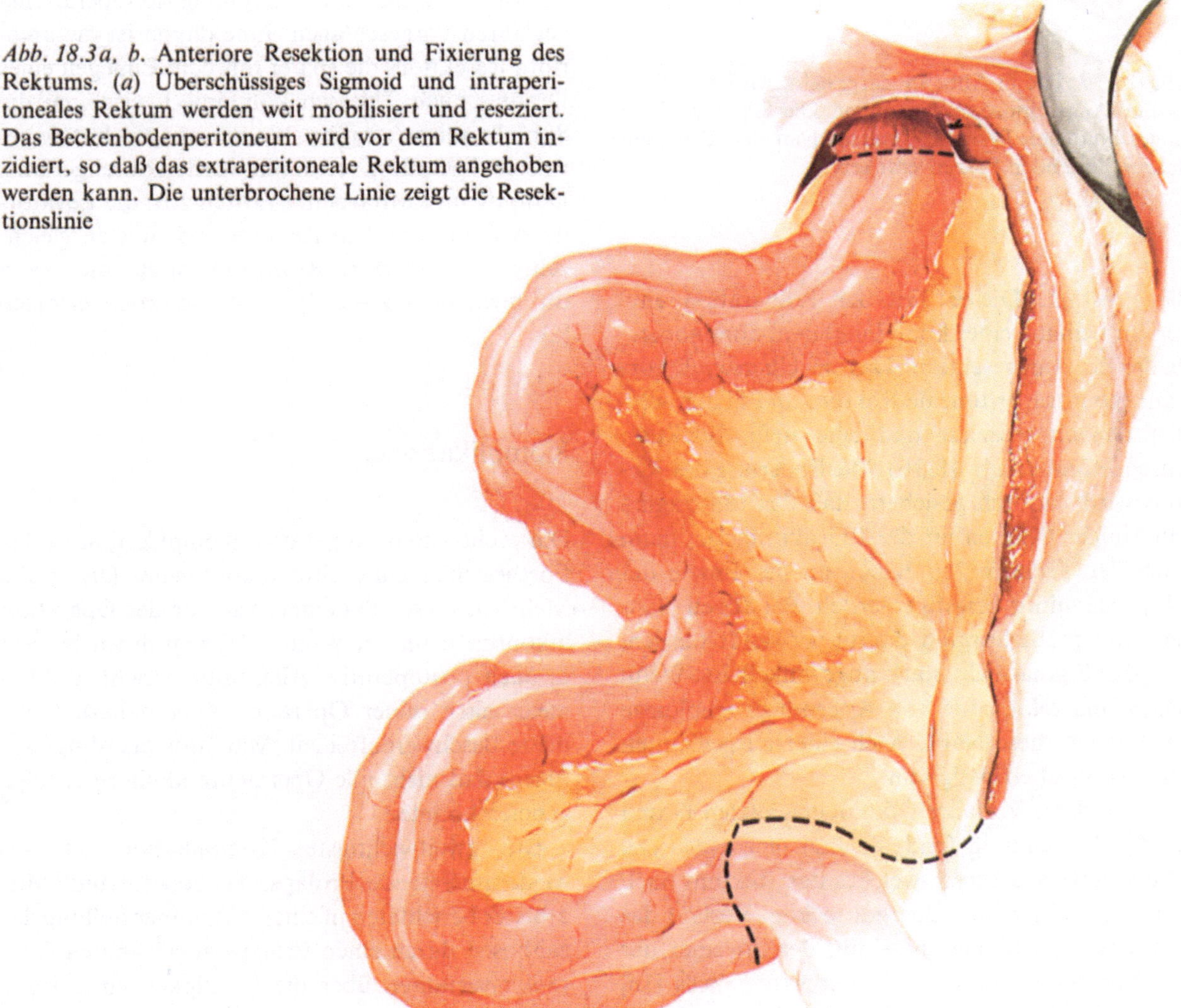

a

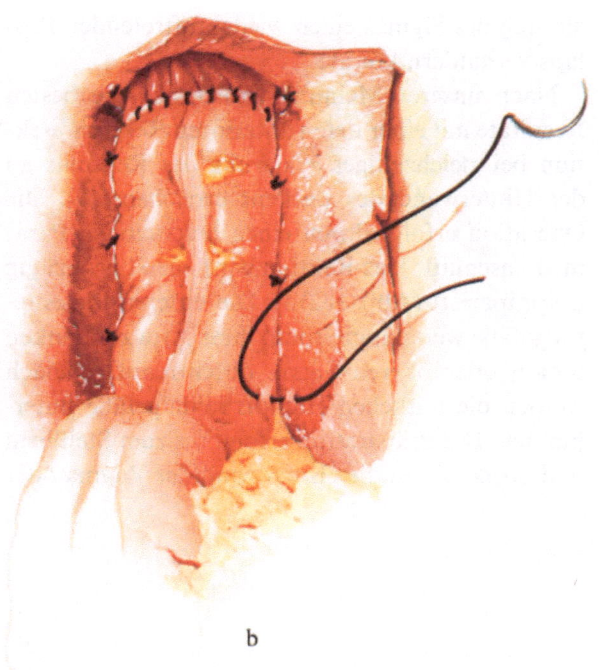

b

*Abb. 18.3b.* Wie in Abb. 3.1 dargestellt, wird eine End-zu-End-Anastomose vorgenommen. Das Sigma wird am eingeschnittenen Peritonealrand und an der über dem Sakrum liegenden Faszie verankert

die Prostata. Dieser Teil der Präparation entspricht beinahe einer kombinierten abdominoperinealen Rektumresektion. Das im Überschuß vorhandene intraperitoneale Rektum und Sigma werden danach reseziert und eine tiefe Resektion durchgeführt (Abb. 18.3b). Die Fixierung des Kolons wird dadurch gesichert, daß das Mesosigma mit einigen Nähten an der Präsakralfaszie, dann nach der Technik von Bacon an der Faszie des M. psoas minor befestigt werden. Bei diesen Nähten muß große Sorgfalt darauf verwandt werden, daß das Sigma nicht stark abgewinkelt ist. Wenn das Sigma relativ frei von Appendices epiploicae ist, können diese Nähte nach einer ausgedehnten Dissektion überflüssig sein.

Ein anderes Verfahren, das in den letzten Jahren häufig Anwendung fand, benützt eine plastische Manschette aus Mesh, welches das Rektum nach hinten retrahiert und den gestreckten Verlauf des Rektums und Sigmas beseitigt, der als einer der Gründe des Prolapses vermutet wird. Wells [16] verwandte dazu Ivalon, und Ripstein und Lanter [13] benützten eine Teflonschlinge. Diese wird dem Douglas-Raum angepaßt und so festgenäht, daß das Rektum nach hinten abgebogen ist (Abb. 18.4). Die Operation wurde von einer großen Zahl bekannter Chirurgen einschließlich Sir Clifford Morgan empfohlen [8]. Allerdings ist sie vor der Möglichkeit eines Rezidivs nicht gefeit. Ein weiterer Nachteil besteht darin, daß es nicht möglich ist, zu rektoskopieren, und sogar die Kolonoskopie kann sich äußerst schwierig gestalten. Manchmal wurde die Entfernung des Mesh wegen einer Obstruktion oder Infektion notwendig.

## Kombinierte abdominoperineale Operationsverfahren

Es wurden verschiedene kombinierte Operationsverfahren vorgeschlagen. Eine davon ist die anteriore Resektion, die später mit dem Einlegen eines Drahtes nach Thiersch kombiniert wird, um die Sphinkteren zu straffen. Weitere ausgedehntere perineale Operationsverfahren wurden durchgeführt. Dunphy und Mitarbeiter rafften z.B. die Levatormuskulatur vor dem Rektum und führten gleichzeitig eine anteriore Resektion durch; dies kann in einem oder zwei Operationsschritten erfolgen [5].

## Komplikationen

Die wichtigste postoperative Komplikation ist das Fortbestehen einer Stuhlinkontinenz. Die große Mehrheit dieser Patienten war vor der Operation inkontinent und zumindest $^1/_3$ von ihnen bleiben es auch postoperativ. Allerdings berichtete Altemeier nach seiner Operation über nahezu komplette Beschwerdefreiheit. Man muß allerdings anfügen, daß nicht alle Operateure ähnliche Erfolge erzielen konnten.

Die zweitwichtigste Komplikation ist der wiederauftretende Prolaps. Theuerkauf und Mitarbeiter berichteten in einer Zusammenstellung der zahllosen durch einen Prolaps angewandten Operationsverfahren über die Häufigkeit eines Rezidivs. Bei der anterioren Resektion liegt die Rezi-

*Abb. 18.4a.* Das Rektum wird in Höhe des Beckenbodens mobilisiert, ein Kunststoffnetz unter die Vorderwand gelegt und mit Seide-Einzelknopfnähten an die dem Rektum aufliegende Faszie geheftet

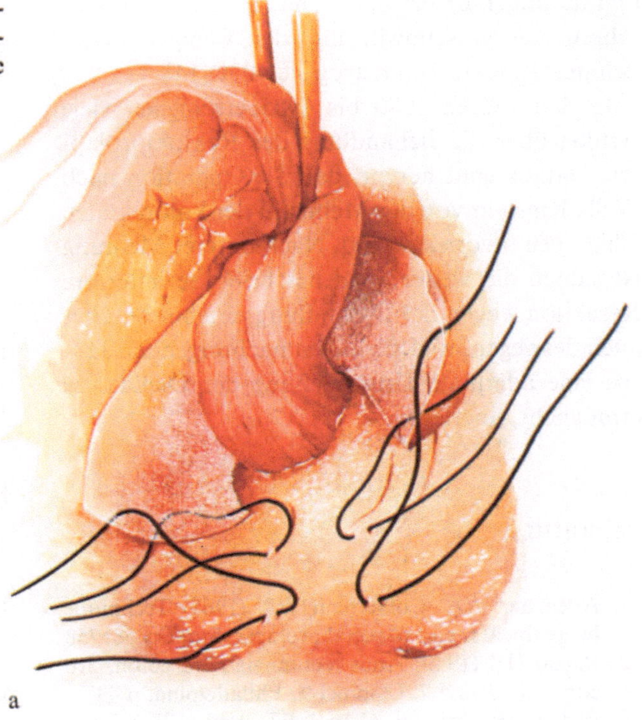

a

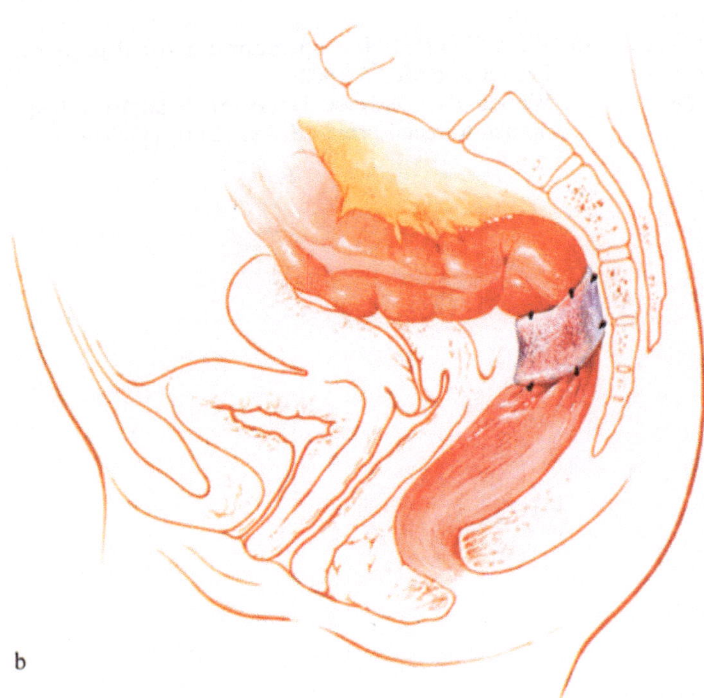

b

*Abb. 18.4b.* Die fertiggestellte Schlinge winkelt das Rektum scharf nach hinten ab. Um die Schlinge in korrekter Lage zu halten, wird das Netz mit Nähten ans Rektum fixiert. Eine zu enge Schlinge kann zu einem Verschluß des Dickdarms führen

divrate ungefähr bei 3,5%; mit dem älteren Verfahren von Moschowitz und den weniger ausgedehnten Resektionen betrug sie 40% [14].

In den Jahren 1980 bis 1985 erschienen viele Artikel über die Behandlung des Rektumprolapses. Daraus geht hervor, daß die Operation nach Wells-Ripstein von der Mehrzahl der kolorektalen Chirurgen favorisiert wird. Nach unserer Meinung ist jedoch die weiter oben beschriebene anteriore Resektion wegen der Behandlungsergebnisse, aber auch deswegen, weil sie in den nachfolgenden Jahren eine adäquate Untersuchung des Dickdarms ermöglicht, überlegen.

## Literatur

1. Altemeier WA, Culbertson WR (1965) Technique for perineal repair of rectal prolapse. Surgery 58:758
2. Bacon HE (1949) Anus-rectum-sigmoid colon, 3rd edn, Vols 1 and 2. Lippincott, Philadelphia, p 497
3. Bacon HE, Arias E, Carroll PT, et al (1956) Complete rectal prolapse or procidentia: Diagnosis and treatment. Geriatrics 11:231
4. Delorme R (1912) Sur le traitement des grands prolapsus du rectum. Bull Med Soc Chir Paris 38:435
5. Dunphy JE, Botsford TW, Savlov E (1953) Surgical treatment of procidentia of the rectum: An evaluation of combined abdominal and perineal repair. Am J Surg 86:605
6. Ejaife JA, Elias EG (1977) Delorme's repair for rectal prolapse. Surg Gynecol Obstet 144:757
7. Frykman HM, Goldberg SM (1969) The surgical treatment of rectal procidentia. Surg Gynecol Obstet 129:1225
8. Morgan CN (1974) Operation for complete prolapse of the rectum. In: Maingot R. (ed) Abdominal operations, 6th edn, Vol 2. Appleton-Century-Crofts, New York, p 2157
9. Moschowitz AV (1912) The pathogenesis, anatomy and cure of prolapse of the rectum. Surg Gynecol Obstet 15:7
10. Parks AG (1967) Post-anal perineorrhaphy for rectal prolapse. Proc R Soc Med 60:920
11. Parks AG, Porter NH, Hardcastle J (1966) the syndrome of the descending perineum. Proc R Soc Med 59:477
12. Pemberton J deJ, Kiernan PC, Pemberton AH (1953) The results of the surgical treatment of complete rectal prolapse, with particular reference to suspension-fixation operation. Ann Surg 137:478
13. Ripstein CB, Lanter B (1963) Etiology and surgical therapy of massive prolapse of the rectum. Ann Surg 157:259
14. Theuerkauf FJ Jr, Beahrs OH, Hill JR (1970) Rectal prolapse: Causation and surgical treatment. Ann Surg 171:819
15. Turell R (ed) (1969) Diseases of the colon and anorectum, 2nd edn, Vol 2. Saunders, Philadelphia, p 1057
16. Wells C (1959) New operation for rectal prolapse. Proc R Soc Med 52:602
17. Woods JH, DeCosse JJ (1976) A parasacral approach to rectal prolapse. Arch Surg 111:914

# 19 Erkrankungen des Gefäßsystems

Ischämische Erkrankungen des Dickdarms können in solche unterteilt werden, die vom Verschluß eines großen Gefäßes herrühren, und solche, die ohne diesen auftreten. Was auch immer die Ursache ist, die Reaktion des Darmes und damit das klinische Erscheinungsbild und sein Verlauf sind die gleichen [1–5, 7, 16, 17].

Die Mukosa ist die Schicht der Darmwand, die gegenüber einer ischämischen Schädigung am empfindlichsten ist [6]. Die charakteristische intraluminale Blutung solcher Erkrankungen wird daher durch Sickerblutungen aus der Mukosa und submuköse Blutungen verursacht. Gleichzeitig verursacht die Ischämie der Muskelschichten Spasmen, welche bei einem Infarkt die ohnehin im Intestinum bestehenden Schmerzen verstärken. Offensichtlich ruft die Ischämie selbst schon Schmerzen hervor, da diese auch in einem späteren Stadium des Infarkts, das schon eher durch eine Dilatation als durch einen Spasmus des betroffenen Segmentes gekennzeichnet ist, fortbestehen. Ist die Ischämie ausgeprägt, entwickelt sich eine Infarzierung und Nekrose der gesamten Kolonwand. Dies ist mit dem Auftreten übelriechender blutiger Peritonealflüssigkeit verbunden. Eine Ischämie der serösen Wandschichten bedeutet besonders auf der linken Kolonseite einen starken Reiz für die Ausbildung von Adhäsionen. Dies kann im klinischen Bild von Perforationen zu einer mehrtägigen Verzögerung führen, da der betroffene Darmabschnitt so lange verschlossen bleibt, bis sich eine Sepsis entwickelt.

Der Wiederherstellung der Durchblutung eines ischämischen Kolonsegments folgt, sofern keine Nekrose der gesamten Wand vorliegt, eine Heilungsphase, die sich über mehrere Wochen erstrekken kann. Sie ist durch Ulzerationen der Schleimhaut und Verletzlichkeit des Dickdarms gekennzeichnet. Ersteres wird häufig durch kleinere, manchmal auch stärkere gastrointestinale Blutungen begleitet. Weiterhin werden Diarrhöen mit Zeichen einer leichten Malabsorption beobachtet. Schließlich kann das verzögerte Auftreten einer Striktur fortdauernde Beschwerden verursachen oder sogar zum Darmverschluß führen. Strikturen treten etwa 6 Wochen nach dem ursächlichen ischämischen Schaden auf, werden jedoch in der Regel erst 2–4 Monate später erkannt.

Sowohl Verdauungsenzyme als auch Bakterien im Darmlumen vermögen das klinische Bild eines ischämischen Schadens zu verändern, da gegenüber beiden die Schleimhautbarriere entfällt. Besonders im Kolon begünstigt der bakterielle Einstrom das frühe Auftreten einer Sepsis und ihrer Komplikationen.

Der intestinale Infarkt ist häufig, aber nicht immer, von einer Leukozytose und einem geringen Anstieg der Serumamylase begleitet. Andere Laborbestimmungen sind nicht dazu geeignet, die Diagnose in irgendeiner Weise positiv zu beeinflussen. Manchmal zeigt sich in der Abdomen-Übersichtsaufnahme sehr frühzeitig das Fehlen der Darmgase und später stehende Darmschlingen oder ein partieller Darmverschluß. Röntgenologisch können Ödem und Blutung der Schleimhaut als sog. „Fingerabdrücke“ durch die Darmgase erkennbar werden, sie lassen sich jedoch mit einer Barium-Kontrastuntersuchung viel besser darstellen (Abb. 19.1a). Luft im Pfortadersystem, die sich auf einer Leeraufnahme darstellt, ist als Spätzeichen zu werten (Abb. 19.1b). Zur Erstellung der Diagnose und späteren Planung eines unter gewissen Umständen möglichen chirurgischen Vorgehens ist die Angiographie sehr wertvoll (Abb. 19.2) [20].

Die Kenntnis der arteriellen Blutversorgung des Kolons und ihrer Abarten sind wichtig, um verschiedene ischämische Erkrankungen zu verstehen und sie behandeln zu können. Der primäre arte-

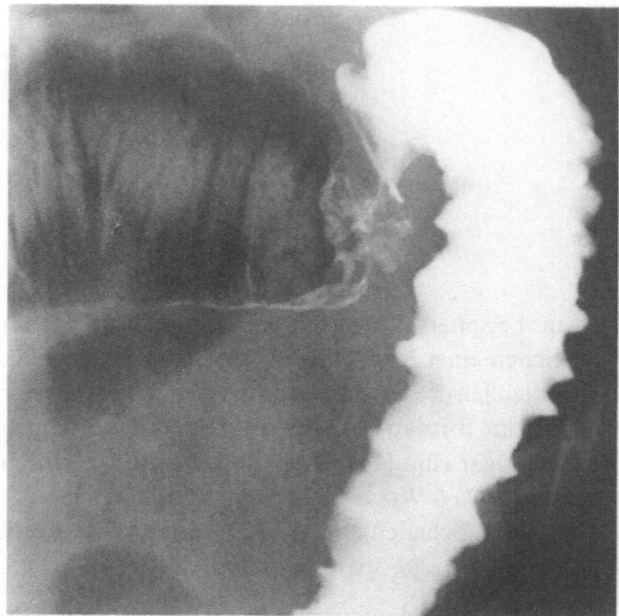

a

*Abb. 19.1a, b.* Typische Befunde bei Patienten mit verminderter mesenterialer Durchblutung. (*a*) Barium-Kontrasteinlauf, der die „Fingerabdrücke" am linken Kolon zeigt

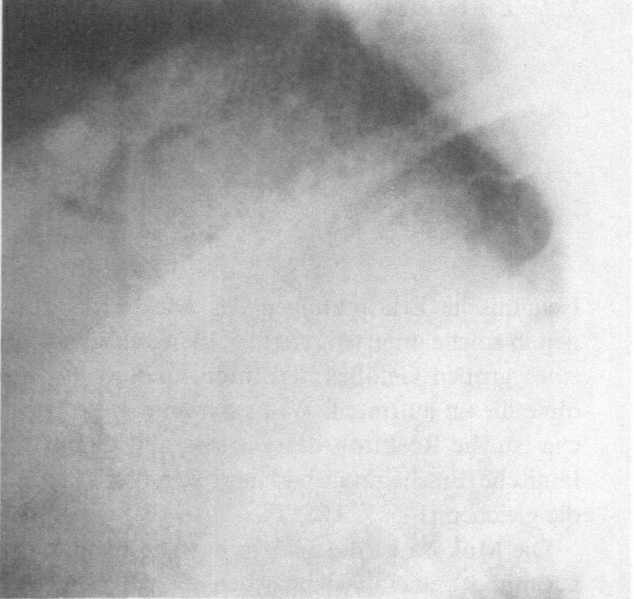

*Abb. 19.1b.* Röntgenleeraufnahme mit Luft in den intrahepatischen Ästen der Pfortader

rielle Einstrom erfolgt sowohl über die A. mesenterica superior (AMS) via A. ileocolica, A. colica media und A. colica dextra, sofern sie angelegt ist, als auch über die A. mesenterica inferior (AMI) und aus den Aa. hypogastricae über die Hämorrhoidalgefäße. Die Randarkaden stellen eine Verbindung zwischen diesen Gefäßen und damit die kollaterale Durchblutung dar, wenn ein zentraler arterieller Verschluß auftritt. Obgleich sie nahezu immer vollständig angelegt sind, variieren diese Arkaden in ihrer Größe und sind damit in ihrer Fähigkeit, unter gewissen Umständen einen kollateralen Einstrom zu ermöglichen, limitiert. Beim Verschluß der A. mesenterica superior an ihrem Abgang sorgt der Kollateralstrom aus der A. mesenterica inferior nahezu immer für die Durchblutung eines Teils des Querkolons und ernährt unter gewissen Umständen das gesamte Kolon. Beim akuten Verschluß der A. mesenterica inferior ernähren die Kollateralen in der Regel den Dickdarm. In 3–5% aller Fälle kommt es jedoch zu einem segmentalen Infarkt des Sigmas. Die kollaterale Durchblutung ist auch dafür verantwortlich, daß das Ausmaß einer Erkrankung an der Peripherie eines Infarktes gemindert wird.

Die sofortige Diagnose ist nirgends so wichtig wie bei der Behandlung des Mesenterialinfarkts [3]. Da die Zeichen und Beschwerden und klinischen Zeichen nicht sehr spezifisch sind, läßt sich dieses sofortige Eingreifen selten erreichen. Bauchschmerzen sind ein Symptom, das alle Patienten aufweisen. Die intestinale Blutung, Erbrechen und Durchfälle sind in wechselndem Ausmaße vorhanden. Später vereinfacht eine hinzukommende Peritonitis die Diagnose. Der Infarkt ist in diesem Stadium der Erkrankung allerdings nicht mehr reversibel und die Überlebensrate ist sehr gering.

Die ischämischen Erkrankungen des Dickdarms gliedern sich aufgrund ihrer Ätiologie in 3 Hauptkategorien [1, 2, 4, 7, 9]: (1) diejenigen, die mit einem akuten Verschluß der A. mesenterica superior und ihrer Äste einhergehen; (2) jene, die mit dem akuten Verschluß der A. mesenterica inferior einhergehen und (3) jene, die man als ischämische Erkrankungen ohne Verschluß bezeichnen könnte. Die dritte Gruppe dieser Erkrankungen zeigt die pathologischen Veränderungen und den klinischen Verlauf einer ischämischen Erkrankung, ein Verschluß größerer Gefäße läßt sich jedoch nicht nachweisen.

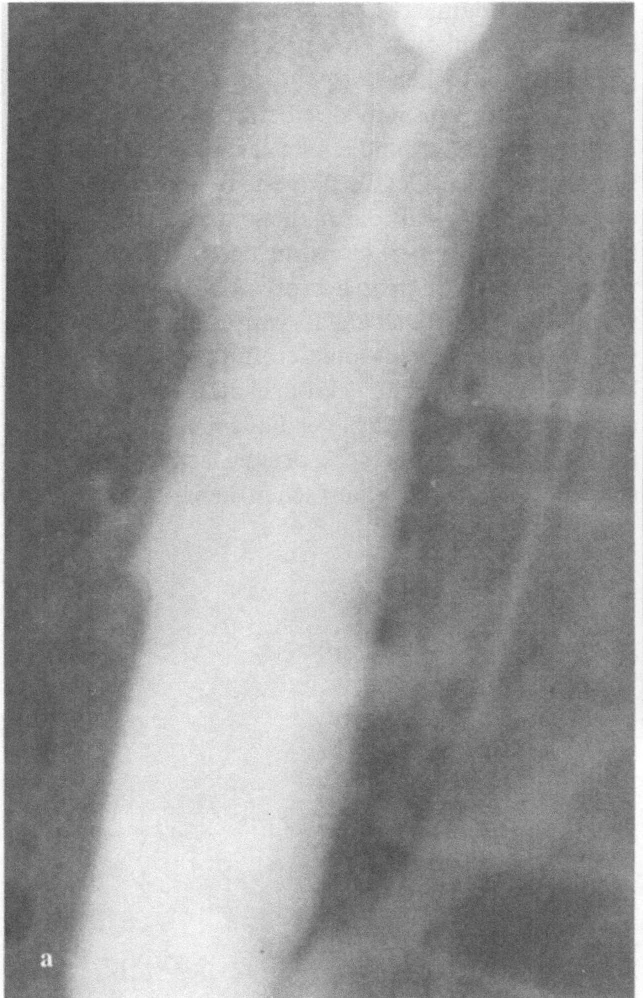

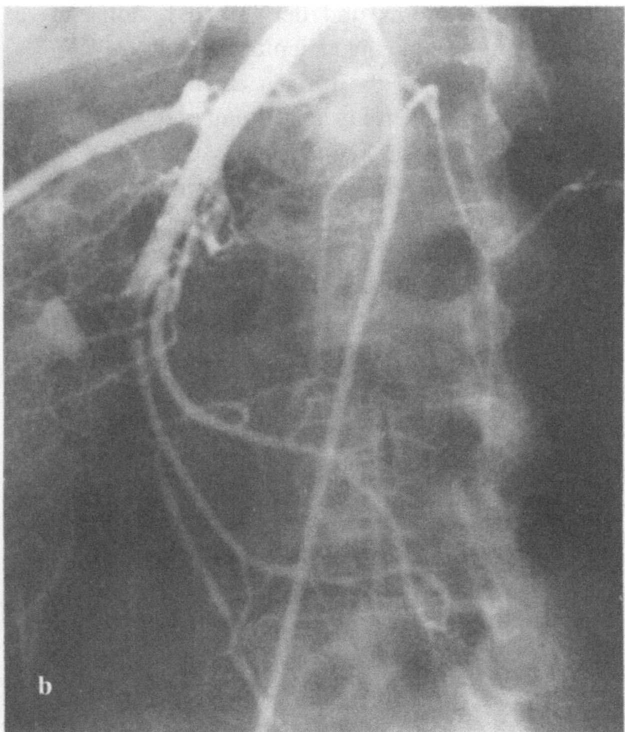

*Abb. 19.2 a, b.* Angiographische Befunde beim akuten Verschluß der A. mesenterica superior. (*a*) Seitliche Ansicht einer akuten Thrombose der A. mesenterica superior bei einem Patienten mit langbestehendem Verschluß des Truncus coeliacus. (*b*) Embolus in der A. mesenterica superior 2 cm unterhalb des Abganges der A. colica media

## Erkrankungen mit arteriellem Verschluß

Der akute Verschluß der A. mesenterica superior nahe ihres Abganges oder in dem Abschnitt zwischen dieser Stelle und dem Abgang der A. colica media und der mittleren Abgänge zum Jejunum, ruft in jedem Falle eine Infarzierung hervor. Manchmal ist das Kolon nicht betroffen, aber in mehr als der Hälfte dieser Fälle ist zumindest das Zökum geschädigt. In Abhängigkeit von der Durchgängigkeit der A. mesenterica inferior und der Beschaffenheit der Randarkaden kann sich die Infarzierung bis zum Colon transversum, zum Colon descendens oder sogar bis ins Sigmoid erstrekken. Der akute Verschluß eines Astes (d.h. durch einen Embolus) kann ohne Infarzierung toleriert werden, ruft jedoch manchmal auch einen segmentalen Infarkt hervor. Beim Verschluß der A. colica media kann eine Infarzierung des Colon transversum eintreten.

Resultiert der Verschluß eines Astes der A. mesenterica superior in der segmentalen Infarzierung des Dünndarms oder Kolons, ist eine Resektion ohne den Versuch einer Revaskularisierung indiziert. In diesen Fällen ist in den peripheren Mesenterialgefäßen auf beiden Seiten des infarzierten Segments ein normaler Puls tastbar. Bei einem zentraleren Verschluß ist es möglich, daß nur ein einzelnes Segment, häufig im unteren Dünndarm, der einzige schwerer betroffene Ort scheint. Allerdings weisen auch die benachbarten Segmente keinen Puls auf, und die Resektion ist unweigerlich von weiteren Infarzierungen, Anastomoseninsuffizienzen und dem Tod der Patienten begleitet. Ausgedehnte Resektionen, die nur wenige Zentimeter des proximalen Jejunums und der linken Kolonseite erhalten, sind selten eine akzeptable Alternative.

Das Ausmaß und die Folgen einer Wiederherstellung der arteriellen Durchblutung in der A. mesenterica superior sind mit der Ursache des Verschlusses eng verknüpft. Da eine Thrombose die Komplikation einer arteriellen Verschlußkrankheit darstellt, ist der Verschluß normalerweise der Ort der häufigsten Bildung eines Plaques, nämlich am Abgang der A. mesenterica superior gelegen. Embolien, die einmal das Lumen der A. mesenterica superior erreicht haben, neigen dazu, sich an einer größeren Abzweigung, d.h. entweder am Abgang der A. colica media oder dahinter, abzusetzen. Die Prognose einer erfolgreichen Revaskularisierung und damit für das Überleben des Patienten, ist beim embolischen Verschluß viel besser als beim thrombotischen Verschluß [7].

Weisen das Ausmaß des betroffenen Darmes und fehlende Pulse auf die Äste der AMS hin, müssen die zentralen Gefäße dargestellt werden. Dies erfolgt dadurch, daß die A. mesenterica superior im Bereich des Querkolons an der Stelle, wo es unterhalb des Pankreas hervortritt, freipräpariert wird (Abb. 19.3). Das Gefäß wird mit geeigneten Gefäßklemmen abgeklemmt, eröffnet und der Embolus mit einem Embolektomiekatheter entfernt (Abb. 19.4). In etwa 20% der Fälle muß gleichzeitig ein nach peripher vorgedrungener Thrombus entfernt werden, aber nur selten kann nicht das

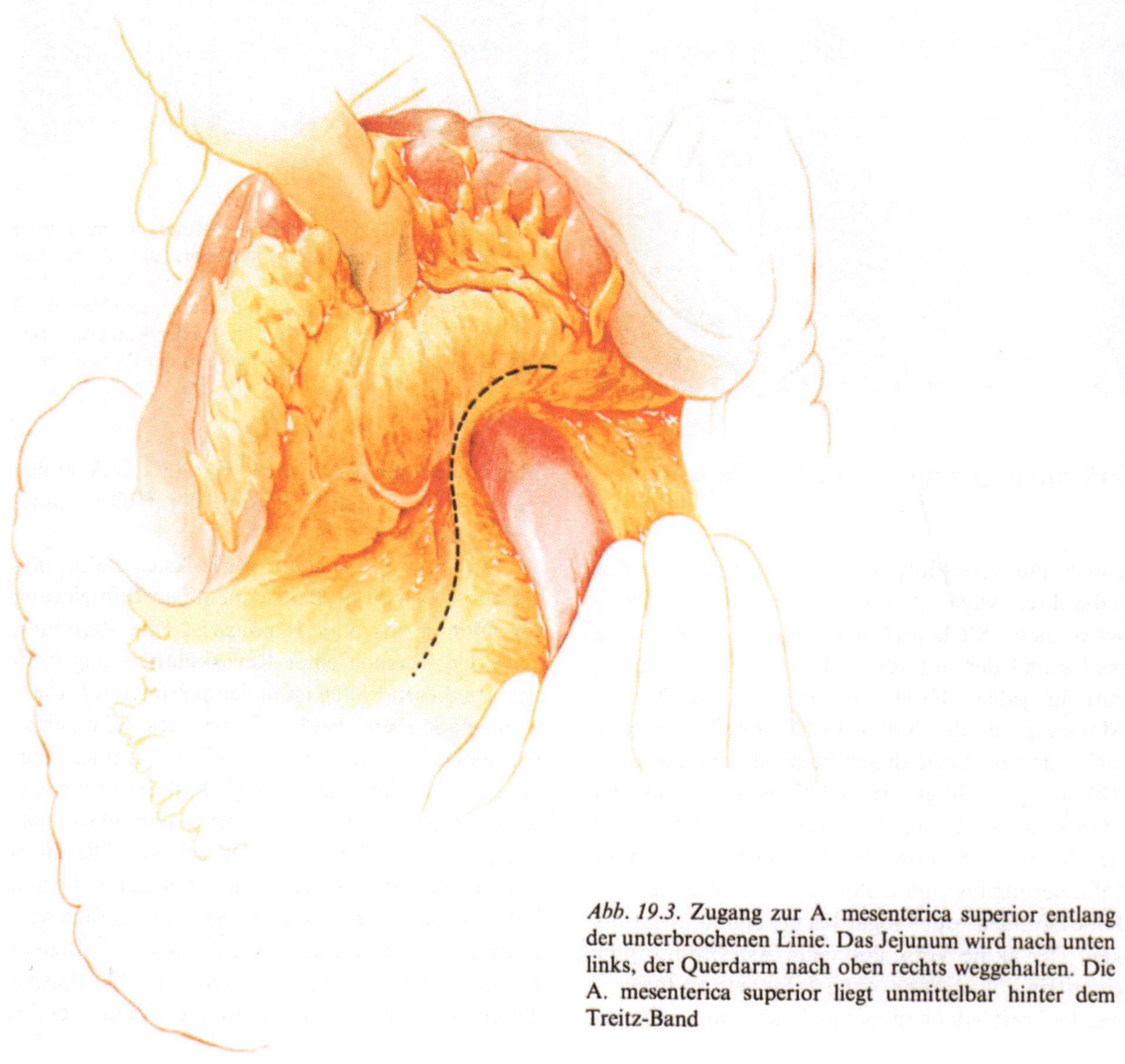

*Abb. 19.3.* Zugang zur A. mesenterica superior entlang der unterbrochenen Linie. Das Jejunum wird nach unten links, der Querdarm nach oben rechts weggehalten. Die A. mesenterica superior liegt unmittelbar hinter dem Treitz-Band

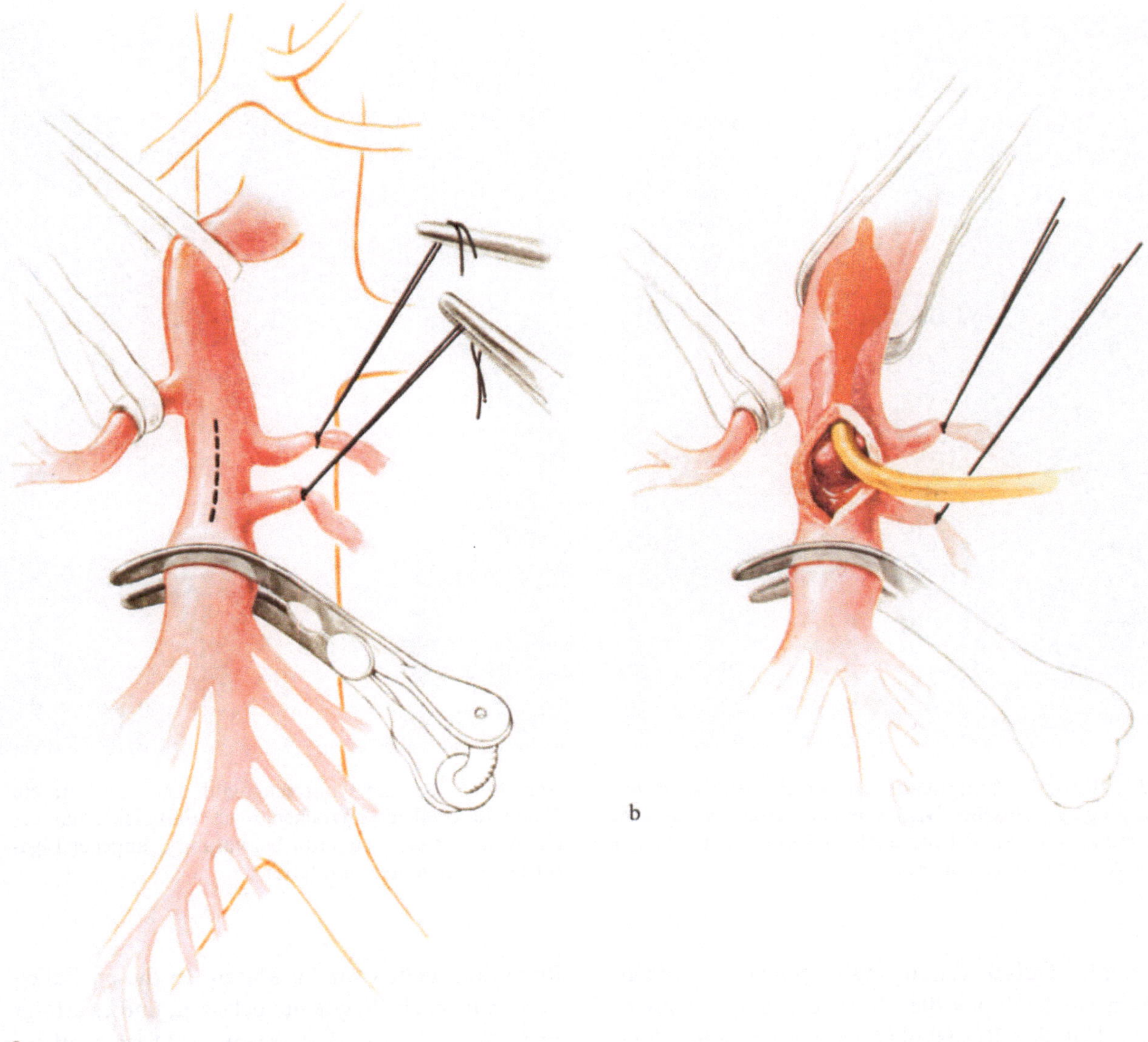


*Abb. 19.4a, b.* Embolektomie aus der A. mesenterica superior. (*a*) Längsschnitt in der A. mesenterica superior. Die beiden oberen Äste zum Jejunum werden zur besseren Übersicht unterbunden und durchtrennt, die Arterie entlang der unterbrochenen Linie eröffnet. Distal liegt eine Bulldog-Klemme an der Arterie, um eine weitere Embolisierung zu verhindern. Um die A. colica media und A. mesenterica superior sind Gummizügel gelegt

*Abb. 19.4b.* Die A. mesenterica superior ist eröffnet und zeigt einen Embolus. Zur Extraktion wird ein Fogarty-Katheter benützt

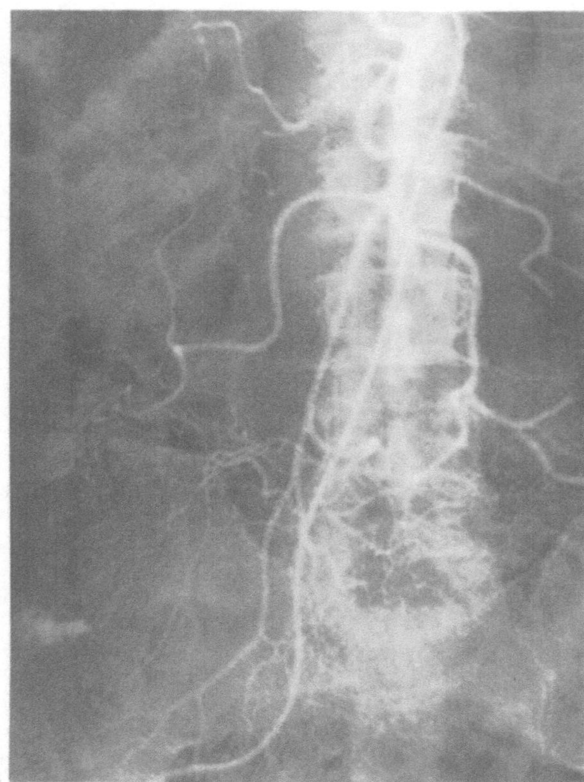


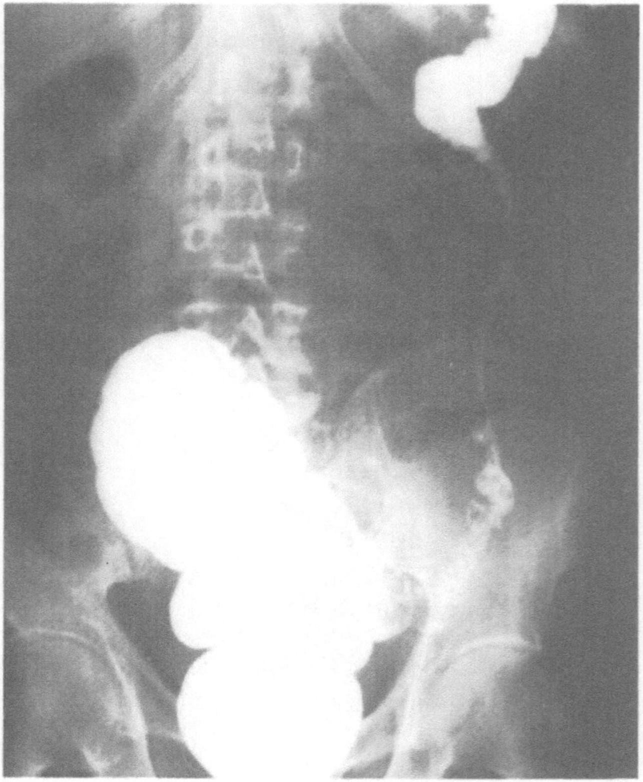

*Abb. 19.5a, b.* Komplikationen der Revaskularisation. (*a*) Angiographischer Nachweis einer Blutung aus dem terminalen Ileum 8 Tage nach der Embolektomie aus der A. mesenterica superior

*Abb. 19.5b.* Barium-Kontrasteinlauf einer Striktur am Colon descendens 8 Wochen nach Embolektomie aus der A. mesenterica superior bei vorausgegangener Ligatur der A. mesenterica inferior

gesamte Gefäß durchgängig gemacht werden, wenn ein Embolus die Ursache des Verschlusses war. Mit der Revaskularisierung können jedoch auch Komplikationen verbunden sein (Abb. 19.5). Bei einer Thrombose ist manchmal eine Thromboendarteriektomie nach proximal möglich: in der Regel kann das Gefäß jedoch nicht zufriedenstellend durchgängig gemacht werden (Abb. 19.6). In manchen Fällen ist daher ein Bypass von der Aorta zu den iliakalen Ästen der A. mesenterica superior die einzige Möglichkeit, den arteriellen Durchfluß wiederherzustellen (Abb. 19.7). Man kann dafür eine künstliche Gefäßprothese verwenden, doch ist ein umgekehrtes Segment der V. saphena zu bevorzugen, da das Risiko einer Infektion viel geringer ist.

Nach der Wiederherstellung des arteriellen Blutflusses irreversibel geschädigte Darmsegmente sollten reseziert werden. In manchen Fällen ist sich der Chirurg über das Ausmaß der erforderlichen Resektion nicht ganz im klaren. In diesen Fällen werden fragliche Segmente belassen, und es erfolgt eine „Second-look“-Laparotomie. Diese muß innerhalb von 12–18 h erfolgen, wenn das Ausmaß des nicht durchbluteten Darmes klar ist. Der Entschluß, solche eine Re-Exploration durchzuführen, muß beim Verschluß der Bauchdecken getroffen werden. Der klinische Verlauf in den nächsten Stunden gibt keine verläßlichen Hinweise auf ihre Notwendigkeit. In keinem Falle sollte nicht sicher durchgängiger Darm belassen werden, selbst wenn eine Second-look-Operation geplant ist; die systemischen Auswirkungen belassenen nekrotischen Darmes können auch innerhalb weniger Stunden unbeherrschbar oder tödlich sein.

Die A. mesenterica inferior ist häufig arteriosklerotisch verändert, und bei vielen älteren Patienten ist ein Verschluß ohne Beschwerdesymptomatik eingetreten. Der akute Verschluß durch Thrombus oder Embolus führt gelegentlich den-

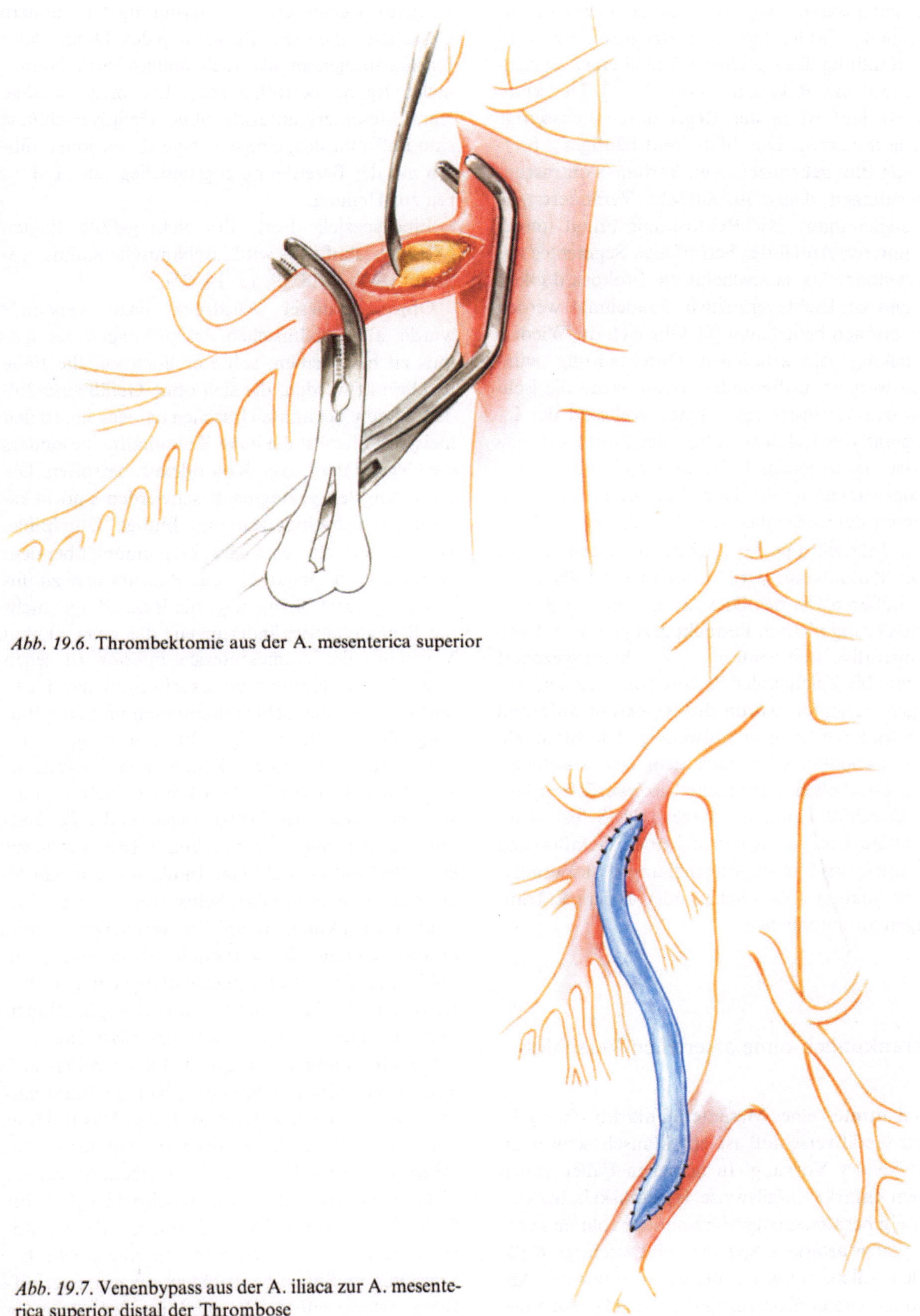

*Abb. 19.6.* Thrombektomie aus der A. mesenterica superior

*Abb. 19.7.* Venenbypass aus der A. iliaca zur A. mesenterica superior distal der Thrombose

noch zur Infarzierung des Sigmoids. Dies ist allerdings in der Tat häufiger eine iatrogene Folge nach Unterbindung des Gefäßes während einer Aortenresektion und Rekonstruktion [8, 18]. Der klinische Verlauf ist in der Regel durch linksseitige Bauchschmerzen, Durchfälle und häufiges Absetzen von Blut gekennzeichnet. Barium-Kontrastuntersuchungen zeigen ischämische Veränderungen der Schleimhaut. Die Rektoskopie bringt immer den unteren Anteil des betroffenen Segmentes zur Darstellung. Dabei erscheint die Mukosa dunkelrot und ist leicht verletzlich. Manchmal werden Ulzerationen beobachtet [6]. Obgleich die Wiederherstellung der arteriellen Durchblutung wünschenswert ist, insbesondere dann, wenn die ischämischen Veränderungen schon während der intraoperativen Rekonstruktion der Aorta deutlich werden, ist in jedem Falle die Resektion mit der Wiederherstellung der Darmkontinuität zu einem späteren Zeitpunkt das beste Verfahren.

Die Infarzierung des Dickdarms unterhalb der linken Kolonflexur wird besser toleriert als an einem höheren Ort des Dickdarms. Da eine Revaskularisierung nicht in Betracht gezogen wird, kann die operative Intervention so lang hinausgezögert werden, bis Zeichen der Perforation eintreten. Bei einigen Patienten wurde die Resektion aufgrund einer späteren Striktur notwendig. Die Mehrzahl dieser Patienten wird nach dem ersten ischämischen Geschehen nicht mehr beschwerdefrei; heftige Durchfälle sind die Regel [19]. Selbst wenn das akute Ereignis sicher auf einen Gefäßprozeß hindeutet, sind Nachuntersuchungen notwendig, um ein malignes Geschehen oder andere Erkrankungen auszuschließen.

## Erkrankungen ohne arteriellen Verschluß

Das Auftreten eines Mesenterialinfarkts ohne größeren Gefäßverschluß ist ein klinisch schwer zu verstehender Vorgang. In manchen Fällen gehen diesem Infarkt anfallsweise Herzmuskelschwäche oder ein herabgesetztes Herzminutenvolumen voraus, wobei arterielle Spasmen eine wichtige Rolle spielen sollen. Andere Fälle traten unter der Anwendung oraler Kontrazeptiva auf [11]. Viele lassen jedoch keine erhöhte Gerinnung oder andere Ursachen erkennen. Es kann jedes Dünn- oder Dickdarmsegment als auch andere intraabdominelle Organe betroffen sein. Die meisten Fälle eines Mesenterialinfarkts ohne Gefäßverschlüsse sind hoffnungslos, einige wenige Resektionen führen mit der Beseitigung zugrundeliegender Faktoren zur Heilung.

Eine spezielle Form des nicht gefäßbedingten Mesenterialinfarkts wird „ischämische Kolitis“ genannt (Abb. 19.8) [9, 13, 14, 21].

Obgleich dieser Ausdruck dazu verwandt wurde, alle ischämischen Erkrankungen des Kolons zu beschreiben, sollte er doch auf die Fälle beschränkt werden, die sich ohne Gefäßverschluß oder andere bekannte Ursachen entwickeln. In den meisten Fällen ist die linke Kolonhälfte, besonders die Gegend der linken Kolonflexur, betroffen. Die am häufigsten geklagten Beschwerden sind linksseitige Bauchschmerzen und blutige Durchfälle. Häufig findet sich eine Abwehrspannung über dem betroffenen Segment. Da das Rektum nahezu immer ausgespart bleibt, zeigt die Rektoskopie nicht die Schleimhautveränderungen, die beim akuten Verschluß der A. mesenterica inferior zu sehen sind. Barium-Kontrastuntersuchungen des Dickdarms zeigen das Schleimhautödem und eine Blutung, aber sie sind häufig nicht notwendig.

Die Ruhigstellung des Kolons und die systemische Gabe von Antibiotika können sich als hilfreich erweisen, aber das wichtigste in der Behandlung ist die enge Überwachung. Das Vorliegen einer Perforation stellt eine Indikation zur chirurgischen Intervention dar. Selbst wenn sich der Patient vom akuten Krankheitsgeschehen erholt, können anhaltende Durchfälle fortbestehen, die mit Schleimhautulzerationen einhergehen und später zu einer Striktur führen; beide Komplikationen bedürfen manchmal einer Resektion [10, 15].

Gefäßtumoren treten im Dickdarm selten auf. Teleangiektasien können den gesamten Intestinaltrakt betreffen, wie z.B. bei M. Osler. Das Rektum kann von diffusen kavernösen Hämangiomen befallen sein. Nach Jeffrey und Mitarbeitern wurden bislang erst 75 Fälle davon beschrieben [12]; bei 5 wurde eine Resektion und kolorektale Anastomose durchgeführt. Wir konnten eine solche Erkrankung im Sigma beobachten, die mit einer diffusen arteriovenösen Verbindung der gesamten

*Abb. 19.8.* Operationspräparat einer ischämischen Kolitis

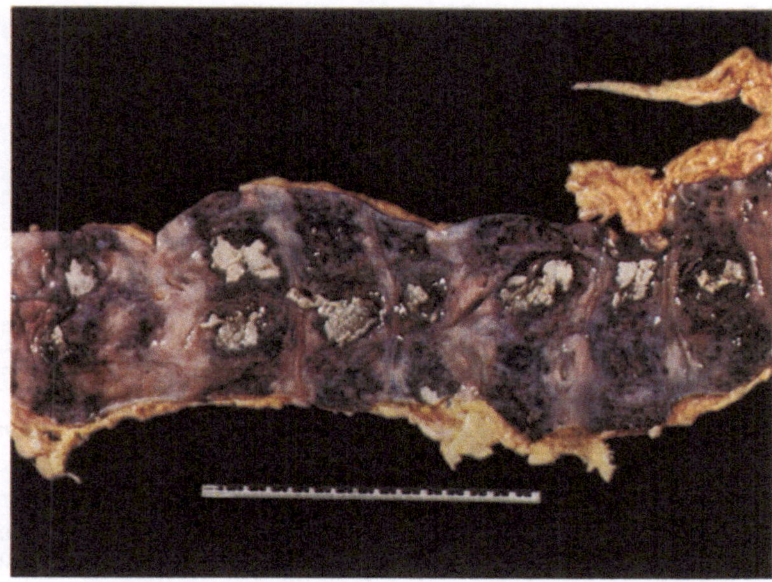

linken unteren Extremität einherging; aufgrund einer Dickdarmblutung wurde eine segmentale Resektion notwendig.

## Literatur


1. Boley SJ, Brandt LJ, Veith FJ (1978) Ischemic disorders of the intestines. Curr Probl Surg (April) 18:1
2. Boley SJ, Gliedman ML (1971) Circulatory responses to mesenteric ischemia. In: Boley SJ, Schwartz SS, Williams LF (eds) Vascular disorders of the intestine. Appleton-Century-Crofts, New York
3. Boley SJ, Krieger H, Schultz L, et al (1965) Experimental aspects of peripheral vascular occlusion of the intestine. Surg Gynecol Obstet 121:789
4. Boley SJ, Schwartz S, Lash J, et al (1963) Reversible vascular occlusion of the colon. Surg Gynecol Obstet 116:53
5. Boley SJ, Sprayregan S, Siegelmann SS, et al (1977) Initial results from an aggressive roentgenological and surgical approach to acute mesenteric ischemia. Surgery 82:848
6. Carter R, Vannix R, Hinshaw DB, et al (1959) Inferior mesenteric occlusion: Sigmoidoscopic diagnosis. Surgery 46:845
7. Crawford ES, Morris GC Jr, Myhre HO, et al (1977) Celiac axis, superior mesenteric artery, and inferior mesenteric artery occlusion: Surgical considerations. Surgery 82:856
8. Ernst CB, Hagihara PF, Daugherty ME, et al (1976) Ischemic colitis incidence following abdominal aortic reconstruction: A prospective study. Surgery 80:417
9. Hertzer NR, Beven EG, Humphries AW (1977) Colonic intestinal ischemia. Surgery 145:321
10. Hunt DR (1977) Surgical management of gangrenous ischemic colitis: Report of five cases. Dis Colon Rectum 20:36
11. Hurwitz RL, Martin AJ, Grossman BE, et al (1970) Oral contraceptives and gastrointestinal disorders. Ann Surg 172:892
12. Jeffrey PJ, Hawley PR, Parks AG (1976) Colo-anal sleeve anastomosis in the treatment of diffuse cavernous haemangioma involving the rectum. Br J Surg 63:678
13. Marston A, Marcuson RW, Chapmen M, et al (1969) Experimental study of devascularization of the colon. Gut 10:121
14. Marston A, Pheils MT, Thomas ML, et al (1966) Ischaemic colitis. Gut 7:1
15. Mozes M, Adar R, Tsur N, et al (1971) Intestinal obstruction due to mesenteric vascular occlusion. Surg Gynecol Obstet 133:583
16. O'Connell TX, Kadell B, Tompkins RK (1976) Ischemia of the colon. Surg Gynecol Obstet 142:337
17. Ottinger LW (1978) the surgical management of acute occlusion of the superior mesenteric artery. Ann Surg 188:721
18. Ottinger LW, Darling RC, Nathan MJ, et al (1972) Left colon ischemia complicating aorto-iliac reconstruction: Causes, diagnosis, management, and prevention. Arch Surg 105:841
19. Shaw RS, Maynard E.P. III (1958) Acute and chronic thrombosis of the mesenteric arteries associated with malabsorption: A report of two cases successfully treated by thromboendartectomy. N Engl J Med 258:874
20. Tomchik FS, Wittenberg J, Ottinger LW (1970) The roentgenographic spectrum of bowel infarction. Radiology 96:249
21. Williams LF Jr, Bosniak MA, Wittenberg J, et al (1969) Ischemic colitis. Am J Surg 117:254

# 20 Blutung aus Kolon und Rektum

Eine Blutung aus dem Rektum wird vom Patienten als sehr ernstes Zeichen angesehen. Daher muß der Chirurg viele Patienten mit diesem speziellen Problem untersuchen. Diagnose und Therapie müssen insbesondere dann, wenn die Blutung massiv ist, Hand in Hand gehen. In den meisten Fällen wird standardmäßig vorgegangen. Die Ursachen einer rektalen Blutung sind nachfolgend der Reihe nach mit zunehmender Schwere der Blutung aufgeführt:

*1. Die Blutung manifestiert sich im Stuhl durch einen positiven Guajakintest:* Diese Patienten werden herausgelesen, wenn Screening-Untersuchungen zum Nachweis einer Dickdarmerkrankung durchgeführt werden, wobei die Patienten in der Regel 50 Jahre alt oder darüber sind. Es muß an die Möglichkeit eines versteckten Karzinoms gedacht werden, und weitere diagnostische Maßnahmen sind notwendig.

*2. Es finden sich kleine hellrote Blutmengen am Toilettenpapier oder zum Zeitpunkt der Defäkation am Stuhl:* In der Regel wird über diese Art einer Blutung berichtet. Beinahe in allen Fällen rührt sie von einer Erkrankung des Anorektums her. Häufigste Ursachen sind Hämorrhoiden, aber es können auch oberflächliche Fissuren oder traumatische Exkoriationen von zu kräftigem Säubern zu einer Blutung führen. Wird der Patient unmittelbar nach dem Absetzen des blutigen Stuhls untersucht, kann der ulzerierte Bezirk sichtbar sein; wenn aber einige Stunden vergehen, ist es nahezu unmöglich, den Ort der Blutung im Anorektalgebiet zu finden.

*3. Wiederholtes Absetzen kleinerer Blutmengen über einen Zeitraum mehrerer Tage, wobei das Blut mit dem Stuhl vermischt ist:* Eine derartige Blutung muß immer mit großem Mißtrauen betrachtet werden. Beim Erwachsenen sind die häufigsten Ursachen ein Karzinom, Polypen oder eine Divertikulitis. Bei jungen Erwachsenen kann es das erste Zeichen einer Colitis ulcerosa oder eines M. Crohn sein.

*4. Akute massive Blutung:* In diesem Fall wird der Patient eine große Menge entweder hellroten oder kirschroten Blutes absetzen. Obgleich die Blutmenge häufig alarmierend ist, entwickeln diese Patienten sehr selten einen Schock und die Gesamtmenge des Blutverlustes ist im Durchschnitt gerechnet viel geringer, als wenn die Blutung aus dem oberen Gastrointestinaltrakt stammt. Dies ist allerdings die einzige Patientengruppe, bei der ein sofortiges therapeutisches Vorgehen erforderlich wird; in all den vorangegangenen Gruppen richtet sich die Behandlung der Blutung nach der zugrunde liegenden Erkrankung.

Blutet der Patient bei der Einlieferung ins Krankenhaus massiv, kann durch Abschätzen seines Alters ein gewisser Rückschluß gezogen werden. Bei einem Kind oder einem Jugendlichen ist die Wahrscheinlichkeit eines Meckel-Divertikels sehr hoch; die Blutung stammt aus einem angrenzenden Ulkus im Ileum. Ältere Jugendliche und junge Erwachsene können aufgrund einer Colitis ulcerosa massiv bluten; beim M. Crohn ist eine massive Blutung sehr selten. Bei Erwachsenen liegt am häufigsten eine Divertikulitis [2] oder eine Angiodysplasie zugrunde [7–10, 12].

Der Ausdruck „Angiodysplasie" wurde von Galdabini bei einzelnen oder multiplen kleinen umschriebenen submukösen Bezirken dilatierter Venen von 1–5 mm Durchmesser verwandt; oberflächliche Ulzerationen können hierbei zu ernsten Blutungen führen. Die Ursache dieser Erkrankung ist nicht bekannt [3]. Sie tritt nahezu immer nahe der Ileozökalklappe auf. Da der Druck im Kolon am höchsten im Zökum ist, glauben Boley und Mitarbeiter, daß der Druck der Muskelwand zu einer venösen Dilatation führt und diese Krankheit verursacht [3]. Der Pathologe bedarf zum

Nachweis dieser kleinen Veränderungen besonderer Injektionstechniken.

Die Diagnose der Angiodysplasie wird, wie unten beschrieben, angiographisch gestellt. In wenigen Fällen konnte die Blutung kolonoskopisch nachgewiesen werden. Findet sich die Erkrankung bei der Kolonoskopie in einem gut vorbereiteten Dickdarm, wurde die Elektrokoagulation als mögliche Therapie vorgeschlagen; bislang wurden jedoch noch keine Nachuntersuchungen durchgeführt, die zeigen, ob dies letztendlich befriedigend ist. Da es nicht möglich ist, den Dickdarm unter Notfallbedingungen gut zu reinigen, wird dieses Verfahren wahrscheinlich keine breite Anwendung finden.

Der Patient mit einer akuten massiven Blutung wird nach seiner Aufnahme in üblicher Weise durchuntersucht. Eine Proktoskopie schaltet die Möglichkeit aus, daß die Blutung von inneren Hämorrhoiden herrührt und zur Füllung des Rektums oberhalb eines funktionierenden Sphinkters führt. Die Rektoskopie kann andere Erkrankungen am unteren Dickdarm ausschließen. Sind die Ergebnisse dieser Untersuchungen negativ und blutet der Patient weiterhin stark, so ist eine notfallmäßige Angiographie indiziert. Läßt sich eine Blutungsquelle nachweisen, kann darüber hinaus durch die Injektion von Pitressin in den Katheter zumindest vorübergehend eine Kontrolle der Blutung erreicht werden.

Eine Blutung auf dem Boden einer Divertikulitis oder einer Angiodysplasie tritt am häufigsten im 8. Lebensjahrzehnt auf. Nach unseren Erfahrungen ist die Unterscheidung am besten mit der selektiven Angiographie möglich. Athanasoulis fand heraus, daß bei der Blutung aufgrund einer Diver-

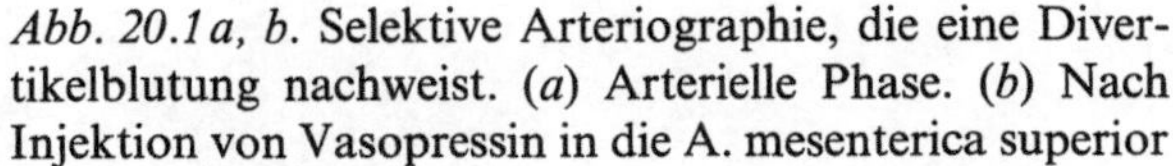

*Abb. 20.1a, b.* Selektive Arteriographie, die eine Divertikelblutung nachweist. (*a*) Arterielle Phase. (*b*) Nach Injektion von Vasopressin in die A. mesenterica superior

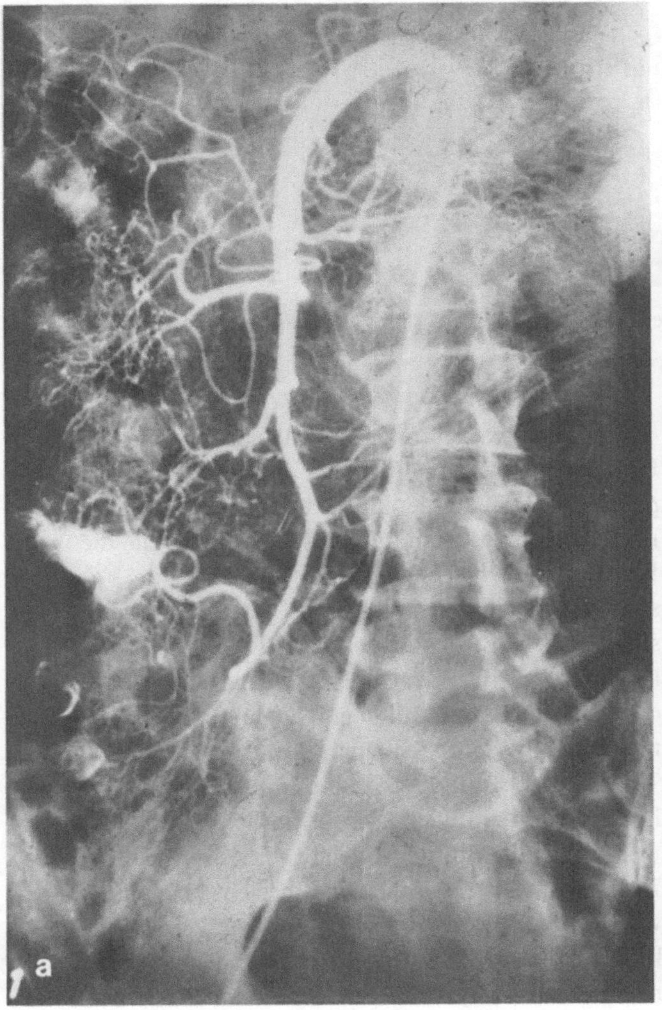


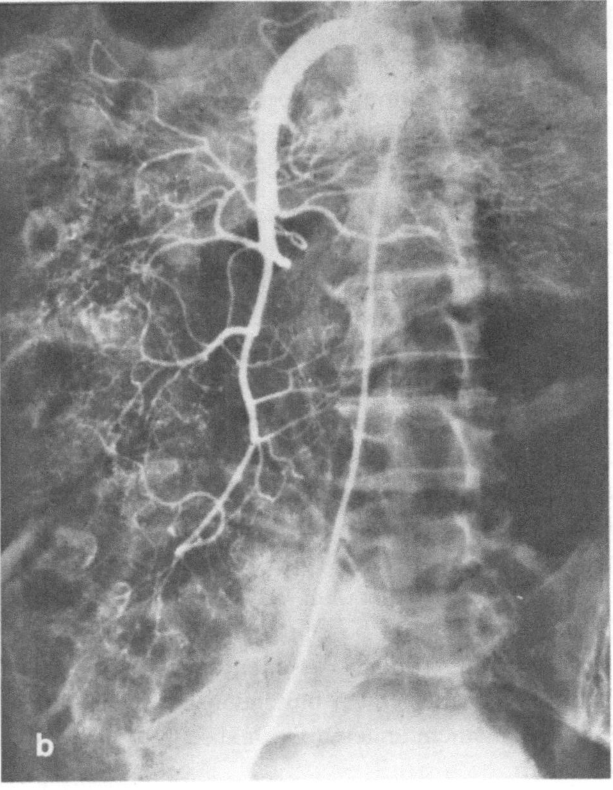

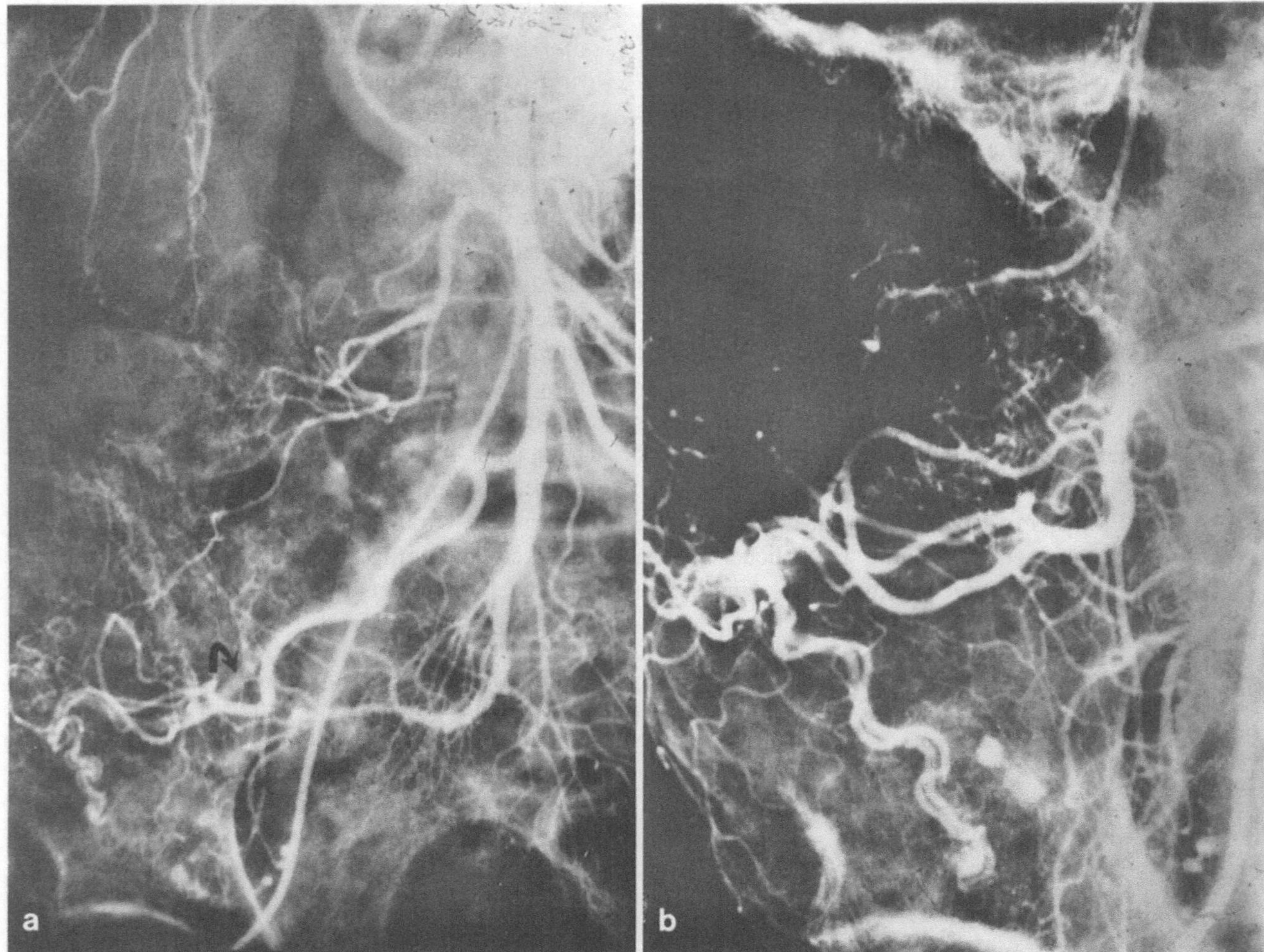


*Abb. 20.2a, b.* Selektive Arteriographie einer Angiodysplasie. (*a*) Arterielle Phase; der Pfeil zeigt auf die verfrühte Füllung der geschlängelten Vene. (*b*) Venöse Phase

tikulitis das Kontrastmittel bei $^3/_4$ der Fälle in der arteriellen Phase ins Lumen übertrat, während die venöse Phase normal ist [12] (Abb. 20.1). Bei der Angiodysplasie ist die arterielle Phase normal, der Austritt des Kontrastmittels ins Lumen sehr selten und nur gelegentlich werden Gefäßbüschel in der Kapillarphase beobachtet. Das hauptsächlichste Merkmal ist eine sich früh füllende, dilatierte, geschlängelt verlaufende Vene im Ileozökalbereich (Abb. 20.2). Der Barium-Kontrasteinlauf erbringt in allen Fällen einer Divertikelblutung und bei 25% aller Fälle einer Angiodysplasie Divertikel. Die Angiodysplasie besteht wahrscheinlich auch bei manchen gesunden Personen und kann daher bei Patienten mit einem blutenden Divertikel zusätzlich an einem anderen Darmabschnitt vorhanden sein.

Eine massive Blutung kann an jeder Stelle des Kolons auftreten, in $^2/_3$ aller Fälle liegt sie jedoch proximal der linken Kolonflexur [4]. Nach unseren Erfahrungen läßt sich in nahezu $^3/_4$ aller Fälle die Blutung aus Divertikeln durch Injektion von Vasopressin in die entsprechende Mesenterialarterie stillen [12]. Läßt sich keine Blutungsquelle darstellen und blutet der Patient heftig weiter oder gelingt die Blutstillung mit Hilfe der Vasopressininjektion nicht, ist eine sofortige Operation notwendig. Die von Goldberger und Bookstein empfohlene Embolisation kann am Dickdarm gefährlich sein [7].

Ließ sich die Blutungsquelle nachweisen und die Blutung angiographisch stillen, besteht keine Notwendigkeit eines sofortigen chirurgischen Vorgehens, und der Chirurg muß entscheiden, ob eine mehr oder weniger elektive Operation innerhalb von 1 oder 2 Tagen durchgeführt oder der Versuch der Blutstillung mit der gleichen Methode unternommen werden soll. Es ist möglich, den Katheter an Ort und Stelle zu belassen und bei einem Patienten in schlechtem Zustand innerhalb der nächsten Tage zusätzlich Injektionen vorzunehmen. Ist bekannt, daß der Patient eine ausgedehnte Divertikulose hat oder zuvor blutete, ist es häufig sinnvoll, innerhalb der nächsten Tage eine Operation durchzuführen.

Wurde angiographisch die Diagnose einer Angiodysplasie gestellt und hat der Patient geblutet, ist gleichfalls eine Operation indiziert; selbst wenn die Angiodysplasie nicht akut blutet, so ist ziemlich sicher, daß eine Blutung, wenn sie einmal eingesetzt hat, andauert. Andererseits bedeutet eine Blutung aus einer Divertikulitis nicht immer eine Indikation zur Operation. Nahezu die Hälfte unserer Patienten konnte das Krankenhaus ohne chirurgischen Eingriff bei Wohlbefinden verlassen. Chirurgische Maßnahmen sind bei anhaltender oder wiederholter Blutung oder beim Auftreten anderer Begleitsymptome der Divertikelkrankheit indiziert.

Die Wahl der Operation hängt vom Alter, dem Zustand des Patienten und von der Möglichkeit einer weiteren Blutung ab, weiterhin ob die Blutungsquelle gefunden wurde oder nicht [12]. Derzeit scheint es gerechtfertigt, bei einer Blutung auf dem Boden einer Angiodysplasie oder einer Divertikelkrankheit folgendes Vorgehen zu empfehlen. Bei der Angiodysplasie wird unter der Annahme, daß angiographisch die typischen Zeichen einer Angiodysplasie gefunden wurden, eine Hemikolektomie rechts bis zur Mitte des Querkolons durchgeführt. Dies erwies sich in 27 von 31 Fällen, die wir beobachteten, als kurativ. Bei einer Divertikelblutung aus einer bekannten Quelle kann bei Patienten in schlechtem Allgemeinzustand eine Segmentresektion durchgeführt werden. Die subtotale Kolektomie wird (1) bei Divertikelblutungen, bei der die Divertikel im gesamten Kolon zerstreut sind, (2) bei der Angiodysplasie auf der rechten Seite und einer ausgeprägten Divertikulose auf der linken Seite und (3) bei einer massiven Blutung aus unbestimmter Quelle empfohlen.

Argumente, die eher für eine Segmentresektion als für eine subtotale Kolektomie sprechen, sind, daß wenn die Blutung einer bestimmten Quelle entstammt und somit behandelt werden kann, die operative Sterblichkeit geringer und die postoperativen Beschwerden wie schwere Durchfälle (die bei $^1/_6$ der Patienten auftritt) vermieden werden können [11]. Am Massachusetts General Hospital war die Mortalität der subtotalen Kolektomie beim Karzinom mindestens 4mal so hoch wie die einer Segmentresektion. Es erscheint daher realistisch, daß bei Blutungen aus Divertikeln oder einer Angiodysplasie das gleiche Verhältnis besteht. Drapanas und Mitarbeiter berichteten über eine Mortalität von 11% in einer Nachfolgestudie von 33 Patienten mit einer massiven rektalen Blutung, die durch eine subtotale Kolektomie behandelt wurden [6].

Ungeachtet des angewandten Operationsverfahrens sind die Chancen postoperativer Komplikationen höher als nach einer gewöhnlichen Dickdarmresektion, da das Kolon voll von Blut und häufig stark infiziertem Stuhl ist. Komplikationen treten insbesondere dann auf, wenn zum Zeitpunkt der Anastomosierung eine undichte Stelle am kontaminierten Kolon besteht. Bei diesen Patienten ist ein ausreichender Blutersatz sowie eine prä- und postoperative Antibiotikatherapie indiziert.

Häufig wurden Zökalulzera als Blutungsquellen beschrieben. Sie wurden erstmals von Wilkie [13] erwähnt und wurden seitdem von mehreren Autoren als Grund für eine rechtsseitige Kolektomie angegeben.

Es ist jedoch wichtig zu erwähnen, daß seit in den letzten paar Jahren die Diagnose der Angiodysplasie gestellt wird, im wesentlichen über keine weiteren Fälle von Zökalulzera berichtet wurde. Diese Veränderungen können mikroskopisch durch Einspritztechniken unterschieden werden (Abb. 20.3). Die Behandlung besteht, ob sie von einer Blutung aus dem einen oder anderen Grund herrührt, in einer Segmentresektion des Dickdarms. Wir glauben, daß die frühere Diagnose eines Zökalulkus in der Regel eine Angiodysplasie oder die seltenen sterkoralen Ulzerationen darstellte. Bei einem Patienten des Massachusetts General Hospital war eine Massivblutung aus einem Granulom der Ileozökalklappe aufgetreten.

Es ist notwendig zu betonen, daß die angiographische Diagnose einer Angiodysplasie noch nicht bedeutet, daß diese Erkrankung die Blutung verursacht. Man muß gleichzeitig einen Barium-Kon-

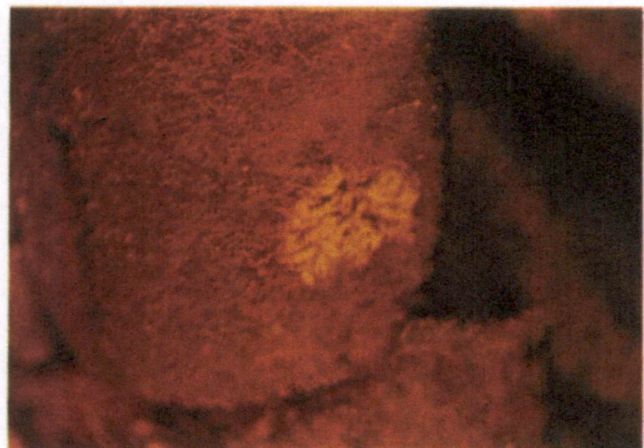

*Abb. 20.3.* Injektionspräparat, welches eine Angiodysplasie zeigt

trasteinlauf oder eine Kolonoskopie durchführen. Häufig fand sich neben den Zeichen einer Angiodysplasie ein Karzinom des Zökums. Einer unserer Patienten wies in der Mesenterikographie eine Angiodysplasie, gleichzeitig ein blutendes Divertikel der linken Kolonflexur bei der Angiographie über die A. mesenterica inferior auf. Adams wies daraufhin, daß der Barium-Kontrasteinlauf gleichzeitig einen therapeutischen Effekt hat und eine Blutung aus einem Divertikel zu stillen vermag [1]. Unsere Radiologen konnten diese Beobachtung nicht bestätigen.

Im Überblick der Jahre 1980 bis 1985 lassen sich sowohl bei der Diagnose als auch bei der Behandlung einer Blutung aus dem Dickdarm bestimmte Vorgehensweisen erkennen. Besonderes Interesse fanden Untersuchungsmethoden mit Radionukleiden, wobei mit Technitium markierte Erythrozyten eine Blutungsquelle erkennen lassen. Dazu wird dem Patienten Blut entnommen, mit Technetium versetzt und wieder injiziert. Handelt es sich um eine ausreichend starke Blutung ins Kolon, läßt sich der Ort der Blutung innerhalb weniger Stunden mit einem Szintigramm nachweisen. Fließt das Blut allerdings rasch durchs Kolon ab, ist die Blutungsquelle möglicherweise nicht zu lokalisieren.

Mit dem Kolonoskop werden heute sehr viel mehr Gefäßektasien nachgewiesen und durch Koagulation ausreichend behandelt. Hier ist zu betonen, daß die Kolonoskopie unbedingt vor einem Bariumeinlauf erfolgen sollte.

Die Verabreichung von Vasopressin über eine periphere Vene erwies sich so effektiv wie bei Injektion in eine Mesenterialarterie. Bei seiner Anwendung muß die Gabe von höheren Dosen vermieden werden, da kardiale Rhythmusstörungen auftreten können. Die normale Dosierung beträgt 0,2 bis 0,3 Einheiten/min über mehrere Stunden.

Hier soll nochmals auf die Bedeutung der Kolonoskopie bei der Sicherstellung einer Blutung aus dem Kolon hingewiesen werden. In vielen Fällen findet sich beim Barium-Kontrasteinlauf und der Rektoskopie als einziger Befund eine Divertikulose, wohingegen die Kolonoskopie eine Blutungsquelle, wie z.B. einen Polypen, eine entzündliche Erkrankung oder ein Karzinom nachweist.

## Literatur


1. Adams JT (1970) Therapeutic barium enema for massive diverticular bleeding. Arch Surg 101:547
2. Behringer GE, Albright NL (1973) Diverticular disease of the colon. A frequent cause of massive rectal bleeding. Am J Surg 125:419
3. Boley SJ, Sammartano R, Adams A, et al (1977) On the nature and etiology of vascular ectasias of the colon: Degenerative lesions of aging. Gastroenterology 72:650
4. Casarella WJ, Kanter IE, Seaman WB (1972) Right-sided colonic diverticula as a cause of acute rectal hemorrhage. N Engl J Med 286:450
5. Corry RJ, Bartlett MK, Cohen RB (1970) Erosions of the cecum. A cause of massive hemorrhage. Am J Surg 119:106
6. Drapanas T, Pennington DG, Kappelman M, et al (1973) Emergency subtotal colectomy. Preferred approach to management of massively bleeding diverticular disease. Ann Surg 177:519
7. Goldberger LE, Bookstein JJ (1977) Transcatheter embolization for treatment of diverticular hemorrhage. Radiology 122:613
8. Klein RR, Gallagher DM (1969) Massive colonic bleeding from diverticular disease. Am J Surg 118:553
9. Marx FW Jr, Gray RK, Duncan AM, et al (1977) Angiodysplasia as a source of intestinal bleeding. Am J Surg 134:125
10. McGuire HH Jr, Haynes BW Jr (1972) Massive hemorrhage from diverticulosis of the colon: Guidelines for therapy based on bleeding patterns observed in fifty cases. Ann Surg 175:847
11. Ottinger LW (1978) Frequency of bowel movements with ileorectal anastomosis. Arch Surg 115:1048
12. Welch CE, Athanasoulis CA, Galdabini JJ (1978) Hemorrhage from the large bowel with special reference to angiodysplasia and diverticular disease. World J Surg 2:73
13. Wilkie D (1937) Simple ulcer of the ascending colon and its complications. Surgery 1:655

*Zusätzliche Literatur*

Athanasoulis CA (1983) Angiography in the management of patients with gastrointestinal bleeding. In: MacLean LD (ed) Advances in Surgery, Vol 16, Year Book Medical Publishers, Inc, p 1

Brand EJ, Sullivan BH Jr, Sivak MV Jr, et al (1980) Colonoscopy in the diagnosis of unexplained rectal bleeding. Ann Surg 192:111

# 21 Hämorrhoiden

Die Hämorrhoiden stellen ein Konglomerat aus Arterien, Arteriolen, Venen und umgebendem Bindegewebe dar. Es gibt Hinweise, daß sich beim Gesunden im Anorektum Schwellkörper befinden, die denen der Corpora cavernosa im Penis sehr ähnlich sind [13]. Es besteht dort eine freie Verbindung zwischen Arterien und Venen. Ein Blutstau und/oder eine Entzündung können zu einer Blutung, zur Anschwellung oder zur Thrombose führen; treten diese Symptome auf, wird die Diagnose von Hämorrhoiden gestellt [11, 12]. Mit zunehmender Größe und Vorwölbung kann die Schleimhaut des Rektums herausgedrängt werden, um so einen echten Prolaps zu bilden. Nach längerer Zeit können sich aus erstgradigen Hämorrhoiden zweitgradige entwickeln.

## Hämorrhoidektomie

Wir glauben, daß die Hämorrhoidektomie die wirksamste Behandlung aller Arten von Hämorrhoidalerkrankungen darstellt, insbesondere wenn eine innere und äußere Komponente besteht oder ein geringer Prolaps vorliegt. Die inneren Hämorrhoiden liegen oberhalb der Anorektallinie, und die äußeren Hämorrhoiden sind unterhalb dieser Linie gelegen.

Die Hämorrhoidektomie wurde häufig in Details verändert. Im wesentlichen besteht sie in der Exzision der 3 primären Hämorrhoiden und dem Verschluß des Defektes. Die Operationsverfahren unterscheiden sich insofern, ob die über den Hämorrhoiden liegende Schleimhaut zusammen mit der darunterliegenden Hämorrhoide entfernt wird oder ob die Schleimhaut nur eröffnet, die Hämorrhoide herauspräpariert und die Schleimhaut darüber wieder vernäht wird. Bei der von uns verwendeten Methode wird, wie von Ferguson und Mitarbeitern [4] beschrieben, die Schleimhaut zusammen mit der Hämorrhoide entfernt. Diese Entscheidung beruht darauf, daß in der Regel ein großer Überschuß an Schleimhaut besteht, wenn die Hämorrhoide Beschwerden verursacht.

Die Hämorrhoidektomie kann in 2 Positionen erfolgen. Wir bevorzugen die Steinschnittlage. In dieser Position füllen sich die Hämorrhoidalvenen gut und ermöglichen es somit, ihre exakte Größe leicht abzuschätzen. Die Lagerung ist für den Assistenten weniger angenehm, was den einzigen Nachteil darstellt. In der Knie-Ellenbogen-Lage liegt der Patient mit dem Bauch auf dem Tisch, wobei Kopf und Beine tiefer gelagert sind als das Gesäß. Dies bietet für den Operateur und Assistenten eine hervorragende Übersicht, hat aber den Nachteil, daß die Hämorrhoiden zum Zeitpunkt der Operation kollabieren.

Nach Lagerung des Patienten werden insgesamt 25 $cm^3$ länger anhaltendes Lokalanästhetikum in 4 Abschnitte um den Analring injiziert, wobei die Injektion nahe des M. sphincter ani internus erfolgt. Dabei wird eine Mischung aus gleichen Teilen von 1%igem Lidocain und 0,5%igem Bupivacain bevorzugt. Die lokale Infiltration ist für die Behandlung älterer Patienten in schlechtem Allgemeinzustand ausreichend. Der Analkanal wird nun sorgfältig bis auf etwa 4 Finger erweitert. Ein Spreizspekulum stellt den Analkanal und das untere Rektum dar. In der Regel treten die 3 Hauptstämme der Hämorrhoiden stark hervor (Abb. 21.1 a). Am oberen Ende der Hämorrhoiden sind manchmal fibröse Polypen zu sehen. Besonders an der Vorderwand findet sich eine äußerst schlaffe Schleimhaut; in diesem Bereich muß die Präparation weiter nach proximal erfolgen als normal. Die überschießende Schleimhaut kann zu Tenesmen führen, wenn der Patient versucht, diese hypertrophe Schleimhaut herauszupressen.

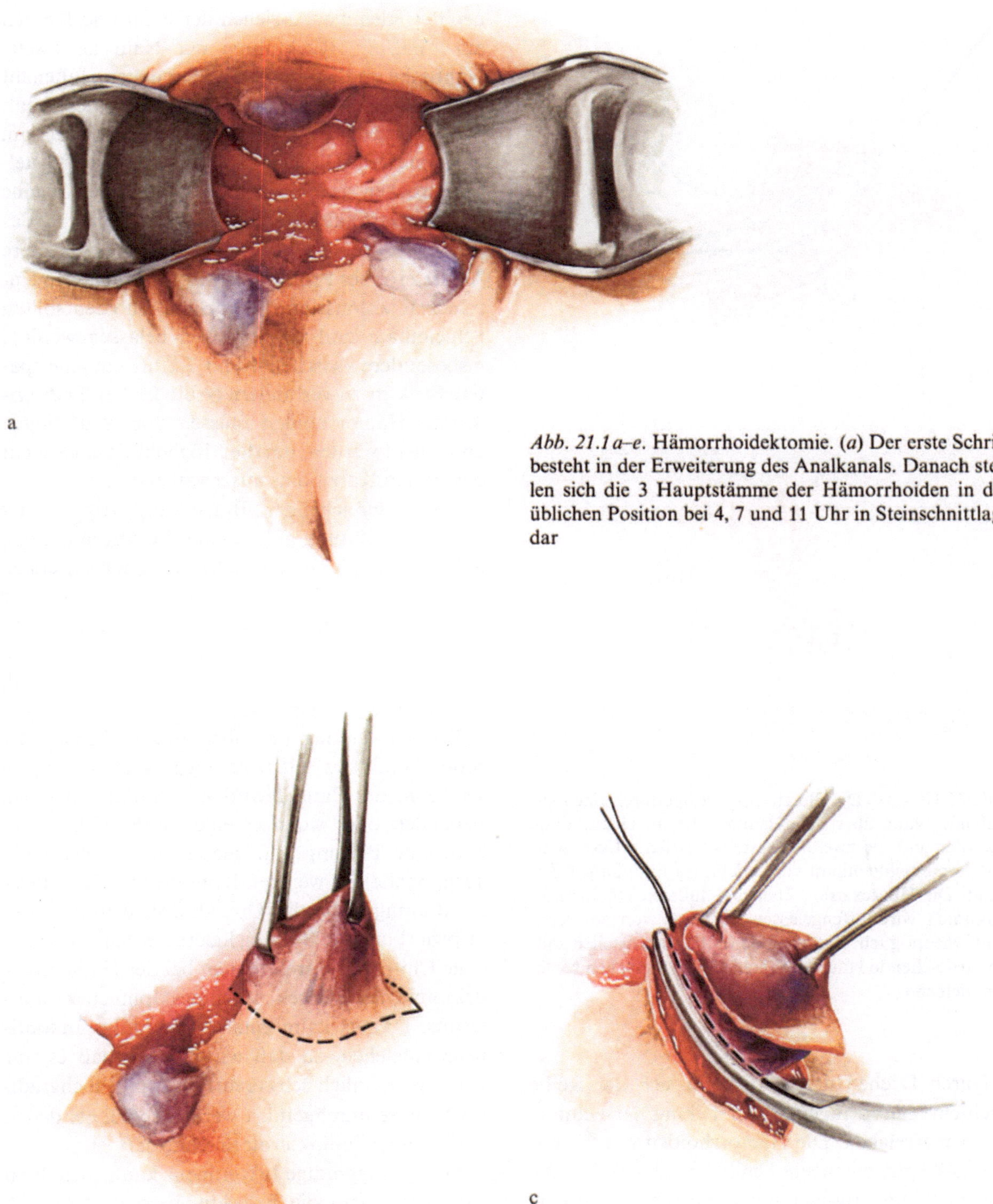


*Abb. 21.1 a–e.* Hämorrhoidektomie. (*a*) Der erste Schritt besteht in der Erweiterung des Analkanals. Danach stellen sich die 3 Hauptstämme der Hämorrhoiden in der üblichen Position bei 4, 7 und 11 Uhr in Steinschnittlage dar

*Abb. 21.1 b, c.* (*b*) Die Hämorrhoide wird mit einer Allis-Klemme gefaßt und außen umschnitten. (*c*) Anlegen einer gebogenen Klemme unterhalb des Hämorrhoidalknotens, ohne den Sphinkter zu erfassen. Nach Anbringen eines Haltefadens vor der Spitze der Klemme wird die Hämorrhoide exzidiert

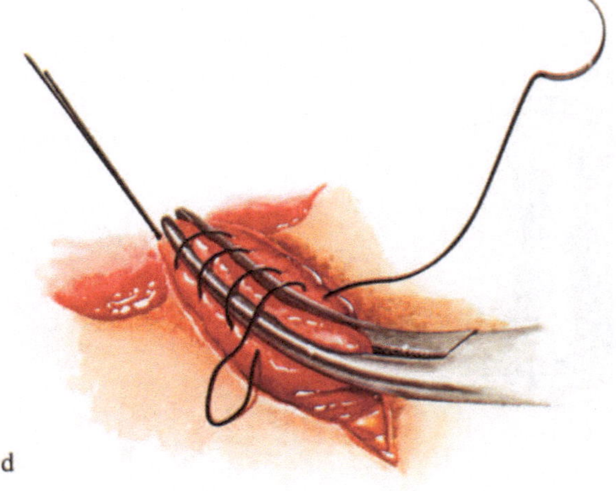

d

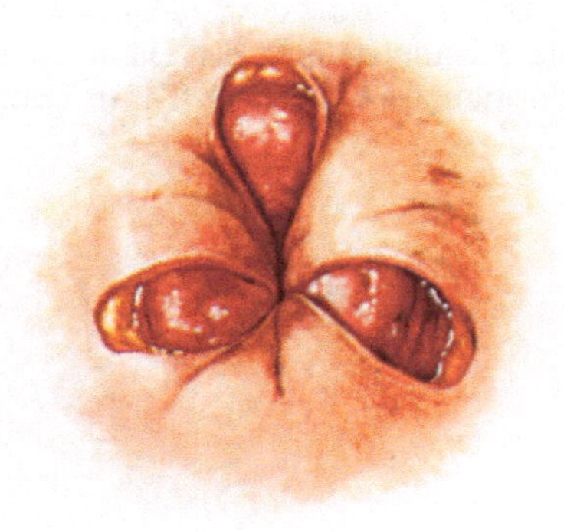

e

*Abb. 21.1 d, e.* (*d*) Die Blutstillung erfolgt durch eine fortlaufende Naht über die Klemme, die an einem Ende geknotet und als zweite Nahtreihe zurückgeführt wird und so die Schleimhaut verschließt. (*e*) Endgültiger Zustand. Die Hautexzision über den äußeren Hämorrhoidalknoten wird offengelassen. Exzision von so wenig Haut wie möglich. Zwischen den 3 Exzisionsstellen sollten ausreichende Haut- und Schleimhautläppchen bestehen bleiben

Durch Drehen der Spatel läßt sich der Reihe nach eine hervorragende Darstellung der Hämorrhoiden erreichen. Die Hämorrhoiden werden mit 2 Allis-Klemmen angehoben (Abb. 21.1 b). Um die äußeren Hämorrhoiden mitzuerfassen, erfolgt eine kleine V-förmige Inzision der Haut. Das Hämorrhoidalkonvolut wird angehoben und mit einer gebogenen Klemme erfaßt (Abb. 21.1 c). Danach wird eine 0-Catgut-Naht um die Klemme gelegt und geknotet. Exzision der Hämorrhoide. Anlegen einer fortlaufenden überwendlichen Naht. Entfernen der Klemme. Anziehen der Naht und Knoten am Analring, Rückführen der Naht als zweite Nahtreihe und Verknoten an der ersten Haltenaht (Abb. 21.1 d). Die Inzision außerhalb des Analrands wird nicht verschlossen, um ein Hämatom zu vermeiden. Die Naht sollte bei ihrer Fertigstellung trocken sein. Es ist wichtig, daß die Klemme exakt in vertikaler Richtung angelegt wird, da das Auftreten von Narbengewebe gegen das spätere Auftreten eines Prolapses wirkt. Zwischen den einzelnen Exzisionsstellen der Hämorrhoiden sollten Schleimhaut und Hautbrücken belassen werden, insbesondere zwischen 4 und 7 Uhr, um eine spätere Striktur zu verhindern (Abb. 21.1 e). Die exzidierten Hämorrhoiden müssen vom Pathologen untersucht werden, um die Möglichkeit eines nicht erwarteten Karzinoms auszuschließen.

Bei unzureichender Blutstillung tritt relativ rasch eine Blutung auf. Kleine Blutungen können auftreten, wenn sich die Nähte am Ende der ersten Woche auflösen. Infektionen sind selten, außer der Patient hatte zum Zeitpunkt der Operation Durchfälle, die weiter fortbestanden. In seltenen Fällen entsteht unter der Schleimhautnaht ein Abszeß, der drainiert werden muß.

Bei Anwendung der oben beschriebenen Methode kommt es selten zu einer Nachblutung, es sei denn, der Patient wird mit Antikoagulantien behandelt oder wenn er eine Blutkrankheit hat. Tritt eine Blutung auf, genügt in der Regel die Tamponade mit wenigen Kompressen. Bei schwerer Blutung sollte das Operationsfeld in Narkose inspiziert und die Blutung ligiert werden. Verschiedene Chirurgen durchtrennen bei der Hämorrhoidektomie den unteren Anteil des Sphincter ani internus. Daraus kann eine geringgradige Inkontinenz entstehen, so daß wir meinen, daß es nur bei ungewöhnlich schweren Fällen mit hochgradiger Stenose durchgeführt werden sollte, bei denen eine laterale Sphinkterotomie indiziert ist.

Eine geringgradige Inkontinenz kann auch dann entstehen, wenn die Exzision, besonders die der Haut, zu weit erfolgte. Dabei stülpt sich die Schleimhaut aus und führt zu Schleimabsonderung und Nässen im Dammbereich.

Eine späte Striktur sollte dann nie auftreten, wenn richtige Vorsichtsmaßnahmen getroffen wurden und die Exzision nicht zu radikal war. Sie war eine häufige Komplikation der Whitehead-Technik.

Eine zweite Art der Hämorrhoidektomie ist die von Parks beschriebene Operationsmethode [9]. Die wesentlichen Merkmale dieser Operation sind die submuköse Ausschälung jeder der 3 Hämorrhoiden, und zwar ohne den darunterliegenden inneren Sphinkter zu berühren, die hohe Ligatur der Hämorrhoide, die Erhaltung des Plattenepithels des unteren Analkanals, die Exzision der überschüssigen Mukosa und das Anheben des Plattenepithels an einen höheren Darmabschnitt.

Die Whitehead-Operationstechnik der Hämorrhoidektomie besteht in einer zirkulären Inzision um den Analkanal in Höhe des mukokutanen Übergangs und einer submukösen Freipräparation von Hämorrhoiden und Schleimhaut auf eine Strecke von etwa 4 cm nach oben, so daß die Gesamtheit der Hämorrhoiden exzidiert wird. Die Kontinuität wird durch eine Anastomosierung von Schleimhaut und Haut mit einer Reihe 2-0 Catgut-Einzelknopfnähten durchgeführt. Dieses Vorgehen ist beim tiefliegenden villösen Adenom, welches die gesamte Zirkumferenz des Rektums erfaßt, das sich aber jedoch nur kurzstreckig nach oben ausbreitet, weiterhin indiziert. Da keine Schleimhaut und Hautbrücken belassen werden, tritt häufig eine Striktur auf. Es ist daher notwendig, während der Heilungsphase regelmäßige Dilatationen durchzuführen [14]. Aus diesem Grunde wurde dieses Verfahren zur Hämorrhoidektomie aufgegeben.

Eine postoperative Stenosierung des Analkanals ist außer bei der Whitehead-Operation ungewöhnlich. Leichtere Grade lassen sich durch häufige Dilatationen bessern, wobei darauf geachtet werden muß, daß der Sphincter externus nicht reißt. Ist dies nicht möglich, kann eine plastische Erweiterung durchgeführt werden. Dazu wird am hinteren mukokutanen Rand inzidiert und die Mukosa freipräpariert. Der Analkanal wird sorgfältig dilatiert und, sofern notwendig, der oberflächliche Anteil des Sphincter ani externus durchtrennt und die Schleimhaut an der hinteren Kommissur senkrecht eingeschnitten. Bildung eines Hautlappens, der so in den Defekt eingenäht wird, daß die äußere Öffnung des Analkanals erweitert wird.

## Thrombosierter Hämorrhoidalknoten

Der Ausdruck „thrombosierter Hämorrhoidalknoten“ weist auf eine plötzliche, schmerzhafte dunkelrot gefärbte Schwellung im Bereich der Hämorrhoiden hin. Man glaubt, daß es sich ätiologisch um ein Hämatom durch die Ruptur einer kleinen Arteriole im Hämorrhoidalkomplex oder einer Thrombose in einer Hämorrhoidalvene handelt. Liegt die „Thrombose“ außerhalb der Linea dentata, kann sie leicht entfernt werden. Sind jedoch die inneren Hämorrhoiden betroffen, kann es zu starken Schmerzen und einem Gewebeödem im gesamten Analkanal kommen. Ist das Hämatom ausgedehnt, führt dies manchmal zu einem Prolaps der gesamten Hämorrhoiden mit der umgebenden Schleimhaut, der von einer Nekrose und Gangrän des betroffenen Bereiches begleitet wird. Eine Thrombose der Hämorrhoidalvenen auf dem Boden einer Sepsis ist selten; man weiß, daß die Ausdehnung bis ins Pfortadersystem zu einer Mesenterialthrombose führen kann.

Tritt die Thrombose lediglich im äußeren Bereich auf, ist die sofortige Entfernung des Gerinnsels zu empfehlen. Dies kann in Lokalanästhesie erfolgen. Dabei wird ein Schnitt über den tastbaren Knoten geführt und das Gerinnsel ausgepreßt. Gleichzeitig sollte ein Teil der Schleimhaut entfernt werden, da es zu einer erneuten Blutung kommen kann, die, wenn die Öffnung nicht weit ist, zu einem erneuten Gerinnsel führt (Abb. 21.2). Während der Thrombektomie ist es wichtig, mit dem Finger den Analkanal auszutasten, um sicher zu sein, daß der gesamte Thrombus entfernt wurde, da er sich gewöhnlich in verschiedenen Räumen sammelt. Die Inzision wird offen belassen. Der Patient kann innerhalb weniger Stunden warme Bäder nehmen. Eine sofortige Besserung der Schmerzen und ein Rückgang der Schwellung ist zu erwarten.

Verzögert der Patient die Behandlung, organisiert sich der Thrombus und haftet der Wand an. Er läßt sich jedoch auch noch nach einigen Tagen entfernen. Tritt eine spontane Besserung der Schwellung ein, ist es in der Regel genauso befriedigend, den Thrombus in Ruhe zu lassen wie zu einem späten Zeitpunkt einzugreifen.

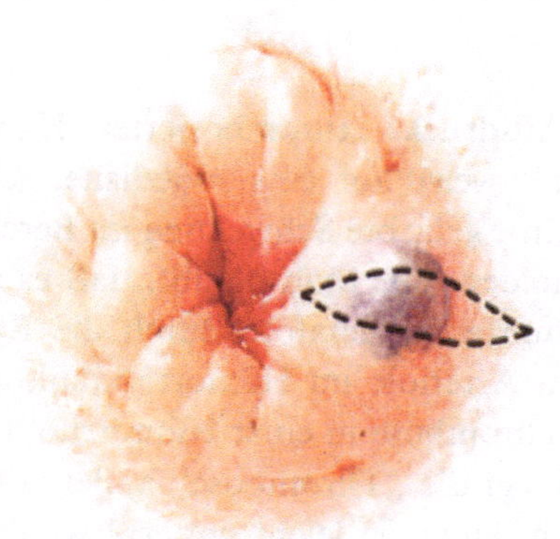

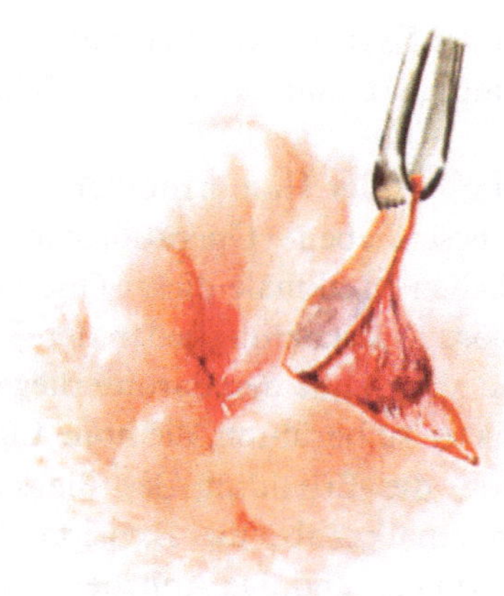

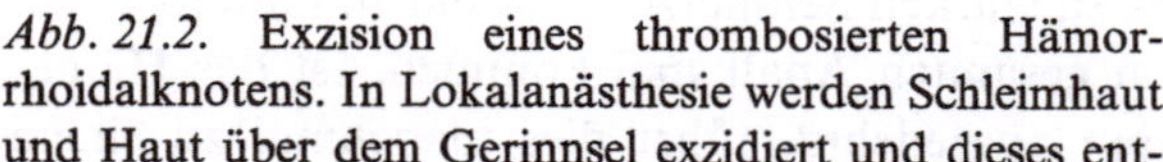

*Abb. 21.2.* Exzision eines thrombosierten Hämorrhoidalknotens. In Lokalanästhesie werden Schleimhaut und Haut über dem Gerinnsel exzidiert und dieses entfernt. Da sich das Hämatom bis in mehrere Septen erstrecken kann, sollten diese, um ein Rezidiv zu vermeiden, eröffnet werden

Betrifft die Thrombose eine oder mehrere innere Hämorrhoiden, kommt es zu einer starken Schwellung, die, wie oben erwähnt, zum Prolaps und zur Gangrän führen kann. Unter diesen Umständen ist es ratsam, den Patienten konservativ mit Bettruhe, warmen Kompressen und Antibiotika zu behandeln. Wenn immer möglich, sollte jegliches operatives Vorgehen bis zum Überwiegen akuter Symptome verzögert werden. Manchmal ist es allerdings notwendig, den Patienten notfallmäßig zu operieren. Da die Gefahr einer Sepsis besteht, sollte die Operation lediglich auf das Gebiet der Thrombose beschränkt werden.

## Andere Behandlungsmethoden

Andere Behandlungsmethoden sind die manuelle Dilatation des Analkanales, die Nekrotisierung durch ein Gummiband, die Injektion sklerosierender Lösungen und die Kryotherapie.

### *Die Technik nach Lord*

Die Technik nach Lord basiert auf der Tatsache, daß viele der Hämorrhoidalbeschwerden auf einen Spasmus der Sphinkteren oder ein enges Lig. pectinatum zurückzuführen sind, die den venösen Rückstrom aus dem Gebiet der Hämorrhoidalgefäße außerhalb der Sphinkteren erschweren. Er riet daher zu einer sehr gründlichen Dilatation des Anus in Narkose [7]. Die Dilatation wird bis zu einer Weite von etwa 8 Fingern durchgeführt. Ein Bündel Kompressen wird über Nacht belassen.

Es wird berichtet, daß bei etwa 80% der so behandelten Patienten Beschwerdefreiheit erreicht wird [3, 8]. Der Rest bedarf einer späteren Operation. Wir sind wegen der Gefahr einer Inkontinenz nach dieser Operation etwas besorgt und haben sie daher bislang zur Behandlung von Hämorrhoiden noch nicht durchgeführt. Die Dilatation in Narkose bei Patienten mit einem engen Sphinkter ist jedoch ein sehr wirksames Verfahren. Es kann auch nach einer Laparotomie die Darmfunktion unterstützen.

### *Gummibandtechnik nach Barron*

Die Gummibandmethode nach Barron wird von vielen Chirurgen durchgeführt [1, 2, 6]. Es besteht darin, eine Gummibandligatur über eine innere Hämorrhoide zu legen. Sie erfolgt ambulant mit Hilfe eines speziellen Applikators (Abb. 21.3). Man wartet, bis die Hämorrhoide nekrotisch wird und sich innerhalb weniger Tage selbst abstößt (Abb. 21.4).

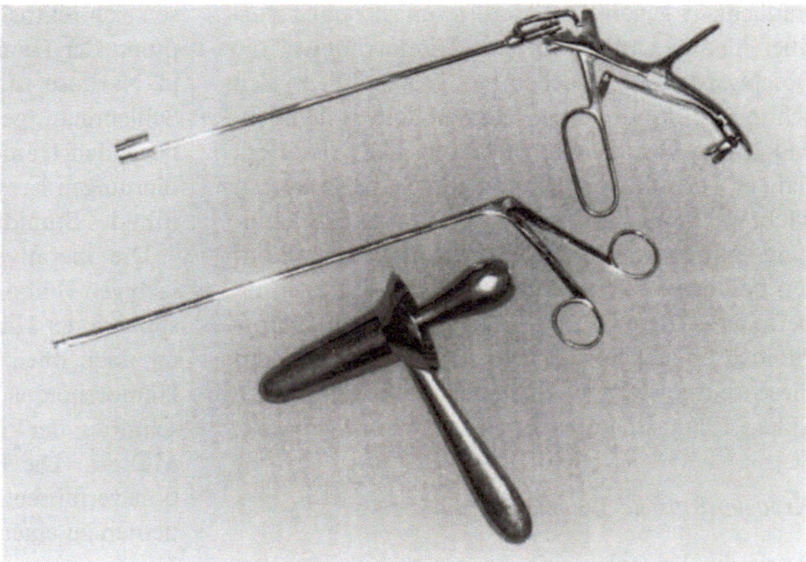

*Abb. 21.3.* Applikator für die Gummibandligaturen bei inneren Hämorrhoiden. Das Gummibändchen wird über eine konusförmige Spitze gelegt und diese zurückgezogen. Die Abbildung zeigt von unten nach oben (*1*) das Analspekulum zur Darstellung; (*2*) eine Spezialklemme zum Packen der inneren Hämorrhoide, die über den Kopfteil des (*3*) Applikators geführt wird. Mit dem Verschluß der Handgriffe des Applikators wird das Gummibändchen über die Hämorrhoide gelegt

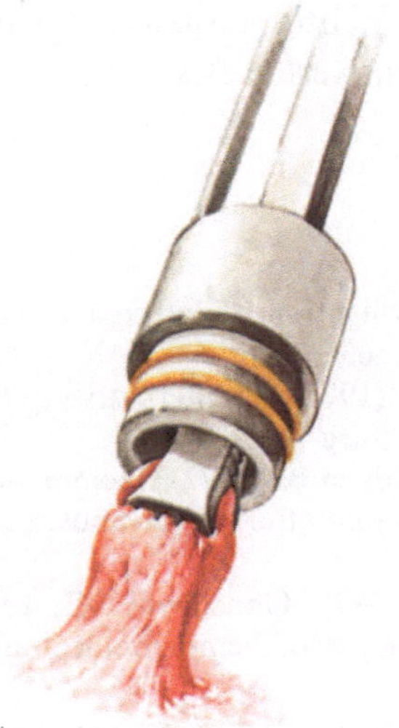

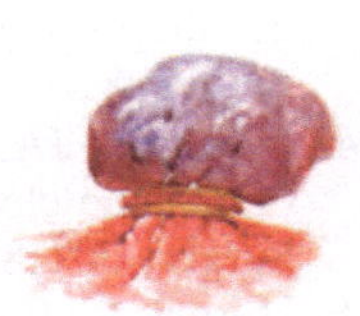

*Abb. 21.4.* Die Gummibandtechnik zur Entfernung innerer Hämorrhoiden. Die Hämorrhoide wird mit einer Spezialklemme erfaßt und das Gummibändchen darübergeführt. Es muß darauf geachtet werden, daß der Unterrand des Bändchens einige Millimeter oberhalb der Linea pectinata zu liegen kommt

Diese Methode ist bei inneren Hämorrhoiden anwendbar. Die Gummibandligaturen können nicht unterhalb der Linea pectinata angelegt werden, da sonst starke Schmerzen auftreten. Handelt es sich um kombinierte Hämorrhoiden, ist die Methode nicht befriedigend, da sich mehrere Komplikationen einstellen können. Zum einen ist das Anlegen sehr schmerzvoll, wenn das Gummibändchen bis auf 5 mm an die Linea dentata heranrückt. Weiterhin kann eine Thrombosierung äußerer Hämorrhoiden auftreten, oder besonders um den 7. Tag, wenn die nekrotische Hämorrhoide abgestoßen wird, eine Blutung erfolgen. Ein weiterer Nachteil besteht darin, daß die pathologische Untersuchung des Gewebes nicht möglich ist und so ein Frühkarzinom übersehen werden kann.

### *Sklerosierungsbehandlung*

Die Sklerosierungsbehandlung wird bei Hämorrhoiden häufig angewandt. Handelt es sich lediglich um kleine innere Hämorrhoiden, die bluten, läßt sich die Sklerosierung rasch durchführen, indem 2 $cm^3$ einer 5%igen Sklerosierungslösung in die inneren Hämorrhoiden injiziert werden. Dies ist äußerst schmerzvoll, wenn die Lösung nicht oberhalb der Linea dentata injiziert wird. Eine Blutung läßt sich normalerweise durch eine einzelne Injektion beherrschen. Auch ein Prolaps kann behandelt werden, obgleich die Ergebnisse nicht so befriedigend sind. Die Sklerosierungstherapie wird ambulant durchgeführt und ist schmerzfrei.

Die mit der Sklerosierung verbundenen Probleme bestehen in seltenen Fällen in einer Überempfindlichkeit gegen die Sklerosierungslösung. Darüber hinaus sind die meisten Hämorrhoiden, die Beschwerden verursachen, so groß, daß es sich schon um kombinierte Hämorrhoiden handelt. Man kann von diesem Verfahren nicht erwarten, daß es bei äußeren Hämorrhoiden wirksam ist. Mehrere Jahre nach einer Sklerosierungsbehandlung sind die hauptsächlichen Hämorrhoidalknoten obliteriert, wohingegen an anderen Stellen im peripheren Bereich des Anus sekundäre Hämorrhoiden entstehen. Nach unserer Erfahrung sind diese schwieriger zu behandeln, als wenn keine Sklerosierungstherapie durchgeführt worden wäre.

*Kryochirurgische Techniken*

Auch die Kryochirurgie ist zur ambulanten Behandlung äußerer und innerer Hämorrhoiden geeignet. Da bei jeder Vorstellung eine einzige Hämorrhoide behandelt wird, sind mehrere Anwendungen notwendig. Von einigen Proktologen werden die Ergebnisse als ausgezeichnet betrachtet, während andere nach dieser Behandlung sowohl eine Verzögerung der Stuhltätigkeit als auch eine Verzögerung der Heilung beobachteten. Das Verfahren bietet für jene Patienten eine Alternative, die eigentlich durch eine Hämorrhoidektomie behandelt werden sollten, sich dieser Operation jedoch nicht unterziehen können.

## Syndrom des Dammvorfalls

Das von Parks und Mitarbeitern beschriebene Syndrom des „Dammvorfalls" ist eine selten erkannte Krankheit, die jedoch starke Beschwerden verursachen kann und chirurgisch behandelbar ist [5, 10]. Die Patienten berichten über häufigen Stuhldrang. Bei jedem Versuch wird nur wenig Stuhl abgesetzt, wobei manchmal etwas Schleim oder Blut beigemengt sind. Die Beschwerden treten kurze Zeit später wieder auf und führen zu weiteren ineffektiven Versuchen der Stuhlentleerung. Dennoch besteht kein Verdacht auf eine Obstruktion, bei der digitalen Austastung ist das Rektum frei von Stuhl.

Die Symptome sind auf sehr lockere schlaffe Falten der Rektumschleimhaut unmittelbar oberhalb der Hämorrhoiden zurückzuführen. Sie lassen sich rektoskopisch oder noch besser zum Zeitpunkt der Hämorrhoidektomie, wenn der Patient in Narkose ist, zur Darstellung bringen. Da die Schleimhaut geschwollen und bei gleichzeitig vorliegenden Hämorrhoiden Sitz arteriovenöser Verbindungen ist, wird verständlich, weshalb das Gefühl des Stuhldranges zustande kommt.

Die operative Behandlung besteht in einer ausgiebigen Hämorrhoidektomie, bei der die 3 Hauptstämme der Hämorrhoiden einige Zentimeter weiter nach oben verfolgt werden als bei normalen Hämorrhoiden, und in der Exstirpation eines Abschnittes der in starkem Übermaß vorhandenen Mukosa. Die Erkrankung ist selten, das Operationsverfahren führt bei richtig ausgewählten Patienten zu einer bemerkenswerten Besserung.

## Literatur


1. Barron J (1963) Office ligation of internal hemorrhoids. Am J Surg 105:563
2. Bartizal J, Slosberg PA (1977) An alternative to hemorrhoidectomy. Arch Surg 112:534
3. Chant ADB, May A, Wilken BJ (1972) Haemorrhoidectomy versus manual dilatation of the anus. Lancet 2:398
4. Ferguson JA, Mazier WP, Ganchrow MI, et al (1971) the closed technique of hemorrhoidectomy. Surgery 70:480
5. Hardcastle JD (1969) The descending perineum syndrome. Practitioner 203:612
6. Hood TR, Williams JA (1971) Anal dilatation versus rubber band ligation for internal hemorrhoids: Method of treatment in outpatients. Am J Surg 122:545
7. Lord PH (1969) A day-case procedure for the cure of third-degree hemorrhoids. Br J Surg 56:747
8. MacIntyre IMC, Balfour TW (1972) Results of the Lord non-operative treatment for haemorrhoids. Lancet 1:1094
9. Parks AG (1971) Hemorrhoidectomy. Adv Surg 5:1
10. Parks AG, Porter NH, Hardcastle J (1966) The syndrome of the descending perineum. Proc R Soc Med 59:477
11. Thulesius O, Gjöres JR (1973) Arterio-venous anastomoses in the anal region with reference to the pathogenesis and treatment of hemorrhoids. Acta Chir Scand 139:476
12. Turell R (1972) A modern look at the problem of hemorrhoids. Am J Surg 123:245
13. Stelzner F (1976) Die Anorectalen Fisteln (English translation), 2nd edn. Springer, New York, p 20
14. Whitehead W (1882) The surgical treatment of haemorrhoids. Br Med J 1:148

# 22 Andere anorektale Erkrankungen

## Analfissur

Fissuren entstehen in der Regel nach ungewöhnlicher Überdehnung des Analkanals durch harte Stuhlansammlungen, können jedoch auch bei Tuberkulose, Morbus Crohn oder einer Colitis ulcerosa auftreten. Sie sind nahezu immer hinten in der Mittellinie lokalisiert und variieren von oberflächlichen Einrissen bis zu sehr tiefen, stark narbig veränderten Verletzungen, die bis zum Sphincter ani internus reichen und 2–3 cm lang sein können. Häufig hypertrophiert eine am oberen Ende der Fissur gelegene Papille. In gleicher Weise kann der äußere Rand der Fissur anschwellen und eine „Vorpfostenfalte" bilden [10]. Die Behandlung hängt ganz von der Schwere des Befundes ab.

Oberflächliche Fissuren treten häufig bei Säuglingen und Kindern auf und sind in diesem Alter die häufigste Ursache einer hellroten Blutung im Rektumbereich. Sie heilen nahezu alle spontan ab. Die Abheilung kann durch Anwendung milder Salben, wie z.B. Vaseline, gefördert werden. Ellison berichtete darüber, daß nur 1 von 117 Patienten in dieser Altersgruppe operiert werden mußte [3].

Beim Erwachsenen kommen starke Schmerzen hinzu, die wenige Minuten nach dem Stuhlgang auftreten und etwa 10–15 min anhalten. Häufig werden beim Stuhlgang geringe Blutauflagerungen beobachtet. Viele der oberflächlichen Fissuren beim Erwachsenen sind auf eine falsche Diät zurückzuführen.

Bei Fissuren im fortgeschrittenen Stadium muß der Anus zur Behebung der Beschwerden dilatiert werden, da der spastische untere Anteil des M. sphincter ani internus Schmerzen verursacht. Nach der Dilatation verschwinden Spasmus und Schmerzen, und die Fissur hat die Chance auszuheilen. Die Dilatation kann ambulant nach perianaler Injektion eines Lokalanästhetikums, wie z.B. Lidocain, durchgeführt werden, sie erfolgt jedoch in der Regel im Krankenhaus, so daß andere Veränderungen am Analkanal gleich mitversorgt werden können.

Die tiefen Fissuren mit starker Fibrosierung müssen unter allgemeiner oder Leitungsanästhesie im Krankenhaus behandelt werden. Dabei wird der Analkanal sanft, aber gründlich dilatiert. Die Fissur wird zusammen mit der hypertrophierten Papille und der Vorpostenfalte mit dem Skalpell exzidiert, die Schleimhautränder werden entfernt, und der untere Anteil des Sphincteri ani internus, der am Grunde der Fissur liegt, wird kürettiert (Abb. 22.1). Blutungen werden mit Catgutligaturen versorgt. Wir bevorzugen es, die Inzision weit offen zu lassen, man kann jedoch auch die Schleimhaut darüber verschließen. Dieses Vorgehen wurde in den letzten Jahren von einigen Chirurgen unter der Annahme, daß dies zu einer rascheren Heilung führt, empfohlen.

Die Dilatation der leichteren Formen oder die Exzision mit oder ohne Naht der Schleimhaut gibt verläßliche Ergebnisse ohne Komplikationen. Dennoch bevorzugen viele Proktologen ein radikaleres Vorgehen. Sie raten gleichzeitig zur Durchtrennung des unteren Anteils des Sphincter ani internus durch eine Sphinkterotomie im Bett der Fissur in der hinteren Kommissur [11–15]. Der Nachteil dieses Verfahrens besteht darin, daß eine geringgradige Inkontinenz resultieren kann.

Notaras fand heraus, daß die Sphinkterdehnung in 25% der Fälle, die hintere Sphinkterotomie jedoch bei 43% der Patienten zu leichten Funktionsstörungen am Sphinkter führt. Er empfahl daher die laterale Sphinkterotomie [11–13]. Dabei wird die Fissur nicht berührt, es sei denn, eine Vorpfostenfalte muß entfernt werden. Bei 3 oder 9 Uhr wird der Bereich zwischen äußeren und inneren Sphinktern dargestellt, ein Skalpell in den

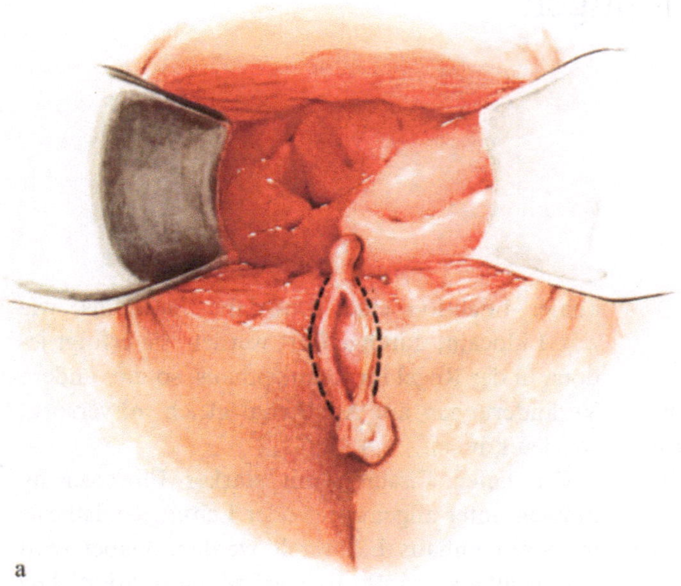


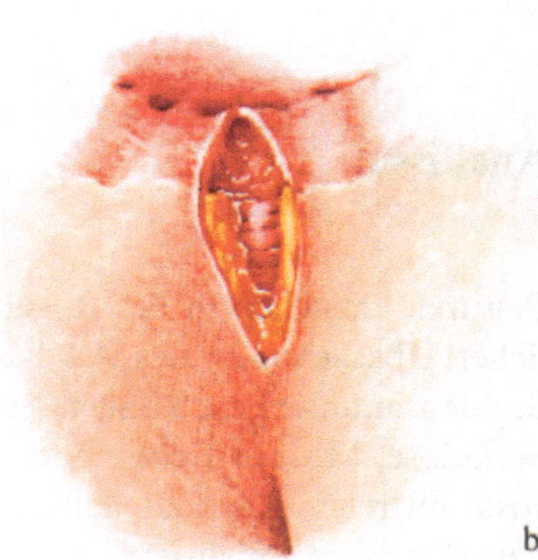


*Abb. 22.1 a, b.* Exzision einer Analfistel. (*a*) Der Analkanal wurde sorgfältig gedehnt. Die Fissur in der hinteren Kommissur wird mit einem schmalen Schleimhautrand unter Mitnahme der Vorpostenfalte exzidiert. (*b*) Nach der Exzision wird der ringförmige Muskel des Sphincter internus am Grunde der Exzision sichtbar. Der Sphinkter wird nicht durchtrennt

Zwischenraum eingeführt und der untere Anteil des M. sphincter internus durchtrennt. Diese Technik der lateralen Sphinkterotomie hat in den letzten Jahren große Beliebtheit erlangt. Die beiden Methoden der Sphinkterotomie sind in Abb. 22.7 und 22.8 dargestellt.

## Perianale Infektionen und Fisteln

Es gibt viele Ursachen einer Infektion im perianalen Bereich. Als häufigste nimmt man die Infektion einer der perianalen Drüsen an, die in Höhe der Linea pectinata zwischen M. sphincter internus und externus liegen. Bei einer Eiterung kommt es häufig zur Ruptur der Drüsenwand und Penetration nach außen. Gleichzeitig tritt eine Verbindung mit dem Dickdarmlumen im Bereich des Analkanales auf. In diesen Fällen entstehen daher Fisteln häufig nach Inzision und Drainage eines Abszesses. Eine Infektion kann auch in den Krypten ihren Ausgang nehmen; die Kryptitis wird ihrerseits als eine der Ursachen der Hämorrhoiden angesehen. In seltenen Fällen können Infektionen Folgen von Perforationen des Dickdarms durch Fremdkörper sein. Eine Infektion kann auch nach operativen Maßnahmen wie einer Hämorrhoidektomie auftreten.

Perianale und ischiorektale Abszesse sind die häufigsten Manifestationen perianaler Infektion. Parks untersuchte den Mechanismus ihrer Entstehung und nimmt an, daß sie aus einer Infektion der perianalen Drüsen herrühren [15]. Von den perianalen Drüsen breitet sich die Infektion entweder vertikal oder seitlich aus, wodurch mehrere Abszeß- und Fistelarten entstehen. Parks und Mitarbeiter unterteilten sie wie folgt in 4 Gruppen [17]:

### *Intrasphinktere Fisteln*

Infektionen, die von den perianalen Drüsen ihren Ausgang nehmen, schreiten in der Regel zwischen den Sphinktern nach unten fort und erscheinen, nachdem sie das untere Ende des Sphincter ani internus passiert haben, als perianaler Abszeß an der hinteren Kommissur (Abb. 22.2, links). Häufig entleert sich der Eiter über den Ausführungsgang der Analdrüse direkt durch den M. sphincter internus in Höhe der Linea pectinata ins Rektumlumen. Wird der Abszeß durch eine perineale Inzision eröffnet, entsteht eine Fistel, wenn der Verbindungsgang durch den inneren Sphinkter noch besteht. Selten wird die Infektion nach oben verschleppt und verbirgt sich zwischen den Sphinkteren. Dabei zeigt sich etwa 2–3 cm oberhalb der Linea dentata eine leichte submuköse Schwellung. Diese ungewöhnliche Art eines Abszesses ist am ehesten mittels Inzision durch Schleimhaut und den Sphincter internus zugänglich und ermöglicht so eine innere Drainage.

*Transsphinktere Fisteln*

Der Abszeß kann sich direkt durch den M. sphincter externus bis in die Fossa ischiorectalis erstrekken, wo sich ein ischiorektaler Abszeß ausbildet (Abb. 22.2, rechts). Er ist in frühen Stadien schwer zu diagnostizieren, wird jedoch von heftigen Schmerzen und einer späteren Schwellung begleitet. Sobald die richtige Diagnose gestellt wird, sollte der ischiorektale Abszeß durch Inzision und Drainage entleert werden. Am besten erfolgt eine radiäre Inzision für den Fall, daß eine Fistel besteht. Die Abszeßhöhle wird eröffnet, alle fibrösen Verbindungen durchtrennt und die Drainage durch eine Penrose-Drainage unterhalten.

Ist der Abszeß gleichzeitig nach innen durch den M. sphincter internus durchgebrochen, läßt sich zum Zeitpunkt der Operation eine Fistel feststellen oder diese entwickelt sich später.

*Suprasphinktere Fisteln*

Ein Abszeß kann über dem M. sphincter externus oder durch seinen obersten Anteil nach oben durchtreten und später durch die Fossa ischiorectalis und die Haut nach unten durchbrechen (Abb. 22.3, links). Glücklicherweise handelt es sich hierbei um eine seltene Fistel. Die ersten Beschwerden entsprechen denen eines ischiorektalen Abszesses, der sich, wie oben beschrieben, entleert. Entsteht hieraus eine Fistel, treten sehr viel schwerere Probleme auf.

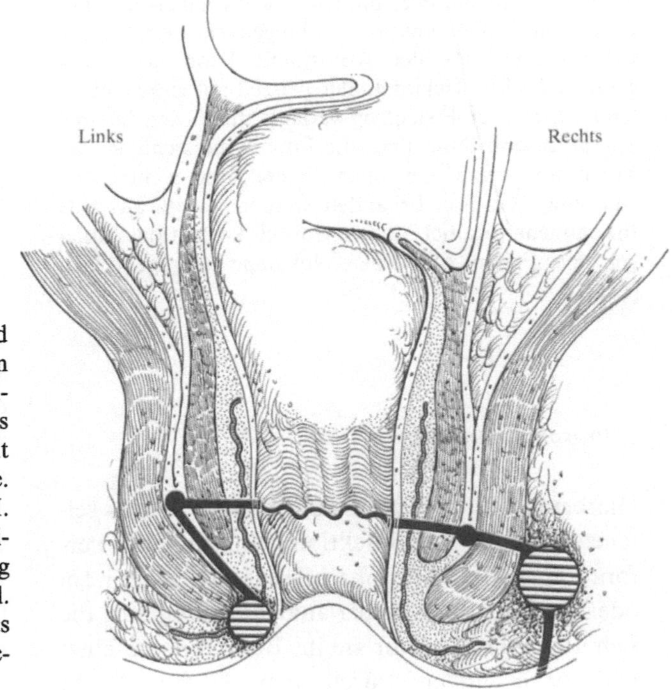


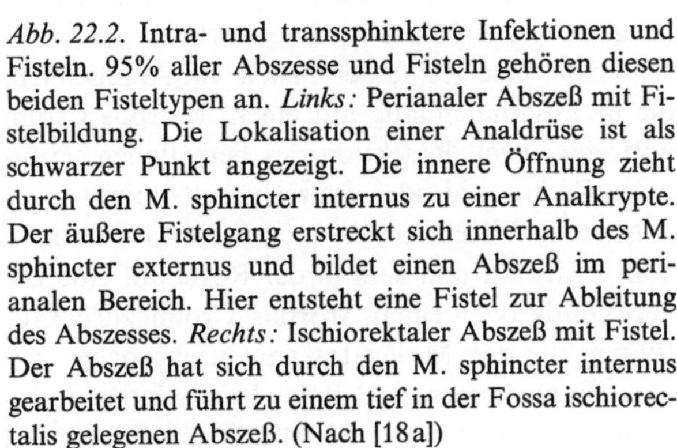
*Abb. 22.2.* Intra- und transsphinktere Infektionen und Fisteln. 95% aller Abszesse und Fisteln gehören diesen beiden Fisteltypen an. *Links:* Perianaler Abszeß mit Fistelbildung. Die Lokalisation einer Analdrüse ist als schwarzer Punkt angezeigt. Die innere Öffnung zieht durch den M. sphincter internus zu einer Analkrypte. Der äußere Fistelgang erstreckt sich innerhalb des M. sphincter externus und bildet einen Abszeß im perianalen Bereich. Hier entsteht eine Fistel zur Ableitung des Abszesses. *Rechts:* Ischiorektaler Abszeß mit Fistel. Der Abszeß hat sich durch den M. sphincter internus gearbeitet und führt zu einem tief in der Fossa ischiorectalis gelegenen Abszeß. (Nach [18a])

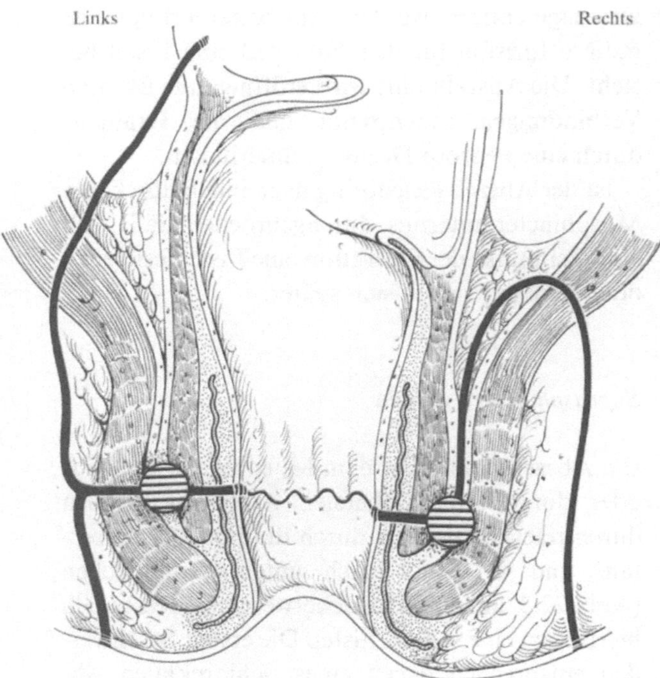


*Abb. 22.3.* Supra- und extrasphinktere Infektionen und Fisteln. *Links:* Ischiorektaler Abszeß mit suprasphinkterer Fistel. Ein submuköser Abszeß kann durch die Wand des Rektums getastet werden, bevor er zu einer äußeren Fistel führt; er wird durch transrektale Inzision drainiert. Entwickelt sich eine Fistel, die, wie in dieser Zeichnung, einen beträchtlichen Anteil des M. sphincter externus umschließt, sollte eher das Einlegen eines Fadens als eine lange Inzision durch den gesamten Fistelgang in Betracht gezogen werden. Reicht einer der Fistelgänge bis in die Bauchhöhle, muß an die Möglichkeit einer Divertikulitis oder eines M. Crohn gedacht werden; eine Laparotomie und/oder Kolostomie kann notwendig werden. *Rechts:* Ischiorektaler Abszeß mit extrasphinkterer Fistel. Der Fistelgang verläuft durch den inneren Sphinkter und dann über die Puborektalisschlinge des M. levator ani. Diese seltene Fistel kann nicht durch eine lange Inzision behandelt werden, da daraus eine Inkontinenz resultiert. Therapeutisch kommt das Einlegen eines Fadens oder eine Kolostomie in Frage. (Nach [18a])

*Extrasphinktere Fisteln*

Hierbei handelt es sich um einen anderen sehr seltenen Fisteltyp. Die Infektion geht von einer Perforation des Rektums oberhalb des M. levator ani oder als Infektion der perianalen Drüsen aus, die sich durch den Levator ani ins Rektum fortpflanzt und nach außen durch den Damm bricht (Abb. 22.3, rechts). Bei diesen Fisteln muß immer an das Vorliegen einer anderen Erkrankung, wie einen Morbus Crohn, gedacht werden. Die Behandlung besteht in der Erkennung der ursächlichen Erkrankung und einer angemessenen Therapie entweder durch Darmresektion oder Anlegen einer Kolostomie in Verbindung mit der Fisteleröffnung.

*Behandlung der Fisteln*

Die Infektion tritt normalerweise als perianaler oder ischiorektaler Abszeß auf. Ziel einer Behandlung ist, diese Abszesse weit zu eröffnen. Läßt sich zum gleichen Zeitpunkt ohne größere Schwierigkeiten eine Fistel nachweisen, wird diese, vorausgesetzt, daß sie nur die unteren Anteile der Sphinkteren betrifft, gleichzeitig eröffnet. Höher reichende Fisteln sollte man nicht zu spalten versuchen.

Im Bereich des Rektums können auch ungewöhnliche Fisteln auftreten. Manche münden im Bereich eines Pilonidalsinus und bilden multiple Gänge zum Gesäß, mit einem oder mehreren Einmündungen ins Rektum. Sie bedürfen einer großzügigen Eröffnung und manchmal der Anlage eines Kolostomas, um eine Abheilung der großen Inzisionen zu erreichen. Andere Fisteln können bei entzündlichen Erkrankungen wie beim Morbus Crohn [9], der Tuberkulose oder beim Lymphogranulom auftreten oder sie sind Folge einer Perforation durch einen Fremdkörper oder ein Karzinom. Exzidiertes Gewebe sollte daher immer vom Pathologen untersucht werden, um derartige Krankheiten auszuschließen. Die Behandlung dieser ungewöhnlichen Fisteln ist viel schwieriger, da sie selbst dann zum Rezidiv neigen, wenn der Fistelgang weit eröffnet wird. Glücklicherweise verschwindet eine Reihe der Fisteln im Analbereich, die in Zusammenhang mit einem Morbus Crohn auftreten, nach Resektion des betroffenen terminalen Ileums und/oder des rechten Kolons.

Manche Fisteln treten in gewisser Entfernung vom Anus auf und sind in der Regel auf eine Divertikulitis oder einen Morbus Crohn zurückzuführen, die den M. levator ani durchbrochen haben. Wann immer eine dieser Erkrankungen vermutet wird, sollte eine Fistelfüllung erfolgen, um mittels Röntgenuntersuchung, Bariumeinlauf oder Rektoskop festzulegen, ob eine Verbindung zum Rektum, dem Sigma oder dem höhergelegenen Dünndarm besteht.

Bei der Behandlung der Analfisteln muß zunächst der Fistelgang dargestellt werden (Abb. 22.4). Die äußere Öffnung ist in der Regel leicht zu finden, manchmal jedoch durch teilweise Abheilung verschlossen. Die innere Öffnung kann äußerst schwierig darzustellen sein. Fisteln, die an der vorderen Zirkumferenz des Anus gelegen sind, ziehen direkt in den Anus hinein, während jene, die an der hinteren Zirkumferenz gelegen sind, nahezu immer im Bereich der hinteren Kommissur einmünden. Diese Fisteln der hinteren Zirkumferenz können sehr ausgedehnt sein und im Sinne einer Hufeisenfistel in beide Gesäßbacken reichen. Die beim in Steinschnittlage liegenden Patienten von 3 nach 9 Uhr verlaufende Linie wird „Goodsall-Linie“ genannt [4].

Die Darstellung der inneren Fistelöffnung muß sehr vorsichtig erfolgen, um keine via falsa zu setzen. Gelingt dies nicht, kann mit einer Knopfkanüle Milch in die äußere Fistelöffnung injiziert

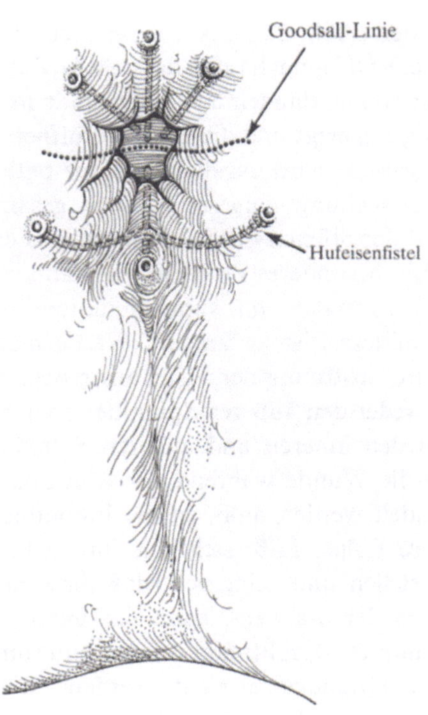


*Abb. 22.4.* Fistelgänge. Beachte die Beziehung zur Goodsall-Linie. Fisteln der vorderen Zirkumferenz ziehen durch die Mittellinie

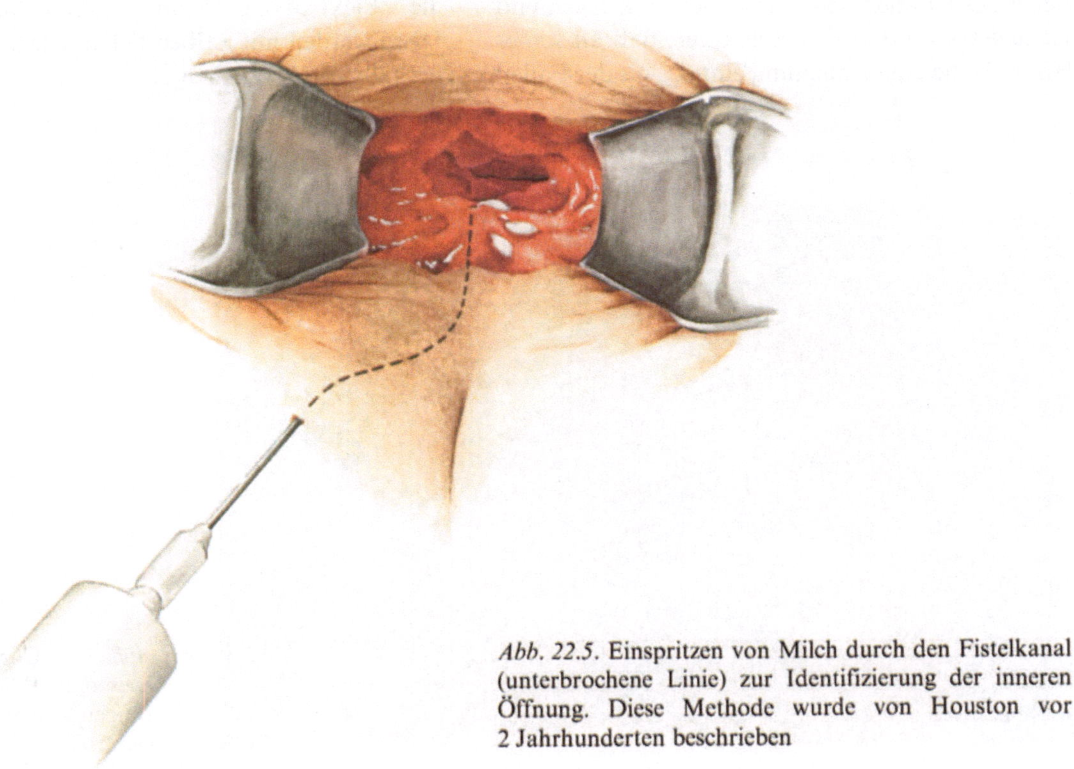

*Abb. 22.5.* Einspritzen von Milch durch den Fistelkanal (unterbrochene Linie) zur Identifizierung der inneren Öffnung. Diese Methode wurde von Houston vor 2 Jahrhunderten beschrieben

werden (Abb. 22.5). Auf diese Weise läßt sich die innere Öffnung häufig darstellen. Zunächst wird eine Sonde, danach eine Hohlsonde in den Fistelgang eingelegt und dieser weit eröffnet. Alles Narbengewebe wird exzidiert und zur pathologischen Untersuchung eingesandt. Das gesamte Gebiet wird der offenen Granulation überlassen.

Ein besonderes Problem tritt dann ein, wenn es sich entweder um suprasphinktere oder extrasphinktere Fisteln handelt. Würde man hier eine breite Eröffnung der Fistel anstreben, müßte man entweder den äußeren Sphinkter oder beide, nämlich den inneren und äußeren Sphinkter opfern. Da die Wunde während der Abheilung offen behandelt werden muß, ist die Inkontinenz eine sichere Folge. Läßt sich eine innere Fistelöffnung darstellen und zeigt sich, daß diese in Höhe der Linea dentata liegt, kann der untere Anteil des Sphinkters durchtrennt werden und somit eine äußere Drainage erreicht werden, während der Hauptanteil des äußeren Sphinkters intakt bleibt. In gleicher Weise werden Fistelgänge zum äußeren Sphinkter eröffnet und drainiert. Allerdings ist eine ausgedehnte Durchtrennung des äußeren Sphinkters gefährlich.

Eine alternative Technik besteht darin, einen Faden oder ein Gummiband durch die Fistel zu ziehen. Der Faden wird allmählich angezogen und schneidet so durch den Sphinkter, daß an seiner Hinterfläche eine Abheilung eintritt, bis der Faden schließlich den Damm durchtrennt hat. Wir haben keine Erfahrung mit dieser Methode, die jedoch von Hanley und anderen empfohlen wurde [7, 8].

Rektovaginale Fisteln nach gynäkologischen Verletzungen sind heutzutage selten. Sie lassen sich durch Exzision und schichtweisen Verschluß wiederherstellen, der Zugang kann entweder über die Vagina oder durch das Rektum erfolgen [5].

## Kondylomata

Condylomata acuminata werden durch einen Virus verursacht. Sie bestehen aus zahlreichen warzenähnlichen Wucherungen, die sich großflächig am Anus, am Damm und gelegentlich im Analkanal und der Vagina ausbreiten (Abb. 22.6). Sie können durch zahlreiche Methoden entfernt werden [22], neigen jedoch zum Rezidiv, so daß es manchmal notwendig ist, 2- oder 3mal vorgehen zu müssen, bevor sie schließlich ausgerottet sind.

Wir ziehen es vor, diese Veränderungen in Leitungs- oder Vollnarkose elektrisch zu veröden. Insbesondere muß der Analkanal betrachtet werden, um alle darin befindlichen Stellen zu veröden.

Postoperativ kommt es dadurch zu gewissen Beschwerden, daß die äußeren Hautschichten durch die Elektrokoagulation mitbetroffen werden. Diese werden mit Salben behandelt und heilen innerhalb von 2 Wochen ab.

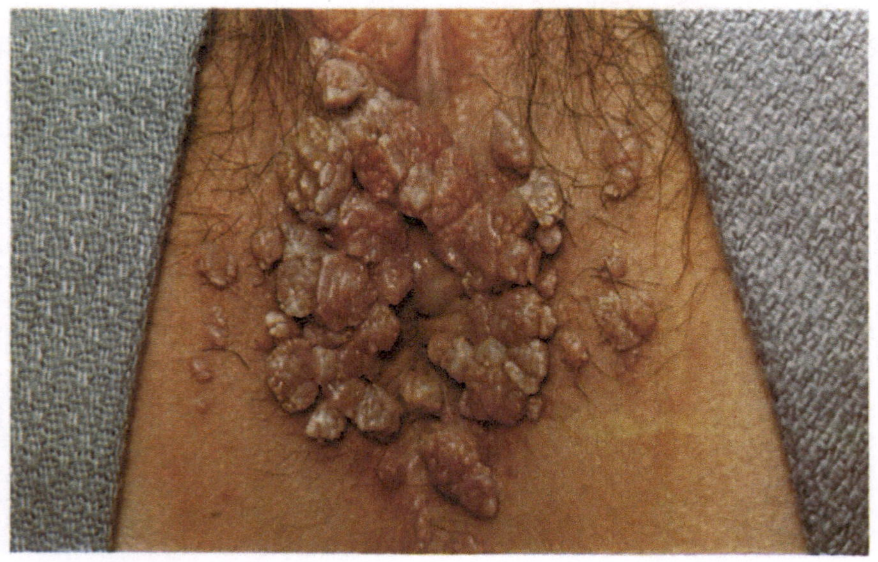

*Abb. 22.6.* Condylomata acuminata. Diese Veränderungen werden erfolgreich elektrokoaguliert

Eine andere Behandlungsmethode besteht im Auftragen von Podophyllin. Diese Substanz hat offensichtlich auf die Zellen der Kondylomata eine gute Wirkung. Sie ruft jedoch einen starken Reizzustand hervor und kann daher schmerzvoll sein. Die Behandlung wird ambulant durchgeführt, wobei es allerdings besser ist, vorsichtig vorzugehen und die Substanz eher wiederholt aufzutragen, als eine großflächige Verbrennung hervorzurufen. Eine 25%ige Lösung wird für 1 h direkt auf die Kondylomata aufgebracht, wobei die umgebende Haut mit Petroleum abgedeckt wird.

Da die Verödungsbehandlung zur Behandlung der Kondylomata sehr einfach ist, ziehen wir sie der langwierigen und schmerzvolleren Podophyllinanwendung vor. Gleichfalls sehr zufriedenstellend ist die kryochirurgische Entfernung, obgleich wir mit dieser Methode keine Erfahrung haben.

Die Condylomata lata oder flachen Analwarzen sind sekundäre Manifestationen der Syphilis und selten zu sehen. Hier muß die zugrundeliegende Erkrankung behandelt werden.

## Kryptitis und Papillitis

Die Kryptitis wird bei umschriebenen Schmerzen und bei Empfindlichkeit im Bereich einer oder mehreren Analkrypten diagnostiziert. Leichtere Infektionen, die in den Morgagni-Krypten entstehen, sollen ein Grund dafür sein, daß Hämorrhoiden Beschwerden verursachen; d.h. die Hämorrhoiden treten durch ein Ödem auf, welches einer Infektion im Bereich des Analkanales folgt. Die Kryptitis kann auch im Bereich der Analdrüsen entstehen und vor der Ausbildung einer Analfistel stehen. Wenn keine weiteren Komplikationen eintreten, ist die Kryptitis in der Regel begrenzt und bedarf keiner weiteren Erfordernisse als der Diagnose, warmen Sitzbädern und wenn ein heftiger Spasmus besteht, einer Dilatation des Analkanals.

Häufig begleiten hypertrophierte Papillen eine Kryptitis. Das Endstadium der Papillitis ist der fibroepitheliale Polyp, der vom Patienten getastet werden kann, wenn er vor den Anus hervortritt. Diese prolabierenden Papillen werden in lokaler oder allgemeiner Narkose mittels Durchstechung der Basis und Exzision oder durch Elektroverödung entfernt.

## Analstenose und Rektalstriktur

Es gibt mehrere Ursachen einer Analstenose. Häufig neigt der untere Anteil des M. sphincter internus im späteren Leben dazu, sich zu verdicken und zu stenosieren. Dabei bildet sich ein Ring von etwa 1 cm Durchmesser, der vom untersuchten Finger getastet werden kann. Diese Erkrankung ist die häufigste Ursache der senilen Analstenose. Eine hochgradige Analstenose kann auch infolge von Narbenbildung nach der Whitehead-Hämorrhoidektomie entstehen.

In der Regel genügt eine einfache Dilatation, um die Beschwerden zu beseitigen. Sie sorgt bei vielen älteren Patienten für eine weitgehende Beseitigung der Obstipationen oder Inkontinenz. Auch die spätere Anwendung eines Rektaldilatators durch den Patienten selbst, ist sehr hilfreich. Reicht die einfache Dilatation in Narkose nicht aus, kann eine Durchtrennung des unteren Abschnittes des M. internus erforderlich sein. Die Inzision zur inneren Sphinkterotomie sollte seitlich neben der hinteren Kommissur bei 3 Uhr oder wenn notwendig bei 9 Uhr in Steinschnittlage des Patienten erfolgen. Die Methode der Sphinkterotomie (Abb. 22.7) wurde von Notaras beschrieben [11–13]. Nach seinen Angaben tritt nur in 5% der Patienten eine postoperative Inkontinenz auf, die nie ernsthafter Natur ist; dies steht einer Häufigkeit von 20% bei einer kräftigen Dilatation gegenüber. Offene Inzisionstechniken wurden von Parks und Oh [14] beschrieben (Abb. 22.8).

Schwere Strikturen nach Hämorrhoidektomie, bei der größere Hautbezirke entfernt wurden, machen eine plastische Operation erforderlich, um den Analkanal mit genügend Haut zu versorgen. Die Inzisionen erfolgen, wie in Abb. 22.9 dargestellt, so, daß ein Hautlappen entnommen und in den Analkanal eingenäht wird. Vorausgesetzt der Sphinktermechanismus ist intakt, lassen sich mit diesem Verfahren gute Erfolge erzielen. Allerdings muß er nur selten angewandt werden.

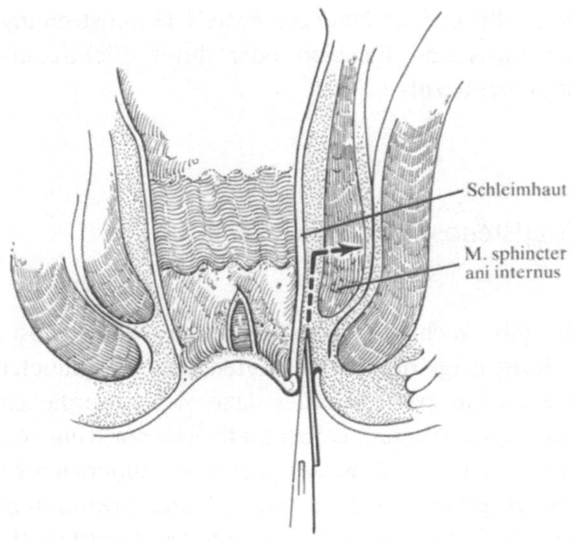


*Abb. 22.7.* Laterale Sphinkterotomie (geschlossene Methode). Sie kann bei 3 oder 9 Uhr oder in beiden Bereichen erfolgen. Dabei wird ein Skalpell zwischen Schleimhaut und Sphincter ani internus geführt und der untere straffe Anteil des Sphincter ani internus mittels seitlichem Schnitt durch den Sphinkter durchtrennt (Methode nach Notaras)

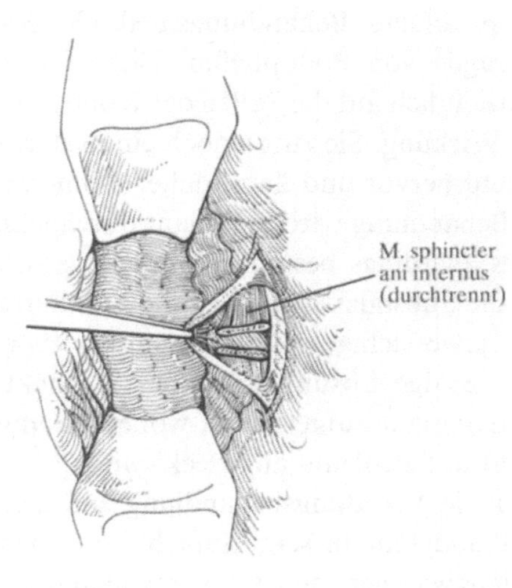


*Abb. 22.8.* Laterale Sphinkterotomie (offene Methode). Entlang der Schleimhautgrenze wird eine kleine Inzision gelegt. Die Schleimhaut wird bis über die Linea dentata hinaus abgeschoben. Der untere Teil des M. sphincter ani internus wird unter Sicht durchtrennt (Methode nach Parks). Oder es wird ein kleiner Anteil des Muskels unter direkter Sicht entfernt (Methode nach Oh)

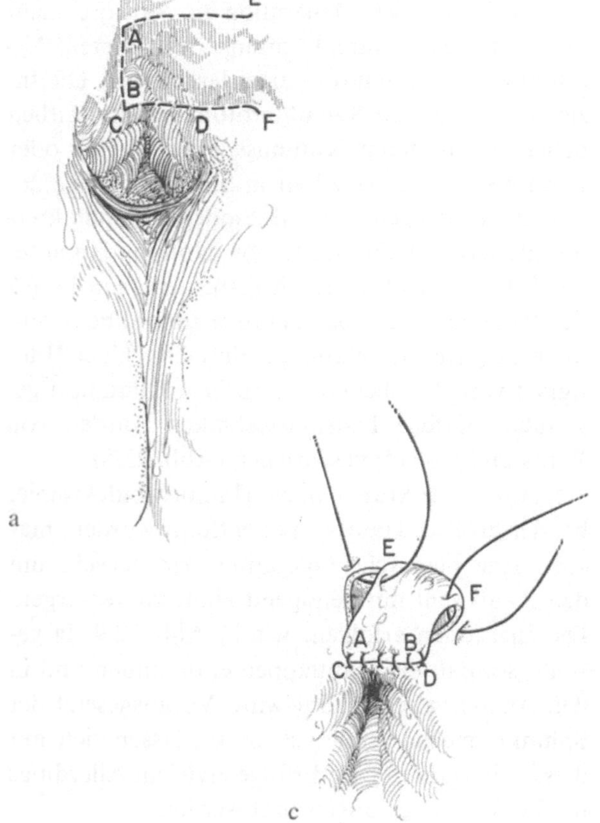


*Abb. 22.9a–c.* Präparation eines perianalen Hautlappens zur Behebung einer Striktur. (*a*) Entlang der unterbrochenen Linie wird inzidiert. Die innere Inzision muß in Höhe der Striktur erfolgen, wobei so viel Schleimhaut wie möglich erhalten bleiben soll. (*b*) Der Hautlappen wird gehoben und in die richtige Position gebracht. (*c*) Verschluß durch Einnähen des Hautlappens in der richtigen Position

Strikturen können in jedem Abschnitt des Rektums oberhalb des Analkanals auftreten. Sie sind ziemlich selten und entstehen durch verschiedene Ursachen. Eine der häufigsten ist die Striktur nach sehr tiefer Anlage einer Anastomose. Weiterhin muß das Lymphogranuloma venereum immer in Betracht gezogen werden. Auch der Morbus Crohn kann zu einer hochgradigen Striktur oberhalb des Analrings führen. Ein submukös wachsendes infiltrierendes Karzinom kann gleichfalls eine Einengung des Rektallumens verursachen. Auch die Kompression von außen durch einen Tumor im perirektalen Gewebe oder eine Striktur nach Radiotherapie der Beckenorgane ist möglich. Die Strikturen des Rektums führen zur Obstipation und Inkontinenz.

Tritt die Striktur nach Anlage einer Anastomose auf, kann diese entweder direkt durch den dilatierten Anus durchtrennt, oder höher gelegen, mittels Elektrokoagulation unter Zuhilfenahme eines entsprechenden Endoskops erweitert werden. Liegt keine entzündliche oder tumoröse Erkrankung vor, führt dieses Verfahren zu guten Ergebnissen. Bestehen hinsichtlich der Ursache der Striktur Unklarheiten, sind tiefe Biopsien notwendig, um eine Striktur von einem intramuralen Tumor zu unterscheiden.

## Stuhlinkontinenz

Die Stuhlinkontinenz ist insbesondere bei älteren Patienten ein sehr ernsthaftes Problem. Der Erfolg einer operativen Maßnahme hängt dabei mehr von der Ursache als von irgendeinem anderen Grunde ab.

Häufig wird eine Stuhlinkontinenz durch Erkrankungen des Anorektums wie folgende verursacht: prolabierte Hämorrhoiden, Colitis ulcerosa, Morbus Crohn mit Beschädigung des Sphinkterapparates; Stenosierung des Anus mit nachfolgender Stuhlverhaltung oder Überlaufstuhl; das Karzinom den Analkanals oder des unteren Rektums; Infektionen bei Amöbiasis oder Lymphogranulom; Hirschsprung-Erkrankung und Rektumprolaps. Für nahezu jeder dieser Erkrankungen ist eine besondere Therapie erforderlich. Verletzungen nach Unfällen oder durch Fremdkörper und gynäkologische Verletzungen einschließlich der Sphinktereinrisse haben eine verhältnismäßig hohe Wahrscheinlichkeit einer erfolgreichen Behandlung.

Nach verschiedenen chirurgischen Operationen kann die Inkontinenz ein schwieriges Problem werden. Beispielsweise sind bei vielen der Durchzugsmethoden wegen eines Karzinoms oder einer entzündlichen Erkrankung, bei denen der Sphinkterapparat entfernt wurde, die Patienten mit großer Sicherheit vollständig inkontinent; sie sind daher von regelmäßigen Spülungen abhängig, um den Darm freizuspülen und müssen außerdem eine stark obstipierende Diät zu sich nehmen. Die Inkontinenz tritt auch nach vielen Operationen zur Behebung eines Rektumprolapses auf, insbesondere dann, wenn die anorektale Schleimhaut und der Sphinkterapparat geopfert werden.

Die kräftige Dilatation des Analkanals, die zu einer Zerreißung der Sphinkteren führt, ist gleichfalls gefährlich. Eine ausgedehnte Dilatation des Analkanals in der von Lord beschriebenen Technik zur Behandlung von Hämorrhoiden, die Hämorrhoidektomie, die von der Durchtrennung der Sphinkteren begleitet ist, oder die Durchtrennung des Sphinkters nach operativer Behandlung von Analfissuren und Analfisteln sind andere Ursachen der Inkontinenz. Auch neurologische Gründe, wie die Spina bifida oder Tumoren des Rückenmarks, können dazu beitragen [16, 19].

Unglücklicherweise stellen sich viele der ernsthafteren Probleme bei alten oder invaliden Menschen. Bei einigen dieser unglücklichen Patienten besteht wenig Erfolg mit irgendwelchen lokalen chirurgischen Maßnahmen, so daß der Patient zum Tragen einer Windel oder eine Kolostomie verdammt ist.

Bei leichten Formen führt der Patient in der Regel ein Sphinktertraining durch und hält eine schlackenarme obstipierende Diät ein. Auch Spülungen des Anus, gelegentliche kleine Einläufe und die Anwendung von Diphenoxylathydrochlorid mit Atropinsulfat, oder die vorübergehende Anwendung von Opiumtinktur bessern viele der leichten Fälle.

Eine Inkontinenz, die dazu führt, daß der Damm des Patienten durch den Stuhl wund ist, erfordert andere Maßnahmen. Findet man eine

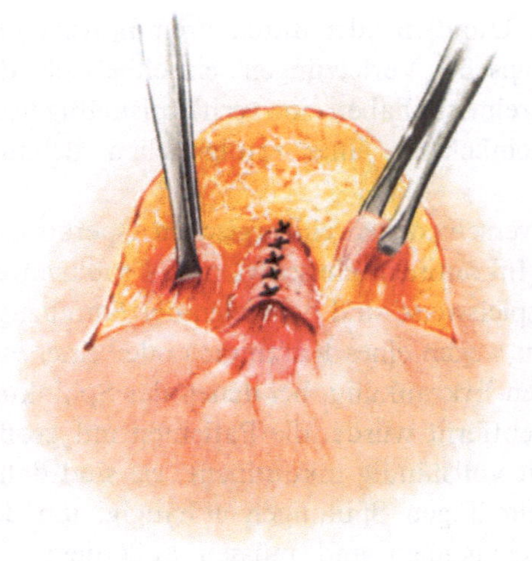
a

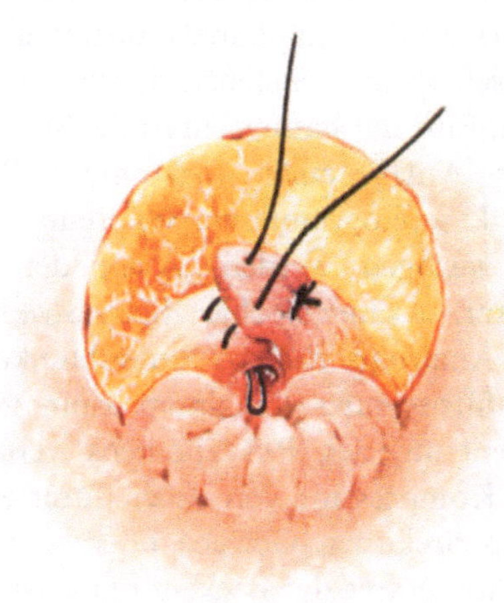
b

*Abb. 22.10 a, b.* Sphinkteroplastik bei Stuhlinkontinenz. (*a*) Das Narbengewebe wurde exzidiert, die Schleimhaut mobilisiert und die narbigen Sphinkteren dargestellt. Die Schleimhaut des Analkanales wird mittels mehrerer Nähte wiederhergestellt. (*b*) Die Muskelbündel und das umgebende Narbengewebe werden übereinandergeschlagen und mit 3-0 Draht-Einzelknopfnähten fixiert. Es ist ratsam, eine zusätzliche Kolostomie anzulegen

Dickdarmerkrankung, wie eine Divertikulitis, verbessert die richtige chirurgische Behandlung der zugrundeliegenden Krankheit die Situation.

Viele Verfahren einer chirurgischen Wiederherstellung wurden beschrieben. Das normale Verfahren besteht darin, die durchtrennten Muskelenden des Sphinkters darzustellen und sie End-zu-End aneinanderzunähen. Andere Chirurgen führten eine Raffung der Sphinktermuskulatur durch eine hintere Inzision durch. Unglücklicherweise sind die Ergebnisse nicht besonders gut. In einer von Blaisdell 1940 zusammengestellten Serie von 133 Patienten wurden nur 42% der chirurgischen Ergebnisse als gut bezeichnet [2]. Insgesamt reichen die Ergebnisse von gut, für die Behandlung der Inkontinenz nach gynäkologischen Verletzungen, bis zu schlecht für die Inkontinenz infolge hohen Alters.

Spricht der Patient nicht auf konservative Maßnahmen an oder bessern sich andere Dickdarmerkrankungen durch angemessene Maßnahmen nicht, ist ein chirurgisches Vorgehen indiziert. Besteht irgendeine Hoffnung, daß die Wiederherstellung gelingt, wird zunächst eine Kolostomie angelegt. Danach erfolgt eine großzügige Exzision des gesamten Narbengewebes um den Anus und die Darstellung der durchtrennten Muskulatur (Abb. 22.10a). Der dazu erforderliche Zugang wird durch die zugrundeliegende Erkrankung bestimmt. Die Inzision erfolgt am Analring, und die Präparation außerhalb der Sphinktermuskulatur. Dabei ist wichtig, die Sphinkteren genau zu verfolgen, sie jedoch nicht großflächig vom umgebenden Narbengewebe abzutrennen. Zunächst wird die muskuläre Röhre der Schleimhaut wiederhergestellt, danach werden die Sphinkteren übereinandergeschlagen und in dieser Position mit Draht fixiert (Abb. 22.10b). Dieses Verfahren war in den Händen von Parks und McPartlin [16, 18] und auch bei 7 Patienten von Hagihara und Griffen [6] erfolgreich.

Als andere Operationsverfahren wurden das Einbringen eines Thiersch-Drahtes, eines Faszienstreifens oder von Muskulatur aus dem Grazilis oder den perinealen Muskeln vorgeschlagen [1, 20, 21, 23]. Obgleich nach all diesen Verfahren über erfolgreiche Behandlungen berichtet wurde, herrscht in der Regel keine allzu große Begeisterung bei ihrer Anwendung.

Der bedauernswerte ältere Patient, der die anale Sensorik verloren hat, toleriert eine Kolostomie viel eher als viele andere Verfahren. Dies gilt ganz besonders für bettlägerige Patienten.

## Pruritus ani

Der Pruritus ani kann durch die richtige Kombination von guter Hygiene, diätetischen Maßnahmen, die Nichtverwendung hautreizender Kleidungsstücke, insbesondere Nylon, und die Anwendung kortisonhaltiger Salben nahezu beherrscht werden. In einigen Fällen ist jedoch ein chirurgisches Vorgehen notwendig.

Manchmal ist der Pruritus mit einer Hämorrhoidalerkrankung verbunden, die zum Prolaps und zur Absonderung von Schleim oder Stuhl im Perinealbereich führt. Die Hämorrhoidektomie mit anderen lokalen Maßnahmen kann zur Heilung führen.

Ein außergewöhnlich schwerer Pruritus wird durch die subkutane Injektion von 95%igem Alkohol gebessert. Dieses Verfahren führt jedoch zum Einschleppen von Infektionen und zu Abschilferungen der Haut. Es sollte daher nur bei unbeherrschbaren Zuständen zur Anwendung kommen. Die Injektion von 1 $cm^3$ 95%igem Alkohol an 5 oder 6 verschiedenen Stellen kann ausreichen, die Symptome dieser Erkrankung zu bessern. Die Wirkung hält mindestens einige Monate an und führt, ohne weiteres Kratzen, zur Heilung.

Die weite Exzision der befallenen Haut wurde von Turell beschrieben [24]. Wir haben diese Methode nie durchgeführt.

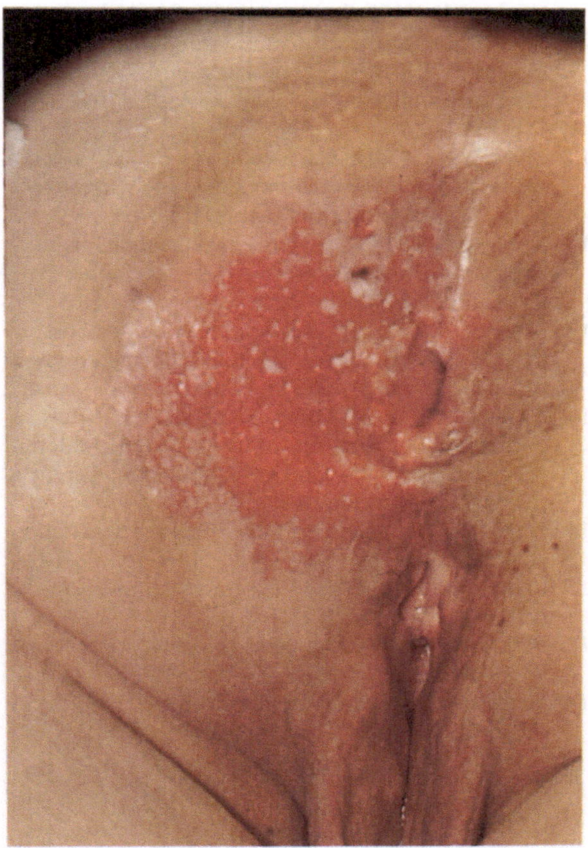

*Abb. 22.11.* M. Paget der perianalen Haut. Hierbei handelt es sich um eine seltene Erkrankung, die am besten durch eine weite lokale Exzision behandelt wird

## Paget-Krankheit der perianalen Haut

Die Paget-Erkrankung der perianalen Haut ist durch ein dünnes gereiztes Epithel gekennzeichnet, welches austrocknet, sich schuppt, juckt und später ulzeriert (Abb. 22.11). Im bioptischen Untersuchungspräparat lassen sich die typischen Paget-Zellen nachweisen.

Es handelt sich hierbei um eine Präkanzerose, die einer weiten Exzision der perianalen Haut bedarf. Allerdings kann diese Erkrankung selbst nach einer weiten Exzision in anderen Bezirken wieder auftreten.

## Literatur


1. Birnbaum W (1969) Fecal incontinence. In: Turell R. (ed) Diseases of the colon and anorectum, 2nd edn, Vol 2. Saunders, Philadelphia, p 1029
2. Blaisdell PD (1940) Repair of incontinent sphincter ani. Surg Gynecol Obstet 70:692
3. Ellison FS (1960) Anal fissure occurring in infants and children. Dis Colon Rectum 3:161
4. Goodsall DH, Miles W.E. (1900) Diseases of the anus and rectum, Part I. Longmans, Green, London
5. Greenwald JC, Hoexter B (1978) Repair of rectovaginal fistulas. Surg Gynecol Obstet 146:443
6. Hagihara PF, Griffen WO Jr (1976) Delayed correction of anorectal incontinence due to anal sphincteral injury. Arch Surg 111:63
7. Hanley PH (1977) Anorectum. In: Hardy J.D. (ed) Rhoads textbook of surgery, 5th edn. Lippincott, Philadelphia, p 1259

8. Hanley PH (1978) Rubber band seton in the management of abscess-anal fistula. Ann Surg 187:435
9. Homan WP, Tang C, Thorbjarnason B (1976) Anal lesions complicating Crohn's disease. Arch Surg 111:1333
10. Miles WE (1939) Anal fissure. In: Rectal surgery: A practical guide to the modern surgical treatment of rectal diseases. Cassell, London, p 147
11. Notaras MJ (1969) Lateral subcutaneous sphincterotomy for anal fissure – A new technique. Proc R Soc Med 62:713
12. Notaras MJ (1971) The treatment of anal fissure by lateral subcutaneous internal sphincterotomy – A technique and results. Br J Surg 58:96
13. Notaras MJ (1974) Some nonmalignant lesions of the ano-rectal region. In: Maingot R. (ed) Abdominal operations, 6th edn, Vol 2. Appleton-Century-Crofts, New York, p 2140
14. Oh C (1978) A modified technique for lateral internal sphincterotomy. Surg Gynecol Obstet 146:623
15. Parks AG (1961) Pathogenesis and treatment of fistula-in-ano. Br Med J 1:463
16. Parks AG (1975) Anorectal incontinence. Proc R Soc Med 68:681
17. Parks AG, Gordon PH, Hardcastle JD (1976) A classification of fistula-in-ano. Br J Surg 63:1
18. Parks AG, McPartlin JF (1971) Late repair of injuries of the anal sphincter. Proc R Soc Med 64:1187
18a. Parks AG, Thomson JPS (1977) The rectum and anal canal. In: Sabiston DC Jr (ed) Davis-Christopher textbook of surgery, 11th edition. Saunders, Philadelphia, p 1134
19. Parks AG, Porter NH, Hardcastle J (1966) The syndrome of the descending perineum. Proc R Soc Med 59:477
20. Pickrell KL, Boradbent TR, Masters FW, et al (1952) Construction of a rectal sphincter and restoration of anal continence by transplanting the gracilis muscle. Ann Surg 135:853
21. State D, Katz A (1955) The use of superficial transverse perineal muscles in the treatment of post-surgical anal incontinence. Ann Surg 142:262
22. Thomson JPS, Grace RH (1978) The treatment of perianal and anal condylomata acuminata: A new operative technique. J R Soc Med 71:180
23. Turell R (1954) The Thiersch operation for rectal prolapse and anal incontinence. N Y State J Med 54:791
24. Turell R (1969) Treatment of intractable anal pruritus. In: Turell R. (ed) Diseases of the colon and anorectum, 2nd edn, Vol 2. Saunders, Philadelphia, p 1007

# 23 Andere kolorektale Erkrankungen

Bei den in diesem Kapitel behandelten Erkrankungen wurden die wichtigsten Fortschritte der letzten 5 Jahre auf dem Gebiet der bösartigen Tumoren erreicht. Die wichtigsten Mitteilungen betreffen eine Vielzahl zusätzlicher strahlentherapeutischer Methoden, Strahlenschädigungen sowie eine steigende Anzahl von Zweiteingriffen, insbesondere bei Lebermetastasen.

Wir sind durch die eigenen Pilotuntersuchungen überzeugt, daß die Strahlentherapie insbesondere bei Patienten mit einem Rektumkarzinom und wahrscheinlich auch beim Karzinom bestimmter Dickdarmabschnitte dem Patienten Nutzen bringt. Zur Zeit bleibt die präoperative Strahlentherapie den wenigen Patienten mit großen fixierten und offensichtlich nicht entfernbaren Rektumtumoren vorbehalten, von denen nachher einige resezierbar sind. Unsere hauptsächlichen Bemühungen sind jedoch in der Hauptsache auf die postoperative Therapie konzentriert; diese setzten wir bei potentiell kurablen Patienten ein, die ein Karzinom, das die Darmwand überschritten hat, oder eine Lymphknotenmetastasierung aufweisen. Unsere Ergebnisse zeigen nach der Strahlenbehandlung im Vergleich zu früheren Kontrollen eine deutliche Verbesserung der Überlebensrate bei gleichzeitiger prozentualer Reduktion der lokalen Rezidive. So betrug bei Patienten mit positivem Lymphknotenbefall (C1) der Prozentsatz der Rezidivfreiheit nach 3 Jahren 57% bei alleiniger chirurgischer Behandlung im Vergleich zu 93% bei zusätzlicher Strahlentherapie.

Die eigenen Pilotstudien der intraoperativen Strahlentherapie beim Rezidiv des Rektumkarzinoms lassen gleichfalls einigen Optimismus zu. Auf der Basis dieser Erfahrungen führen wir bei Patienten mit einem Rezidivtumor heute eine kombinierte intraoperative Strahlentherapie mit gleichzeitiger chirurgischer Behandlung durch, vorausgesetzt, es handelt sich um einen ausgedehnten Tumor, der chirurgisch nicht vollständig entfernbar ist.

Die postoperative Strahlentherapie setzen wir auch zunehmend bei Patienten mit Karzinomen von Sigma oder den Dickdarmflexuren ein. Es ist daher nicht überraschend, daß die häufigere Strahlentherapie zu einer größeren Anzahl von Strahlenschäden führt.

Die routinemäßigen Nachsorgeuntersuchungen von Patienten, die wegen kolorektaler Karzinome behandelt wurden, umfassen neben der physikalischen Untersuchung heute die Rektoskopie, die Kolonoskopie, die Röntgenübersicht des Thorax, Szintigramme, Computertomogramme, Kontrasteinläufe des Magen-Darm-Trakts, die Bestimmung der CEA-Spiegel, die üblichen Blutuntersuchungen sowie die Untersuchung des Stuhls auf Blut. Möglicherweise eröffnet die Kernspintomographie bald eine neue Dimension. Dabei ist offensichtlich, daß der Einsatz all dieser Methoden für das Krankheitswesen zu teuer wird. Glücklicherweise zeigten so sorgfältige Studien wie die von Beart und Mitarbeitern aus der Mayo Clinic, daß die Bestimmung des CEA gegenwärtig die sicherste Untersuchungsmethode ist, daß jedoch die klinischen Zeichen eines Rezidivs einem ansteigenden CEA-Spiegel immer vorausgehen. Am wenigsten steigt das CEA beim Vorliegen eines lokalen Rezidivs beim Rektumkarzinom an. Das in Kap. 5, Tabelle 5.2, angegebene Vorgehen ist daher effektiv und relativ wirtschaftlich.

Es ist daher nicht verwunderlich, daß auf dem Boden solcher Untersuchungen später eine Vielzahl von Zweiteingriffen notwendig ist, um zu sehen, ob ein Tumor chirurgisch entfernbar ist. Ob dies möglich ist, bleibt weiterhin widersprüchlich. In der zuvor zitierten Studie aus der Mayo Clinic war trotz der sorgfältigen Nachuntersuchung von

149 Patienten bei 34 keine Heilung möglich. Andererseits ist Minton davon überzeugt, daß einige Patienten mit dieser Methode geheilt wurden.

Viel Aufmerksamkeit wurde der Behandlung von Lebermetastasen gewidmet. Solitäre Metastasen werden häufig reseziert, multiple Metastasen chemotherapeutisch behandelt. Dabei wurde häufig die intraarterielle Chemotherapie über eine Pumpe eingesetzt. Die Ergebnisse waren unterschiedlich – in einigen Fällen befriedigend, in anderen erfolglos und bei der Mehrzahl von vorübergehendem oder zweifelhaftem Erfolg. Da es sich hierbei um eine sehr kostspielige Methode handelt, ist es gut möglich, daß die intravenöse Applikation wiederum mehr in den Vordergrund rückt. Ein zusätzlicher Vorteil dieser Behandlungsart beruht darin, daß der Tumor in der Regel schon in andere Organe als die Leber gestreut hat.

## Operationsverfahren beim Dickdarmkarzinom

### *Kombinierte Behandlung*

Es wurden zahlreiche kombinierte Behandlungen von Strahlen- und Chemotherapie mit der chirurgischen Behandlung bei Karzinombefall des Kolorektums vorgeschlagen [1, 12, 17, 23, 28, 29]. Bislang ergab sich jedoch daraus noch kein klares Konzept; die hier vorgestellten Gesichtspunkte werden zweifelsfrei nach weiteren Untersuchungen verändert werden müssen.

Die Strahlentherapie wurde im wesentlichen auf Patienten mit einem Rektumkarzinom beschränkt [3, 28, 35, 36, 46, 52]. Es besteht kein Zweifel, daß große und nur fraglich entfernbare Tumoren manchmal durch eine Bestrahlung verkleinert werden und so eine nachfolgende radikale Exzision ermöglichen. Die Rolle der präoperativen oder postoperativen Radiotherapie bei operablem Dickdarmkarzinom ist kontrovers. Das größte Interesse richtet sich derzeit auf die präoperative Behandlung. In der Literatur findet sich ein weites Spektrum in Ausmaß und Zeitspanne, in denen sie angewandt wurde. Sehr hohe Dosen in der Größenordnung von 5000 rad, wie sie von Allen und Mitarbeitern berichtet werden, führten nach ihren Erfahrungen zum Zeitpunkt der Resektion zu einem geringeren Befall der betroffenen Lymphknoten, als zu erwarten war und gleichzeitig zu einer fast völligen Vermeidung eines späten Rezidivs im Dammbereich [3]. Ob allerdings die Überlebenszeit dieser Patienten verlängert wurde, ist fraglich. Bei diesen Patienten scheinen Fernmetastasen genauso schnell wie bei nichtbestrahlten Patienten aufzutreten. Die Mehrzahl der Radiotherapeuten verabreichte geringere Dosen von etwa 2500 bis 3000 rad, die in etwa 2 Wochen vor der Operation eingestrahlt wurden.

Die chirurgische Behandlung nach der Bestrahlung bleibt die gleiche wie ohne Bestrahlung. Eine Zunahme technischer Schwierigkeiten dieser Operationen besteht offensichtlich nicht.

Im Massachusetts General Hospital wurde von Gunderson eine Versuchsserie gestartet, bei der eine postoperative Strahlentherapie nur bei Patienten mit kolorektalen Tumoren des Stadium Dukes Typ C erfolgte. Dieses Verfahren hat den Vorteil, daß Patienten, bei denen ein Tumor entfernt wurde, der die Darmwand noch nicht durchbrochen oder Lymphknoten befallen hatte, nicht bestrahlt werden müssen. Ob dies eine Verlängerung der Überlebenszeit bewirkt, ist noch nicht erwiesen.

Der Einsatz einer Chemotherapie wurde hauptsächlich auf die postoperative Behandlung von Lebermetastasen und auf Patienten mit einem Dukes-C-Stadium eines kolorektalen Karzinoms beschränkt [11, 19, 22, 39]. Selbst hier bestehen ernsthafte Zweifel, ob die Anwendung von 5-Fluorouracil (5-FU, als derzeitig wirksamstes Medikament) von Wert ist; es besteht Hoffnung, daß in der Verbindung mit Chloräthylcyclohexylnitrosamin (CCNU) bessere Resultate erzielt werden können. Jedenfalls besteht derzeit keine große Zuversicht in die intravenöse Verabreichung oder Instillation von Chemotherapeutika in den Dickdarm zum Zeitpunkt der Operation. Es laufen derzeit einige Studien um festzustellen, ob bei Patienten mit einem Dukes-C-Tumor ohne Nachweis von Metastasen ein prophylaktischer Behandlungsversuch mit Chemotherapie gemacht werden sollte. Dies bedarf jedoch weiterer Nachforschungen.

Die intraluminäre Verabreichung von 5-FU zum Zeitpunkt der Resektion wurde von Rousselot und Mitarbeitern [48] befürwortet. Obgleich die statistischen Ergebnisse günstig schienen, erbrachte eine prospektive Studie von Lawrence und Mitarbeitern, daß dieser Methode keine Bedeutung zukommt [39]. Eine weitere Untersuchung der Nachfolger Rousselots (Grossi und Mitarbeiter) könnte neues Interesse an der Methode erregen, da sie statistisch zwar nicht signifikante, verbesserte Ergebnisse bei Patienten zeigen, die 5-FU zusätzlich zur Resektion erhielten [22].

Im Massachusetts General Hospital werden Lebermetastasen, außer in ungewöhnlichen Fällen, bei solitären Metastasen mit 5-FU, manchmal in Kombination mit anderen Chemotherapeutika wie Methyl-CCNU behandelt. 5-FU wird intravenös verabreicht; es kann jedoch auch oral eingenommen werden, wobei es nahezu quantitativ in die Pfortader gelangt, oder durch intraarterielle Injektion entweder über einen via Arm oder Femoralarterie eingeführten Seldinger-Katheter, oder durch einen direkt durch Laparotomie in die Leberarterie eingelegten Katheter injiziert wird. Gelegentlich geben längere Zeit überlebende Patienten nach Durchführung dieser Therapie zu der Hoffnung Anlaß, daß noch wirksamere Mittel gefunden werden.

Die Bestimmung des karzinoembryonalen Antigens kann als Maß für das Fortschreiten eines Tumors herangezogen werden; dies ist von besonderem Wert, wenn keine andere klinische Manifestation der Erkrankung besteht [18, 27, 41, 47].

### *Die chirurgische Behandlung des metastasierenden Karzinoms*

Bei einer Vielzahl von Patienten wird ein Sekundäreingriff wegen lokalen oder metastatischen Tumorrezidivs eines kolorektalen Karzinoms erforderlich.

Der häufigste Grund für einen Zweiteingriff beim Rektumkarzinom ist das Rezidiv in der Nahtlinie. In manchen Fällen stellt sich eine neuerliche Resektion nach Miles als kurativ heraus. In der Regel entsteht jedoch das Rezidiv in der Anastomose außerhalb der Darmwand und macht damit die Möglichkeit einer vollständigen Tumorexstirpation beim Zweiteingriff ziemlich unwahrscheinlich. Nichtsdestotrotz muß diese Möglichkeit in Betracht gezogen werden, da der Patient keine andere Möglichkeit der Heilung hat.

Das Rezidiv am Damm nach einer Mile-Operation kann gelegentlich exzidiert werden. Nach unseren Erfahrungen stellte sich diese Behandlung nie als kurativ heraus, so daß mit einem Rezidiv gerechnet werden muß. Aus diesem Grunde ist es sinnvoll, vor oder nach einem chirurgischen Sekundäreingriff eine Strahlentherapie in Betracht zu ziehen.

Lebermetastasen sind häufig anzutreffen. Obwohl in der Regel die Resektion multipler Lebermetastasen wenig sinnvoll erscheint, kann sie bei solitären Lebermetastasen beim kolorektalen Karzinom oder ausgedehnten Metastasen beim Karzinoid von Wert sein, da die Resektion einer möglichst großen Tumormasse von den Symptomen des Karzinoids befreit. Wanebo und Mitarbeiter entfernten bei 28 Patienten gleichzeitig Lebermetastasen und erreichten dabei eine Fünfjahresüberlebensrate von 28% [57]. Wilson und Adson berichteten über 60 Patienten, die wegen Lebermetastasen reseziert wurden; 15 von 36 Patienten mit solitären Metastasen, die weiter beobachtet werden konnten, waren nach 5 Jahren noch am Leben [64].

Solitäre Metastasen können durch tiefe Keilresektionen oder durch eine Lobektomie entfernt werden [16]. Die besten Ergebnisse wurden von Fortner und Mitarbeiter vom Memorial Hospital, New York City, mitgeteilt; 18% dieser Patienten überlebten 5 Jahre nach diesem radikalen chirurgischen Vorgehen [15].

Wird zum Zeitpunkt der Dickdarmresektion wegen eines Kolonkarzinoms eine solitäre Metastase entdeckt, erhebt sich die Frage, wie diese zu behandeln ist. Im Lichte unseres derzeitigen Wissens ist es wahrscheinlich besser, die Leberteilresektion sekundär, als zum Zeitpunkt der eigentlichen Dickdarmresektion durchzuführen, es sei denn, der Tumor wächst direkt in die Leber ein. In diesem Falle muß ein größerer Abschnitt der Leber mit dem Primärtumor entfernt werden. Der Grund dafür ist, daß die Leberresektion viele Komplikationen hervorrufen kann. Darüber hinaus wäre es sinnvoll, vor der Resektion ein Leberszintigramm durchzuführen, um sicher zu sein, daß in der Tiefe der Leber keine weiteren Metastasen verteilt sind. Andererseits kann die Computertomographie vor der Darmresektion erfolgen. Läßt sich dabei eine solitäre Metastase nachweisen, können beide, nämlich Tumor und metastatischer Tumor, gleichzeitig reseziert werden.

Gelegentlich treten solitäre Metastasen in der Lunge auf; diese können mittels einer Lobektomie entfernt werden. In einer Untersuchung am Memorial Hospital, New York City, handelte es sich bei etwa der Hälfte von Rundherden, die innerhalb weniger Jahre nach der Resektion eines kolorektalen Karzinomes in den Lungenfeldern auftraten, um Metastasen; die andere Hälfte entsprach primärem Lungenkrebs [5]. Die Ergebnisse nach der Resektion dieser Metastasen waren sehr zufriedenstellend, so daß das Verfahren empfohlen werden kann. Wilkins und Mitarbeiter berichteten über 35 Fälle vom Massachusetts General Hospital [63].

*Second-look-Operationen*

„Second-look"-Operationen wurden von Wangensteen eingeführt [59, 60]. Seine theoretischen Überlegungen waren, daß, wenn Karzinomgewebe nach einer vermutlich kurativen Operation eines Kolonkarzinoms zurückbelassen wurde, man dieses bei einem Second look 6 Monate später als neubefallene Gebiete erkennen und exzidieren sollte. Ein wichtiger Bestandteil seines Konzepts lag darin, daß die Second-look-Operation auch dann erfolgt, wenn der Patient keine Zeichen eines Tumorrezidivs zeigt.

Die Mehrzahl der Chirurgen hätte unter gewissen Umständen, z.B. wenn bekannt ist, daß die erste Operation von seiten des Resektionsausmaßes am Darm und Mesenterium unzureichend war, oder wenn der Patient erneut auf ein Rezidiv hinweisende Beschwerden zeigt, keine Einwände gegen eine Second-look-Operation. Ganz anders allerdings, wenn der Zweiteingriff bei einem Patienten erwogen wird, der eine angemessene Tumoroperation hinter sich hat und asymptomatisch ist.

Die frühere von Wangensteen und seinen Gleichgesinnten hervorgerufene Begeisterung hat sich in den letzten Jahren abgeschwächt. Die Gefahren einer solchen Zweitoperation sollten nicht unterschätzt werden. Die postoperativen Komplikationen beinhalten Darmverschluß und Fistelbildung nach ausgiebiger Präparation. Die Möglichkeit eines Rezidivs an der Anastomose sollte daher vor der Operation nicht nur mittels Barium-Kontrastdarstellung, sondern auch kolonoskopisch ausgeschlossen werden, da dies theoretisch der Ausgangspunkt eines Zweitkarzinoms sein könnte.

Es wurde vorgeschlagen, daß bei denjenigen Patienten, die unmittelbar nach der Dickdarmresektion einen negativen CEA-Test, später jedoch einen ansteigenden Titer zeigen, eine Second-look-Operation wünschenswert ist [58]. Diese Richtlinie könnte überflüssige Maßnahmen beseitigen. Die Möglichkeit, daß eine diffuse Metastasierung vorliegt, wird vor dem Zweiteingriff, sofern möglich, mittels Röntgenthorax und Extremitätenaufnahmen sowie CT und Sonographie ausgeschlossen. Sind diese Untersuchungen negativ und das CEA im Serum erhöht, sollte bei der Second-look-Operation die Entdeckung eines entfernbaren Rezidivtumors möglich sein.

Der Wert eines Zweiteingriffs bei Patienten nach kurativen Eingriffen beim kolorektalen Karzinom wird durch die Studien von Welch und Donaldson [61] unterstrichen. Sie fanden heraus, daß eine beträchtliche Anzahl von Patienten auf diese Art und Weise geheilt werden konnte.

*Die Elektrokoagulation eines Rektumkarzinoms*

Die Elektrokoagulation eines polypoiden Tumors des Rektums, der an der Polypenspitze karzinomatös entartet ist, jedoch keine Infiltration der Muskulatur an der Basis des Polypen zeigt, wird von der Mehrheit der Chirurgen als kuratives Verfahren angesehen. Es bestehen jedoch große Meinungsunterschiede, ob die Elektrokoagulation eines Rektumkarzinoms, welches die Muskulatur durchbricht, sinnvoll ist [8, 37, 49, 54].

Diese Methode findet hier Erwähnung, obgleich wir sie nicht für besonders günstig halten. Madden und Kandalaft empfehlen, in Vollnarkose eine tiefe Elektrokoagulation des Tumors vorzunehmen [42]. Vielfach werden jedoch wiederholte Verschorfungen erforderlich, bis der gesamte Tumor zerstört ist, im Krankengut von Madden wurden durchschnittlich 4 Sitzungen benötigt. Um für diese Behandlung in Frage zu kommen, muß der Tumor unterhalb des Beckenbodens und vorzugsweise an der Hinterwand liegen, so daß keine Perforation der Harnröhre beim Manne oder der Vagina bei der Frau eintreten kann. Die Autoren berichteten über Fünfjahresergebnisse, die denen nach einer Miles-Resektion entsprachen.

Unsere Einwände basieren sowohl auf theoretischen als auch praktischen Überlegungen. Verschiedene Untersuchungen haben gezeigt, daß ungefähr 40–50% der ulzerierenden Karzinome des Rektums schon Lymphknotenmetastasen gesetzt haben. Eine lokale Koagulation kann diese Metastasen nicht beeinflussen, es sei denn, man beruft sich auf die bislang nicht bewiesene Theorie, daß sich diese Metastasen nach der Zerstörung des Primärtumors spontan zurückbilden. Erfolgt eine tiefe Koagulation des Tumors, wird die schützende Barriere der Rektumwand durchbrochen und das perirektale Gewebe einbezogen. Dies bedeutet nicht nur, daß der Tumor bei erneutem Wachstum auch außerhalb des Rektums auftritt, sondern daß die Möglichkeit einer ausgedehnten Sepsis im retroperitonealen Gewebe und die Möglichkeit einer sekundären Blutung gegeben ist. Viele Patienten, die aufgrund ihres Alters als inoperabel bezeichnet wurden, tolerieren in der Tat eine kurative Resektion weit besser, als dies von den Verfechtern der Elektrokoagulation gesagt wird. Die Operationsrate beim Rektumkarzinom beträgt so z.B. im Massachusetts General Hospital über 90% im Vergleich zu 70% der Serie von Madden; die postoperative Mortalität am Massachusetts General Hospital betrug 2%. Schließlich kann mit einer derartigen Behandlung die einzige Chance der Heilung, die ein Patient hat, vertan sein.

Es liegen keine Zahlen vor, die die Rezidivrate nach diesem Verfahren dokumentieren, obgleich die Zahlen von Madden eine Überlebensrate zeigen, die mit den abdominoperinealen Standardverfahren vergleichbar ist. Wanebo und Quan vom Memorial Hospital, New York City, sahen häufig Rezidive, die nach ihrer Veröffentlichung noch anstiegen; nur etwa 10% dieser Patienten konnten geheilt werden, wenn ein Rezidiv nach einer primären Elektrokoagulation auftrat [56].

Es ist sehr gut möglich, daß diejenigen Veröffentlichungen mit ausgezeichneten Ergebnissen [8, 37, 42, 53] einen hohen Prozentsatz sehr günstiger Fälle beinhalten, die keinen Vergleich des Patientengutes und der Ergebnisse zulassen. So betrug die Fünfjahresheilung von ulzerierten Karzinomen nach Madden und Kandalaft 30% und für zirkulär wachsende Tumoren 0% [43].

## Andere Tumoren des Kolorektums

Es gibt viele andere relativ seltene Tumoren des Kolons und Rektums, die kurze Erwähnung finden sollten. Ihre Behandlung erfolgt mit den gebräuchlichen Verfahren, aber ihre Prognose kann sehr unterschiedlich sein.

Primäre Melanome des Anus manifestieren sich als pilzförmig wachsende, schwarze Geschwülste nahe dem Analkanal. Diese Tumoren sind höchst maligne, und trotz kombinierter abdominoperinealer Resektion setzen sie nahezu immer schnell generalisierte Metastasen; eine Heilung ist sehr selten.

Bösartige Melanome können in gleicher Weise in jeden Abschnitt des Gastrointestinaltrakts metastasieren. Typischerweise führen sie entweder zur Invagination oder zur Blutung.

Karzinoide sind im Rektum verhältnismäßig häufig [62]. Bei ungefähr 90% dieser Fälle sind die Karzinoide dort polypoid und verhältnismäßig klein. Wenn sie im Durchmesser unter 2 cm sind, ist die lokale Exzision angezeigt. Besteht kein ausgedehnter Befall der Lymphgefäße, ist dieses Vorgehen nahezu immer kurativ. Die anderen 10% der Karzinoide des Rektums neigen dazu, hochmaligne zu sein. Es handelt sich in der Regel um große Tumoren mit ausgedehnten Metastasen in Lymphgefäßen und Lymphknoten. In der Regel sind sie trotz radikaler Exzision inkurabel.

In anderen Abschnitten des Kolons sind die Karzinoide sehr viel seltener. Die Behandlung entspricht der jedes anderen malignen Tumors in diesem Bereich. Lymphosarkome, Leiomyosarkome und Fibrosarkome können alle im Kolon und Rektum entstehen, sind jedoch wiederum sehr selten (Abb. 23.1).

Zu den gutartigen Tumoren gehören Lipome, Hämangiome und Leiomyome. Submuköse Lipome können sich polypoid umgestalten und in

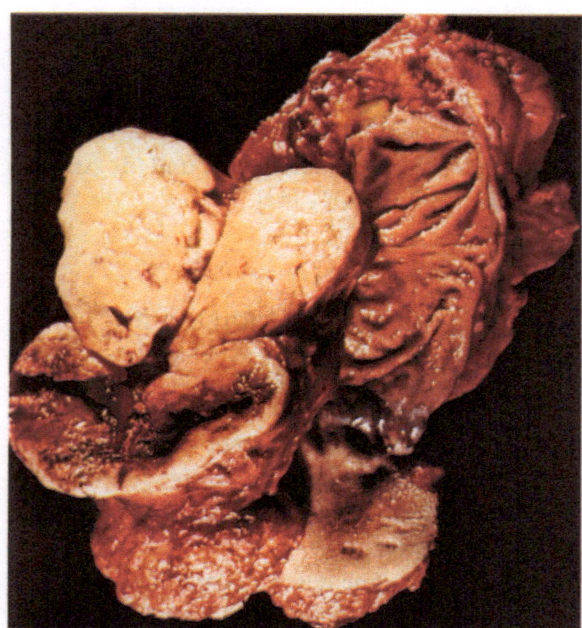

*Abb. 23.1.* Operationspräparat eines Leiomyosarkoms des Rektums

der rechten Kolonhälfte sehr groß werden, so daß sie durch eine Invagination auffallen. Die bei weitem häufigsten gutartigen Tumoren sind Adenome (s. Kap. 5 und 7).

## Retrorektale Tumoren

Auch im Retrorektalraum, d.h. unmittelbar hinter dem Rektum und vor dem Os coccygeum und sacrum, finden sich Tumoren. Bei einer Reihe von Tumoren, die von Jackman und Mitarbeitern zusammengestellt wurden, waren die Dermoidzysten am häufigsten. Zusätzlich traten Fibrome und Leiomyome auf [31]. Eine Meningomyelozele sollte immer dann vermutet werden, wenn es sich um einen hoch liegenden Prozeß handelt. Bei Kindern sind Teratome die am häufigsten angetroffenen Tumoren.

Die richtige Behandlung all dieser Tumoren besteht in der Exzision. Handelt es sich um eine bösartige Erkrankung, muß in der Regel eine kombinierte abdominoperineale Resektion erfolgen, um einen weiten Abstand vom Tumor zu sichern.

Retrorektale Zysten werden häufig als perirektale Abszesse fehlgedeutet und inzidiert und drainiert. Bei diesem Vorgehen neigen sie dazu fortzubestehen, und die Heilung wird nicht eintreten, bis die wahre Natur der Zyste erkannt und der gesamte Bereich exzidiert wurde. Einige dieser „Zysten" stellen Duplikaturen des Rektums dar.

## Hernien, die Dickdarm enthalten

Gleithernien enthalten auf der linken Seite das Colon sigmoideum und auf der rechten Seite das Zökum und die Appendix. Sie treten nahezu immer bei Männern auf. Wird das Vorliegen einer Gleithernie vom Chirurgen nicht erkannt, kann der Dickdarm während der Operation leicht verletzt werden, da kein echter Bruchsack besteht; das Peritoneum muß daher vorsichtig an der Vorderwand der Hernie eröffnet werden. Dabei kann abgeschätzt werden, ob die Dickdarmschlinge im Bruchsack liegt, und das gesamte Kolon mit dazugehörendem Mesenterium, das an der Hinterwand der Hernie hereintritt, vom Ductus deferens freipräpariert werden.

Die Versorgung dieser Hernien ist schwieriger als die einer normalen indirekten Hernie. Es muß das gesamte Darmkonvolut von außen reponiert und die Bauchwand dicht verschlossen werden. Möchte man den Verschluß sicherer gestalten, empfiehlt es sich, den Samenstrang mit oder ohne Orchidektomie zu durchtrennen.

Der Dickdarm kann auch in einer Hiâtushernie oder nach einer traumatischen Ruptur des Zwerchfells im Thorax eingeklemmt sein [21]. Außerdem kann das Kolon in Spiegel- oder andere ventrale Bauchwandhernien inkarzeriert und obstruiert sein.

## Obstipation

Seit Jahrhunderten beschäftigen sich Chirurgen mit der chronischen Obstipation. Vor einigen Jahrzehnten war die Begeisterung über ausgedehnte Kolonresektionen sehr groß, hat jedoch nachgelassen. Dennoch gibt es Umstände, bei denen die Beschwerden im Sinne einer Obstipation für den Chirurgen wichtig sind.

Tritt die Obstipation neu auf, kann sie Ausdruck einer anderen Erkrankung sein und sollte daher sorgfältig beachtet werden. Ein Karzinom

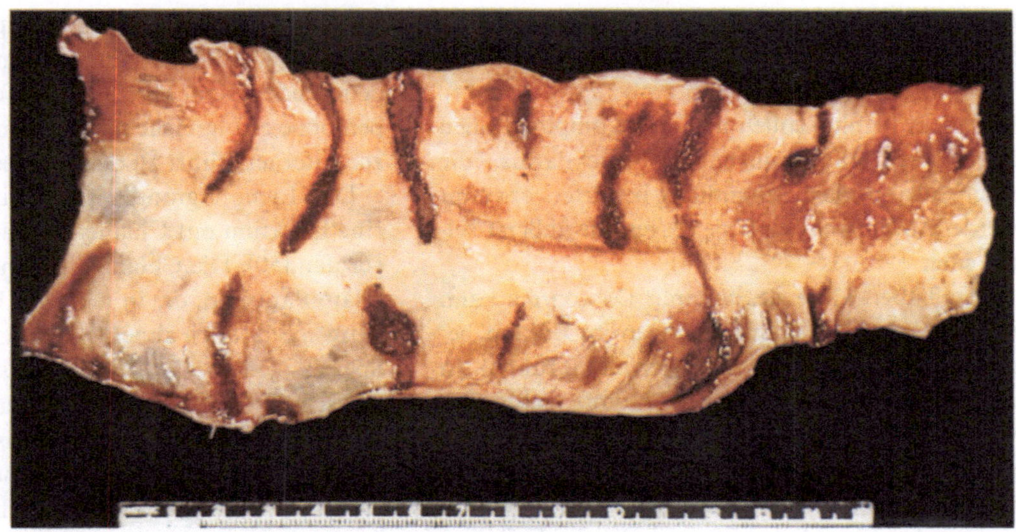

*Abb. 23.2.* Dickdarmulzerationen durch den Stuhl

oder die Divertikulitis sind beim Erwachsenen die beiden häufigsten Ursachen. Bei Kindern ist die Hirschsprung-Krankheit eine relativ häufige Ursache, bei nichtbeachteten Fällen kann diese bis ins jugendliche Alter fortbestehen, ohne daß eine Diagnose gestellt wird. Von den Kinderchirurgen wurde bei einigen Kindern mit einer Obstipation versucht, den anorektalen Winkel zu verändern. Hinter diesem Vorgehen steht die Überlegung, daß manchmal der Anus ungewöhnlich weit nach vorne plaziert ist und beim Versuch, in aufrechter Haltung Stuhl abzusetzen, die Vorderwand des Rektums nach unten gegen die Hinterwand gedrückt wird und so ein Ventil entsteht, welches die Defäkation behindert; wenn diese Überlegungen stimmen, müßte die Verlagerung des Anus nach hinten die Probleme beheben [25]. Ähnliche Bedingungen trifft man beim Syndrom des deszendierenden Perineums beim Erwachsenen. Bei Patienten mit einem Volvulus des Kolons kann eine Obstipation die Ursache sein; in diesen Fällen werden die Beschwerden durch eine weite Resektion des Kolons beseitigt.

Die chronische Obstipation kann so schwere Formen annehmen, daß eine Operation erforderlich wird [6]. So bilden sich z.B. nach der Verabreichung von Barium steinharte Skybala, die sich im Sigma verfangen und zu einer Perforation führen. Besonders dann, wenn solch ein Skybala über mehrere Tage oberhalb eines durch Divertikel veränderten Bezirkes liegt, sollte es operativ entfernt werden, da das Risiko einer Perforation groß ist. Auch Ulzerationen des Kolons, die durch eingedickten Stuhl entstanden, können als Indikation zur Operation gelten (Abb. 23.2).

Problematisch bleibt jedoch weiterhin, ob bei Patienten, die über Obstipation klagen, eine Operation von Nutzen ist, obwohl der Darm trotz Anwendung aller Untersuchungsmethoden offensichtlich normal ist. In der Regel werden bei einem derartigen Dickdarm chirurgische Eingriffe zurückgestellt. Dennoch wird bei einigen therapieresistenten Fällen mit fortgesetzten Blähungen des Leibes, lokalisierte Schmerzen im linken unteren Quadranten und schweren Krämpfen in Kombination mit Übelkeit und Erbrechen der Gastroenterologe schließlich den Chirurgen um Hilfe bitten. Die Ursache dieser Symptome ist ungeklärt, da auch die Untersuchung der Ganglienzellen im exzidierten Darmsegment in der Regel einen Normalbefund zeigt. Wir kennen einige Patienten, bei denen schließlich eine Ileostomie oder eine Kolostomie am Querdarm vollständige Beschwerdefreiheit erbrachte. In manchen Fällen führte eine subtotale Kolektomie bis etwa 20 cm oberhalb des Anus zur Behebung der Beschwerden [51].

Diese Operationen werden immer skeptisch betrachtet werden. Es ist selbstverständlich, daß sie nur als Mittel der letzten Wahl gelten sollten. Unsere Absicht besteht lediglich darin, herauszustellen, daß sie gelegentlich wertvoll sein können.

## Entzündliche Erkrankungen des Kolons

In diesem Kapitel sollen mehrere Komplikationen infektiöser Erkrankungen des Dickdarms, die einer chirurgischen Behandlung bedürfen, erwähnt werden. Man weiß, daß sie insgesamt äußerst selten sind.

Die Tuberkulose des unteren Dickdarms kann von hypertrophen Veränderungen im Zökum begleitet werden, die zum Darmverschluß führen. In diesen Fällen ist eine Hemikolektomie rechts notwendig. Diese Veränderungen, von denen man glaubte, daß sie nur nach einer Tuberkulose auftreten können, werden in der Regel vom M. Crohn verursacht. Eine disseminierte kolorektale Tuberkulose kann zu Fistelbildungen führen, die schwer zu behandeln sind. Treten sie bei Patienten mit einer aktiven Tuberkulose auf, lassen sich im Ausstrichpräparat säurefeste Stäbchen nachweisen. Bei dieser Manifestation der Tuberkulose ist die Chemotherapie in Verbindung mit den entsprechenden chirurgischen Maßnahmen wichtig.

Die Aktinomykose führt in jedem Bereich des Dickdarms zu Perforationen und Fistelbildungen [32]. Allerdings scheinen Appendix und Zökum der Ort des häufigsten Befalls zu sein.

Die Schistosomiasis, eine sehr häufige Krankheit in tropischen Ländern, kann zu zahlreichen Pseudopolypen im Kolon und Rektum führen. Häufigstes Symptom dieser Polypen ist die rektale Blutung. Die Behandlung liegt in der der zugrundeliegenden Krankheit. Jeder Versuch, die Polypen ohne erfolgreiche medikamentöse Behandlung zu entfernen, führt zu ihrem Wiederauftreten.

Das Lymphogranuloma inguinalis wird durch eine Infektion mit Chlamydia trachomatis hervorgerufen [50]. Die Chlamydien sind streng intrazelluläre Parasiten, die in mancher Hinsicht gramnegativen Bakterien ähneln. Organismen der gleichen Spezies gelten als Hauptverursacher der nicht durch Gonokokken verursachten Urethritis. Die Lymphadenopathia inguinalis ist, begleitet von Schüttelfrost und Fieber, ein frühes Symptom. Zur Diagnosestellung sind serologische Tests – entweder Komplementbindungsreaktion oder Mikroimmunfluoreszenztest – zum Nachweis der Antikörper notwendig. Die Behandlung besteht in einer oder mehreren Behandlungszyklen von 21 Tagen mit Tetracyclin oder Sulfonamiden. Chronische Beschwerden treten am häufigsten bei Frauen auf; dabei ist die Rektalstriktur die herausragendste [44]. Im Bereich der Striktur kann sich ein Plattenepithelkarzinom entwickeln.

In tropischen Ländern ist die Amöbiasis häufig. Sie manifestiert sich zuerst durch Befall des Dickdarms im Sinne einer Kolitis (Abb. 23.3). Das Medikament der Wahl ist Metronidazol, auf das sich, wie in dem Bericht über 5087 Fälle von Adams und MacLeod [2] gezeigt, sofortige Besserung ein-

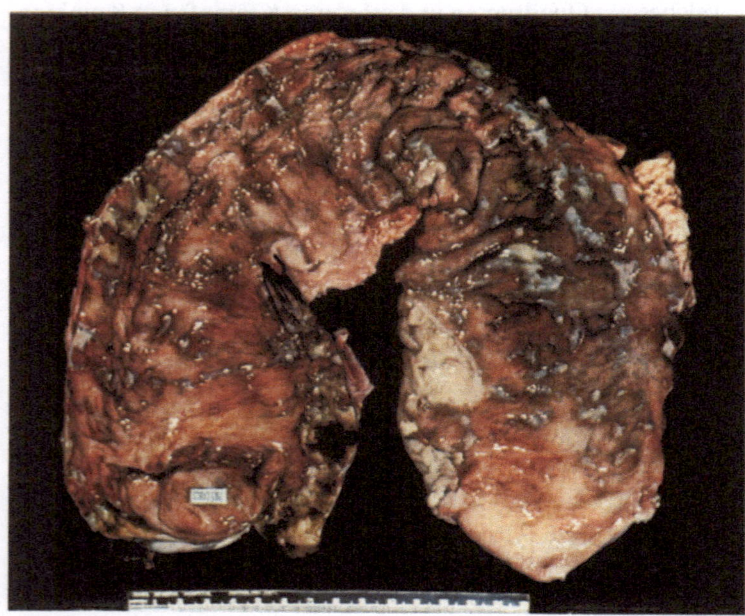

*Abb. 23.3.* Autopsiepräparat von Amöbengeschwüren im Dickdarm

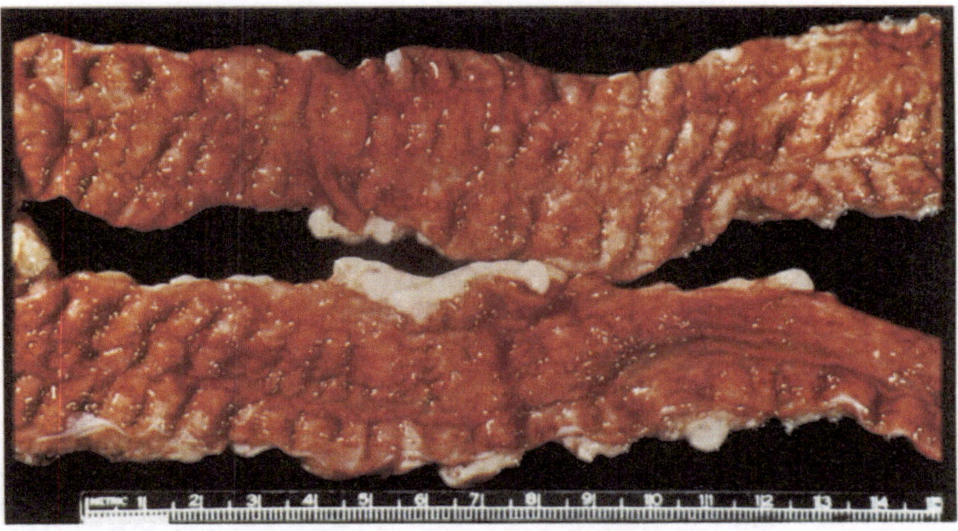

*Abb. 23.4.* Autopsiepräparat einer pseudomembranösen Enterokolitis

stellt. Die wichtigste Komplikation besteht in der Perforation des Dickdarms. Diese tritt in der Regel eher langsam im Sinne einer Durchwanderung als im Sinne einer akuten Perforation ein. Es kann sich auch ein toxisches Megakolon entwickeln, das manchmal während einer Schwangerschaft anzutreffen ist. Die Mortalität ist äußerst hoch, die sofortige Kolektomie vermag jedoch etwa die Hälfte der Patienten zu retten.

Eine chronische Infektion mit Amöben kann zu hypertrophen Veränderungen im Dickdarm führen, die ein sog. Amöbom hervorruft, welches nahezu nicht von einem Karzinom zu unterscheiden ist. Die Behandlung der Obstruktion besteht in der Resektion.

Die häufigste Komplikation der Amöbiasis ist der Leberabszeß [55]. Adams und MacLeod empfahlen die Entleerung und Verabreichung von Metronidazol [2]. Nur 13 ihrer 1859 Patienten mit einem unkomplizierten Amöbenabszeß verstarben. Die Perforation eines Amöbenabszesses in die Bauchhöhle erfordert die Drainage. Andere Substanzen, mit denen Leberabszesse zufriedenstellend behandelt wurden, sind Emetin und Chloroquin. Einer Durchwanderung der Amöben durch die Dickdarmwand kann auch eine Peritonitis folgen. Trotz der Versuche zu drainieren oder zu kolektomieren, ist die Mortalität einer durch Amöben verursachten Peritonitis sehr hoch.

Die pseudomembranöse Enterokolitis tritt nach Behandlung mit Breitbandantibiotika auf und kann durch Staphylokokken oder gramnegative Infektionen verursacht werden (Abb. 23.4; s. auch Kap. 24) [40]. Die Gonorrhöe des Rektums vermag eine Proktitis oder Kryptitis vorzutäuschen. Ihr Nachweis erfolgt durch eine Kultur, die Behandlung durch Antibiotika.

## Pneumatose

Die Pneumatose tritt überall im Dickdarm oder im Dünndarm auf (Abb. 23.5). Sie kann vollständig asymptomatisch verlaufen oder aber zu Zeichen einer subakuten Obstruktion führen, die von der Größe der Luftblasen abhängt. Die Ruptur einer der Blasen vermag ein Pneumoperitoneum hervorzurufen. Die Ursache ist nicht bekannt, weshalb es schwierig ist, ein Operationsverfahren anzugeben, welches in jedem Falle hilft. Tritt jedoch beim Vorliegen einer Pneumatosis ein akuter Verschluß auf, wird eine beschränkte Resektion und Anastomosierung des betroffenen Dick- oder Dünndarmabschnittes notwendig. Es wurden mehrere Fälle beschrieben, bei denen die Behandlung in dieser Weise erfolgte und die auf Dauer beschwerdefrei waren.

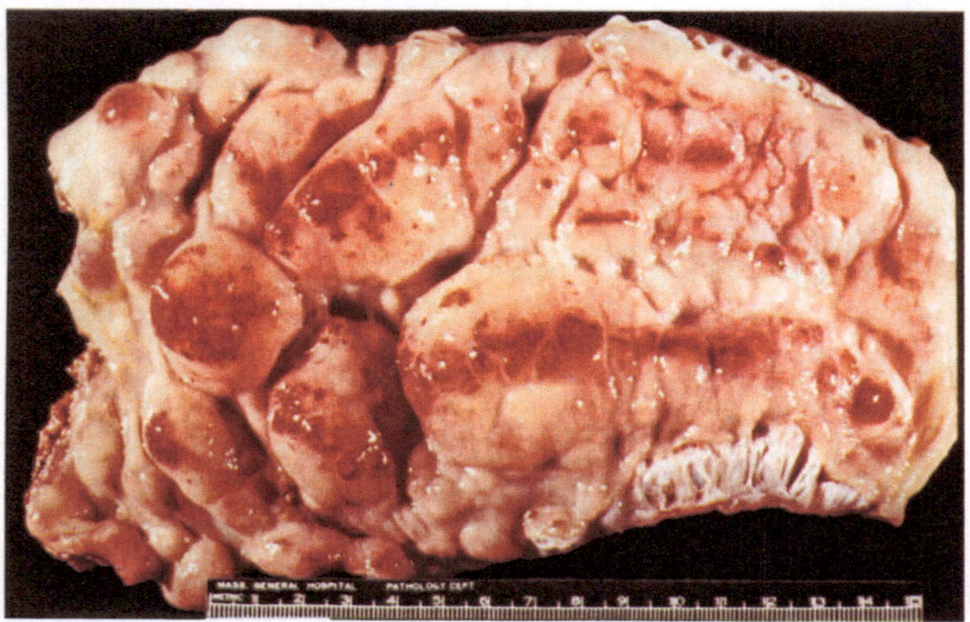

*Abb. 23.5.* Operationspräparat einer Pneumatosis coli, die das gesamte Sigmoid umfaßte

## Fremdkörper

Fremdkörper werden direkt ins Rektum oder durch eine Kolostomie in den Dickdarm eingebracht. Ihre größte Gefahr droht von der Perforation. Manche Fremdkörper verbleiben lange Zeit im Darm, ohne Symptome hervorzurufen; sind sie jedoch groß, führen sie zu Ödem und Obstruktion, oder wenn sie spitz sind, zu Verletzungen mit Blutung und Perforation.

Die Schlußfolgerungen aus der Behandlung von 31 Fremdkörpern durch Eftaiha und Mitarbeitern enthalten einige interessante technische Hinweise [13]. Sie teilten die Fremdkörper nach Art ihrer Einbringung in folgende Gruppen auf: (1) diagnostische oder therapeutische Maßnahmen (d.h. Thermometer, Barium, Darmrohr, Einmalkatheter zum Kontrasteinlauf oder Spülschlauch), (2) Eigenbehandlung zur Besserung anorektaler Beschwerden, (3) kriminelle Handlungen, (4) Selbstbefriedigung und (5) zufälliges Einführen.

Es muß jeder Versuch unternommen werden, den Fremdkörper ins Rektum hinunter zu manövrieren und ihn von dort unter ausreichender Betäubung nach Dilatation der Schließmuskulatur zu entfernen. Füllt der Fremdkörper das Rektum weitgehend aus, ist eine hilfreiche Maßnahme, einen oder mehrere Blasenkatheter neben dem Fremdkörper hochzuschieben und die Ballons aufzublasen, so daß beim Versuch, den Fremdkörper zu entfernen, kein Saugeffekt entsteht, der die Schleimhaut nach unten zieht. Manchmal hilft ein Druck vom Abdomen her, den Fremdkörper aus dem oberen Rektum in eine Lage nahe des Anus zu bringen, wo er mit Klemmen entfernt werden kann. Es können auch Kolonoskop und Schlinge dazu verwandt werden, den Fremdkörper zu fassen [4]. Läßt sich der Fremdkörper von anal her nicht entfernen, ist eine Laparotomie notwendig. Dabei gelingt es manchmal, den Fremdkörper weiter nach unten ins Rektum zu führen und ihn transanal zu entfernen.

Liegt eine Darmperforation vor, ist die sofortige Laparotomie indiziert. Liegt sie im Rektum, muß die Perforationsstelle verschlossen werden. Ob eine gleichzeitige Kolostomie am Querdarm notwendig ist, hängt von den Begleitumständen ab. Eine früh erkannte, glattrandige Perforation kann sicher verschlossen werden, die Verzögerung erhöht jedoch die Gefahr einer Sepsis, so daß eine Kolostomie für Sicherheit sorgt.

Nach Entfernung eines Fremdkörpers wird eine Rektoskopie durchgeführt, um sicher zu sein, daß keine Blutung und keine Perforation vorliegt.

Kontrasteinläufe und Einführen von Kathetern sind vor der Entfernung kontraindiziert, da sie das Ödem verstärken und die Gefahr einer Perforation erhöhen. Perforationen von Stomatas werden in Kap. 24 behandelt.

## Endometriose des Dickdarms

Die Endometriose des Dickdarms tritt vor oder nach der Menopause auf. In der Regel entsteht sie jedoch vor der Menopause und führt zu Obstruktionen, die während der Menstruation stärker sind. Nach der Menopause kann sich jedoch die Fibrose verstärken und zu einer sekundären Verengung des Kolons führen.

Da die Endometrioseherde außerhalb der Mukosa liegen, hat der Chirurg mehrere Möglichkeiten [20, 33, 38]. Im allgemeinen kommt eine Resektion des betroffenen Darmabschnittes mit primärer Anastomose oder eine Salpingoovarektomie in Betracht, da durch die chirurgisch induzierte Menopause die Aktivität der Endometrioseherde des Kolons verringert wird. Die Entscheidung hängt vom Alter der Patientin und vielen anderen Einzelfaktoren ab. Meist wird jedoch die Sigmaresektion mit Anastomosierung als sicherstes Verfahren betrachtet. Trifft man bei einer Laparotomie und ungenügend vorbereitetem Darm im kleinen Becken auf diese Erkrankung, hat der Chirurg zu entscheiden, ob gleichzeitig ein Querkolonkunstafter angelegt werden muß.

## Colitis cystica profunda

Diese Erkrankung wird durch schleimenthaltende Zysten charakterisiert, die unter der Mukosa des Kolons oder Rektums liegen. Diese Veränderungen können lokalisiert, segmental oder diffus auftreten [14, 26, 30].

Die richtige Behandlung besteht, wenn immer möglich, in der Exzision des betroffenen Segments. Bei der diffusen Verteilung ist dies nicht nötig, bei lokalisierten Fällen findet man eine weiche submuköse Geschwulst, welche komplett entfernt werden kann. Für alle anderen Fälle gibt es keine besondere Behandlung.

## Schwangerschaft

Verschiedene kolorektale Erkrankungen stehen mit einer Schwangerschaft in Verbindung. Beispielsweise kann während der Schwangerschaft eine Colitis ulcerosa einsetzen, deren Verlauf bisweilen fortschreitend und äußerst schwer ist. In anderen Fällen kommt die Schwangerschaft zu einer schon medikamentös behandelten Kolitis hinzu. Ihr Verlauf ist sehr unterschiedlich. Manchmal bessert sich die Kolitis während einer Schwangerschaft. Manchmal kommt es zu Verschlechterungen.

Das akute toxische Megakolon tritt auch bei Patienten auf, die gleichzeitig eine bekannte Colitis ulcerosa haben. In Mexiko entwickeln schwangere Patientinnen mit einer Amöbiasis des Kolons eine besonders letale Form des toxischen Megakolons. Man hat festgestellt, daß die Mortalität nahezu 100% beträgt, wenn keine chirurgische Behandlung erfolgt. Die Mortalität wird durch die Kolektomie um die Hälfte verringert. Glücklicherweise trat dieses spezielle Problem nie bei uns auf.

Eine Schwangerschaft ist bei Patientinnen, die wegen einer Colitis ulcerosa oder eines Morbus Crohn proktokolektomiert wurden, etwas gefährlicher als bei Normalpersonen, da die erhöhte Gefahr eines Darmverschlusses aufgrund zuvor gebildeter Adhäsionen besteht. In der Regel wurde jedoch eine Schwangerschaft nach dieser Operation gut toleriert.

Die Schwangerschaft führt häufig zu Hämorrhoiden, die gegen Ende besonders starke Beschwerden verursachen. Glücklicherweise genügen nahezu immer konservative Maßnahmen der Behandlung. Nach Beendigung der Schwangerschaft ist eine deutliche Besserung zu erwarten.

Als Folge des Geburtsvorganges können Verletzungen des Sphinkters und rektovaginale Fisteln auftreten (s. Kap. 17 und 22) [24].

## Strahlenschäden

Strahlenschäden am Dickdarm und Dünndarm sind nach hoher Bestrahlung verschiedener Erkrankungen wie des Zervix- oder Korpuskarzi-

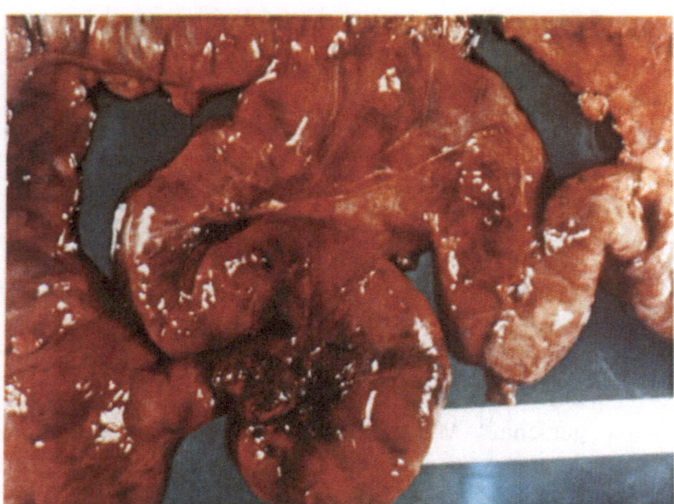

*Abb. 23.6.* Operationspräparat eines Strahlenschadens am Dickdarm

noms nicht selten (Abb. 23.6). Die Fixierung der Darmschlingen im kleinen Becken erhöht die Möglichkeit einer solchen Schädigung, weshalb Sigma und oberes Rektum besonders empfindlich sind [7, 10, 45, 51].

Die Beschwerden entsprechen denen einer Entzündung im frühen Stadium. Später können sich auf dem Boden von Teleangiektasien Blutungen entwickeln. Eine fortschreitende Fibrose bewirkt Abknickungen und Obstruktionen. Manchmal führt das Einschmelzen eines nicht kurativ behandelten Tumors zur Fistelbildung zwischen Dickdarm und den angrenzenden Eingeweiden wie Vagina oder Blase.

In der Regel werden leichte Strahlenschäden abwartend behandelt. Treten jedoch schwerwiegende Komplikationen wie eine Blutung, ein Darmverschluß oder eine Fistelbildung auf, wird eine ableitende Kolostomie erforderlich. Ist gleichzeitig der Dünndarm mitbetroffen, muß man bedenken, daß alle in der Bauchhöhle durchgeführten Anastomosen viel schlechter heilen als beim normalen Darm. Die Anastomosendehiszenz ist daher nicht selten [48a].

Nur selten wird man in der Lage sein, beim ausgedehnten Strahlenschaden des Dickdarms eine Resektion und die Wiederherstellung der Darmkontinuität in Betracht zu ziehen. Manchmal ist es ratsam, nach einer ableitenden Kolostomie das betroffene Sigma und obere Rektum zu resezieren und gleichzeitig eine tiefe Anastomose in der von D'Allaines angegebenen Art vorzunehmen. Dieses Verfahren ist jedoch mit vielen Risiken verbunden und sollte nur dann vorgenommen werden, wenn der Patient von seiner zugrundeliegenden Krebskrankheit geheilt ist und gute Lebensaussichten zu erwarten sind.

## Malakoplakie des Kolons und Rektums

Die Malakoplakie ist eine seltene Erkrankung, die das Kolon befällt und eine diffuse entzündliche Reaktion hervorruft, welche ein Karzinom vortäuscht [9]. Die Erkrankung tritt häufig bei debilen Personen auf und kann eine Vielzahl von inneren Organen einschließlich Blase und retroperitoneales Gewebe befallen. Mikroskopisch finden sich atypische submuköse und intramurale Infiltrationen durch Histiozyten; diese Histiozyten enthalten Michaelis-Gutmann-Körper. Über Darmverschluß und Fistelbildung wurde berichtet.

Joyeuse und Mitarbeiter haben eine Serie von 21 Fällen aus der Literatur zusammengestellt [34]. Danach ist der Verlauf in den meisten Fällen ungünstig, obgleich es einzelne Patienten gab, die nach einer Segmentresektion am Kolon überlebten.

## Erkrankungen der Appendices epiploicae

Die Appendices epiploicae sind häufig mit einem schmalen Stiel am Kolon angeheftet. Sie können sich daher verdrehen und zur Nekrose und Selbstamputation führen. Die Beschwerdesymptomatik verläuft in der Regel subklinisch. Das gelegentliche Antreffen einer freien, bohnengroßen Struktur in der Bauchhöhle könnte damit zusammenhängen. Manchmal sind Beschwerdeausmaß und lokale Abwehrspannung so stark, daß sie zur Laparotomie führen. Die betroffene Appendix epiploica wird entfernt.

## Intraoperative Strahlentherapie beim Dickdarmkarzinom

Der Wert einer Strahlentherapie beim kolorektalen Karzinom wird durch die Gegenwart anderer Baucheingeweide eingeschränkt, die keine kanzerogene Dosis vertragen. Besonders der Dünndarm ist gegenüber hohen Strahlendosen sehr empfindlich. Zur besseren Wirksamkeit wurde daher vorgeschlagen, ein operatives Verfahren mit der Strahlentherapie zu kombinieren. Theoretisch könnte während einer Operation eine krebsabtötende Strahlendosis in die Umgebung operabler Tumoren oder den möglichen Ort eines Rezidivs sicher eingestrahlt werden. Diese Art der Strahlentherapie wurde zuerst in Japan durchgeführt [1]. Sie wird derzeit in vielen Einrichtungen der Vereinigten Staaten untersucht.

In Abb. 23.7 wird gezeigt, wie eine Patientin in dieser Weise behandelt wird. Die Patientin wurde dreimal wegen eines Karzinoms am intraperitonealen Rektum operiert, bevor sie ein lokales Rezidiv ohne Hinweise für Lebermetastasen entwickelte. Es folgte die Verlegung an das Massachusetts General Hospital zur Strahlentherapie. Hier wurden etwa 5000 rad am Ort des Rezidivs von außen auf das Becken eingestrahlt. Anhand einer

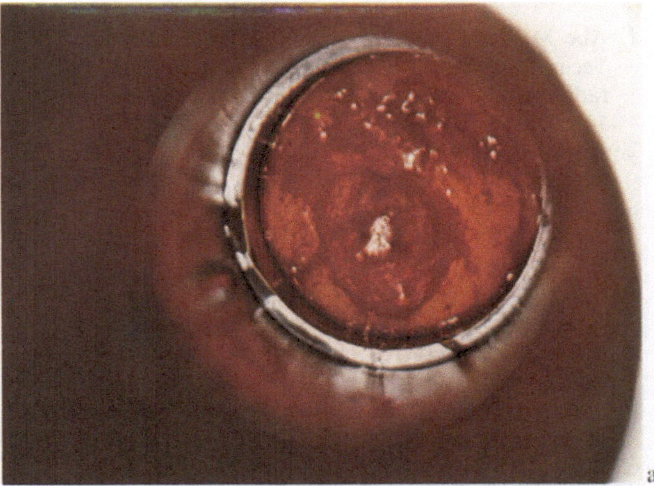
a

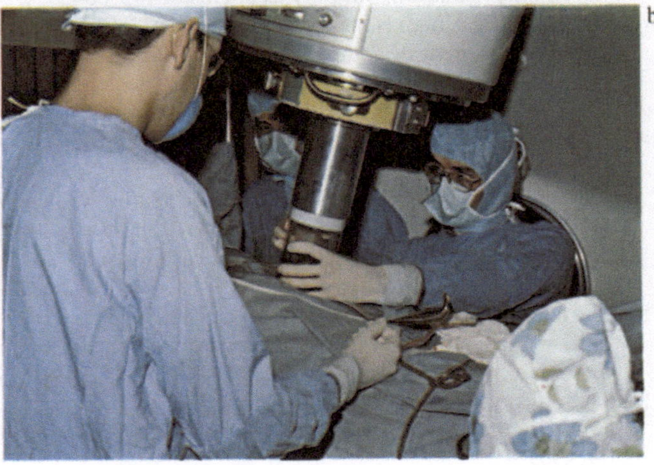
b

*Abb. 23.7 a, b.* Die intraoperative Strahlentherapie beim Rezidiv eines Sigma- und Rektumkarzinoms. (*a*) Ein Konus von etwa 10 cm Durchmesser wird vor der peritonealen Eröffnung gegen die freipräparierte Hinterwand des Abdomens gestützt. Diese Abbildung zeigt den Blick durch den Konus. Hinter dem perivaskulären Gewebe, das nach vorausgehender Bestrahlung stark hyperämisch ist, kann die linke A. iliaca und die sakrale Vorwölbung eingesehen werden. Befestigung des Linearbeschleunigers am Kunststoffkonus. Innerhalb von 5 min wird eine Dosis von 1500 rad ins Tumorbett eingestrahlt

zuvor durchgeführten Kontrastmitteluntersuchung des Dünndarms war zu ersehen, daß der Dünndarm genau im Bestrahlungsfeld lag und in diesem Bereich daher keine weitere Bestrahlung toleriert werden konnte. Während des 4. Eingriffes wurde eine kombinierte abdominoperineale Resektion durchgeführt und soweit bei diesem „fourth look" möglich, alle mit dem Auge erkennbaren Veränderungen entfernt. Nach der Resektion wurde der Dünndarm und der linke Ureter durch einen großen Plastiktubus, der am Linearbeschleuniger befestigt war, vom Bestrahlungsfeld weggehalten. Daraufhin erfolgte innerhalb von 5 min die zusätzliche intraoperative Einstrahlung von 1500 rad ins Tumorgebiet nahe der Aortenbifurkation. Nach Beendigung der Strahlentherapie wurde die Operation in üblicher Weise beendet.

## Literatur


1. Abe M, Takahashi M, Yabumoto E, et al (1975) Techniques, indications and results of intraoperative radiotherapy of advanced cancers. Radiology 116:693
2. Adams EB, MacLeod IH (1977) Invasive amebiasis. Medicine 56:315
3. Allen CV, Fletcher WS (1970) Observations on preoperative irradiation of rectosigmoid carcinoma. Am J Roentgenol Radium ther Nucl Med 108:136
4. Barone JE, Sohn N, Nealon TF Jr (1976) Perforations and foreign bodies of the rectum: Report of 28 cases. Ann Surg 184:601
5. Cahan WG, Castro EB, Hajdu SI (1974) The significance of a solitary lung shadow in patients with colon carcinoma. Cancer 33:414
6. Childress MH, Martel W (1976) Fecaloma simulating colonic neoplasm. Surg Gynecol Obstet 142:664
7. Cram AE, Pearlman NW, Jochimsen PR (1977) Surgical management of complications of radiation-injured gut. Am J Surg 133:551
8. Crile G Jr, Turnbull RB Jr (1972) The role of electrocoagulation in the treatment of carcinoma of the rectum. Surg Gynecol Obstet 135:391
9. De LaGarza T, Nunẽz-Rasilla V, Alegre-Palafox R, et al (1973) Malakoplakia of the colon: Report of a case with a review of eight previous case reports. Dis Colon Rectum 16:216
10. Deveney CW, Lewis FR Jr, Schrock TR (1976) Surgical management of radiation injury of the small and large intestine. Dis Colon Rectum 19:25
11. Duschinsky R, Pleven H, Heidelberger C (1957) The synthesis of 5-fluoro-pyrimidines. J Am Chem Soc 79:4559
12. Dwight RW, Humphrey EW, Higgins GA, et al (1973) FUDR as an adjuvant to surgery in cancer of the large bowel. J Surg Oncol 5:243
13. Eftaiha M, Hambrick E, Abcarian H (1977) Principles of management of colorectal foreign bodies. Arch Surg 112:691
14. Farman J, Dallemand S, Robinson T, et al (1974) Colitis cystica profunda, an unusual solitary tumor: Report of three cases. Dis Colon Rectum 17:565
15. Fortner JG, Shiu MH, Kinne DW, et al (1974) Major hepatic resection using vascular isolation and hypothermic perfusion. Ann Surg 180:644
16. Foster JH, Berman MM (1977) Solid liver tumors. Saunders, Philadelphia
17. Friedmann P, Park WC, Afonya II, et al (1978) Adjuvant radiation therapy in colorectal carcinoma. Am J Surg 135:512
18. Gold P, Freedman SO (1965) Demonstration of tumor-specific antigens in human colonic carcinomata by immunological tolerance and absorption techniques. J Exp Med 121:439
19. Grace Tb, Metter GE, Cornell GN (1977) Adjuvant chemotherapy with 5-fluorouracil after surgical resection of colorectal carcinoma (COG protocol 7041). Am J Surg 133:59
20. Gray LA (1973) Endometriosis of the bowel: Role of bowel resection, superficial excision and oophorectomy in treatment. Ann Surg 177:580
21. Grodsinsky C, Ponka JL (1975) Entrapment of colon following diaphragmatic injuries: Report of eight cases. Dis Colon Rectum 18:72
22. Grossi CE, Wolff WI, Nealon TF Jr (1977) Intraluminal fluorouracil chemotherapy adjunct to surgical procedures for resectable carcinoma of the colon and rectum. Surg Gynecol Obstet 145:549
23. Gunderson LL, Sosin H (1974) Areas of failure found at reoperation (second or symptomatic look) following "curative surgery" for adenocarcinoma of the rectum. Clinicopathologic correlation and implications for adjuvant therapy. Cancer 34:1278
24. Hagihara PF, Griffen WO Jr (1976) Delayed correction of anorectal incontinence due to anal sphincteral injury. Arch Surg 111:63
25. Hendren WH (1978) Constipation caused by anterior location of the anus and its surgical correction. J Ped Surg 13:1505
26. Herman AH, Nabseth DC (1973) Colitis cystica profunda: Localized, segmental, and diffuse. Arch Surg 106:337
27. Herrera MA, Chu TM, Holyoke ED, et al (1977) CEA monitoring of palliative treatment for colorectal carcinoma. Ann Surg 185:23
28. Higgins GA Jr, Conn JH, Jordan PH Jr, et al (1975) Preoperative radiotherapy for colorectal cancer. Ann Surg 181:624
29. Hill GJ II, Johnson RO, Metter G, et al (1976) Multimodal surgical adjuvant therapy for a broad spectrum of tumors in humans. Surg Gynecol Obstet 142:882

30. Howard RJ, Mannax SJ, Eusebio EB, et al (1971) Colitis cystica profunda. Surgery 69:306
31. Jackman RJ, Clark PL III, Smith ND (1951) Retrorectal tumors. JAMA 145:956
32. James AW, Phelps AH (1977) Actinomycosis of the colon. Can J Surg 20:150
33. Jenkinson EL, Brown WH (1943) Endometriosis. A study of 117 cases with special reference to constricting lesions of rectum and sigmoid colon. JAMA 122:349
34. Joyeuse R, Lott JV, Michaelis M, et al (1977) Malakoplakia of the colon and rectum: Report of a case and review of the literature. Surgery 81:189
35. Kligerman MM (1975) Irradiation of the primary lesion of the rectum and rectosigmoid. JAMA 231:1381
36. Kligerman MM (1977) Radiotherapy and rectal cancer. Cancer 39:896
37. Kratzer GL (1973) Technique in fulguration of carcinoma of the rectum. Surg Gynecol Obstet 137:673
38. Kratzer GL, Salvati E (1955) Collective review of endometriosis of the colon. Am J Surg 90:866
39. Lawrence W Jr, Terz JJ, Horsley S III, et al (1975) Chemotherapy as an adjuvant to surgery for colorectal cancer. Ann Surg 181:616
40. Levine B, Peskin GW, Saik RP (1976) Drug-induced colitis as a surgical disease. Arch Surg 111:987
41. Livingstone AS, Hampson LG, Shuster J, et al (1974) Carcinoembryonic antigen in the diagnosis and management of colorectal carcinoma. Arch Surg 109:259
42. Madden JL, Kandalaft S (1971) Electrocoagulation in the treatment of cancer of the rectum: A continuing study. Ann Surg 174:530
43. Madden JL, Kandalhaft S (1974) In: Maingot R (ed) Abdominal operations, 6th edn. Appleton-Century-Crofts, New York, p 2135
44. Miles RPM (1972) Benign strictures of the rectum. Ann R Coll Surg Engl 59:310
45. Palmer JA, Bush RS (1976) Radiation injuries to the bowel associated with the treatment of carcinoma of the cervix. Surgery 80:458
46. Papillon J (1975) Resectable rectal cancers: Treatment by curative endocavitary irradiation. JAMA 231:1385
47. Proceedings of the First International Conference on the Clinical Uses of Carcinoembryonic Antigen, June 1–3, 1977, Lexington, Kentucky. Cancer 42:1397 (1978)
48. Rousselot LM, Cole DR, Grossi CE, et al (1968) A 5 year progress report on the effectiveness of intraluminal chemotherapy (5-fluorouracil) adjuvant to surgery for colorectal cancer. Am J Surg 115:140
48a. Russell JC, Welch JP (1979) Operative management of radiation injuries of the intestinal tract. Am J Surg 137:433
49. Salvati EP, Rubin RJ (1976) Electrocoagulation as primary therapy for rectal carcinoma. Am J Surg 132:583
50. Schachter J (1978) Chlamydial infections. N Engl J Med 298:490
51. Smith B, Grace RH, Todd IP (1977) Organic constipation in adults. Br J Surg 64:313
52. Stearns MW Jr, Deddish MR, Quan SHQ, et al (1974) Preoperative roentgen therapy for cancer of the rectum and rectosigmoid. Surg Gynecol Obstet 138:584
53. Strauss AA, Strauss SF, Crawford RA, et al (1935) Surgical diathermy of carcinoma of the rectum: Its clinical end results. JAMA 104:1480
54. Turell R (1977) Electrocoagulation of carcinoma of the rectum. Surg Gynecol Obstet 144:918
55. Wallace RJ Jr, Greenberg SB, Lau JM, et al (1978) Amebic peritonitis following rupture of an amebic liver abscess. Arch Surg 113:322
56. Wanebo HJ, Quan SHQ (1974) Failures of electrocoagulation of primary carcinoma of the rectum. Surg Gynecol Obstet 138:174
57. Wanebo HJ, Semoglou C, Attiyeh F, et al (1978) Surgical management of patients with primary operable colorectal cancer and synchronous liver metastases. Am J Surg 135:81
58. Wanebo HJ, Stearns M, Schwartz M (1978) The use of CEA as an indicator of early recurrence and as a guide to select second-look procedure in patients with colorectal cancer. Ann Surg 188:481
59. Wangensteen OH (1949) Cancer of the colon and rectum. Wis Med J 48:591
60. Wangensteen OH, Lewis FJ, Arhelger SW, et al (1954) An interim report upon the "second look" procedure for cancer of the stomach, colon, and rectum and for "limited intraperitoneal carcinosis." Surg Gynecol Obstet 99:257
61. Welch JP, Donaldson GA (1978) Detection and treatment of recurrent cancer of the colon and rectum. Am J Surg 135:505
62. Welch JP, Malt RA (1977) Management of carcinoid tumors of the gastrointestinal tract. Surg Gynecol Obstet 145:223
63. Wilkins EW Jr, Head JM, Burke JF (1978) Pulmonary resection for metastatic neoplasms in the lung. Experience at the Massachusetts General Hospital. Am J Surg 135:480
64. Wilson SM, Adson MA (1976) Surgical treatment of hepatic metastases from colorectal cancers. Arch Surg 111:330

### *Zusätzliche Literatur*

Beart RW Jr, Metzger PP, O'Connell MJ, et al (1981) Postoperative screening of patients with carcinoma of the colon. Dis Colon Rectum 24:585

Minton JP, James KK, Hurtubie PE, et al (1978) The use of serial carcinoembryonic antigen determinations to predict recurrence of carcinoma of the colon and the time for a second look operation. Surg Gynecol Obstet 147:208

# 24 Komplikationen der kolorektalen Chirurgie

Die Komplikationen nach speziellen Operationen wegen kolorektaler Erkrankungen wurden in den vorausgehenden Kapiteln besprochen. In diesem Abschnitt werden die Hauptkomplikationen zusammengefaßt.

## Frühkomplikationen

Zu den Frühkomplikationen nach einer Operation am Dickdarm gehören Blutung, Sepsis, Anastomoseninsuffizienz, Darmverschluß und Harnweginfekte. Außer diesen Problemen, die infolge dieser besonderen Operation auftreten können, gibt es natürlich gewöhnliche Komplikationen, die nach jeder Operation auftreten können [10].

*Blutung*

Eine Blutung innerhalb 24 h nach dem operativen Eingriff ist nach der Miles-Resektion zur Behandlung eines Rektumkarzinoms nicht selten. Die fortbestehende Blutung, die durch eine andauernde Blutung aus dem Peritoneum gekennzeichnet ist, kann innerhalb der ersten wenigen Stunden oder innerhalb des ersten Tages eine Revision der perinealen Wunde erforderlich machen.

Die Darstellung des blutenden Gefäßes gestaltet sich manchmal sehr schwer. Nach unseren Erfahrungen ist die häufigste Lokalisation im Bereich der mittleren Hämorrhoidalgefäße. Die Ligatur einzelner Gefäße, die Anwendung von Clips oder die Koagulation ist dabei hilfreich. Manchmal läßt sich die Blutung nicht ausfindig machen, so daß große Gazetamponaden in die Sakralhöhle eingelegt werden müssen.

Eine Blutung aus der Anastomose läßt sich in Einzelfällen durch Vasopressin stillen, welches über einen arteriellen Katheter eingebracht wird. Auch die Gabe von Vasopressin über eine periphere Vene (0,2–0,4 E/min) kann sehr effektiv sein. Die Relaparotomie ist immer dann angebracht, wenn keine sofortige Blutstillung eintritt. Dabei vermag die intraperitoneale Blutung sehr stark sein, bevor abdominelle Zeichen auftreten; der fallende Hämatokrit trotz Bluttransfusionen wird den Chirurgen alarmieren und zur Laparotomie führen. Auch 7–8 Tage nach der Operation tritt gelegentlich eine Blutung aus der Anastomose auf. Diese Blutung ist in der Regel nicht ernsthaft und wird mit ein oder zwei Transfusionen behandelt.

*Sepsis*

Eine Sepsis kann an jeder Stelle des Operationsgebietes entstehen. Bei etwa 20% aller Patienten, die keine Vorbehandlung mit Antibiotika hatten, stellt sich eine Wundinfektion ein. Werden prophylaktisch Antibiotika entsprechend den empfohlenen Richtlinien eingesetzt, reduziert sich die Zahl auf unter 5%. Glücklicherweise tritt nur sehr selten eine gleichzeitige Gangrän eines Teiles der Darmwand oder eine Gasbrandinfektion der Bauchwand auf. Letztere bedürfen einer großzügigen Exzision des gesamten betroffenen Gewebes und einer späteren Rekonstruktion der Bauchwand.

Eine sehr viel häufigere Komplikation ist die Ausbildung eines intraperitonealen Abszesses. Dessen häufigste Lokalisation nach anteriorer Resektion und Anastomose ist in der Tiefe des kleinen Beckens. Das Einlegen eines Drainagekatheters zum Zeitpunkt der Operation, um gekammertes Blut zu entfernen, ist eine hervorragende prophylaktische Maßnahme. Die Entwicklung einer Peritonitis zu einem späteren Zeitpunkt tritt in der Regel nach einer Nahtinsuffizienz auf.

Subdiaphragmatische Abszesse sind selten, treten jedoch nach Operationen am Dickdarm auf. Nach Resektion der linken Kolonflexur entstehen sie mit höherer Wahrscheinlichkeit im Bereich des linken Zwerchfells, wo sich aus einer unentdeckten Blutung sekundär ein Abszeß entwickelt.

*Perforation*

Die Häufigkeit einer Anastomoseninsuffizienz hängt von der Art der Nachuntersuchung ab [8, 9, 10, 13]. Wir vermuten, daß jeder Barium-Kontrasteinlauf unmittelbar nach einer Anastomosierung am Kolon eine gewisse Leckage aufweist. Goligher und Mitarbeiter konnten zeigen, daß etwa 16% der Anastomosen insuffizient sind [2]. Kleinere Dehiszenzen bleiben klinisch unauffällig und sind von geringer Bedeutung; größere Leckagen treten immerhin bei 5% aller Anastomosen auf. Die Ursachen dieser Leckagen wurden von Schrock und Mitarbeitern untersucht [8]. Die Peritonitis, an Kräften zehrende Erkrankungen, der Zug, eine unzureichende Blutversorgung sowie die Anwendung von Medikamenten wie Kortison sind als prädisponierende Faktoren anzusehen [3–5]. Die Anastomoseninsuffizienz wird in der Regel von stärkeren Schmerzen begleitet, als es dem normalen operativen Eingriff entspricht. Auch das Auftreten von Fieber oder eine Druckempfindlichkeit im Bereich der Anastomosen sollte den Chirurgen aufmerksam machen. In seltenen Fällen erholt sich der Patient normal, bis am 7. oder 8. Tag plötzlich eine Perforation auftritt.

Die beste Behandlung einer Perforation besteht darin, die Anastomose als zu- und abführenden Darmschenkel auszupflanzen. Liegt die Anastomose wie häufig im kleinen Becken, ist dies nicht möglich. Hier empfiehlt es sich, lokal zu drainieren und einen Querdarmanus anzulegen.

*Darmverschluß*

Der Darmverschluß ist eine sehr ernste und häufige Komplikation nach einer Kolektomie wegen Colitis ulcerosa oder Rektumkarzinom. Adhäsionen, der Volvulus um das Stoma oder die Strangulation einer Dünndarmschlinge in einem Defekt des Beckenbodens sind mögliche Ursachen; die frühe Reoperation ist wegen der Gefahr der Strangulation eher anzuraten, als längere Zeit mit liegender Magen- oder Duodenalsonde abzuwarten.

Der Verschluß des Stomas hat in der Regel mechanische Ursachen: entweder war die Öffnung von Anfang an zu eng, oder es haben sich im Bereich der Anastomose Adhäsionen ausgebildet oder es trat eine lokalisierte Insuffizienz auf. In der Regel wird eine Dickdarmanastomose, die weiter als 1 cm im Durchmesser ist, funktionieren. Liegt ihr Durchmesser darunter, ist es unwahrscheinlich, daß sie gut funktioniert. Um dies zu vermeiden, führen manche Chirurgen ein langes Darmrohr über das Rektum ein, das bis über die Anastomose reicht. Dieses Darmrohr wird mehrere Tage belassen, bis der Patient abgeführt hat.

*Pseudomembranöse Enterokolitis*

Die pseudomembranöse Enterokolitis wurde erstmals nach der Anwendung von Antibiotika beschrieben; sie war selten und wurde nur autoptisch festgestellt. In den 50er Jahren traten diese Erkrankungen bei Infektionen mit Staphylococcus aureus auf, der im Ausstrichpräparat des Stuhls nachgewiesen wurde; danach war sie nach der Verabreichung von Chloramphenicol oder Tetracyclinen am häufigsten. Erst im letzten Jahrzehnt wurde von Bartlett und Chang nachgewiesen, daß die pseudomembranöse Enterokolitis eine Reaktion auf das Toxin von Clostridium difficile – eine gramnegative Bakterie, die selten im Gastrointestinaltrakt des Erwachsenen vorkommt – ist. Möglicherweise begünstigen gewisse Antiobiotika das Wachstum dieser Keime durch Proliferation der schon im Darm vorhandenen Bakterien oder durch Einschleppung der Keime auf anderen Wegen; das Toxin bewirkt Diarrhöen, die manchmal zum Tode führen. Zu den mitbetroffenen Antibiotika gehören Ampicillin, Cephalosporin, am häufigsten Clindamycin, Erythromycin, Penicillin, weniger häufig Bactrim und sehr selten Chloramphenicol, Metronidazol, Sulfosalizin und Tetracyclin. Bei fortbestehenden Symptomen ist die orale Verabreichung von Vancomycin die Therapie der Wahl.

In einer Untersuchung des Hartford Hospital wurde festgestellt, daß 2% aller chirurgischen Patienten an postoperativen Diarrhöen litten. Bei 75 dieser 691 Patienten ließ sich der Nachweis des Toxins von Clostridium difficile nachweisen. Das Absetzen der Antibiotika führte bei 30% der Patienten zur Heilung. Bei den anderen wurde als spezifische Therapie Vancomycin, Bacitracin oder Metronidazol verabreicht. Insgesamt waren 2 Todesfälle auf die Infektion zurückzuführen.

Gegenwärtig besteht für die pseudomembranöse Enterokolitis keine annehmbare chirurgische Therapie. Die Infektion betrifft sowohl den Dünndarm als auch den Dickdarm, so daß jegliche Stuhlableitung oder Darmresektion gefährlich oder nutzlos ist.

### *Harnwegsinfektionen*

Erkrankungen und Infektionen der ableitenden Harnwege sind besonders beim Manne nach kolorektalen Operationen häufig. Um eine ungewöhnliche Überfüllung der Blase zu vermeiden, wird während der Operation routinemäßig ein Blasenkatheter eingelegt, der einige Tage belassen wird, bis Winde über das Rektum abgehen. Besteht in der Anamnese eine Erkrankung der Prostata, kann der Katheter länger belassen werden. Der Sinn ist, wiederholte Katheterisierungen zu vermeiden und die erste Plazierung des Katheters so aseptisch wie möglich vorzunehmen. Bleiben nach Entfernung des Katheters Symptome zurück, kann eine transurethrale Resektion notwendig werden. Eine andere Möglichkeit besteht darin, den Patienten mit einem Katheter zu entlassen und ihn 2 Wochen später, wenn sich die Funktion normalisiert hat, zum Urologen einzubestellen. Ist das nicht geschehen, wird er zur transurethralen Resektion wieder aufgenommen.

## Spätkomplikationen

### *Die Katheterperforation am Kolostoma*

Die Diagnose einer Katheterperforation am Kolostoma ist leicht zu stellen, da das Beschwerdebild mit akuten Schmerzen einsetzt und die Zeichen einer lokalisierten Peritonitis unmittelbar nach der Spülbehandlung am Kolostoma auftreten. Durch Abschätzen der Tiefe, bis zu der der Katheter eingeführt wurde, läßt sich eine gewisse Vorstellung von der Lokalisation der Perforation gewinnen. Wenn lediglich ein kurzer Katheter benützt und der Druck auf das Stoma mit einer runden Katheterspitze ausgeübt wird, kommt es selten zur Perforation; tritt sie dennoch ein, liegt diese nahe der Einmündung in die Peritonealhöhle. Wurde ein langer Katheter benützt, kann die Perforation höher gelegen sein.

Jeder Zweifel an der Diagnose ist beseitigt, wenn die Gastrografingabe ins Stoma eine Perforation zeigt; dieses Verfahren ist allerdings zur Bestimmung einer Verletzung nicht ganz verläßlich, da sich die Öffnung sehr schnell abdichten kann.

Eine Laparotomie ist dann notwendig, wenn die Beschwerden auf eine Perforation hindeuten. Intraoperativ ist es häufig schwierig, den Ort der Verletzung darzustellen. Aus diesem Grunde besteht die Operationsmethode in der Regel darin, ein Stück Kolon zu resezieren und ein neues Stoma anzulegen. Gleichzeitig ist es notwendig, das Operationspräparat und den verbleibenden Dickdarm sorgfältig zu untersuchen, um keine zusätzliche weiter oben gelegene Perforation zu übersehen. War die Perforation hoch, ist es notwendig, das Stoma vom linken unteren Quadranten in den linken oberen Quadranten zu verlegen, um die linke Hälfte des Colon transversum auspflanzen zu können.

### *Striktur der Anastomose*

Strikturen der Anastomosen treten häufiger nach Darmoperationen wegen einer entzündlichen Erkrankung als nach einer Krebserkrankung auf (Abb. 24.1). Sie entstehen jedoch auch aus einer ursprünglich zu eng angelegten Anastomose.

Der minimale Durchmesser einer Dickdarmanastomose, von der man annimmt, daß sie gut funktioniert, ist 1 cm. Obgleich der Stuhl auch durch ein kleines Lumen hindurchpaßt, haben Patienten mit einem kleinen Anastomosendurchmesser obstruktive Beschwerden.

Ist einmal eine Anastomosenstriktur eingetreten, sind alle Versuche, sie mit dem Sigmoidoskop

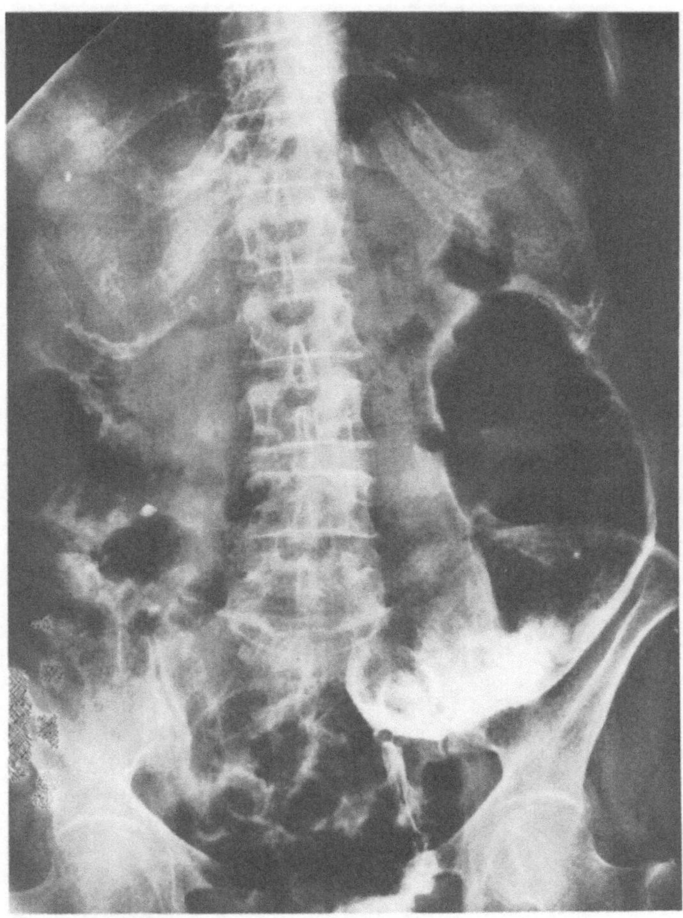

*Abb. 24.1.* Röntgenübersicht einer Anastomosenstriktur, 7 Jahre nach einer Dickdarmresektion wegen Morbus Crohn

oder Kolonoskop zu dilatieren, nicht erfolgreich. Eine Reoperation mit Anlage einer neuen Anastomose ist die richtige Behandlungsmethode.

### *Herniation durch den Mesenterialschlitz*

Alle Mesenterialschlitze werden, wenn immer möglich, sehr sorgfältig verschlossen. Dies ist nach einer rechtsseitigen Kolektomie und nach einer tiefen Sigmaresektion immer möglich. Nach einer Hemikolektomie links kann dies jedoch ein schwieriges Unterfangen, ja sogar unmöglich sein, wenn das Mesenterium weit exzidiert wurde. Unter diesen Umständen wird der Schlitz weit offen belassen, da eine kleine Öffnung gefährlicher ist als eine große. Es kommt vor, daß selbst ein gut verschlossener Schlitz aufgeht und so den Darmschlingen den Durchtritt ermöglicht.

In ähnlicher Weise entsteht nach einer Seit-zu-Seit-Anastomose zwischen Ileum und Dickdarm oder zwischen Dickdarm und Dickdarm ein Schlitz hinter der Anastomose, in die eine Dünndarmschlinge einklemmen kann. Dies kann zur Strangulation des Darmes führen, so daß eine neuerliche Laparotomie und die Wiederherstellung notwendig ist. Es kommen auch andere Brüche vor. So z.B., wenn nach einer linksseitigen Hemikolektomie mit weit offenem Schlitz eine Dünndarmschlinge in die eröffnete Bursa omentalis hineingleitet und hinter dem Lig. hepatoduodenale von links nach rechts durchwandert. Die Zeichen einer kurz nach der Operation auftretenden Dünndarmstrangulation werden den Chirurgen daher an die Möglichkeit einer inneren Hernie dieser Art denken lassen.

### *Fortbestehende Diarrhöen*

Nach unseren Erfahrungen treten bei etwa jedem 6. Patienten nach einer subtotalen oder totalen

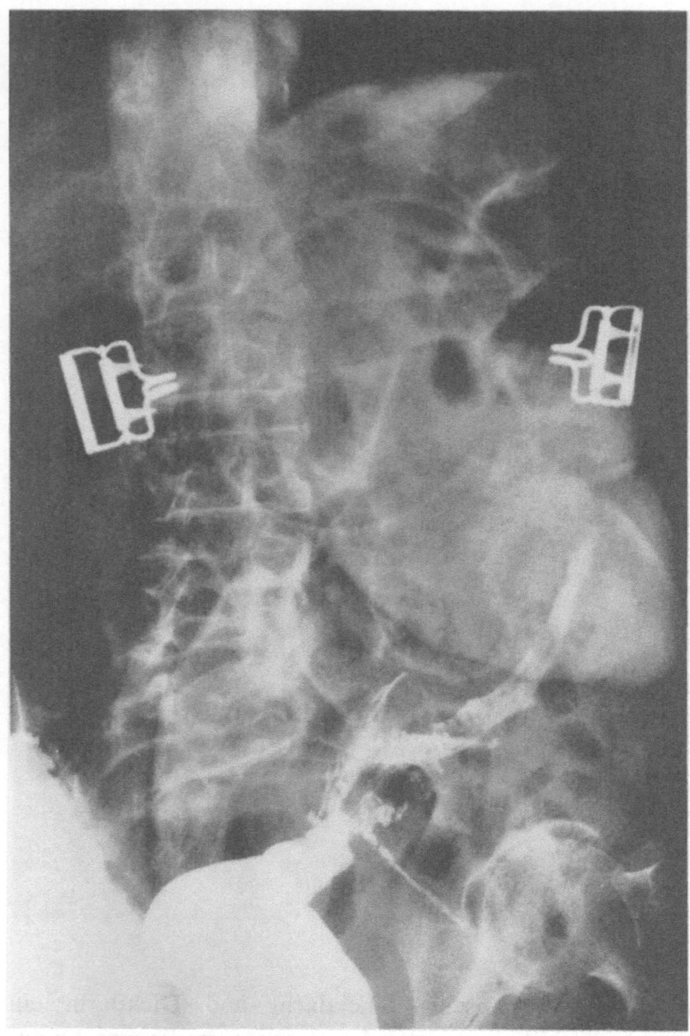

*Abb. 24.2.* Röntgenübersicht des Abdomens bei multiplen, von der Anastomose ausgehenden Fisteln nach Sigmateilresektion bei Divertikulitis

Kolektomie schwere Diarrhöen auf, obwohl der verbleibende Darmabschnitt völlig ausreichend ist. Dies ist beim älteren Patienten sehr störend. Die Therapie besteht in der Verabreichung von Diphenoxyhydrochlorid mit Atropinsulfat (Lomotil) oder Opiumtinktur in schweren Fällen. Zu den diätetischen Maßnahmen gehören das Weglassen von Milch und die Verabreichung stopfender Nahrungsmittel, wie z.B. Käse.

Nach gewissen Resektionen am rechten Kolon können äußerst langwierige und schwere Diarrhöen auftreten, die 12–30 Darmentleerungen am Tage erreichen. Man nimmt an, daß diese Art der Diarrhöen durch die Irritation des Dickdarms durch Gallensalze verursacht wird, bei denen die Gabe von Cholestyramin sehr wirkungsvoll ist. Diese Diarrhöen unterscheiden sich von denen nach totaler Kolektomie; bei den letzteren spielt der substantielle Verlust der absorbierenden Dickdarmschleimhaut die entscheidende Rolle. Die Absorption von Wasser, die nahezu vollständig im Zökum und Colon ascendens erfolgt, kann nach einem Zeitraum der Anpassung durch untere Dickdarmabschnitte übernommen werden.

### *Fortbestehende Fisteln*

Fisteln entstehen durch Leckagen an der Anastomose, Drainagen und durch epithelialisierte oder mit Schleimhaut ausgekleidete Gänge (Abb. 24.2) (s. Kap. 17).

*Karzinomimplantation an der Anastomose*

Diese Komplikation tritt außer im Rektum oder im unteren Sigma, wo es einige Chirurgen auf 10% aller Fälle schätzen, sehr selten auf [11, 12]. Wir glauben nicht, daß das Vorkommen so häufig ist. Sie ist vielmehr das Ergebnis unzureichend resezierter Tumorränder oder in vielen Fällen ein retrorektales Rezidiv mit sekundärem Befall des Darmes.

## Literatur

1. Fee HJ, Ament ME, Holmes EC (1977) Pseudomembranous colitis associated with cephalozin therapy. Am J Surg 133:247
2. Goligher JC, Graham NG, De Dombal FT (1970) Anastomotic dehiscence after anterior resection of rectum and sigmoid. Br J Surg 57:109
3. Irvin RR, Hunt TK (1974) Reappraisal of the healing process of anastomosis of the colon. Surg Gynecol Obstet 138:741
4. Irvin TT (1976) Collagen metabolism in infected colonic anastomoses. Surg Gynecol Obstet 143:220
5. LeVeen HH, Wapnick S, Falk G, et al (1976) Effects of prophylactic antibiotics on colonic healing. Am J Surg 131:47
6. Levine B, Peskin GW, Saik RP (1976) Drug-induced colitis as a surgical disease. Arch Surg 111:987
7. Saylor JL, Anderson CB, Tedesco FJ (1976) Pseudomembranous colitis treated with completely diverting ileostomy. Arch Surg 111:596
8. Schrock TR, Deveney CW, Dunphy JE (1973) Factors contributing to leakage of colonic anastomoses. Ann Surg 177:513
9. Sharefkin J, Joffe N, Silen W, et al (1978) Anastomotic dehiscence after low anterior resection of the rectum. Am J Surg 135:519
10. Welch CE, Hedberg SE (1975) Complications in surgery of the colon and rectum. In: Artz CP, Hardy JD (eds) Management of surgical complications, 3rd edn. Saunders, Philadelphia, p 600
11. Wheelock FC Jr, Toll G, McKittrick LS (1959) Evaluation of anterior resection of rectum and low sigmoid. N Engl J Med 260:526
12. Wright HK, Thomas WH, Cleveland JC (1969) The low recurrence rate of colonic carcinoma in ileocolic anastomoses. Surg Gynecol Obstet 129:960
13. Yamakawa T, Patin CS, Sobel S, et al (1971) Healing of colonic anastomoses following resection for experimental "diverticulitis". Arch Surg 103:17

*Zusätzliche Literatur*

Bartlett JG (1981) Antibiotic-associated pseudomembranous colitis. Hosp Pract Dez:85

Chang E (1981) Antimicrobial-associated diarrhea and enterocolitis. Drug Therapy May:71

Rosenberg JM, Walker M, Welch JP (1984) Clostridium difficile colitis in surgical patients. Am J Surg 147:486

# 25 Pilonidalsinus

Pilonidalzysten und Pilonidalsinus treten in der Regel zwischen dem 15. und 20. Lebensjahr auf. Sie sind bei Männern häufiger als bei Frauen. Während manche keine Beschwerden verursachen, führen sehr viele zu wiederholten Infektionen, bis die chirurgische Exzision erfolgt. Akut auftretende Abszesse erfordern die Drainage in örtlicher Betäubung.

## Operative Behandlung

Zur Entfernung eines Pilonidalsinus wurden zahlreiche Operationen angegeben. Bei nahezu allen ist die Gefahr eines Rezidivs hoch. Der Autor kam mit der etwas langwierigen, aber sicheren Behandlungsmethode, die darin besteht, die Fistel zu exzidieren und sie sekundär abheilen zu lassen, immer zum Erfolg. Von den beschriebenen Operationsmethoden soll diese bevorzugt werden. Zwei andere Methoden, nämlich die einfache Eröffnung des Fistelganges und die Exzision mit primärem oder verzögertem Verschluß, sollen auch diskutiert werden. In jedem Falle wird der Patient auf den Bauch gelagert. Das Gesäß wird angehoben und der Pilonidalsinus, der über dem Steißbein liegt, hervorgehoben. Zum Ausspannen der Gesäßbakken werden Pflasterstreifen verwandt (Abb. 25.1).

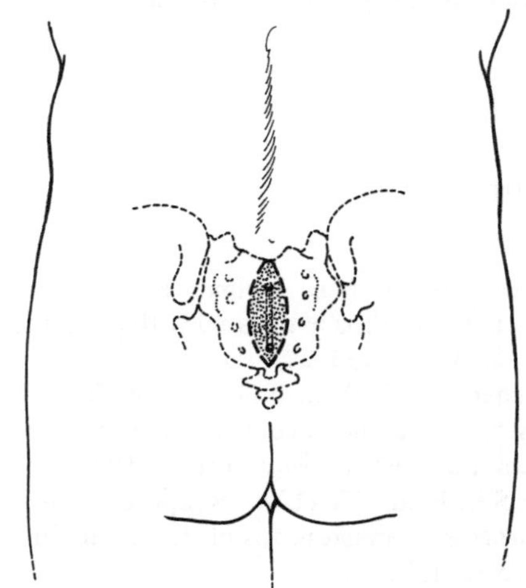

*Abb. 25.1.* Der Patient liegt in Bauchlage mit auseinandergezogenen Gesäßbacken. Die Öffnungen des Pilonidalsinus und die Induration in der Umgebung liegen in typischer Weise über dem Sakrum. Der Pilonidalsinus kann sich kaudal bis an den Anus oder darüber hinaus erstrecken

### *Offene Exzision mit Tamponade*

Der Fistelgang wird sondiert und in ganzer Länge mit der Diathermie eröffnet (Abb. 25.2a). Danach erfolgt die Exzision des gesamten Fistelganges mit der Diathermie. Von der Haut wird so wenig wie möglich entfernt; es ist nicht notwendig, einen Überschuß an Fettgewebe um den Fistelgang zu entfernen. Allerdings muß man sicher sein, daß alle Äste der Fistelsystems exzidiert werden. Durch die Anwendung der Diathermie ist es sehr einfach, alle Fistelgänge zu identifizieren und die Exzision in einem vollkommen blutfreien Operationsgebiet durchzuführen. Es kann notwendig werden, bis auf die Präsakralfaszie zu resezieren. Die Präsakralfaszie sollte allerdings nicht verletzt werden, es ist sogar eher günstig, etwas Fettgewebe auf der Oberfläche der Faszie zurückzulassen (Abb. 25.2b).

Nach der Entfernung des Fistelganges wird die Wunde mit Kompressen oder Jodoformgaze tamponiert. Läßt sich die Blutung mit der Elektrokoagulation nicht ausreichend stillen, können einige Ligaturen notwendig werden.

Die Operation wird in Vollnarkose oder lokaler Infiltrationsanästhesie durchgeführt. In letzterem Falle kann der Eingriff ambulant durchgeführt und der Patient nach der Operation entlassen werden. Es ist allerdings besser, den Patienten zur Überwachung einer möglichen Nachblutung im Krankenhaus zu belassen.

Das Operationsgebiet ist schon in den ersten Tagen weitgehend schmerzfrei. Die Tamponade wird etwa 4 Tage nach der Operation gewechselt. Danach erfolgt der Verbandwechsel alle 1–2 Tage bis zur vollständigen Abheilung.

Die postoperative Behandlung ist äußerst wichtig. Daher sollte die Haut um die Inzision entweder durch ein Enthaarungsmittel oder durch Rasieren von Haaren befreit werden. Besonders wichtig ist, daß das Granulationsgewebe am Wundgrund kräftig ist und daß die Haut nicht darüberwächst, da sonst ein neuer Fistelgang entstehen kann. Der Patient wird ab dem Tag nach der Operation ambulant behandelt und kann innerhalb weniger Tage seine normalen Aktivitäten aufnehmen.

Zum Wundverband wird eine Vielzahl von Verbandmaterialien verwandt. Häufig tritt eine sekundäre Pilzbesiedlung ein, so daß eine antimykotische Salbe angebracht ist. Wird das Granulationsgewebe schwammig und infiziert sich, ist eine Kürettage, die Verätzung mit Silbernitrat oder das Auftragen einer stark adstringierenden Tinktur wie Myrrhenlösung zu empfehlen. Eine Woche nach der Operation werden Sitzbäder durchgeführt. Die vollständige Heilung tritt in der Regel innerhalb von 6 Wochen ein, obwohl es auch länger dauern kann.

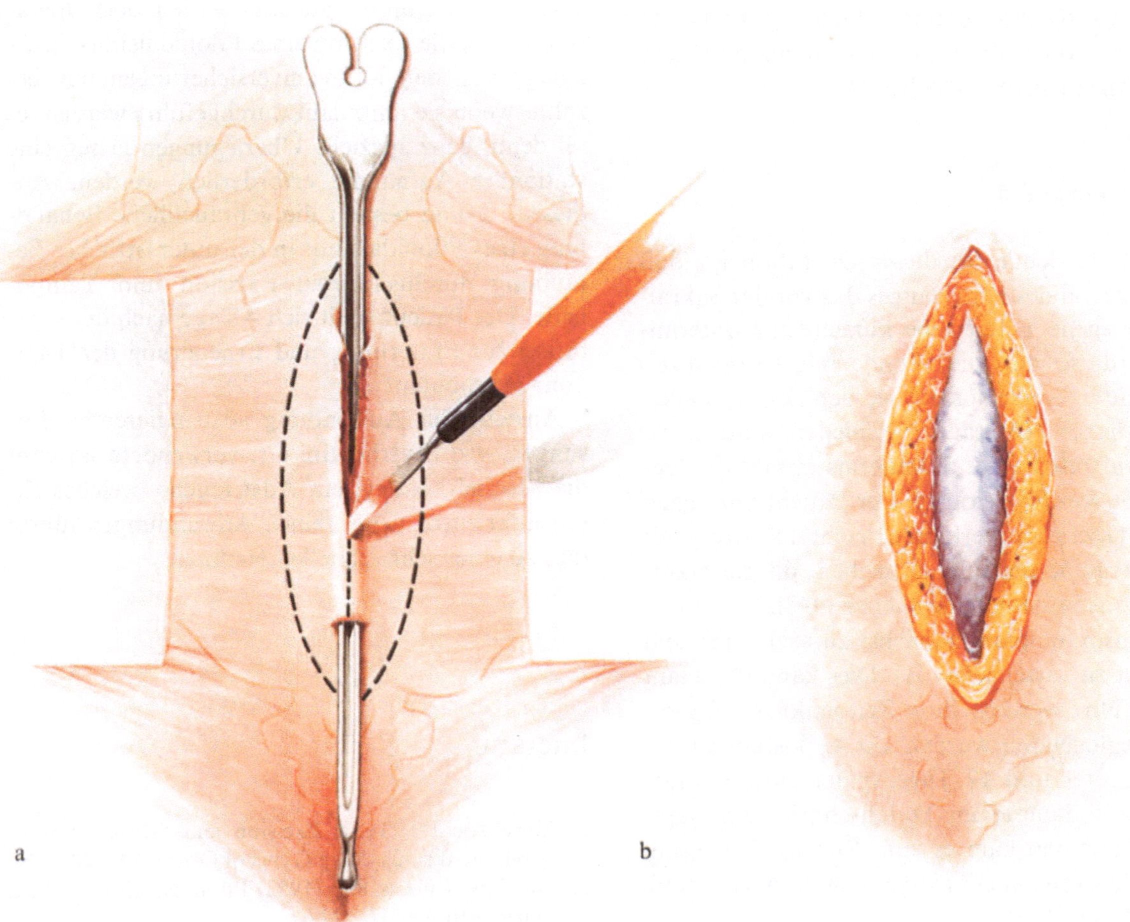


*Abb. 25.2a, b.* Offene Exzision eines Pilonidalsinus. (*a*) Eine Rinne wird in den Sinus eingeführt. Der gesamte Fistelgang mit der Diathermie eröffnet und exzidiert. (*b*) Verhältnisse nach Exzision des gesamten Fistelganges. Es wurde lediglich ein kleiner Bereich der umgebenden Haut und des Fettgewebes entfernt. Die Präsakralfaszie liegt im Wundgrund frei. Die Blutstillung wird durch Elektrokoagulation oder Ligatur erreicht

### *Eröffnen des Fistelganges*

Dies wurde als einfache Methode zur Behandlung des Pilonidalsinus beschrieben. Der Fistelgang wird mit der Diathermie weit eröffnet. Man glaubt, daß über dem granulierenden Gang eine Epithelialisation einsetzt und es so zur Heilung kommt [2]. Wir haben mit dieser Methode wenig Erfahrung, aber wir bezweifeln, daß sie ausreichend ist. Das Epithel wird nämlich in der Regel durch einen Entzündungsprozeß zerstört und die Narbe dadurch dünn und breit.

### *Kryochirurgie*

Gage und Dutta berichteten über 29 Fälle der Kryochirurgie mit nur einem Rezidiv. Sie führten eine Vereisung des gesamten Fistelganges bis zu einer Tiefe von 5 mm durch. Die Heilung dauerte durchschnittlich 15,5 Wochen [3].

### *Primärer Verschluß*

Das Entscheidende bei dieser Operation ist, daß nach Exzision des Fistelganges das vor der Sakralfaszie gelegene Fettgewebe kurzstreckig unterminiert wird, so daß die Wunde mit Drahteinzelknopfnähten verschlossen werden kann. Dabei muß jeglicher Hohlraum vermieden werden, da durch Auftreten eines Hämatoms immer die Gefahr eines Rezidivs eintritt. Der Patient muß nach diesem Operationsverfahren mehrere Tage mit Bettruhe im Krankenhaus bleiben, da die Hautränder sonst auseinanderweichen [4–7].

Abramson empfahl zunächst zu exzidieren und verzögert zu verschließen [1]. Dies kann ambulant durchgeführt werden. Zum Zeitpunkt der Operation gelegte Nähte wurden am 4. postoperativen Tag geknotet und 12 Tage später entfernt. Der Heilverlauf dauerte im Durchschnitt 23,6 Tage. Bei 46 Patienten kam es zum Rezidiv. Weiterhin wurde die Exzision mit einem teilweisen Verschluß durchgeführt [1, 5].

Obgleich diese Operationsverfahren zu einem schnelleren Abheilen als die offene Methode führen können, ist der Krankenhausaufenthalt länger und die Gefahr eines Rezidivs deutlich höher.

## Komplizierte Fisteln

Manchmal bilden sich von einem Pilonidalsinus ausgehende weitläufige Fisteln, die sich bis in den Analkanal oder sogar darüber hinaus bis zum Damm ausdehnen. Die Ätiologie dieser Fisteln ist nicht klar. Manchmal handelt es sich um einen typischen Pilonidalsinus. Es können jedoch auch ungewöhnliche Analfisteln oder aber Fistelgänge bei einem Morbus Crohn sein. Ihre Behandlung bereitet große Probleme. Die einzig richtige Behandlung, um sie auszuheilen, besteht darin, jeden Fistelgang weit zu eröffnen. Verläuft der Gang in Form einer Fistel zum Rektum, muß er wie eine Rektumfistel behandelt werden. Es kann sogar die Anlage eines temporären Querkolonkunstafters notwendig werden.

In den Vereinigten Staaten werden viele Operationen, wie die Exzision eines Pilonidalsinus, heutzutage von den Krankenversicherungen nur bezahlt, wenn sie ambulant durchgeführt werden, es sei denn, ganz spezielle Überlegungen lassen eine stationäre Aufnahme erforderlich werden. Aus diesem Grund besteht die gebräuchliche Behandlung eines Pilonidalsinus in der unter örtlicher Betäubung durchgeführten Exzision und Tamponade. Der Patient stellt sich 4 Tage nach der Operation zur Entfernung und Erneuerung der Tamponade ambulant vor.

Anstelle der Anwendung adstringierender Lösungen, wie Myrrhentinktur, verwendete Bascom die Monsel-Lösung, ein Adstringens, welches Eisensulfat enthält. Bei seinen Anwendungen führte dies zu einer sehr schnellen Heilung.

## Literatur


1. Abramson DJ (1977) Excision and delayed closure of pilonidal sinus. Surg Gynecol Obstet 144:205
2. Buie LA, Curtiss RK (1952) Pilonidal disease. Surg Clin North Am 32:1247
3. Gage AA, Dutta P (1977) Cryosurgery for pilonidal disease. Am J Surg 133:249
4. Healy MJ Jr, Hoffert PW (1954) Pilonidal sinus and cyst. A comparative evaluation of various surgical methods in 229 consecutive cases. Am J Surg 87:578

5. Healy MJ, Hoffert PW (1969) Pilonidal disease. In: Turell R (ed) Diseases of the colon and rectum, 2nd edn, Vol 2. Saunders, Philadelphia, p 1248
6. Lamke LL, Larsson J, Nylen B (1974) Results of different types of operation for pilonidal sinus. Acta Chir Scand 140:321
7. Monro RS, McDermott FT (1965) The elimination of causal factors in pilonidal sinus treated by Z-plasty. Br J Surg 52:177

*Zusätzliche Literatur*

Bascom JU (1981) Pilonidal disease. Contemp Surg 18:13

# 26 Chirurgische Behandlung der Appendix

## Appendektomie bei akuter Appendizitis

Die Entfernung der Appendix kann in Abhängigkeit vom Entzündungsstadium und der Lokalisation der Appendix eine sehr einfache, aber auch eine sehr komplizierte Operation sein. In allen Fällen geht man jedoch nach den gleichen Richtlinien vor. Die wichtigsten Punkte sind eine ausreichende Freilegung, die exakte Blutstillung, die Entfernung

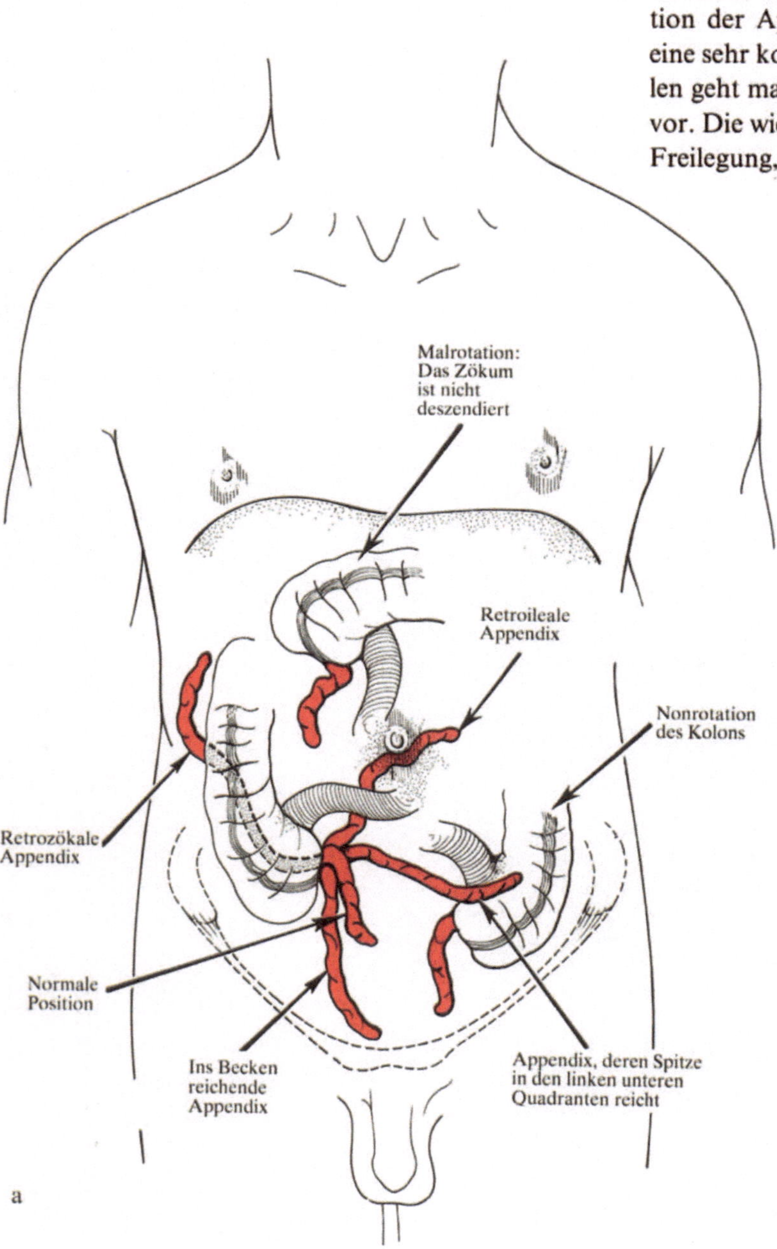


*Abb. 26.1 a, b.* Zugänge zur Appendektomie. Die Art des Zugangs hängt von der Lokalisation der Appendix ab. (*a*) Lokalisation der Appendix an verschiedenen Stellen. Bei einer Nonrotation des Dickdarms befindet sie sich im Bereich der unteren Mittellinie, bei inkompletter Rotation im rechten oberen Quadranten. In den seltenen Fällen eines Situs inversus liegt die Appendix im linken oberen Quadranten. Selbst wenn das Zökum an normaler Position ist, kann die Lokalisation der Appendix sehr unterschiedlich sein. In der Regel liegt sie in der rechten Ileozökalgrube, sie kann jedoch auch retrozökal, nach links bis zur Mittellinie oder tief ins kleine Becken hineinreichen. Eine der seltenen und schwer auszumachenden Lokalisationen ist hinter dem Mesenterium des terminalen Ileums; zur Freilegung der Appendix ist hier die Mobilisierung des rechten Kolons notwendig

der gesamten Appendix und wenn immer möglich, ein dichter Verschluß des Appendixstumpfes. Bei der frühzeitig erkannten akuten Appendizitis sind Antibiotika nicht indiziert, beim Vorliegen eitrigen Exsudats sollten sie jedoch präoperativ und postoperativ eingesetzt werden, um Komplikationen zu vermeiden.

Zur richtigen präoperativen Vorbereitung gehören eine Antibiotikatherapie, Flüssigkeitsersatz und Senken der Körpertemperatur durch Abkühlung. Dermaßen vorbereitet, kann die frühe Operation sicher durchgeführt werden, die ein konservatives Vorgehen, welches früher bei Perforationen mit generalisierter Peritonitis angewandt wurde, verdrängt [4]. Dieses Vorgehen hat die Mortalität der akuten Appendizitis in manchen Patientenkollektiven auf Null gesenkt [5]. Während der Schwangerschaft hat die Appendizitis allerdings immer noch eine gewisse Mortalität [3].

Die Laparotomie hängt von der Lokalisation der Appendix ab (Abb. 26.1a). Der Chirurg kann sich dabei von der genauen Lokalisation des stärksten Schmerzes leiten lassen und die Inzision genau über diesen Punkt legen. Bei unsicherer Diagnose ist der Paramedianschnitt am vorteilhaftesten.

Der häufigste Zugang verläuft über den McBurney-Punkt (Abb. 26.1b). Der Hautschnitt wird schräg im Verlauf der Muskulatur des M. obliquus externus geführt. Freilegen dieses Muskels und Durchtrennen genau lateral der Rektusscheide. Darstellen des M. obliquus internus, der rechtwinklig zu seinem Faserverlauf eingeschnitten wird. Der M. transversalis ist in der Regel dünn und verläuft horizontal; er wird gleichfalls durchtrennt, danach das Peritoneum eröffnet und damit das Zökum und die Appendix freigelegt.

Manchmal lassen sich Zökum und Appendix nicht durch die Inzision hervorziehen, so daß diese

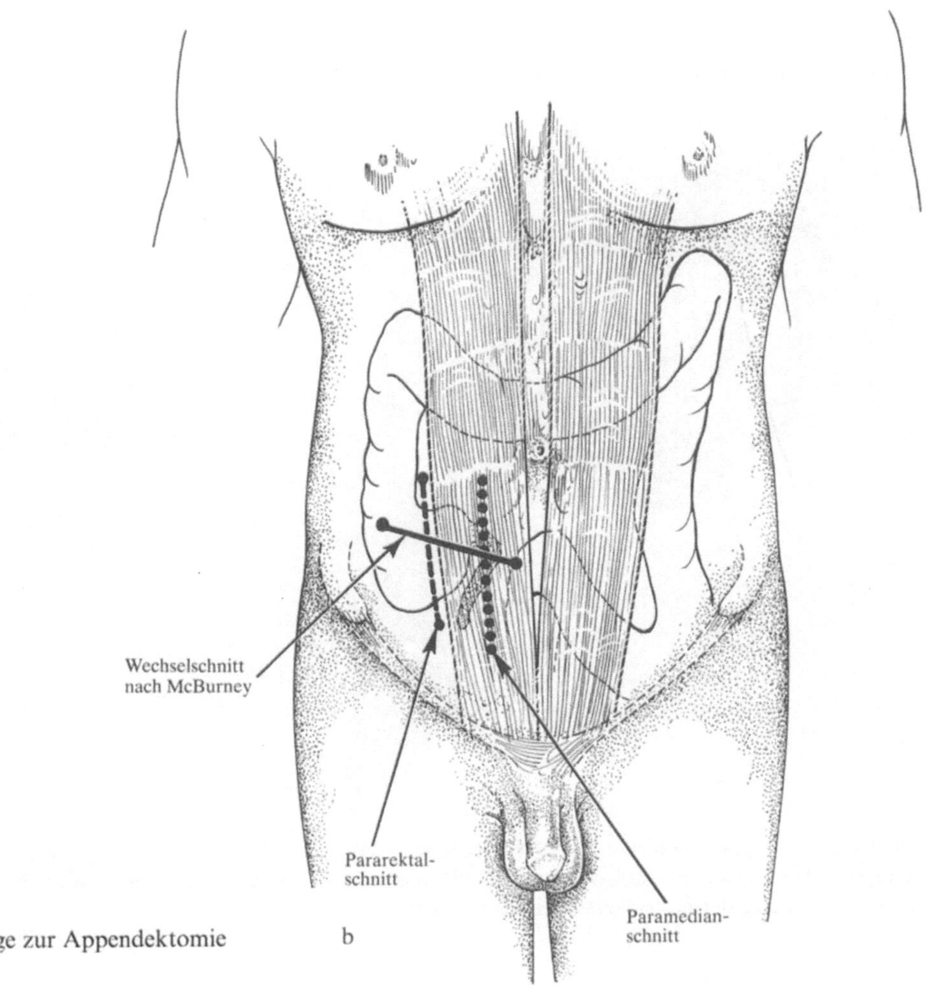


*Abb. 26.1b.* Standardzugänge zur Appendektomie

vergrößert werden muß. Ist es notwendig, weiter nach medial freizulegen, wird das vordere Rektumscheidenblatt schräg in Richtung des Hautschnittes eröffnet; der M. rectus wird zur Seite gehalten und das hintere Blatt der Rektusscheide in der gleichen Richtung eingeschnitten. Man muß darauf achten, daß am seitlichen Rand der Rektusscheide kein Nerv verläuft. Handelt es sich um eine lange und retrozökal gelegene Appendix, kann die seitliche Erweiterung der Inzision notwendig sein. Dies geschieht dadurch, daß man den M. obliquus internus weiter durchtrennt, anstatt ihn auseinanderzudrängen.

Häufig wird auch ein rechtsseitiger Pararektalschnitt angewandt. Der Hautschnitt ist entweder, wie oben beschrieben, schräg oder etwas steiler gestellt. Viele Patienten haben einen breiten M. rectus, so daß der Schnitt, der zunächst als Wechselschnitt geplant war, in Wirklichkeit über dem Rektus liegt. In diesen Fällen wird die vordere Rektusscheide nahe dem seitlichen Rand eingeschnitten. Der Rektus wird mobilisiert und nach medial weggehalten. Dabei ist auf die Erhaltung der Interkostalnerven zu achten, die hinter dem Muskel auf dem Peritoneum verlaufen. Auch die tiefen epigastrischen Gefäße liegen unter dem Muskel und können bei mangelnder Sorgfalt verletzt werden. Danach wird das Peritoneum in vertikaler Richtung eröffnet. Soweit notwendig, wird der Nerv durchtrennt werden, ohne eine Schwäche der Laparotomie zu verursachen. Wird jedoch mehr als ein Nerv durchtrennt, kann eine Schwäche des M. rectus resultieren.

Der rechtsseitige paramediane Zugang ist dann sehr hilfreich, wenn die Diagnose zweifelhaft ist oder eine hochgeschlagene retrozökale Appendix vermutet wird. Er kann bei unerwartetem Befund im Gebiet der Gallenblase oder des Duodenums

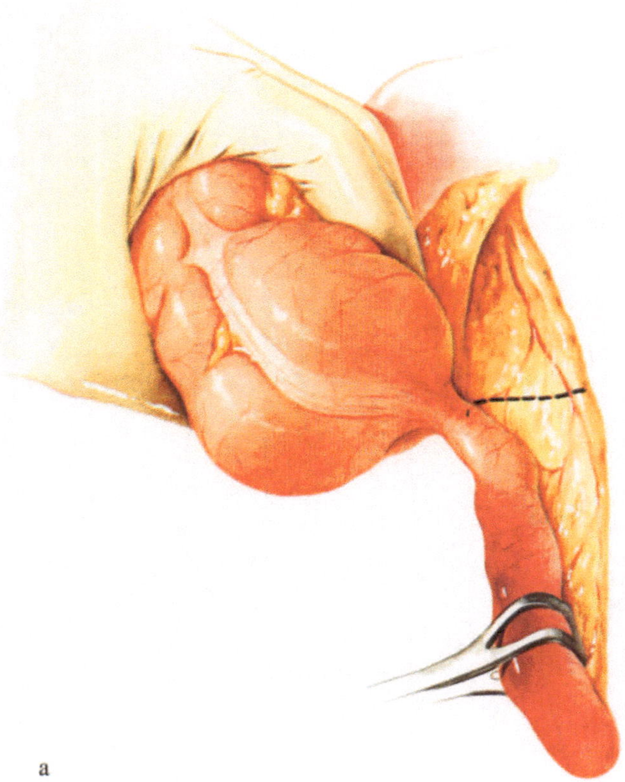


*Abb. 26.2a–d.* Appendektomie. (*a*) Die entzündete Appendix wird mit einer Babcock-Klemme gefaßt, das Mesenterium entlang der gestrichelten Linie eingetrennt

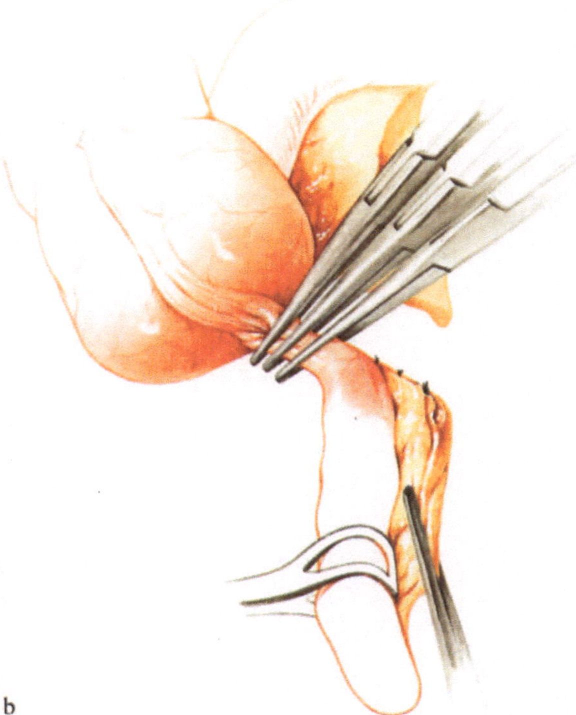


*Abb. 26.2b.* Die Appendix wird an ihrer Basis freipräpariert und danach werden 3 gerade Klemmen angelegt

nach oben erweitert werden; die weit hochgeschlagene, retrozökale Appendix kann gleichfalls durch Mobilisieren des rechtsseitigen Kolons dargestellt werden. In sehr seltenen Fällen liegt die Appendix hinter dem Mesenterium des Ileums. Auch hier bietet der paramediane Zugang die beste Darstellung. Manchmal beginnt der Chirurg im Glauben, daß es sich um eine akute Appendix handelt, mit einem Wechselschnitt nach MacBurney, findet jedoch eine normale Appendix und ein Exsudat, welches für einen an anderer Stelle im Abdomen gelegenen Prozeß spricht. Unter diesen Umständen halten wir eine sofortige zweite paramediane Laparotomie für sinnvoll, um eine adäquate Darstellung zu erreichen.

Eine akut entzündlich veränderte Appendix muß mit Sorgfalt behandelt werden. Die Perforation durch grobe Präparation auf dem Operationstisch kann sehr ernste Folgen haben und sollte nie vorkommen. Im frühen Stadium läßt sich das Zökum in der Regel durch die Laparotomie hervorluxieren, wobei die Appendix nachfolgt. Später ist dies allerdings nicht möglich, so daß die Appendix durch Weghalten von Dünndarm und Zökum freigelegt und sorgfältig präpariert wird. Die Appendix läßt sich auf folgende Arten entfernen. Entweder wird die Präparation nahe der Appendixspitze begonnen und bis zur Basis am Zökum fortgeführt. Das Mesenterium der Appendix wird bei der Präparation abgeklemmt und durchtrennt (Abb. 26.2a). Häufig ist die Appendix, je näher man zur Basis kommt, normal. Sie wird an der Basis mit 3 geraden Klemmen gefaßt (Abb. 26.2b). Die dem Zökum am nächsten gelegene Klemme wird abgenommen, danach eine 3-0 Chrom-Catgut-Ligatur in die entstandene Kerbe eingelegt und geknotet. Nun wird die mittlere Klemme entfernt (Abb. 26.2c) und die Appendix in der entstande-

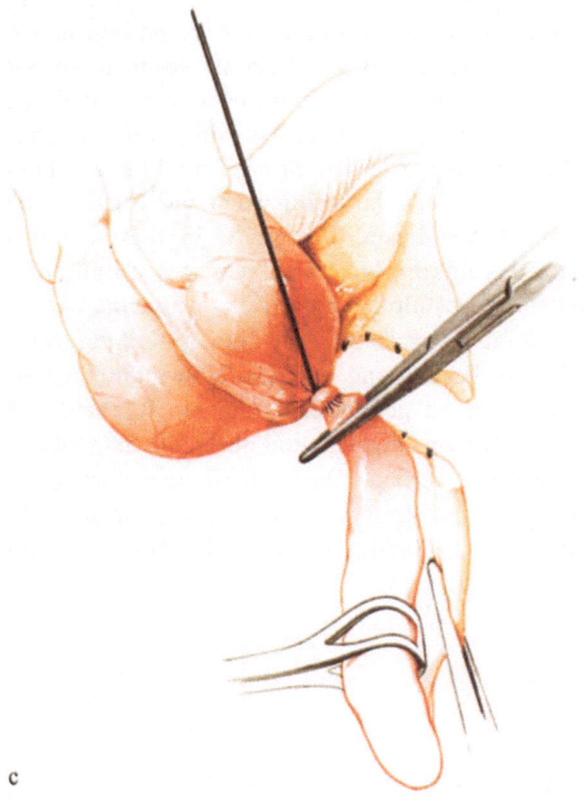


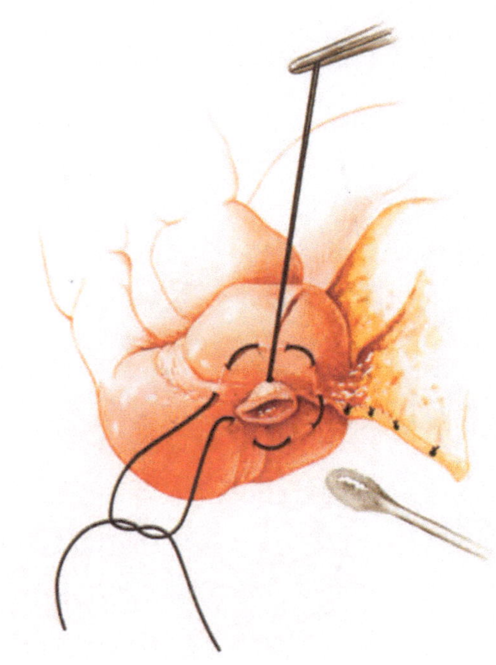


*Abb. 26.2c, d.* (*c*) Die Basis der Appendix wird in der Quetschlinie der proximalen Klemme mit 2-0 Chrom-Catgut ligiert. Nach Festziehen des Knotens wird die mittlere Klemme zur Durchtrennung abgenommen. (*d*) Das Lumen der Appendix wird mit einer Desinfektionslösung abgetupft, danach der Stumpf mittels einer Tabaksbeutelnaht eingestülpt

nen Kerbe abgetrennt. Die 3. Klemme verhindert das Ausfließen von Darminhalt. Der kurze Stumpf der Appendix distal der Ligatur wird mit einer Neomycinlösung oder mit einem Tropfen Karbolsäure und Alkohol – wahrscheinlich die letzte Referenz, die die moderne Chirurgie heute Lister erweist – abgetupft. Der Appendixstumpf wird dann mit einer Tabaksbeutelnaht oder einer Z-Naht aus 2-0 Chrom-Catgut versenkt (Abb. 26.2d). Die Tabaksbeutelnaht muß nahe um den Appendixstumpf, jedoch weit genug entfernt, um eine sichere Einstülpung zu erreichen, gelegt werden. Die zu starke Einstülpung täuscht eine polypoide Veränderung im Zökum vor, die später mit einem Polypen verwechselt werden könnte.

Manchmal ist die Appendix durch Adhäsionen so verbacken, daß eine derartige Präparation gefährlich ist. In diesen Fällen wird die Basis der Appendix dargestellt. Sie wird in gleicher Weise mit den 3 Klemmen abgetrennt, der Stumpf ligiert und eingestülpt. Danach erfolgt eine retrograde Präparation (Abb. 26.3). Diese Methode ist von Vorteil, wenn die Appendix sehr adhärent oder akut entzündet ist und offensichtlich vor der Perforation steht.

Es gibt verschiedene technische Varianten, die der Diskussion bedürfen. Liegt die Appendix retrozökal, hat sie in der Regel eine segmentale Blutversorgung, so daß man eher auf zahlreiche kleine Gefäße als auf das typische große Einzelgefäß trifft, welches normalerweise in der Mesoappendix verläuft. Um eine postoperative Nachblutung oder ein Hämatom zu vermeiden, ist eine sorgfältige Blutstillung dieser Gefäße notwendig.

Über die Versorgung des Appendixstumpfes wurde jahrelang diskutiert. Wir sind der festen Annahme, daß es erforderlich ist, den Appendixstumpf mit einer 2. Nahtreihe einzustülpen. Es liegen zahlreiche Berichte über schlechte Erfahrungen mit einem nicht eingestülpten Appendixstumpf vor, der wenige Tage später perforierte und zu einer tödlichen Peritonitis führte.

Es wurde auch vorgeschlagen, den Appendixstumpf nicht zu ligieren, sondern nur ins Zökum einzustülpen, so daß sich zwischen der proximalen Ligatur am Appendixstumpf und der Tabaksbeutelnaht kein Abszeß ausbilden kann. Wir glauben, daß dieses Risiko überbewertet wurde und haben trotz Anwendung dieser Technik nie einen Abszeß gesehen. Bisweilen ist die Appendix so entzündet, daß die gesamte Basis mitbetroffen, und es somit nicht möglich ist, den Stumpf zu ligieren. Dies trifft besonders dann zu, wenn die Entzündung auf die Zökalwand übergreift. In diesen Fällen wird das Zökum mit 2 fortlaufenden Catgutnahtreihen eingestülpt, die die Zökalwand im Gesunden erfaßt. Vor dieser Einstülpung muß eine vollständige Blutstillung erfolgen. Hält man den Verschluß für zu gefährlich, kann ein Katheter ins offene Zökum eingelegt und durch die Bauchwand ausgeleitet werden. Dies schafft eine vorübergehende Stuhlfistel, die sich spontan verschließt, wenn der Dickdarm nicht entzündlich verändert ist.

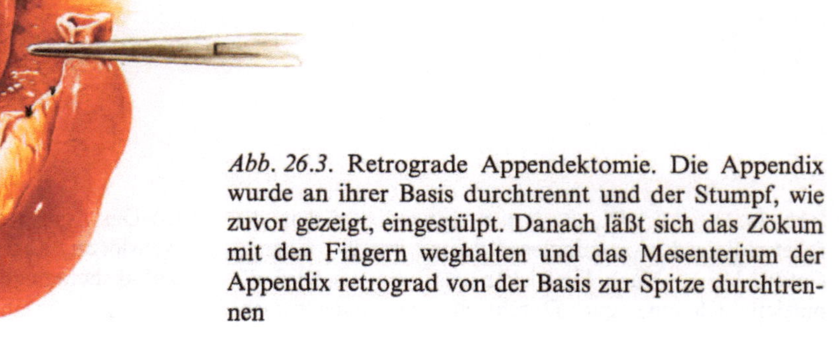

*Abb. 26.3.* Retrograde Appendektomie. Die Appendix wurde an ihrer Basis durchtrennt und der Stumpf, wie zuvor gezeigt, eingestülpt. Danach läßt sich das Zökum mit den Fingern weghalten und das Mesenterium der Appendix retrograd von der Basis zur Spitze durchtrennen

Doppelt angelegte Appendizes sind pathologische Seltenheiten. In der Literatur wurde darüber in etwa 2 Dutzend Fällen berichtet. Gelegentlich wird ein Patient mit allen Zeichen einer akuten Appendizitis eingeliefert, wobei anamnestisch eine Appendektomie vorausgeht. Es ist zwar wahrscheinlicher, daß eine andere Erkrankung, wie der Morbus Crohn, diese Symptome hervorruft. Man muß jedoch auch daran denken, daß sich bei unvollständiger Entfernung der Appendix im Stumpf eine Appendizitis abspielen kann. Diese Gefahr unterstreicht, wie wichtig die exakte Präparation der gesamten Appendix zum Zeitpunkt des Ersteingriffes ist.

Häufig werden andere Erkrankungen mit der Appendizitis verwechselt. Dabei handelt es sich meist um ein entzündetes Meckel-Divertikel, eine pathologische Veränderung im Becken bei der Frau oder eine Lymphadenitis. Erklärt der Zustand der Appendix das Beschwerdebild nicht ausreichend, muß eine weitere Exploration mit Inspektion der Beckenorgane bei der Frau, eine Revision der letzten 100 cm des Ileums, um die Möglichkeit eines Meckel-Divertikels auszuschließen, und die Untersuchung des Mesenteriums am terminalen Ileum auf vergrößerte Lymphknoten erfolgen.

## Begleitappendektomie

Häufig wird während eines größeren operativen Eingriffs eine Begleitappendektomie durchgeführt. Sie wird in der Regel gut toleriert, bringt aber zusätzliche Risiken mit sich, so daß der Chirurg die Begleitappendektomie in jedem einzelnen Falle abwägen muß. Zunächst wird der Haupteingriff über einen guten Zugang schnell und fachgerecht vorgenommen, so daß ein zusätzlicher Eingriff dem Patienten keine Nachteile bringt. Da die Darstellung manchmal etwas eingeschränkt ist, muß große Sorgfalt darauf verwendet werden, eine Kontamination zu verhüten.

Die Begleitappendektomie bei der Frau wird zusammen mit Operationen im kleinen Becken äußerst gut vertragen. Bei einer Herniotomie wird sie wegen der Gefahr einer Infektion nicht durchgeführt, es sei denn, die Appendix liegt im Bruchsack. Trifft man auf ein entzündetes Meckel-Divertikel, ist es sinnvoll, die Appendix selbst dann mitzuentfernen, wenn sie nicht entzündet ist. Eine Appendektomie wird nur unter ungewöhnlichen Bedingungen in Verbindung mit Operationen am Magen und am linken Kolon durchgeführt. Stößt man auf eine Ileitis, die auf einen Morbus Crohn verdächtig ist, und erscheint das Zökum normal, wird die Appendix selbst dann entfernt, wenn sie makroskopisch normal aussieht. Bei einer akuten Kolitis, die das Zökum miteinbezieht und auf eine Colitis ulcerosa oder einen Morbus Crohn zurückzuführen ist, ist die Appendektomie gefährlich.

## Komplikationen der Appendizitis

### *Lokale Perforation mit Peritonitis oder perityphlitischer Abszeß*

In diesen Fällen führte die Perforation zu einer lokalen Eiteransammlung, die vom Darm und Netz abgedeckt wird. In frühen Fällen entfernt man, wenn immer möglich, die Appendix.

Manchmal trifft man auf einen mehrere Tage oder sogar 1–2 Wochen nach der ursprünglichen Perforation schwelenden Abszeß. In diesen Fällen wird der Abszeß inzidiert, drainiert und 6 Wochen später eine elektive Appendektomie geplant.

### *Diffuse Peritonitis*

Diese Situation trifft man häufiger bei jungen Kindern als bei Erwachsenen an. Die Erfahrung zeigt, daß es wünschenswert ist, diese Patienten zu laparotomieren, sobald der Flüssigkeits- und Elektrolythaushalt ausgeglichen, Antibiotika verabreicht und Fieber und Pulsrate durch Abkühlung gesenkt wurden. Diese Vorbereitung kann in wenigen Stunden erfolgen.

Law und Mitarbeiter [4] und Marchildon und Dudgeon [5] berichteten über große Patientenreihen, die so ohne Mortalität behandelt wurden. Die zuletzt genannten Autoren verwandten Kanamycin, Gentamycin und Clindamycin; die Peritonealabstriche zeigten in 93% aller Fälle Bacteroides fragilis und in 43% Clostridien.

Bei der akuten Appendizitis erfolgt im Frühstadium keine Drainage. Sie findet nur in der operativen Behandlung des perityphlitischen Abszesses Anwendung. Eine Drainage wird nach unten ins Becken und eine andere neben das Zökum gelegt und durch den Wechselschnitt ausgeleitet. Bei einer generalisierten Peritonitis wird das Abdomen ohne Drainage verschlossen, wenn kein bestimmtes Gebiet zu drainieren ist und kein nekrotisches Gewebe vorliegt. Da jedoch in der Regel in der Nähe des Appendixstumpfes nekrotisches Material vorliegt, ist es besser, eine Drainage einzulegen.

## Komplikationen der Appendektomie

Zu den wichtigsten Komplikationen nach einer Appendektomie gehören Sepsis, Ileus und Stuhlfistel.

Die Wundsepsis ist eine häufige Komplikation nach der Entfernung eines perforierten Appendix. Die Häufigkeit der Wundsepsis kann durch die prä- und intraoperative Verabreichung von Antibiotika, insbesondere durch Ausspülen der Wunde mit Neomycin vor dem Verschluß, verringert werden. Auch der verzögerte, primäre Wundverschluß erwies sich als sehr hilfreich.

Eine Infektion zeigt sich in der Regel in Form eines Wundinfektes oder eines lokalen Abszesses. Die lokalen Abszesse sind am häufigsten im Be-

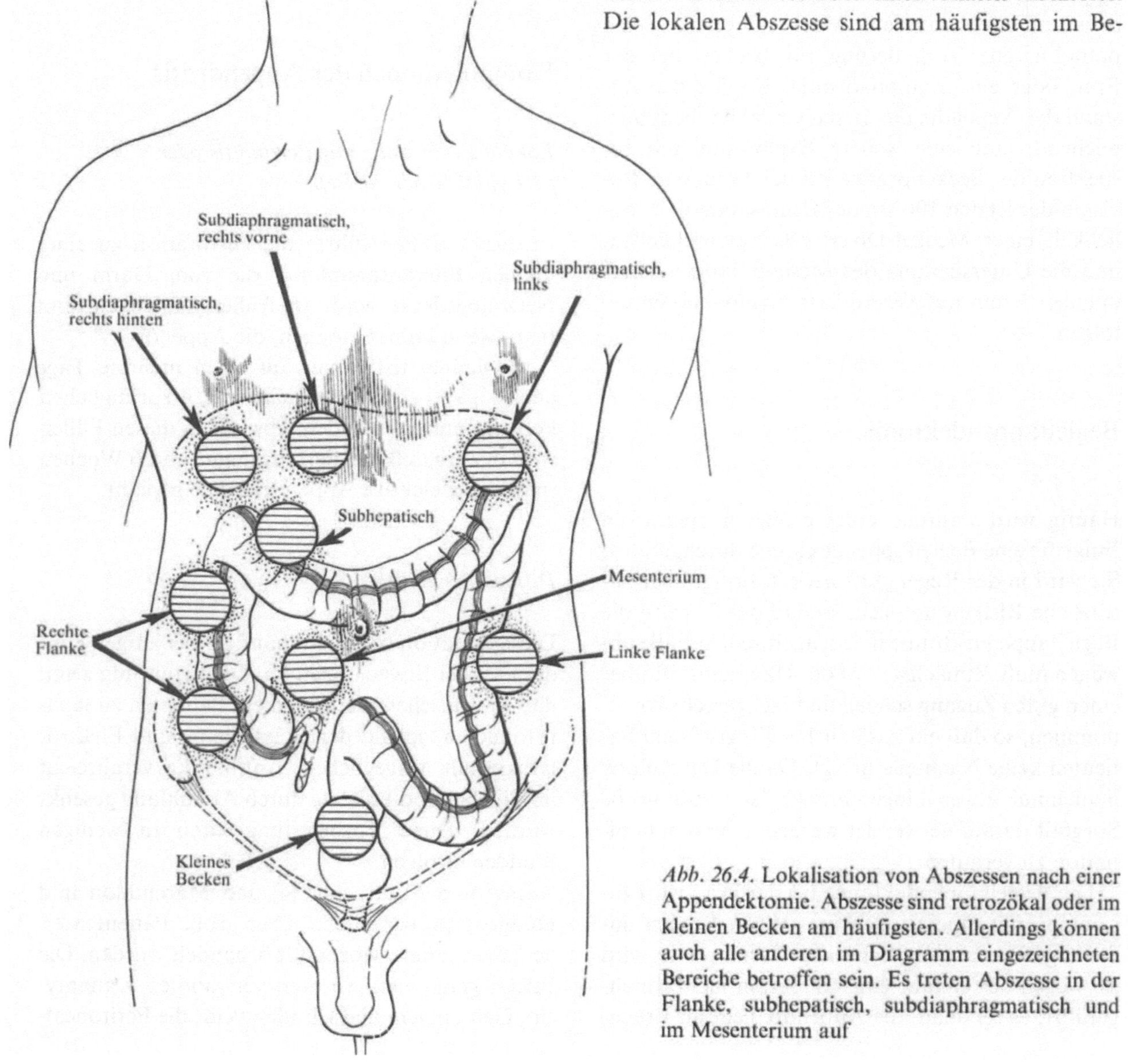


*Abb. 26.4.* Lokalisation von Abszessen nach einer Appendektomie. Abszesse sind retrozökal oder im kleinen Becken am häufigsten. Allerdings können auch alle anderen im Diagramm eingezeichneten Bereiche betroffen sein. Es treten Abszesse in der Flanke, subhepatisch, subdiaphragmatisch und im Mesenterium auf

reich der rechten peritonealen Umschlagfalte oder im kleinen Becken, sie können jedoch auch unter dem rechten Zwerchfell, unter dem linken Zwerchfell, im Bereich der linken peritonealen Umschlagfalte oder als intramesenterialer Abszeß auftreten (Abb. 26.4). Wurde primär eine Drainage eingelegt, heilen Abszesse im rechtsseitigen Retroperitoneum gelegentlich ab. Andere Abszesse, besonders im kleinen Becken oder unter dem Zwerchfell, lassen sich in dieser Weise nicht drainieren und machen einen zweiten Eingriff notwendig [1]. Als hilfreiche diagnostische Untersuchung gilt die Abdomenleeraufnahme im Stehen zum Nachweis freier Luft unter dem Zwerchfell, die Sonographie und das Computertomogramm.

Will man nach einer Operation sicher sein, daß sich im Douglas keine Flüssigkeitsansammlung befindet, wird eine rektale Untersuchung durchgeführt. Besteht dort Induration und Druckschmerz, ist die Möglichkeit eines Abszesses im Becken groß. Wölbt sich der Douglas-Raum vor, erfolgt alsbald die Drainage. Dabei wird nicht abgewartet, bis der Abszeß fluktuiert oder sich spontan entleert, da dies zu einer großen intraperitonealen Eiteransammlung führen kann.

Die Drainage eines Abszesses im kleinen Becken ist leicht durchführbar. Der Patient wird in Vollnarkose auf den Rücken gelagert. Dilatation des Sphincter ani, Aufsuchen der stärksten Induration oder des fluktuierenden Bereichs, sofern einer vorhanden ist. Danach wird eine Nadel genau in der Mittellinie in den Douglas eingeführt (Abb. 26.5a). Trifft man auf Eiter, wird die Nadel belassen. Neben ihr wird eine Kornzange einge-

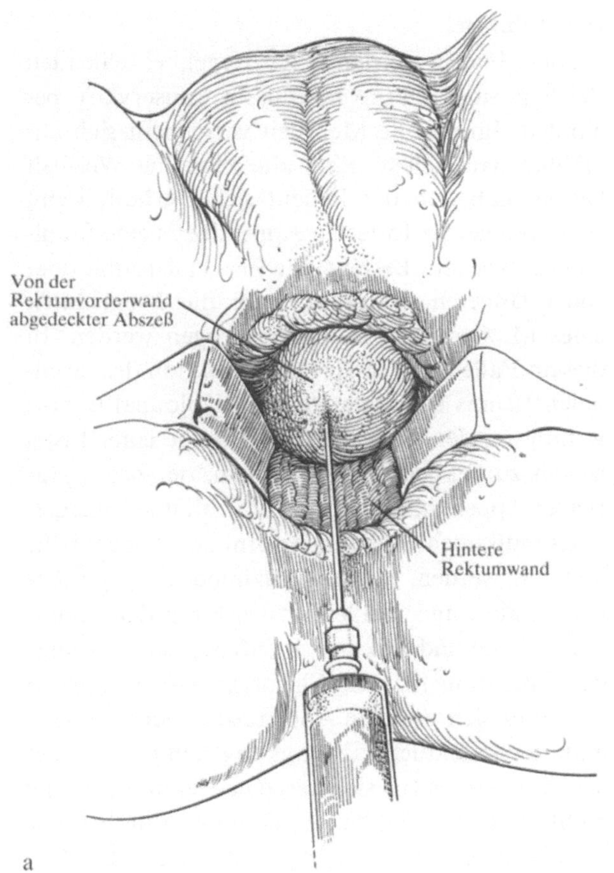


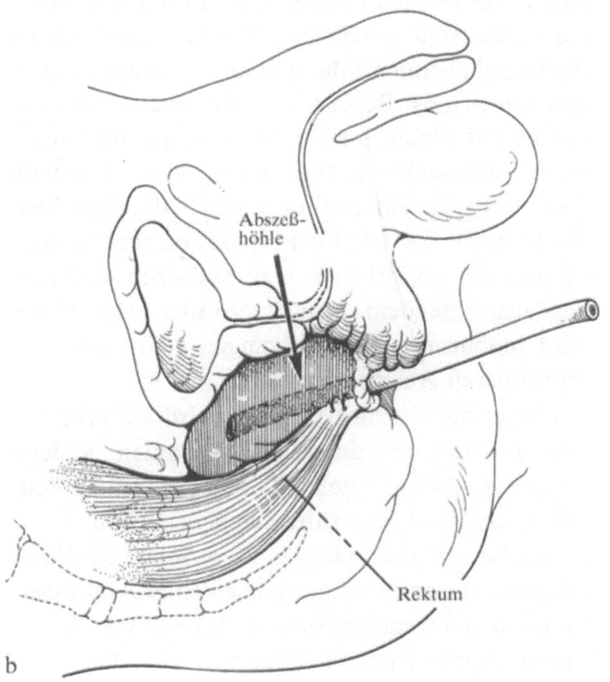


*Abb. 26.5a, b.* Drainage eines Beckenabszesses. (*a*) Der Analkanal wurde dilatiert, so daß eine Verwölbung an der Vorderwand zu sehen ist, die vom Douglas-Raum herrührt. Genau in der Mittellinie wird eine Punktionskanüle eingelegt; trifft man auf Eiter, wird die Nadel belassen und der Drainagekanal mit einer Kornzange erweitert. Danach wird ein Finger eingeführt, um alle Adhäsionen aufzubrechen. (*b*) Einlegen einer mäßig steifen Gummidrainage, die durch den Anus ausgeleitet wird

führt und gespreizt, um den Eiter zu entleeren. Die Öffnung wird in vertikaler Richtung vergrößert, bis ein Finger in die Höhle eingeführt und Kammern eröffnet werden können. Danach wird eine dicke Gummidrainage angenäht und durch den Anus ausgeleitet. Sie wird 5 Tage belassen und danach entfernt (Abb. 26.5b).

Der subdiaphragmatische Abszeß tritt häufig auf der rechten Seite auf. Ein Schnitt unter dem rechten Rippenbogen ermöglicht sowohl die Exploration des subhepatischen sowie des rechtsseitigen subdiaphragmatischen Bereichs durch eine einzige Inzision. Wird allerdings aufgrund der Röntgenuntersuchung die Lokalisation des Abszesses hinten vermutet, erfolgt die Freilegung von hinten. Dabei kann die 12. Rippe subperiostal reseziert werden. Man geht in die Peritonealhöhle ein und schiebt den Finger hinter der Leber hoch, bis man auf den Abszeß trifft und ihn entleert. Die eingelegten Drainagen werden innerhalb von 10 Tagen schrittweise gezogen.

Der Ileus ist nach einer Appendektomie keine so häufige Erscheinung wie früher. Er rührt meist von einer fortbestehenden Sepsis her und wird von kleinen im rechten unteren Quadranten lokalisierten Abszessen begleitet. Daraus entstehende, starke Adhäsionen führen zum Verschluß des terminalen Ileums. Bessert sich der Zustand des Patienten auf Einlegen einer Magensonde und intravenöse Flüssigkeitszufuhr nicht, wird innerhalb von 10 Tagen ein zweiter Eingriff durchgeführt. Nach dieser Zeit ist eine Präparation sehr schwierig und viel gefährlicher. Das Abdomen wird mittels ausreichendem Schnitt eröffnet. Der Darm wird mobilisiert, Verwachsungen gelöst und alle erreichbaren Abszesse entleert.

Wartet der Chirurg zu lange, wird die Präparation im rechten unteren Quadranten äußerst schwierig, so daß er sich ggf. mit einer Seit-zu-Seit-Ileotransversostomie zufrieden geben muß.

Das Einlegen einer langen Darmsonde zur Behebung der Ileussymptomatik nach einer Appendektomie ist viel weniger populär als noch vor einigen Jahren. Nach unseren Erfahrungen sind diese Sonden weit weniger wirksam, als man sich wünschen würde. Obgleich sie die Überblähung der Darmschlingen bessern, führen sie zu keiner Rückbildung der die Obstruktion hervorrufenden Adhäsionen. In der präoperativen Vorbereitung sind sie wertvoll, man kann allerdings nicht erwarten, daß sie zur kompletten Behebung einer Obstruktion führen.

Die Pylephlebitis ist selten, manifestiert sich durch Schüttelfrost und Fieber und unbehandelt durch Gelbsucht und multiple Leberabszesse. Eine Antibiotikatherapie ist notwendig.

Postoperative Stuhlfisteln entstehen aufgrund verschiedener Ursachen. So kann sich der Appendixstumpf nach unzureichendem Verschluß, besonders dann, wenn eine Drainage in der Nähe eingelegt wurde, eröffnen. Weiterhin kann ein Kotstein in die Peritonealhöhle gelangt sein und dort zu einer fortdauernden Fistelung führen. Bei Patienten mit einem M. Crohn des terminalen Ileums kann sich trotz aller Sorgfalt eine Dünndarmfistel bilden. War das Zökum in den entzündlichen Prozeß miteinbezogen, führt eine Perforation häufig nicht nur zur Peritonitis, sondern auch zur Stuhlfistel.

Diese Fisteln werden in der Regel bei fehlenden Zeichen eines Darmverschlusses konservativ behandelt. Ihre große Mehrheit verschließt sich allmählich von selbst. Eine alte klinische Weisheit besagt, daß sich der Patient sicher erholt, wenn er nach einer perforierten Appendizitis eine Stuhlfistel entwickelt. Besteht eine Fistel allerdings über einen längeren Zeitraum, muß die Möglichkeit eines M. Crohn in Betracht gezogen werden. In diesem Falle kann sogar eine Resektion des terminalen Ileums sowie der rechten Kolonhälfte notwendig werden. Eine weitere Ursache einer Fistel ist ein zurückbelassener Kotstein, der bei rupturierter Appendix in die freie Bauchhöhle gelangte.

Es muß noch eine Sonderform der Appendizitis erwähnt werden. Hierbei entzündet sich die Appendix akut und verklebt so stark mit dem terminalen Ileum und Zökum, so daß es zum Zeitpunkt der Operation für den Chirurgen völlig ungewiß ist, ob es sich um eine Appendizitis oder um eine andere entzündliche Erkrankung handelt. In diesen Fällen ist es viel sicherer, eine Hemikolektomie rechts mit ileokolischer Anastomose durchzuführen als zu versuchen, die Appendix freizupräparieren. Die Diagnose bleibt bis zur Beurteilung durch den Pathologen unsicher, da diese Erkrankung sehr leicht mit einer Divertikulitis, mit einem Zökumkarzinom oder mit Morbus Crohn verwechselt werden kann.

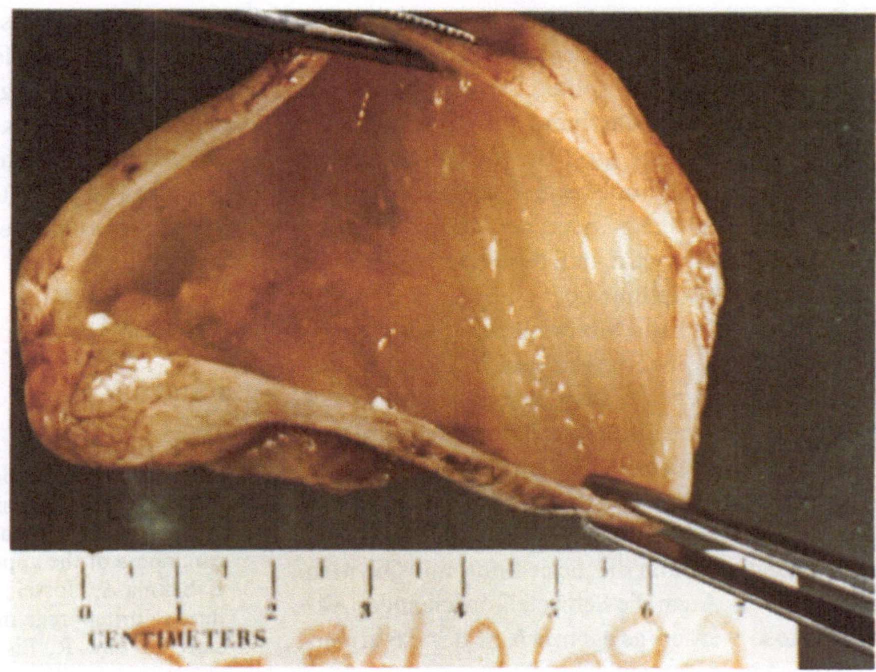


*Abb. 26.6.* Operationspräparat einer Mukozele der Appendix

## Andere Erkrankungen der Appendix

### *Mukozele*

Eine stark erweiterte mit Schleim angefüllte Appendix erregt immer den Verdacht eines Karzinoms im Appendixstumpf. Diese Mukozelen können perforieren und zu einem Pseudomyxoma peritonaei führen. Hierbei handelt es sich um ein Adenokarzinom niederen Malignitätsgrades, das allerdings nach der Perforation nicht mehr kurabel ist.

Trifft man auf eine Mukozele, muß große Sorgfalt darauf verwandt werden, den gesamten pathologischen Prozeß in toto zu entfernen (Abb. 26.6). Dies kann die Mitentfernung eines Zökalabschnittes oder der rechten Kolonhälfte bedeuten.

Eine extrem aufgeweitete Appendix mit fehlendem Schleim im Lumen kann Folge eines obturierenden Dickdarmkarzinoms sein. Die wichtigste Tatsache ist, daß die aufgeweitete, nicht entzündete Appendix auf eine viel ernstere Erkrankung als eine Appendizitis hinweist.

### *Karzinoid*

Etwa 1 von 1000 Appendizes trägt ein Karzinoid (Abb. 26.7). Diese sind in der Regel klein und werden erst vom Pathologen bei seiner Untersuchung gefunden. Die Appendektomie wird in nahezu allen Fällen als kurative Behandlung betrachtet. Al-

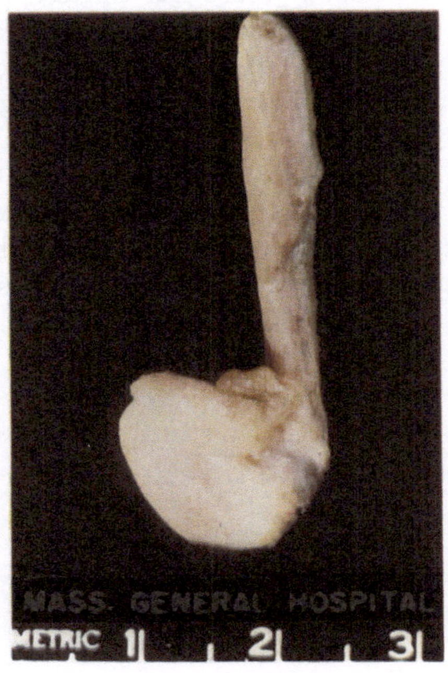


*Abb. 26.7.* Operationspräparat eines Karzinoids der Appendix. Zufälliger Befund während einer Appendektomie

lerdings gibt es Fälle, bei denen eine rechtsseitige Kolektomie als primäre oder sekundäre Operation angeschlossen werden sollte. Dazu gehören die Fälle, bei denen das Karzinoid der Appendix über 2 cm im Durchmesser groß ist, die Untersuchung des Operationspräparates einen tumorösen Befall der Lymphgefäße zeigt oder der mikroskopische Nachweis erbracht wird, daß das Karzinoid im Bereich der Resektionslinie liegt.

Die Appendix kann Sitz zahlreicher anderer pathologischer Veränderungen sein. Karzinome der Appendix werden genauso wie Karzinome der rechten Dickdarmhälfte, d.h. durch eine rechtsseitige Hemikolektomie behandelt [2]. Auch villöse Adenome und Divertikel der Appendix wurden beschrieben [6, 7]. Zu den besonderen Infektionen der Appendix gehört die Besiedlung mit Oxyuren und Amöben. Auch die Schwefelkörnchen der Aktinomykose werden gelegentlich in der exstirpierten Appendix gefunden.

Kurzum, die Appendix kann von jeder im Kolon beobachteten Erkrankung befallen werden.

In den letzten 5 Jahren ergaben sich bei der Behandlung der Appendizitis 2 wichtige Veränderungen. Der Wert einer antibiotischen Therapie, um postoperative Infektionen zu verhüten, wurde durch zahlreiche prospektive kontrollierte Studien erbracht. Es kamen verschiedene Antibiotika zur Anwendung, wobei die Resultate in nahezu allen Studien gleich waren. Heutzutage werden daher Antibiotika großzügiger eingesetzt, insbesondere bei allen Patienten, bei denen eine akute Appendizitis vermutet wird. Als typische Studie sei die von Busuttil und Mitarbeitern herausgegriffen, die die postoperative Wundinfektionsrate von 5,1% bei Kontrollpatienten auf 0% unter der Gabe von Cefamandol und Carbenicillin senken konnten.

Eine zweite wichtige Änderung betrifft die Drainage postoperativer Abszesse. Diese lassen sich heute durch Ultraschall und Computertomogramm genau lokalisieren. Dadurch können sie häufig vom Radiologen drainiert werden, vorausgesetzt, daß der Lokalbefund frei zugänglich ist. Dennoch muß die Mehrzahl der Abszesse im kleinen Becken sowie unter dem Zwerchfell vom Chirurgen drainiert werden.

## Literatur


1. Altemeier WA, Culbertson WR, Fullen WD (1971) Intra-abdominal sepsis. Adv Surg 5:281
2. Andersson A, Bergdahl L, Boquist L (1976) Primary carcinoma of the appendix. Ann Surg 183:53
3. Babaknia A, Hossein P, Woodruff JD (1977) Appendicitis during pregnancy. Obstet Gynecol 50:40
4. Law D, Law R, Eiseman B (1976) The continuing challenge of acute and perforated appendicitis. Am J Surg 131:533
5. Marchildon MB, Dudgeon DL (1977) Perforated appendicitis: Current experience in a children's hospital. Ann Surg 185:84
6. Wolff M, Ahmend N (1976) Epithelial neoplasms of the vermiform appendix (exclusive of carcinoid). I. Adenocarcinoma of the appendix. Cancer 37:2493
7. Wolff M, Ahmed N (1976) Epithelial neoplasms of the vermiform appendix (exclusive of carcinoid). II. Cystadenomas, papillary adenomas, and adenomatous polyps of the appendix. Cancer 37:2511


### *Zusätzliche Literatur*


Busuttil RE, Davidson RK, Fine M, et al (1981) Effect of prophylactic antibiotics in acute non-perforated appendicitis: A prospective, randomized, double-blind clinical study. Ann Surg 194:502

Gerzof SG, Robbins AH, Johnson WC, et al (1981) Percutaneous catheter drainage of abdominal abscesses: A five-year experience. N Engl J Med 305:653

# Sachverzeichnis